全国高等学校医学规划教材
（供临床·基础·预防·护理·检验·口腔·药学等专业用）

急救医学

Jijiu Yixue

第2版

主　编　王育珊

编　者（以姓氏笔画为序）

于凯江　哈尔滨医科大学
于学忠　北京协和医学院
万献尧　大连医科大学
王江滨　吉林大学
王育珊　吉林大学
王亶骥　吉林大学
朱　媛　吉林大学
刘忠民　吉林大学
李　昆　贵阳医学院
李　莉　郑州大学
李虹彦　吉林大学
李维勤　南京军区总医院
杨立山　宁夏医科大学
杨晓明　山西医科大学
初贵富　北华大学
张　东　吉林大学
张　泓　安徽医科大学
陆一鸣　上海交通大学
金武丕　延边大学
赵淑杰　吉林大学
柴艳芬　天津医科大学
钱传云　昆明医科大学
黄　亮　南昌大学
褚　沛　兰州大学

秘　书　王　广　吉林大学

高等教育出版社·北京

内容简介

本书共计10篇60章，重点介绍了急危重症病变突发过程中的相关临床变化，如何使用必要的手段与设备实施紧急处理以及对生命延续支持进行抢救的相关基础理论与实践操作知识，将院前急救、临床急诊、重症医学及与相关学科相互交叉、相互渗透、具有明显边缘性的共性知识和将代表着急诊急救发展方向和趋势的现代医学理论、临床最常见的急危重症、最常用的现代基本操作技能与危重症护理方法融合在一起。本书配套数字课程出版，内容包括教学PPT、习题与答案，部分章节有发病机制等拓展知识。

本教材主要供全国高等学校医学专业本科生急救医学或急诊医学课程教学使用，也可以作为高校急救医学、急诊医学、重症医学专业研究生的专业基础教材或研究生入学考试、专业执业医师考试的参考用书；同时还可作为国内临床医学继续教育或急诊、危重病、院前急救等专业医生培训的基础教材；并且对临床各科医师也不失为一本有益的急救参考书。

图书在版编目（CIP）数据

急救医学 / 王育珊主编 . --2 版 . -- 北京：高等教育出版社，2015.7（2020.1重印）

供临床、基础、预防、护理、检验、口腔、药学等专业用

ISBN 978-7-04-042871-1

Ⅰ. ①急… Ⅱ. ①王… Ⅲ. ①急救 – 高等学校 – 教材 Ⅳ. ① R459.7

中国版本图书馆 CIP 数据核字（2015）第 126290 号

策划编辑 瞿德竑　责任编辑 王 静 瞿德竑　封面设计 张 志　责任印制 毛斯璐

出版发行	高等教育出版社	网　址	http://www.hep.edu.cn
社　址	北京市西城区德外大街4号		http://www.hep.com.cn
邮政编码	100120	网上订购	http://www.hepmall.com.cn
印　刷	三河市华骏印务包装有限公司		http://www.hepmall.com
开　本	787mm×1092mm 1/16		http://www.hepmall.cn
印　张	32.5	版　次	2006年6月第1版
字　数	1010千字		2015年7月第2版
购书热线	010-58581118	印　次	2020年1月第7次印刷
咨询电话	400-810-0598	定　价	64.60元

本书如有缺页、倒页、脱页等质量问题，请到所购图书销售部门联系调换

物 料 号 42871-00

数字课程（基础版）

急救医学

（第2版）

主编　王育珊

登录方法：

1. 访问http://abook.hep.com.cn/42871，进行注册。已注册的用户输入用户名和密码登录，进入“我的课程”。
2. 点击页面右上方“绑定课程”，正确输入教材封底数字课程账号（20位密码，刮开涂层可见），进行课程绑定。
3. 在“我的课程”中选择本课程并点击“进入课程”即可进行学习。课程在首次使用时，会出现在“申请学习”列表中。

课程绑定后一年为数字课程使用有效期。如有使用问题，请发邮件至：medicine@pub.hep.cn。

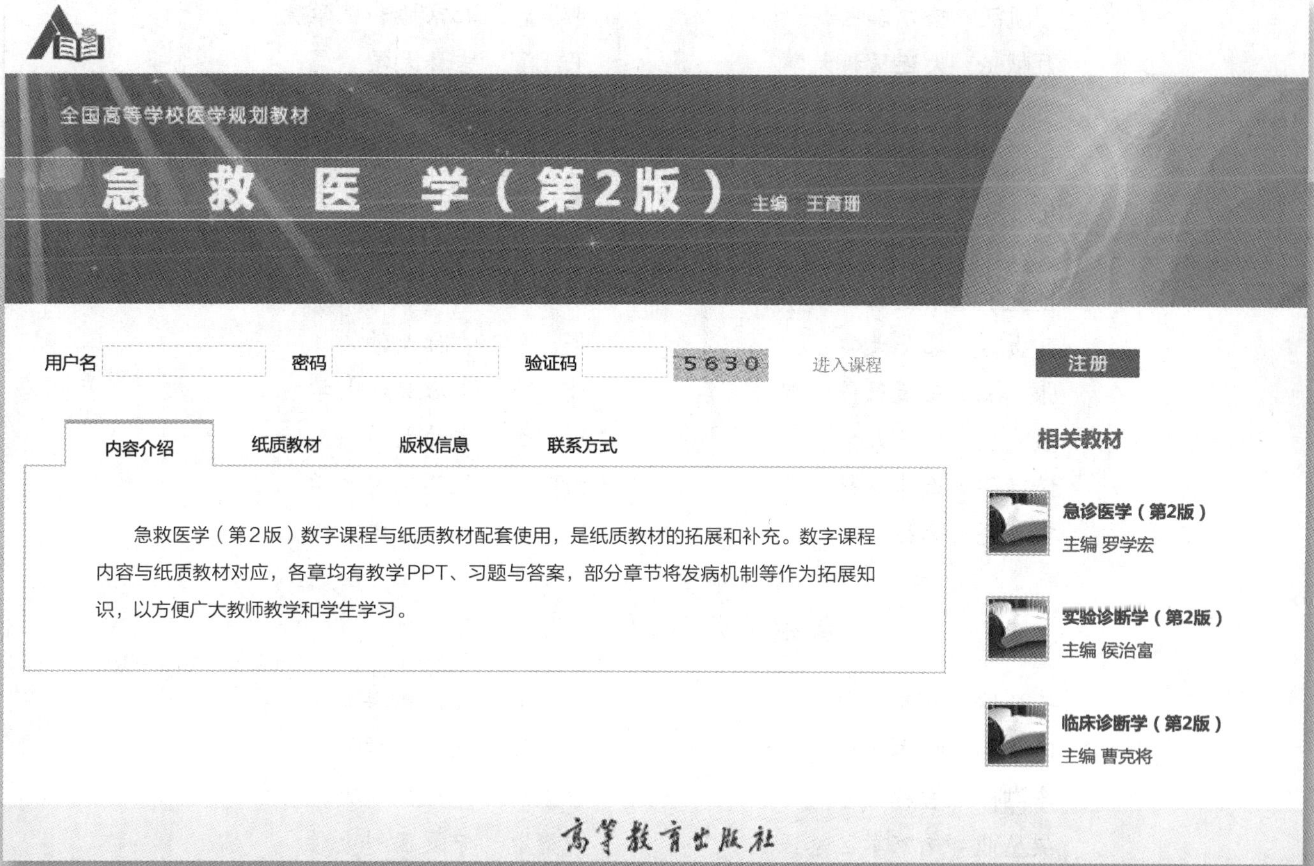

http://abook.hep.com.cn/42871

《急救医学》(第2版)
数字课程编委会

主　编　王育珊

编　者（以姓氏笔画为序）

于凯江　哈尔滨医科大学
于学忠　北京协和医学院
万献尧　大连医科大学
王江滨　吉林大学
王育珊　吉林大学
王爽骥　吉林大学
朱　媛　吉林大学
刘忠民　吉林大学
李　昆　贵阳医学院
李　莉　郑州大学
李虹彦　吉林大学
李维勤　南京军区总医院
杨立山　宁夏医科大学
杨晓明　山西医科大学
初贵富　北华大学
张　东　吉林大学
张　泓　安徽医科大学
陆一鸣　上海交通大学
金武丕　延边大学
赵淑杰　吉林大学
柴艳芬　天津医科大学
钱传云　昆明医科大学
黄　亮　南昌大学
褚　沛　兰州大学

参编人员（以姓氏笔画为序）

王金柱　郑州大学
方　芳　安徽医科大学
叶　明　哈尔滨医科大学
李　洋　南昌大学
李洪祥　吉林大学
李素玮　大连医科大学
吴丛业　南京军区总医院
吴嘉荔　宁夏医科大学
寿松涛　天津医科大学
张　玮　昆明医科大学
张　晖　北京协和医学院
夏　婧　昆明医科大学
焦　健　吉林大学
曾　智　贵阳医学院
霍霏霏　吉林大学

秘　书　王　广　吉林大学

第二版前言 FOREWORD

21世纪初以来我国的天灾（地震、洪灾、冻雨、SARS、禽流感等）人祸（火灾、矿难、恐怖事件等）有增无减，高速铁路、高速公路、高层建筑等均以惊人的速度在发展，为适应社会高度发展对临床急救的需求、对医生素质的需求，医学也在适应性地快速发展，院前急救（120）、院内急诊、重症医学迅速崛起与普及。近十几年来国内高校不断地、探索性地开设了"急救医学""急诊医学""重症医学"甚至是"灾难医学"课程，由此，也将高校医学教育改革推向了一个高潮。但高校不能无休止地开设重复课，也不可能无限扩展本科生医学教育为适应社会进步所需的全部医学理论与技术。

我们认为，无论是急救医学、急诊医学、重症医学，还是灾难医学、交通医学、创伤学，其核心内容是急救，就是为危重患者进一步救治赢得时机。而急救医学作为一门新兴的边缘性的独立科学和课程，其所传授的现代急救知识与临床医生的素质密切相关，与临床各学科知识相互交叉、相互渗透，具有明显的边缘性，特别是某些相关知识不隶属某一专科所独有，而是各科医师均可能遇到的临床共性问题。将代表着医学发展方向和趋势的现代医学理论与操作技能系统地介绍给当今医学本科生，培养学生对常见急危症的处置能力、对生命器官的综合救治能力、对突发事件的应对能力，树立现代急救思维模式、培养现代急救医学素质成为医学教育需要探讨的问题。

"急救医学"之所以能适应高校教学和教育改革的需要，正是顺应了社会与医学教育的整体需求。自《急救医学》第1版教材出版发行以来受到了医学专业高校师生的高度关注和喜爱，为了适应知识的更新与进展，在高等教育出版社再次精心组织与支持下，国内十几所教育部直属和省属重点大学从事急诊和危重症专业的同行们再一次齐心协作，以独特的视角对本教材的核心内容进行了修编，进一步突出了急救理论和操作知识的系统性、科学性、先进性和实用性。第2版教材采用纸质配数字课程形式出版，纸质版力求文字精练、概念清楚、层次分明、结构严谨、重点突出；数字课程与纸质版内容紧密结合，每章配有教学PPT、习题与答案，部分章节配有发病机制等拓展知识，丰富和完善了纸质版内容，既有利于教师备课，又满足了学生自学的需求。

虽然我们力求第2版教材能较第1版有所改进，但由于水平和能力所限，仍可能存在不尽人意之处，诚请大家在使用过程中提出宝贵的意见。同时，对于在本教材编写过程中各编委单位的许多同道给予的大力支持，在此一并表示谢意。

在此一并表示谢意。

王育珊

2015年1月

第三版前言

[illegible]

目录 CONTENTS

第九篇 急救技术与操作

第十篇 危重患者的特殊护理

第一篇 急救医学总论

第一章 绪论

目的要求

掌握：急救医学的基本概念与临床特点。
熟悉：开设急救医学课程的必要性与现实意义。
了解：急救医学形成的基础、研究内容与发展方向。

何谓“急救医学”？目前尚无统一的定义。传统的临床观点认为，急救是在对患者应急处理时的一种手段或方法，无论从临床科目设置、还是从教学课程设置都不能成为一门独立的科学。然而，随着时代的进步、高新科学技术的进步，医学科学技术及临床医疗仪器设备也发生了日新月异的进步，前所未有的抢救治疗新技术、新方法在不断提升着临床急危重症患者的救治能力和水平，同时，由此产生的新知识、新理论也在指导着临床实践的实施，这就为急救医学的基本理论与技术规范形成奠定了坚实的基础。一门独立的临床课程不仅要有独特的临床特征和可操作的治疗技术，而且要有与之相适应的基础理论和技能操作规范，这些临床实际需求是开展临床全新教学的必备条件。可以说，急救医学是现代医学发展进步的标志，是高新科学技术在临床医学中的具体表现形式，也是整体医学不断自我丰富的必然过程和结果。

对“急救”一词不同临床专业人员会有着不同理解和解释，但“急救医学”与“急救”在概念上并不能等同。如何认定急救医学这门新的科学知识范畴，如何在高校医学教学中界定急救医学这门新的课程，这不仅是临床实践的需求，也是对医学教育改革的挑战。从开设本门课程之初，我们就认为“急救医学是一门专门研究突发急危重症或慢性疾病急性发作过程中的相关临床变化规律，探讨如何使用可行的手段、仪器设备实施紧急综合评估、救治与预防病情进展，对患者生命给予有效的延续支持、为后续治疗和患者康复提供可能的新兴科学。”

医学高校就是要通过急救医学课程的基本理论和技能操作讲授，进一步培养医学本科生对常见急危重症的处置能力和对突发事件的应对能力，建立符合现代医学发展的思维模式，具备现代临床医学所需要的基本素质。

一、急救医学形成的基础

20 世纪 50 年代开始，随着电子科学技术进步对医学科学发展的推动，临床抢救技术和仪器设备发生了有史以来的根本性变革，前所未有的除颤器、起搏器、监护仪、麻醉机等新的医疗救治产品不断问世。特别是近 20 年来世界范围内的高新科学技术的迅猛进步与发展，更进一步促进了微电子革命与临床医学的密切结合，使用于急救的各种有创或无创床边监护仪、血流动力学监测仪，智能化人工呼吸机、人工肾、人工肝，以及不断小型化、微型化的人工除颤、起搏仪，床旁快速生化检测仪和各种注射泵、输液泵、营养泵等先进的抢救仪器、设备在当今临床初具规模；救护车、直升机、快艇或舰艇也已从急救运输工具发展为技术装备齐全的现代化“流动诊室”或“流动医院”。因此，现代医疗手段的快速发展与进步极大地冲击了临床固有的、传统的急救领域和模式，使“急救”由一些简单的技术方法演进为一门高度先进的现代临床科学。

进入 21 世纪以来，我国社会的发展与进步令世人瞩目，尤其是随着工农业生产机械化程度的提高，建筑业向高空与地下的发展，航空、高速铁路、高速公路等交通运输业迅速崛起，危及人类生命安全的重大生产安全事件、交通肇事接连不断；重大矿难、大型火灾、恐怖事件等所致群死群伤事件明显增多；冻雨、暴风雨、地震、泥石流以及 SARS（传染性非典型肺炎）、禽流感、手足口病等自然灾害和公共卫生事件频繁发生；同时，由于人民生活水平的提高，心脑血管急症、呼吸系统急症、糖尿病急症及某些严重危害机体健康的其他急症也呈现上升趋势。如何开展院外医疗救援，如何做好院内急诊医疗，如何提高二级、三级医院重症监护治疗病房（intensive care unit，ICU）的普及率，提高急危重症伤病员的救治成功率，降低致残率和死亡率已经成为医院、社会、各级政府关注的焦点问题。同时，社会的进步和人类对生命质量的保健需求，致使临床各学科分工越来越精细，过度的专业化、专病化，造成临床某些具有共性的医学知识被分解、被忽视，由此也在某种程度上影响了对医学生的基本素质培养，形成医学教育的缺陷；特别是近年来随着我国急诊医学、重症医学、院前急救等与急救相关临床专业迅速崛起，医学教育甚至出现了前沿知识的盲区。这些特殊变化奠定了新学科形成的条件，促进了高校医学教育的分化，加速了急救医学课程的形成。因此，普及急救医学知识已成为临床医学整体构建与医学教育不可缺少的重要组成部分，成为推动现代医学发展的重要标志。

如何培养能适应社会进步和适应生产力发展水平的高素质医生，高等学校医学教育面临着新的挑战。特别是随着人民生活水平和文化程度的提高，社会对医生责任和医疗技术的要求也就越来越高，临床医师的业务能力也日益受到人们的高度审视和关注。然而有限时间内的高校教育并不可能无限扩展适应社会进步所需的全部医学知识和课程，一门整合了急诊医学、重症医学、灾难医学、交通医学、创伤学的急救医学课程便应运而生，同时也受到了高校和师生的高度关注和热爱。

世界上许多经济发达的国家都非常重视发展医疗紧急救援，除了在民众中广泛的急救知识普及和在大型、重要的公共场所设立急救医疗设施外，还先后建立了急救医疗服务体系（emergency medical service system，EMSS）。这种随着高新科技发展起来的急救医学模式一问世就显出了勃勃生机，它将院前急救－医院急诊－ICU 三位一体地有机结合，为急危重症伤病员铺设了一条生命救治的绿色通道。我国从 20 世纪 80 年代中期才逐渐开始重视急诊急救工作，但直到目前仍未得到规范，国内中型以下医院基本无独立的急诊科和综合 ICU 科（或病房），甚至有些大型医院也未能完善急诊与 ICU 的独立建制，分析其原因最重要的就是国内专业急诊急救人员严重不足。而高等医学院校急救医学教育滞后也是不可忽视的因素。

国家卫生部在 20 世纪 80 年代初期下发了“加强城市急救工作”的文件，颁布了“城市医院急诊室（科）建立方案”。1986 年，中华医学会成立了急诊医学专业委员会，从而促进了我国急诊模式不断向正规发展；20 世纪 90 年代初在当时国家卫生部推动下，ICU 在全国大型医院中得到较快普及；1997 年国内成立了第一个 ICU 学术团体——中国病理生理学会危重病医学专业委员会。进入 21 世纪以来 SARS 的流行、汶川、云南大地震的发生、突发性恐怖事件造成的人员伤害等公共事件将危重病医学专业医护人员推向群死群伤救治的第一线，这也为 21 世纪后中华医学会重症医学分会、中国医师协会重症医师分会，以及相继成立的中国医师协会急救复苏医学专业委员会、中国医师协会急诊医师分会和中国医学救援学会等国家级急救相关的学术组织奠定了基础。同时，这些相关的急救学术团体也为急救医学水平的提高创建了良好的交流平台，并使我国的急救医学事业进入了一个快速发展的新阶段。

二、急救医学的临床特点与课程开设的必要性

急救医学虽为临床医学的重要组成部分，但与其他学科比较又有其临床的特殊性。见要点框 1-1-1。

一般来说，急救水平的高低不仅关系到伤病员的生命安危，也反映着一个国家、一个地区、一座城市卫生机构的组织管理水平，更显示着一所医院及其医护人员的基本素质和能力。转变目前从事急诊急救医师的临床思维模式、服务意识，加强继续医学教育力度，提高从业人员的基本素质、业务水平，以适应现阶段临床急救医学发展特点需求是亟待解决的问题。

一个学科、一门课程是否有存在的必要性，从广义上来讲取决于社会、医学发展与临床实际是否有需求；从狭义上来讲取决于在高校有否适应社会发展、人才培养及适应医学生未来解决临床实践能力的需求。自进入 21 世纪以来，我国急诊医学、危重病医学、院前急救学，以及复苏学、创伤学、灾害医学、交通医学等边缘性学科不断加快了成熟的步伐，这些学科虽都具有独自的体系与规律，但核心部分都离不开现代急救仪器、

设备与技术，因此，现代急救技术是这些学科通用的共性知识。那么，在对学科知识认识高度分化的今天，高校不可能将每个新分化出来的学科知识都作为本科生授课的内容，但开设一门新的、适应社会发展需要、知识更新和学科分化需要，而又不与高校医学专业传统性课程相重叠的、涉及急救相关内容的科目已势在必行。

急救医学作为一门新兴的独立学科，它所传授的现代急救知识与临床医生基本素质密切相关，与临床各学科知识相互交叉、相互渗透，具有明显的边缘性，特别某些相关知识并不隶属某一专科所独有，而是各科医师均可能遇到的临床共性问题。因此，临床的一些现代化救治手段和设备应用不能不说是对高校医学教育提出的挑战，然而目前尚没有一个学科能完整地将这些先进的仪器使用知识和系统救治理论介绍给当今的医学生；如果这些未来的临床医生面对急需救治的伤病员而不能实施有效处理或无能力去处理，那失去的就不仅仅是作为医生的基本资格了。

在高校如何开展相关教学，通过急救医学课程学习与实践来培养学生对常见急危重症的处置能力，对突发事件的应对能力，树立现代医学思维模式，培养现代医学素质，培养大量能够熟练掌握生命器官综合救治知识和技能的新型急救医师，已经成为急救医学教育发展的方向，更成了高等院校医学专业责无旁贷的追求和义务。高校的急诊医学（或急救医学）专业与危重病医学专业则承担着义不容辞的责任。

1. 无论何时、何地，何种情况下都应坚持"以患者为中心"的原则。
2. 保证急救医疗服务的连续性，做到 24 h 不间断。
3. 具备现代化监测条件，能及时发现危及生命的潜在危险因素。
4. 能根据病情变化作出快速的判断或诊断，保证急救的即时性。
5. 具备进行基本生命支持或高级生命支持的技术与设备条件。
6. 具有解决危及生命相关问题的能力，善于处理抢救中棘手的问题。
7. 具备处理突发事件或接待大量非预期伤病员的预案与组织协调能力。
8. 对危及生命需紧急处理的患者，不依身份、经济状况作为救治限制条件，首先确保生命安全。

要点框 1-1-1　急救医学的临床特点

三、急救医学的研究内容与方向

任何一门学科的发展都离不开科学研究的支撑，从医教研的层面如何界定急救医学研究的内容和方向，现发展阶段主要应集中在以下六个方面，见要点框 1-1-2。

四、急救医学的未来与展望

一个国家的发展，民族的兴旺，社会的稳定与文明进步是建立在国富民康的基础上。临床医疗保健是提高人民生活水平和健康质量的重要保障，提高急诊、救援、危重病的整体急救水平和能力，应对突发事件作出快速反应，应对日常急危重症的救治作出及时处置，就必须加强急救知识的传播与培训。急救系统社会化、抢救技能普及化、现场急救全民化已成为急救医学未来发展的主导方向。社会急需大量急救人才，同时也需要临床医师急救素质与水平的提高，加强在校生的基础教育、加强医务人员的再教育，发展与健全我国的急救医学体系还是一项相当艰巨的任务，我国高校应将急救医学教育作为一项长期发展的战略目标。

21 世纪将是信息化和网络化的时代，临床医学面临着极大的挑战，相信未来的急救技术和水平将更加现代化与人性化，急救仪器设备的发展与进步将更加适应人体生理机能的需要、更加适于协助人类战胜疾病的需要。因此运用高新科学技术开拓、发展急救技术与装备将是时代发展的必然。

1. 探讨对急危重症伤患者应如何采用更迅速、更有效、更有组织的抢救措施和救治手段。
2. 探讨如何减少并发症、降低伤残率和死亡率的新方法。
3. 探讨与急救密切相关的基础理论、基础实验性研究和管理学方面的问题。
4. 探讨以现代高新科学技术为依托急救器材、设施、药物及辅助诊断检查方法等发展与改良的相关问题。
5. 探讨如何处理危重病医学、院前急救医学、灾难医学、交通医学等新发展学科和临床现有的各学科中所遇到的有关急救共性及规律性问题。
6. 探讨急救医学建设、改革发展中存在的相关问题。

要点框 1-1-2　急救医学研究的内容

急救行业尽快建立、完善准入制度与急救立法是目前临床和教学改革的当务之急，是稳定急诊急救队伍、解除急救从业人员后顾之忧、发展急救医学事业的根本保证。要保证现有急救资源的合理配置，要保证政府的有效投入，要发展慈善事业对急救领域的善举与关爱，要保证弱势群体的基本救治和生命安全，要与国际急救系统接轨等发展中的问题都有待于解决，发展我国的急救医学事业尚任重道远。

■ 课后练习题

1. 何为急救医学?
2. 急救医学临床特点有哪些?
3. 急救医学研究内容涵盖哪些方面?

（王育珊）

习题与答案　　教学 PPT

第二章 急救医疗服务体系

目的要求

掌握：何为急救医疗服务体系。
熟悉：急救医疗服务体系的基本结构特征。
了解：急救医疗服务体系发展概况。

急救医疗服务体系（emergency medical service system，EMSS）是由院前急救－医院急诊－ICU三位一体有机结合组建起来的一种急诊急救医学模式。由于三者医疗分工明确、相互关系密切故而形成了有效的急救网络，为急危重症患者生命救治铺设了一条绿色通道。EMSS基本任务就是使院前医护人员及时到达急危重伤患者的身边，并进行现场评估、给予初步处理或紧急抢救，然后安全地将患者护送到就近医院的急诊室或ICU做进一步救治，为抢救伤病员生命、改善预后争取时间。EMSS的建立使传统的医疗就诊模式发生了根本性转变，同时也为危重患者能得到争分夺秒的救治提供了可行的安全体系，特别是近年来这种体系得到了进一步的完善。

一、EMSS发展概况

随着社会发展、人民生活水平提高和人口年龄老化的趋势，目前心脑血管急症发病率明显增加，由意外事故及其他灾难引发的严重创伤频繁发生，过去依靠家属陪患者到医院就诊的传统方式，已经远远不能适应现代社会进步的需要。特别是自然或人为性灾难事件常造成大量的急危重症伤病员，由于在院前得不到有效处置而发生伤残或死亡，给社会和人的生命带来极大威胁，因此，建立一个结构严密、行动迅速、并能实施有效救治的医疗组织，以提供快速、有效的急救医疗服务，成为急救医疗服务体系的主要目标。

世界上许多经济发达国家都十分重视EMSS的发展与完善，法国在20世纪50年代最早建立了现代EMSS，随之推广到交通事故的急救。

20世纪70年代，EMSS在美国得到了进一步的发展，它不仅受到政府的高度重视，而且各种私人机构和社团也积极参与建设和发展。1973年美国国会通过了加强急诊医疗法案，采用"911"作为全国通用急救电话号码，救护车的应答时间逐年缩短，并有急救医生助理随车出诊，同时应用无线通讯系统与急救中心保持联系。1976年又对急诊医疗法案进行了修订，完成了立法程序，建立了全国规模的EMSS综合网络系统。

德国总结了因交通堵塞致使急救车从医院不能迅速奔赴现场，到现场又不能及时返回的教训，开始运用直升机运送伤病员。到1980年底发展到30个直升机救护站，覆盖范围达全国范围的95%，实现了空中救护半径50 km，10 min到达现场的快速反应要求，成为世界上空中急救最发达的国家。

日本、韩国、新加坡等许多国家都先后完善了EMSS体系。这种形式既适合平时急诊急救的需要，也适合战争或突发事件的处理，它可以用最短的时间把最有效的医疗服务提供给伤病员。

我国急诊急救工作始于20世纪50年代中期，参照前苏联的急救模式在一些城市建立了急救站，工作的重点是以救护车为轴心对患者进行转送。由于对急诊急救认识水平的限制和受到当时国家财力等诸多因素影响，这些组织结构简单、缺乏抢救设备和技术力量的院前急救未能得到有效发展。20世纪80年代初随着社会发展与进步，急诊急救工作开始受到了政府的高度关注，在90年代中期有了较快发展。目前全国大中城市都相继建立了不同规模的院前急救中心，120急救电话网络得到了快速普及，应急半径不断缩短，救护车已达到"流动急诊室"的水平，部分急救中心配备了直升机，部分大城市的急救中心实现了电子化管理。仅经过十余年的努力，我国的院前急救模式已经与国际接轨。特别是近十年来国内大中型医院独立建制的急诊科得到一定普及，急诊专业化发展速度不断加快；另外，大中型医院ICU科得到普及，国家已经在2009年正式将ICU科定为独立的二级学科和一级临床诊疗科室。至此，我国急诊急救事业的发展进入一个崭新的发展阶段。

二、EMSS的基本结构

（一）院前急救系统

院前急救系统是EMSS最前沿的部分，其组织结构是一个独立的医疗单位。主要工作任务是对需急救的伤病员实施现场紧急处理与抢救，最大可能地保证患者转送途中生命安全和协调急救医疗网络。

1. 院前急救模式　国际上院前急救模式大致可以分为英美模式和德法模式两种类型，前者是以院前处理为辅、转运为主，将患者带到医院内处理；后者是以院前处理为主、转运为辅，提倡将医院带到患者家中。我国院前急救模式基本效仿英美模式。虽然我国地域辽阔、各地经济发展状况并不平衡，以及受医疗服务条件限制等因素影响，但院前急救模式基本是统一的，特别是在大中城市得到较好的覆盖。

2. 基本人员组成

（1）专业技术人员　院前急救人员应由素质优秀的医护人员组成，应具有良好的职业道德与业务能力，能熟练掌握急救知识与操作，掌握相关医学知识，具有一定的独立分析问题、解决问题的能力，需经过一定的专业知识培训考核后方可上岗。部分国家的院前急救人员实行"急救医士制"。另外，消防人员、警务人员、志愿者经过专门培训也可协助参与院前急救。

（2）专业管理人员　从事院前的急救非专业技术工作人员，即使是通讯人员也须接受短期基本生命救护、创伤初期急救训练（basic trauma life support，BTLS），掌握基本的急救技术。

（3）社会人员　广泛利用报刊、电视、电台、智能手机等宣传手段，积极普及急救知识，使社会人员掌握最基本的急救技术操作，一旦发生意外灾害事故，在专业人员尚未到达现场之前能正确、及时地进行自救或互救。

3. 基本装备要求

（1）通讯设备　通讯网络是院前急救三大设施要素之一，建立健全灵敏的通讯网络是提高急救应急能力的基础。中心调度室应设置全国统一急救电话、配备专用的无线电－电话联络系统（radio-telephone switch system，RTSS）和卫星定位系统（GPS），救护车上要配备与调度中心保持联系的无线通讯设备。高档救护车上还应配有急救监测系统，数据可经通讯网络传回到指挥中心的电子计算机上，有利于专科医生对途中特殊需急救人员给予抢救指导。

（2）交通工具　交通工具是执行紧急救护任务必不可少的运输设备，目前国内外均主要以不同档次救护车为主，车内大多配有保持恒温的装置和无线电通讯设备；急救直升机与急救快艇在部分国家与地区也得到了较快发展；在特殊危灾害情况下，各级政府有权调用本地区各部门和个体运输工具，执行临时性急救运送任务。

（3）器械装备　救护车的装备目前尚无统一的规定，普通救护车一般应配备担架、固定受伤部位的夹板、小缝合包、手动呼吸气囊和气管导管、输液装置和必要的抢救药品及液体（包括冻干血浆）等；高档救护车还须配备便携式监护仪、除颤器、临时起搏器、心电图机、便携式呼吸机、氧气，以及抗休克设备（抗休克裤）等。

4. 组织管理或指挥中心　每次出车救护患者的资料都应按相关要求详细记录，特别是对高危患者的原始资料要存入资料库，以便查询及分析总结。另外，对初始呼救通话录音资料要保留一定的时间，无录音电话设备的则应保留通话手写原始记录，以备法律性咨询。

指挥中心的主要任务是起到管理者的作用，协调救护人员、调配车辆运行，以及协助与各医疗单位间的有效联系，为伤病员的院前急救提供有效的组织保证。一般指挥中心应依附于当地卫生行政管理部门的直接领导，或依附于当地政府统筹安排的协调机构。目前国内很多大中城市均建立了医疗救援、消防、公安三位一体的救援指挥中心，实现了日常救援、公共卫生及突发灾难事件的统一协调、指挥与调度，并形成了与跨国救援组织的合作，为国际间的危重患者转运、救援提供了更加方便的平台。

（二）医院急诊科

医院急诊科是 EMSS 体系中的最重要的中间环节，又是医院内急救的第一线组织结构。急诊科的应急能力是考核一所医院管理水平、医护人员基本素质和救治水平的综合指标。从 20 世纪 90 年代我国开始注重急诊科的建设，要求三级医院急诊科必须独立建制。随着急诊医学的专科化与崛起，各级医院急诊科的组织管理、医疗任务也被赋予了新的含义和形式。

1. 急诊工作的特点　急诊与普通门诊相比，其特点突出表现为：①就诊伤病员均为急性发病，病变的发生具有一定的突发性。②患者对医疗需求急，表现为就医时间的紧迫性。③医护人员须对患者进行紧急评估、处置，表现为救治过程的应急性。

2. 急诊设置与模式　急诊科是医院自身的缩影，目前规范的急诊科应在医院的某一独立单元内设置分诊室、诊察室、抢救室、危重患者监测室、治疗室、手术室（或缝合室）、观察室和（或）急诊病房，同时要设置诸如检验、影像学、药房、挂号及收费等必要的辅助科室窗口。

（1）专业化模式　是指由专门从事急诊专业的医师在医院特定的区域对紧急就医者进行诊治、处理及分流的管理模式。一般常围绕着急诊中心诊察室将与其相关的各种抢救功能室和辅助检查室统筹布局，大型医院还可以设立急诊输液区、急诊观察区、急诊病房及急诊 ICU 等区域，这种专业化模式是目前国际与国内急诊医学发展的模式与方向。

（2）专科性模式　急诊区（室、科）的医生由各专科医生组成，分别承担不同专科急诊医疗（内、外、妇、儿科）任务和收容，我国二级以下大多数医院目前仍在延续着这种模式，但这种模式越来越不适应临床急诊工作的需要。

3. 急诊培训与医师培养　一名临床医师如缺乏急诊工作的训练，就不可能是一个完善的临床医师。因此，在急诊室（区）内常有各专科医师轮流进行急救培训。另一方面，急诊专业的医师也需要轮流到其他科室培训，特别是内科的心血管、呼吸专业，外科的普外专业及麻醉科等。目前部分大型综合医院开始发展急诊 ICU，因此急诊医生还需要加强 ICU 的培训。

（三）ICU

目前我国将综合 ICU 统称为重症医学科，隶属临床二级学科。ICU 的宗旨是为危及生命的急危重症患者提供高技术、高质量的医疗服务；其手段是运用各种先进的现代技术对患者病情进行连续的监测或进行有效的生命支持，进以提高危重患者抢救成功率、降低死亡率。

1. ICU 的基本特征

（1）训练有素的医师和护士　训练有素的医师和护士是 ICU 的重要组成要素之一，在国外 ICU 的医护人员必须经过特殊培训，并要通过国家 ICU 考试中心严格考核才能从事 ICU 专职工作，工作以后还需接受定期的 ICU 培训、进修及续聘考核。

（2）先进的仪器设备和良好的治疗环境　ICU 床位的设置应以占医院总床位数的 1%～2% 为合理，否则易造成资源的浪费。标准病房一般需有独立的通风或空气净化装置、中心供氧、中心负压吸引装置等医疗辅助设施，每张病床占地面积应达 15～20 m^2。床旁应配备多功能监测仪，可对患者的心率、心律、无创血压、血氧饱和度、呼吸频率、体温、呼气末二氧化碳分压等常规指标进行床边监测。有条件的 ICU 应根据临床需要配置有创动脉血压、中心静脉压、肺动脉压、心房压、肺毛细血管楔压、心排血量、心指数等项目的监测。

（3）高科技医疗手段　ICU 应能对各种生命器官功能进行紧急或延续性支持治疗，要根据医院规模与 ICU 设置的档次，合理配置人工智能呼吸机、便携式呼吸机、血气分析仪、心脏除颤仪、临时心脏起搏器、床边血液滤过仪、主动脉内球囊反搏泵、快速床旁血液生化检测仪、静脉输液泵、推注泵等贵重或常规设备。

2. ICU 的基本模式　ICU 的基本模式大致分为专科性 ICU 和综合性 ICU 两大类，目前欧美国家的模式也并不完全相同。从 ICU 的发展史来看，欧美国家的早期 ICU 模式多是由专科 ICU 逐步向综合性 ICU 发展，但目前也出现了专科化发展的倾向。20 世纪 90 年代初，根据我国国情 ICU 尚处于发展初级阶段，提倡建立综合性ICU。进入21世纪以来随着国内经济的快速发展，大型医院专科ICU也得到较快发展。

（1）专科性ICU　包括系统的专科模式（二级学科的模式），如内科ICU或外科ICU；也有三级学科模式，如脑外科ICU、胸外科ICU、普外科ICU等。

（2）综合ICU　所谓综合性ICU是指有综合救治能力、手段、设备及对临床各种危重患者实施救治的全院性的加强治疗服务中心，科室有独立建制、有全权对ICU进行管理的专职医师。2009年我国卫生行业管理部门专门下发文件，将综合ICU称之为重症医学科。

3. ICU的管理方式　封闭式的管理是ICU所采用的最常见、最基本的管理方式，目的是减少交叉感染。此类病房医疗活动完全由ICU的专职医师与护士负责，包括整体治疗方案的制订、临时情况的处理、危重状态的抢救与日常护理管理。医疗工作重点是对危重患者的全身脏器功能给予合理的支持性治疗，治疗护理、生活护理、精神护理均由ICU专职护士完成。同时在病房管理上限制不相干人员出入，进入ICU病房须更衣换鞋，一般不允许患者有陪患家属，但每天可有短时的探视时间。

4. ICU主要收治对象　ICU收治对象主要为有生命危险或随时需要抢救并有希望存活的危重患者，包括由疾病或创伤引起的危及生命的患者、单个或多个器官急性功能障碍的患者，外科各种大型术后或全麻未醒患者，以及有救治希望需给予延续支持治疗的高危患者。

■ 课后练习题

1. 什么是急救医疗服务体系？
2. 我国的院前急救采用的是哪类国际模式？
3. 院前急救主要工作任务是什么？
4. 医院急诊科的工作特点是什么？
5. ICU的基本特征是什么？主要收治对象有哪些？

（于学忠）

习题与答案　　教学PPT

第三章

危重病的临床常用评分系统

目的要求

掌握：APACHE 系统、Glasgow 评分系统、Killip 分级、Forrester 分级、急性肺损伤的定量评分方法、Ranson 评分标准、CRAMS 评分法。

熟悉：Marshall 的 MODS 评分标准、肺部感染评分标准、创伤评分、PHI 评分标准。

了解：创伤的院内 AIS-ISS 评分系统、镇静镇痛评分、急性胰腺炎的 BISAP 评分。

危重病评分是根据疾病的某些重要症状、体征和生理参数等进行加权或赋值，从而量化评价危重病严重程度的方法。通过所得评分可以直观评价疾病严重程度，比较不同治疗方法的优劣评估预后，以及对 ICU 进行质量控制，这些评分方法可以从不同角度为临床医护人员提供具有重要参考价值的指标。目前已有百余种危重症的评分方法在临床应用与推广，形成了临床常用的危重病评分系统。

目前危重病评分大致可分为疾病非特异性评分和特异性评分两大系统。疾病非特异性评分系统是指可广泛用于多种不同疾病的评估，适宜在原发疾病不同的患者间进行比较，如急性生理与慢性健康状态评分（acute physiology and chronic health evaluation，APACHE），多器官功能障碍评分（multiple organ dysfunction score，MODS）。疾病特异性评分是指针对单一特定疾病进行评分的方法，不具有通用性，不能应用于其他疾病的评价，如创伤患者创伤评分、急性胰腺炎 Ranson 评分、Murray 肺损伤评分以及危重症患者的镇静评分等。

第一节 疾病的非特异性评分系统

疾病的非特异性评分在临床应用较广，特别是 APACHE II 系统在危重症救治中普遍被临床采用；其次是 MODS 方法、创伤与损伤严重度评分（trauma injury severity score，TRISS）、治疗干预评分系统（therapeutic intervention scoring system，TISS）等也得到了较广泛的应用。不同评分方法所用变量不同，作为选择原则所取变量应能够反映疾病严重程度的特征，越是能够反映这种特征的变量，在评分系统权重中的比例越大。这些评分方法都经过大量临床验证和实践反复修正和改进，能够敏感反映疾病的严重程度和预后。

一、APACHE 系统

为在加强监护病房便于评价不同疾病的病情，比较治疗效果，以及在对 ICU 资源合理利用判定时能有一个客观的尺度，Knaus 于 1981 年提出 APACHE 原型，即 APACHE Ⅰ，以能代表全身主要器官系统功能最常用的生理指标即“生命体征”和血液生化指标为基础，构成急性疾病严重程度的急性生理学评分（acute physiology score，APS）；机体所储备的抗病能力与患者的年龄和既往健康状况有关，用患病前的慢性健康状况评分（chronic health score，CHS）表示。1985 年提出 APACHE Ⅱ 评分，至 2005 年推出第四代评分。其中 APACHE Ⅱ 评分具有简便可靠、设计合理、预测准确的特点，是目前使用最普遍的病情分类和预测预后的方法，其所显示的分值越高，表示病情越重，预后越差，病死率越高。

（一）APACHE Ⅱ系统的组成

APACHE Ⅱ系统是由急性生理学评分（A）、年龄评分（B）、慢性健康评分（C）三项评分之和进行的综合评定。

1. A项　共计12项参数指标（表1-3-1），其中前11项为临床最常用观察指标，依据其偏离正常值程度分别计为1~4分，正常0分。评价氧合功能时，如 $FiO_2<0.5$，用 PaO_2 作为评分指标；如 $FiO_2 \geqslant 0.5$，则用肺泡－动脉氧分压差〔$(A-a)DO_2$〕表示。一般以动脉血pH表示酸碱平衡，如无血气分析，则以静脉血碳酸氢根代替。若为急性肾衰竭，将血肌酐项的记分加倍。第12项为GCS，主要反映中枢神经系统功能，其评分越高，表示病情越轻，正常为15分（表1-3-2）。为符合APACHE Ⅱ评分越高病情越重的原则，以15减去GCS实际得分后再计入APS。选各参数入ICU后24 h内的最差值，且12项必须全部获得，以减少误差。

2. B项　即年龄评分。共分为5个阶段，分别评为0~6分（表1-3-3）。

3. C项　即慢性健康评分。凡有下列器官或系统功能严重障碍或衰竭的慢性疾病（要点框1-3-1），行急诊手术或未手术治疗者加5分，择期手术治疗者加2分。

1. 心血管系统　休息或轻微活动时出现心绞痛或心功能不全的表现，如心悸、气短、水肿、肝大、肺部啰音等或符合美国纽约心脏病协会制定的心功能Ⅳ级标准。
2. 呼吸系统　慢性限制性、阻塞性或血管性肺部疾病所致患者活动严重受限，不能上楼或做家务，或有慢性缺氧，高碳酸血症，继发性红细胞增多症，严重肺动脉高压（>5.33 kPa），或需机械通气支持治疗。
3. 肝　活检证实肝硬化，伴有门静脉高压，以往有门静脉高压所致上消化道出血、肝功能衰竭、肝性脑病史。
4. 肾　接受长期透析治疗。
5. 免疫功能障碍　接受免疫抑制剂、化学治疗、放射治疗、长期类固醇激素治疗或近期使用大剂量类固醇激素，或患有白血病、淋巴瘤或艾滋病等免疫功能低下者。

要点框1-3-1　器官功能衰竭的慢性疾病

表1-3-1　APACHE Ⅱ急性生理学评分标准

参数	分值				
	0	1	2	3	4
1. 直肠温度（℃）	36.0~38.4	34.0~35.9 38.5~38.9	32.0~33.9	30.0~31.9 39.0~40.9	≤29.9 ≥41.0
2. 平均动脉压（kPa）	9.33~14.53		6.67~9.2 14.67~17.2	17.33~21.2	≤6.53 ≥21.33
3. 心率（次/min）	70~109		55~69 100~139	40~54 140~179	≤39 ≥180
4. 呼吸频率（次/min）	12~24	10~11 25~34	6~9	35~49	≤5 ≥50
5. 氧合作用 PaO_2（kPa） $(A-a)DO_2$（kPa）	>9.33 <26.67	8.13~9.33	26.67~46.53	7.33~8.0 46.67~66.53	<7.33 ≤66.67
6. 动脉血pH或 HCO_3^-（mmol/L）	7.33~7.49 22.0~31.9	7.50~7.59 32.0~40.9	7.25~7.32 18.0~21.9	7.15~7.24 7.60~7.69 15.0~17.9 41.0~51.9	<7.15 ≥7.70 <15.0 ≥52.0
7. 血清钠（mmol/L）	130~149	150~154	120~129 155~159	111~119 160~179	≤110 ≥180
8. 血清钾（mmol/L）	3.5~5.4	2.0~3.4 5.5~5.9	2.5~2.9	6.0~6.9	<2.5 ≥7.0
9. 血清肌酐（μmol/L）	53.04~123.76		<53.04 132.6~167.96	176.8~300.56	≥309.40

续表

参　数	分　值				
	0	1	2	3	4
10. 血细胞比容	0.30 ~ 0.45	0.46 ~ 0.49	0.20 ~ 0.29 0.50 ~ 0.59		< 0.20 ≥0.60
11. 白细胞计数（$\times 10^9$/L）	3.0 ~ 14.9	15.0 ~ 19.9	1.0 ~ 2.9 20.0 ~ 39.9		0 ≥40.0
12. Glasgow 昏迷评分	等于 15 减去实际 GCS 分值（评分法见表 1-3-2）				

表 1-3-2　Glasgow 昏迷评定量表（GCS）

检查项目	临床表现	评分
睁眼反应（eye opening，E）	自主睁眼	4
	呼之睁眼	3
	刺痛睁眼	2
	对刺激无反应	1
语言反应（verbal response，V）	回答正确	5
	可应答，但答非所问	4
	可说出单字	3
	只能发出声音	2
	无任何反应	1
肢体运动（motor response，M）	能按指令运动	6
	对刺痛有定位反应	5
	对刺痛能躲避反应	4
	对刺痛有屈曲反应	3
	对刺痛有过伸反应	2
	对刺痛无反应	1

表 1-3-3　APACHE Ⅱ年龄及慢性健康状况评分标准

年龄（岁）	分　值	慢性健康状况*	分值
≤44	0		
45 ~ 54	2	择期手术	2
55 ~ 64	3		
65 ~ 74	5	未手术或急诊手术	5
≥75	6		

* 指有严重器官功能不全或免疫抑制者，既往健康者除外。慢性病和器官功能障碍时，不仅急诊手术较择期手术死亡率高，且未手术者死亡率也较后者高，这与未手术者因病情重而不能承受或不适宜手术有关，因此给未手术者以急诊手术同样的计分

（二）APACHE Ⅱ评分的临床应用

1. 评估病情和指导治疗　危重患者实际所需监测治疗水平与 APACHE Ⅱ评分呈正相关，评分越高所需的监护治疗密度就越大。因此可指导 ICU 资源的合理利用，把监测治疗重点放在真正需要的患者身上。

2. 预测个体和群体死亡风险（R）　Ln（R/1−R）=−3.517+（APACHE Ⅱ总分 ×0.146）+ 病种风险系数 + 0.603（仅用于急诊手术者）。

其中 Ln 表示自然对数，病情风险系数见表 1-3-4。如将个体死亡风险率相加（∑R），再除以患者数（N），

即可获得群体死亡风险率。

表 1-3-4 ICU 内主要病种及风险系数

病 种	风险系数	病 种	风险系数
(一) 非手术类		(二) 手术类	
1. 下列原因所致呼吸功能不全或呼吸衰竭		1. 循环、呼吸系统	
哮喘或过敏	-2.108	心脏瓣膜手术	-1.261
慢性阻塞性肺疾病(COPD)	-0.367	外周血管手术	-1.315
非心源性肺水肿	-0.251	胸腔肿瘤手术	-0.802
呼吸骤停以后	-0.168	术后呼吸功能不全	-0.140
误吸或中毒	-0.142	2. 创伤	
肺栓塞	-0.128	多发伤	-1.684
感染	0	头部损伤	-0.955
肿瘤	-0.891	失血性休克	-0.682
2. 下列原因所致心血管功能不全或衰竭		3. 神经、骨骼系统	
高血压	-1.798	颅内肿瘤开颅术	-1.245
心律失常	-1.368	颅内出血手术	-0.788
充血性心力衰竭	-0.424	椎板切除及其他脊髓手术	-0.699
失血性低血容量休克	-0.493	4. 胃肠道手术	
冠状动脉疾病	-0.191	消化道出血	-0.617
败血症	-0.113	消化道肿瘤	-0.248
心搏骤停以后	-0.393	胃肠道穿孔或梗阻	0.060
心源性休克	-0.259	5. 肾	
胸动脉瘤或腹动脉瘤	-0.731	肾移植手术	-1.042
3. 创伤		肾肿瘤手术	-1.204
多发伤	-1.228	6. 术后患者如发生败血症或心搏骤停复苏后,使用相应的非手术类系数	
头部创伤	-0.517	7. 未包括在上述范围的病种,按照入院(或 ICU)的主要原因所涉及的器官系统评分	
4. 神经系统		心血管系统	-0.797
癫痫发作	-0.584	呼吸系统	-0.610
颅内出血	0.732	神经系统	-1.150
5. 其他		消化系统	-0.613
药物过量	-3.353	内分泌代谢或肾	-0.196
糖尿病酮症酸中毒	-1.507		
胃肠道出血	0.334		
6. 未包括在上述范围的病种,按照入院或入 ICU 的主要原因所涉及的器官系统评分			
心血管系统	0.470		
呼吸系统	-0.890		
神经系统	-0.759		
消化系统	0.501		
内分泌代谢系统或肾	-0.885		

判断一个评分系统是否有效，主要是考察其能否准确地预计患者个体或群体的死亡风险率。APACHE Ⅱ系统是一种较好的疾病严重程度评分系统，分值与病死率之间存在明显的正相关，预测正确率可达 86%。

3. 比较不同治疗方法的效果　要比较某一治疗方法对特定疾病的有效性，前提条件就是病情严重程度必须具有可比性。APACHE Ⅱ系统能比较客观地反映某一具体患者和群体病情的轻重程度，可比性强，为临床研究提供了可信的依据。

4. 评比和考核 ICU 的医疗质量　用于评比和考核不同医院 ICU 的医疗质量。

二、多器官功能障碍综合征评分标准

多器官功能障碍综合征（multiple organ dysfunction syndrome，MODS）目前大多采用 Marshall 的评分标准（表 1-3-5）。本标准中呼吸系统的指标用 PaO_2/FiO_2 比值表示，同时不考虑机械通气的影响；肾功能用血肌酐值（μmol/L）表示，不考虑透析因素；用血中胆红素浓度（μmol/L）表示肝功能情况；用压力调整后的心率表示心血管系统功能，即心率乘以右心房压与平均动脉压的比值；用血小板计数（/μL）表示血液系统功能；用 Glasgow 昏迷评分表示神经系统功能。因此，患者的得分越高，代表其受累的脏器数目就越多，预后就越差。

表 1-3-5　Marshall 的 MODS 评分标准

器官系统	评分项目	单位	评分标准				
			0	1	2	3	4
呼吸系统	氧合指数（PaO_2/FiO_2）	mmHg	>300	226～300	151～255	76～150	≤75
肾	血肌酐（Cr）	μmol/L	≤100	101～200	201～350	351～500	>500
肝	血胆红素（BIL）	μmol/L	≤20	21～60	61～120	121～240	>240
心血管	压力调整后心率（PAR）	次 /min	≤10.0	10.1～15.0	15.1～20.0	20.1～30.0	>30
血液	血小板（PLT）	$\times 10^9$/L	>120	81～120	51～80	21～50	≤20
神经系统	Glasgow 昏迷评分（GCS）	分值	15	13～14	10～12	7～9	≤6

注：① PAR：为压力调整后心率（pressure-adjusted heart rate），PAR= 心率 × 中心静脉压 / 平均动脉压

② 血肌酐是指无血液透析状态的检测值

序贯器官衰竭估计评分（sequential organ failure assessment，SOFA）也是临床常用的器官功能衰竭评分系统。

拓展知识

第二节　疾病危重程度特异性评分系统

疾病特异性评分是指针对单一疾病的独自评分，各种不同疾病的评分系统之间无法做相互比较，但与疾病非特异性评分系统相比，能够更好地反映患者的病情和预后。

一、急性心肌梗死的 Killip 分级和心功能 Forrester 分级

急性心力衰竭采用了与慢性心力衰竭不同的分级方法：其中最常用的一种是 Killip 分级法（表 1-3-6），它是依据临床体征和胸部 X 线片进行分类，主要用于急性心肌梗死患者，对于判断受累心肌面积及预后有指导价值；另外一种分级法是 Forrester 分级法（表 1-3-7），此种方法亦可用于急性心肌梗死患者或其他原因所致的急性心力衰竭，其分级的依据为临床体征（外周组织低灌注状态）和血流动力学指标（PCWP 和 CI），故适用于有血流动力学监测的重症患者救治。此种分级法需有创监测，不利于广泛推广，但对指导治疗和预后判断有重要的临床价值。

表 1-3-6 急性心肌梗死的 Killip 分级

分级	症状与体征
Ⅰ级	无心力衰竭
Ⅱ级	有心力衰竭，两肺中下部有湿啰音，占肺野下 1/2，可闻及奔马律，X 线胸片有肺淤血
Ⅲ级	严重心力衰竭，有肺水肿，细湿啰音遍布两肺（超过肺野下 1/2）
Ⅳ级	心源性休克、低血压（收缩压 < 90 mmHg）、发绀、出汗、少尿

表 1-3-7 急性心力衰竭 Forrester 分级

分级	临床表现	CI（L/min）	PCWP（mmHg）
Ⅰ级	无周围组织灌注不足及肺淤血	> 2.2	<18
Ⅱ级	无周围组织灌注不足有肺淤血	> 2.2	> 18
Ⅲ级	有周围组织灌注不足无肺淤血	<2.2	<18
Ⅳ级	有周围组织灌注不足有肺淤血	<2.2	> 18

二、Murray 肺损伤评分和临床肺部感染评分

肺损伤评分（lung injury score，LIS）是 1988 年 Murray 等提出的评价肺损伤严重程度的计分标准，也是临床最早广泛用于急性肺损伤 / 急性呼吸窘迫综合征（ALI/ARDS）的诊断标准，包括四个部分：①胸部 X 线片。②低氧血症（氧合指数）。③ PEEP（使用呼吸机）。④呼吸系统顺应性（表 1-3-8）。该评分主要优点是考虑到 PEEP 和肺顺应性的因素，能半定量比较肺损伤的程度，强调从 ALI 到 ARDS 是一个连续的病理生理过程。缺点是不能排除心源性肺水肿、未涉及发病危险因素及计算呼吸系统顺应性相对复杂。

表 1-3-8 Murray 肺损伤评分标准

项目	评分	项目	评分
1. X 线胸片评分		3. PEEP 评分（使用呼吸机时）	
无肺泡浸润	0	PEEP≤5 cmH_2O	0
肺泡浸润局限于 1 个象限	1	6 ~ 8 cmH_2O	1
肺泡浸润局限于 2 个象限	2	9 ~ 11 cmH_2O	2
肺泡浸润局限于 3 个象限	3	12 ~ 14 cmH_2O	3
肺泡浸润局限于 4 个象限	4	≥15 cmH_2O	4
2. 低氧血症评分		4. 呼吸系统顺应性评分	
PaO_2/FiO_2≥300 mmHg	0	≥80 mL/cmH_2O	0
225 ~ 299 mmHg	1	60 ~ 79 mL/cmH_2O	1
175 ~ 224 mmHg	2	40 ~ 59 mL/cmH_2O	2
100 ~ 174 mmHg	3	20 ~ 39 mL/cmH_2O	3
<100 mmHg	4	19≤mL/cmH_2O	4

最终评分结果为上述评分总和除以参与评分项目数

病情严重程度分级	评分值
无肺损伤	0
轻度至中度肺损伤	0.1 ~ 2.5
重度肺损伤（ARDS）	> 2.5

临床肺部感染评分（clinical pulmonary infection score，CPIS）是1991年Pugin等将呼吸机相关肺炎（VAP）的临床诊断标准中的各个项目加以标准化和定量分析后制订而成，内容包括体温、外周血白细胞计数、气道分泌物情况、氧合指数（PaO_2/FiO_2）、X线胸片显示肺部浸润进展，以及气道分泌物微生物培养6项来综合诊断VAP，每项计0～2分，总计12分，一般以CPIS＞6分作为诊断标准（表1-3-9）。主要用于VAP的诊断、评估肺部感染的严重程度、评价抗生素疗效和减少不必要的抗生素暴露及判断患者预后。2003年Luna对CPIS进行了修订，减掉气道分泌物微生物培养1项，称为简化的CPIS评分，有利于更早的评价患者肺部感染的程度。

表1-3-9 CPIS评分标准

项 目	标 准	评分
体温	≥36.5℃且≤38.4℃	0
	≥38.5℃且≤38.9℃	1
	≥39.0℃或≤36.0℃	2
白细胞计数（$\times 10^9$/L）	≥4且≤11	0
	＜4或＞11	1
	＜4或＞11加上杆状核≥0.5	2
气道分泌物	无气道分泌物	0
	存在非脓性气道分泌物	1
	存在脓性气道分泌物	2
氧合指数PaO_2/FiO_2（mmHg）	＞240或ARDS	0
	≤240且无ARDS	2
胸部X线片	无浸润影	0
	弥漫性（或片状）渗出	1
	局部融合浸润	2
气道吸出物的培养	培养致病菌偶见或少量	0
	培养致病菌中到大量	1
	在1分基础上若革兰染色发现相同致病菌	2

三、急性胰腺炎临床评分系统

急性胰腺炎的第一个评分系统是Ranson评分标准，目前仍被临床用于急性胰腺炎严重程度的评估，始用于1974年，基于11个客观指标（5项为入院前指标，6项为发病第48 h指标）。入院前指标包括年龄、血白细胞、血糖、乳酸脱氢酶（LDH）、谷草转氨酶（AST）；发病第48 h指标包括血细胞比容（HCT）、血尿素氮（BUN）、血钙浓度（Ca）、动脉血氧分压（PaO_2）、碱缺失、液体潴留。其中每一项指标记1分，然后合计总分，所得分值越高，代表患者预后越差，当＞6分时病死率可达50%，且多伴有坏死性胰腺炎（表1-3-10）。缺点是指标过多，操作相对复杂，缺乏评估的动态性。

2008年推出的急性胰腺炎严重度床旁指数（bedside index for severity in acute pancreatitis，BISAP）是新的简单便捷、准确度较高的急性胰腺炎评估系统，内容主要包括5个与病死率相关的变量：血尿素氮（BUN）、精神神经状态异常（impaired mental status）、全身炎症反应综合征（SIRS）、年龄（age）、胸腔积液（pleural effusion），故也可以这5个变量英文首字母缩写命名BISAP，以24 h内出现1项记1分，BISAP总分为5项之和（表1-3-11）。

表 1-3-10 急性胰腺炎 Ranson 评分标准

项 目	非胆源性胰腺炎	胆源性胰腺炎	得分
入院时检查			
年龄	>55	>70	1
白细胞	>16 000	>18 000	1
血糖(mg/mL)	>220	>220	1
LDH(IU/L)	>350	>400	1
AST(IU/L)	>250	>250	1
入院 48 h 内			
HCT 下降(%)	>10		1
BUN 升高(mg/dL)	>5	>2	1
Ca(mg/mL)	<8	<8	1
PaO_2(mmHg)	<60		1
碱缺失(mmol/L)	>4	>5	1
液体潴留(L)	>6	>4	1

表 1-3-11 急性胰腺炎严重程度床旁指数

参 数	结 果	评分
血尿素氮	≤25 mg/dL	0
	>25 mg/dL	1
意识障碍	15 分	0
(Glasgow 昏迷评分)	<15 分	1
SIRS	无	0
	有	1
年龄	≤60	0
	>60	1
胸膜渗出	无	0
	有	1

注:BUN 1 mmol/L=0.356 mg/dL

四、创伤评分系统

创伤评分是将伤员的生理指标、解剖指标及诊断名称等指标量化,可以综合判断损伤的严重程度,在评估病情和预测创伤预后,指导及时分类救治,以及评定救治工作质量等方面具有重要意义。目前已经有超过 50 个创伤评分系统用于急诊室、ICU 中患者的分类,共同原则是"多参数量化"综合评价,但尚无一种评分系统可以做到普遍适用,每种评分都有其优点和不足。创伤评分系统一般按照数据来源不同而分为生理学评分、解剖学评分和综合评分,其中解剖学评分主要有简明创伤评分(abbreviated injury scale,AIS)、损伤严重评分(injury severity score,ISS);生理学评分有修正的创伤评分(revised trauma score,RTS)、格拉斯哥昏迷评分(Glascow coma score,GCS)和急性生理与慢性健康评分(APACHE);综合评分主要有创伤与损伤严重度评分(TRISS)。创伤评分系统按照使用场合不同而分为院前评分、院内评分和 ICU 评分。其中院前评分有 RTS、创伤患者 CRAMS 评分及院前指数;院内评分有 AIS-ISS 评分系统,其中 AIS 是单发伤编码定级的方法,而 ISS 是多部位、多发伤和复合伤的编码定级方法;ICU 评分有 APACHE 系统。

(一) 修正的创伤评分

创伤评分(trauma score,TS)是根据患者对创伤产生的一系列病理生理改变以数量形式表达而成,大多数早期创伤死亡是由于中枢神经系统、心血管系统和呼吸系统的继发性损伤所致,故原 TS 系统包括呼吸频率、呼吸扩张、收缩期血压、毛细血管充盈和 GCS 5 个变量,而后为了增加临床实用性做了修正,仅保留 3 个变量,组成修正的创伤评分(RTS),总评分为 0~12 分,RTS 分值越低代表创伤越重,相对病死率越高(表 1-3-12)。

表 1-3-12 修正的创伤评分(RTS)

GCS	收缩压(mmHg)	呼吸频率(次 /min)	评分
13~15	>89	10~29	4
9~12	76~89	>29	3
6~8	50~75	6~9	2
4~5	1~49	1~5	1
3	0	0	0

(二) 创伤患者 CRAMS 评分

1982 年 Gormican 用循环(circulation)、呼吸(respiration)、胸腹部(thorax and abdomen)、运动(movement)和语言(speech)5 个参数英文首字母为名建立了创伤患者 CRAMS 评分(表 1-3-13),主要是以生理指标和外伤部位相结合的方法,以后经过修正得出分值≥7 分的伤员属轻伤,病死率极低,若≤6 分为重伤,病死率明显升高,其灵敏度高于 TS。

表 1-3-13 创伤患者 CRAMS 评分法

分数	项 目
	循环(circulation)
2	毛细血管充盈良好或血压>13.6 kPa(100 mmHg)
1	毛细血管充盈迟缓或血压 11.05~12.0 kPa(85~99 mmHg)
0	无毛细血管充盈或血压<11.05 kPa(85 mmHg)
	呼吸(respiration)
2	正常
1	不正常(费力,浅或>35 次 /min)
0	无
	胸腹部(thorax and abdomen)
2	腹、胸无压痛
1	腹、胸有压痛
0	腹肌紧张、连枷胸或胸腹部穿透伤
	运动(movement)
2	正常
1	有疼痛反应
0	无反应或体位固定
	语言(speech)
2	正常
1	答非所问
0	无或单音节

GRAMS 总分为以上 5 部分评分的和(表中血压均为收缩压)

(三) 院前指数

院前指数(prehospital index,PHI)是用收缩压、脉搏、呼吸状态、神志 4 项生理指标作为评分参数,每项又分 3 或 4 个级别,所有 4 个参数之和即为 PHI(表 1-3-14)。对有胸或腹部穿透伤者在其总 PHI 分值上加上 4 分为其最后 PHI 分值。0 ~ 3 分为轻伤,没有死亡危险;4 ~ 20 分为重伤,病死率和手术率明显升高。PHI 对重伤判断具有较高的灵敏度和特异性。

表 1-3-14 PHI 评分标准

参数	级别	分值	参数	级别	分值
收缩压(kPa)	> 13.6	0	呼吸	正常	0
	11.2 ~ 13.6	1		费力或浅呼吸	3
	10.0 ~ 11.05	2		< 10 次 /min	5
	0 ~ 9.6	5		或需气管插管	
脉搏(次 /min)	≥120	3	神志	正常	0
	51 ~ 119	0		混乱或好斗	3
	< 50	5		不可理解的语言	5

五、镇静镇痛评分

镇静镇痛评分参见第九篇第五章危重症患者的镇静与镇痛。

■ 课后练习题

1. 如何应用 APACHE 系统?
2. Glasgow 评分系统包括哪些项目?
3. 如何使用临床肺部感染评分?
4. 如何进行急性胰腺炎的 Ranson 评分?
5. 如何对创伤患者进行 GRAMS 评分?

(张 东)

习题与答案　　教学 PPT

第四章 医疗安全与医患沟通

目的要求

掌握：影响医疗安全的主要因素；医患沟通需遵循的伦理原则及基本原则。

熟悉：客观因素对医疗安全的影响；对需急救患者进行医患沟通的注意要点。

了解：医患沟通的技巧。

第一节 医疗安全

医疗安全是指医院在实施医疗保健过程中，患者不发生法律和法规允许范围以外的心理和机体结构或功能损害、障碍、缺陷或死亡。其核心是医疗质量。医疗安全与医疗效果是因果关系，医疗安全直接影响社会与经济效益。不安全医疗会导致患者病程延长和治疗方法复杂化等后果，不仅增加医疗成本和经济负担，有时还导致医疗事故引发纠纷，影响医院的社会信誉和形象。医疗安全是个世界性问题。在美国，医疗差错在引起住院患者死亡的原因中占第 8 位，每年有 9.8 万人死于本来可以避免的医疗差错，每年相关的费用高达 290 亿美元。

医疗安全中的问题主要由医疗差错及医疗事故引起。医疗差错（malpraxis）是指在诊疗、护理过程中医务人员确有过失，但经及时纠正未给患者造成严重后果或未造成任何后果的医疗纠纷。医疗事故（medical negligence）则是指在医疗活动中医生或护士由于存在过错直接造成患者死亡、残疾、组织器官损伤导致的功能障碍。2002 年 9 月我国国务院颁布了《医疗事故处理条例》，对医疗差错和医疗事故做了明确的界定，特别强调了医疗事故必须后果达到一定的严重程度，如残疾、伤残、组织器官损伤导致功能障碍；对于没有达到事故程度的医疗过失，则应认定为医疗差错。因此，一般来说医疗差错与医疗事故的特征基本是相同的，两者之间唯一区别是损害后果程度上的差异。

影响医疗安全的主要因素包括医源性人为因素（主要指医务人员言行不当给患者造成不安全感和不安全结果）、医疗技术、药源性因素、院内因素、设备器材及组织管理因素等。

一、人为主观因素对医疗安全的影响

1. 院前与院内急救衔接不完善　①社会对院前急救重要性仍缺乏足够的认识，导致对院前急救建设投入的人力和物力严重不足。②院前急救人员业务能力较院内急诊及 ICU 医生仍显不足，造成在院前急救成功率受限。③对院前工作认识不足或对出诊要求重视不够。④急诊呼救电话转接不及时，问不清地点、人数、病情，造成救护车去错地方或派车不够。⑤院前与院内急救通讯联系不足，导致急救车因医院无床位而再次转运。

2. 医患沟通不到位　①急诊患者由于发病突然，常常希望到达急诊科后能立即得到处置，当急诊患者多时稍有等候就会满腹怨言或出口不逊。②由于医护人员有限，有时接诊不及时或未问清及未检查就分诊。③有时对患者询问解释不详细，患方就认为医护人员缺乏同情心、不为患者着想。④对危重患者采取必要的急救措施略有延迟，就被认为医护人员的责任心不强。诸如此类的问题都是引起不必要争端的隐患。

3. 操作规程执行存在漏洞 急诊工作的特点是随机性强，患者来诊就医无固定时间性。当在某些来诊集中时间段，或由于医院声誉较好就诊患者多时，也可能遇到抢救工作而显人手不足。因此，在操作规程执行上就可能会出现操作前解释不到位，操作后注意事项交代不足，甚至没有严格执行“三查七对”等操作规定，导致医疗工作出现漏洞或隐患。

4. 业务技术不娴熟或救治配合不当 急诊、院前急救及ICU对危重患者能否给予及时的诊治、为抢救赢得时机是对急救医护人员的观察、判断能力和熟练急救技能的综合检验。但由于急诊急救常易受多种因素影响，加上参与抢救医护人员的技术水平参差不齐，对患者病情变化判断能力不足，对有疑问的医嘱未及时核实就去处理，尤其是在某些特殊抢救过程中人为机械性执行口头医嘱，缺乏思考、复述与相关记录等都为急救质量带来技术性隐患。

5. 急救医护人员负荷过重 由于工作场合、性质、强度等因素，致使急诊、院前急救、ICU专职从事抢救的医护人员长期处于繁忙和紧张状态之中，特别是值班时间长、夜班数量多、没有正常节假日、长期的体力负荷与精神负荷严重地影响着他们的身心健康与工作效率，为诱发差错、事故埋下隐患。

二、客观因素对医疗安全的影响

1. 规章制度不健全或执行不力对医疗安全的影响 医疗规章制度包括查房制度、会诊制度、差错事故控制制度、交接班制度等常规制度，也包括急诊质量控制评审及医院评审考核中的各项规章制度。医疗安全需要健全的规章制度来做保障，规章制度是医护人员行为的指南，是医疗法定文件的补充与细化，是规范医疗行为的戒尺。规章制度不健全就会减轻对医护人员的约束力，因此，加强规章制度建设是医疗安全的基本保证。

良好的医疗规章制度能否得以贯彻执行，既能体现一所医院的管理水平，又能显示医护人员的基本素质。对医疗规章制度执行不力是医疗安全的严重隐患，是管理者对责任监管的放弃，同时对于医护人员也是注入了无形的麻醉剂。

不管在什么场合、什么情况下都应教育、号召医护人员自觉遵守医疗规章制度和技术操作规程，只有将其变成医护人员的自觉行动，才能有效地防范差错事故的发生，才能保证急诊患者的医疗安全和急诊医疗质量。

2. 职责不清对医疗安全的影响 无论是院前、急诊还是ICU，医护职责必须有明确的分工，不同级别医生的职责必须有明确的制度说明。职责不清不仅可以引起抢救的忙乱，而且也影响抢救效果，还会给当事人带来不必要的麻烦。职责应是责任的基础，责任应是职责的具体体现。否则，在发生医疗安全事故后既无法落实责任人，也不利于医疗差错和事故的防范。

3. 抢救设备不齐全或对于新设备掌握不足对医疗安全的影响 无论院前急救、院内急诊还是ICU，在任何时候都应将各种抢救药品、物品、器材处于应急备用状态，这是危重患者的生命所托。特别是在医疗高新科技发展的今天，抢救设备、种类日新月异，如若对于这些应用于临床的新型抢救设备、抢救药物使用不熟悉，就可能给需要紧急救治的人带来危害，直接影响抢救的效率和质量。因此，加强组织业务学习和技能培训也是适应医学潮流发展与保证医疗安全的重要措施之一。

第二节 医患沟通

在临床医疗实践活动中，医务人员与患者及其家属产生的人际关系被称为医患关系。和谐的医患关系是医患之间理解、信任的基础，是医疗安全的基本保证。而医患之间沟通的方法、能力及沟通效果对医患关系会产生重要影响，甚至会直接决定着医患关系的好坏。

医患沟通不仅是医务人员与患者或家属间医疗活动的简单补充，也是人与人之间关系的相互交流，同时也是对自身思维方式和行为准则的认知和觉醒过程。因此，医患沟通是一门多学科的综合学问和医疗过程的重要环节。

医患沟通的必要性是基于人们需要健康，医学需要发展，社会需要进步。医患沟通的任务就是加深医患之间相互了解，确立相互信任、增加感情沟通，促进相互理解，保证医疗过程的顺利执行和完成。医患关系如“人”字形结构，两笔互相支撑，形成一体。医者维护着人的生命和健康，患者是医学和医者实践的对象，同时，患者也是医者生存和发展的物质基础。因而，医患沟通是医学发展的基本动因，是对医疗过程的完善，是医患双赢的必经途径。

医患关系是社会关系的一部分，也具有伦理性的特点。伦理道德在沟通中奠定了医患双方的思想基础，这是为医患沟通顺利开展的道德规范和保证，为防范和界定医患矛盾和纠纷提供了基本行为准则。以人为本，发扬人道；平等公正，诚信友爱；举止端庄，语言文明；知情同意，保守医密；医术精湛，优质服务应是医患沟通中医生需要遵循的基本伦理原则。

在处理医患关系时首先要清楚医患双方的需求，就医者及家属求医的目的就是要保证生命的安全和生理上的需要，之所以与医生交流就是要了解伤病相关信息，以及治疗过程中所会得到的关爱、尊重，病情归属与合理支出等。同时医者也需要得到医疗过程的安全与顺利实施，得到患者和家属应有的尊重与配合，得到社会各界的认可与支持。只有平衡好医患双方需求才能不导致医患矛盾发生及扩大。

在遵守基本原则的基础上，医患沟通需要一定的技巧，其中主要是言语沟通。言语需要称呼得体、表达简洁明、注重提问技巧、采用保护性语言、不评价他人的诊断与治疗。此外，肢体语言也要注意举止端庄、目光和蔼、表情适度、姿势稳重、保持一定距离，以求双方均能获得良好的第一印象。要让患者主动表达、启发患者主动谈话、要认真倾听患者的想法和他们对医疗的期望，采用开放式的交流，要把握好语言环境、重视反馈信息，并善于利用反馈的信息加强对沟通对象的了解，其中最重要的是要信任和尊重患者。要学会善于与不同文化程度的患者或患者家属沟通，同时还需掌握一定的心理学技巧，注意因人而异、循序渐进、避重就轻、鼓励信心。特别是存在医患矛盾需要沟通时，更应沉着冷静、耐心倾听、取得信任、避免躲避，要谨慎解释、科学引导，尽量做到合理维权、依法处理。

由于急诊患者具有病情的突发性、程度的危重性、求医的紧迫性和后果的严重性等特点，急救时的医患沟通就显得尤为重要，在与患者接触过程中更要注意以下问题的处理：①增强责任意识，主动提供医疗服务。②迅速果断准确，积极有效实施急救。③各科协作配合，救治疑难危重患者。④讲究沟通艺术，注重人性化关怀。⑤认真交代病情，如实记录急救经过。

急诊的应急能力、ICU 的综合救治能力是一所现代化医院的重要水平标志，但这些区域也是医患矛盾和纠纷最容易发生的地方。医患沟通不到位、不及时、不认真是医患纠纷最大的隐患。加强职业道德教育和培训，坚持以人为本、坚持以患者为中心，充分尊重、理解、关爱、方便患者，满足患者的基本需求和基本愿望，提供全方位的人文关怀和服务，使患者在接受服务过程中感受到对他们的尊重和人性的温暖。只有这样才能从人性化服务的过程中保证医疗安全、防范医疗事故。

■ 课后练习题

1. 医患沟通需遵循的伦理原则及基本原则是什么？
2. 在急诊进行医患沟通的注意要点是什么？

（于学忠）

习题与答案　　教学 PPT

第二篇　心搏骤停与复苏

第一章

心搏骤停与心脏性猝死

目的要求

掌握：心搏骤停与心脏性猝死的基本概念、临床诊断方法。

熟悉：心搏骤停的临床表现、常用复苏药物的应用。

了解：心搏骤停的病因、诱因与发病机制。

心搏骤停（cardiac arrest）是指心脏泵血功能突然停止，全身血液循环即刻中断，进而导致呼吸停止、脑功能丧失的一种濒临死亡状态。心搏骤停多发生在已知心脏病的基础上，但也可以发生在未被确定的心脏病或原无心脏病的情况下，即刻给予有效的干预性复苏措施，可能使病情发生逆转；否则将会在短时间内引起死亡。心搏骤停很少能自发性逆转，近年临床实践证实早期实施心脏按压术或及时电除颤能明显改善预后。

心脏性猝死（sudden cardiac death，SCD）是指由于各种心脏原因引起的无法预测的自然死亡，是心搏骤停的直接后果。对于猝死的定义目前临床认识尚不一致，WHO 限定为“症状发作 6 h 以内的突发性死亡”；但最为临床广泛接受的是由 Myerburg 提出的“由于心脏原因所致瞬间发生或在症状发作 1 h 内发生的自然死亡”。此概念突出了心脏性猝死的突发性、不可预测性与自然性，无论是否已经明确患有心脏病，但死亡发生时间及其发生形式是不可预料的。

【病因与诱因】

（一）原发于心脏因素引起的心搏骤停

1. 冠状动脉疾病　绝大多数（占 75%～80%）心搏骤停是由冠状动脉粥样硬化性心脏病（冠心病）所致，尤其以急性冠脉综合征及急性心肌梗死为最常见原因，部分心脏性猝死可以发生在睡眠过程中；也可发生在先天性冠状动脉畸形、冠状动脉栓塞、冠状动脉炎、妊娠期冠状动脉夹层、主动脉窦瘤破裂等其他冠脉疾病。

2. 各种心肌炎和心肌病　主要见于病毒性心肌炎、结缔组织病性心肌炎、心肌炎后心肌病、缺血性心肌病、特发性心肌病、产后心肌病、地方性心肌病等。

3. 心室肥厚　多由于肥厚型梗阻性心肌病、高血压性心脏病、肺动脉高压等引起。

4. 电生理异常　对心搏骤停心电图检查显示，80% 以上心脏性猝死为心室颤动或为室性心动过速；其他则见于严重的缓慢性心律失常或心室停顿。极少数情况还可见于 QT 间期延长综合征、儿茶酚胺依赖性心律失常等因素。

5. 手术或诊疗操作意外　由于心脏介入性治疗或心血管大手术过程中对心室壁的机械性刺激与牵拉引发严重的室性心律失常；也可因心包穿刺、心导管检查、心血管造影，以及气管插管、眼球压迫、眼科手术、胸腹部手术牵拉等因素造成迷走神经反射兴奋异常。

6. 其他　主要见于各种先天性心脏病、慢性充血性心力衰竭、心腔内肿瘤、心脏瓣膜病（主动脉瓣狭窄或关闭不全，二尖瓣脱垂等）、心脏压塞、主动脉夹层等因素引起。

（二）继发于心脏以外因素引起的心搏骤停

1. 严重的呼吸功能受抑制

（1）窒息及严重的低氧血症 常见于重症肺炎、ARDS、肺梗死，气管异物、痰液阻塞、严重气管痉挛，以及溺水、自缢，急性 CO 中毒等。

（2）胸部损害 ①胸廓外伤：多见于开放性气胸、张力性气胸、多发性肋骨骨折（连枷胸）、严重的创伤性膈疝等。②气管、支气管损伤：多由严重创伤、坠击伤、化学性刺激等因素引起。③肺损伤：可见于各种原因引起的肺挫伤、肺裂伤、肺暴震伤等。

2. 中枢神经系统受抑制

（1）严重的脑干损伤 常见于创伤或其他因素所致的脑干损伤、脑干出血、脑干炎症等。

（2）颅内高压 多由于大面积脑出血、脑梗死、脑水肿等因素引起。

3. 大失血和严重休克 严重创伤或各种原因所引起的大失血及重症休克。

4. 严重的电解质紊乱 高钾血症、低钾血症、低钙血症、低镁血症等严重电解质紊乱引起的致命性心律失常。

5. 药物中毒或过敏 常见于洋地黄及抗心律失常类药物、酒石酸锑钾等药物的毒性反应或注射过快；也可见于氨茶碱、氯化钙、氯化钾等药物静脉注射过快，以及对心血管系统具有明显影响的药物所致的急性药物中毒。

6. 电击、雷击 多由于较强的电流通过心脏所致。

7. 麻醉和手术意外 除手术操作损伤心脏、大血管或严重大失血外，此种情况多与麻醉过程中呼吸道管理不善、麻醉药物过量、药物注射速度过快、肌松药物使用不当，以及麻醉平面控制失误等情况密切相关。

8. 其他 胆绞痛、肾绞痛、重症胰腺炎、大手术等因素导致的神经反射。

（三）常见的诱发因素

诱发因素在心搏骤停发生中占有不可忽视的作用，心脏性猝死发生的危险性随这些高危因素的增加而增高，因此，在预防中应特别注意去除诱因。常见的诱因主要有精神紧张、情绪激动、过度劳累、严重的睡眠不足、酗酒、过度吸烟、过度饱食、环境温度剧烈变化等。

【临床表现】

（一）终末事件开始的表现

“终末事件”是指发生心搏骤停的最终结果。所谓“终末事件开始”则是指心搏骤停前 1 h 之内心血管系统出现的急性临床变化。大多数患者没有明显的前驱症状，常常起病突然；部分患者（40% ~ 50%）可出现疲乏无力、心悸、气短，以及精神改变等非特异性症状。

动态或床旁心电监测显示，在心搏骤停发生前数分或数十分钟内，曾出现过严重的心律失常或明显的心肌缺血等心电图改变。

（二）心脏停搏时的临床表现

1. 神经系统 多以心源性晕厥为首发症状，表现为突发性（心搏停止 10 ~ 15 s 内出现）常意识丧失，伴牙关紧闭、四肢强直性癫痫大发作样抽搐，又称为阿－斯综合征（Adams-Stokes syndrome）。继之出现瞳孔散大（30 ~ 45 s）、瞳孔固定（1 ~ 2 min）、对光反射、角膜反射消失，随之膝腱反射等各种生理反射消失，大脑皮质发生不可逆性损害（5 min）。

2. 循环系统 大动脉搏动消失，尤以颈动脉和股动脉搏动消失最有诊断意义，心前区听不到心音，同时测不到血压，面色苍白或明显发绀。

3. 呼吸系统 多在抽搐发作后出现点头样或叹息样呼吸，甚或呼吸停止，查体可见胸廓的呼吸起伏动作消失，肺部听诊呼吸音消失。

【辅助检查】

心电图是诊断心搏骤停的辅助检查最主要、最可靠的形式，也是判定心搏骤停类型，提供临床抢救指导的治疗依据。

1. 心室颤动或扑动　心电图上表现为P波及QRS波消失，代之以波幅不等、节律不规则的心室颤动波或波幅匀齐、节律规则的扑动波。

2. 心室停搏　心电图呈直线、无波形出现；可伴有或不伴有心房波；也可与室颤波交替出现。

3. 无脉性电活动　心电图呈现为缓慢、宽大、畸形的QRS波形成的室性自搏节律，但无心脏机械性收缩所产生的临床表现。

【诊断与鉴别诊断】

（一）诊断

确立心搏骤停诊断的最重要依据为意识丧失和大动脉搏动消失，一般情况下只要患者突然晕厥、呼之不应，呼吸停止或发生异常呼吸，即可确认或疑为心搏骤停。具体诊断指标见要点框2-1-1。由于诊断性触摸大动脉搏动可能会延误抢救最有效的时间（心搏骤停最初的1～2 min），目前临床不再过于强调触摸大动脉搏动的诊断意义。同时也不要等待血压测量、心音听诊，乃至心电图检查完成后再确立诊断。判定心搏骤停与抢救应同时进行，不能以苛求诊断正确而延误抢救时机。

> 1. 意识突然丧失，伴有或不伴有抽搐。
> 2. 呼吸呈叹息样或停止。
> 3. 瞳孔散大，对光反射消失。
> 4. 心搏及大动脉搏动消失。

要点框2-1-1　心搏骤停判定指标

（二）鉴别诊断

1. 心血管虚脱（cardiovascular collapse）　通常是指心脏和/或外周血管功能急性异常，导致脑组织有效血流灌注不足而引起的一组临床综合征，又称为血管抑制性晕厥或单纯性晕厥。本综合征临床常表现为短暂性可自然恢复的意识丧失，根据伴发心血管系统改变特征不同分为三种临床类型：①血管抑制型：仅有血压下降而无心率减慢；②心脏抑制型：以心率减慢为主，不伴有血压下降；③混合型：血压下降同时伴有心率减慢。

此综合征发生突然，持续时间略长者须与心搏骤停相鉴别：①要快速、准确判定患者有无呼吸运动。②检查颈动脉或股动脉是否搏动消失。③查看皮肤色泽及黏膜有无发绀。对疑为心搏骤停者应立即组织抢救，即使判断有误而实施了胸外心脏按压术，一般也不会对患者产生明显危害。

2. 惊厥或抽搐　大发作时临床表现与阿-斯综合征相似，引起的原发因素较多，鉴别诊断一般不困难。

3. 卒中　部分急性发生者可能会影响到呼吸节律或状态，但鉴别诊断并不困难，多数卒中患者伴发失语或偏瘫体征。

4. 急性呼吸衰竭　可表现为不同的呼吸状态或节律，但从致病发展到死亡需要一定的临床时间和过程。

5. 气道梗阻　大多临床发生突然，表现为即刻不能讲话、不能呼吸或咳嗽，双眼上窜、颜面发绀，救治不及时或判断失误可能会发生呼吸停止。与心搏骤停相鉴别要点：①短时间内大多数患者神志清晰。②当被询问是否被异物哽咽时，可以点头示意而不能讲话者常提示存在气道完全性梗阻。如果呼吸过程中带有明显哮鸣音则提示发生不完全性梗阻。

（三）临床死亡期救治与预后

临床死亡是指心搏、呼吸停止，而心搏、呼吸停止后5～8 min的时间段被称为临床死亡期。此时间段内机体组织代谢还没有完全停止，脑功能也尚未进入到不可逆转状态，若能及时实施正确、有效的抢救措施，部分患者尚有存活可能性。

1. 心室颤动　若能即刻除颤，存活希望较大；但部分患者也可能由于无法有效稳定心脏节律或血流动力学而最终导致死亡。

2. 持续性室性心动过速　由于此种状态仍能为维持生存提供一定时间的基本血供，因此，也就为成功复苏创造了短暂时机；但对于不能被有效纠正或自发性逆转的持续性室性心动过速，大多死于随后发生的心室颤动或心室停搏。

3. 缓慢性心律失常　以严重缓慢性心律失常或心室停搏作为心脏事件起始者，如果短时间不能实施有效心脏起搏治疗,此种情况无论是发生在医院内或医院外预后均较差。

4. 心脏压塞 由急性心脏压塞、心脏破裂、严重栓塞等因素造成的心搏骤停,如若不能针对原因尽快干预处理很难挽救患者生命。

5. 生物学死亡 若在 8 min 内未曾给予任何生命支持措施,随后无论再实施何种抢救措施也难以复苏成功,此时已进入脑损伤不可逆阶段,见第二篇第四章死亡相关概念。

【抢救与治疗措施】

(一) 心肺复苏术操作

见第二篇第二章心肺复苏术。

(二) 心肺复苏的药物选择

心脏复苏救治处理的关键除快速建立有效的血液循环和气道通气外,恰当、合理、及时地选择相关药物辅助治疗也是复苏成败的重要环节。常用的抢救药物主要包括:

1. 肾上腺素 至目前为止仍是心脏复苏抢救的首选药物。该药对心血管 α 受体及 β 受体均有明显的激动作用,既可以收缩外周血管进以提高血压,又可以提高主动脉舒张压增加冠状动脉的血流灌注。同时,还能收缩颈外静脉,相对增加脑血流量;并可以使细的心室颤动波变得粗大,进而有利于电复律的成功。

给药方法:首次静脉推注剂量为 1 mg,间隔给药时间为 3 ~ 5 min;必要时也可以采用逐渐递增剂量(1,3,5 mg)的方法。连续静脉滴注维持给药,速度从 1 μg/min 开始,逐渐加至 3 ~ 4 μg/min;用药总量一般不宜超过 0.2 mg/kg。

2. 胺碘酮 作用机理较复杂,可对 Na^+、K^+ 和 Ca^{2+} 多种离子通道发挥功效,并且对 α 受体和 β 受体有阻滞作用。多作为血流动力学稳定的心室颤动、多形性心室颤动和不明起源的多种复杂性心动过速的首选药物;也可供持续性心室颤动或心室扑动在电除颤或使用其他一线药物无效时选用。

给药方法:初始剂量为 300 mg 直接或溶于 20 mL 液体内快速推注;对反复性或顽固性心室扑动、心室颤动追加剂量为 150 mg/ 次;维持给药剂量为 1 mg/min,如心律稳定可在 6 h 后减量至 0.5 mg/min;每日最大剂量不超过 2 g。胺碘酮主要不良反应是低血压和心动过缓,不适宜甲状腺功能亢进所致的心律失常使用。

3. 利多卡因 为 I_B 类抗心律失常药物,主要通过缩短动作电位时间和有效不应期来降低浦肯野纤维及心室起搏点的自律性,负性肌力作用不强,对消除各种类型室性期前收缩、室性心动过速及心室颤动的效果确实,临床使用不需要试敏,是心脏化学除颤常用药物之一,尤其对急性心肌梗死(AMI)患者可能更为安全。

给药方法:初始剂量为静脉推注 1.0 ~ 1.5 mg/kg(一般多以 50 ~ 100 mg 静脉推注);对顽固性心室颤动(VT)或心室扑动(VF)初始剂量无效时,可酌情再次以 0.50 ~ 0.75 mg/kg 作为冲击量,3 ~ 5 min 内推注。一般用药总剂量不超过 3 mg/kg(或 200 ~ 300 mg/h)。

对电除颤或肾上腺素无效的 VF 或无脉性 VT 可给予大剂量(1.5 mg/kg)冲击治疗,并依病情需要重复使用;维持用药量一般为 1 ~ 4 mg/min。对重新出现的室性心律失常可再次小剂量冲击性给药(0.5 mg/kg),并加快静脉维持用药速度(最快为 4 mg/min)。如若治疗效果不好则应改用其他药物。

4. 血管加压素 是一种抗利尿激素,大剂量给药时具有非肾上腺素能样的周围血管收缩作用。CPR 操作时使用血管加压素可引起周围皮肤、骨骼肌、小肠和脂肪的血管强烈收缩,而对冠脉血管和肾血管床的收缩作用相对较轻,对脑血管有扩张作用,不增加心肌耗氧量。复苏成功患者静脉滴注小剂量多巴胺,可在较短时间内恢复由于应用血管加压素导致的内脏血流减少,对心脏停搏时间较长的患者使用血管加压素治疗的效果优于肾上腺素。因此,血管加压素被试用于心搏骤停的复苏抢救,但目前尚缺乏足够的资料证实。

5. 多巴胺 是内源性儿茶酚胺类药物,对多巴胺受体、α 受体、β 受体均有激动作用,其药理作用与剂量密切相关。①小剂量[0.5 ~ 2 μg/(kg·min)]时主要为激动多巴胺受体的作用,可使肠系膜、冠脉及脑血管扩张;②中等剂量[(2 ~ 10 μg/(kg·min)]以 β 受体激动作用为主,使心肌收缩力增强,增加心排血量及冠脉血流量,可使血压轻度升高、心率轻度增快;③大剂量[10 ~ 20 μg/(kg·min)]主要以 α 受体兴奋作用为主,引起周围血管收缩、血压上升。因此,在心脏复苏中多巴胺要依不同需要来决定具体用量。

6. 多巴酚丁胺 为多巴胺的衍生物,主要引起 β_1 受体兴奋,选择性地加强心肌收缩力和心输出量,同时增加冠状动脉血流量，对外周血管总阻力无明显影响。主要适用于复苏中的低心排血量及不适合使用洋地黄制剂的心功能不全者。

给药方法：一般用量为 2～15 μg/(kg·min)，以逐渐增加剂量的方式静脉滴注。临床上常与多巴胺合用，在联合用药时应减小各自使用剂量。大剂量应用时可使心率增快、增加心肌耗氧量而诱发室性心律失常，最好采用最低的有效治疗量。

7. 碱性药物　碳酸氢钠可改善心搏骤停患者的血液 pH，从而提高肾上腺素的疗效，多年来一直作为继儿茶酚胺类、抗心律失常药物之后的第三位复苏药物。近年来的相关研究认为，复苏早期大量输入碳酸氢钠可使血红蛋白氧离曲线左移，加重组织缺氧；并可形成高钠血症导致高渗状态、加重脑水肿。因此，目前仅在通气不充分或抢救时间超过 10 min 以上时使用。

给药方法：首次剂量可为 1 mmol/kg，重复使用时剂量应小于首剂的 1/2；有条件应依血气分析结果决定具体用量。

■ 课后练习题

1. 何为心脏停搏？与心脏性猝死有何区别？
2. 心脏停搏常见的诱因主要有哪些？
3. 何为“终末事件”？
4. 心脏停搏发生时的临床表现有哪些？
5. 心脏停搏复苏时肾上腺素的给药方法与剂量是什么？
6. 心室颤动时胺碘酮的给药方法、剂量与主要的不良反应是什么？

（王育珊）

习题与答案　　教学 PPT

第二章
心肺复苏术

目的要求

掌握：徒手气道开放术、徒手胸外心脏按压术的操作方法。徒手胸外心脏按压有效指标、终止操作指标。

熟悉：心脏按压术操作注意事项及胸外心脏按压并发症、禁忌证。心脏按压效果判定的注意事项。终止心肺复苏判定及注意事项。

了解：常用的除颤药物与使用方法。气道开放后的通气方式。

心肺复苏术（cardiopulmonary resuscitation，CPR）是指心搏骤停抢救过程中实施的一系列程序性操作方法或措施，常简称为CPR。自20世纪50年代末现代心肺复苏术问世以来，已为大量心脏停搏患者救治做出了不可磨灭的贡献。随着现代科学技术的进步，心肺复苏基本理论、临床救治手段与措施等也不断发生着快速变化。特别是近些年来随着社会的进步，人们更加关注生命与生活质量，因此，自主循环恢复后的脑复苏被推到了复苏学前沿，进而形成现代的心肺脑复苏（cardic pulmonary cerebral resuscitation，CPCR）理念。尽早、尽快、最大限度地保护脑功能，尽量避免脑及其他重要组织、器官遭受不可逆性损害也成为当前的研究焦点。

CPR首要任务就是尽快建立有效循环与通气，进以保证机体重要器官及早恢复血供与氧供。为了促进人们对心肺复苏基本救治知识与技术的了解与掌握，近几年美国心脏病协会（AHA）提出了"生命链（life chain）"概念，并不断得到发展和完善（图2-2-1）。目前心肺复苏生存链已发展为5个关键环节：①立即识别心搏骤停并启动急救医疗服务系统（emergency medicine service system，EMSS）；②尽早实施徒手心肺复苏术；③早期电除颤；④有效的高级生命支持（advanced cardiac life support，ACLS）；⑤心搏骤停后综合治疗或延续的生命支持（prolonged life support，PLS）。其中生存链的前三个环节又被称为基本生命支持（basic life support，BLS），由此可见心肺复苏术包括三个重要阶段：基本生命支持（BLS）、高级生命支持（ACLS）和延续的生命支持（PLS）。同时，也进一步强调、强化不间断按压术和除颤在临床救治中的重要性，以及对复苏成功率及预后的影响。

三个复苏阶段在实际抢救过程中应依据心搏骤停的病因不同、地点和抢救设备不同等具体情况而

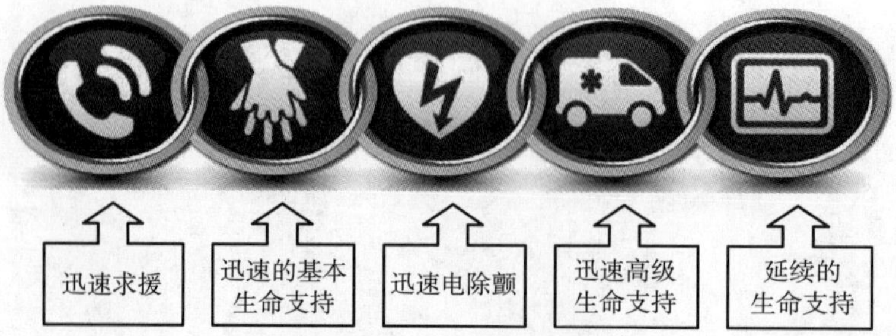

图2-2-1 生命链示意图

灵活掌握,以尽快恢复患者的自主循环为主要目的,各阶段不是孤立存在的而是在条件允许的情况下交叉进行。

第一节 基本生命支持

基本生命支持(basic life support,BLS)又称初级心肺复苏,是心搏骤停现场采取的最初抢救形式和最基本的常规操作技术,包括判断技能、支持和干预技术等(图 2-2-2)。

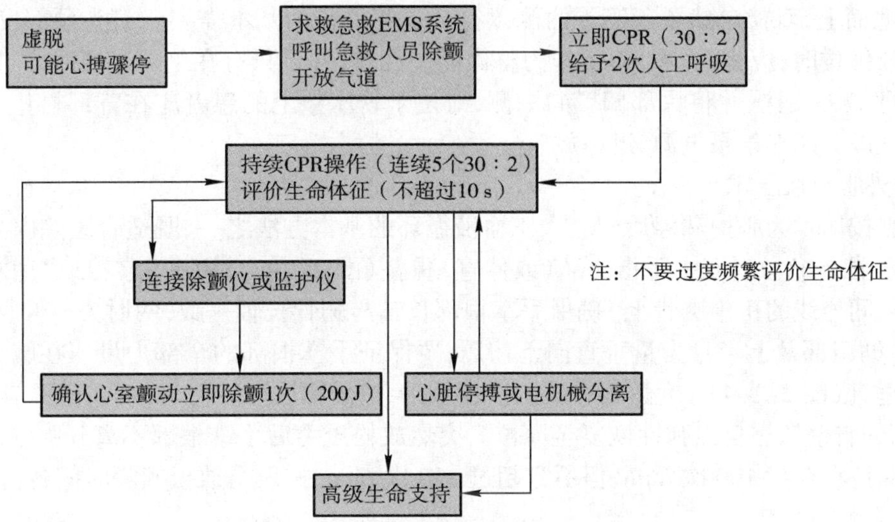

图 2-2-2 心肺复苏生命支持流程图

BLS 的目的就是要尽快恢复对被抢救者的重要器官供血、供氧,延长机体耐受死亡的时间,争取创造进一步生命支持的机会。基本生命支持进行得是否及时、操作是否准确有效关系到自主循环能否恢复,同时也关系到整体复苏的成败。因此,基本生命支持操作技能与相关问题是心搏呼吸骤停抢救的重要关键环节之一。过去 BLS 国际通用的开放呼吸道(airway,A)、人工呼吸(breathing,B)、建立人工循环(circulation,C)的 ABC 模式,由于近年来强调心脏按压的重要性,目前已经更正为 CAB 模式。

一、对心搏骤停的评估

BLS 操作前的判断是实施复苏的重要环节,既显示着急救人员的观察反应能力,又要求判断过程及相继采取的急救措施迅速、果断。自心肺复苏标准颁布以来,脉搏检查一直是判定心脏是否跳动的金标准,但由于目前提倡不间断按压的重要性和早期盲目电除颤,因此,对于非专业人员已不强调对脉搏和其他生命体征的评估。特别是检查、判断脉搏需要一定的时间,尤其对心室颤动(VF)患者每延迟电除颤 1 min,病死率将增加 7%~10%,最终可能因失去复苏机会而导致死亡,故而在心肺复苏前进行脉搏检查受到临床置疑,但作为专业医护人员对心搏骤停的评估仍是不可忽视的。

(一) 根据临床表现评估

只要患者突然晕厥,呼之不应、呼吸停止或异常呼吸即可确认或疑为心搏骤停,并应立即行胸外心脏按压术。

(二) 根据心电图评估

①心室颤动或扑动。②心室停搏。③缓慢的室性自搏心律。如心电图具备①、②、③项中的任何一项即可确认心搏骤停。

二、基本生命支持操作方法

(一) 呼救

无论在医院内或医院外，当发现患者无明显原因、诱因突然发生意识丧失伴抽搐，或可判定为心脏停止跳动时应立即呼救，以取得他人或同事的帮助。特别是在医院外及无抢救条件的基层诊所，应首先求助急救医疗服务系统（emergency medical service system，EMSS），尽快呼叫急救医护人员到场协助救治（国内统一电话：120）。

(二) 复苏体位的摆放

对于院外心搏骤停患者无论当时处于何种姿态或体位，都应迅速摆放为头、颈与躯干在同一个轴面，使其仰卧于平坦的地面上，双臂自然置于躯干两侧以符合复苏操作的基本需要。对头颈部发生创伤或怀疑有损伤的患者在摆放体位时，应将头、肩、躯干作为整体同步翻转，并且只有在绝对必要时才进行移动。对院内卧床患者则应立即撤去头枕、并将头部偏置向一侧，对位于软床垫上的患者应在背部衬垫以硬木平板，如病床为充气床垫应立即关闭充气泵电源、迅速放气。

(三) 徒手胸外心脏按压术

徒手胸外心脏按压术为心搏骤停后建立人工血液循环的基本方法之一，既适合医院内又适合医院外。

1. 基本操作方法　急救者双手手指交叉（或伸直）重叠（图 2-2-3），以一手掌根（多用左手）放于被抢救者胸部两个乳头之间连线的正中胸骨上。确保手掌根部长轴与胸骨长轴一致，两肘关节伸直，上肢呈一直线，双肩正对双手，借助肩部及上半身力量垂直向下按压；要保证手掌根部的全部力量压在胸骨上，每次按压的方向必须与胸骨垂直（图 2-2-4）。为达到有效的按压效果，按压幅度至少应>5 cm，但不应超过 6 cm。然后放松压力，使下陷的胸壁依靠自然弹性恢复至原位。突然放松压力后手掌根部不离开胸壁，双手位置保持固定。按压频率应保持在至少 100 次 /min，但不宜超过 120 次 /min，按压与放松间隔时间各占 50%。

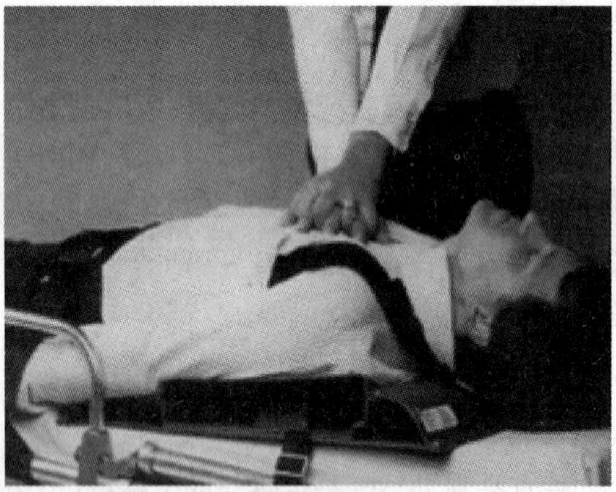

图 2-2-3　心脏按压标准手势示意图

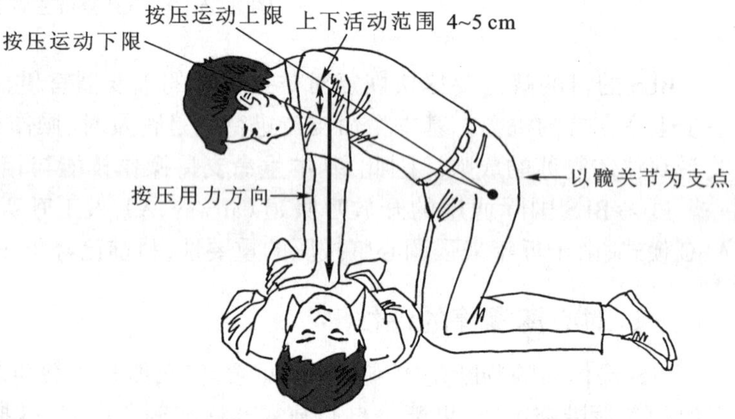

图 2-2-4　心肺复苏基本操作姿势示意图

2. 操作注意事项　①按压手法需要准确，双手交叉重叠的掌根部应与患者胸骨随按压起伏，不能离开胸壁，也不要移动错位，否则会发生肋骨骨折或内脏器官损伤。②按压姿势需要准确，操作者肘部关节不能弯曲，否则用力达不到按压深度。③按压用力方向需要垂直，不可冲击式或摇摆式，否则会引发并发症。④提倡“用力按压、快速按压”，保证足够的强度和速率。⑤按压后松弛力应适度，保证每次按压后胸廓回弹。⑥保持按压与胸廓弹回 / 放松的操作时间接近相等。⑦按压操作尽量减少中断，如若有多人参与复苏操作应每 2 min 或实施 5 个按压 – 通气周期（30∶2）再进行人员轮换。⑧每次更换复苏操作者的间断时间要保持最短化（尽量控制在 5 s 内完成，最长也不应超过 10 s），应该从始至终保持胸外按压分数（chest compression fraction，CCF，即胸外按压占整个心肺复苏过程的时间比）>60%。

3. 效果判定注意事项　①不要急于进行复苏效果判定，无特殊情况不得随意中断 CPR 操作。②至少在连续进行 5 个按压 / 通气（30∶2）周期后，再进行初步效果判定。③如若判定无循环体征出现，应继续以 30∶2 按压 / 通气比例进行复苏操作。④如自主循环已经恢复但仍无自主呼吸时，应以 8 ~ 10 次 /min 频率行人工呼吸。⑤无脉性心搏骤停抢救期间应限制对脉搏的检查，保证有充分的时间进行按压操作。

4. 体外按压术禁忌证 ①胸部严重挤压伤或多发肋骨骨折。②大面积肺栓塞。③张力性或双侧气胸。

5. 心脏按压有效指标 ①能触及到大动脉搏动或收缩压 > 60 mmHg。②被抢救者面色、口唇、指甲床及肤颜色由发绀转为红润。③扩大的瞳孔逐渐回缩或出现睫毛反射。④呼吸状态改善或出现自主呼吸。⑤昏迷逐渐变浅或出现挣扎。

6. 终止心肺复苏

（1）临床常用指标 ①被抢救者自主呼吸及心搏已经恢复。②复苏操作已达 30 min 以上而被抢救者仍呈深度昏迷，且自主呼吸心搏一直未能恢复。③心电图示波呈现直线。

（2）判定及注意事项 ①目前对于复苏抢救应何时终止尚无统一的绝对标准，应由负责抢救的医生参考相关指标决定。②一般经 30 min 抢救并证实心血管系统对充分治疗没有反应时，可由现场负责医师决定是否终止进一步的抢救。③被抢救者死亡诊断需要参加复苏的所有医师共同认定。④抢救结束后病历应详细记录复苏经过，治疗效果及终止复苏的原因。

（四）心肺复苏器

心肺复苏器是一种模拟人工胸外按压原理，采用自动控制频率操纵，替代人工胸外按压的机械性装置。随着高新科学技术的发展，目前已有多种类型产品问世，并在院前或院内急救复苏中得到广泛应用。人工机械心脏按压装置以其巧妙、严谨的设计使胸外心脏按压术与氧气输入可自动、准确、有效地同步进行；与徒手复苏术操作相比由于其操作简捷、方便，也使单人现场急救以及院前急救转运中持续胸外按压成为现实，由此也提高了心肺复苏的质量和效果。

（五）电除颤

如能确认心室颤动所致心搏骤停且现场有自动体外除颤器（AED），就要尽快使用 AED 除颤。见第二章第二节成人高级生命支持。

（六）开放气道

开放气道是心肺复苏成功的重要条件之一，最便捷的为徒手气道开放术。如在急诊室或 ICU 病房可随后采用口咽通气道、气管插管、环甲膜穿刺术、经皮气管插管或气管切开术（见本章第二节高级生命支持）。

1. 徒手气道开放术

（1）仰头 – 抬颏法 是适合多种场合的最常用方法。①术者右手置于被抢救者前额，向后加压，使头后仰；②左手的中指、示指置于被抢救者的颏部托其上抬，程度以唇齿尚未完全闭合为限（图 2–2–5）。

（2）托颌法 对疑有颈部外伤者只可采用托颌动作，不能配合仰头或转动的其他手法。①术者位于被抢救者头的上方，双手置于与被抢救者躯体同一水平处；②将双手的第 2、3、4 指放在被抢救者下颌缘处，向前上方抬起下颌；③用双拇指推开被抢救者口唇；④用掌根部及腕部使被抢救者头后仰（图 2–2–6）。

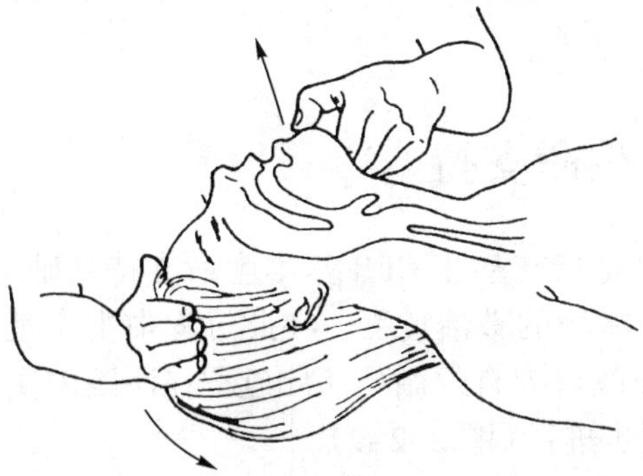

图 2–2–5 仰头 – 抬颏法

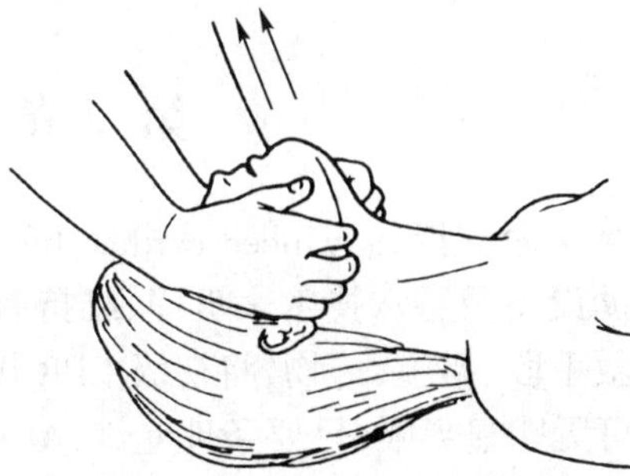

图 2–2–6 托颌法

2. 注意事项 ①单人抢救操作时可在被抢救者姿势摆放成仰卧位的同时垫高肩部或撤除枕头，使头部尽量后仰过伸，有利于气道自行保持在直而通畅的状态。②对有气道梗阻或异物者应及时进行清除。

（七）人工通气的实施

可依抢救地点、场所、抢救设施、条件不同而采用不同方式，急诊室、ICU病房内应首选气管插管，并给予机械通气；如病情危急又不具备插管条件时也可采用口咽通气道、喉罩加面罩－球囊通气法（见本章第二节成人高级生命支持）；医院外徒手心肺复苏时则可采用口对口或口对鼻等简易通气方式，但目前对于口对口或口对鼻人工通气方式已不过于要求，如果救助者不会或不愿意进行口对口人工呼吸操作，可立即实施胸外心脏按压术。

1. 口对口人工通气操作要点 ①首先确认被抢救者呼吸道通畅；②术者用一手托起被抢救者下颌，另一只手的拇、食指捏住抢救者鼻孔；③术者先吸气，然后用口唇严密包盖被抢救者口部，用适当的力量向被抢救者口腔内吹气；④每次吹气持续1～1.5 s，500～700 mL气体，以可见被抢救者胸廓出现抬举动作为准；⑤吹气结束后，术者迅速将口唇移开，同时放松被抢救者被捏紧的鼻孔，以利被动吐气（图2-2-7）。

2. 口对鼻人工通气操作要点 ①术者吸气后，以口唇盖住被抢救者鼻孔。②向鼻孔内吹气，同时用手将被抢救者颏部上推，使上、下唇闭拢。③吹气结束后，移开口唇，并放开上推的颏部（图2-2-8）。本法适用于口周外伤或张口困难等情况。

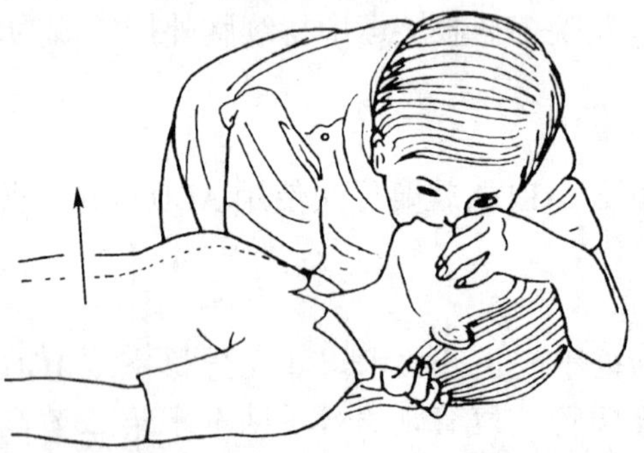

图2-2-7 口对口人工通气

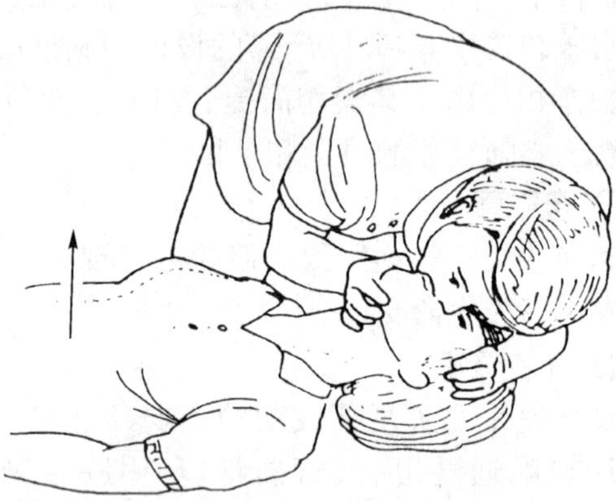

图2-2-8 口对鼻人工通气

3. 人工通气有效标志的判定 ①随被动人工呼吸可见被抢救者胸廓规律有效起伏。②听到或感知被抢救者有气流呼出。③人为吹入气体时可感到被抢救者气道阻力规律性升高。④被抢救者发绀状态逐渐缓解。

4. 人工通气的注意事项 ①初级救助者不需确定心搏骤停者是否存在呼吸，医务人员需在10 s内确认呼吸是否正常；②如若在10 s内不能确认呼吸是否存在，应立即进行2次人工呼吸；③如果救助者不会或不愿意进行口对口人工呼吸操作，可立即实施胸外心脏按压术；④无论口对口或口对鼻人工呼吸操作，每次吹气时间应该超过1 s，并能见到被抢救者的胸廓起伏；⑤救助者不应采用频率过快、潮气量过大的过度通气方式；⑥单人进行的心肺复苏时按压－通气比应保持为30∶2。

第二节 成人高级生命支持

成人高级生命支持（advanced cardiac life support，ACLS）是指在初步CPR基本生命支持基础上，迅速采用必要的辅助设备及特殊技术来巩固、维持有效通气和血液循环的救治过程。在此过程中主要是有针对性使用各种抢救手段、措施、药物，将初级CPR恢复的自主循环改善为有效循环。此过程在医院内实施时与基本生命支持可无明显界限，只要条件允许，ACLS可与BLS同步进行（图2-2-9）。

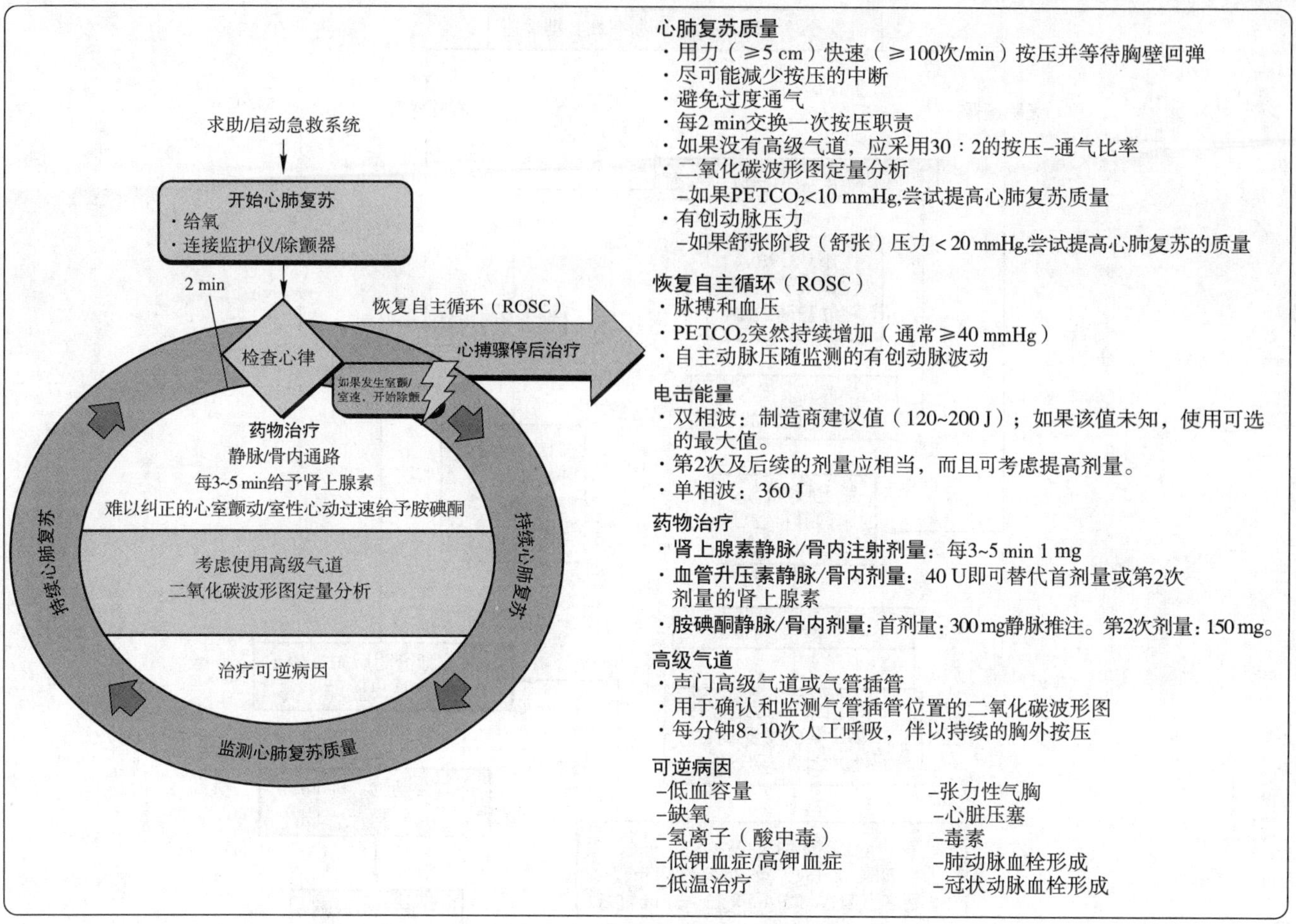

图 2-2-9　成人高级生命支持流程

一、心室颤动或室性心动过速的处理

对心室颤动（VF）或室性心动过速患者要采取紧急措施：①尽早识别紧急状况并启动紧急医疗服务系统（EMS）。②尽早 CPR。③尽早用除颤器除颤。④尽早进行高级生命支持。

心电图研究结果显示，60%～80% 的心搏骤停是由于室颤所引起，因此，现代复苏学认为及早除颤是决定患者能否存活的关键。

（一）除颤的基本程序

见图 2-2-10。

（二）电除颤

1. 操作步骤　①应将已涂好导电膏或盐水纱布包裹好的电极板一端放在被抢救者右胸锁骨下方，另一端放在左胸乳头内侧（图 2-2-11），也可以视被抢救者个体情况采用前－后、前－左侧肩胛下、前－右侧肩胛下放置电极板。②电极板与胸壁紧密接触。③放电时术者及辅助人员应将自己的身体离开病床。④目前多提倡使用双向波除颤仪，首次能量为 200 J，若未成功第 2 次除颤能量至少采用相同或以上能量再次除颤。⑤如果没有双相波除颤器，可以使用单相波除颤器，首次和以后电击能量均为 360 J。⑥开胸电除颤能量应从 5 J 开始，最大不得超过 50 J。（见第九篇第二章第一节急诊心脏电复律术）。⑦采用自动体外除颤器（AED），应按语音提示进行操作。

2. 注意事项　①除颤器应检查是否处于充电状态，保持在随时能够使用；②如需要操作前安装电源线，应先行 CPR 操作或可直接给予药物除颤；③电除颤应严格执行操作常规，注意放电时的操作安全。

3. 除颤成功后的处理　①应采用有效的维持心脏电稳定性的药物持续静脉滴注；②如不再有新的室颤或室速发生，24 h 以后可以停药。

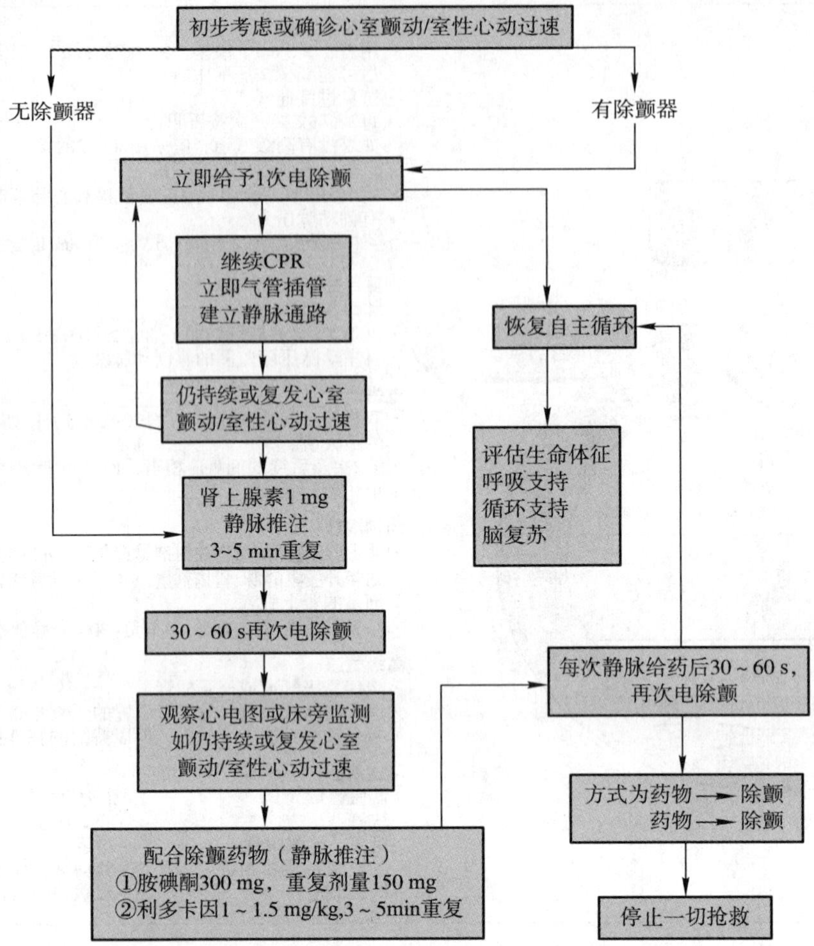

图 2-2-10 心室颤动或室性心动过速的处理基本程序

（三）药物除颤

1. 胺碘酮

（1）初始剂量 ① 300 mg 溶于 20 ~ 30 mL 生理盐水或 5% 葡萄糖溶液内 10 min 以上静脉注射。②对复发性或耐药性患者可每 10 min 重复性给予 150 mg，静脉注射。

（2）维持量 按 1 mg/min 的速度持续泵入 6 h，再减量至 0.5 mg/min。

（3）最大剂量 每日不超过 2.2 g。

（4）适应证 ①血流动力学不稳定的 VT、反复或顽固性 VF 或 VT。②对电除颤、CPR、血管加压素无反应的 VF 和无脉性 VT。③血流动力学稳定的 VT。④ QT 间期正常的多源性 VT。⑤折返性室上性心动过速。⑥ 起源不确定的宽 QRS 波心动过速。

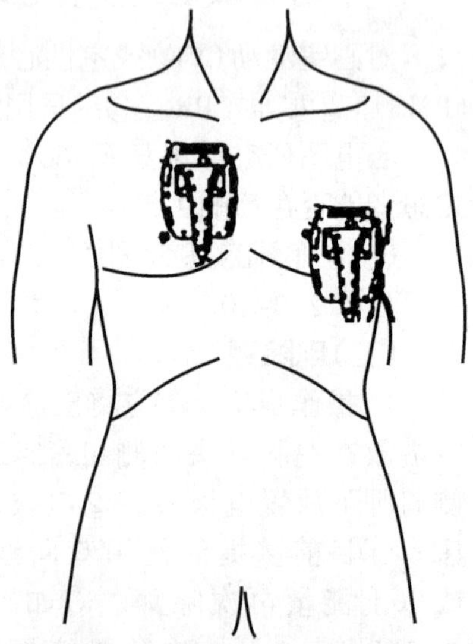

图 2-2-11 电极板放置的部位

2. 利多卡因

（1）初始剂量 ① 0.5 ~ 0.75 mg/kg 或 1 ~ 1.5 mg/kg，静脉推注，也可采用每次 50 ~ 100 mg，静脉推注；②必要时 5 ~ 10 min 内重复使用；③总负荷量为 3 mg/kg。

（2）维持用量 室性心动过速消除后，以 1 ~ 4 mg/min 或 30 ~ 50 μg/(kg·min) 静脉滴注。

（3）适应证 ①作为心功能尚好的单形性室速时首选药物。②缺血已经治疗、电解质失衡已经纠正的正常 QT 间期的多形性室性心动过速。③尖端扭转的 QT 延长的多形性室性心动过速。

3. 血管加压素

(1) 推荐剂量　每次 40 U(可以替代肾上腺素 1 mg),静脉注射。

(2) 适应证　①可作为心室颤动伴有顽固性休克,除肾上腺素以外治疗的备选药物;②可能对心脏停搏和电机械分离有效;③心脏停搏时间较长的患者;④目前尚缺乏足够的资料来评价血管加压素对心搏骤停复苏患者的有效性和安全性,使用血管加压素应慎重。

二、缓慢性心律失常、心室停顿及无脉性电活动的处理

对缓慢性心律失常所致的心脏骤停抢救复苏的目标仍是尽快恢复心肺功能,对心室停顿、无脉性电活动者原则上不再使用阿托品或进行起搏治疗。

(一) 基本操作程序

见图 2-2-12。

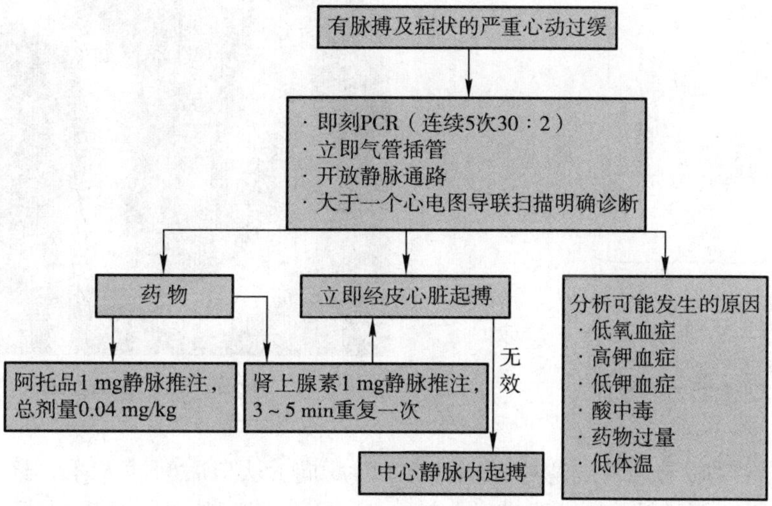

图 2-2-12　缓慢性心律失常救治基本程序

(二) 操作方法

经皮心脏起搏术操作方法,见第九篇第二章第二节紧急人工心脏起搏。

(三) 抢救药物的使用及说明

1. 肾上腺素　使用方法同心室颤动的药物治疗。

2. 阿托品

(1) 推荐剂量　每次 1 mg,静脉推注,每 3 ~ 5 min 重复一次。

(2) 总剂量　一般不超过 0.04 mg/kg。

(3) 适应证　主要用于有脉搏及症状的严重心动过缓。

3. 异丙肾上腺素

(1) 推荐剂量　以 0.5 ~ 1.0 mg 加入生理盐水液体中,药物滴注速度为 2 ~ 10 μg/min,依心率维持的具体情况调整。

(2) 适应证　主要用于原发性或除颤后心动过缓的治疗。

(四) 注意的问题

1. 有起搏器时可对有脉搏但同时有症状的严重心动过缓,行体外经皮起搏或中心静脉内起搏治疗。

2. 无体外心脏起搏器时,可越过此程序而直接使用药物治疗。

3. 对心室停顿、无脉性电活动者原则上不再使用阿托品药物治疗或进行起搏治疗。

三、气道开放后的通气方式

心搏骤停或 CPR 操作时，由于心排血量降低、动脉与静脉间血氧浓度差下降、外周血氧释放障碍等因素均可导致组织与重要器官处于严重缺氧状态。因此，及时纠正缺氧是复苏过程中最重要的环节之一。

(一) 基本程序

见图 2–2–13。

(二) 操作方法

1. 高流量吸氧　气道开放后，只要抢救现场有供氧设备（如墙壁中心供氧，氧气瓶、氧气袋等）就应尽快给予人工供氧，氧浓度应不小于 40%，流量应在 10 ~ 12 L/min。

2. S 形口咽导气管　由口咽导气管、口盖及口外通气管三部分组成（图 2–2–14）。

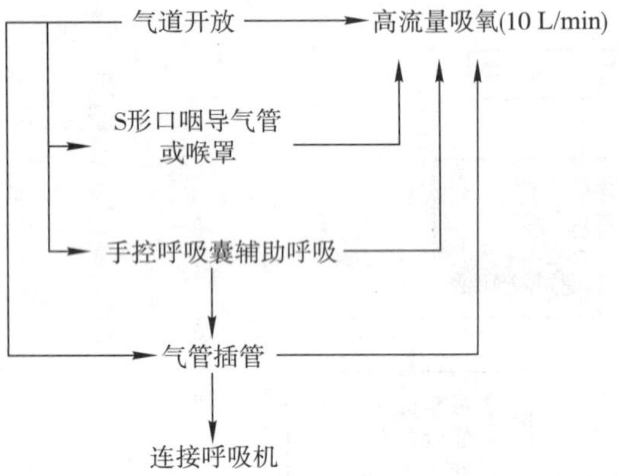

图 2–2–13　气道开放后的通气方式

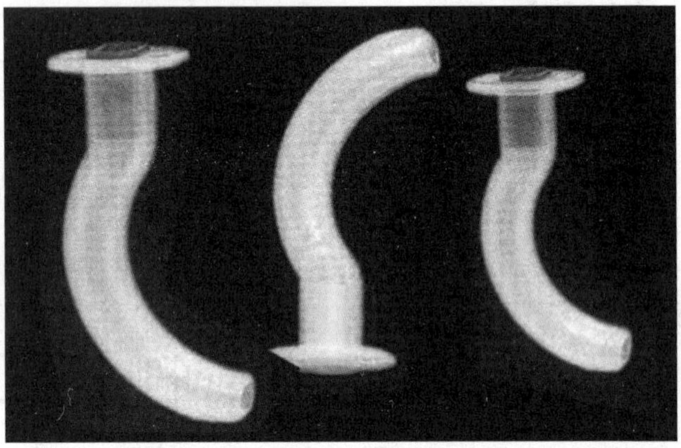

图 2–2–14　各种规格的口咽导气管

操作方法：①首先将口咽导气管的弯臂凹面向上（即反向），从口唇间插入；②当术者感觉导气管顶端抵达软腭后方时，将口咽导气管翻转 180°（即将反向转为正向）；③封闭住被抢救者口、鼻腔，通过 S 形导气管行人工通气。

3. 喉罩（图 2–2–15）　原理、操作方法与 S 形口咽导气管很相似，可用于各种紧急需要通气支持患者，特别适用颈部损伤以及气管内插管困难者。

操作方法：①将患者头颈部后仰，左手固定头部；②右手拇指、示指以执笔样握住通气管根部，中指向下推患者下颌以使口张开，通气罩的开口面向上切齿的内面，将喉罩置入口腔；③右手示指放置于通气导管和通气罩结合部（图 2–2–16），沿上腭向下推进喉罩至一定深度，直至有明显的阻力感，将右手示指推出口腔；④用左手握住通气管尾端，轻柔地继续向下推送喉罩至满意深度。

4. 手控呼吸球囊　是一种球囊 – 瓣式人工压力通气装置，由球囊与阀瓣组成；可与面罩、气管导管以及气道的其他通气装置连接，最常使用的方法是与面罩组合（图 2–2–17）。在急救中使用球囊面罩组合方式可提供正压通气，一般球囊充气容量为 1 000 ~ 1 600 mL，足以使肺充分膨胀；并且通过球囊后部导管可与供氧装置连接。

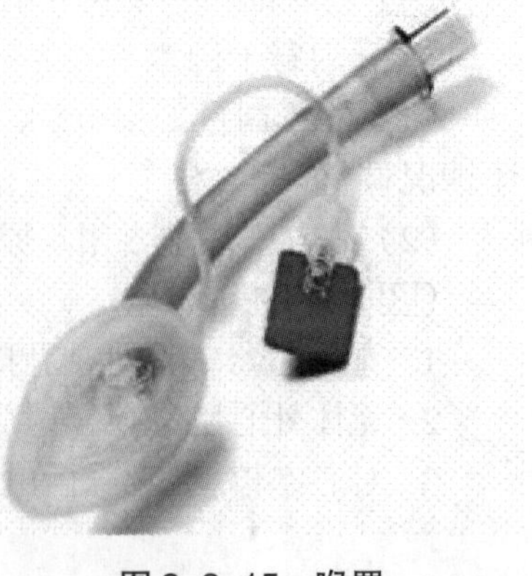

图 2–2–15　喉罩

(1) 操作方法与注意事项　①操作人员须位于被抢救者头侧，将头部适当抬高，面罩应与被抢救者面部严密接合；②适当用力缓慢、均匀挤压球囊以供气，每次挤压时间一般应超过 1 s；③成人手控呼吸球囊面罩的通气潮气量应达到 500 ~ 600 mL（6 ~ 7 mL/kg），采用 1 L 的球囊时其体积被压陷 1/2 ~ 2/3，而 2 L 的气囊压陷的程度应为 1/3，同时要能见到被抢救者胸廓起伏；④抢救现场具有供氧条件时，通过吸氧管路与手控呼吸球囊连接（理想的球囊应带有可以提供 100% 氧气的储氧袋）；⑤已建立人工气道

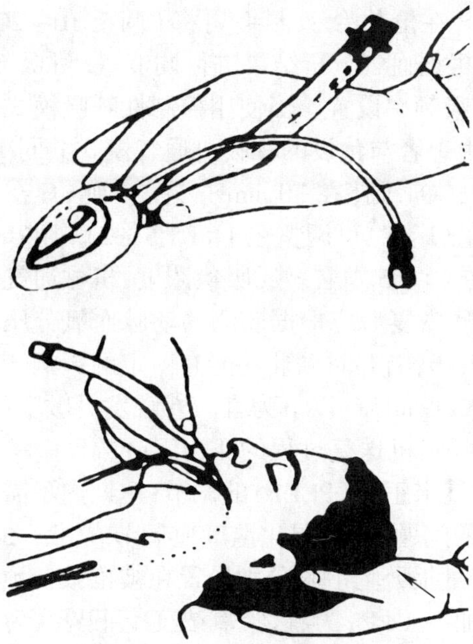

图 2-2-16　操作示意图

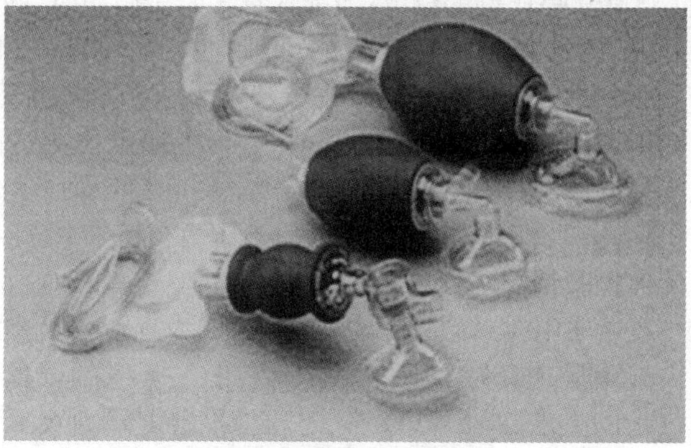

图 2-2-17　各种规格的手控呼吸囊

且双人以上实施 CPR 时，通气频率应为 8～10 次 /min，实施人工呼吸时不应停止胸外按压操作，不必在意两者是否同步。

（2）适应证　无气道梗阻或已建立人工气道者。

5. 气管插管术

（1）气管插管的方法　见第九篇第三章危重症的紧急气道开放技术。

（2）气管插管的注意事项　①在医院、手术室及 ICU 内发生心搏呼吸停止的被抢救者，应尽早行经口气管插管。②插管时间应保证胸外按压间隔最短化，30 s 内未能完成气管插管需暂停操作。③插管成功后要及时给插管套囊充气。④注意听诊两肺呼吸音，或观察胸廓有无规律性起伏，以确定插管前端位置是否在气管内，避免插入过深造成单肺通气。⑤经鼻气管插管及气管切开术不适于紧急心肺复苏时进行。

（3）气管导管内径（ID）的选择　①依据年龄、体型、性别不同而异（表 2-2-1），最常用的型号为 7.0～8.0；②一般成年男子较同龄女子的气管导管相差大约 0.5 mm。

表 2-2-1　不同年龄导管的选择

年龄	导管内径（mm）
新生儿	3.0
6 个月	3.5
18 个月	4.0
3 岁	4.5
5 岁	5.0
6 岁	5.5
8 岁	6.0
12 岁	6.5
16 岁	7.0
成年女性	7.0～9.5
成年男性	7.5～10.0

6. 人工机械通气　机械辅助通气是一种辅助或替代肺通气的治疗方法，在心肺复苏救治中其作用可以替代肺的通气功能，迅速改善机体氧供状态，提高复苏成功率。以往复苏抢救由于人工呼吸机普及率低使其应用受到限制，近年来随着国民经济的发展及人们对急诊急救要求日趋增高，呼吸机等辅助抢救设备在临床基本得到普及，从而使心肺复苏通气操作从原始性人工技术实现了向现代复苏技术的转变。

（1）通气方式的选择　①自主呼吸停止应采用控制通气（CV）模式；②自主呼吸微弱应采用辅助 - 控制通气（A-CV）模式；③自主呼吸恢复可调整为部分通气支持模式，如给予同步间歇指令通气（SIMV）、压力支持通气（PSV）、持续气道正压通气（CPAP），或将单一通气模式组合应用，如 PSV+SIMV 等。

（2）参数的设置与调节　①潮气量（V_T）和每分通气量（V_E）：

每分通气量（V_E）为潮气量（V_T）与呼吸频率（f）的乘积（$V_E=V_T \times f$）。在抢救治疗早期，可将 f 调至 10 ~ 20 次 / min 、V_T 设定为 8 ~ 12 mL/kg，使 V_E 维持在 6 ~ 8 L 的范围内。此后，根据血气分析结果进行调节。②呼吸频率：通常设置为 10 ~ 20 次 /min，特别注意不同通气方式应给予不同呼吸频率设置。当使用控制性呼吸模式时可直接设置呼吸频率，而某些辅助通气模式（如 SIMV）时，呼吸频率由患者与预设的呼吸机通气模式共同决定，或完全根据患者自主呼吸频率决定（如 PSV）。理想的通气应将 $PaCO_2$ 维持在 30 mmHg 左右，血 pH 在正常水平。③吸 / 呼比例的调节：当肺本身无明显病变时，吸 / 呼时间比（I ∶ E）可调整在 1 ∶（1.5 ~ 2）。阻塞性通气障碍者，I ∶ E 可在 1 ∶ 2 以上；而限制性通气障碍者，则可调节在 1 ∶ 1.5 左右。④吸氧浓度：机械通气的最初阶段，可短时间内应用 90% 以上甚至 100% 浓度的氧。自主循环恢复后应根据监测的动脉血氧分压和血氧饱和度逐渐降低吸氧浓度。⑤吸气压力：吸气压力过高可产生气压伤，并对循环功能有一定的影响。在确保通气量的同时，应尽可能使吸气压力保持在低水平状态，一般以 30 cmH_2O 以下为宜。⑥触发灵敏度：是指呼吸机回路压力下降到一定程度后被压力传感器感知，再次启动呼吸机送气过程的压力下降幅度。一般在心搏骤停抢救情况下可将其调至 -0.2 kPa（-2 cmH_2O）左右。⑦呼气末正压（PEEP）的调节：短期内不需加用 PEEP，必须加用时一般以低于 15 cmH_2O 为宜。⑧吸入气体湿化的问题：气体湿化温度应调节在 32 ~ 34℃，成年人湿化量一般为 10 ~ 20 mL/h。⑨报警界线的设置：每分通气量报警上下限分别设置在被抢救者预置每分通气量的上下 20% ~ 30%，气道压力报警上限为实际气道压力加上 1 kPa 为宜，吸氧浓度上下界线为预置浓度上下 10% ~ 20%。

（3）机械通气过程中需要注意的问题 ①应加强对心、肺功能及血气分析的监测，根据检查结果调整呼吸机设置。②应密切观察被抢救者意识状态、呼吸、皮肤、体温、尿量、痰液等一般状态。③有条件时应行血流动力学监测。④加强呼吸道护理管理，按需吸痰；观察气管内是否有痰栓及血块堵塞并及时清理。⑤严格遵守脱机原则。

（三）二氧化碳波形图定量分析

1. 是确认和监测气管插管位置是否正确的最可靠方法。

2. 可作为胸外按压有效的生理指标及自主循环恢复判断指标。

（四）建立静脉通路

1. 建立通畅的静脉通路，保证抢救药物的应用是复苏成功的关键之一。

2. 有条件的应尽快建立中心静脉通路，常用的为颈内静脉、颈外静脉、锁骨下静脉、股静脉及外周静脉通路。

3. 静脉通路建立方法见第九篇第十章深静脉和动脉穿刺置管技术。

（五）心搏骤停复苏后的加强治疗

见有关章节。

■ 课后练习题

1. 简述徒手胸外心脏按压术的操作方法。
2. 简述徒手胸外心脏按压有效指标与终止操作指标。
3. 简述徒手气道开放术。
4. 简述心脏按压术操作注意事项。
5. 简述胸外心脏按压并发症与禁忌证。
6. 简述心脏按压效果判定的注意事项。
7. 简述终止心肺复苏的判定及注意事项。

（王育珊）

习题与答案　　教学 PPT

第三章
脑复苏

目 的 要 求

掌握：脑水肿的常用处理方法。
熟悉：降低脑组织代谢的常用方法、应用注意事项与禁忌证。
了解：脑复苏成功与失败的相关临床表现，保证脑组织有效灌注的方法和控制控制颅内压的常用措施。

脑复苏（cerebral resuscitation）是指心搏骤停心肺复苏过程中或自主循环恢复后对脑功能的恢复性治疗。近些年来随着对于心肺复苏认识的不断提高，同时也对心搏骤停的救治提出了更高的要求，脑复苏理念的提出可以说是现代心肺复苏史上一个新的里程碑。心搏骤停导致的低氧或无氧状态常常引起脑组织不可逆性损害，心肺复苏后能否恢复意识与智能，能否回归社会，这不仅关系到整体复苏的成败，也成为复苏过程中最为重要的关键环节。

一、脑组织生理与病理生理特点

（一）脑组织的代谢特点

脑组织是一个氧与能量供需"高耗低储"器官，虽然其重量仅占体重的2%，但耗氧量却相当于全身总量的20%～30%，能量消耗相当于全身总量的20%。

脑组织的能源供给主要来自于循环血流中的氧和葡萄糖，其本身并没有糖原新生的能力。正常情况下，脑组织糖原的储存量不足自身重量的1%，而以其他形式储存的能源物质极少。当机体循环突然终止时脑组织贮存的氧量仅可供8～12 s所需，而能源储备也只是可供5 min所需，因此，即使发生短时间缺血或缺氧都可能会对脑组织造成严重的功能性损伤。

（二）脑血流灌注的特点

正是由于脑组织"高耗低储"的代谢特点，致使脑血流量占据了全身血流量的15%。脑血流量的多少一般情况下取决于脑灌注压（脑灌注压等于平均动脉压与颅内压之差），而任何导致颅内压升高或体循环平均动脉压降低的因素均可以影响脑灌注压，进而影响脑血流量。

正常情况（PaO_2、$PaCO_2$正常）下脑血管阻力不变，脑灌注压在一定范围（6.67～23.2 kPa，50～170 mmHg）内波动，并与脑血流量相互自动调节。当脑动脉灌注压增高时脑血流量随之增大，灌注压下降时脑血流量亦随之降低。但当灌注压逐渐接近维持脑血流量恒定的最高阈值时，血管阻力也随之逐渐增大，进以维持、调整脑血流量的相对恒定，此阈值被称为脑血流自动调节的上限；而当灌注压降低到仍能维持脑血流量相对恒定的最低值时称为脑血流自动调节的下限，此时脑血管阻力最低。在某些病理状态下，如果脑血流量已经超过自动调节的上限并引起脑灌注压力持续升高，此时，脑血管阻力不仅不会增大，反而常常下降，脑组织由于过度灌注则可发生水肿及颅内高压。

（三）心搏骤停与脑组织代谢紊乱

心肺复苏过程中脑组织若要达到有效血流灌注，血压一般应维持在比正常人偏高水平，或至少达到被复苏者平时的血压水平。但此时由于脑血流自动调节的上限并不能随血压调整急剧升高而上移，加之血脑屏障破坏和脑血流量增多常常引发脑水肿；反之，如果灌注压低于脑血流自动调节的下限，那么，脑血流量也随之持续下降进而导致脑功能丧失。

心搏骤停后由于血流中断脑组织失去了能量供应，细胞膜上离子泵功能丧失，细胞内 Na^+ 不能被转移到细胞外致使 Na^+ 在脑细胞内堆积，由此引起脑细胞内渗透压升高发生脑细胞水肿。另外，随着低氧血症或高碳酸血症的发展，脑血流自动调节功能丧失，脑细胞、细胞间质水肿逐渐加重并导致颅内压不断升高。

二、脑再灌注损伤发生机制

其发生的机制主要有以下几种学说：①钙超载学说：当心搏骤停后 ATP 生成减少，细胞膜钙泵因能量不足不能将细胞内钙离子转运出来；同时，由于 Na^+-Ca^{2+} 系统被激活致使钙离子由慢通道离子变成快通道离子，并顺浓度梯度流向细胞内；加之肌质网摄取钙离子能力也下降，从而造成大量的钙离子储积在细胞的线粒体内形成"钙超载"。其后果为磷脂酶 A_2（PLA_2）和蛋白分解酶被激活，造成细胞膜和线粒体膜受损，尤以富含脂肪较多的脑细胞损害最为严重。同时在细胞膜水解过程中释放大量自由脂肪酸，引起花生四烯酸（AA）、血栓素（TXA_2）和白三烯（LT）含量增加，进而使细胞损害更趋严重。②自由基学说：正常机体内多种物质可以产生活性氧自由基，但也存在着过氧化物歧化酶等组成的天然抗氧化系统，因此，氧自由基的生成与灭活处于动态平衡。缺氧状态时黄嘌呤氧化过程中形成大量超氧自由基，加之抗氧化酶生成障碍，最终导致许多蛋白质类生物大分子及酶类变性、核酸断裂，细胞结构和功能遭受破坏。同时氧自由基还能裂解和激活补体和吞噬细胞，促进炎性介质释放。③细胞内酸中毒学说：心搏骤停期间由于缺血缺氧造成无氧代谢增加，ATP 生成减少，乳酸堆积；当复苏再灌注时为组织细胞提供的更多底物不能被有效代谢，进而引起细胞内严重乳酸性酸中毒。④化学介质释放增加学说：缺血－再灌注后组织内将释放组胺、5-羟色胺、前列腺素、血小板激活因子、激肽类、补体、纤维蛋白降解产物等一系列化学介质，进而造成血管壁通透性升高、血管内皮细胞损伤、激活并趋化中性粒细胞、血管收缩和舒张调节障碍等。

三、临床表现

（一）脑功能完全恢复

心脏停搏后若在短时间（5 min）内经采取有效心肺复苏和脑保护措施，脑组织及其他重要器官可以完全迅速恢复有效血流，并使其功能恢复正常。一般临床上患者在昏迷数分钟或数小时后清醒，并不发生神经系统后遗症。

（二）颅内压增高的表现

脑缺血－再灌注恢复时间较长者，多出现脑水肿或颅内压增高的表现，临床上多表现为心肺复苏成功后仍长时间、持续性昏迷不醒，球结膜水肿、瞳孔扩大，以及出现阵发性癫痫样抽搐。

（三）局限性脑坏死的表现

昏迷清醒后出现言语障碍、偏瘫、记忆或情感缺陷等症状。

（四）植物状态

植物状态多易发生在脑缺血时间较长者，在心肺复苏后出现去大脑皮质综合征的表现。临床上患者貌似清醒，但无意识活动；对外界刺激无反应，时有吸吮、咀嚼等无意识动作；如经数月治疗仍不恢复则为植物状态。

（五）脑死亡

见第二篇第四章死亡相关概念。

四、救治措施

（一）降低脑组织代谢

采用亚低温疗法降低脑组织代谢，以促进改善患者预后是近年心肺脑复苏格外受到关注和得到肯定的方法。多在自主循环恢复后采用药物降温、血管内降温、体表降温等有效措施，将体温降至 32～34℃持续 12～24 h。

1. 药物降温疗法　主要药物包括：乙酰氨基酚、阿司匹林、氯丙嗪（冬眠灵）等。

（1）冬眠一号　氯丙嗪 50 mg、异丙嗪 50 mg、哌替啶 100 mg 加入 500 mL 生理盐水液体中缓慢静脉点滴，静点速度以患者状态调整。

（2）亚冬眠合剂　冬眠一号中去掉哌替啶为亚冬眠合剂，用法同上。

（3）应用注意事项　①先冬眠后降温，先用冬眠药物半小时后再开始降温，体温控制在 32～34℃，保持体温稳定，持续 3～5 天；复温时应先停止物理降温后再停用冬眠药物。②保持呼吸道通畅，轻翻身，防止冻伤和褥疮，防止体位性低血压。

（4）禁忌证或相对禁忌证　①休克或全身衰竭及有房室传导阻滞的患者忌用冬眠低温疗法；②老年人尤其是患有高血压动脉硬化的患者以及小儿应慎用，此疗法可使脑功能受抑制；③冬眠药物尚有奎尼丁样作用易引起室颤，应用时需严密观察。

2. 血管内降温疗法　可采用静脉输液、体外循环机或体外膜肺（ECMO）等方法。

3. 体表降温疗法　临床多采用冰水浸浴、冰袋冷敷或电子冰帽、降温毯等方式。

（二）保证脑组织有效灌注

复苏过程中任何导致颅内压升高，或体循环平均动脉压降低的因素均能降低脑灌注压，减少脑血流量进而影响脑功能的恢复。因此，在心肺复苏之初就应提高脑组织的保护意识，维持脑组织的有效灌注。

1. 维持有效平均动脉压（MBP）　脑组织代谢所需要的能量及氧供有赖于脑血流灌注量，一般所需的平均动脉压为 40～50 mmHg，但只要能达到正常脑血流量的 15%，即可满足神经元的基本功能活动。而有效的徒手心肺复苏操作可使脑血流达正常水平的 30%，足以维持脑功能所必需的最低临界脑血流量，因此，快速建立有效循环是早期心肺脑复苏的关键。

2. 诱发短暂高血压　在复苏的早期（1～5 min）可适当使用血管活性药物，以维持 MBP 维持达到 12 kPa（90 mmHg）水平；甚或诱发短暂性高血压，使 MBP 达到 16～18.7 kPa（120～140 mmHg），并努力促进自主循环恢复。

（三）控制颅内压（ICP）

颅内压正常值为 1.3 kPa（10 mmHg），当 ICP 与 MBP 相等时脑灌注停止。一般可采用以下方法降低 ICP。

1. 适当抬高头部　在血压平稳的情况下，适当抬高患者头部（10°～30°）有利于颅内外静脉回流，进而使 ICP 降低。

2. 控制脑血管过度充血　可采用人工呼吸机通过适度机械过度换气（可以给患者吸入氧或氧与二氧化碳的混合气体），使 $PaCO_2$ 稳定在 3.3～4.0 kPa（25～30 mmHg）范围内，保持脑血管略呈收缩状态以降低 ICP。临床上须注意的是若 $PaCO_2$ 控制达到 2.7 kPa（20 mmHg）时，可能会产生脑血管过度收缩而出现脑灌注不良。

3. 防止癫痫发作　控制癫痫发作能减轻脑水肿、降低 ICP 及降低脑代谢，对既往有癫痫发作史者主张预防性用药。常用药物：①苯巴比妥钠每次 0.1 g，肌内注射，6～8 h 一次；②地西泮每次 5～10 mg，静脉注射，6～8 h 一次；③ 10% 水合氯醛每次 10～20 mL，保留灌肠，6～8 h 一次，心、肝、肾功能障碍者慎用；④对于不易控制的严重癫痫发作患者，在已经建立呼吸支持前提下可采用肌松剂，见第九篇第五章危重症患者的镇静与镇痛。

4. 脑水肿的处理

（1）渗透性脱水　① 20% 甘露醇 125～250 mL，30 min 内静脉滴注，4～8 h 重复使用；②复方甘油 500 mL，每天 1～2 次，静脉点滴。③ 25%～50% 葡萄糖溶液 100 mL 静脉注射，4～8 h 可重复使用。

（2）利尿性脱水　呋塞米每次 20～40 mg，静脉注射，6～8 h 可重复使用。

（3）激素　肾上腺皮质激素能改善毛细血管的通透性，防止脑水肿、降低颅内压。常用药物：①地塞米松 0～30 mg/d，静脉或肌内注射；②氢化可的松 200～400 mg/d，静脉点滴；③甲泼尼龙 1 g/d，静脉注射或静脉点滴，连用 3 天。

（4）脱水治疗注意事项　见要点框 2-3-1。

1. 根据具体情况选择脱水药，甘露醇脱水快，复方甘油则缓慢，高血糖患者慎用高渗葡萄糖溶液。
2. 渗透性脱水药宜快速应用，否则起不到脱水作用反而会加重心脏负担。
3. 长期脱水需警惕发生水和电解质紊乱。
4. 严重心、肾功能不全者或颅内有活动性出血且不能立即手术的患者禁用脱水药。

要点框 2-3-1　脑水肿脱水治疗注意事项

(四) 脑再灌注损伤的药物防治

1. 巴比妥类 有降低脑耗氧量,改善脑缺血区血流,阻滞钙内流,抑制自由基形成起到预防和控制抽搐的作用,从而保护脑细胞功能。常用药物有硫喷妥钠 5 ~ 10 mg/kg 静脉滴注或 0.25 ~ 0.5 g 肌内注射。

2. 钙通道阻滞剂 可阻滞脑缺血后的钙离子内流,解除血管痉挛,改善脑微循环。常用药物有尼莫地平 10 μg/(min·kg)静脉滴注,维持剂量 1 μg/(min·kg)。

3. 自由基清除剂 甘露醇、辅酶 Q10、维生素 C、维生素 E 等。近年发现一些中草药具有清除、抑制氧自由基生成的作用,如丹参酮、灯盏花、五味子等。

(五) 促进脑细胞代谢的药物

常用药物有三磷酸腺苷、辅酶 A、细胞色素 C、B 族维生素等。

■ 课后练习题

1. 简述脑水肿的常用处理方法与常用药物。
2. 简述脑水肿脱水治疗注意事项。

(王育珊)

习题与答案

第四章 死亡相关概念

目的要求

掌握：死亡的判定与辅助检查方法。
熟悉：死亡鉴别诊断的方法。
了解：死亡的分类与表现、死亡分期。

死亡(death)是指生命的终结，一种绝对不可逆的结果。死亡的意思涵盖很广，医学上的死亡一般是指心搏、呼吸、大脑功能永久性停止。一般医学上又可将死亡分为"生理性死亡"和"病理性死亡"。死亡从医学来讲是一个渐进的生理或病理过程，生命从诞生的一刻起就开始走向死亡。现代生物学认为，人体在非疾病情况下的衰老与死亡是一个由遗传基因决定的程序化过程，即凋亡。在疾病状态下由于某个组织、器官功能障碍或衰竭而累及多个组织器官的功能，将最终导致机体内环境紊乱、生命不能维持，即死亡。以上两种死亡过程虽然在器官功能障碍发生的顺序、时间可能有所不同，但组织器官的病理改变形式却是一样的，即细胞发生变性、坏死、溶解、消失。

自古以来人们就将呼吸、心搏有无作为是否死亡的标志，临床也一直沿用呼吸、心搏停止是死亡的基本判定标准。但进入20世纪以来随着科学技术快速发展与进步，高端器官替代性治疗仪器被不断推向临床。目前完全可以在一定时间内采用现代医学救治手段，维持机体的血液循环，以及除脑(主要指意识、思维)之外的机体各个器官的基本功能，因此，临床上也就出现了一种特殊的患者存活状态。然而，人类与动物生命的最大区别就在于人类具有生物学和社会学的双重属性，只有在两者兼备时才能算得上是具有完整意义的生命。尽管采用现代仪器设备维持"存活"的"患者"此时已失去了作为社会人存在的基本属性与价值，但在传统的习俗和理念看来，这些"患者"的呼吸或心搏还没停止，因此，生命就没有停止，无论是否具有社会学属性都不能算为死亡。由此，在现今的临床上也出现了所谓"活的躯体和死亡脑"的这种非正常现象。然而也正是随着心搏骤停复苏技术水平的进步和理论进展，"心肺复苏"的概念发展至"心肺脑复苏"的理念，进而"脑死亡"的概念逐渐被临床和社会所认识、所接受。脑死亡是指包括脑干在内全脑功能完全丧失而不可逆的状态，这种以现代科学为依据的"脑死亡"作为死亡的标准也正在取代传统意义上的死亡，也越来越被社会和人们所接收。

现代医学认为，"对出现循环、呼吸和全脑(包括脑干)功能出现不可逆性终结的个体即可认定为死亡"。因此，如何从生物学、法律学、社会学角度去科学的、正确的认知死亡，认知生命，挽救生命，进以减少不必要的人力资源、经济资源、社会资源浪费，已经成为探索生命存在价值的一个重要伦理问题。相信随着"脑死亡""安乐死""器官移植捐献"等新思维、新理念的完善与发展，如何看待人的"生命与死亡"也将会随着现代科学进步、社会文明进步逐渐形成一种全新的理念。

一、死亡的分类、表现与预后

(一) 临床死亡

临床死亡是指机体处于死亡的早期阶段。临床特征表现为自主呼吸和心搏停止，自主意识完全丧失。

1. 濒死期 从死亡过程开始至临床死亡确认之前的阶段称为濒死期。此期患者的主要脏器功能和生命体征极其微弱或即将停止，但生命尚处于可逆阶段。经积极、有效抢救部分猝死患者仍可得到挽救，否则进入临床死亡期。

由于原发疾病不同每个个体濒死期的时限也不相同，慢性消耗性疾病的终末阶段濒死期相对较长；而急性或突发性疾病濒死期则相对较短。

2. 临床死亡期 临床死亡的主要征象是呼吸、心搏停止以及脑组织功能受到不可逆的抑制。从呼吸心搏停止、意识丧失，到脑、心、肺等组织细胞的死亡，临床上常需要经过一段时间。有效的心肺脑复苏术往往可使某些突发的病情发生逆转；反之，当组织细胞超过对缺血缺氧的耐受极限，将进入生物学死亡期。

对长期、慢性、消耗性疾病或自然过程引起的死亡者，临床死亡即表示已进入真正意义的死亡过程。但对于猝死患者而言则尚未达到不可逆的阶段，即刻、迅速、有效的心肺脑复苏有可能使脑及其他脏器功能恢复到心搏骤停以前的水平。

然而，在目前科技水平条件下，即使对心脏停搏 4～6 min 之内就开始给予积极基本和进一步生命支持技术进行复苏，也仅有 30%～50% 的患者可能恢复到发病前的状态；而且其中的 5%～20% 长期存活者可能会遗留不同程度的神经系统损害或成为植物人状态。对呼吸、循环终止达 4～6 min 以上者即使抢救成功，也多因不可逆性神经组织学损害形成脑死亡。

（二）大脑死亡

大脑死亡是指大脑半球新皮质发生不可逆性的神经损害，也称为大脑皮质死亡。临床特征表现为患者可有自主呼吸、心搏，但无脑电图活动；患者貌似清醒，但呼之不应，无随意运动，呈现为“睁眼昏迷”状态；若大脑皮质功能损害严重、范围广泛，在相当长时间不又能恢复正常者往往发展为植物状态。因此，对于脑干功能尚存，有自发呼吸者则不能完全称为脑死亡，只能说是处于“植物状态”。

（三）脑死亡

脑死亡是指大脑、小脑、脑干和颈髓 1～2 节段神经功能发生不可逆性丧失，又称为全脑死亡。

脑死亡是中枢神经系统功能衰竭的最严重后果。现代医学认为，一旦发生脑死亡即意味着生命的终结。世界上已有部分国家以法律的形式规定脑死亡即为真正意义上的死亡，确诊为脑死亡后即可以不再进行任何形式的抢救。如若脑死亡的个体在生前设立了器官捐献遗嘱，则可在其心脏停止搏动之前作为器官移植的供给者。

1. 脑死亡评估的先决条件

（1）昏迷原因明确 ①原发性脑损伤引起的昏迷，包括颅脑外伤、脑血管疾病等。②继发性脑损伤引起的昏迷，主要为心搏骤停、麻醉意外、溺水、窒息等所致的缺氧性脑病。③对昏迷原因不能明确者不能实施脑死亡的判定。

（2）排除各种原因引起的可逆性昏迷 ①急性中毒，包括一氧化碳中毒、酒精中毒、镇静催眠药中毒、麻醉药中毒、抗精神病药中毒、肌肉松弛药中毒等；②低温（肛温≤ 32℃）；③严重电解质及酸碱平衡紊乱；④严重代谢及内分泌障碍，如肝性脑病、尿毒症性脑病等；⑤低血糖或高血糖性脑病等。

2. 脑死亡的临床特征

（1）深昏迷 对外界给予的任何刺激均无反应，包括对伤害性面肌刺激无反应。

1）检查与评估 ①以拇指分别强力压迫被检查者两侧眶上切迹或针刺面部，无任何面部肌肉活动；②格拉斯哥昏迷量表（Glasgow coma scale，GCS）评分为 3 分。

2）注意事项 ①检查时所给予的任何刺激必须局限在头面部；②对存在三叉神经或面神经病变者不应轻易判定为深昏迷；③脑死亡后枕大孔以下的脊髓仍可能存活一定时间，刺激颈部以下部位仍可能引出脊髓反射和（或）脊髓自动反射，检查时应该注意；④脊髓自动反射必须与肢体自发运动区别，自发运动一般发生在无刺激时，多数为单性，而脑死亡时不会有肢体自发运动存在；⑤脑死亡时不会存在去大脑强直、去皮质强直或痉挛现象；⑥进行自主呼吸激发试验时偶可能导致肢体不自主运动。

（2）脑干反射全部消失

1）检查与评估 ①双侧瞳孔对光反射消失，瞳孔固定或散大（4～9 mm）。②头眼反射（眼球运动）消失。

③角膜反射消失。④咽反射和气管反射（咳嗽反射）消失。

2）注意事项 ①脑死亡者多数伴有双侧瞳孔散大（>5 mm），但少数瞳孔可缩小或双侧不等大。因此，不应将瞳孔大小作为脑死亡判定的必要条件。②眼外肌瘫痪者可影响对头眼反射检查结果的判定，此时应采取慎重态度。另外，颈椎外伤时禁止做此项检查。③即使上下眼睑和眼周肌肉有微弱收缩也不应判定为角膜反射消失。特别是眼部疾患、外伤、三叉神经或面神经病变均可影响角膜反射判定。

（3）无自主呼吸 临床上脑死亡者均无自主呼吸，通常需要常依赖呼吸机维持通气。

1）检查与评估 除需要根据肉眼判定患者胸、腹部有无呼吸运动外，还必须通过自主呼吸激发试验进行验证。

2）自主呼吸激发试验的操作 要严格按照以下步骤和方法进行。

（a）操作的先决条件 ①肛温≥ 36.5℃。②收缩压≥90 mmHg或平均动脉压≥60 mmHg（包括使用血管活性药物前提下）。③动脉氧分压（PaO_2）≥200 mmHg（PaO_2 不达标时，可以吸入 100% O_2 10 ~ 15 min）。④动脉二氧化碳分压（$PaCO_2$）在 35 ~ 45 mmHg（如 $PaCO_2$ 不足，可减少每分通气量；而慢性二氧化碳潴留者应 $PaC0_2$≥40 mmHg）。

（b）试验方法与步骤 ①脱离呼吸机 8 ~ 10 min。②脱离呼吸机后即刻将输氧导管通过气管插管插至隆突水平，输入 100% O_2 6 L/min。③ 密切观察胸、腹部有无呼吸运动。④ 脱离呼吸机 8 ~ 10 min 检测血气分析，然后进行判断。

（c）结果判定 $PaCO_2$≥160 mmHg 或慢性二氧化碳潴留者 $PaCO_2$ 超过原有水平 20 mmHg，如果仍无呼吸运动即可判定为无自主呼吸。

（d）注意事项 ①自主呼吸激发试验可能引起明显的血氧饱和度和血压下降，心率加快、减慢或心律失常等，此时应该即刻终止试验。②为了避免自主呼吸激发试验对其他确认试验的影响，应将其放在最后进行。③自主呼吸激发试验至少由两名医师（一名医师监测呼吸、血氧饱和度、心率、心律和血压，另一名医师管理呼吸机）和一名护士（管理输氧导管和抽取动脉血）共同协作完成。

（四）生物学死亡

生物学死亡是指机体各种组织、细胞已经发生结构破坏与形态改变。一般临床死亡后未进行任何形式的抢救，或对猝死者实施标准心肺复苏已达到 30 min，但心电图仍呈直线。此时由于心搏无法恢复，机体所有组织得不到有效血液灌注与氧供，随后组织细胞相继进入到自身溶解的生物学死亡期。

不同组织细胞对缺血缺氧的耐受性具有一定的差异性，中枢神经系统对缺血缺氧最敏感，大脑皮质神经节细胞在缺血缺氧 4 ~ 6 min 后即可发生不可逆性损伤，大脑白质可维持 7 ~ 8 min，脑干为 10 ~ 11 min，小脑为 10 ~ 15 min，脊髓为 36 min。一般循环停止 1 h 后大脑神经细胞开始坏死，2 h 后心、肝、肺、肾等组织器官开始发生组织坏死。

（五）社会学死亡

社会学死亡是指机体失去作为社会人的基本属性而存在的状态。由于脑组织严重的不可逆性损害，临床表现为患者完全失去对自身及周围环境的认知能力，呼之无反应，不能与外界交流，大小便失禁。但部分患者可能存在大脑组织的某些活动或某些完整的反射，可以有自主呼吸和脑电图的波形出现，可以出现清醒—睡眠周期变化，呈现为长久的植物人状态，并失去了作为社会人的基本属性。

二、死亡的判定与辅助检查

（一）辅助检查

目前已有多种对于死亡辅助检查的方法，但真正适宜临床且具有实用价值的相对较少。

1. 脑电图（electroencephalogram，EEG） 显示为平坦直线型（脑电波幅 < 2 μV/mm 或消失）频谱，又称为电静息，这是脑死亡特征性表现之一，也是确诊脑死亡的可靠依据。

2. 经颅多普勒超声（TCD） 是目前对判定脑死亡具有较高敏感性和特异性的检查方法，特别是由于无创、迅速、可重复，不受药物影响，可在床旁开展等优点，被世界各国广泛用于脑死亡判定的确认检测。脑循环停止（cerebral circulatory arrest，CCA）时 TCD 主要表现为振荡波、钉子波、无血流信号 3 种频谱，是判定不可逆性 CCA 的重要指标。

3. 诱发电位 诱发电位通过刺激特定的神经传导通路，可直接反应脑干功能，目前常用的脑死亡诱发电位检测主要有短潜伏体感诱发电位(short lantencysomatosensory evoked potential，SLSEP)和脑干听觉诱发电位(brainstem auditory evoked potential，BAEP)，特别是采用两者联合诊断的方法对脑死亡诊断具有较高的灵敏度和特异性。

4. 数字减影血管造影术(digital subtraction angiography，DSA) 是目前脑死亡诊断辅助检查中的“金标准”，缺点为不便于临床检测。

(二) 死亡的判定

1. 临床死亡 临床表现为自主呼吸、心搏停止，自主意识完全丧失，经复苏救治无效。

2. 脑死亡 昏迷原因明确，能排除各种原因的可逆性昏迷，临床监测显示深昏迷、脑干反射消失、无自主呼吸或依赖呼吸机维持呼吸，自主呼吸激发试验证实呼吸停止；辅助检测 SLSEP[显示 N9 和(或)N13 存在，P14、N18 和 N20 消失]、EEG(显示电静息)和 TCD(显示颅内前循环和后循环呈振荡波、尖小收缩波或血流信号消失)，以上三项辅助检测中至少两项阳性即支持脑死亡诊断，如果在 12 h 后复查结果相同，即符合脑死亡诊断标准。

1. 微弱呼吸检查法 将听诊器置于患者喉结处仔细听诊，即使呼吸微弱一般也能听到呼吸音。
2. 眼底检查 眼底镜检查若发现眼底有血液流动，则提示生命尚存在。
3. 束指试验 用线绳绕扎手指数分钟，若出现手指肿胀、青紫，则说明静脉血流受阻、动脉血流存在。
4. 胸部 X 线透视 可以直接观察到患者有否心脏搏动。
5. 心电图检查 假死者常有心电活动，真正死亡者心电图呈现为直线。
6. 荧光色素钠试验 采用 5% 荧光色素钠 5～10 mL 静脉注射，30 min 后观察结膜、巩膜是否黄染，若有黄染说明血液循环存在。
7. 脑电图或经颅多普勒超声检测 假死者存在大致正常脑电活动，TCD 检测无特异性死亡血流信号频谱。

要点框 2-4-1 “假死”的鉴别诊断方法

三、死亡的鉴别诊断与假死

假死是指人体生命活动处于极度微弱，外表观察类似于死亡的状态。在濒死期由于部分患者心搏、呼吸十分微弱和不规则，用一般方法检查常常不易察觉；另外，血液因重力作用下垂至机体的背侧部位出现坠积性淤血，外观类似“尸斑”，易被误认为死亡。因此，临床应对临终患者进行仔细辨别与确认，以免发生误诊，见要点框 2-4-1。

■ 课后练习题

1. 简述临床死亡的表现。
2. 简述死亡鉴别诊断的方法。

(王育珊)

习题与答案

第二篇 休克

第一章 休克总论

目的要求

掌握:休克的基本概念、临床表现、判定方法。
熟悉:休克的病因与分类。休克过程中危重情况的识别、血管活性药物的应用。
了解:了解休克的发病机理、血流动力学监测及变化的意义,实验室及相关辅助检查的意义。

休克(shock)是指危及生命并伴有细胞氧利用障碍的急性循环功能衰竭。其实质是机体受到各种致病因子强烈侵袭引发的某些危重病,在发生发展中的一个危及生命的病理生理过程,在临床上以急性循环功能不全综合征为其主要表现形式。特征性表现为心率增快、脉搏细弱,血压下降、脉压减小,面色苍白或发绀,皮肤湿冷或出现花纹,尿量减少或无尿,弥散性血管内凝血(DIC)、乳酸增高,神志模糊、昏迷甚至死亡。

近些年来有关休克的研究已从微循环学说不断向细胞、亚细胞及分子、介质水平深入,特别是由于床旁监测技术与血流动力学监测技术的广泛普及,促使临床对休克的认识也发生了明显的变化。目前对休克认识中提到的循环系统功能衰竭,主要是指机体不能将足够氧气与营养底物运输到组织器官,从而引起细胞氧利用及能量代谢障碍,并伴乳酸水平升高。临床治疗失败或最终致死的原因,主要是休克进展或治疗不当引发的多器官功能障碍(MODS)或多器官功能衰竭(MOF)。

【病因与分类】

由于临床引发休克的病因不同、监测手段不同、处理方式不同,因此,休克也有不同的分类方法,至今尚未统一。

(一)传统性分类

所谓传统性分类即是指根据临床引发休克的病因和病理生理特点不同进行分类的方法。此种分类方法是临床延续多年直到目前仍在采用的方法,特点是简便明了,有利于临床诊断和指导治疗,特别是对于血流动力学监测尚未普及的医院,或起病即到医院急诊就医的危重患者传统性分类方法仍有较好的实用价值。

1. 感染性休克　是临床上最常见的休克类型,多由严重的全身性或局限性感染引起。病原体以细菌最为常见,尤其是以革兰阴性杆菌引发的机会更多,其次也可见于病毒、真菌、立克次体、衣原体、原虫等致病因素引起的感染性疾病所致。对于此种类休克近年认识发展较快,目前国际上一般统称为“脓毒性休克”,见本篇第二章感染性休克。

2. 低血容量性休克　随着意外伤害事件的增加及临床疾病结构的改变,此类休克发生率有增高趋向,病因大体上可分为以下几种情况。

(1) 大失血　是低血容量性休克最常见的临床病因,多由创伤或其他因素引起的内出血或外出血造成机体大量血液丢失所致,也称为失血性休克。

(2) 大量血浆丢失　多由软组织、浆膜腔或实质脏器严重创伤、大面积烧伤、广泛炎症渗出等因素引起大量血浆外渗,致使血管内容量不足所致,按病因又可狭义地分为“创伤性休克”“烧伤性休克”等。

(3) 大量失水　多由各种原因所致的严重腹泻、呕吐、肠梗阻、糖尿病酮症酸中毒、非酮症高渗性昏迷、以及手术后造成的胃肠道瘘管等因素引起机体大量水分丢失造成，也可狭义地称为失液性休克。

3. 心源性休克 是由心脏泵血功能急剧下降所致，也是心脏泵功能衰竭的极期表现。近年来随着冠心病发病率的增高此型休克也有增高趋势，急性心肌梗死是最常见的病因，其次也可见于急性心肌炎、原发性或继发性心肌病、严重心律失常、心脏乳头肌或腱索断裂以及瓣膜穿孔、心脏直视手术后等。近年来已将急性心脏压塞、心房黏液瘤嵌顿等血流受阻所致的休克称为血流梗阻性休克，不再归类为心源性休克的范畴。

4. 过敏性休克 是由于机体对某些药物、生物制品或动植物致敏原发生的超敏反应所引起，是休克中的少见类型。由于发生急、进展快，如若发生误诊或处理不当常致使患者在短时间内死亡；如若诊断准确、处理稳妥，此种休克又是所有休克类型中最易恢复、并发症最少的一种。

5. 神经源性休克 是指由于某些剧烈性疼痛或其他刺激以及中枢性抑制药物所致的神经功能严重障碍导致的外周血管调节功能失调所引发的休克，多由麻醉意外、神经节阻滞剂、中枢神经抑制或镇痛、镇静药物过量引起。

另外，严重创伤引起的组织剧烈疼痛或脑脊髓神经损伤常多与大失血、液体渗出等因素同时存在、相互重叠，故而临床常将这一类既有神经元因素又有低容量因素的休克统称为“创伤性休克”或“创伤失血性休克”。

（二）血流动力学分类

近年来随着血流动力学监测设备床旁化、无创化以及广泛性临床普及，使人们从崭新的视角对休克发生、发展过程产生了新的认识，为休克救治提供了更加科学的依据和理论指导。特别在重症监护病房（ICU）和急诊病房，此种分类方法得到了不同程度的推广与应用。按血流动力学变化机理不同可将休克分为四大类型：

1. 低血容量性休克 血流动力学基本特点主要表现为心率（HR）增快，血压（BP）下降，每搏输出量（SV）与每分输出量（CO）降低，中心静脉压（CVP）、肺动脉楔压（PAWP）降低，体循环阻力（SVR）增加、氧输送（DO_2）减少。引起低血容量性休克的机理是有效循环血容量的严重不足或大量丢失。临床上常见于各种原因所致的大失血、严重创伤或烧伤，严重呕吐、腹泻或利尿、脱水治疗，严重感染或过敏，内分泌功能严重失衡以及蛇虫咬伤、蛰伤等。

2. 心源性休克 血流动力学基本特点主要表现为，HR 增快，但极少数也可能为减慢；BP 下降，SV 与 CO 明显降低，CVP、PAWP 增高，SVR 增加、DO_2 减少。引起心源性休克的基本机制为心脏泵功能急性衰竭，临床主要病因见于急性心肌梗死，其次也可见于急性心力衰竭或严重心律失常。

3. 梗阻性休克 血流动力学基本特点主要表现为，HR 增快，BP 下降，SV 与 CO 不变或减少，CVP、PAWP 不变、下降或增高，SVR 增加、DO_2 减少。其发生机理为血流通道受阻，依发生血流梗阻部位不同又分为两种类型：①心内梗阻型：常见于心脏瓣膜狭窄、心房黏液瘤嵌顿、肥厚性心肌病。②心外梗阻型：常见于心脏压塞或狭窄、急性主动脉夹层、肺动脉栓塞、腔静脉梗阻等。

4. 分布性休克 其血流动力学基本特点主要表现为，HR 增快，BP 下降，SV 与 CO 不变或增加，CVP、PAWP 偏低，SVR 减低、DO_2 不变或减少。发生基本机制为血管收缩和舒张调节功能异常，且不能由改变每分输出量进行充分代偿所致。其典型代表为严重脓毒症所致的感染性休克，还可见于各种神经源性毒物中毒或麻醉药物过量及外伤性神经源性损伤。

根据血流动力学分类目前可将休克分为两种不同的血流动力状态：①低血流状态：包括低血容量性休克、心源性休克、梗阻性休克 3 种类型。②高动力状态：分布性休克。但是，无论对休克如何分类，如若患者同时具有多种病因存在，尤其在休克发展过程中各种原因交织在一起相互影响，临床常常很难确切鉴别休克的具体类型。

【临床表现】

由于引起休克的病因不同，不同类型休克的临床表现也有着各自特殊性；但除去原发病的临床表现外，休克又具有相似的共同临床特征，按其发生发展过程可分为 3 期。

（一）休克早期

休克早期又称为休克代偿期。一般血压变化不明显，常以交感神经兴奋所产生的症状或体征为主要表现。患者大多神志清醒，可有轻度烦躁不安、焦虑或激动，头晕、恶心、呕吐，部分患者可有尿量减少。由于过度换气可呈现呼吸频数；心率加快，但脉搏有力；收缩压多接近正常或略偏低，舒张压可相对略偏高，脉压减小。由于此期患者的临床症状和体征缺乏特征性改变，或与原发病某些临床表现重叠及受其掩盖极易导致漏诊或误诊。

（二）休克中期

休克中期又称为休克失代偿期。大多数患者神志尚清楚，多伴有表情淡漠，反应迟钝；重症者可发生意识模糊或昏迷。血压常明显降低，收缩压一般可降至 80～60 mmHg 以下，脉压减小（＜20 mmHg）。脉快而弱，触诊时稍重压即消失，浅表静脉萎陷。此外，患者有明显口渴、发绀、呼吸急促、尿量明显减少（常低于 20 mL/h），甚至无尿，同时可能伴有多器官功能障碍的相关表现。

（三）休克晚期

休克晚期又称为休克不可逆期。患者多呈昏迷状态，血压极低或测不清，对升压药物反应极差，伴有皮肤、黏膜及内脏出血表现。同时常伴有急性呼吸功能衰竭、急性心力衰竭、急性肾衰竭、急性肝衰竭、应激性溃疡出血等多器官功能衰竭的改变。休克进入此期很难逆转，死亡率极高。

【实验室及其他辅助检查】

实验室检查对休克诊断缺乏特异性，但对休克的病因诊断、病情观察、进展分期，以及指导救治药物的调整却有着重要意义，相关检查项目应根据具体情况确定。

（一）三大常规及相关指标的检测

1. 红细胞计数及血红蛋白测定　有助于对失血性休克的判定及对休克过程中血液浓缩和治疗效果的判断。

2. 白细胞计数　是感染性休克诊断的重要依据，尤其分类中粒细胞计数更具辅助诊断价值。

3. 出凝血时间与功能测定　血小板计数、出凝血时间测定、血浆鱼精蛋白副凝试验、血浆纤维蛋白原、凝血酶原时间测定有助于了解休克的进展，对是否发生 DIC 及查找失血性休克原因有一定的辅助意义。

4. 尿常规　有助于了解休克对肾功能的影响、病因或转归的判定。

5. 便常规、潜血试验　对感染性休克或失血性休克的鉴别有一定指导价值。

（二）血液生化指标的检测

1. 乳酸及乳酸清除率　有助于了解休克的程度、相关病因、临床分类，以及协助对血管活性药物疗效不佳原因的判定。休克状态下乳酸水平通常＞2 mmol/L。对于所有疑诊休克的患者均应检测血乳酸或连续监测血乳酸清除率，以利于指导临床评估和治疗。

2. 心肌酶谱测定　有助于判定心源性休克或了解重症休克对心肌代谢的影响。

3. 肝功能测定　有助于了解休克对肝功能的影响或鉴别是否由胆囊胆道感染性疾患所致的休克。

4. 尿素氮及血肌酐测定　可了解休克对肾功能的影响与病情进展，同时可协助判定是否存在上消化道出血。

5. 电解质与 pH 测定　有助于了解电解质有否异常，是否酸碱平衡失调及是否会对血管活性药物、心肌收缩力和节律产生影响。

6. $ScvO_2$ 与 PCO_2 差值测定　测定中心静脉血氧饱和度（$ScvO_2$）和静脉、动脉 PCO_2 差值［（V–A）PCO_2］，有利于帮助评估休克类型和心输出量是否足够，并可以指导临床治疗。

（三）影像学检查

根据需要对相关部位进行放射线、CT 或超声心动图等检查，有利于对病因、病情程度的了解与评估，对临床诊断、救治具有较大的指导价值。特别是超声心动检查在床边即可实施，因此可以作为初始评估休克类型的优先选择。

(四) 心电图检查

对心率、节律、ST-T 变化有重要提示，并有利于病因寻找及了解对心肌血供影响。

【血流动力学监测】

血流动力学监测可以通过有创 Swan-Ganz 漂浮导管热稀释法、无创数字化阻抗信号定量技术（DISQ 技术）、经食管无创多普勒探测技术、心脏超声检查等方法实施，为临床提供可靠的有价值的分析数据。应把握的原则：①心脏超声应作为初始评估的优先选择，也可作为心功能连续评估的手段。②对初始治疗有反应的休克不推荐常规测定心输出量。③肺动脉导管监测不作为血流动力学监测常规使用。④对不能明确诊断的休克类型应行进一步的评估。⑤病情复杂的休克可采用肺动脉导管，或经肺热稀释法确定休克类型。

1. 平均动脉压（MAP） MAP=舒张压+1/3 脉压，目前多由床旁监护仪直接测得。休克时 MAP $<$ 65 mmHg。

2. 中心静脉压（CVP） 是反映右心室舒张末压的一项压力指标，临床也借以鉴别休克时血容量不足或补液过量所致心功能不全，以压力指标间接反映容量变化是不准确的，具体应用时应结合其他指标综合分析。正常值为 0.49 ~ 1.18 kPa（5 ~ 12 cmH_2O），$<$ 0.49 kPa（5 cm H_2O）时，提示容量不足；$>$ 1.47 kPa（15 cmH_2O）时，则提示心功能不全或肺静脉血管床过度收缩；$>$ 1.96 kPa（20 cmH_2O）时，则提示充血性心力衰竭。

3. 肺毛细血管楔压（PCWP） 是反映左心室的舒张末压的一项压力指标，借以间接性反映左心室功能状态，较 CVP 更敏感。但值得强调的是，CVP 和 PCWP 与心室的充盈程度并没有必然的关联。休克时常用此指标评估血容量、指导调节输液速度，进以防止发生肺水肿。正常值为 1.07 ~ 1.60 kPa（8 ~ 12 cmH_2O）。

4. 肺动脉楔压（PAWP） 临床意义基本同 PCWP。在休克同时实施机械通气治疗情况下，正压通气或 PEEP $<$ 10 mmHg 时一般情况下不会对 PAWP 监测产生影响；但 PEEP $>$ 10 mmHg 时则会使 PAWP 明显升高，因此，应注意分析临床监测结果。

5. 心输出量（CO）与心脏指数（CI） 反映心脏泵功能状态，CO 可通过肺动脉导管或心脏超声测得，以 CO 测得数值除以体表面积即可转换成 CI。CO 正常值为 4 ~ 8 L/min，CI 正常值为 2.5 ~ 4.1 L/（$min \cdot m^2$）；CI $<$ 2.0 L/（$min \cdot m^2$）提示心功能不全；CI $<$ 1.3 L/（$min \cdot m^2$）同时伴有周围循环障碍提示心源性休克。

6. 体循环血管阻力（SVR） SVR=（MAP−CVP）× 80/CO，正常值：600 ~ 2 000 dyn/（$s \cdot m^5$）。

7. 肺血管阻力（PVR） 可通过 PAP、PAWP 和 CO 进行计算，PVP=（PAP−PCWP）× 80/CO，正常值：6 ± 29 dyn/（$s \cdot m^5$）。

【临床常规监测】

在不具备现代化监测条件的情况下临床常规监测仍是重要的手段和方法，对病情演变、治疗效果判断具有重要的临床参考价值。

1. 血压 血压的高低对休克程度判断有重要提示作用，通过有创、无创等多种方法均可测得。一般情况下血压逐渐下降、脉压减小常常提示休克程度加重；而血压回升、脉压增大则预示休克逆转。在抢救过程中给予合理的补液及血管活性药物，血压仍持续偏低或无反应要注意是否存在酸碱平衡失调，或原发病未能得到有效控制，或休克进入不可逆阶段。需要强调的是：①休克早期血压变化可能不明显，休克相关的症状和体征也容易被原发病的临床表现所掩盖，此时对怀疑休克者应该加强临床观察，防止发生漏诊或误诊；②尽管休克时常常合并低血压（收缩压 $<$ 90 mmHg，或 MAP $<$ 65 mmHg，或较基础值下降 $\geqslant$ 40 mmHg），但不要将低血压作为诊断休克的单一标准。

2. 脉搏 虽然目前并不强调脉搏在休克评估中的重要性，但脉搏细速却常出现在血压下降之前，是机体进行代偿的突出表现之一；治疗过程中即使血压仍偏低，但脉搏速率逐渐下降且搏动变得有力则常预示休克趋向好转。

3. 意识 意识状态间接地反映了脑组织的灌流情况，休克患者如若无脑实质或脑血管病变，一旦出现神志淡漠、嗜睡、反应迟钝或烦躁不安甚或昏迷时常提示脑血流灌注不足；当患者神志逐渐转为清楚、反应良好时则预示休克在缓解。

4. 尿量 间接反映肾灌流情况，是判断休克程度最简便、可靠的指标之一。当尿量 $<$ 25 mL/h，多提示处

于休克早期阶段；< 20 mL/h，多预示休克程度较重；如救治过程中尿量逐渐稳定在 30 mL/h 以上时，说明休克缓解或被纠正。

5. 肢体温度及色泽　反映着体表组织灌流情况。休克时常常出现四肢湿冷、皮肤苍白，黏膜、甲床发绀，胸骨部位皮肤指压阳性（压后再充盈时间 >2 s）；上述情况缓解提示休克好转。

【诊断】

休克是危重症发生发展过程中的一种可危及生命的、动态的全身性病理生理变化过程，如若没有致病因素存在，休克并不能独立发生。因此，详细的问诊、细致的查体、客观的分析是休克诊断与识别过程中应牢牢把握的前提，也是休克分类、诊断的重要依据。

目前临床尚无统一的休克诊断标准，对于病史以及临床表现提示存在休克的患者，应该加强对心率、血压、体温和体格检查的相关指标检查和评估。对存在休克的诱发病因，并出现意识异常，皮肤湿冷、花纹，胸骨部位皮肤指压阳性（压后再充盈时间 >2 s），黏膜苍白或发绀，以及尿量 <30 mL/h 或尿闭等低灌注的体征，同时伴有收缩压 <90 mmHg，或 MAP<65 mmHg，或血压较基础值下降≥ 40 mmHg 者即可确定为休克。对原因不明并以休克为首发临床表现者，应该积极寻找引发休克的病因，进而有利于临床救治。

诊断中需要注意的问题：①临床上不要根据单一的指标诊断休克；②尽管休克时常常合并低血压，但并不能作为休克诊断的单一标准；③对高危患者进行常规筛查，以便早期发现休克；④对于所有疑诊休克的患者，应常规测定血乳酸；⑤如果临床检查不能明确诊断或确定休克类型时，应对血流动力学进行评估；⑥心脏超声应该作为血流动力学初始评估的优先选择；⑦对于病情复杂的病例有条件可采用肺动脉导管，或经肺热稀释法确定休克类型。

【病情危重的识别】

单个或多个器官功能障碍是休克发展的必然结果，常提示病情危重与预后不良。积极查找引发的相关原因，并给予积极、合理、妥善地处理是控制、逆转休克的重要环节。

1. 弥散性血管内凝血（DIC）　多易发生在感染性休克或其他类型休克的晚期，表现为全身皮肤、黏膜淤斑或消化道出血。化验检查结果显示，血小板计数 < 80×10^9/L、纤维蛋白原 < 1.5 g/L、凝血酶原时间较正常延长 3 s 以上、副凝试验阳性，即可确诊为 DIC。

2. 急性肾损伤(AKI)　当血容量已补足而尿量仍 < 0.5 mL/（kg·h），且尿相对密度低，血清肌酐 > 176.8 μmol/L，即可诊断为急性肾损伤。

3. 急性心功能障碍　液体复苏过程中输液速度过快、总液体量过多、原发性或继发性心肌损害或既往心脏病变等因素均可诱发急性心功能障碍。如若经补液后动脉压仍偏低，且 CVP 或 PCWP 超过 1.47 kPa（15 cmH_2O），患者出现明显气促，脉率不降反而增快就应考虑并发急性心功能障碍。如同时出现咳粉红色泡沫样痰、两肺闻及干湿性啰音或显示 SV、CO 明显下降即可确定诊断。

4. 急性呼吸窘迫综合征（ARDS）　是急性呼吸衰竭的一种特殊类型，休克及其治疗不当是引起 ARDS 的常见原因之一，尤以创伤失血性休克更易发生。临床上多见于原无心肺疾患的青壮年，以急性呼吸窘迫和一般氧疗不能缓解的低氧血症为特征性表现。当休克伴发 ARDS 时多预示病情凶险，血气分析有助于确立诊断。

5. 昏迷　在休克过程中出现意识障碍，常提示脑组织血供不足、乏氧及伴有代谢障碍，是病情危重的重要表现之一；但伴有创伤或高血压病史者应注意除外脑血管意外。

6. 多器官功能障碍（MODS）　是疾病发生发展过程中短时间内序贯性地发生两个或两个以上器官功能的急性障碍，病死率极高。休克进展及其抢救不当是 MODS 重要的诱发因素，因此，在休克抢救过程中应积极关注重要生命器官功能变化，注意抢救药物、介入性治疗方法或整体治疗方案对各器官功能的影响，并应及早预防。

【抢救与治疗措施】

(一)基本处理原则

1. 及时全面评估 要频繁对治疗反应进行全面评估,包括容量状态和容量反应性。

2. 尽早液体复苏 尽快恢复有效循环血量,推荐:①进行早期治疗(包括通过输液及必要时使用升压药物)维持血流动力学稳定。②当决定进行输液治疗时,首先采用快速补液试验进行评估。③输液治疗(包括输液速度和液体总量)应采取谨慎态度,特别是对血管内充盈压或肺血管外肺水已经升高者更应如此。

3. 目标血压个体化管理 休克复苏时对目标血压采取个体化管理措施。推荐①初始血压目标为MAP≥65 mmHg。②未能控制的创伤性出血,如若没有重度颅脑损伤,可以采用较低的目标血压。③有高血压病史的感染性休克或升高血压后病情改善的患者,可以采用较高的MAP。

4. 合理采用血流动力学指标 ①推荐根据超过一种以上的血流动力学指标指导液体复苏。②有条件时应采用动态指标预测输液反应性。③确认前负荷指标处于非常低的状态,应立即进行液体复苏。④不要单纯根据常用的压力负荷或心室容积指标(如CVP或PAWP,或舒张末面积、全心舒张末容积)指导液体复苏治疗。

5. 有效维护重要脏器功能 尽力维持机体的正常代谢,保护重要脏器功能。

6. 有效治疗及去除病因 尽早去除、治疗引起休克的病因,控制休克进展。

(二)具体处理措施

1. 一般性处理

(1)患者宜取平卧位或将下肢抬高15°~20°的体位,以增加回心血量保证脑组织血供;应尽量使患者保持安静,避免过于搬动,对伴有心力衰竭不能平卧者可酌情采取半卧位。

(2)保持呼吸道通畅,给予合理氧疗,但不宜将氧输送的绝对数值作为治疗目标。

(3)注意保暖,但切勿体表加温,以免血管扩张而影响生命器官的血流量和增加氧消耗;高热者应酌情予以物理降温。

2. 液体复苏 无论何种类型休克都可能存在着相对或绝对的血容量不足,因此,积极进行液体复苏、合理补充血容量是抗休克的根本措施之一。

(1)建立通畅的输液通路 宜选择深静脉穿刺置管术或PICC(经外周静脉置入中心静脉导管)的方式建立静脉通路,此类方式有利于调控液体输注速度;采用常规外周浅静脉时则应同时建立2~3条输液通路。

(2)复苏液体的选择 如何选择补充液体的种类一直是休克救治关注的焦点问题,由于临床休克类型的不同、休克发生时间的不同、引发休克原发病的不同,液体选择也有一定差异性,目前尚无固定模式,具体复苏液体选择可参见休克各论。临床较常用的液体有:①生理盐水或复方氯化钠。②葡萄糖注射液。③低分子右旋糖酐。④羟乙基淀粉。⑤明胶类。⑥成分血或血浆。

(3)输液量的掌握 一般休克程度愈重、持续时间愈长,所需扩容液体量就可能愈多。仅根据临床表现估算补充液体需要量常常是困难的,评估时需要根据休克的类型、发生的时间、严重程度及原发病因具体分析,特别要注意到休克中晚期毛细血管通透性改变与毛细血管渗漏所丢失的血容量与成分变化。大量补液最好能依据血流动力学监测指标评估,对此种评估有困难时可参考临床相关指标予以调整,见要点框3-1-1。

> 1. 患者意识由淡漠迟钝或烦躁转为清醒安静。
> 2. 指甲、口唇由苍白转为红润,肢端由湿冷转为温暖。
> 3. 血压回升(收缩压>90 mmHg)。
> 4. 脉压加大(>30 mmHg)或平均动脉压≥65 mmHg。
> 5. 脉搏变慢、有力(<100次/min)。
> 6. 尿量≥0.5 mL/(kg·h)。

要点框3-1-1 临床判定液体量基本补足的指标

3. 积极处理原发病 病因治疗是各种类型休克治疗的关键措施,是抗休克的先决条件,因此,应根据不同病因给予合理的处理。对需经外科手术方能除去原发病的休克,则应在积极抗休克同时捕捉手术时机。

4. 纠正酸碱平衡紊乱 休克早期部分患者由于各种原因引起过度通气,因而可能存在呼吸性碱中毒;但随着休克程度的逐渐加重、无氧代谢增强,则会逐渐演变为代谢性酸中毒。一般而言，当机体血容量补足后循环即可得到有效改善，酸中毒亦可得到相应缓解。所以，在休克早期即给予合理治疗者，一般可以不补给碱性药物。只有休克程度较重、时间持续较长且 pH≤7.25 时才考虑给予补充碱性药物。

可根据血气分析的实际血浆 HCO_3^- 浓度、碳酸氢盐或实际测得的二氧化碳结合力估算碱性药物用量，常用的公式主要包括：①补充碳酸氢钠量（mmol/L）=［正常 CO_2CP（mL/dL）- 检验 O_2CP（mL/dL）］× 体重（kg）×0.6；② HCO_3^- 缺失量（mmol）=（24- 实际血浆 HCO_3^- 浓度）×0.6× 体重（kg）；③ $NaHCO_2$ 的需要量（mmol）=0.3× 体重（kg）×〔12- 血清碳酸氢盐（mmol/L）〕；④ 5% 碳酸氢钠（mL）=[正常 BE（mmol/L）- 测定 BE（mmol/L）]× 体重（kg）×0.4；⑤ $NaHCO_3$（mmol）= 体重（kg）× 剩余碱（mmol）×0.2。对一时无法进行生化检查又急需补充碱性药物者，可依临床经验首次补给 5% 碳酸氢钠 60～150 mL，必要时可以重复使用。

5. 血管活性药物的应用　目的在于纠正休克导致的血流分布异常及改善组织循环障碍，需要指出的是血管活性药物对各种类型休克的治疗并不是首选，也不是绝对必须采取的措施。一般使用原则：①血压过低，一时又难以通过迅速补液使血压提升；②估计血容量已经补足，但血压回升仍未达标；③ MAP≥65 mmHg，可为初始治疗目标；④最好通过血流动力学监测指标调整药物剂量；⑤宜采用微量注射泵定量静脉给药。

（1）α 受体激动剂　此类药物主要是通过激动肾上腺素能 α 受体使血管收缩而暂时性提高血压，但血管过度收缩可以造成组织及重要器官血供进一步减少、缺氧加重等不良后果。因此，要权衡利弊把握适应证和药物选择。

1）使用原则　①先进行扩容后再使用。②保持最低有效剂量。③短时间尽快撤药。

2）注意事项　见要点框 3-1-2。

3）临床常用药物

（a）去甲肾上腺素　具有强大的 α 受体激动作用，非选择性地使动、静脉血管收缩，以提高外周血管阻力，升高血压同时也可激动心脏 β_1 受体，增加心肌收缩力，因此，临床常将其用于感染性或顽固性休克的抢救。常用方法：①微量泵直接泵入，或以 5% 葡萄糖溶液、生理盐水稀释后使用；②起始剂量一般为 0.5～1.0 μg/min，并根据需要情况逐渐调整剂量；③成人平均使用剂量为 2～12 μg/min，依病情需要部分患者可增加到 30 μg/min。

> 1. 应根据患者全身状况或血压适当调整用药剂量或静脉点滴速度。
> 2. 若一种药物效果不佳，可采用联合用药或注意是否有酸碱平衡失调。
> 3. 有条件时最好根据血流动力学变化选用适宜药物。
> 4. 治疗过程中注意维持有效治疗浓度，避免血压波动。
> 5. 病情好转后应逐渐减少药物剂量，但不可断然停药。
> 6. 长时间应用 α 受体激动剂，停药后少数患者可能发生低血压或戒断现象，应用少量肾上腺皮质激素可以改善机体反应状态。

要点框 3-1-2　α 受体激动剂使用注意事项

（b）间羟胺（阿拉明）　主要激动 α 受体，对 β 受体作用较弱。作用特点同去甲肾上腺素，但相对较弱。由于该药对心率影响不明显，并可以增加休克患者心输出量、升压作用维持时间长，很少引起心律失常。但目前临床用药有下降的趋势。常用方法：10～100 mg 加入 250～500 mL 常规液体中滴注，给药浓度以病情需要进行调节。

（c）苯肾上腺素（新福林）　是人工合成的拟肾上腺素类药物，以 α_1 受体兴奋为主，通过收缩外周血管使血压回升，对心脏基本无作用。药物作用维持时间介于去甲肾上腺素与间羟胺之间，但由于该药与去甲肾上腺素相比并无突出的优点，除非正性肌力药或升压药联合小剂量加压素仍不能达到目标 MAP 值时，目前在抗休克的治疗中已较少使用。常用方法：紧急使用时可以 3～10 mg 肌内注射，一般以 10～20 mg 加入常规液体中静脉滴注。

（2）α、β 受体激动剂

1）肾上腺素　具有 α 受体和 β 受体的双重激动作用，在抗休克治疗中应用范围较窄，一般主要用于过敏性休克和心搏骤停所致的心源性休克（详见第二篇第一章心搏骤停与心脏性猝死）。常用方法：1 mg 深部肌内注射或皮下注射，危急时也可在稀释后缓慢静脉注射，缺点是可引起血压急剧升高，因此，需严格把握使用剂量与方法。

2）多巴胺　是去甲肾上腺素生物合成的前体，对多巴胺受体及血管 α 受体和 β 受体均有兴奋作用，故也称为变性血管活性药物。多巴胺剂量 < 2 μg/(kg·min)时主要是兴奋多巴胺受体,目前证实小剂量并无肾功能保护作用,临床已经很少采用小剂量用药;当剂量在 2 ~ 10 μg/(kg·min)时,主要是兴奋心脏 β_1 受体,发挥正性肌力作用;剂量 > 10 μg/(kg·min)时表现为 α 受体兴奋作用,引起外周小血管收缩。本药适用于各种类型休克抢救,尤其在心源性休克救治中应用最多,常与多巴酚丁胺合用。常用方法:5 ~ 20 μg/(kg·min)注射泵直接静脉推注,也可以稀释后静点。但高浓度给药可引起心率加快或诱发心律失常;另外,不宜与碳酸氢钠等碱性药物混用。

(3) β 受体兴奋剂

1) 异丙肾上腺素 是典型的 β 受体激动剂,对 β_1 和 β_2 受体的选择性不强,对 α 受体无作用。本药抗休克使用范围较局限,一般用于血容量已补足但心输出量仍低、且外周阻力较高时,或用于严重心动过缓所致休克的辅助治疗。在使用过程中由于本药可加快心率而增加心肌耗氧量,有引起或加重心律失常的危险,故不宜用于急性心肌梗死合并心源性休克。常用方法:1 ~ 2 mg 加入 5% 葡萄糖溶液或生理盐水 250 mL 中静脉滴注,具体用量依病情需要调节。

2) 多巴酚丁胺 为选择性 β 受体激动剂,主要作用于心脏 β_1 受体,对 β_2 受体和 α 受体作用微弱。由于本药可激活腺苷酸环化酶选择性增加心肌收缩力、增加心输出量改善心功能状态,同时对心率影响不大,因此,临床上常与多巴胺合用救治心肌梗死伴有泵衰竭的心源性休克。但由于本药能增加房室传导速度,因此房颤患者使用时应加以注意。常用方法:5 ~ 20 μg/(kg·min)持续静脉推注,最大剂量不宜超过 40 μg/(kg·min)。

6. 强心剂 在休克治疗中使用范围较窄,当患者心功能发生改变,导致心输出量降低或不足,且在优化前负荷后仍有组织低灌注表现时可以加用强心药物;对于单纯的心功能不全患者尽量不使用强心药物。主要用于某些心脏病伴发快速性房颤所致的心源性休克,或用于扩容液体已经足够,但中心静脉压偏高(> 1.47 kPa)而动脉压偏低时。由于休克可导致冠状血管供血不足使心肌处于相对缺氧状态,进而易发生洋地黄中毒,使用时应采取少量多次给药的方式。常用方法:毛花苷丙(西地兰)0.2 mg 加入 5% 葡萄糖溶液或生理盐水 20 ~ 40 mL 中缓慢静脉注射。

7. 糖皮质激素 此类药物在休克治疗应用中虽有争议,但临床上仍较广泛地用于各种严重休克的抢救,特别是在过敏性、感染性、中毒性休克救治中具有一定疗效。抗休克的作用机理主要为:①可稳定溶酶体膜,减少细胞破坏及心肌抑制因子形成;②降低休克时产生的某些血管活性物质引起的血管痉挛,改善微循环;③促进抗炎多肽(介质蛋白)生成,控制休克过程中的炎性介质反应,从而减轻炎性“瀑布效应”对机体的损伤和休克进展。用药原则:大剂量、短疗程、突击性使用。

(1) 临床常用药物 ①氢化可的松:如充分的液体复苏和血管升压药未达复苏目标,可以 200 mg/d,静脉应用。②地塞米松:1 ~ 3 mg/kg,稀释后静脉推注或滴注。③甲泼尼龙:40 ~ 80 mg,稀释后静脉推注或滴注。

(2) 注意事项 见要点框 3-1-3。

8. β- 内啡肽阻滞剂 纳洛酮为阿片受体拮抗剂,用于休克时主要是拮抗内啡肽释放,逆转其对心脏的抑制和增加心肌收缩力,提高血压和休克患者的成活率。主要用于感染性休克,但对其他休克也有较好疗效。

常用方法:成人常用量为 0.4 ~ 1.2 mg 静脉注射,或以 10 μg/kg 为首次量,然后以 4 mg 加入 5% 葡萄糖溶液 500 mL 中持续滴注。此药毒性低、副作用小、安全性较高。

9. 机械性辅助循环 由于高科技的发展,机械辅助循环的方法在休克的抢救上得到较快发展,并且成为某些特殊类型休克抢救的重要措施和手段,目前应用于临床的主要方法包括:主动脉内球囊反搏术、体外反搏术、左心室辅助泵、双心室辅助泵、抗休克裤等。

10. 预防并发症及多器官功能衰竭 预防并发症及多器官功能衰竭是休克救治过程中不可忽视的重要内容,尤其在

1. 对于感染性休克必须在有效的抗生素保证前提下使用。
2. 不可长时间应用,一般以不超过 3 天为宜。
3. 过敏性休克救治中应列为次选药物,但可与首选药物肾上腺素合用或与抗组织胺类药物合用。
4. 对于在心源性及创伤性休克抢救中是否使用仍有争议,需结合病因及具体情况选用。
5. 大剂量应用时须注意血糖及电解质监测。
6. 为防止上消化道应激性溃疡所致出血,可同时使用 H_2 受体拮抗剂或质子泵抑制剂。

要点框 3-1-3 糖皮质激素应用注意事项

药物使用中要合理搭配，避免医源性因素所致的不良影响，特别要注意休克对多脏器功能的危害，见第四篇第八章多器官功能障碍。

■ 课后练习题

1. 简述休克的基本概念。
2. 休克的分期与临床表现是什么？
3. 简述休克的判定方法。
4. 简述休克过程中如何对危重情况识别。
5. 休克如何分类？常见的病因有哪些？
6. 简述从临床角度如何判定液体量基本补足。
7. 休克救治过程中使用糖皮质激素应注意哪些问题？
8. 休克救治过程中使用α受体激动剂应注意哪些问题？

（王育珊）

习题与答案　　教学 PPT

第二章
感染性休克

目的要求

掌握：感染性休克的基本概念、血流动力学分型与临床表现、早期液体复苏的目标。
熟悉：感染性休克的常见病因；血管活性药物的应用、抗生素使用应注意的问题。
了解：了解感染性休克的发病机制、临床常用监测项目与意义、实验室及相关辅助检查的意义。

感染性休克（infectious shock）是指各种病原微生物和（或）其毒素侵入机体导致全身炎症反应（SIRS），引起组织器官微循环灌注不良及功能障碍的临床综合征。近年来国际上大多均采用了“脓毒性休克（septic shock）”替代了“感染性休克”一词，但“脓毒性休克”一词尚未得到国内权威性部门正式批准，故出现了两个诊断名词混用现象。感染性休克是指在严重脓毒症基础上引发的危及生命，并伴有细胞氧利用障碍的急性循环功能衰竭。所谓严重脓毒症则是指脓毒症合并由脓毒症导致的器官功能障碍或组织低灌注；循环系统功能衰竭则是指机体不能将足够氧气及营养底物运输到组织器官，从而引起细胞氧利用障碍并伴乳酸水平升高。主要临床特征性表现为感染引发的 SIRS 征象、循环功能紊乱与代谢功能紊乱所致的症状与体征。

感染性休克是临床上最常见的休克类型之一，多发生在严重的局部或全身感染基础上，特别以肺部、腹部、泌尿系统感染以及老年人，免疫功能低下者发生率更高。近年来由于床旁有创监测、介入性治疗、广谱抗生素的普遍应用、器官移植术后免疫治疗、抗癌细胞毒性药物不断升级、糖尿病发生率升高等因素影响，重症感染、医院内感染的发生率与细菌的耐药性不断攀升，感染性休克发生率也在不断增高，并已成为急诊和 ICU 患者的常见死亡原因。

【病因】

一般情况下细菌、真菌、某些病毒及立克次体等致病微生物感染均可导致感染性休克的发生，其中革兰阴性杆菌（如大肠杆菌、铜绿假单胞菌、痢疾杆菌、变形杆菌、不动杆菌及类杆菌）所致的感染性疾病引发休克的概率最高；其次是革兰阳性菌（如肺炎球菌、金黄色葡萄球菌）所致的感染性疾病。而革兰阴性菌释放的内毒素、肠毒素以及革兰阳性菌释放的外毒素则是引发休克的重要毒性物质。

【临床表现】

感染性休克可见于临床各科的感染性疾病，由于致病原不同、感染部位不同，临床表现及转归亦不尽相同，但临床共同特点主要表现为：

（一）原发病的表现

多数患者在近期发生了重症肺炎、急性弥漫性腹膜炎、急性化脓性阑尾炎、急性胆囊炎、肺炎、急性尿路感染、急性中毒性痢疾等感染性疾病；或可能有创伤、手术治疗、分娩或流产等相关病史。同时伴有不同感染性原发病或局部感染的症状、体征。

（二）感染的共同征象

常有发热、呼吸（频率 >20 次 /min）及心率（频率 >90 次 /min）增快、末梢血象白细胞升高（$>12\times10^9$/L）

或降低（$<4\times10^9$/L）或出现未成熟粒细胞（$>10\%$）等全身炎症反应综合征（SIRS）的改变，以及同时还可伴有寒战、周身不适、关节酸痛等其他症状；值得强调的是部分革兰阴性杆菌感染所致的休克，可在感染与原发病的临床症状尚不典型时即首先发生休克。

（三）组织低灌注或休克的表现

见本篇第一章休克总论。

（四）MODS 和 MOF 的表现

MODS 和 MOF 常出现在休克的过程中或休克的晚期，见第四篇第八章多器官功能障碍综合征。

（五）血流动力学改变

典型的感染性休克按血流动力学分类属于分布性休克类型，这是一种由于外周血管阻力降低导致血液重新分布，并且不能经改变心输出量来进行代偿的休克。感染性休克的血流动力学常有明显变化，并较其他类型休克发生的早、变化快，临床可根据血容量或心脏前负荷的不同将其分为低前负荷型与正常前负荷型。也可依据外周血管阻力、心输出量及微循环改变不同可分为高阻低排、低阻高排、低阻低排 3 种类型：

1. 高阻低排型　此型的特点为外周血管阻力增高，心脏输出量下降。临床主要表现为皮肤、颜面苍白、眼底小动脉痉挛、脉搏细数、四肢厥冷、无尿或少尿，Swan-Ganz 导管监测显示心输出量降低。此型休克主要见于感染性休克的早期或由革兰阴性杆菌感染释放的内毒素引起，临床又常称为冷休克。

2. 低阻高排型　血流动力学特点表现为外周血管阻力低，心排血量正常或增加。临床上除具休克血压、心率、脉搏的改变外，与其他休克不同之处为患者四肢末梢温暖干燥，一般无冷汗、尿量略有减少。此种类型休克多由革兰阳性球菌感染释放的外毒素所致，也可见于高阻低排型休克的失代偿期。

3. 低阻低排型　低阻低排型是休克晚期的表现，多由高阳低排型休克治疗不及时或治疗不当演变而致。此时由于血管麻痹性扩张，血液淤滞于微循环中，全身有效循环血量明显不足；加上重要器官严重代谢障碍，因此，血流动力学不但表现为外周血管阻力降低，心排血量也明显下降。此型休克常常难以逆转，患者处于濒死状态。

【实验室及辅助检查】

对处于休克状态的患者进行相关辅助检查常有一定困难和风险，但由于必要检查对原发病诊断和进一步救治有重要提示。因此，应在抗休克同时或病情相对稳定情况下不失时机地进行相关检查。

1. 三大常规检查　血、尿、便三大常规检查在感染性休克的诊断中具有重要的临床意义，可依检查结果具体分析。末梢血检测多表现为白细胞计数增高，$(15\sim30)\times10^9$/L，分类中多表现为中性粒细胞增多伴核左移现象；血细胞比容和血红蛋白增高常提示血液浓缩，并发 DIC 时血小板计数可呈进行性下降。见第三篇第一章休克总论。

2. 病原学检查　在抗菌药物治疗前常规培养对重症感染和不明原因发热引起的休克有重要的诊断与鉴别诊断价值，特别是药物敏感试验更能及时、准确、有效的为抗生素选择提供有价值的信息。临床较常用的培养主要包括血培养、尿培养、痰培养、便培养、各种分泌物培养、骨髓培养、相关介入性管路培养等。鲎溶解物试验（LLT）有助于内毒素的检测。

3. 血液生化检查　根据患者具体情况检查相关项目，结果将有利于对休克的进展、治疗转归的监测及对各重要脏器功能的了解。

4. 血气分析　有助于对低氧血症及酸碱平衡情况的了解及病情评估，对调整治疗有一定的帮助。

5. 胸穿、腹穿或骨穿　有助于原发病的诊断和鉴别，能为临床诊断提供可靠依据。

6. 影像学检查　相关部位摄片或 CT 检查有助于确定感染源，对原发病诊断具有很好的提示价值，对病情不稳定而不允许进行搬动者也可采用超声波检查，对寻找原发病变及感染部位也有较好的提示作用和诊断价值。

7. 心电图及其他检查　可依病情需要选择，可参见休克总论。

8. 其他检查

（1）C- 反应蛋白（CPR）　对感染有重要提示意义，一般正常范围为 0～3 mg/L，在炎症后 6～8 h 血清

CRP 即开始迅速升高增加，48 h 内达到峰值。

（2）血浆降钙素原（PCT） 正常血清浓度 < 0.05 μg/L，当 PCT > 0.5 μg/L 提示存在急性感染的可能，> 2 μg/L 则提示多有严重的细菌性感染。

【临床常用监测项目】

1. 血流动力学监测 血流动力学指标可受多种因素影响，某单一指标或瞬间数据并不能正确反映真实结果，因此，必须注意参数的连续性变化。在进行整体分析时特别要注意结合患者的临床症状、体征等对多项检测指标给予综合性评估，常用的检测指标详见休克总论。

2. 氧供（DO_2）、氧耗（VO_2）、氧利用率（O_2UC）监测 感染性休克多以血流分布异常和组织摄取、利用氧能力降低为特点，监测 DO_2、VO_2、O_2UC 有利于评估患者的氧合状态、病情变化及预后，对指导临床治疗有重要的参考价值。

3. 呼吸功能监测 感染性休克对肺功能有较大的影响，尤其引发的急性肺损伤常致肺内血液分流及通气 / 血流比例失调，加强呼吸功能的监测有利于对急性呼吸功能不全的诊断和防治。

4. 肾功能监测 急性肾损伤是感染性休克常见的并发症，并由此极易诱发多器官功能障碍综合征。肾功能状态监测可以早期发现、早期诊断急性肾损伤，为对其预防和及时治疗提供可靠的依据。

5. pHi（胃黏膜内 pH）监测 感染性休克血流动力学变化发生较早，胃肠道血流受影响可引起 pHi 较早发生变化，监测 pHi 对感染性休克的诊断、治疗、预后观察均有重要意义。

【诊断与鉴别诊断】

一般情况下感染性休克的诊断并不困难。对近期有感染症状或证据，或创伤、手术后发生局部感染，伴有 SIRS 反应及轻度烦躁、面色苍白、脉搏细速、尿量减少，即应考虑发生休克的可能；如同时伴低血压（SBP < 90 mmHg，MAP < 65 mmHg 或 SBP 下降 > 40 mmHg）及高乳酸血症（ > 1 mmol/L）即可确立诊断。

【抢救与治疗措施】

处理原则 休克未纠正之前应尽快改善微循环，逆转休克状态，同时积极治疗感染病灶；在休克纠正以后应继续抗感染或消除感染病灶巩固治疗效果。

（一）早期液体复苏

“白金 6 h 液体复苏”是近年来提出的基本原则，早期液体复苏的目标应达到：①中心静脉压（CVP）8 ~ 12 mmHg（1.07 ~ 1.60 kPa）。②平均动脉压（MAP）≥65 mmHg。③尿量≥0.5 mL/（kg·h）。④中心静脉血氧饱和度（$ScvO_2$）或混合静脉血氧饱和度（SvO_2）应分别≥0.70 或≥0.65。对于乳酸水平升高的患者应将乳酸或乳酸清除率降至正常水平。

复苏液体选择应以严重脓毒症和感染性休克一线复苏使用的晶体液为主，对需要大量晶体液复苏者可适当给予白蛋白，但不推荐使用羟乙基淀粉。在进行液体冲击治疗时，可在 30 min 内静脉输注晶体溶液 500 ~ 1 000 mL，或胶体溶液 300 ~ 500 mL，并判断患者对液体的反应性（血压回升、尿量增加）及耐受性（有无血管内容量过负荷的证据）。

（二）合理使用血管活性药物

在病理生理改变上感染性休克与其他类型休克的不同之处在于毛细血管床容积的变化发生较早，因此，对于存在血流分布紊乱的患者早期使用血管活性药物是救治的重要环节。目前临床上多在补液及酸中毒纠正后，如果血压仍不回升或回升不理想时可以使用此类药物。用药原则应根据血流动力学参数选择药物种类，或采取小剂量、早应用、尽快停药的方式。

1. 去甲肾上腺素 是目前被推荐的首选升压药物，初始治疗目标为 MAP≥65 mmHg。

2. 肾上腺素 一般不作为感染性休克初始治疗的血管升压药物，但需要额外增加药物以维持足够血压时，可采用肾上腺素单独或与去甲肾上腺素合用。

3. 血管加压素 不宜单独应用低剂量血管加压素治疗感染性休克，但在抢救治疗时为将 MAP 提升至目标值或为了减少去甲肾上腺素的使用剂量，可在去甲肾上腺素治疗基础上加用血管加压素，最大剂量为0.03 U/min。

4. 多巴胺 目前多巴胺仅用于替代去甲肾上腺素的治疗，适用于高选择性伴有低心动过速风险及绝对或相对心动过缓的感染性休克。

5. 去氧肾上腺素 目前基本不采用去氧肾上腺素治疗脓毒性休克，相对适应证为：①采用去甲肾上腺素引起严重心律失常者；②监测显示心排血量较高，而血压持续较低者；③当联合应用强心药和（或）升压药和低剂量血管加压素无法达到目标MAP者，仅作为抢救治疗应用。

6. 多巴酚丁胺 主要适用于：①心脏充盈压增高和低心排血量提示为心功能不全者；②尽管循环容量已经补足或MAP已经达标，但仍然表现为持续性低灌注者。在采用多巴酚丁胺试验性治疗时，最大剂量以不超过20 μg/(kg·min)为宜。

（三）控制感染

1. 抗生素的使用 合理、有效的抗生素应用是感染性休克救治的主要手段之一，临床多采用"降阶梯"抗生素选用原则，并在确诊1 h内将静脉给予有效抗生素作为治疗目标；待病情稳定后或病原学检测结果确定后再进行针对性治疗或采用降阶梯治疗措施。具体实施时应注意以下几个方面的问题：

（1）对于危及生命的重症感染与感染性休克早期应采用广谱、强效抗菌药物，抗菌谱要尽量覆盖革兰阴性菌、阳性菌，而且要保证足够的组织浓度，在无确切细菌培养结果及药敏试验之前不要轻易改用窄谱抗生素。

（2）早期抗感染的经验疗法包括使用一种或多种覆盖潜在病原微生物的广谱抗生素，并具有良好的组织穿透力。①社区性感染伴休克：可首选莫西沙星、环丙沙星、氧氟沙星等喹诺酮类抗生素；②院内获得性严重感染：尽量选用碳青霉烯＋氨基糖苷类/喹诺酮类，或大环内酯类等耐药菌有效的药物；③耐药菌感染：对疑似假单胞菌、耐甲氧西林（MASA）及其他耐药菌、或多重耐药菌感染采用碳青霉烯、万古霉素、利奈唑胺、米诺环素、替加环素等有效抗生素进行治疗或采用联合用药的原则。具体选择可参见第七篇第三章医院获得性感染的抗菌药物选择，第四章侵袭性真菌感染的抗菌药物选择。

（3）对怀疑或确定为厌氧菌感染者除选用广谱兼对厌氧菌有效的抗生素药物外，还应适当加用对厌氧菌有确切疗效的药物。

（4）一般经验性抗生素联合治疗不应超过3～5天，而且需每日重新评估抗生素疗效，一旦获得药敏结果应立即降为最合适的抗生素。

（5）如若疑为支原体等非典型病原体感染可选择大环内酯类抗菌素或阿奇霉素，而且疗程要足够。

（6）感染性休克易伴发MODS，因此抗生素的选择上要特别注意避免药物对肝、肾功能损害。

2. 手术处理原发感染灶 需尽早寻找、诊断或排除可能的感染源，一旦确诊12 h内应采取创伤最小的有效干预。临床可以根据原发病灶不同采用经皮穿刺引流术、局部切开引流术或病灶切除术，应及时拔出可能引起感染的置管。特别值得强调的是对于有手术指征的外科感染性休克应采取灵活积极的态度，在休克有所改善或好转后即应予以手术治疗，切莫由于等待而丧失手术时机。

（四）纠正酸中毒

感染性休克与其他类型休克不同之处是代谢紊乱发生较快，临床上酸中毒常较严重，对血容量的恢复及血管活性药物的疗效有重要影响。因此，及时补充碱性药物纠正酸中毒是重要的治疗环节。但对于低灌注导致的乳酸酸中毒（pH≥7.15）则不推荐使用碳酸氢钠。

（五）肾上腺皮质激素

在液体复苏和血管升压药对脓毒性休克低血压改善效果不明显时可酌情采用大剂量、短疗程肾上腺皮质激素冲击治疗；但对经充分液体复苏或使用血管活性药物已经恢复血流动力学稳定者，不推荐使用此类药物。如有氢化可的松则不选用地塞米松，氢化可的松可以作为首选，剂量300 mg/d；没有氢化可的松可采用氟氢可的松，50 μg/d，口服，对于应用氢化可的松者也可同时使用氟氢可的松。停用血管升压药同时便可停用激素治疗。

（六）对症治疗

1. 氧疗 对低氧血症或发绀者应及时采用鼻导管、面罩等方式进行氧疗，对严重低氧血症或出现呼吸衰竭者应适时采用人工呼吸机辅助呼吸。

2. 营养支持 重症感染及感染性休克应如何进行营养支持治疗不仅取决于休克的不同时期和严重程度，还与患者的原发病密切相关。一般此类患者多处于应激反应的高代谢状态，机体消耗较大，免疫功能下降，因此，营养支持较其他类型的休克显得更为重要。详见第八篇危重症代谢与营养支持。

（七）防治各种并发症

感染性休克引起各种并发症的概率较其他类型休克更多见，发生的速度更快，故应采取各种有效的预防措施。

■ 课后练习题

1. 感染性休克与脓毒性休克有何异同?
2. 根据血流动力学特点感染性休克临床分为几种类型？各自临床表现有哪些?
3. 简述感染性休克早期液体复苏的目标。
4. 简述如何合理使用血管活性药物。
5. 简述感染性休克抗生素使用应注意的问题。
6. 简述感染性休克时手术处理原发感染灶的基本原则。

（王育珊）

✔ 习题与答案

第三章

心源性休克

目的要求

掌握：心源性休克的基本概念、血流动力学特点、诊断与鉴别诊断。
熟悉：心源性休克的常见病因；临床表现与强心药物、血管活性药物的应用。
了解：了解心源性休克强心药物应用注意的问题。

心源性休克（cardiogenic shock）是指心脏泵功能严重障碍致使心输出量不能满足重要脏器和组织代谢需求所引发的临床综合征，是休克中的危重类型。血流动力学特征表现为显著的、持续（＞30 min）的收缩压降低（＜80 mmHg），心脏指数明显降低[＜1.8 L/（min·m^2）]，而左心室充盈压升高（PCWP＞18 mmHg）。临床表现为左室充盈压增高和心排血量减少引发的症状与体征；急性心肌梗死（AMI）为最常见原因，病死率较高。

【病因】

1. 心肌病变　此类病变主要引起心肌收缩力低下，致使心脏指数明显降低、左心室充盈压升高。见于冠心病、急性心肌梗死、扩张型心肌病、肥厚型心肌病、心肌炎、心脏手术后低心输出量综合征等，其中急性心肌梗死伴心源性休克占15%～30%，多提示梗死心肌面积超过左心室面积的40%以上，尤以老年人多见，且易发生在AMI早期。

2. 心室压力负荷过重　主要见于高血压病或继发性高血压病、主动脉瓣狭窄、梗阻型心肌病等引起心室射血功能障碍，左心室充盈压升高，心脏指数明显降低。

3. 心室容量负荷过度　此类病变主要引起左心室充盈压升高，失代偿时心肌收缩力低下，致使心脏指数明显降低。以主动脉瓣关闭不全、二尖瓣关闭不全、某些由左至右分流的先天性心脏病（室间隔缺损、动脉导管未闭等）为主要病因，也可见于急性心肌梗死引起的急性乳头肌断裂或功能不全、心室室壁瘤及其破裂、室间隔穿孔、隔膜或游离壁破裂等并发症所致。

4. 心室舒张期顺应性减低　此类病变主要引起心肌收缩力下降，致使心脏指数明显降低、左心室充盈压升高。主要见于冠心病、高血压、梗阻型心肌病及伴有左心室肥厚的疾病。

5. 严重心律失常　此类病变主要引起心脏指数明显降低。多以各种类型的快速性室性心律失常为常见病因，但也可由快速型室上性心律失常或过于缓慢的房室传导阻滞引起，如心室颤动或扑动、阵发性心动过速、高度房室传导阻滞等。

6. 心外疾病　由来自体静脉或右心腔的血栓、羊水栓子、脂肪栓子、癌栓和右心心内膜炎赘生物或肿瘤脱落等所致的大面积肺栓塞，可因栓子的机械性直接作用和栓塞后化学性与反射性机制引起的血流动力学严重异常进而导致休克发生。另外，吸入刺激性气体、急性坏死性胰腺炎、药物或毒物中毒、静脉补液过量、胸部外伤引起的心脏挫伤等也可引起心肌收缩力下降或心脏顺应性降低以及负荷过重。

【临床表现】

1. 原发性心脏病变的症状与体征　由于引起心源性休克的病因不同，其临床表现也有各自特征。如突发性的心前区或胸骨后疼痛；无其他原因可解释的胸闷、气短或呼吸困难；咳粉红色泡沫样痰、咯血等。查体多可发现心界扩大、心律失常、心音减弱或出现第三心音、第四心音以及闻及病理性杂音。

2. 严重心律失常的表现 特别是以多发性或多源性室性早搏、室性心动过速或室颤、快速性房颤、快速性室上性心动过速为多见，也可以见于高度房室传导阻滞等严重的缓慢性心律失常。

3. 休克的临床表现 见本篇第一章休克总论。

4. 心力衰竭的表现 部分患者可同时存在急性或慢性心力衰竭的表现。

5. 血流动力学改变 主要表现为显著的、持续（ >30 min）的收缩压降低（ <80 mmHg），心脏指数明显降低[<1.8 L/(min·m^2)]，而左心室充盈压升高（PCWP >18 mmHg）。

【辅助检查】

1. 心肌酶学 心肌酶学是心源性休克的诊断与鉴别诊断的重要依据，多以血清磷酸肌酸激酶（CK）及其同工酶（CK–MB）、谷草转氨酶（GOT）及其同工酶、乳酸脱氢酶（LDH）及其同工酶为常规检查项目；有条件时可提检血清肌钙蛋白 I 或肌钙蛋白 T（cTnI、cTnT）、肌红蛋白（MB）等更有利于对急性心肌梗死及心肌损伤的早期诊断。

2. 心电图 在心源性休克的诊断中具有一定的鉴别诊断意义，特别是对急性心肌梗死及严重心律失常的诊断具有一定的特异性。

3. 影像学检查 超声心动图为最常用的方法，有利于病因查找、心功能评定、评估瓣膜状态，并可确定或排除可疑的心包填塞。胸部 CT 有助于了解心影形态与肺内情况，对原发病、发病诱因及病变严重程度了解和诊断有一定的协助；冠脉造影是了解冠脉状态、决定是否行介入治疗的先决条件，适用于急性心肌梗死的早期检查。

【血流动力学监测】

中心静脉压（CVP）、肺毛细血管楔压（PCWP）、心输出量（CO）、心脏指数（CI）、平均动脉压（MAP）、左室充盈压（LVFP）、每搏变异度（SVV）等血流动力学指标对诊断、临床观察、药物疗效判定均有重要的临床指导意义。详见休克总论。

【诊断与鉴别诊断】

新发生的急性心肌梗死、急性心力衰竭或原有心脏病变突然症状加重是心源性休克的重要原因或诱因，对诊断确立具有重要的参考价值；特别是同时伴发血流动力学不稳定，出现血压下降（收缩压 <80 mmHg 或原有高血压者血压突然下降达 40 mmHg），LVFP、PCWP（ >18 mmHg）、CVP 增高，CO、CI（ <1.8 L/min·m^2）水平下降；以及脉搏细速、节律不规整，或出现低心排血量综合征（皮肤湿冷、黏膜苍白或发绀、烦躁不安或神志不清、尿量减少等组织灌流不良的表现），即可诊断为心源性休克。

诊断过程中要特别注意对既往心脏病病史的询问，无心脏病既往史者应注意查找发病诱发因素，同时注意排除其他类型休克。

【抢救与治疗措施】

（一）病因治疗

针对心源性休克的不同病因给予相应的及时治疗是抢救的根本措施，目的是使心排血量尽快达到保证周围组织与重要器官有效灌注的水平。

1. 急性心肌梗死 对急性心肌梗死给予积极的处理，可根据患者的具体情况采用扩冠药物、冠状动脉支架置放术、溶栓术、经皮冠状动脉成形术（PTCA）或择期冠状动脉 – 主动脉旁路移植术（GABG）。对疼痛者可临时使用吗啡、盐酸哌替啶（杜冷丁）等止痛剂，必要时可重复使用，相关用药可参考第五篇第二章第一节急性冠脉综合征。

2. 严重心律失常 应及时有效的控制严重心律失常，尽快使用有效的抗心律失常药物，药物治疗无效时可采取紧急直流电复律或人工心脏临时起搏术，并尽快查找病因采取针对性治疗。①如对致命性室性期前收缩、室性心动过速或心室颤动者可采用胺碘酮 300 mg（或 5 mg/kg）稀释后静脉注射；必要时可追加 150 mg，维持用药多以 1 mg/min 速度持续滴注 6 h，待病情平稳后再减至 0.5 mg/min 维持 18 h。②也可酌情采用利多卡因，首次剂量可以 1～2 mg/kg 静脉注射，无效时可于 5～10 min 后重复使用；③对于无脉性室性心动过速者首先给予 1 次电除颤后立即开始 CPR，或立即给予高质量的持续 CPR 治疗。电复律的电能采用 100～200 J（双向波除颤仪）或 360 J（单向波除颤仪），病情得以控制后改用胺碘酮（用法同下）或利多卡因 1～4 mg/min 静脉滴注维持 24～72 h。对伴发严重心力衰竭或肝功能障碍的老年人应注意该药的不良反应，如病情已稳定可停药或改用口服抗心律失常制剂。④对快速房扑、房颤或房速者可采用维拉帕米 5～10 mg 静脉注射或普罗帕酮 2 mg/kg 静脉注射；病情稳定后可改用口服制剂。

（二）一般性治疗

见第三篇第一章休克总论。

（三）纠正低氧血症

及时供氧提高动脉血氧含量非常重要。神志清醒者可采用鼻导管或面罩以 5～6 L/min 高流量方式吸入；神志不清或伴有上述方法不能纠正的低氧血症者应采用人工呼吸机辅助呼吸，但由于 PEEP 对心室前负荷和心输出量有不利影响，使用应谨慎。

（四）改善低血容量

心源性休克多由于心肌收缩力减弱或心肌舒张功能失调所致，一般血容量不足不占主要地位，因此补液量不宜过多，速度不宜过快，补液应视血容量不足的程度和输液后的反应性决定。有条件时应根据血流动力学监测指标进行调整。

（五）血管活性药物的应用

血管活性药物在心源性休克治疗中占有一定的位置，对血压较低或一般状态较差者应及时给予血管活性药物。

1. 多巴酚丁胺　比多巴胺有更强的受体选择性、作用更突出，对心率和外周血管阻力影响小，治疗剂量通常为 5～10 μg/（kg·min）。

2. 多巴胺　药效呈剂量依赖性，小剂量可舒张外周血管，中等剂量可改善心功能，大剂量可增加全身血管阻力、增加心率。目前研究表明，大剂量多巴胺可导致心动过速，易诱发心律失常，并增加心肌耗氧量，故用于心源性休克治疗时应慎重。

3. 去甲肾上腺素　兼有 α 和 β 肾上腺素受体作用，多用于对多巴胺及多巴酚丁胺治疗反应差的心源性休克，治疗剂量从 1～2 μg/（kg·min）开始，依血压逐渐调整剂量。

（六）强心药物的应用

心源性休克特别是由急性心肌梗死所致者常常同时伴发急性心力衰竭，强心治疗常是不可缺少的治疗措施，相关用药详见第四篇第四章急性心力衰竭的治疗。强心药物的应用应注意的问题：①在急性心肌梗死发生的 24 h 之内应尽量避免使用洋地黄类强心药；②非心肌梗死所致的休克同时伴有心力衰竭又无洋地黄使用禁忌时，可使用西地兰或毒毛花苷 K；③选用非洋地黄类强心苷是目前临床上的一个重要方法，常用药物主要有氨力农、米力农，以及多巴胺、多巴酚丁胺等；④某些中药制剂有较好的升压、强心效果，特别是生脉注射液、参附注射液在急性心肌梗死所致泵衰竭的治疗中受到了临床的关注。

（七）机械性辅助循环

近年来介入性治疗及机械辅助循环在心源性休克的抢救治疗中得到较快发展，多用于经上述治疗后休克无法纠正者，目前用于临床的主要技术包括：主动脉内球囊反搏术（IABP）、体外反搏术、左心室辅助泵、双心室辅助泵等。特别使用 IABP 要比单纯药物治疗明显提高存活率，只要患者没有明显禁忌证（如主动脉瓣关闭不全，盆腔动脉栓塞性病变），且有可能接受手术治疗者，应采用 IABP 治疗。

（八）并发症的治疗

加强呼吸功能支持、保护肾功能、防治凝血功能异常等措施是心源性休克治疗的重要组成部分，对临床预后有重要意义。

■ 课后练习题

1. 何为心源性休克？血流动力学有何特点？
2. 如何诊断心源性休克？
3. 简述心源性休克的常见病因与临床表现。
4. 简述心源性休克常用血管活性药物的特点。
5. 简述心源性休克强心药物应用须注意的问题。

（王育珊）

习题与答案

第四章 失血性休克

目的要求

掌握：失血性休克的基本概念、临床表现、失血量与休克程度的评估。

熟悉：失血性休克的常见病因；血管活性药物的应用、抗生素使用应注意的问题。

了解：失血性休克的发病机理、临床常用监测项目与意义、实验室及相关辅助检查的意义。

失血性休克（hemorrhagic shock）是指各种原因引起较大血管破裂出血或局部严重渗血致使机体有效血容量急剧下降，进而发生以急性贫血和循环衰竭为特征的临床综合征。一般当急性失血量超过全身总血容量的 20%（800～1 000 mL）以上即可发生休克。此类休克的预后与失血量、发生速度、组织低灌注对细胞造成损伤的程度、治疗开始的时间、液体复苏的方法和效果等密切相关。失血性休克一直归类为低血容量性休克，而创伤性失血是发生低血容量休克最常见的原因。

【病因】

1. 消化道大出血　胃溃疡、十二指肠溃疡、肝硬化、急性胃黏膜病变等引起的上消化道大出血，或由肠道炎性病变、直结肠及肛管等疾病所致的下消化道大出血。

2. 严重外伤及脏器损伤　肝破裂、脾破裂、骨盆骨折、多发伤、复合伤等严重外伤所致的大血管断裂引起的大出血。

3. 妇产科疾病　宫外孕破裂、胎盘早期剥离、产后大出血、子宫破裂等引起的大出血。

4. 手术损伤　手术过程中损伤大血管或血管结扎处理不当所致的大出血或严重渗血。

5. 血液系统疾病　血友病、原发性血小板减少性紫癜等血液系统疾病所致大出血。

6. 肺部疾病　肺结核、支气管扩张症、肺脓肿、肺及支气管癌肿等引起的大咯血。

【临床表现】

1. 急性出血征象　根据引起出血原因的不同，临床可表现为大呕血、便血或柏油样便；严重的鼻出血、伤口出血、术后引流管内出血或缝合口出血及大面积渗血、阴道流血等。

2. 急性贫血征象　其表现与失血量成正比，临床上常表现为颜面、睑结膜、甲床苍白，口渴、大汗、四肢湿冷及神志改变。部分内失血所致的休克常常以突发的急性进行性贫血为特征性改变，应引起高度警惕。

3. 休克的征象　表现为血压低、脉搏细速或不能触及、皮肤湿冷、意识改变、心率快、尿量少等（见本篇第一章休克总论）。

4. 原发病的表现　根据原发病的不同临床表现不一，应注意病史及既往史的询问。

【辅助检查】

急性失血性休克大多发生急、进展快，病情凶险，一般根据临床表现、病史、既往史即可作出诊断，但实验室检查对诊断及抢救有重要的临床指导价值。一般除非必需，很少在急性出血期做需要移动的辅助性检查。

1. 血型　是准备抢救输血的最重要依据,但在紧急情况下可请求血库配血时协助检测血型。

2. 血常规　是评估输血量及决定输血成分的最重要依据,对病情危重程度及转归的判定有重要意义。但值得强调的是,临床并不推荐以单次的血细胞比容指标来评估出血程度。

3. 血小板计数及凝血检测　包括国际标准化比值(INR)、活化部分凝血活酶时间(APTT)、纤维蛋白原和血小板计数,对病因推断及病情进展具有参考性指导意义,但不应单独以 INR 和 APTT 来指导止血治疗。

4. 血栓弹力图(thromboela-stogram,TEG)　是反映血液凝固动态变化(包括纤维蛋白的形成速度、溶解状态和凝状的坚固性、弹力度)的指标,可用于评估创伤后凝血改变的特征和指导止血治疗。

5. 非蛋白氮(BUN)、血肌酐测定　有助于了解肾功能状态、估计循环血液浓缩及上消化道出血时肠道内血红蛋白分解代谢情况。

6. 其他化验检查　在大量输血及补液过程中尚应注意监测血糖、电解质、尿糖、尿常规等。血清乳酸浓度和碱缺失近年来成为评估和监测出血与休克程度的敏感指标。

7. 穿刺术　对无外在出血表现又怀疑为失血性休克者,必要时应行胸腔、腹腔或后穹窿试穿术。

8. 影像学评估　对造成出血的原发病或损伤部位判定有参考意义,特别是对于可疑躯干损伤者早期进行影像学评估(FAST 或 CT)可以及时发现胸腹腔的游离液体。

【监测】

有效的监测可以对低失血休克治疗反应做出正确、及时的评估与判断,有利于指导和调整临床治疗计划、改善患者预后。

(一) 一般性临床监测

监测指标包括心率、血压、皮温与色泽、尿量和精神状态等,见第三篇第一章休克总论。

(二) 血流动力学监测

1. BP 与 MAP 监测　一般有创动脉血压(IBP)较无创动脉血压(NIBP)高 5 ~ 20 mmHg,并可连续显示血压的即时变化。而当患者持续处于低血压状态时 NIBP 常常难以准确反映大动脉实际压力,因此,对于此类休克宜采用 IBP 测压。

2. CVP 和 PAWP 监测　仍为目前临床最常用的和易于获得的压力监测指标,可以间接反映前负荷容量状态,采用压力监测指标指导补液和反映容量变化具有一定局限性,但有助于了解机体对液体复苏的反应性和及时调整液体复苏治疗方案。

3. CO(心输出量)和 SV(每搏输出量)监测　由于 CO 与 SV 有不同程度降低,连续监测有助于动态判断容量复苏的临床效果与心功能状态。

4. 每搏量变化率(SVV)与脉压变化率(PPV)　SVV 是指一段时间内心脏每搏输出量的改变,等于 SV 最大与最小差值比上平均 SV,PPV 同理。常由无创监测测得,具有较好的容量状态评价作用。

(三) 氧代谢监测

氧代谢监测改变了目前对休克的评估方式,并使休克救治由血流动力学指标调整转向氧代谢状态的调控。

1. 动脉血气分析　根据动脉血气分析结果可鉴别体液酸碱紊乱性质,及时纠正酸碱平衡,调节呼吸机参数。碱缺失可间接反映血乳酸的水平。当休克导致组织供血不足时碱缺失下降,提示乳酸血症的存在。碱缺失与血乳酸结合是判断休克组织灌注较好的方法。

2. 动脉血乳酸监测　动脉血乳酸水平是反映组织缺氧的高度敏感的指标之一,其增高常较其他休克征象出现的早。持续动态的动脉血乳酸以及乳酸清除率监测对休克的早期诊断、判定组织缺氧情况、指导液体复苏及预后评估具有重要意义。

3. pHi 监测　pHi 能够反映肠道组织的血流灌注情况和病理损害,同时能够反映出全身组织的氧合状态,对评估复苏效果和评价胃肠道黏膜内的氧代谢情况有一定的临床价值。

【诊断及鉴别诊断】

1. 诊断　对具有内源性或外源性出血表现,同时伴有口渴、脉搏细速、血压低、脉压小、少尿或尿闭等改变时,一般诊断失血性休克多不困难。值得特殊强调的是某些创伤或手术后造成的内脏缓慢性出血,临床过程常常隐蔽,若不警惕极易发生漏诊或误诊。因此,对有引起或诱发出血高危因素者,当出现急性或不可解释的进行性贫血,首先应注意存在失血性休克的可能。

2. 失血量与休克程度的评估　目前尚缺乏可靠的方法。一般成人平均血容量约占体重的 7%(或 70 mL/kg),也就是说体重 70 kg 的人血液容量大约为 5 L。失血程度的评估原则上以失血量占有效血容量百分比的方法较为客观、准确,但临床具体操作难度较大;但如果将血压、脉搏等临床相关综合指标整合在一起进行评估,则有利于失血程度的分级,见表 3-4-1。大量失血一般是指 24 h 内失血超过估计的血容量,或 3 h 内失血量超过估计血容量的一半。

表 3-4-1　失血分级与临床相关表现的判定(以 70 kg 体重为例)

参数	Ⅰ级	Ⅱ级	Ⅲ级	Ⅳ级
失血量(mL)	< 750	750 ~ 1 500	1 500 ~ 2 000	> 2 000
失血量(%)	< 15%	15% ~ 30%	30% ~ 40%	> 40%
心率(次 /min)	< 100	> 100	> 120	> 140
血压	正常	下降	下降	下降
呼吸频率(次 /min)	14 ~ 20	20 ~ 30	30 ~ 40	> 40
尿量(mL/h)	> 30	20 ~ 30	5 ~ 15	无尿
神经系统	轻度焦虑	中度焦虑	萎靡	昏睡

另外,也可采用休克指数进行评估,休克指数 = 脉率 / 收缩压,正常值为 0.5,表示血容量正常;指数 =1,为轻度休克,失血量为 800 ~ 1 200 mL(占总血量 20% ~ 30%);指数 > 1,失血量为 1 200 ~ 2 000 mL(占总血量 30% ~ 50%)。

【抢救与治疗措施】

总体抢救原则同休克总论,值得特殊强调的是有效止血和液体复苏是治疗失血性休克的根本措施。对于出血部位明确且早期复苏无效者,应立即采取控制出血的措施;对于出血部位尚不明确者应立即进行进一步的检查。对于轻、中度休克抢救治疗的重点是止血的同时抗休克,对危重者抗休克则是救治的重点,同时要兼顾止血。

(一) 控制出血

在补充血容量的同时应尽快止血,并要根据病因的不同采用不同的止血方式。需要紧急手术止血的患者应尽可能缩短其受伤至手术的时间间隔,对于四肢开放性损伤应在手术止血之前应用止血带或局部压迫的方法控制致命性的大出血。

1. 药物止血　多用于没有手术指征的咯血、呕血、便血、鼻出血、阴道出血等情况的救治,亦可作为有手术指征出血者的辅助治疗。常用药物与使用方法详见附录止血药物。

2. 手术止血　对各种创伤所致出血部位明确、存在活动性失血的休克患者可及时采取压迫、填塞、包扎等措施暂时控制出血,待血压平稳后再手术治疗彻底止血。对难以用临时止血措施控制的肝、脾破裂出血、宫外孕破裂等危重性出血,应在积极补充血容量的同时做好术前准备,抓住时机尽早实施手术或介入性治疗,切忌因血压低而错过抢救最佳时机。

(二) 液体复苏

液体复苏是失血性休克早期救治的关键和首要措施,多年来尽快建立静脉通道,大量补液恢复有效血容量,尽快提升血压和平均动脉压以保证组织的血液灌注和氧供,并为此而实施的"充分液体复苏或积极液体复苏"策略,一直是指导临床救治的基本原则。但近年来随着对失血性休克病理生理发病机制和防治研究的不断进步，国外学者提出了限制性液体复苏、小剂量液体复苏或延迟性液体复苏的理念。

限制性液体复苏是指机体处于活动性出血伴发休克时通过控制液体输注速度和输液量，将血压维持在有效保障重要器官血供的较低水平，直至彻底止血后使机体的代偿机制和液体的复苏作用都得到充分发挥，从而达到理想的复苏效果，这也是降低非控制性失血性休克（uncontrolled hemorrhagic shock，UHS）早期死亡率和后期多器官功能障碍综合征（ multiple organ dysfunction syndrome，MODS）发生的重要手段。因此，液体复苏的补充量应该以失血性休克是否得到有效控制为前提。补充血容量并不是单纯输血，而应该是依个体化需要选择补充晶体、胶体，应该强调的是，对失血性休克给予成分输血。目前认为，液体复苏时选用晶体或胶体同样有效。见第三篇第一章休克总论。对失血性休克临床较常用的液体有：

1. 晶体溶液

（1）生理盐水　是液体复苏最常使用、最方便的液体，其优点是等渗。但由于其中氯离子含量较血浆高50%，因此大量输注时可能会引起高氯血症而加重酸中毒。另外，由于等渗晶体液输入后仅25%～30%存留在血管内，其余部分均会自由通过血管壁而外渗，由此大量输入生理盐水可能会引起明显的组织水肿和肺水肿，并造成血管内皮细胞损伤、凝血功能障碍等，临床紧急救治时应注意输注剂量及与胶体液的比例。

（2）乳酸林格液　临床又称平衡液，电解质含量与血浆相似，呈轻度低渗。曾在失血性休克中被广泛使用，近年研究发现其具有激活免疫反应及诱导细胞损伤的作用，进而增加休克患者晚期并发症发生。因此现提倡适量与其他液体同时应用。

（3）高渗盐水　是小剂量液体复苏常用液体，多采用4.5%～7.5%盐水，按2～4 mL/kg的总量，在15 min左右输入。实践表明高渗盐水具有快速补充血容量、有效地改善微循环和恢复氧输送能力、减轻缺血/再灌注引起的组织器官损伤、调理机体免疫功能、良好的胃肠道保护的作用，特别适用于不宜大量补液或低钠血症的患者。但过量使用有发生高氯血症危险，不适用于高渗状态的患者。

（4）葡萄糖溶液　除了配合能量补充或稀释药物所需外，无论是等渗还是高渗溶液都不适于作为液体复苏的扩容剂。

2. 胶体溶液　胶体溶液包括血浆及其代用品，是临床休克抢救的重要与常用液体，能提高血浆胶体渗透压进而扩充血容量。在血压较低、又不能及时给予输血的情况下，常可首先使用血浆代用品。临床上常用的制剂有：冻干或新鲜健康人血浆、人血白蛋白、右旋糖酐、羟乙基淀粉代血浆等，用法见表3-4-2。采用胶体液进行复苏时，应注意不同胶体液的安全性问题，特别是部分制剂在使用中应注意有无过敏反应，大剂量应用时有出血倾向，肾功能或心功能障碍时应慎用。

表3-4-2　血浆及其代用品

临床常用胶体	制剂与规格	用法及用量	主要成分
血浆与蛋白			
冻干健康人血浆	每瓶相当于400 mL全血	用5%葡萄糖溶液200 mL稀释后静脉滴注	血浆
新鲜血浆	每单位相当于200 mL全血	直接静脉输注	血浆
人血白蛋白	25%20 mL/瓶，含白蛋白5 g	直接静脉输注	白蛋白
右旋糖酐类			
右旋糖酐70（中分子右旋糖酐）	500 mL/瓶	每日用量<1000 mL直接静脉输注	多聚葡萄糖
右旋糖酐40（低分子右旋糖酐）	250 mL/瓶或500 mL/瓶（6%，10%）	每日用量<1000 mL直接静脉输注	多聚葡萄糖
右旋糖酐10（小分子右旋糖酐）	500 mL/瓶	每日用量<1000 mL直接静脉输注	多聚葡萄糖

续表

临床常用胶体	制剂与规格	用法及用量	主要成分
羟乙基淀粉类			
706 代血浆	500 mL/ 瓶（6%）	每日最大剂量 $<$ 1 000 mL	低分子羟乙基淀粉
羟乙基淀粉 200/0.5 氯化钠（贺斯）	500 mL/ 袋（3%，6%，10%）	500 ~ 1 500 mL/24 h 直接静脉输注	中分子羟乙基淀粉 200/0.5
羟乙基淀粉 130/0.4 氯化钠（万汶）	500 mL/ 袋（6%）	500 ~ 4 500 mL/24 h 直接静脉输注	中分子羟乙基淀粉 130/0.4
明胶类			
707 代血浆（血代）	500 mL/ 瓶（20 g）	每日最大剂量 $<$ 2 000 mL	多肽明胶
琥珀酰明胶（血定安）	500 mL/ 瓶（4%）	500 ~ 1 500 mL/3 h 直接静脉输注	改良液体明胶

3. 输入全血或成分输血　血液资源必须加以保护、合理应用，避免浪费，杜绝不必要的输血。临床医师应严格掌握输血适应证，正确应用成熟的临床输血技术和血液保护技术，包括成分输血和自体输血等。是否输血取决于患者的血容量和血液中的有形成分丢失的多少。常用输血指标为：Hb $>$ 100 g/L 不必输血；Hb $<$ 70 g/L 应考虑输入浓缩红细胞；急性大出血的出血量 $>$ 30% 血容量，可输入全血。

在失血性休克的抢救过程中晶体液、胶体液及血液在扩容时比例可按 3∶1∶（0.5 ~ 1）计算，而严重大失血时其比例可以增至 3∶1∶（1.5 ~ 2.0）。

4. 补液量及补液速度　通常对于失血性休克液体复苏的要求是以最快的速度补充血容量，在短时间内恢复有效循环血容量，维持重要脏器血液灌注，防止休克的进一步发展。但对于未控制出血的失血性休克则多不主张快速、大量的液体复苏，应该在维持重要脏器氧供及灌注条件下允许低血压存在，即在活动性出血尚未得到控制前予以限制性液体复苏，以减少早期积极液体复苏带来的副作用。

临床上无论何种原因所致的出血都很难准确地估计失血量，一般来说，休克的时间愈长，症状愈严重，所需补充的液体量就愈多。液体复苏是否有效主要应依据输液后反应性，提示输液反应性良好、可靠的指标是：①当给予一定液体后能见到心率下降、血压回升、尿量增加、末梢循环改善；②心输出量（CO）或每搏输出量（SV）较前能增加≥12% ~ 15%。有条件也可根据血流动力学监测的 CVP、PAWP、CI、SVV 等指标进行综合性评估。

补液速度应把握先快后慢的总体原则，当休克症状缓解或血流动力学指标得到改善后即可适当减慢输液速度。在决定输液速度时除要注意到患者的临床表现外，也应注意到年龄，既往是否合并心、肺、肾等疾病及其功能状态。

（三）抢救过程中应注意的其他问题

1. 缩血管类药物的应用　失血性休克原则上慎用或禁用缩血管类的血管活性药物，因其有进一步加重器官灌注不足和缺氧的风险，仅当血压极低时或在充足的液体复苏后仍存在持续性低血压时可考虑短时间内采用；当血压回升后应尽快减量、撤除，以免加重重要器官缺血，甚至引起急性器官功能衰竭。

2. 强心药物的应用　心脏泵功能状态对大量液体复苏过程有至关重要的影响，因此，在补液过程中应注意输液速度，特别对可能存在潜在心脏病变的老年患者更应引起高度重视。对出血得到控制、补液量基本补足而血压仍偏低者，可在采用血流动力学监测并注意分析是否存在心肌收缩功能障碍，必要时可给予洋地黄类或非洋地黄类正性肌力药物。

3. 利尿药的应用　对休克尚未纠正而由于输液速度过快或液体量过多造成心功能不全者，尽量避免使用快速利尿药。

4. 预防肝性脑病　对肝硬化引起的失血性休克，抢救时应注意发生肝性脑病的可能，应注意抢救药物的选择，必要时可同时采用预防性药物或措施。

5. 预防应激性溃疡出血　休克时由于消化道黏膜急性缺血易并发急性应激性黏膜病变而引起或加重上消化道出血，可酌情给予质子泵抑制剂或 H_2 受体阻滞剂进行预防及治疗。

（四）对症治疗

课后练习题

1. 简述失血性休克的基本概念。
2. 简述失血性休克的临床表现。
3. 如何对失血性休克的失血量与休克程度进行评估。
4. 简述失血性休克的常见病因；血管活性药物的应用、抗生素使用应注意的问题。
5. 简述失血性休克液体复苏提示输液反应性良好、可靠的指标。
6. 失血性休克抢救过程中应注意哪些问题。

（王育珊）

习题与答案

第五章 过敏性休克

目的要求

掌握：过敏性休克的基本概念与临床特点。
熟悉：过敏性休克的病因与临床表现、常用抢救药物。
了解：需与过敏性休克相鉴别的病变。

过敏性休克（anaphylactic shock）是由于某些抗原物质进入特异性机体后（与相应的抗体结合）激发Ⅰ型变态反应，使大量血管活性物质释放导致（全身毛细血管扩张和通透性增加引起）循环血量急剧下降所致的临床综合征。大多发病突然，在出现休克表现的同时，常伴有喉头水肿、支气管痉挛、急性肺水肿样改变；部分患者可呈闪电样发作，无明显症状而猝然晕倒，救治不及时可在短时间内死亡。

【病因】

引起Ⅰ型超敏反应的变应原多种多样，但临床上易发生过敏性休克的抗原物质主要有：

1. 化学药物　能引起Ⅰ型超敏反应的药物又称药物性变应原，由于此类药物的分子量较小，当其进入人体与组织蛋白结合后才具有免疫原性故又称为半抗原。临床引起过敏性休克最常见、最典型的药物是青霉素，其次还可见于链霉素、头孢菌素、两性霉素B、解热镇痛药（氨基比林）、磺胺类药物、普鲁卡因、含碘造影剂，以及胰岛素、加压素、糜蛋白酶、磺溴汰、乙酰氧化物等药物。

2. 异种血清或血制品　个别患者在输入全血、成分输血或输入血浆、注射免疫球蛋白或注射破伤风抗毒素、白喉抗毒素血清时可发生速发型过敏性休克。

3. 某些动植物　个别人可能会对鱼、蟹、虾、蛋类、植物花粉及蜂类毒素产生过敏反应，严重者可发生过敏性休克。

【临床表现】

（一）易发因素

过敏性休克易发生在20～40岁的青壮年人，小儿与老年人偶有发生。绝大部分患者由药物引起，特别是以青霉素类药物过敏最为常见。

（二）发病急骤

本型休克与其他休克相比来势迅猛，大多数患者在接触致敏物质后的数分钟内发病。仅有少数患者的发病时间可以推迟至30 min以上。

（三）危重程度与过敏原剂量关系

临床表现的危重程度与过敏原剂量无关，特别是机体处于高敏状态下，即使微小剂量的致敏物质也可引起休克，应引起临床高度重视。

（四）早期临床症状

1. 一般症状　表现为口唇、手足麻木；喉部发痒、流涕不止、频繁打喷嚏；皮肤潮红、红斑，双手、足部或腹股沟部位皮肤瘙痒。

2. 喉头、支气管痉挛或水肿　表现为声音嘶哑、失语、胸闷、气短、刺激性咳嗽、呼吸困难伴有喘鸣甚至发绀、窒息感及呼吸停止引起猝死。

3. 神志改变　头晕眼花、烦躁不安或表情淡漠、抽搐、意识丧失等。

4. 心血管系统症状　低血容量性低血压（严重时可对升压药物无反应）引起的症状，如心悸、脉搏细弱、皮肤苍白、大汗伴四肢厥冷，甚至尿便失禁。

5. 其他症状　部分患者可发生恶心、呕吐、腹痛、腹泻等消化系统症状。

（五）常见体征

1. 皮肤改变　全身皮肤可见红斑或荨麻疹样斑丘疹，部分患者也可伴有血管神经性水肿，一般不超过 24 h。

2. 心血管体征变化　见本篇第一章休克总论。

上述症状和体征可单独存在也可同时发生，严重者大多数以呼吸和心血管系统反应为主，意识丧失发病者可在几分钟内迅速死亡。猝死也可发生在几天或几周后，但一般过敏反应的症状开始越晚，反应的程度越轻。在早期过敏反应消散后 4～8 h，可再次出现。

【实验室检查】

过敏性休克多发病突然，无需做特殊辅助检查多能确诊，切忌为做某项检查而贻误抢救时机。

【诊断与鉴别诊断】

临床诊断一般并不困难，绝大部分患者常有明确的药物应用、接触史或某些动植物接触或叮咬史，发病突然，临床症状迅速发生且严重，即可考虑本症成立。特别是对药物注射过程中即刻发生的全身反应，同时又难以用该药的药理作用及副作用进行解释时，就应高度怀疑为过敏性休克。

对转送来诊的此类患者如经积极治疗效果不佳或经较长时间抢救无效者，应再评估诊断的正确性及是否存在其他类型休克的可能。同时应注意与以下情况相鉴别：

1. 血管迷走性晕厥（或称迷走血管性虚脱）　患者常面色苍白、恶心、出冷汗，继而可晕厥，很易被误诊为过敏性休克。但此症无瘙痒或皮疹，昏厥经平卧后立即好转，血压虽低但脉搏缓慢，这些与过敏性休克不同。血管迷走性晕厥可用阿托品类药物治疗。

2. 遗传性血管性水肿症　这是一种由常染色体遗传的缺乏补体 C1 酯酶抑制物的疾病。患者可在一些非特异性因素（例如感染、创伤等）刺激下突然发病，表现为皮肤和呼吸道黏膜的血管性水肿。由于气道的阻塞，患者也常有喘鸣和极度呼吸困难等，与过敏性休克颇为相似。但本症起病较慢，不少患者有家族史或自幼发作史，发病时通常无血压下降、也无荨麻疹等，据此可与过敏性休克相鉴别。

3. 血管紧张素酶（ACE）抑制剂相关的反应性血管性水肿　部分患者在服用 ACE 抑制剂后的数天至数年间，发生血管性水肿，常造成非常显著的上呼吸道水肿梗阻。目前对这型血管性水肿的最佳治疗措施不清楚，但强调早期积极的气道处理。

【抢救与治疗措施】

过敏性休克的抢救不同于其他类型休克，由于发病来势迅猛，而且在与抗原物质接触后休克反应发生的时间越早说明病情越严重、进展也就越快。因此，抢救要求做到争分夺秒，发现患者即应就地抢救；转运或搬动患者容易延误抢救时机；若救治处理得当，病情常在短时间内可以得到缓解或改善。

1. 脱离过敏原　即刻停用或清除怀疑引起过敏反应的物质或脱离疑为过敏的环境。

2. 首选抢救药物　肾上腺素是抢救的首选药物，立即皮下或肌内注射 1% 肾上腺素 0.5～1 mg 或 0.01～0.3 mg/kg，必要时可根据病情需要可每 15 min 重复一次，多数患者可在用药后短时间内恢复。如果对起始的肾上腺素剂量无反应，可采用肾上腺素 0.01 mg/kg 加入生理盐水 20 mL 稀释，缓慢静脉注射；如果低血压持续存在，则以肾上腺素 2～4 μg/(kg·min) 持续静脉滴注以维持血压。

3. 改善氧供 立即给予中、高流量吸氧，并维持呼吸道通畅。

4. 建立抢救通道 迅速建立有效的静脉通路，以保证抢救药物及时输入；必要时还可以低分子右旋糖酐、羟乙基淀粉（贺斯、万汶）、林格液等扩充容量，但输液量不宜过多、输液速度不宜过快，以免引起或加重肺水肿。

5. 肾上腺皮质激素 可用地塞米松 10 ~ 20 mg 或氢化可的松 100 ~ 200 mg，或甲泼尼龙 1 ~ 2 mg/kg 静脉注射，甲泼尼龙最大量 125 mg，间隔 4 ~ 6 h。

6. 血管活性药物 血压回升不理想时加入间羟胺 40 ~ 100 mg 静脉滴注，必要时与其他血管活性药物联合使用（见本篇第一章休克总论）。

7. 抗组织胺药物 可视病情肌内注射异丙嗪（非那根）25 ~ 50 mg 或马来酸氯苯那敏（扑尔敏）10 mg，或苯海拉明 25 ~ 50 mg。病情缓解后可改用口服扑尔敏、布克利嗪、抗敏安、美克洛嗪或赛庚定等药物。

8. 钙剂 可选用葡萄糖酸钙注射液或氯化钙注射液 1 ~ 2 g 稀释后缓慢静脉注射或静脉滴注。

9. 对症治疗 针对不同病情给予相应处理，对发生猝死者应按心搏骤停抢救，见第二篇第一章心搏骤停与心脏性猝死。

■ 课后练习题

1. 简述过敏性休克的基本概念与临床特点。
2. 简述过敏性休克的常见病因与临床表现。
3. 过敏性休克首选抢救药物是什么？如何给药？

（王育珊）

✔ 习题与答案

第四篇　急性器官衰竭

第一章 急性脑功能衰竭

目 的 要 求

掌握：急性脑功能衰竭的定义、临床表现及抢救和治疗原则。
熟悉：急性脑功能衰竭的病理生理机制。
了解：急性脑功能衰竭的监测方法。

急性脑功能衰竭（acute brain function failure）即急性脑衰竭，是由多种病因引起的以意识障碍和颅内压增高为主要表现的一组临床综合征。为许多全身疾病或颅内疾患的严重后果，也是临床各科常见的、病死率、致残率最高的器官功能衰竭。

【病因和发病机制】

拓展知识

【临床表现】

急性脑功能衰竭时不论病因如何，临床主要表现为意识障碍、颅内压增高、脑疝。

（一）意识障碍

意识障碍是急性脑功能衰竭最主要的临床表现之一，在临床上常分为以下类型：

1. 觉醒障碍　依据检查时刺激的强度和患者的反应，可将觉醒障碍区分，见要点框 4-1-1。

2. 意识内容障碍　意识内容障碍表现在以下两个方面：

（1）意识模糊　患者对周围环境接触不佳，对自己认识能力减退，注意、定向、思维、记忆、理解等能力均下降。

（2）谵妄　患者除上述意识模糊表现外，并有丰富的幻觉或错觉、表情恐怖、行为兴奋、躁动。

3. 特殊类型的意识障碍　如去大脑皮质状态、无动性缄默及持续性植物状态。

（二）颅内压增高表现

头痛、喷射性呕吐、视盘水肿是颅内压增高的“三主征”。常伴有血压增高、脉搏缓慢、呼吸慢而深，急性高颅压可出现意识障碍等。

（三）脑疝

小脑幕切迹疝和枕骨大孔疝是临床上最常见、危害最大

1. 嗜睡　为觉醒的减退，是意识障碍的早期表现。患者呈持续睡眠状态，但可被唤醒，并能正确回答问题，停止刺激即又入睡。
2. 昏睡　患者仅能被较强的刺激唤醒，并能作简短、模糊而不完全的回答，刺激一停止，立即又进入昏睡。
3. 浅昏迷　对声音刺激无反应，对疼痛刺激（如压迫眶上缘）有躲避反应及痛苦表情，但不能回答问题或执行简单的命令。角膜反射、对光反射、瞳孔反射、咳嗽反射、吞咽反射、腱反射及生命体征均无明显改变。
4. 深昏迷　对外界任何刺激均无反应，肌肉松弛，角膜反射、瞳孔反射、咳嗽反射、吞咽反射、腱反射均消失，生命体征常有改变。
5. 过度昏迷　也称脑死亡或不可逆昏迷。脑死亡是指全脑（包括大脑、小脑、脑干）的功能不可逆丧失，脑死亡经过一段时间后，心搏也必然停止。

要点框 4-1-1　觉醒障碍类型

的脑疝,可单独存在或合并发生。

1. 小脑幕切迹疝 系一侧颞叶沟回向下方移位,嵌顿于小脑幕切迹压迫脑干所致,此时,患者头痛加剧,烦躁,进行性意识障碍加深,病变侧瞳孔开始缩小,随后散大,血压升高,呼吸及脉搏变慢;如未及时处理,病情进一步恶化,可见双侧瞳孔散大,去大脑强直,最终呼吸、心搏停止。

2. 枕骨大孔疝 系小脑扁桃体以及延髓向下移位嵌入枕骨大孔压迫延髓所致,临床常表现为突然昏迷、呼吸停止、双侧瞳孔散大,随后心搏停止、死亡。

【脑功能监测】

急性脑功能衰竭是急危重患者的常见临床表现。监测脑功能变化有助于早期诊断、及时掌握病情变化,了解中枢神经功能损害的程度及抢救治疗的效果。

(一) 监测意识障碍程度

目前,国际上通用格拉斯哥昏迷评定量表(Glasgow coma scale,GCS),对意识状况进行评估。该计分法是以睁眼(觉醒水平)、语言(意识内容)和运动反应(病损平面)三项指标15项检查结果来判断患者意识障碍的程度。三项检查共计15分,对患者逐项评分,累积达15分为意识状态正常;低于8分,预后不良;5~7分预后恶劣;低于4分罕有存活。GCS的分值愈低预后愈差。

(二) 监测神经系统重要体征的变化

1. 角膜反射 是衡量脑功能的重要标志。长时间的角膜反射消失,提示预后不良。

2. 脑干功能 瞳孔对光反射、咳嗽反射及吞咽反射、脊髓反射等的存在或消失,提示脑干功能恢复或消失。

3. 瞳孔大小 脑水肿或脑疝形成时可引起瞳孔的变化,脑疝早期瞳孔可缩小,或忽大忽小,小脑天幕疝形成早期,此改变尤为明显;以后患侧瞳孔扩大,对光反射消失,枕骨大孔疝形成时,双侧瞳孔同时扩大。

(三) 电生理监测

1. 脑电图 连续监测脑电图可及时了解脑功能状态并可判断预后。脑功能衰竭时表现中度异常,以弥漫性 δ 波为主,间或有电静息。

2. 脑干诱发电位 常用的脑干听觉诱发电位,是测定脑干功能状态的客观方法。在分析N20–P25时,一侧消失者多预后不良,双侧消失者难以存活。

(四) 颅内压监测

应用颅内压计埋藏在颅内,连续记录颅内压,可随时了解脑脊液压力动态变化、颅内压增高趋势和对脑功能的影响,以便及时诊断和指导治疗。在监测过程中,一旦发现颅内压增高,应迅速采取必要的检查和治疗措施。颅内压水平的判定见要点框4–1–2。

> 1. 正常颅内压
>   80~180 mmH$_2$O。
> 2. 轻度颅内压增高
>   200~260 mmH$_2$O。
> 3. 中度颅内压增高
>   260~520 mmH$_2$O。
> 4. 重度颅内压增高
>   超过520 mmH$_2$O。

要点框4–1–2 颅内压水平的判定

【诊断和鉴别诊断】

急性脑功能衰竭的诊断,应包括临床诊断,脑损害部位和病因诊断以及脑死亡的确立。

(一) 临床诊断

1. 诊断依据

(1) 出现意识障碍。

(2) 颅内压增高的症状及颅内压检测结果。

(3) 脑疝的临床表现。

2. 鉴别诊断 在诊断过程中应注意某些神经精神疾病,在临床上貌似意识丧失,但并非真正的昏迷,必须进行鉴别,如精神抑制状态、精神性木僵和闭锁综合征。

(二) 定位诊断

不同水平脑组织受损时意识状况及临床表现不同,可根据表4–1–1进行鉴别。根据神经系统的重要的定位体征(瞳孔改变、眼球运动、呼吸形式、运动功能、反射活动)以及患者有无颅内压增高等其他临床资料,从定位的角度将脑功能衰竭的病变部位和病因、发病机制归纳如下(表 4-1-1)。

表 4-1-1　脑功能衰竭时病变部位及常见原因

病变部位		发病原理	常见原因
局限性病变	颅内幕上病变	半球病变:颅内压增高→脑疝(继发性上脑干损害) 中线部病变:累及第三脑室后部、底丘脑、丘脑内侧核群	颅内血肿(硬膜外、硬膜内、脑内血肿),脑梗死,脑肿瘤,脑脓肿,脑寄生虫病
	颅内幕下病变	脑干局限性病变:累及上升性网状激活系统。 后颅窝占位病变→颅内压增高→脑疝(继发性脑干损害)	脑干梗死,脑干出血,脑干肿瘤,小脑出血、脓肿、肿瘤
弥漫性病变	颅内弥漫性病变	广泛性脑水肿导致颅内压增高;细菌、病毒感染侵犯脑膜和脑实质;引起神经元广泛弥漫性变性、缺失	颅内感染(脑膜炎、脑炎),脑震荡,广泛性脑损伤,蛛网膜下腔出血,癫痫发作后昏迷,脑变性疾病
	代谢性脑病	脑部以外器官和整体性疾病影响脑的代谢	缺氧缺血,低血糖,辅酶缺乏,水、电解质代谢障碍,内源性中毒,内分泌疾病,体温调节障碍,癌性脑病

(三) 病因诊断

1. 偏瘫、单侧病理征阳性等脑局灶体征应考虑为脑局部病变,如急性脑血管意外(脑出血、脑梗死)、脑肿瘤、颅内血肿、脑脓肿等。

2. 无脑局灶体征,而脑膜刺激征阳性,应考虑为蛛网膜下腔出血或脑膜炎。

3. 既无脑局灶体征,又无脑膜刺激征,则多为全身性疾病所致。患者除意识障碍外,多伴有相应疾病的症状和体征及异常辅助检查结果。临床上常见的意识障碍患者辅助检查结果与可能病因见表 4-1-2。

(四) 脑死亡的确立

脑死亡是中枢神经系统衰竭的最严重后果,脑死亡的判断标准见要点框 4-1-3。

> 1. 无反应性昏迷,患者意识完全丧失,对任何刺激全无知觉,也不引起运动反应。
> 2. 自主呼吸停止(用呼吸机辅助呼吸)。
> 3. 脑干反射消失(眼脑反射、眼前庭反射、瞳孔对光反射、角膜和吞咽反射)。
> 4. 脑生物电活动消失,脑电图呈电静息,诱发电位各波消失。
> 5. 上述表现至少持续 24 h 以上。
> 6. 除外药物中毒和低温导致的昏迷。

要点框 4-1-3　脑死亡的判断标准

表 4-1-2　意识障碍患者辅助检查结果与可能病因

检查项目	异常发现	可能病因
血常规	RBC、Hb ↓ WBC ↑	贫血、出血性疾病 感染
血糖	增高 降低	糖尿病 低血糖
尿常规	蛋白、管型 尿糖阳性、酮体阳性	肾疾病 糖尿病
尿素氮、肌酐	增高	尿毒症脑病
肝功能	血胆红素、转氨酶、氨 ↑	肝性脑病
心肌酶	增高	心肌梗死、心肌炎
血气分析	pH ↑或↓ PO_2 ↓、PCO_2 ↑	碱中毒或酸中毒 呼吸衰竭、缺氧性脑病

续表

检查项目	异常发现	可能病因
电解质	↑或↓	电解质紊乱
T_3、T_4	↑或↓	甲状腺功能亢进或减退
血、尿淀粉酶	↑	胰性脑病
心电图	异常	心肌梗死、心律失常
CT 扫描	低密度影	脑梗死、脑肿瘤、脑脓肿
	高密度影	脑出血、脑肿瘤、蛛网膜下腔出血
脑脊液	压力↑	脑出血、脑肿瘤、蛛网膜下腔出血
	血性	脑出血、蛛网膜下腔出血
	混浊、WBC↑	脑炎、脑膜炎、脑脓肿
	蛋白↑	脑肿瘤、脑出血、脑炎、脑膜炎
	葡萄糖↑	糖尿病性昏迷
	葡萄糖↓	脑膜炎：化脓性、癌性

【抢救及治疗措施】

(一) 病因治疗

对已查明病因的患者及时迅速地进行针对性治疗是十分重要的措施和挽救患者生命的重要手段，在抢救过程中要给予高度、足够的重视。

(二) 对症治疗

应与病因治疗同时进行，对一时难以查明病因者尤为重要，可采取相应抢救措施，挽救患者生命，以争取时间作进一步检查和处理。对症治疗主要措施见要点框 4-1-4。

1. 清理呼吸道，保持呼吸道通畅，必要时气管切开，给予机械通气。
2. 预防或控制继发感染。
3. 纠正水、电解质、酸碱平衡失调。
4. 抗休克。
5. 纠正重要器官功能不全或衰竭，如心力衰竭、呼吸衰竭、急性肾衰竭、肝衰竭等。
6. 昏迷时间较长者，应给予营养支持。
7. 对于抽搐患者可给予安定类药物。

要点框 4-1-4 对症治疗主要措施

(三) 控制脑水肿降低颅内压

治疗颅内高压的基本原则在于减少脑容积、颅内血容量和脑脊液，尽快恢复正常的生理调节，预防和控制脑疝出现。

1. 高渗脱水药

(1) 20% 甘露醇　为急性颅内压增高最常用的渗透性脱水药，其药理作用：①增加血－脑和血－脑脊液渗透压梯度；②使脑的血管收缩、血容量减少；③清除自由基，减少其对细胞膜的破坏作用；④利尿、脱水作用。

用法：20% 甘露醇，每次 125～250 mL 于 20～30 min 内静脉滴注完毕。根据病情每 4～12 h 一次。一般在静滴开始后 10～20 min 颅内压开始下降，2～3 h 达高峰，作用持续 6～8 h。注意事项：①注意监测肾功能，防止甘露醇所致的急性肾功能损害；②注意监测水、电解质平衡，特别是 K^+ 丢失；③休克患者应用甘露醇时，可引起循环血量的进一步减少，加重脑缺氧，进而加重脑水肿，应避免盲目用药。

(2) 甘油果糖注射液　药理作用：①高渗透性组织脱水作用，可提高血浆渗透压，在血浆和脑之间形成渗透压梯度，能有效清除脑水肿，降低颅内压；②参与脑代谢并提供热量，甘油果糖在体内代谢成水和二氧化碳，产生热量，每 500 mL 能提供 320 kcal* 的热量，从而使脑细胞活力增强，脑代谢改善；③可清除自由基。

用法：甘油果糖注射液每次 250～500 mL，每日 1～2 次，每 500 mL 静脉滴注 2～3 h。注意事项：①有遗

* 1 cal=4.184 J

传性果糖不耐受症患者禁用；②对循环功能障碍、严重肾衰竭应慎用；③急性颅内血肿患者应先处理血肿，确认无再出血时方可使用；④本药含氯化钠，用药时应注意患者钠盐摄入量。

由于甘油果糖用药后起作用的时间较长，与甘露醇联合用药效果更好，急性脑水肿时可用20%甘露醇125～250 mL静脉滴注，每日2～4次，加用甘油果糖注射液500 mL静脉滴注，每日1～2次，其脱水作用明显增强。

2. 胶体脱水药　静脉滴入人血白蛋白或浓缩血浆，可直接使血液胶体渗透压升高而引起脱水，达到降低颅内压的目的，适用于脑水肿伴低蛋白血症或休克的患者。一般使用10%白蛋白100 mL或20%白蛋白50 mL每日一次静脉滴注，浓缩血浆100～200 mL静脉滴注。

3. 利尿药　本类药物通过增加尿量，使整个机体脱水，间接使脑组织脱水，降低颅内压。尤为适用于脑水肿伴心力衰竭患者，与渗透性利尿药或地塞米松合用减轻脑水肿的效果更为显著。常用剂量为20～40 mg加入5%～25%葡萄糖溶液20 mL静脉滴注，每日2～3次，依他尼酸钠25～50 mg加入5%～25%葡萄糖溶液20 mL静脉滴注，每日1～2次。用药过程中应注意预防和纠正电解质紊乱，尤其是K^+的丢失。

4. 肾上腺皮质激素　肾上腺皮质激素抗脑水肿的作用机制：①稳定细胞膜及溶酶体膜，改善血脑屏障功能，减少毛细血管通透性；②非特异性抗炎、抗过敏、抗渗出、抗毒作用，减少组织水肿；③减少脑脊液生成，防止脑水肿；④抗氧化，清除自由基；⑤抑制醛固酮和抗利尿激素的分泌，增加肾小球的滤过率，减少肾小管的重吸收而利尿脱水。常用肾上腺皮质激素有：

（1）地塞米松　20～30 mg/d，分3～4次静脉点滴或静脉注射，也有报道每次0.5～1 mg/kg，每日1～3次给药。

（2）氢化可的松　常用量为200～400 mg，每日1次，加入5%葡萄糖溶液中静脉滴注。

应用大剂量激素时，应常规与抗酸药合用，以预防消化道溃疡。

（四）改善脑代谢，恢复脑功能

1. 脑代谢活化剂　此类药物可促进脑细胞能量代谢，改善脑代谢紊乱，使脑细胞功能恢复，减少脑损害的后遗症，还可促进复苏。常用以下药物：

（1）三磷酸腺苷（ATP）　20～40 mg加入5%～10%葡萄糖溶液500 mL，每日一次静脉点滴，疗程为2～3周。

（2）辅酶A　100～200 U加入5%～10%葡萄糖溶液500 mL，每日一次静脉点滴，疗程为2～3周。常与ATP、胰岛素合用组成“能量合剂”，可提高疗效。

（3）胞二磷胆碱　0.5～1.0 g/d，加入5%～10%葡萄糖溶液500 mL中静脉点滴，疗程10～14天。与ATP、辅酶A合用可提高疗效。

（4）脑蛋白水解物　为动物脑组织提取的多种氨基酸及肽类，可促进蛋白质合成及脑细胞功能的恢复。用法：10～30 mL加入生理盐水250 mL中静脉点滴，每日1次，疗程为10～20天。

此类药物还有细胞色素C、肌苷、维生素B_6、γ－氨基丁酸等，可根据病情选用。

2. 脑保护药　此类药物通过抗氧化、清除自由基，对脑组织起保护作用。常用药物：依达拉奉、甘露醇、肾上腺皮质激素、苯巴比妥、苯妥英钠、维生素E等。

3. 中枢神经苏醒药

纳洛酮：为吗啡受体拮抗药，具有以下作用：①拮抗内源性阿片肽的毒性作用，逆转对中枢、呼吸、循环系统的抑制作用。②抑制兴奋性氨基酸及自由基释放，保护神经细胞，减轻脑水肿，促进神经功能恢复。③对抗中枢抑制性神经递质γ－氨基丁酸，激活脑干上行网状激活系统，发挥中枢催醒作用。

用法：首次0.8～1.2 mg加入25%葡萄糖溶液20 mL静脉推注，随后以4 mg加入5%葡萄糖溶液250～500 mL持续静脉点滴直至清醒。

（五）低温疗法

可降低脑细胞代谢，减少其耗氧量，增强脑细胞对缺氧的耐受性，减轻脑水肿，有助于大脑皮质功能的恢复。常用降温方法：①头部降温：采用冰帽、冰袋。②体表降温：将冰袋置于体表大血管处，或用酒精擦洗。③体内降温：冷水洗胃或灌肠。④冬眠合剂：氯丙嗪50 mg，异丙嗪50 mg，派替啶50 mg加入5%葡萄糖溶液250 mL缓慢静脉滴注。

(六) 高压氧疗法

高压氧疗法具有以下作用:①可增加血氧含量,血氧弥散率,从而提高脑组织与脑脊液的氧分压,纠正脑缺氧,减轻脑水肿,降低颅内压,促进意识恢复。②改善脑血流,在高氧压下,椎动脉血流增加,网状激活系统和脑干处氧分压相对增高,有利于改善觉醒状态和生命功能活动,有条件者应选用。

■ 课后练习题

1. 急性脑功能衰竭的主要临床表现是什么?
2. 脑死亡的判断标准是什么?
3. 降低高颅内压的方法有哪些?

(李 莉)

习题与答案　　教学 PPT

第二章
急性呼吸衰竭

目的要求

掌握：掌握急性呼吸功能衰竭的定义和分型、诊断和治疗原则。
熟悉：熟悉急性呼吸衰竭病因、熟悉急性呼吸衰竭的临床表现
了解：急性呼吸衰竭发病机制及病理生理变化。

急性呼吸衰竭(acute respiratory failure，ARF)是由肺通气和(或)换气功能障碍所引起的以急性低氧血症和(或)高碳酸血症，伴机体代谢、器官功能紊乱为特征的临床综合征。ARF是临床最常见的急危重症之一，多在某些急性病因或诱因作用下短时间(数分钟至数天)内发生，如机体来不及或失代偿，临床表现为明显发绀、严重呼吸困难、大汗淋漓，心动过速或心律失常，血氧饱和度或血氧分压下降，并可伴多器官功能障碍，严重者可迅速危及生命。

【病因】

ARF的病因繁多，根据引起气体交换障碍和(或)通气减少不同，一般分为两大类：

(一) 急性低氧性呼吸衰竭

此类病因引起的ARF临床特征为低氧血症，无明显二氧化碳潴留。

1. 弥漫性肺部疾病　多见于急性心源性肺水肿、急性肺纤维化、急性感染所致的弥漫性肺组织浸润性病变。

2. 肺血管疾病　常见急性肺动脉栓塞、闭塞性血管炎、肺泡出血等。

3. 渗透性肺水肿　常见于急性呼吸窘迫综合征、脓毒症、误吸致吸入性肺炎以及各类型休克，也可见于溺水、重症急性胰腺炎、刺激性气体吸入等。

(二) 急性通气障碍或慢性通气障碍急性加重

此类病因所致ARF临床特征为高碳酸血症，并可伴有低氧血症。

1. 气道阻塞性疾患　喉头水肿、喉痉挛；咽喉、会厌和主支气管的炎症、肿瘤、异物；窒息；支气管哮喘急性发作、慢性阻塞性肺疾病、严重细支气管炎、支气管扩张症等。

2. 呼吸中枢疾患　见于颅脑外伤、脑血管意外、脑部肿瘤、中枢感染、颅脑术后、睡眠－呼吸暂停综合征以及药物中毒等。

3. 神经－肌肉疾患　主要见于脊髓损伤致高位截瘫、脊髓肿瘤、脊髓灰质炎、多发性神经根炎、重症肌无力、破伤风、周期性瘫痪、某些中毒、药物阻滞作用、营养不良以及持续低氧低灌注状态等。

4. 胸廓与胸膜疾患　见于胸部创伤或术后胸廓运动严重受限、连枷胸；创伤、炎症及肿瘤所致严重气胸、肺不张、大量胸腔积液；脊柱畸形、严重肥胖和腹腔间隔室综合征等。

【发病机制】

拓展知识

【临床表现】

1. 呼吸系统表现

（1）急性呼吸困难 是 ARF 最常见、最典型的临床表现，依病（诱）因和原发病不同、病情程度不同、病程进展不同可有不同的表现形式：①呼吸急促：表现为呼吸频率较正常偏快，呼吸运动增强，肺通气量代偿性增加；②呼吸窘迫：表现为呼吸浅快，频率 > 25 次 /min，可伴鼻翼扇动以及“三凹征”；③库斯毛尔呼吸（Kussmaul’s respiration）又称深快呼吸或酸中毒大呼吸；④陈 – 施呼吸（Cheyne-stokes’ respiration）：又称潮式呼吸；⑤毕奥呼吸（Biot’s respiration）：又称间停呼吸；⑥临终呼吸：又称点颌式呼吸，同时伴呼吸暂停。

（2）发绀 为缺氧的典型表现，多分布于口唇、耳垂、甲床及四肢末梢；随着动脉血氧饱和度（SaO_2）及氧分压进行性下降，发绀可扩展至周身其他部位。

2. 循环系统表现 可引起心率增快、血压升高；CO_2 潴留时常出现脉搏洪大，周围血管扩张致皮肤潮红。随着缺氧和 CO_2 潴留的进一步加重，可有心肌损害表现、心脏传导功能障碍、心律失常、肺动脉高压；如出现心力衰竭时可闻及第三心音，可见到颈静脉怒张，甚至发生血压降低、休克。

3. 神经系统表现 精神神经症状是 ARF 最常见的临床表现之一，轻重程度取决于缺氧和 CO_2 潴留发生的快慢，以及个体耐受性的差异。可见程度不同的烦躁不安、焦虑、精神障碍和意识障碍，老年患者 ARF 早期发生意识障碍常见。

4. 消化系统表现 应激性溃疡甚至伴消化道出血，可伴急性肝功能损伤。

5. 泌尿系统表现 可出现少尿、尿素氮及肌酐升高，严重者伴急性肾功能损伤。

6. 酸碱平衡失调及水、电解质紊乱 紊乱类型依病程不同可有不同。早期多为失代偿性呼吸性酸中毒或代谢性酸中毒合并呼吸性碱中毒；晚期常为呼吸性酸中毒合并代谢性酸中毒，严重者也可出现多重酸碱平衡失调。电解质紊乱常表现为血钾升高，偶可见有低钠血症。

7. 原发病的表现。

【辅助检查】

1. 动脉血气分析 是 ARF 诊断、临床分型的重要依据；并可作为反映病情严重程度及判断预后、评估疗效的可靠指标。

2. 血氧饱和度监测 与动脉血压分压（$PaCO_2$）有良好的相关性，并具有快速、无创、可床旁实时动态监测等特点，是 ARF 患者救治的常用临床观测指标。

3. 生化检测 有助于了解心、肝、肾功能和电解质的变化，利于早期发现异常进行干预，防止多器官功能衰竭的发生。

4. 心电图及心功能监测 动态监测心电图及心功能，有助于及时发现和治疗各种心律失常、心功能不全。

5. 中心静脉压测定（central venous pressure，CVP） 是临床血流动力学监测的常用指标之一，可用于参考指导补液量及利用中心静脉采集血液标本。

6 尿液检测与监测 留置导尿管准确记录尿量，动态进行尿常规与生化检验，以判断血容量和评估肾功能状况，有助于早期发现急性肾功能损伤和休克。

7 胸部 X 线检查 X 线有助于分析 ARF 的病（诱）因，了解肺部病变情况和评估疗效、判断预后等。

【诊断与评估】

（一）ARF 的临床诊断程序

ARF 起病急、病情进展快、临床表现复杂，急诊抢救室做此诊断较困难，尤其对老年突发意识障碍者。因此，对突发呼吸困难、明显发绀或伴意识障碍者，特别对于存在诱因、病因者，需迅速了解血气分析结果，必要时行胸部X线检查，及时评估病情，积极救治。

（二）ARF的血气分析诊断标准

在海平面、静息状态、呼吸室内空气（FiO_2=0.21）条件下，除外心内解剖分流及原发于心排血量降低等原因，仰卧位时测得 PaO_2 < 8.0 kPa（60 mmHg），伴或不伴 $PaCO_2$ > 6.7 kPa（50 mmHg）即可诊断ARF。

1. Ⅰ型ARF　PaO_2 < 8.0 kPa（60 mmHg）和 $PaCO_2$ < 6.7 kPa（50 mmHg），早期可见呼吸性碱中毒，重症者可有呼吸性酸中毒或代谢性酸中毒。

2. Ⅱ型ARF　$PaCO_2$ > 6.7 kPa（50 mmHg）和 PaO_2 < 8.0 kPa（60 mmHg），常有呼吸性酸中毒，呼吸性酸中毒合并代谢性酸中毒，或于治疗中出现呼吸性酸中毒合并代谢性碱中毒。

3. 血气分析结果判读注意事项　①原无呼吸系统疾患者，PaO_2 在短时间 < 8.0 kPa（60 mmHg），和（或）$PaCO_2$ > 6.7 kPa(50 mmHg)，可诊断为ARF。②原有慢性阻塞性肺部疾病患者，即使 PaO_2 ≥ 8.0 kPa(60 mmHg)，如 $PaCO_2$ > 6.7 kPa（50 mmHg），同时合并失代偿性呼吸性酸中毒时，也应考虑ARF可能。③病程中Ⅰ型、Ⅱ型ARF可随病情进展及治疗发生转变。

（三）ARF的分度

参照临床表现和血气分析结果将ARF分为轻、中、重三度，见表4-2-1。

表4-2-1　ARF的临床分度

程度	临床表现	动脉血气分析		
		SaO_2	PaO_2	伴或不伴
轻度	神志尚清醒，有时可有注意力不集中、烦躁不安；发绀不明显	< 90%	< 8.0 kPa（60 mmHg）	$PaCO_2$ > 6.7 kPa（50 mmHg）
中度	多处于嗜睡状态，常伴有谵妄、躁动；发绀明显	< 85%	< 6.7 kPa（50 mmHg）	$PaCO_2$ > 9.3 kPa（70 mmHg）
重度	昏迷状态；严重发绀，多个脏器功能受损，甚至发展为多器官功能衰竭（MOF）	< 75%	< 5.3 kPa（40 mmHg）	$PaCO_2$ > 12 kPa（90 mmHg）

【抢救与治疗措施】

ARF治疗目的在于迅速改善呼吸功能，维持内环境稳定，保护脏器功能，为原发病治疗赢得时机。

（一）一般治疗

1. 保持呼吸道通畅　应视作改善通气、维持器官功能的最基本救治措施之一。①由痰液阻塞引起的呼吸道梗阻可通过人工吸引的方式排除，必要时可采用纤维支气管镜吸引；②部分患者需配合湿化吸入、翻身拍背等方法；③无意识障碍者，鼓励多变动体位多做活动；对昏迷或呕吐患者应给予侧卧体位，以免发生误吸和窒息。

2. 氧疗　主要针对低氧血症。①常规氧疗：轻症者可采用鼻导管给氧，氧流量0.5～1 L/min，吸入氧浓度约30%；重度缺氧者可采用面罩给氧，流量增至3～5 L/min，吸入氧浓度可达60%左右。②机械通气辅助呼吸：经常规氧疗不能纠正的低氧血症，严重呼吸困难者可考虑机械通气治疗。

3. 呼吸兴奋剂　主要是通过兴奋呼吸中枢增加通气量，对中枢性呼吸衰竭有一定作用，但对其他原因引起的呼吸衰竭效果较差。常用的药物有尼可刹米、山梗菜碱、纳洛酮等。

4. 纠正酸碱平衡失调及电解质紊乱　纠正呼吸性酸中毒须首先改善通气；当合并代谢性酸中毒，并且血液pH < 7.20时，可考虑给予碱性药物，常用药物为4%～5%碳酸氢钠溶液，用量为每次2～5 mL/kg，必要时可重复应用，注意碱性药物的输入速度及剂量，根据pH动态调整。当出现电解质紊乱时，在治疗原发病的基础上，可根据具体情况予以调整。

5. 营养支持　营养支持对呼吸衰竭患者的预后起重要作用。合理的营养支持有利于肺组织的修复，并可增强机体免疫能力，减少呼吸肌疲劳的发生，合理的营养支持可降低呼吸机依赖发生率。见第八篇营养支持。

（二）呼吸支持治疗

1. 建立人工气道改善通气　建立人工气道指征：①难于解除的上呼吸道梗阻（如急性喉炎）。②下呼吸道大量分泌物需要清除。③防止吞咽麻痹或深昏迷误吸。④需要有效的机械通气治疗。

（1）气管插管　与气管切开比较，气管插管操作较简单，适于急性呼吸衰竭病情危急时的救治，一般以不超过一周为宜。缺点是导管管腔易被气道分泌物堵塞，须注意气道护理。

（2）气管切开　对于不适宜插管或插管时间过长者可行气管切开术。与气管插管相比，气管切开可减少呼吸道解剖无效腔，便于气道护理，适合需长时间应用呼吸机支持者，但会增加继发感染等并发症。

（3）机械通气的应用　呼吸机的治疗作用在于改善通气和换气功能，减少呼吸肌做功。应用机械通气过程中应注意各种并发症发生可能，适应证与禁忌证见要点框 4–2–1 和要点框 4–2–2。

2. 体外膜肺氧合（extracorporeal membrane oxygenation，ECMO）是近年来发展迅速的危重症救治新技术。对于病情极重的呼吸衰竭患者，如重症 ARDS、重症肺炎、大面积肺栓塞、重症支气管哮喘等，常规辅助通气难以维持满意的通气和氧合状态；或已合并严重机械通气并发症（如气压伤和呼吸机相关肺部感染）和并发症（如心功能不全、休克等）者，有条件的医院可考虑选择 ECMO，以部分替代肺功能，最大限度地降低呼吸机支持水平，预防和减少呼吸机相关肺损伤的发生，为原发病的治疗争取时间。

> 1. 明显呼吸困难，保守治疗效果不佳。
> 2. 呼吸次数较正常明显减少。
> 3. 呼吸极微弱，听诊全肺呼吸音减弱。
> 4. 严重的中枢性呼吸衰竭，频繁或长达 20 s 以上的呼吸暂停。
> 5. 虽经充分氧疗亦难于缓解的发绀。
> 6. 呼吸衰竭急速恶化，如对外界反应差，或发生严重意识障碍。
> 7. 严重抽搐影响呼吸。
> 8. 虽非呼吸系统疾病，但需要维持良好的呼吸功能以保证氧供应和通气者，如心源性肺水肿，极危重的代谢性酸中毒。

要点框 4–2–1　ARF 应用呼吸机辅助通气的适应证

> 1. 未经减压及引流的张力性气胸，纵隔气肿。
> 2. 中等量以上的咯血。
> 3. 重度肺囊肿或肺大疱。
> 4. 低血容量性休克未补充血容量之前。
> 5. 急性心肌梗死伴有心功能不全者。

要点框 4–2–2　ARF 应用呼吸机辅助通气的相对禁忌证

■ 课后练习题

1. 简述 ARF 的血气分析诊断标准与分型。
2. 根据临床表现和血气分析结果如何对 ARF 进行分度？
3. 简述急性呼吸衰竭的常见病因。
4. 简述 ARF 应用呼吸机辅助通气的适应证。

（张　泓）

习题与答案　　教学 PPT

第三章
急性呼吸窘迫综合征

目的要求

掌握：急性呼吸窘迫综合征的概念与诊断标准。
熟悉：急性呼吸窘迫综合征的常见病因与临床表现。
了解：急性呼吸窘迫综合征的治疗原则与处理方法。

急性呼吸窘迫综合征（acute respiratory distress syndrome，ARDS）是由多种病因导致肺泡弥漫性损伤，伴肺微血管通透性增加，引起以严重低氧血症和呼吸衰竭为主要表现的临床综合征。其主要临床特征是严重呼吸窘迫、顽固性低氧血症和非心源性肺水肿。ARDS 并不是一种独立疾病，而是内、外、妇、儿等临床多学科均可遇到的一种常见危重症。早期主要表现为急性肺损伤（acute lung injury，ALI）的症状与体征，晚期多出现严重呼吸衰竭甚或多器官功能障碍。目前临床尚缺乏十分有效的救治手段。

【病因】

根据引起急性肺损伤的性质不同，临床将常见病（诱）因分为直接损伤和间接损伤两大类（表4-3-1）。

表 4-3-1 ARDS 的常见病因

直接肺损伤（肺源性）	间接肺损伤（非肺源性）
重症肺炎	全身性感染
误吸	严重的非胸部创伤
吸入性损伤（烟尘、毒气、热烧伤）	休克
脂肪栓塞	急性重症胰腺炎
肺挫伤	体外循环
溺水	弥散性血管内凝血
急性病毒性感染	烧伤
	输血相关性肺损伤
	药物毒性损伤

【发病机制】

拓展知识

【临床表现】

(一) 起病

ARDS 的临床表现多在各种原发病过程中逐渐出现、发生隐匿;严重创伤、手术、休克等并发 ARDS 时多呈急性起病,症状大多在原发病后 24 ~ 48 h 出现,但也有在数小时内或较长潜伏期(5 ~ 7 天)后起病者。部分患者可伴有发热、咳嗽、咳痰等肺部感染的表现。

(二) 症状与体征

1. 急性呼吸困难和窘迫　是 ARDS 最主要和最具有特征性的临床表现之一,呼吸频率 > 25 ~ 30 次 /min,甚至可达 30 次 /min 以上;呼吸困难逐渐加重,临床表现为呼吸窘迫。

2. 缺氧和发绀　为 ARDS 的又一特征性表现,出现口唇、甲床乃至全身性发绀,大汗。即使不断提高常规吸入氧浓度也难以纠正缺氧状态,又称顽固性低氧血症。

3. 神志变化　随着 ARDS 病情发展,患者可有烦躁、焦虑不安,谵妄甚至昏迷。

4. 肺部体征　早期除呼吸频速外可无其他明显呼吸系统体征。随着病情恶化出现吸气“三凹征”,听诊呼吸音减弱或粗糙,可闻及不同程度干、湿性啰音或哮鸣音,部分患者可能伴有肺实变或胸腔积液的体征。

【辅助检查】

(一) 动脉血气分析

动脉血气分析是 ARDS 诊断和监测的常用指标,PaO_2 降低是常见改变,可伴有 $PaCO_2$ 降低或升高。当有发病原因存在,且 PaO_2 < 8.0 kPa(60 mmHg)或有进行性下降趋势时,即应警惕发生早期 ARDS 的可能。

另外,根据动脉血气分析可以计算出呼吸指数(respiratory index,RI)、氧合指数(PaO_2/FiO_2)等指标,对 ARDS 临床诊断和病情评估具有重要意义。

(二) 影像学检查

1. X 线胸片　早期缺乏特异性改变,常显示肺野清晰或仅有肺纹理增多、模糊,提示血管周围液体聚集。进展期表现为两肺间质广泛浸润影,呈毛玻璃样改变,可伴胸膜反应、积液及肺不张。持续加重期则表现为大片融合的浸润性阴影,呈现为“白肺”样改变。

2. 肺部 CT　尤其是高分辨 CT 检查有助于早期发现 ARDS,并明确其病变范围,对评估病变进展情况有重要作用,并且有助于对疗效的判断,同时对行机械通气治疗者可及早发现气压伤。

(三) 肺动脉毛细血管楔压

PCWP 是 ARDS 与心源性肺水肿鉴别诊断较为重要的监测指标,当 PCWP≤1.6 kPa(12 mmHg)同时伴有肺水肿的改变,一般多提示为 ARDS;若 PCWP > 2.4 kPa(18 mmHg)则见于心源性肺水肿,并可排除 ARDS。

【诊断与鉴别诊断】

(一) 诊断

临床诊断需要依据病史与起病的原因或诱因、危险因素、临床表现、血气分析、影像学变化等相关指标进行综合判断。主要诊断依据为:①具有引发 ARDS 的原发病,急性起病;②病程中出现呼吸窘迫、频速与发绀,以及常规吸氧方法难以纠正的缺氧;③ X 线或 CT 扫描显示双肺边缘模糊的斑片状或片状阴影;④氧合指数:100 mmHg≤PaO_2/FiO_2≤300 mmHg;⑤ PCWP < 2.4 kPa(18 mmHg)或临床能除外心源性肺水肿。

(二) 鉴别诊断

1. 心源性肺水肿　与 ARDS 临床表现极其相似,但心源性肺水肿一般多合并基础心脏病,或存在短期内明显增加心脏前后负荷的病(诱)因。心源性肺水肿早期呼吸困难与体位密切相关,典型者常咳粉红色泡沫样痰,经过强心、利尿、吸氧、扩血管等措施治疗,症状可以缓解。必要时也可以采用床旁心脏超声、血流动力学等检测手段加以鉴别。

2. 急性间质性肺炎　大多数患者发病突然,起病初期常有发热、干咳等呼吸道感染表现,随病情进展出现胸闷、乏力、进行性加重性呼吸困难,伴有发绀、喘鸣、双肺底可闻及散在的爆裂音。由于起病急骤、呼吸窘迫、发绀等临床表现需与 ARDS 相鉴别,影像学上牵拉性支气管扩张征象对急性间质性肺炎诊断具有较强的提示意义。

【治疗】

ARDS 目前尚无特效的治疗方法,努力改善氧合状态,积极纠正低氧血症,防止病情向多器官功能障碍进展,为后续原发病治疗赢得宝贵时间是目前救治的主要目标。

(一) 控制、治疗原发病

及时、有效的控制原发病是预防和治疗 ARDS 的重要措施之一。其包括抗感染治疗、积极处理创伤、合理输液及输血、积极抗休克、改善微循环等治疗。

(二) 机械通气纠正低氧血症

1. 氧疗　应迅速纠正低氧血症,重症患者初始机械通气的给氧浓度(FiO_2)宜从 100% 开始,治疗过程中严密监测 PaO_2,以便尽早将 FiO_2 降至 60% 以下。但由于高浓度氧气状态可能会损伤肺组织,故降低吸入氧浓度是肺保护策略之一。

2. 保护性机械通气策略

(1) 小潮气量通气　即指通过减少潮气量从而限制吸气期平台压的肺保护通气策略。由于 ARDS 时肺容积明显降低,严重者可能仅有 20% ~ 30% 的肺泡参与通气,因此,潮气量过大可能会造成进一步肺损伤。小潮气量(6 mL/kg)限定平台压在 30 ~ 35 cmH_2O。

(2) 允许性高碳酸血症(permissive hypercapnia,PHC)　即通过降低潮气量,允许 $PaCO_2$ 在一定范围内升高及存在的高碳酸血症。通常当潮气量≤6 mL/kg 时,$PaCO_2$ 维持在 60 ~ 80 mmHg,pH 在 7.10 ~ 7.20,患者通常耐受性较好。PHC 可降低 ARDS 患者吸气末平台压(P_{plat}),避免肺泡过度膨胀,具有肺保护作用。

(3) 合适的 PEEP　通过呼气末肺泡内正压的支撑作用可防止塌陷肺泡反复复张产生的剪切力,减少肺损伤,并可增加功能残气量,改善气体交换,其效应与 PEEP 水平密切相关。选择合适的 PEEP 既能防止呼气末肺泡萎陷,又可避免肺泡过度膨胀引起肺损伤。临床常用的确定最佳 PEEP 的方法多采用静态压力 – 容积(PV)曲线低位转折点法和最大氧输送法,即以准静态 PV 曲线低位转折点压力高 2 ~ 3 cmH_2O 作为最佳 PEEP。

(4) 其他　①俯卧位通气:可通过改变胸腔内压力梯度和重力作用,以使萎陷的肺泡复张,改善肺内通气、血流,进而改善换气功能。有研究表明早期延长俯卧位治疗,可显著降低 ARDS 患者 28 天和 90 天病死率。②肺复张术:最常用的方法是间断使用高水平的 PEEP,通常为 35 ~ 40 cmH_2O,持续 30 ~ 40 s,可以有效的复张萎陷的肺组织,改善氧合功能。③高频通气:是指使用高于 > 60 次 /min 的呼吸频率和 1 ~ 5 mL/kg 潮气量进行通气。目前常用的有高频喷射通气(high-frequency jet ventilation,HFJV)和高频振荡通气(high-frequency oscillatory ventilation,HFOV)两种。

3. 体外膜肺氧合(extracorporeal membrane oxygenation,ECMO)技术　通过体外循环泵及膜式氧合器替代心肺功能,协助急性心、肺功能严重障碍患者度过危险阶段的一种支持治疗手段。采用 ECMO 技术治疗 ARDS 是近年来非机械通气策略与方法的重要进展,可部分替代重症 ARDS 患者肺功能,以维持基本的氧合和通气,最大限度地降低呼吸机支持水平,以预防和减少呼吸机相关肺损伤的发生,为原发病的治疗争取时间。

(三) 药物治疗

1. 糖皮质激素　在治疗 ARDS 中应用糖皮质激素,临床一直存在着分歧性意见。但鉴于早期或小剂量激素治疗能够降低 ARDS 病死率和改善患者氧和状态,故目前仍被临床广泛使用。目前常用药物有:①氢化可的松 200 ~ 300 mg/d;②甲泼尼龙 1 mg/(kg·d)。

2. 山莨菪碱(654–2)　主要解除血管痉挛、改善微循环和组织缺氧,改善通气 / 血流比值、提高动脉血氧分压、防止血小板和中性粒细胞聚集、抑制 Tx 的形成,减轻因缺氧或 DIC 所造成的肺组织损伤,同时还能兴奋呼吸中枢、解除支气管痉挛,减少腺体分泌,稳定溶酶体膜,从而防止 ARDS 的发生和发展。用药方法:一般每次静脉注射 20 mg，每 6 h 一次，病情改善后酌情减量或停用。注意事项：①山莨菪碱单独使用效果较差。②血容量不足或咳痰无力患者易造成血压下降和痰栓形成。

3. 肺泡表面活性物质 ARDS 时肺顺应性下降，肺泡表面活性物质（pulmonary surfactant，PS）功能减弱，补充 PS 理论上应有效。但 ARDS 患者呼吸衰竭并不单纯是缺乏 PS，且 PS 异常仅是诸多因素导致进行性肺泡损伤的原因之一。因此 PS 替代治疗并不能改变 ARDS 患者的病程，但通过改变 PS 的性质（如应用天然提取物、从支气管肺泡灌洗液或羊水中提得）和给药途径（如经支气管灌洗给药）、增大给药剂量等方法亦可改善患者的氧合。

4. 一氧化氮 吸入一氧化氮（nitric oxide，NO）可选择性地扩张通气区域的肺血管，使肺血流重新分布，可增大通气区域的血流量，改善通气 / 血流比，进而提高动脉氧分压。但研究表明吸入 NO 虽能改善通气 / 血流比值，但不能降低重症 ARDS 患者的病死率，仅在经一般治疗无效的严重低氧血症时考虑应用。

5. 其他吸入疗法 其他药物如抗氧化剂（N- 乙酰半胱胺酸、辅酶 Q_{10} 和维生素 E）、细胞因子调节剂（乙酮可可碱）、丙半胱氨酸、乌司他丁、中性粒细胞弹性蛋白酶抑制剂等，均可能对 ARDS 发病中的某个或某些环节起到治疗作用。另外，前列腺素 I_2、前列腺素 E1、选择性环核苷酸磷酸二酯酶（cyclic nucleotide phosphodiesterase，PDE）等亦具有较强的肺血管舒张作用，可试用于 ARDS 的局部治疗。

（四）液体管理

肺水肿程度与 ARDS 预后密切相关，控制液体入量，迅速解除肺水肿是 ARDS 治疗的重要措施之一。在维持循环稳定、保证器官灌注的前提下，可采用限制性液体管理策略，应适当限制输液量和严格控制输液速度。对于液体管理时晶体、胶体的选择目前尚无定论。一般早期以输入晶体液为主，当肺内水肿阴影开始消退时，对存在低蛋白血症的患者，可以适当补充胶体液，用来提高血浆胶体渗透压，促进肺间质的液体加速回收。在补充白蛋白的基础上联合应用利尿剂，有助于实现液体负平衡，改善氧合状态。

（五）营养支持

ARDS 时由于机体处于反应性应激和高代谢状态，能量与蛋白质消耗明显增加，加上原发病修复的需求和救治过程中不断消耗，以及自我补充来源不足，因此，合理地给予营养支持是治疗必要的手段之一。

（六）加强监护与防治并发症

ARDS 的抢救过程中常需大量的监测或辅助治疗仪器、设施，需要有专人护理、观察，良好的医护配合是防止并发症、降低 ARDS 病死率不容忽视的环节。

■ 课后练习题

1. 简述 ARDS 的常见病因。
2. 简述 ARDS 的临床表现。
3. 如何诊断 ARDS?
4. 简述 ARDS 的液体管理基本原则。

（张 泓）

习题与答案　　教学 PPT

第四章 急性心力衰竭

目的要求

掌握：急性心力衰竭的定义及分类、临床表现、治疗目标与处理措施。
熟悉：急性心力衰竭的诱因与病因、严重程度分级、鉴别诊断。
了解：急性心力衰竭的实验室检查及辅助检查。

急性心力衰竭(简称急性心衰，acute heart failure)是指突发因素导致心脏泵功能严重超负荷或代偿失调，致使心排血量明显急剧下降，组织器官发生以急性淤血或(和)灌注不足为主要特征的临床综合征。急性心衰可以是突然起病，也可以是在原有慢性心衰基础上的急性加重；常发生在器质性心脏病基础上，个别也可以见于原无心脏病变者。根据心脏受累部位不同可分为急性左心衰竭和急性右心衰竭，临床上以急性左心衰竭最为常见，典型者表现为急性肺水肿。

急性右心衰竭在临床上较少见，一般临床提及的"急性心衰"常特指"急性左心衰"。急性左心衰又涵盖了急性左心房功能衰竭和急性左心室功能衰竭两个不同的概念，如无特殊强调时一般就是特指急性左心室功能衰竭。

另外，近年来国际上将"急性心衰"一词冠以的"急性(acute)"特意解释为心衰发生过程的时间或速度，而不是强调病变的严重程度。但正是由于其临床特点表现为发病急、进展快，处理不及时或不得当，随之即可发生心源性晕厥或心源性休克、甚至心搏骤停，因此，对"急性心衰"仍不能不关注到病变的严重程度。

【病因与诱因】

(一) 病因

1. 慢性器质性心脏病　急性心衰绝大多数情况下与器质性心脏病密切相关，无论何种类型先天性还是后天性器质性心脏病都可以是急性心衰的基本原因。

2. 急性心肌坏死与损伤　临床上主要以急性心肌梗死、多种原因所致的急性重症心肌炎或心肌病为最常见的原因，另外也可见于药物、毒物、理化因素，或休克、急性呼吸衰竭、某些非心脏疾病等所致的急性心肌损伤。

3. 急性血流动力学障碍　任何引起心脏负荷突发性过重，或在某些诱因作用下使原有心脏病异常血流加重的因素都可能引发急性心衰。常见因素见表 4-4-1。

表 4-4-1　不同心脏病与血流动力学障碍类型

血流动力学障碍类型	临床常见的心脏病
心脏阻力负荷过度	急进型高血压、高血压危象、子痫等
心脏容量负荷过度	甲状腺功能亢进症、心脏急性乳头肌功能不全或腱索断裂、急性瓣膜穿孔或室间隔穿孔、主动脉窦瘤破裂
心室舒张受限	急性大量心包积液或积血、急性心脏压塞及快速的异位心律等

(二)诱发因素

心脏一般具有强大的代偿能力,即使原有器质性心脏病者也可以长期处于心功能代偿状态,但是在某些因素作用下则特别容易引起心功能急性代偿不足,甚至可能成为无心脏病者发生急性心衰的直接原因。因此,急性心衰时多存在发病诱因(要点框 4-4-1),而控制诱因常是治疗的首要措施之一。

1. 慢性心衰药物治疗缺乏依从性。
2. 心脏容量超负荷。
3. 严重感染,尤其肺炎和菌血症。
4. 严重颅脑损害或剧烈的精神心理紧张与波动。
5. 大手术。
6. 肾功能减退。
7. 急性心律失常,尤其为突发性的快速型心律失常。
8. 支气管哮喘发作。
9. 肺栓塞。
10. 甲状腺功能亢进危象、严重贫血等所致高心排血量综合征。
11. 应用负性肌力药物。
12. 应用非甾体类抗炎药。
13. 急性心肌缺血。
14. 老年性急性心脏舒张功能减退。
15. 吸毒。
16. 酗酒。
17. 嗜铬细胞瘤危象。
18. 剧烈体力活动或分娩。

要点框 4-4-1 常见诱发因素

【临床表现】

(一)症状

1. 早期征兆 心功能正常或处于代偿状态者出现原因不明的疲乏感或运动耐力明显降低。

2. 呼吸困难 非肺源性急性呼吸困难发作是急性左心衰常见症状之一,也是判定病情严重程度的重要依据。依表现形式和程度不同可分为劳力性呼吸困难、阵发性夜间呼吸困难和端坐呼吸。

3. 咳嗽与咯血 突然出现的无其他原因可解释的剧烈频繁的咳嗽,尤其在活动或平卧时明显,而稍作休息或坐起后症状可有所缓解;早期多为干咳,或伴有不同程度喘息,随之加重常咳出白色泡沫样痰;发生肺水肿时咳痰可呈粉红色泡沫状,严重者或继发于二尖瓣狭窄者可发生咯血。

4. 急性肺水肿 急性肺水肿是急性左心衰最典型的临床表现,常在某些诱因下突然发生。典型表现为突发性气急或窒息感、烦躁不安、面色苍白、口唇发绀、大汗淋漓,呈端坐呼吸姿态;频繁性阵咳,常常咳出或自发性从鼻腔、口腔涌出大量白色或粉红色泡沫样痰,严重者发生咯血;大多数患者伴有极度恐惧感或濒死感。

5. 心源性晕厥 又称为阿 – 斯综合征(Adams-Stokes syndrome),主要表现为类似癫痫大发作样抽搐、呼吸暂停、甚至意识丧失;颜面、口唇、四肢末端明显发绀。发作一般持续数秒钟,经积极处理意识常能即刻恢复。

6. 心源性休克 心源性休克是急性左心衰的极期表现(临床表现见第三篇第三章心源性休克),急性心肌梗死为最常见病因,但其他各种器质性心脏损害也可诱发。临床常将急性左心衰伴心源性休克称之为泵功能衰竭。

7. 心搏骤停 是急性左心衰的最严重表现,并可由于心搏骤停导致心脏性猝死。

(二)体征

除原有心脏病的体征外,典型者多具有如下共同临床特征表现。

1. 心率 大多增快,达 100 次 /min 以上。

2. 节律 大多节律规整,也可表现为不规整或绝对不规整;床旁监测或心电显示,多为窦性心动过速,但也可为各种快速性心律失常,尤其以多发性房性期前收缩、快速型心房纤颤、室上性心动过速伴差异性传导最为多见。

3. 舒张期奔马律 心尖部常可闻及舒张期奔马律,这是诊断左心衰竭的重要体征之一。

4. 肺动脉瓣区第二心音亢进 在胸骨左缘第二肋间肺动脉瓣听诊区可闻及第二心音亢进,部分患者可以同时伴有第二心音分裂。

5. 交替脉 脉搏呈现强弱交替性变化,但节律规整,是左心衰竭的重要体征之一。

6. 肺部啰音 是诊断急性左心衰最重要的肺部体征。早期以哮鸣音为主,随之肺底可出现细小水泡音,尤以右侧为主;急性肺水肿时双肺可满布湿啰音及哮鸣音,常常掩盖心音。

【实验室及辅助检查】

（一）影像学检查

1. X线检查与CT

（1）心脏及大血管影像变化 对直接判定急性心衰的意义不大，但有助于原发性心血管病变的诊断，为间接判断提供客观依据。另外，系统性追踪观察心胸比例及心影形态、大小变化，有助于推断治疗效果与病情转归。

（2）肺野的影像学变化

1）急性肺淤血的改变 表现为肺门影增大，肺野模糊、纹理增粗；直立正位片可见到肺上叶静脉扩张，下叶变细，与正常人肺静脉上细下粗的影像学呈相反的结果（图4-4-1a）。

2）间质性肺水肿 ①肺野透明度减低，肺纹理模糊，呈现为云雾状阴影（图4-4-1b）；②肺门模糊增大；③肋膈角区常见Kerley线（图4-4-1c）；④上肺野或肺野中央区可出现直而无分支的斜向肺门的细线，即Kerley A线，但较为少见。

3）肺泡性肺水肿 可见自肺门向肺野呈放射状分布的大片云雾样阴影，典型者多呈蝶翼状（图4-4-1d）；也可为小片状及（或）大小不一、结节状的边缘模糊阴影，常广泛分布于两肺野，尤以内、中带为多见；或双肺野同时呈现为均匀一致的模糊状阴影。

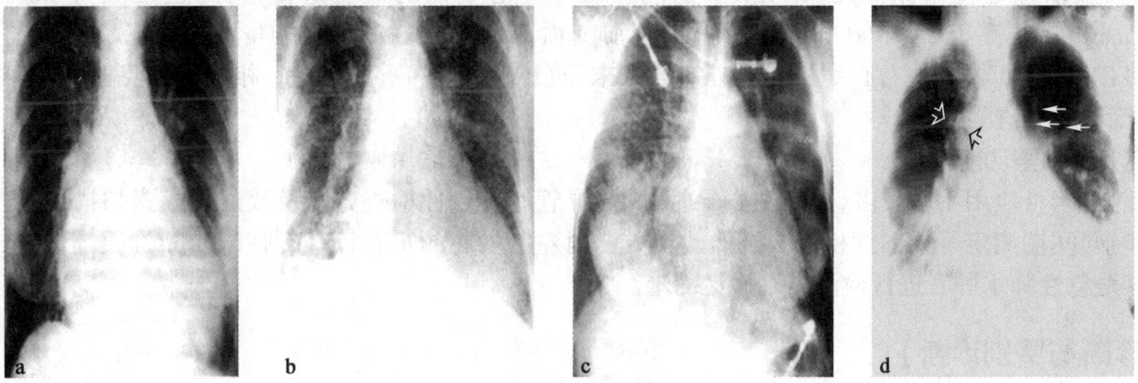

图4-4-1 急性心衰的影像学改变

2. 超声心动图

（1）左心室射血分数（LVEF） 正常状态下LVEF＞50%，左心室收缩功能不全时LVEF下降，＜50%；左心室舒张功能不全时，E峰下降，A峰升高，E/A比值下降，＜1.2。

（2）彗尾征 肺水增多时超声心动图检测可见到B线增多，彗尾征是由增多的B线组成。彗尾征出现和彗尾的数量与肺间质水肿有明显的相关性，而且超声心动图检测到的彗尾的数量与由PICCO（脉搏指示持续心排血量监测）测得的肺动脉楔压呈正相关。一般情况下单独检测到的B线（图4-4-2a）可见于正常人，也无病理意义；B线越稀少（图4-4-2b）表示肺水越少，B线越密集（图4-4-2c）表示肺水越多。

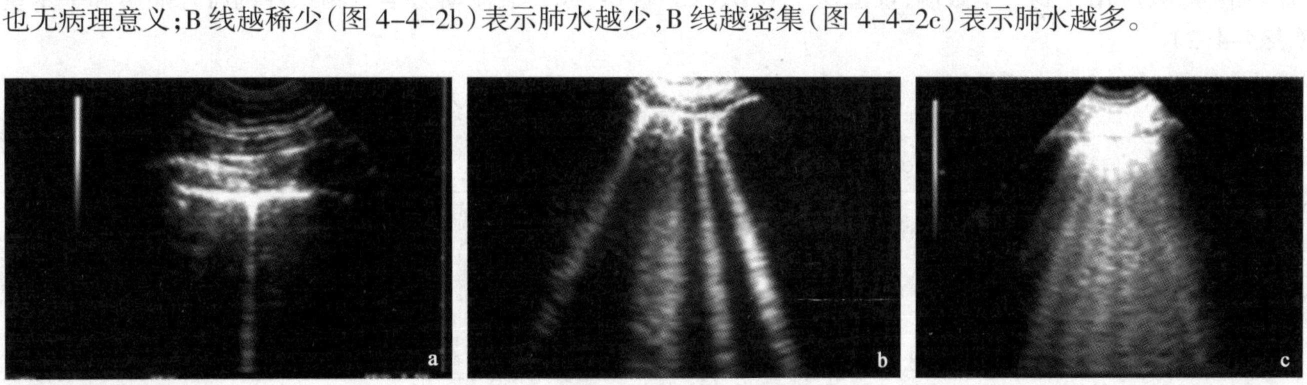

图4-4-2 急性心衰肺水肿时的彗尾征

（二）心电图检查

不能直接作为判定急性心衰的依据，但对鉴别各种心律失常、提示心肌缺血、损伤或判断电解质紊乱等间接变化有重要意义。

（三）动脉血气分析

对早期急性左心衰的诊断意义不大，但随着病情加重患者动脉血氧分压也呈降低趋势，连续监测有利于判断病情变化、观察治疗效果。同时，也有助于不同原因哮喘的鉴别诊断。

（四）心衰标志物测定

目前B型利钠肽（BNP）及其N末端B型利钠肽原（NT-proBNP）作为心衰的有效生物标志物，已经被广泛应用于临床诊断与鉴别诊断，并已成为良好的客观评价指标。①BNP < 100 ng/L或NT-proBNP < 400 ng/L，提示心衰可能性很小；②当BNP > 400 ng/L或NT-proBNP > 1 500 ng/L，则提示心衰的可能性较大；③如果在给予合理的治疗后BNP/NT-proBNP水平下降幅度 > 30%，提示治疗有效；④如治疗后水平下降未达标，甚至继续明显增高则提示治疗效果不佳。但须注意的是临床诊断不应单纯依赖BNP/NT-proBNP的检测结果，而是应结合临床所有资料进行综合性评估。

（五）血流动力学监测

血流动力学监测有助于急性左心衰的早期发现和治疗指导，常用的指标：①心排血量（CO）或心脏指数（CI）是反映心功能的主要指标。②射血分数（EF）是反映心功能的常用指标。③肺小动脉嵌压（PAWP）可以间接反映左心室舒张末压（LVEDP），是间接反映左心功能的一项重要指标，正常值为0.8 ~ 1.6 kPa（6 ~ 12 mmHg），当高于2.4 kPa（18 mmHg）多提示肺充血，高于4.0 kPa（30 mmHg）时则提示肺水肿。④中心静脉压（CVP）是间接反映右心房压和右心室舒张末压（RVEDP）的重要指标。相关内容见第九篇第一章第二节血流动力学监测。

（六）左心室功能检查

目前临床可应用手段较多，包括左心导管、漂浮导管等有创性检查方法及放射性核素扫描、超声心动图和收缩时间间期测定等无创性检查。虽然此类方法对左心功能测定有较好的临床诊断价值，但对急性左心衰、尤其是急性肺水肿者进行检测尚有一定困难。

【诊断与鉴别诊断】

（一）诊断

依据典型临床表现一般诊断多不困难，临床表现不典型时应详细调查病史，必要时可配合实验室或辅助检查。近年来，急性左心衰的概念不仅涵盖急性肺水肿同时也包括了心源性休克甚至心搏骤停，因此，当对此类患者能明确各自的具体诊断时，应尽量少采用“急性左心衰”一词。

（二）严重程度分级

主要有Forrester法和临床程度分级法两种。

1. Forrester法　适用于急性心肌梗死或其他原因所致的急性心衰，由于此种分级方法需要依据血流动力学指标，故应用受到一定限制，仅适用于ICU、CCU病房，或有血流动力学监测条件的特殊病房和手术室（表4-4-2）。

表4-4-2　急性左心衰竭的Forrester法分级

分级	PCWP（mmHg）	CI［mL/(s·m^2)］	组织灌注状态
Ⅰ级	≤18	> 36.7	无肺淤血，无组织灌注不良
Ⅱ级	> 18	> 36.7	有肺淤血
Ⅲ级	< 18	≤36.7	无肺淤血，有组织灌注不良
Ⅳ级	> 18	≤36.7	有肺淤血，有组织灌注不良

2. 临床程度分级　根据 Forrester 法修改而来，其各个级别可以与 Forrester 法一一对应，由此可以推测患者的血流动力学状态；由于分级的标准主要根据末梢循环的望诊观察和肺部听诊，无需特殊的监测条件，适合用于急门诊或无监测条件的病房（表 4-4-3）。

表 4-4-3　急性左心衰竭的临床程度分级

分级	皮肤状态	肺部啰音
Ⅰ级	干燥、温暖	无
Ⅱ级	潮湿、温暖	有
Ⅲ级	干燥、凉冷	无 / 有
Ⅳ级	潮湿、凉冷	有

（三）鉴别诊断

急性肺水肿导致的心源性哮喘常需要与支气管哮喘、喘息型支气管炎急性发作（表 4-4-4）、急性呼吸窘迫综合征（ARDS）（表 4-4-5）、自发性气胸、急性心包积液、急性大量胸腔积液、肺羊水栓塞、急性肺栓塞等引发的呼吸困难的疾病相鉴别。

表 4-4-4　常见哮喘的鉴别

	心源性哮喘	支气管哮喘	喘息型支气管炎急性发作
病史	多有高血压或心脏病病史	多有家族史或个人过敏史	多有慢性支气管炎史
发病季节	无明显影响	春夏之交或秋季	冬春季节
发病年龄	中老年多见	年轻人多见	老年多见，发病年龄轻者，幼年有患病史
症状特点			
诱因	多于活动、激动或平卧时发生	多与接触过敏物质相关	多与感染有关
痰的性状	白色泡沫痰或粉红色泡沫痰	可有白色泡沫痰或白色黏痰	黄色黏痰为主
喘息	多为阵发性	可为阵发性或持续性	多为咳嗽伴喘息
肺内啰音	两肺布满哮鸣音或水泡音	以高调的哮鸣音为主	散在性分布的干、湿啰音
治疗效果	强心、利尿、扩血管治疗有效	抗过敏、解痉治疗有效	抗感染、解痉治疗有效

表 4-4-5　急性左心衰与 ARDS 的鉴别表

	急性左心衰	ARDS
原发病	心血管疾病	无
诱因	以感染或容量负荷过重多见	外伤、手术、大量输血、输液
呼吸困难	突然发生或加重	逐渐加重
氧疗	酒精滤过吸氧，症状可有缓解	除机械通气外的一般氧疗无效
血氧分析	早期变化不大	明显低氧血症
肺水肿液测定	蛋白 / 血浆蛋白 < 0.5	蛋白 / 血浆蛋白 > 0.7
放射线特征	两肺内阴影广泛分布，以内带多见，可见 Kerley 线	两肺内阴影呈区域性、重力性分布，以中下肺野、肺外带居多
治疗方式	强心、利尿、扩血管治疗	大量糖皮质激素或人工呼吸机正压通气治疗

【抢救与治疗措施】

(一) 治疗目标

①及时控制基础病因、迅速纠正诱因;②缓解各种严重症状,积极纠正低氧血症和呼吸困难,控制肺水肿、改善呼吸道痉挛;③积极处理各种影响血流动力学的因素,稳定及改善血流动力学状态,维持收缩压≥90 mmHg;④纠正水、电解质紊乱和维持酸碱平衡;⑤保护重要脏器功能;⑥降低死亡危险,改善近期和远期预后。

(二) 常规性紧急处理措施

1. 一般性紧急处理

(1) 体位　立即使患者采取坐位或半卧位,两腿下垂的体位,以减少回心血量。

(2) 吸氧　①鼻导管吸氧:一般常用流量为 4 ~ 6 L/min,必要时可达 6 L/min 以上。②面罩吸氧:吸氧流量同鼻导管吸氧法,多适用于昏迷患者,神志清醒者常不易耐受。③加压给氧:经常规吸氧治疗后如若动脉血氧分压仍不能维持在 8 kPa(60 mmHg)以上,可行气管插管或气管切开术,采用人工机械通气方式加压给氧。这种方式不仅能改善和纠正缺氧,还能减少毛细血管渗出和降低静脉回心血量,有利于改善通气、提高血氧分压和阻止呼气时相肺泡萎陷。应注意的问题是当肺泡压力过高时可能会影响右心室功能。

(3) 消泡剂的应用　有利于降低呼吸道内泡沫的表面张力、促使泡沫破裂,改善肺通气功能。①通常采用 50% ~ 70% 乙醇加入湿化瓶,使氧气经乙醇湿化后再经鼻导管吸入;对不能耐受者可先将乙醇浓度稀释到 20% ~ 30% 水平,然后再逐渐加大乙醇含量;②使用三甲硅油消泡气雾剂(消泡净)雾化吸入或使用 1% 硅酮溶液。

2. 镇静剂

(1) 地西泮　适用于精神过度紧张或烦躁不安者,在没有用药禁忌的情况下,可以每次 5 ~ 10 mg,静脉注射。

(2) 吗啡　适用于急性肺水肿伴明显精神症状和严重呼吸困难者,但对伴有低血压或休克、昏迷、支气管哮喘、呼吸抑制、严重肺部疾患和老龄患者应慎用或禁用。使用方法:① 2.5 ~ 5 mg,静脉注射,推注时间以不短于 3 min 为宜,必要时可间隔 15 min 重复使用;② 5 ~ 10 mg,皮下注射。主要不良反应为恶心,症状明显者可应用止吐剂。

(3) 哌替啶(杜冷丁)　适用于吗啡有禁忌或不能耐受者,常用方法:① 50 ~ 100 mg,肌内注射。② 25% 葡萄糖溶液 20 mL 加入 50 mg 哌替啶,静脉注射。

3. 快速利尿药　适用于容量负荷过重或血压不低的急性肺水肿者。常用方法:5% 葡萄糖溶液 20 ~ 40 mL 加呋塞米 20 ~ 40 mg,或托拉塞米 10 ~ 20 mg 静脉注射。临床应用需注意的问题见要点框 4-4-2。

4. 血管扩张药　适用于急性心力衰竭早期阶段,通过不同机制引起动脉和 / 或静脉扩张,降低体、肺循环血管阻力,减轻心脏前后负荷,增加心排血量,减轻肺淤血,改善心功能,提高患者存活率。收缩压水平是评估此类药是否适宜采用的重要指标,当收缩压 > 110 mmHg 急性心衰患者(原无高血压病),一般可以安全使用;如若收缩压在 90 ~ 110 mmHg 之间应谨慎使用;而收缩压 < 90 mmHg 者禁忌使用。

常用药物:①硝酸甘油(nitroglycerin):0.3 ~ 0.6 mg 舌下含服,必要时可重复使用,每次间隔 5 ~ 10 min;或 5 ~ 25 mg 加入 5% 葡萄糖溶液 250 ~ 500 mL 内静脉滴注,开始剂量为 0.3 ~ 0.6 μg/(kg·min),以后可酌情增加到 0.5 ~ 0.8 μg/(kg·min)。主要扩张静脉血管为主,减少回心血量、降低心脏前负荷,特别适用于冠心病所致急性心衰。②硝酸异山梨醇酯(消心痛,isordil):作用与硝酸甘油相似,20 ~ 30 mg 加入 5% 葡萄糖溶液 500 mL 内静脉滴注。③硝普钠(sodium nitroprusside):初始剂量 0.3 ~ 0.5 μg/(kg·min)静脉滴住,逐渐调整剂量至 1 μg/(kg·min),再缓慢增至 3 μg/(kg·min)或 5 μg/(kg·min),

1. 对用药前已有低血钾或反复给药者,注意监测电解质,并及时给予相应的补充。
2. 低血压或伴休克者禁用。
3. 糖尿病、氮质血症、高尿酸血症者不宜使用或慎用。
4. 急性心肌梗死或主动脉瓣狭窄引起的肺水肿应慎用。

要点框 4-4-2　利尿药应用注意问题

极量为 10 μg/(kg·min),用药时间不宜超过 24 h。适用于严重高血压、严重二尖瓣或主动脉瓣关闭不全所致的急性肺水肿,以及经硝酸酯类药物治疗效果不佳者。④重组人脑钠肽(rhBNP,奈西立肽):负荷量 1.5～2 μg/kg 静脉注射 60 s,之后以 0.007 5 μg/(kg·min)的速度连续静脉滴注,一般疗程为 3 天,最长不宜超过 7 天。本药主要通过扩张静脉、动脉(包括冠状动脉)的作用,降低心脏前、后负荷,同时具有明显的排钠利尿、降低去甲肾上腺素、醛固酮水平等多重作用机制,并非是单纯的血管扩张剂。常见不良反应主要为低血压。

5. 正性肌力药物　加强衰弱心肌的收缩力,增加心排血量,降低左心室容量负荷,减轻室壁张力,从而改善心功能状态,仍是治疗心衰的重要方法。特别适用于低心排血量综合征,以及血压较低、血管扩张药物及利尿剂不耐受或疗效不佳者。

(1) 强心苷制剂　仍是迄今为止加强心肌收缩力最有效的药物,特别适用于伴有快速性心房纤颤或其他快速性室上性心律失常的急性左心衰。常用制剂:毛花苷丙(西地兰,cedilanid),首次 0.2～0.4 mg 加入 5% 葡萄糖液 20 mL 中缓慢注射,用药后 10 min 即可发挥药效,1～2 h 达到高峰,间隔 2～4 h 可重复用药。用药注意的事项见要点框 4-4-3。

> 1. 用药前应注意询问有否在此次发病前应用洋地黄类药物史、是否正在使用某种药物。
> 2. 急性心肌梗死发生后 24 h 内、Ⅱ度以上房室传导阻滞禁用。
> 3. 老年人伴有严重缺氧、低钾、高钙、休克应慎用或酌情减量。
> 4. 重度二尖瓣狭窄、梗阻型心肌病、预激综合征者慎用或禁用。
> 5. 急性心脏压塞者不宜应用。

要点框 4-4-3　强心苷用药应注意事项

(2) 磷酸二酯酶抑制剂　主要是选择性地抑制降解 cAMP 的磷酸二酯酶同工酶Ⅲ,使心肌细胞内 cAMP 含量增加,从而增加心肌收缩力,常见的主要不良反应为低血压及心律失常。常用制剂:①米力农:负荷量 25～50 μg/kg 静脉注射(大于 10 min),维持量 0.25～0.50 μg/(kg·min)静脉滴注;②氨力农:负荷量 0.5～0.75 mg/kg 静脉注射(大于 10 min),维持量 5～10 μg/(kg·min)静脉滴注。

(3) 肾上腺素能受体兴奋剂　①多巴酚丁胺(dobutamine):先以 2～5 μg/(kg·min)开始静脉滴注并逐渐增至有效剂量,一般多以 5～10 μg/(kg·min)作为维持量,最大可至 20 μg/(kg·min)。②多巴胺:大剂量[>5 μg/(kg·min)]适用于急性左心衰伴低血压者,由于药效反应个体差异较大,一般应从中小剂量[3～5 μg/(kg·min)]起始并逐渐增加剂量。③多巴酚丁胺与多巴胺合用:适宜急性心肌梗死所致的泵衰竭,两种药物合用不仅能增加心排血量,提高动脉压,而且还可以降低肺毛细血管楔压;两者合用给药宜控制在 7.5 μg/(kg·min)静脉滴注,同时根据用药反应进行调整。

(4) 左西孟旦　是一种钙增敏剂,通过结合于心肌细胞上的肌钙蛋白 C 促进心肌收缩,还通过介导 ATP 敏感的钾通道而发挥血管舒张作用和轻度抑制磷酸二酯酶的效应。用法:首剂 12～24 μg/kg 静脉注射(>10 min),继以 0.1 μg/(kg·min)静脉滴注,可酌情减半或加倍。本药的主要副作用是低血压或心动过速。

6. 其他治疗方法

(1) 主动脉内球囊反搏术(IABP)　是一种有效改善心肌灌注同时又降低心肌耗氧量和增加 CO 的治疗手段。主要用于药物治疗难以奏效的急性泵功能衰竭,适应证:①急性心肌梗死或严重心肌缺血并发心源性休克,且不能由药物治疗纠正;②伴血流动力学障碍的严重冠心病(如急性心肌梗死伴机械并发症);③心肌缺血伴顽固性肺水肿。

(2) 心室机械辅助装置　此类装置主要包括,体外膜肺氧合器(ECMO)、心室辅助泵(置入式电动左心辅助泵、全人工心脏)等,如果急性心衰经常规药物治疗无改善,且具备一定条件的可采用此种技术。

(3) 血液净化治疗　是近年临床开始采用的一种有效治疗措施,特别适用于急性心衰伴肺水肿、肾功能障碍(血肌酐 >500 μmol/L)、急性药物中毒、电解质紊乱等情况。

(4) 四肢结扎或放血疗法　主要适用于大量快速输血或输液所致的急性肺水肿,由于病情严重又一时难以纠正者;或院前急救情况下又没有快速利尿药、血管扩张剂时。可采用止血带在四肢的近心端进行临时结扎,每 10～15 min 放开并轮换结扎部位;也可采取紧急静脉穿刺放血 300～500 mL,目的是减少过多的血容量、降低心脏前负荷。目前这些方法在临床上已经较少采用。

（三）心源性休克的处理

见第三篇第三章心源性休克。

（四）心搏骤停的抢救

见第二篇第二章心肺复苏术。

（五）消除诱因、积极治疗原发疾病

急性左心衰的病因与诱因复杂且多样化，抢救治疗过程中要针对不同情况给予不同处理，尽量减少非必需的诊断性检查，或在患者临床症状有所改善后再进行。

■ 课后练习题

1. 急性心力衰竭的常见诱因有哪些？
2. 急性左心衰的临床表现有哪些？
3. 简述心源性哮喘、支气管哮喘、喘息型支气管炎急性发作的鉴别要点。
4. 急性左心衰的严重程度如何分级？
5. 简述急性心力衰竭治疗目标与处理措施。
6. 简述 BNP 与 NT-proBNP 对急性心衰的判定意义。

（刘忠民　王育珊）

习题与答案　　教学 PPT

第五章

急性肾损伤

● 目的要求 ●

掌握:AKI 的定义、分级标准、临床表现及诊断和治疗。

熟悉:AKI 的病因和鉴别诊断。

了解:AKI 定义和分级标准的变迁。

急性肾损伤(acute kidney injury,AKI)是由多种病因在短时间内引起肾排泌功能急剧下降、造成全身代谢紊乱与代谢产物堆积的临床综合征。AKI 可发生在原有慢性肾病的基础上,也可发生在原无肾疾病的患者。临床主要特征表现为少尿或无尿,血肌酐和尿素氮进行性升高,机体代谢产物潴留,水、电解质和酸碱平衡紊乱,严重者可发生全身多系统或器官并发症。过去临床多采用急性肾衰竭(acute renal failure,ARF)的概念,但基于临床对早期、及时、干预性治疗的认识,目前倾向"急性肾损伤"的理念。

【病因和分类】

(一) 肾前性急性肾损伤

是指各种病因引起机体有效循环血容量不足或心排血量降低,导致功能性肾小球灌注压下降而引发的 AKI。常见病因见要点框 4-5-1。

1. 有效循环血容量减少

(1) 细胞外液丢失过多,如大量失血、严重脱水、烧伤、高热、大量出汗、呕吐、腹泻、过度利尿、糖尿病酮症酸中毒等。

(2) 液体严重摄入不足。

(3) 体液在体内重新分布或渗漏到第三间隙,如急性重症胰腺炎、化脓性腹膜炎、低蛋白血症等。

(4) 周围血管过度扩张,如脓毒性休克、血清过敏反应、过量使用降压药。

2. 心排血量下降

(1) 充血性心力衰竭。

(2) 急性心肌梗死。

(3) 严重心律失常。

(4) 心脏压塞。

(5) 心脏手术后低心排血量综合征。

3. 药物所致肾血流动力学改变　肾血流量下降的同时不恰当的使用某些药物,如非类固醇性抗炎药、肾素－血管紧张素转换酶抑制剂(ACEI)、大剂量去甲肾上腺素等。

要点框 4-5-1　肾前性 AKI 常见病因

(二) 肾性急性肾损伤

肾性 AKI 是指各种肾实质性疾患引起的 AKI,也可因肾前性因素未能及时解除所致。按其病变部位不同可分为四类:①急性肾小管坏死性疾病。②肾小球疾病。③肾间质性疾病。④肾血管性疾病。其中急性肾小管坏死(acute tubular necrosis,ATN)在肾性 AKI 中最常见,约占 75%。ATN 是指由于多种原因(表 4-5-1)引起的急性肾小管缺血或中毒性损害,进而导致肾功能急剧减退的一组疾病的总称,尤其发生在急诊和 ICU 的 AKI 大多数属于 ATN。

(三) 肾后性急性肾损伤

肾后性 AKI 是指急性尿路梗阻造成梗阻上方尿液潴留,甚至发生肾盂积水,进而引起肾小管内压力升高和肾组织损害。尿路梗阻的常见原因主要有泌尿路结石、肿瘤浸润、前列腺增生性疾病;偶见于白血病及淋巴瘤化疗后,由于尿酸在酸性环境下结晶沉积而造成肾小管内的梗阻。尿路梗阻所致肾功能改变和梗阻部位及梗阻时间有关,及时解除梗阻后肾功能多可迅速恢复,延误治疗可能会引起实质性肾损伤。

表 4-5-1 常见肾毒性物质与肾小管损伤因素

药物	氨基糖苷类抗生素、第一代头孢霉素、磺胺类药物、两性霉素、环孢霉素 A 和顺铂、各种含碘的造影剂
生物毒素	蛇毒、蜂毒、鱼胆中毒、毒蕈中毒及细菌内毒素等
化学毒素	重金属类肾毒物（汞、镉、砷、铀、铬、锂、铋、铝和铂等）、工业毒物（氯化物、四氯化碳、甲醇、甲苯、乙烯二醇和氯仿等）、杀菌消毒剂（甲酚、甲醛、间苯二酚）、杀虫剂和除草剂
肌红蛋白尿和血红蛋白尿	创伤、严重挤压伤、急性溶血、异型输血等 镇静剂过量、酒精或一氧化碳中毒后持续昏迷致自身局部压迫时间过长引起横纹肌溶解

【临床表现】

急性肾功能损伤是一种复杂的临床症候群，早期症状多不明显，甚至可被原发疾病所掩盖。典型急性肾损伤按其病程演变可分为少尿期、多尿期、恢复期三个阶段。

（一）少尿期

通常持续 1～2 周，持续时间和病因、病情程度、治疗干预时间密切相关，一般少尿期时间越长预后越差，少尿期超过一个月残余肾功能常难以恢复正常水平。此期临床特征表现为：

1. 尿量减少　尿量减少是评估 AKI 的一项重要临床指标。凡 24 h 尿量少于 400 mL 或每小时尿量少于 17 mL 称为少尿；24 h 尿量少于 100 mL 称为无尿。此期间由于水钠潴留易发生血压增高、心力衰竭或急性肺水肿。少部分患者也可表现为非少尿型急性肾损伤，每日尿量持续在 400 mL 以上，甚至可以多达 1 000～2 000 mL，并发症相对较少。

2. 进行性氮质血症　无论少尿型还是非少尿型急性肾功能损伤，其特征性改变为血肌酐和尿素氮进行性升高。此时患者多出现厌食、恶心、呕吐、腹胀、腹泻等消化道症状，甚至可发生上消化道出血；严重者可表现为谵妄、抽搐、意识障碍乃至昏迷等尿毒症脑病。查体闻及胸膜摩擦音或心包摩擦音提示伴发渗出性胸膜炎或渗出性心包炎，是病情危重的表现。

3. 电解质紊乱　主要表现为：①高钾血症：多由于钾排出减少，或酸中毒后细胞内钾转移至细胞外，或细胞破坏后细胞内钾释放所致。临床主要表现为手足麻木、肌肉酸痛、反射减弱；可出现心率减慢、心律失常、心室颤动甚至心搏骤停。②低钠血症：主要为体内水过多而引起的稀释性低血钠，同时也可能由于呕吐、腹泻等多因素造成钠丢失过多。③低钙血症：常出现低钙性抽搐。④其他电解质紊乱：急性肾损伤还可能出现低氯、高镁、高磷等电解质紊乱，并伴相应临床症状。

4. 代谢性酸中毒　由于酸性代谢产物排出障碍所致，临床表现为呼吸深大、恶心、呕吐、面色发红、脉搏细速、甚至昏迷。

5. 其他表现　感染是 AKI 常见的并发症，特别以肺内感染为多发，同时易导致多器官功能障碍或衰竭。

（二）多尿期

进行性尿量增多是肾功能开始恢复的标志，初期每日尿量开始超过 400 mL，当达到 2 500 mL/d 时则称为多尿，是进入多尿期的重要标志。进入此期后尿量逐渐可达 3 000～5 000 mL/d，甚至可能达到 10 L/d；同时血肌酐和尿素氮也逐渐开始下降，但下降水平可能会显得比尿量增多不平行，略显滞后。此期一般可持续 1～3 周，由于大量排尿临床容易发生低钾或低钠血症及脱水的表现。

（三）恢复期

由于 AKI 发生的原因不同、肾损伤的程度不同，以及有无严重并发症等因素，其恢复时间在临床上可能存在较大差异。然而随着肾功能不断改善原有的氮质血症症状逐渐消失，并且每日尿量恢复到正常水平。但也有少数者因肾损害严重而致慢性肾衰竭。

【辅助检查】

1. 尿常规　是 AKI 最常见的检查项目，由于原发病不同尿液检查结果也不尽相同。主要特征表现为血尿、蛋白尿、管型尿，尿相对密度降低，但随病情好转大多数均可恢复。

2. 血常规 AKI很少伴有贫血，如有明显贫血应注意是否为引发AKI的原发病所致或是否为慢性肾病基础上的急性发作。

3. 血生化 ①血肌酐和尿素氮：随病情进展进行性升高是诊断AKI的重要依据，但随恢复期尿量增加逐渐开始下降。②电解质：K^+、Na^+、Ca^{2+}、Cl^-等离子在病情发生发展过程中易发生明显紊乱，特别是血清钾变化明显时对病情影响较大。③pH与碳酸氢根：常降低。

4. 影像学检查 肾超声或CT有助于了解肾形态、皮质受损程度、有无尿路结石、梗阻或肿瘤。

【诊断与鉴别诊断】

（一）诊断

①根据存在原发病因及导致急性肾损伤的高危因素。②临床上突然出现进行性少尿、无尿及氮质血症症状。③实验室检查显示血肌酐、尿素氮进行性升高。一般不难作出急性肾损伤的临床诊断。

（二）临床分级

肾功能轻度损伤即可导致AKI发病率及病死率增加，如若能在肾小球滤过率（GFR）尚正常的阶段能够识别，将有利于及早干预性治疗。AKI分级见表4-5-2。

表4-5-2 急性肾损伤分级标准－KDIGO标准

分期	血肌酐	尿量
1期	基线水平的1.5～1.9倍，或血肌酐上升≥26.5 μmol/L（≥0.3 mg/dL）	连续6～12 h尿量＜0.5 mL/（kg·h）
2期	基线水平的2.0～2.9倍	连续12 h以上尿量＜0.5 mL/（kg·h）
3期	基线水平的3倍以上，或血肌酐≥353.6 μmol/L（≥4.0 mg/dL），或开始肾替代治疗，或小于18岁，估算的GFR＜35 mL/（min·1.73 m^2）	连续24 h以上尿量＜0.3 mL/（kg·h）或连续12 h以上无尿

（三）鉴别诊断

1. 首先应在诊断确定之后注意鉴别肾损伤类型，鉴别是急性、慢性、还是慢性急性加重。

2. 如能确定AKI存在，即应判断是肾前性、肾性，还是肾后性疾病所致。

3. 对于肾实质性损伤应注意区分是急性肾小管坏死、肾小球疾病、肾血管疾病和肾间质性的哪一类疾病，鉴别有困难时应做肾活检。

4. 肾前性肾损伤和急性肾小管坏死鉴别要点，见表4-5-3。

5. 肾后性肾损伤常与结石、肿瘤、前列腺增生等原发病相关，临床上也可以表现为突然无尿或尿潴留症状，B超、X线、CT等辅助检查有助于鉴别梗阻部位。

表4-5-3 急性肾小管坏死与肾前性肾损伤鉴别要点

	急性肾小管坏死	肾前性肾损伤
中心静脉压	正常或偏高	降低
补液后尿量	不增加	增加
尿相对密度	＜1.015	＞1.018
尿渗透压（mOsm/L）	＜350	＞500
尿钠浓度（mmol/L）	＞20	＜20
尿钠排泄分数（FFNa）（%）*	＞1%	＜1%
肾损伤指数（RFI）**	＞1	＜1

*FENa（%）= 尿钠/血钠 × 血肌酐/尿肌酐 ×100

**RFI= 尿钠（mmol/L）/（尿肌酐/血肌酐）

【抢救及治疗措施】

治疗原则为及早识别 AKI 并纠正可逆性诱发因素，及时采取干预性措施控制病情进展，纠正代谢紊乱、维持内环境稳定，有效防治并发症，适时采用血液净化治疗。

（一）早期干预性处理

1. 及时纠正可逆性高危因素　对凡存在或疑为 AKI 的可逆性高危因素均应及时给予纠正或早期干预治疗，特别是对严重创伤、大手术、大量失血或失液、急性心力衰竭、重症感染、各种休克等临床急危症更应高度重视，并得到有效处理；对于严重挤压综合征、误输异型血者除积极处理原发病外，还应及时碱化尿液，避免病情进展造成肾损害。

2. 早期监测　对于存在 ARF 高危因素者应连续观察尿量、监测肾功能，以及血流动力学和重要生命指标变化。

（二）少尿期治疗

1. 维持液体平衡　①对急性肾损伤者应行严格的液体管理，监测 24 h 液体出入量。②合理限制液体入量，可采用 24 h 补液量 = 显性失液量 + 不显性失液量 − 内生水量的公式计算。显性失液量系指前一日 24 h 从尿液、粪便、呕吐物、引流液、创面渗液等丢失液体量的总和，对行血液净化治疗者要加入每日脱水量。不显性失液量是指每日从呼吸道失去的水分（400 ~ 500 mL）加皮肤蒸发的水分（300 ~ 400 mL）；当发热、基础代谢率增加、环境气温升高等因素存在时可使不显性失液量增加。内生水系指 24 h 内组织代谢与食物消化过程生成的水的总和，一般约为 350 mL。

2. 纠正电解质紊乱

（1）纠正高钾血症　对血钾超过 5.5 mmol/L 者可采取以下措施：① 25% 葡萄糖溶液 20 mL 加 10% 葡萄糖酸钙注射液 10 ~ 20 mL 静脉注射，以拮抗钾对心肌的毒性作用；② 5% 碳酸氢钠溶液 100 ~ 200 mL 静脉滴注，或 25% 葡萄糖溶液 200 mL+ 胰岛素 16 ~ 20 U 静脉滴注，促使钾离子向细胞内转移；当血钾超过 6.5 mmol/L 时可采用血液净化治疗。

（2）纠正低钠血症　少尿期的低钠血症常是稀释性低钠，一般控制水分即可，不需补钠，当有大量体液丧失时，如腹泻、创面渗出及严重的低渗状态时，可给予适当补充。血液净化治疗对纠正严重低钠血症效果最好，但需要缓慢纠正，每日升高不宜超过 12 mmol/L，避免神经系统发生脱髓鞘病变。

3. 纠正代谢性酸中毒　①轻度酸中毒一般不需特殊处理；②当 HCO_3^- 低于 15 mmol/L 时，可根据情况给予 5% 碳酸氢钠溶液 100 ~ 250 mL 静脉滴注，并监测血气分析结果决定是否继续使用碱性药；③对不能接受碳酸氢钠药物或酸中毒进一步严重者可选用血液净化疗法。

4. 控制感染　感染是 AKI 的常见并发症和主要死亡原因之一，对感染者应尽早根据细菌培养和药敏试验结果选用无肾毒性或肾毒性小的药物，同时注意剂量调整。

5. 营养支持　①非肾替代治疗的少尿期患者，应严格控制蛋白摄入量[< 0.6 g/(kg·d)]。②对肾替代治疗的患者可适当放宽蛋白摄入，但应注意肾替代治疗中的营养物质丢失，并应注意补充微量元素以及钙和维生素 D。③对胃肠功能尚可耐受者尽可能采用肠内营养支持。

6. 床边血液净化　是治疗 AKI 的重要手段，临床适应证见要点框 4–5–2。

> 1. 代谢紊乱
>   氮质血症：血清 BUN≥36 mmol/L（100 mg/dL）。
>   尿毒症并发症：脑病、心包炎、出血。
>   高钾血症：K^+≥6 mmol/L 和（或）心电图异常。
>   高镁血症：Mg^{2+}≥4 mmol/L。
> 2. 酸中毒　血清 pH≤7.15。
> 3. 少尿 − 无尿　尿量 < 200 mL/12 h 或无尿。
> 4. 容量超负荷　利尿药抵抗性器官水肿（肺水肿）。

要点框 4–5–2　AKI 血液净化指征

（三）多尿期治疗

多尿期开始时由于肾小球滤过率尚未恢复，肾小管的浓缩功能仍较差，血肌酐、尿素氮和血钾仍可以继续上升，此时处理原则同少尿期。当尿量增多后，由于大量液体排出，需要根据监测结果调整电解质。

（四）恢复期治疗

一般不需要特殊处理，但应定期复查肾功能，同时应避免使用对肾有损害的药物。

■ 课后练习题

1. 简述急性肾损伤的定义及分级标准。
2. 简述肾前性 AKI 常见病因。
3. 简述 AKI 血液净化指征。

（李维勤）

习题与答案　　教学 PPT

第六章
急性肝衰竭

目的要求

掌握：急性肝衰竭的基本概念与诊断标准。
熟悉：急性肝衰竭与亚急性和慢性加急性肝衰竭的鉴别诊断。
了解：急性肝衰竭常用实验室检查、抢救原则与方法、人工肝支持治疗适应证与相对禁忌证。

急性肝衰竭（acute liver failure，ALF）是指由多种病因诱发的突发性以肝合成、解毒、排泄和生物转化等功能严重障碍为特征，以黄疸、肝性脑病、腹水及凝血功能障碍等为主要临床表现的一组临床症候群，此类患者一般无肝病史、多在2周以内出现Ⅱ度以上的肝性脑病。由于其病情进展迅速，缺乏有效治疗手段与方法，病死率极高。

【病因】

最常见的病因为急性爆发性病毒性肝炎，其他可见于急性药物中毒、过量或损伤、急性妊娠脂肪肝、重症感染及菌血症、重症休克及多器官功能障碍，重症病毒性肺炎、急性呼吸衰竭、窒息性气体中毒等所致的严重乏氧，大型外科手术或严重创伤性大失血导致的严重缺血等；大量饮酒所致的酒精性肝损害多是在慢性肝衰竭基础上发生的急性改变。

【临床表现】

早期主要表现为极度乏力、厌食、呕吐、腹胀等消化系统症状，随后迅速发生皮下出血点、大片淤血斑或紫癜为主要表现的凝血功能障碍，进行性加重的全身性黄疸，以及谵妄、定向力下降、意识障碍等肝性脑病表现；常易伴发大量腹水、消化道大出血、肝肾综合征、严重电解质紊乱等。

【实验室及其他检查】

（一）实验室检查

急性肝衰竭时机体常合并多系统改变，除检测肝功能外，还需对其他相关的重要指标进行检测。表4-6-1列出了急性肝衰竭的基本常用检查。随着病情的变化，还应根据具体情况进行适当调整。

（二）影像学检查

1. 肝CT　肝进行性缩小、肝实质呈现为弥漫性密度降低，或为边界不清的局限性密度降低是肝CT检查的特征性改变；增强CT显示，肝呈不均匀强化，坏死区增强程度显著低于周围肝实质。部分患者可有腹水改变。

2. 肝超声　肝体积较正常缩小。早期表现为低回声，随着病情进展，肝内回声逐渐增强、粗糙、不均匀。肝静脉可变细。胆囊缩小、囊壁增厚。部分患者可见腹水征象。

表 4-6-1 急性肝衰竭常用实验室检查

常规选择项目	特殊选择项目
凝血酶原时间 *	病毒性肝炎血清学检测
生化检测 * 钠、钾、氯、碳酸根离子、钙、镁、磷酸根，葡萄糖，谷草转氨酶、谷丙转氨酶、碱性磷酸酶、谷氨酰基转移酶、总胆红素，肌酐、血尿素氮	抗 HAV-IgM、HBsAg、抗 HEV、抗 HCV、HCV-RNA、HSV_1-IgM、抗 VZV 血浆铜蓝蛋白测定（可疑 Wilson 病）
动脉血气分析 *	妊娠试验（女性）
动脉乳酸水平检测 *	血氨（首选动脉血）*
全血细胞计数 *	自身免疫性肝病血清学标志物
血型	ANA、ASMA、免疫球蛋白水平测定
对乙酰氨基酚水平测定	HIV-1、HIV-2（肝移植后可疑 HIV 感染）

* 为急性肝衰竭的诊断、病情严重程度评估重要项目

【诊断与鉴别诊断】

（一）诊断标准

急性起病，2 周内出现以Ⅱ度及以上肝性脑病（按Ⅳ度分类法划分，见第五篇第四章第二节肝性脑病）并需具备以下表现：①极度乏力，有明显厌食、腹胀、恶心、呕吐等严重消化道症状；②短期内黄疸进行性加重；③出血倾向明显，血浆凝血酶原活动度（PTA）≤40%（或 INR≥1.5），且排除其他原因；④肝进行性缩小。

（二）鉴别诊断

急性肝衰竭主要应与亚急性和慢性加急性（亚急性）肝衰竭相鉴别，此三种类型的肝衰竭早期的临床表现极其相似，最主要的区别点在于起病时间和既往史的不同。因此，对于出现以下表现的患者须给予高度重视。①极度乏力，并有明显厌食、呕吐和腹胀等严重消化道症状；②黄疸升高（TBIL＞51 μmol/L，但≤171 μmol/L），且每日上升≥17.1 μmol/L；③有出血倾向，40%＜PTA≤50%（或 1.5＜INR≤1.6）。

1. 亚急性肝衰竭（sub-acute liver failure，SALF） 起病较急，2～26 周出现以下表现者：①极度乏力，有明显的消化道症状；②黄疸迅速加深，血清总胆红素（TBIL）大于正常值上限 10 倍或每日上升≥17.1 μmol/L；③伴或不伴有肝性脑病；④出血倾向明显，PTA≤40%（或 INR＞1.5）并排除其他原因者。

2. 慢加急性（亚急性）肝衰竭（acute-on-chronic liver failure，ACLF） 在慢性肝病基础上，短期内发生急性或亚急性肝功能失代偿的临床症候群，特征性表现为：①极度乏力，有明显的消化道症状；②黄疸迅速加深，血清 TBIL 大于正常值上限 10 倍或每日上升≥17.1 μmnol/L；③出血倾向，PTA≤40%（或 INR≥1.5）。

3. SALF 和 ACLF 的分期 亚急性和慢性加急性肝衰竭由于临床经过的时间与既往史与急性肝衰竭明显不同，故起病后可依临床表现的严重程度不同而分为三期。

（1）早期 ①极度乏力，有明显厌食、腹胀、恶心、呕吐等严重消化道症状；②黄疸进行性加深，血清总胆红素≥171 μmol/L 或每日上升≥17.1 μmol/L）；③有出血倾向，30%＜PTA＜40%，（或 1.5＜INR＜1.9）；④未出现肝性脑病或其他并发症。

（2）中期 在肝衰竭早期表现基础上，病情进一步发展，出现以下两条之一者：①出现Ⅱ度以下肝性脑病和（或）明显腹水、感染；②出血倾向明显（出血点或淤斑），20%＜PTA≤30%（或 1.9＜INR＜2.6）。

（3）晚期 在肝衰竭中期表现基础上，病情进一步加重，有严重出血倾向（注射部位淤斑等），PTA＜20%（或 INR＞2.6），并出现以下四条之一者：肝肾综合征、上消化道大出血、严重感染、Ⅱ度以上肝性脑病。

【抢救及治疗措施】

目前临床上对于肝衰竭尚缺乏特效药物和手段，因此，原则上强调早期诊断、早期针对不同病因采取相

应的病因治疗措施和综合治疗措施，积极防治并发症。有条件者应早期实施人工肝治疗或进行肝移植。

（一）综合性治疗

1. 一般支持治疗

（1）绝对卧床休息，加强护理，以减少体力消耗及肝负担。同时，加强病情和生命体征监测。

（2）加强营养支持，推荐尽量采用肠内营养，总热量可按 35 ~ 40 kcal/kg 计算，肠内热量供应不足时可从肠外（静脉）途径补足；热量来源以高碳水化合物、低脂及适量蛋白为宜，并应注意水及微量元素的补充。

（3）适当给予补充白蛋白或新鲜血浆以积极纠正低蛋白血症，对凝血功能障碍者可以酌情输注凝血因子。

2. 病因治疗

（1）病毒性肝炎　关于肝炎病毒感染相关的肝衰竭，是否需应用抗病毒药物治疗，需参考感染病毒的类型。①伴有 HBV DNA 复制的肝衰竭患者则主张考虑应用拉米夫定、恩替卡韦、替比夫定及阿德福韦酯等核苷（酸）类似物进行抗病毒治疗，其中前三种药物起效较快。②甲型、戊型病毒性肝炎引起的急性肝衰竭，目前尚未证明病毒特异性治疗有效；③对于可疑或确诊单纯疱疹病毒或水痘 – 带状疱疹病毒感染相关性肝衰竭者，应给予阿昔洛韦（5 ~ 10 mg/kg，每 8 h 静脉滴注）治疗。

（2）药物所致急性肝衰竭　①立即停用所有可疑性相关药物。②对乙酰氨基酚所致急性肝衰竭可采用 N– 乙酰半胱氨酸（N-acetylcysteine，NAC）治疗，特别是在摄入对乙酰氨基酚 8 h 内救治效果最佳。③对乙酰氨基酚中毒者应在给予 NAC 4 h 之内应用药性炭治疗；或在 72 h 内给予 NAC。④明确或怀疑急性药物中毒及合并肾衰竭时可联合血液滤过及人工肝支持治疗。

（3）急性毒蕈中毒　①水飞蓟素，能稳定肝细胞膜，维持肝细胞的完整性，使毒素无法穿透破坏肝，并能加速合成肝细胞的 DNA（去氧核糖核酸）；②连续血液滤过治疗。

（4）妊娠急性脂肪肝（HELLP 综合征）　①立即终止妊娠。②若终止妊娠后病情仍进展可行人工肝或肝移植治疗。

3. 其他治疗

（1）糖皮质激素　①适用于非病毒感染性肝衰竭和自身免疫性肝炎。②其他原因所致肝衰竭前期或早期，且无严重感染、出血等并发症者也可酌情使用。

（2）促肝细胞生长素（肝水解肽），100 mg，静脉注射，每日 1 次。主要不良反应包括发热、过敏反应。

（3）微生态调节治疗　应用肠道微生态制剂可改善肝衰竭患者预后，常用药物包括双歧杆菌三联活菌胶囊、乳果糖口服液等，无明显不良反应。

4. 并发症的防治

（1）脑水肿　①甘露醇 0.5 ~ 1.0 g/kg；②襻利尿药一般选用呋塞米，可与渗透性脱水药交替使用；③人工肝支持治疗；④不推荐肾上腺皮质激素用于控制颅内高压；⑤低温疗法可防止脑水肿、降低颅内压。

（2）肝性脑病　见第五篇第六章第二节肝性脑病。

（3）合并感染　①不建议常规预防性应用抗菌药物；②一旦出现感染可以首先采用经验性抗感染治疗方案，并要及时依据细菌培养及药敏结果调整用药；③应用广谱或联合抗生素、激素等药物时，应注意监测是否有真菌二重感染。

5. 急性肾衰竭　见第四篇第五章急性肾衰竭。

6. 消化道出血　见第五篇第六章第一节垂体危象。

7. 肝肺综合征　给予氧疗或人工机械通气。

（二）人工肝支持治疗

1. 人工肝的工作原理　通过体外装置发挥清除机体有害物质、补充营养物质、暂时替代衰竭肝部分功能的一种治疗方法。人工肝支持系统可分为非生物型、生物型及混合型 3 种：①非生物型人工肝支持系统是指基于生化途径进行血液清理的体外系统包括吸附剂、透析、血液灌流、血液滤过、血浆置换等多种方法单一或联合应用。②生物型人工肝是指以培养肝细胞为基础的体外生物人工肝支持系统或装置。③混合型人工肝支持系统由含有活细胞的生物反应器与血液灌流等非生物人工肝相结合而构成，也是目前人工肝治疗的发展趋势。

2. 适应证　①各种原因引起的肝衰竭早、中期，INR 在 1.5～2.5 和血小板 > 50×10^9/L 为宜；②肝移植术前等待供体、肝移植术后排异反应、移植肝无功能期的患者。

3. 相对禁忌证　①严重活动性出血或并发 DIC 者。②对治疗过程中所用血制品或药品（如血浆、肝素和鱼精蛋白等）高度过敏者。③循环功能衰竭。④心脑梗死非稳定期者。⑤妊娠晚期。

（三）肝移植

急性肝衰竭在接受药物、人工肝支持等治疗后仍可能面临着高死亡风险，而肝移植是目前肝衰竭最有效的挽救性治疗手段。

1. 适应证

（1）各种原因所致的中晚期肝衰竭，经积极内科综合治疗和（或）人工肝治疗疗效欠佳，不能通过上述方法好转或恢复者。

（2）各种类型的终末期肝硬化。

2. 禁忌证

（1）绝对禁忌证　①难以控制的感染，包括肺部感染、脓毒血症、腹腔感染、颅内感染、活动性结核病；②肝外合并难以根治的恶性肿瘤；③合并心、脑、肺、肾等重要脏器的器质性病变，需要基本生命支持，包括重度心功能不全、颅内出血、脑死亡、肾功能不全行肾替代治疗时间大于 1 个月；④获得性人类免疫缺陷综合征病毒（HIV）感染；⑤难以戒除的酗酒或吸毒；⑥难以控制的精神疾病。

（2）相对禁忌证　①年龄大于 65 岁。②合并心、脑、肺、肾等重要脏器功能性病变。③肝恶性肿瘤伴门静脉主干癌栓形成。④广泛门静脉血栓形成、门静脉海绵样变等导致无法找到合适的门静脉流入道者。

【预后】

急性肝衰竭由于病情发展迅速、临床预后差，病死率极高，早期诊断、早期综合性治疗是目前救治采用的最常见方法，而肝移植是目前最有效的挽救性治疗手段，人工肝支持治疗是未来发展的总体趋势。

■ 课后练习题

1. 简述急性肝衰竭的基本概念与诊断标准。
2. 简述急性肝衰竭与亚急性和慢性加急性肝衰竭的鉴别诊断。
3. 简述人工肝支持治疗适应证与相对禁忌证。

（王江滨）

✔ 习题与答案　　　教学 PPT

第七章
急性弥散性血管内凝血

目的要求

掌握：DIC 的概念、病因、临床表现，DIC 的主要实验室检查和诊断。
熟悉：DIC 主要的鉴别诊断和治疗措施。
了解：DIC 的发病机制及相关进展。

弥散性血管内凝血（disseminated intravascular coagulation，DIC）是一种在某些严重疾病基础上，致病因素引起机体凝血系统激活，血小板活化，纤维蛋白沉积，导致微血管内弥散性微血栓形成，多种凝血因子及血小板消耗性降低，并伴以继发性纤溶亢进的获得性全身性血栓－出血综合征。需要强调的是，DIC 是一种病理过程，本身并不是一个独立的疾病，只是众多疾病复杂的病理过程中的中间环节，最终临床表现为出血、栓塞、微循环障碍、微血管病性溶血及多器官功能衰竭。大多数 DIC 起病急骤、病情复杂、发展迅猛、预后凶险，如不及时诊治常危及患者生命。

【病因】

DIC 可见于临床各科的急危重症患者，引发的病因很多。其中以感染最常见，占 DIC 发病率的 31%～43%；其次为恶性肿瘤，占 24%～34%；严重创伤、大手术、烧伤、休克、病理产科、体外循环也都是急性 DIC 发生的常见病因。

（一）感染

感染所致 DIC 在危重病中受到高度重视，细菌、病毒、立克次体、真菌等引起的全身严重感染均可促使 DIC 发生，尤其革兰阴性菌的内毒素和革兰阳性菌的脂多糖诱发的 DIC 最为常见。发病机制见要点框 4-7-1。

1. 病原体、毒素及免疫复合物损伤血管内皮细胞，激活凝血系统。
2. 激活血小板，促进聚集与释放。
3. 感染可导致全身炎症反应综合征（SIRS），失控的炎症反应可损伤全身血管内皮细胞，激活凝血系统。
4. 感染引起单核细胞、血管内皮细胞组织因子（TF）的过度表达和释放。

要点框 4-7-1　感染所致 DIC 发病机制

（二）恶性肿瘤

各种恶性肿瘤，尤其是血液系统恶性肿瘤（如急性早幼粒细胞白血病）均可发生 DIC。在癌肿中 DIC 特别容易发生在有广泛转移或有大量组织坏死的病例。发病机制为：①肿瘤细胞释放促凝物质，如组织因子、前凝血物质、黏蛋白等；②化疗损伤单核－巨噬细胞系统，导致凝血因子清除障碍；③肿瘤组织的新生血管为异常内皮细胞组成，易激活凝血系统。

（三）严重创伤和大手术

严重的复合性外伤、挤压伤综合征、大面积烧伤、大手术（尤其富含组织因子的器官，如脑、胸、胰腺、前列腺、子宫及胎盘等）均可诱发 DIC。发病机制见要点框 4-7-2。

1. 组织损伤后导致组织因子和（或）组织因子类物质释放入血，激活外源性凝血系统。
2. 广泛血管破坏胶原组织暴露，血小板黏附和聚集激活内源性凝血系统。
3. 诱发 SIRS 发生。
4. 循环障碍或休克。
5. 大量脂肪组织破坏、血浆游离脂肪酸增加。

要点框 4-7-2　创伤所致 DIC 发病机制

（四）病理产科

常见病因有羊水栓塞、感染性流产、死胎滞留、重症妊娠高血压综合征、子宫破裂、胎盘早剥、前置胎盘等。发病机制为：①羊水和胎盘等组织中有大量的组织因子进入血液循环，激活外源性凝血系统；②妊娠是DIC的重要诱发因素，与妊娠期多种凝血因子水平增高、血小板活性增强、纤溶活性降低有关。

（五）休克

休克既是DIC的重要临床表现之一，亦是DIC发病的重要诱因。且休克的发生与DIC互为因果，形成恶性循环。发病机制见要点框4-7-3。

> 1. 休克时微循环血流缓慢、淤滞，有利于DIC的发生、发展。
> 2. 休克时常伴代谢性酸中毒，血液凝固性增高、血小板聚集性增强、而且酸性代谢产物对血管内皮细胞有损伤作用。
> 3. 休克导致组织、细胞缺氧，造成组织坏死、细胞溶解、组织因子释放。

要点框4-7-3　休克所致DIC发病机制

（六）医源性因素

医源性因素占DIC的4%～8%，发生率有日趋增高倾向，主要与药物（如抗纤溶药6-氨基己酸、氨甲苯酸等不当使用）、手术及其他医疗操作、肿瘤手术、放疗、化疗、血型不合输血及不正常的医疗过程有关。

（七）全身各系统疾病

几乎涉及各系统，常见于重症肝病、严重溶血反应、过敏反应、中暑、冻伤、蛇咬伤、结缔组织病、巨大血管瘤、恶性高血压、肺源性心脏病、ARDS、急性胰腺炎、急进性肾炎、糖尿病酮症酸中毒、脂肪栓塞、移植物抗宿主病等。

【分期与分型】

（一）分期

根据DIC的病理发展过程，临床上将DIC分为三期。

1. 高凝期　为DIC早期，由于凝血系统被激活，可使血中凝血酶含量增多，微循环中形成大量微血栓。主要表现为血液的高凝状态。

2. 消耗性低凝期　大量凝血酶的产生和微血栓形成，使凝血因子和血小板大量被消耗，同时，由于继发性纤溶系统激活，可使血液呈低凝状态。此期易发生出血倾向。

3. 继发性纤溶亢进期　出现在DIC晚期，凝血系统被激活后可激活纤溶酶原激活物，使大量纤溶酶原转变为纤溶酶，并有纤维蛋白降解产物（FDP）形成，纤溶酶和FDP均有很强的纤溶和抗凝作用。此期血液凝固性进一步下降，出血更加严重。

在DIC的发生发展中，栓塞与出血倾向相继或同时存在成为本症的基本病理过程，特别是由于DIC的三个阶段往往交叉重叠也就造成了DIC在出血、凝血过程中的复杂性。

（二）分型

2011年国际血栓与止血学会（ISTH）将DIC分为两型：显性DIC与非显性DIC。显性DIC包含了既往分类、命名的急性DIC与失代偿性DIC，而后者包含了慢性DIC与代偿性DIC，DIC前期亦纳入在内。急性DIC与慢性DIC的特点：

（1）急性DIC　数小时或1～2天内发病，伴有明显的出血症状，见于重症感染、羊水栓塞、溶血性输血反应、严重创伤及外科大手术后。

（2）慢性DIC　起病缓慢，可持续几周，高凝状态表现明显，出血症状较轻，见于癌肿播散、死胎滞留、系统性红斑狼疮。

【临床表现】

DIC的临床表现可因原发病、DIC类型、分期的不同而有较大差异。常见表现有出血倾向、休克、栓塞及微血管病性溶血。当危重病患者出现异常广泛出血时，应高度警惕急性DIC。

（一）出血倾向

DIC出血发生率高达84%～95%，常具有以下特点：①不能用原发病解释的自发性、多发性出血，部位可遍及全身，多见于皮肤、黏膜，其次为某些内脏出血，如咯血、呕血、便血、血尿、阴道出血，严重者可致颅内出血，而且常为DIC的致死原因；②早期可表现为注射、穿刺部位淤斑、持续渗血或试管内血不凝固；③单纯补充凝血因子效果不好，而适当采用抗凝治疗同时补充凝血因子、血小板，往往取得良好效果。

（二）休克

DIC所致休克发生率为30%～80%，一般具有以下特点：①常伴有全身多发性出血，但休克程度与出血量不成比例。②早期常出现重要脏器损害甚至出现多器官功能障碍综合征（MODS）。③休克多甚顽固，常规抗休克治疗效果不佳，且与DIC互为因果，形成恶性循环，顽固性休克是DIC病情严重，预后不良的征兆。

DIC时休克的发生与以下因素有关：①由于微循环障碍，回心血量减少；②大量出血致血容量不足；③血管通透性增强，血浆外渗；④微循环障碍，血流淤滞，局部代谢障碍，容量血管扩张。

（三）微血栓形成与脏器栓塞

急性DIC患者常同时存在出血及微血管栓塞，出血在临床上易于发现也较易控制，而栓塞症状则较隐匿易被忽视，但广泛的微血栓形成却是导致多器官功能衰竭的重要原因。DIC的微血栓可出现在全身各组织器官，常见于肺、肾、皮肤与肾上腺，其次是胃肠道、肝、脑、胰腺与心脏等。

栓塞引发的症状取决于受累器官与受累程度，皮肤黏膜微血栓表现为灶性坏死及脱落，多见于眼睑、四肢、胸背及会阴部；黏膜损伤易发生在口腔、消化道、肛门等部位；肺、肾、肝、脑、心脏等重要脏器的微血栓可表现为相应脏器栓塞的症状，严重时可发生受累器官功能障碍与衰竭。

（四）微血管病性溶血

约25%的DIC患者可发生微血管病性溶血，主要由于循环中红细胞遭受机械性损伤所致。临床表现为进行性贫血、黄疸、血红蛋白尿。

【急诊辅助检查】

实验室检查是诊断DIC的重要依据，目前尚无一项特异性很强的可以确诊DIC的检测指标，临床上常把几项化验结果综合起来进行判断。

（一）消耗性凝血障碍的指标

消耗性凝血障碍的指标是诊断DIC初步筛选的化验项目，包括以下指标：

1. 血小板（PLT）计数　血小板计数减少或进行性下降是诊断DIC的敏感但非特异的指标，存在血小板减少的DIC患者中约50%计数低于50×10^9/L，若血小板$> 150 \times 10^9$/L可排除DIC；血小板消耗与凝血酶诱导的血小板聚集有关，单次血小板计数对诊断帮助不大，而监测其是否存在进行性下降对诊断DIC更有价值。此外，血小板释放及代谢产物增多，如血小板第4因子（PF_4）、血栓烷B_2（TXB_2）、血小板a颗粒膜蛋白140（GMP-140）等在DIC时均明显升高。

2. 凝血酶原时间（PT）和活化部分凝血活酶时间（APTT）　两者分别用来检查外源性和内源性凝血系统的功能状态，在DIC早期高凝状态时，PT可缩短或正常；DIC中、晚期由于凝血因子消耗使PT与APTT延长；如若PT和APTT均延长对DIC诊断意义更大；连续动态检测有助于诊断和治疗。

3. 纤维蛋白原（Fbg）　正常值2～4 g/L，DIC时< 1.5 g/L，因Fbg属急性期反应蛋白，早期可升高达4.0 g/L以上，尽管持续消耗，但部分DIC患者Fbg仍处于正常水平。

（二）凝血系统激活的指标

1. 凝血酶原碎片$_{1+2}$（F_{1+2}）　F_{1+2}是凝血酶原转变为凝血酶过程中的降解产物，为反映凝血酶生成及高凝状态的特异性、敏感性分子标记物，可指导抗凝治疗。

2. 纤维蛋白肽A（FPA）　FPA是凝血酶水解纤维蛋白原的产物。DIC时由于病理性凝血酶生成增多血浆FPA水平升高，FPA是反映凝血酶生成及凝血激活过程启动的指标。

3. 凝血酶-抗凝血酶复合物（TAT）　TAT能反映凝血酶的生成，DIC时由于凝血酶生成增多，因此TAT水平升高。

4. 血浆可溶性纤维蛋白单体（SFM）　SFM 是凝血活化的标志物，DIC 时 SFM 含量升高。

（三）纤维蛋白溶解激活的指标

1. 纤维蛋白降解产物（FDP）及 D- 二聚体的测定　FDP 是铰链纤维蛋白单体（FM）纤维蛋白原经纤溶酶降解后产物的总称。当纤溶亢进时，FDP 的产生超过单核 - 巨噬细胞系统的吞噬能力，血浆及尿中 FDP 的含量升高，是临床诊断 DIC 的重要指标。FDP 增高是反映纤维蛋白溶解亢进的指标，但不能鉴别原发性纤溶和继发性纤溶。正常值为 0 ~ 8 mg/L。而 D- 二聚体仅为铰链纤维蛋白被纤溶酶降解的产物，故其增高是继发性纤溶的标志，对 DIC 的诊断更有特异性，正常值为 0 ~ 1 mg/L。

由于在外伤、静脉血栓时 FDP 和 D- 二聚体均会升高，并且肝肾功能异常可干扰 FDP 的代谢水平，因此两者不能单独诊断 DIC，必须结合其他指标才能正确判断。

2. 纤溶酶原（PLG）测定　DIC 中、晚期大量纤溶酶原转化为纤溶酶，血中 PLG 水平下降。

（四）其他实验室检查

1. 鱼精蛋白副凝（3P）试验　鱼精蛋白可与 FDP 结合，使纤维蛋白单体从可溶性 FM–FDP 复合物中分离出来，再聚合形成纤维蛋白，致 3P 试验阳性。3P 试验阳性说明血浆中既有纤维蛋白单体存在，又有 FDP 存在，即体内凝血和纤溶过程同时存在，是诊断 DIC 的较敏感指标之一。

2. 反映血管内皮损伤的分子标志物　①内皮素 -1（FT–1）：由血管内皮细胞合成和分泌，是最强的缩血管物质，亦是重要的促凝和抗纤溶物质，DIC 时 FT–1 含量升高。②血栓调节蛋白（TM）：存在于血管内皮细胞膜表面的糖蛋白，是凝血酶的受体，内皮细胞受损后 TM 释放入血，为内皮细胞受损的特异性分子标志物。

3. 抗凝血酶Ⅲ（AT- Ⅲ）测定　DIC 时，凝血酶产生过多，AT- Ⅲ与凝血酶及多种激动凝血因子形成不可逆复合物，导致 AT- Ⅲ消耗，血中 AT- Ⅲ活性下降，当 DIC 治疗有效时，AT- Ⅲ回升较快。由于肝素的抗凝血酶作用依赖 AT- Ⅲ，因而血中 AT- Ⅲ水平影响肝素疗效。因此，AT- Ⅲ检测具有诊断、指导治疗及疗效监测的意义。

4. 因子Ⅷ：C 的测定　因子Ⅷ由Ⅷ：C 与Ⅷ：VWF 两部分组成，Ⅷ：C 为其促凝成分，DIC 时Ⅷ：C 因被消耗而减少。

5. 组织因子（TF）测定　在 DIC 时，63.6% 的病例 TF 活性升高，TF 测定不仅反映 DIC 的结果，而且可反映 DIC 的病因（多为感染、内毒素血症、休克和白血病）。

6. 组织因子途径抑制物（TFPI）　TFPI 是外源性凝血途径的特异性抑制物，DIC 时 TFPI 水平下降，TFPI 升高表示预后良好。

【诊断与鉴别诊断】

（一）DIC 的诊断标准

1. 原发病　存在易致 DIC 的基础疾病，如感染、恶性肿瘤、病理产科、大型手术及创伤等。

2. 临床表现　具备下列 2 项以上的临床表现：①严重或多发性出血倾向。②不能用原发病解释的微循环障碍或休克。③广泛性皮肤、黏膜栓塞，灶性缺血性坏死，脱落及溃疡形成或不明原因的肺、肾、脑等脏器功能衰竭。④抗凝治疗有效。

3. 实验室指标　同时有下列 3 项以上异常。

（1）血小板计数 $<100\times10^9$/L 或呈进行性下降（白血病、肝病 $<50\times10^9$/L），或下列 2 项以上血小板活化分子标志物血浆水平增高。① β- 血小板球蛋白（β–TG）。②血小板第 4 因子（PF4）。③血栓烷 B_2（TXB_2）。④血小板 -α 颗粒膜蛋白 -140（GMP–140）。

（2）血浆纤维蛋白原含量 < 1.5 g/L（肝病 < 1.0 g/L，白血病 < 1.8 g/L）或 > 4.0 g/L 或呈进行性下降。

（3）3P 实验阳性，或血浆 FDP > 20 mg/L（肝病 > 60 mg/L）或血浆 D 二聚体水平增高（阳性）。

（4）PT 延长或缩短 3 s 以上（肝病 > 5 s）。

（5）AT- Ⅲ活性 < 60%（不适用于肝病）或蛋白 C（PC）活性降低。

（6）血浆纤溶酶原（PLG）< 300 mg/L。

（7）因子Ⅷ：C 活性 < 50%（肝病必备）。

（8）血浆内皮素 -1（ET–1）含量 > 80 pg/mL 或凝血酶调节蛋白（TM）增高。

4. 实验室特殊检测指标 疑难或特殊病例应有下列2项以上异常。

（1）血浆凝血酶原碎片 $_{1+2}$（F_{1+2}）、凝血酶－抗凝血酶复合物（TAT）或纤维蛋白肽A（FPA）含量增高。

（2）血浆组织因子（TF）含量增高或组织因子途径抑制物（TFPI）水平下降。

（3）血浆可溶性纤维蛋白单体（SFM）含量增高。

（4）血浆纤溶酶－纤溶酶抑制物复合物（PIC）水平升高。

（二）前DIC（pre-DIC）诊断参考标准

根据上述诊断标准典型DIC并不难诊断，但这种状态治疗效果差、死亡率高，为了提高早期DIC诊断，近年来，提出了pre-DIC的概念，诊断标准见要点框4-7-4。

1. 存在易致DIC的基础疾病。
2. 有下列1项以上临床表现：
（1）皮肤、黏膜栓塞，灶性缺血性坏死、脱落及溃疡形成。
（2）原发病不易解释的微循环障碍，如皮肤苍白、湿冷及发绀等。
（3）不明原因的肺、肾、脑等轻度或可逆性脏器功能障碍。
（4）抗凝治疗有效。
3. 有下列3项以上实验异常：
（1）正常操作条件下，采集血标本不易凝固，或PT缩短3 s以上，ATPP缩短5 s以上。
（2）血浆血小板激活分子标志物含量增加：①β-TG，②PF4，③TXB_2，④GMP-140。
（3）凝血激活分子标志物含量增加：①F_{1+2}，②TAT，③FPA，④SFM。
（4）抗凝活性降低：①AT-Ⅲ活性降低。②PC活性降低。
（5）血管内皮细胞受损分子标志物增高：①ET-1，②TM。

要点框4-7-4 前DIC诊断标准

（三）DIC的鉴别诊断

1. 原发性纤溶 由于并无血管内凝血，故不存在血小板活化，血小板计数通常正常，也缺乏微血管溶血性贫血表现。D-二聚体水平正常，鱼精蛋白副凝试验（3P试验）阴性。因此可将DIC与原发性纤溶区别开来。

2. 血栓性血小板减少性紫癜 以血小板减少和微血管病性溶血为突出表现，可伴随发热、神经系统症状、肾损害，黄疸常见，微循环衰竭少见，但缺乏凝血因子消耗性降低及纤溶亢进等依据，可资鉴别。

3. 严重肝病 由于有出血倾向、血纤维蛋白原浓度、多种凝血因子浓度下降，血小板减少，PT延长以及肝对FDP及蛋白酶抑制物清除降低，这些表现与DIC类似，鉴别诊断常常困难。但严重肝病者多有肝病病史，黄疸、肝功能损害症状较为突出，血小板减少程度较轻、较少，FⅧ：C活性正常或升高，纤溶亢进与微血管病性溶血表现较少等可资鉴别，但需注意严重肝病合并DIC的情况。

【抢救与治疗措施】

DIC治疗应遵循序贯性、个体性、动态性的原则，强调原发病的治疗是终止DIC病理过程的最关键措施。在某些情况下，凡是病因能迅速去除或控制的DIC患者，凝血功能紊乱往往能自行纠正。但多数情况下，相应的支持治疗，特别是纠正凝血功能紊乱的治疗是缓解疾病的重要措施。

（一）治疗基础疾病及清除诱因

积极治疗原发病可预防和去除引起DIC的病因，这是防治DIC的根本措施。如：积极控制感染，治疗肿瘤，处理产科疾病及创伤，纠正休克、缺氧、酸中毒等。

（二）抗凝治疗

抗凝治疗是终止DIC病理过程、减轻器官功能损伤、重建凝血－抗凝平衡的重要措施。DIC的抗凝治疗应在治疗基础病的前提下，与凝血因子的补充同步进行。

1. 肝素治疗

（1）普通肝素 急性DIC时10 000～30 000 U/d，一般15 000 U/d左右，每6 h用量不超过5 000 U，静脉滴注，根据病情可持续使用3～5天。

肝素的使用指征：①DIC早期（高凝期）；②血小板及凝血因子呈进行性下降，微血管栓塞表现明显的患者；③消耗性低凝期，但病因短期内不能去除者，在补充凝血因子情况下使用。

肝素的禁忌证：①有手术或组织损伤创面未经良好止血者。②近期有活动性出血。③蛇毒所致DIC。④DIC晚期，患者有多种凝血因子缺乏及明显纤溶亢进。

肝素监测指标：① APTT：反映内源性凝血系统各凝血因子的综合情况，是监测肝素的首选指标，正常值为 40 s ± 5 s，肝素治疗使其延长 60% ~ 100% 为最佳剂量。②凝血时间（CT）：肝素治疗中 CT 在 20 ~ 30 min 为宜。若 APTT > 100 s，CT > 30 min 提示肝素过量，立即停用，可用鱼精蛋白中和，鱼精蛋白 1 mg 中和肝素 100 U。

（2）低分子肝素　常用剂量 75 ~ 150 IUAXa（抗活化因子 X 国际单位 /（kg·d），一次或分两次皮下注射，连用 3 ~ 5 天。与普通肝素相比，低分子肝素具有以下优点：①抗凝作用可预测，不需严密监测；②半衰期较长，每日仅需给药 1 ~ 2 次；③肝素诱导的血小板减少性紫癜少见；④对抗凝血酶Ⅲ依赖性较少，抗凝血因子 Xa 作用强。目前临床已逐渐取代肝素。

2. 抗凝血酶Ⅲ（AT-Ⅲ）　是人体内最重要的生理性抗凝物质，急性 DIC 时约 80% 患者 AT-Ⅲ消耗性降低。肝素对 DIC 的疗效与 AT-Ⅲ的血浆浓度密切相关，当血浆 AT-Ⅲ浓度 < 30% 时，肝素治疗失败。DIC 时 AT-Ⅲ浓度下降，可降低人体抗凝活性，加速、加重 DIC 病理过程，同时导致肝素治疗效果不佳及增加出血并发症。因此，适时适量补充 AT-Ⅲ，是 DIC 治疗中的关键措施之一。AT-Ⅲ与肝素合用可减少肝素用量，增强肝素疗效，避免停用肝素后反跳性血栓形成。

用量为每次 1 500 ~ 3 000 U，静脉滴注，每日 2 ~ 3 次，可连用 5 ~ 7 天。AT-Ⅲ是从正常人血浆制备浓缩而成，若无 AT-Ⅲ制剂，可用新鲜血浆或全血代替，1 U 相当于 1 ~ 2 mL 新鲜血浆中 AT-Ⅲ的含量。

3. 其他抗凝及抗血小板药物　常用制剂有低分子右旋糖酐、噻氯匹定、双嘧达莫（潘生丁）、复方丹参注射液等。①低分子右旋糖酐（右旋糖酐 40）：500 ~ 1 000 mL/d，3 ~ 5 天，有辅助治疗价值。右旋糖酐 40 可引起过敏反应，重者可致过敏性休克，使用时应谨慎。②噻氯匹定：为抗血小板药，通过稳定血小板膜抑制 ADP 诱导的血小板聚集而起作用。因血小板激活在 DIC 中有着重要作用，故可用于急性及慢性 DIC 的治疗。用法为 250 mg，口服，每日 2 次，连续 5 ~ 7 天。③双嘧达莫（潘生丁）：500 mg/d，置入 200 mL 液体，静脉滴注，每日 1 次，3 ~ 5 天。④复方丹参注射液：可单独应用或与肝素联合应用，具有疗效肯定、安全、无需严密血液学监护等优点。复方丹参 20 ~ 40 mL，加入 100 ~ 200 mL 葡萄糖溶液中静脉滴注，每日 2 ~ 3 次，连用 3 ~ 5 天。

（三）替代治疗

决定是否给予患者替代治疗不能单纯依赖实验室检查的结果，而主要应根据临床状况来决定。当患者存在活动性出血、伴有高度出血风险及需要进行有创性诊疗操作时均可实施替代治疗。而替代治疗的效果要依靠临床出血状况是否改善，结合血小板计数和凝血相关实验的检测结果综合分析。当血小板和凝血因子在 DIC 进展中被大量消耗，进入低凝状态，临床出血症状严重时应及时补充血小板和凝血因子。适应证：①有明显血小板和凝血因子减少的证据；②已进行病因和抗凝治疗，DIC 未能得到良好控制者。主要包括以下制剂：

1. 血小板悬液　未出血的患者血小板计数低于 $20 \times 10^9/L$，存在活动性出血且血小板计数低于 $50 \times 10^9/L$ 的 DIC 患者，需紧急输入血小板悬液。血小板输注要求足量，首次用量至少在 1 成人单位。

2. 新鲜冰冻血浆（FFP）　FFP 所含凝血因子浓度较新鲜全血增加 1 倍，并可减少全血红细胞破坏产生的膜磷脂等促凝因子进入，是 DIC 患者理想的凝血因子补充制剂。每次 10 ~ 15 mL/kg。

3. 凝血酶原复合物　可提供除因子Ⅴ外的凝血因子，每次给予 200 ~ 600 U，视检查结果酌情再补充。通常用量为患者体重 ×0.5× 需要提高的凝血酶原活动度水平。

4. 纤维蛋白原或冷沉淀　适用于急性 DIC 伴有明显 Fbg 降低或严重出血的患者。首次剂量 2.0 ~ 4.0 g，静脉滴注，24 h 总量为 8.0 ~ 12.0 g，一般 3 g 纤维蛋白原制剂可使血浆纤维蛋白原提高 1 g/L。

（四）应用纤溶抑制剂

DIC 时正常的凝血和纤溶平衡出现异常，因 DIC 的纤溶是继发的，只要 DIC 停止纤溶亦随之停止，纤溶属代偿反应，因此在治疗过程中应严格掌握纤溶抑制剂的适应证和禁忌证。

抗纤溶治疗适应证：① DIC 晚期，继发性纤溶亢进已成为迟发性出血的主要原因；②有明显纤溶亢进的临床及实验室证据。

抗纤溶治疗不能用于 DIC 过程尚在发展的患者，因为此时需纤溶清除微血管内的血栓，故在 DIC 早期高凝状态不宜使用抗纤溶药物。DIC 消耗性低凝期仍有血栓形成，同时存在继发性纤溶亢进，可在抗凝治疗基础上使用小剂量纤溶抑制剂。

目前常用纤溶抑制剂有6-氨基己酸、氨甲苯酸、抑肽酶等。①6-氨基己酸:2～10 g/d,分次缓慢注射或滴注。休克时慎用。②氨甲苯酸:0.2～1 g/d,分次缓慢注射或滴注。③抑肽酶:首剂5万U,随后1万U/h持续静脉滴注,或总量10万～20万U/d,分次静脉滴注。

■ 课后练习题

1. DIC的常见病因有哪些?
2. DIC的临床表现有哪些特征?
3. 根据血小板计数、D-二聚体、FDP等临床常规实验室检查指标如何判断存在DIC?
4. DIC常见鉴别诊断的疾病有哪些,如何鉴别?
5. DIC的诊断标准是什么?
6. DIC替代治疗包括哪些措施?

（于凯江）

习题与答案　　教学PPT

第八章 多器官功能障碍综合征

目的要求

掌握：MODS、SIRS、sepsis、severe sepsis 的概念，MODS 的特点。

熟悉：SIRS 的诊断标准和临床表现，MODS 的器官支持手段要点。

了解：MODS 概念的由来、MODS 的发病机制及相关进展。

多器官功能障碍综合征（multiple organ dysfunction syndrome，MODS）是指机体遭受严重感染、创伤、休克、大手术等损害 24 h 后，同时或序贯出现两个或两个以上器官功能障碍或衰竭的临床综合征。MODS 是临床常见的急危重症之一，起病急，进展迅速，病死率高，严重威胁人类健康与生命，是目前各类监护病房（ICU）的主要死亡原因。MODS 患者存在两个器官功能衰竭病死率为 50%～60%，三个器官功能衰竭病死率可达 85%，而四个器官功能衰竭的病死率几乎达 100%。

1973 年 Tilney 等在对腹主动脉瘤破裂术后并发症的研究中，首次提出了序贯性系统衰竭（sequential system failure）的概念，此后又有学者先后提出多系统器官衰竭（multiple system organ failure，MSOF）概念和诊断标准，直至 1991 年美国胸科医师协会（ACCP）和危重病医学会（SCCM）认为衰竭（failure）一词的含义是指器官功能完全丧失达到不可逆的程度，这一静态概念忽视了器官功能障碍发展到功能衰竭的动态变化过程，已失去对 MODS 发生、发展的渐进性疾病演变过程进行观察分析的机会，同时也否认了器官功能损害的可逆性。因此，倡议将 MSOF 改为 MODS。从 MSOF 到 MODS 的提出不单是概念的更新，目的是强调在危重症发展的全过程中更应重视器官衰竭前的早期诊断和干预性治疗，特别是近年来人们开始重视对 MODS 器官功能损害的分级诊断、分层治疗，以期早发现、早诊断而提高 MODS 治愈率。

【病因】

MODS 的病因复杂，许多内、外、妇产科急症都可能发生 MODS，尤其是老年人由于器官功能多处于临界状态，某些不很严重的损伤或应激即可诱发 MODS。导致 MODS 的病因包括感染性和非感染性两大类。

（一）感染性因素

感染是诱发和加重 MODS 的最主要原因，多见于创伤或烧伤伴发的脓毒症和胸、腹腔脓肿；非创伤患者大部分为医院内感染；ICU 常见的院内感染是肺炎、导管相关性感染、尿路感染、抗生素相关性肠炎、真菌感染。

（二）非感染因素

见要点框 4-8-1。

1. 严重的组织损伤或坏死。
2. 休克。
3. 呼吸心搏骤停复苏后。
4. 急性坏死性胰腺炎。
5. 急性药物中毒，尤其是急性重症农药中毒。
6. 医源性因素包括大量输血补液、高浓度吸氧、缩血管药物的不准确使用、机械通气方式的错误选择、抗生素使用不当、血液透析过程造成的失衡综合征。

要点框 4-8-1　MODS 的非感染因素

【发病机制】

拓展知识

【临床表现】

(一) 原发病的临床表现

MODS 早期主要是以严重创伤、大面积烧伤、重症感染等原发病为临床表现。常常很快发生 SIRS,进一步发展为 MODS。

(二) SIRS 的临床表现

SIRS 的主要临床特征是过度的炎症反应、全身持续高代谢、高动力循环状态。

1. 全身炎症反应 临床上全身炎症反应的表现形式有 SIRS、脓毒症、严重脓毒症和脓毒性休克。1991 年美国 ACCP/SCCM 联席会议委员会对 SIRS、脓毒症及其相关术语作出明确定义。

(1) SIRS 指任何致病因素作用于机体所引起的全身性炎症反应,且具备以下 2 项或 2 项以上即可诊断为 SIRS,见要点框 4-8-2。

1. 体温 > 38℃或 < 36℃。
2. 心率 > 90 次 /min。
3. 呼吸频率 > 20 次 /min 或动脉血二氧化碳分压($PaCO_2$) < 32 mmHg。
4. 外周血白细胞计数 > 12.0×10^9/L 或 < 4.0×10^9/L,或未成熟粒细胞 > 10%。

要点框 4-8-2 SIRS 的诊断标准

(2) 脓毒症 指由感染引起的全身炎症反应,证实有细菌存在或有高度可疑感染病灶,其余诊断标准同 SIRS。

(3) 严重脓毒症 指脓毒症伴有器官功能障碍、组织灌注不良或低血压。

(4) 脓毒性休克 指严重脓毒症患者在给予足量液体复苏后仍无法纠正的持续性低血压,常伴有低灌注状态(包括乳酸酸中毒、少尿或急性意识状态改变等)或器官功能障碍。

2001 年 12 月,美国危重病医学会(SCCM),欧洲重症监护学会(ESICM)、美国胸科医师学会(ACCP)、美国胸科学会(ATS)及外科感染学会(SIS)在美国华盛顿召开联席会议对 SIRS 相关指标进行了重新修订,具体诊断标准和推荐指标见表 4-8-1。严重脓毒症诊断见表 4-8-2。

2. 持续高代谢状态 SIRS 时通常伴有营养和代谢障碍的三个突出特点见要点框 4-8-3。

1. 持续性高代谢 基础代谢率增高,可达正常 2 倍以上,且不能通过减少活动而使代谢率下降,表现为高耗氧量、通气量增加。
2. 耗能途径异常 SIRS 时糖的利用受限,脂肪利用早期增加、后期下降,机体主要通过大量分解蛋白获得能量;最突出的是骨骼肌代谢消耗导致肌肉疲劳、无力和萎缩,当累及呼吸肌时可引起咳痰费力而加重肺部感染、通气功能障碍及呼吸机撤机困难。
3. 对外源性营养反应差 补充外源性营养物质,不能有效地阻止自身消耗,提示高代谢对自身具有"强制性",因此有人称其为"自噬代谢"。

要点框 4-8-3 SIRS 的营养和代谢障碍特点

3. 高动力循环状态 表现为高心输出量,低外周血管阻力。为了满足 SIRS 时高代谢的氧供需要,机体通过增加心率取得较高的心排血量,但每搏心输出量常低于正常,同时外周血管阻力下降,呈低血压状态。高排低阻持续时间视心功能状态而有所不同,年轻患者可以贯穿整个病程直至死亡,而老年患者则可因心力衰竭而较早地陷入低心排阶段。

(三) 多系统器官功能障碍的临床表现

在 MODS 的发展过程中,系统器官功能障碍的顺序常表现出相对的规律。一般认为最早最易受累的脏器是肺,常在发病 24 ~ 72 h 即可出现,表现为急性肺损伤(ALI)/ 急性呼吸窘迫综合征(ARDS);近年来研究表明胃肠道在 MODS 发病过程中也是较早受损的器官,表现为中毒性肠麻痹,当肠黏膜屏障功能受损时可引起肠道细菌移位和内毒素血症,应激性溃疡发生时可出现呕血、黑便或在胃肠减压管中出现血性或咖啡性胃液;随着 MODS 的发展可出现肝功能障碍,表现为黄疸、肝功能改变,严重时发生肝性脑病;随后出现肾功能损害,表现为少尿、无尿、氮质血症,以及水电解质紊乱、酸碱平衡失调,当其发生后常使病情明显恶化,在以休克为原发病时,肾损害亦可能为最早表现。当出现心血管系统或血液系统衰竭(即出现 DIC)时通常是 MODS 的终末表现。

表 4-8-1　2001 年国际脓毒症定义会议关于脓毒症诊断的新标准

指　标	标　准
已明确或疑似的感染，并伴有下列某些征象：	
（1）一般指标	发热（中心体温 > 38.3℃）
	低温（中心体温 < 36.0℃）
	心率 > 90 次 /min，或大于不同年龄段正常心率范围 2 个标准差
	呼吸频率 > 30 次 /min
	意识改变
	明显水肿或液体正平衡（ > 20 mL/kg 超过 24 h）
	高血糖症（血糖 > 7.7 mmol/L 或 140 mg/dL）而无糖尿病史
（2）炎症反应参数	白细胞增多症（白细胞计数 > 12×10^9/L）
	白细胞减少症（白细胞计数 < 4×10^9/L）
	白细胞计数正常，但不成熟白细胞 > 0.10
	血浆 C 反应蛋白 > 正常值 2 个标准差
	前降钙素 > 正常值 2 个标准差
（3）血流动力学参数	低血压（收缩压 < 90 mmHg，平均动脉压 < 70 mmHg，或成人收缩压下降 > 40 mmHg，或按年龄下降 > 2 个标准差）
（4）器官功能障碍指标	低氧血症（PaO_2/FiO_2 < 300 mmHg）
	急性少尿（充分液体复苏至少 2 h 尿量 <［0.5 mL/（kg·h）］
	肌酐增加 > 0.5 mg/dL 或 44.2 μmol/L
	凝血异常（国际标准化比值 > 1.5 或活化部分凝血激酶时间 > 60 s）
	肠梗阻（肠鸣音消失）
	血小板减少症（血小板计数 < 100×10^9/L）
	高胆红素血症（总胆红素 > 4 mg/dL 或 70 mmol/L）
（5）组织灌流参数	高乳酸血症（ > 1 mmol/L）
	毛细血管再充盈时间延长或皮肤出现花斑

表 4-8-2　严重脓毒症的诊断标准

严重脓毒症是脓毒症诱导的组织血流灌注不足或器官功能异常，伴有下列某些现象：
感染诱导的低血压
乳酸高于正常值
充分液体复苏超过 2 h 的尿量 < 0.5 mL/（kg·h）
非肺内感染的急性肺损伤 PaO_2/FiO_2 < 250 mmHg
肺感染为感染源的急性肺损伤 PaO_2/FiO_2 < 200 mmHg
肌酐 > 2.0 mol/dL（176.8 μmol/L）
胆红素 > 2 mol/dL（34.2 μmol/L）
血小板计数 < 100×10^9/L
凝血机制紊乱（INR > 1.5）

【诊断与鉴别诊断】

（一）MODS 的诊断依据

1. 有导致 MODS 的诱发因素，如严重创伤、感染、休克等。
2. 有 SIRS 的临床特征。
3. 存在两个或两个以上系统或器官功能障碍。

4. 除外其他疾病引起的多脏器损害。

（二）MODS的诊断标准

目前国内外尚无统一的MODS诊断标准，通常以各个单器官功能损害作为诊断依据，在诊断过程中更重视器官功能损害的发展趋势，强调临床过程动态变化的重要性（表4-8-3）。近年来，人们开始重视对MODS的器官功能障碍进行分级诊断和分层治疗。在2011年德国柏林举办的第23届欧洲危重病医学年会上，推出了新的ARDS诊断标准（柏林标准）；还有2012年欧洲危重病医学会提出危重患者胃肠功能不全的定义和处理指南，推荐对重症患者应用“急性胃肠损伤（acute gastrointestinal injury，AGI）”这一概念，以区别发生在ICU之外的“胃肠道功能障碍”。这些单器官或系统衰竭的诊断标准同样适用于MODS患者，具体标准见相关章节。

表4-8-3　MODS与MSOF的诊断标准

器官/系统	MODS	MSOF
肺	低氧血症、需机械通气维持72 h以上	进行性加重的ARDS，并需PEEP > 10 cmH_2O，FiO_2 > 0.50
肝	血胆红素≥2～3 mg/dL或转氨酶增高，超过正常1倍以上	临床出现黄疸，胆红素≥8～10 mg/dL
肾	尿量 < 500 mL/d，或肌酐 > 2～3 mg	需肾透析治疗
肠道	腹胀，不能耐受进食5天以上；应激性溃疡出血，24 h需输血400 mL以上	上消化道出血，需输血 > 1 000 mL/24 h，或内镜检查/或手术证实有应激性溃疡
心	无心肌梗死而致的低血压或心脏指数 < 2.0 L/（min·m^2），或出现毛细血管渗漏综合征	低动力循环，对强心治疗效果不佳，难以做出反应
中枢神经	意识障碍，谵妄	昏迷
血液	PT，APTT延长25%以上，FDP阳性，PLT < 50 × 10^9/L	DIC

（三）鉴别诊断

MODS与其他疾病器官衰竭的临床鉴别诊断的要点见要点框4-8-4。在诊断MODS时，必须除外以下疾病：

1. 某些慢性疾病终末期出现的多个器官功能障碍。
2. 同时波及两个器官损伤的多发伤。
3. 互不相关的几种疾病出现的多个器官功能障碍。
4. 累及多个器官的系统性疾病，如系统性红斑狼疮。

1. MODS患者发病前大多数器官功能良好，创伤、感染、休克是其主要病因，大多伴有SIRS的临床特征。
2. 受损的器官往往不是原发因素直接损伤的器官。
3. 从最初打击到远隔器官功能障碍，时间上常有几天或数周的间隔。
4. MODS主要病理变化为广泛的急性炎症反应，如炎性细胞浸润、组织水肿、器官湿重增加等；而慢性器官衰竭失代偿时，以组织细胞的坏死、增生为主，伴器官的萎缩和纤维化。
5. MODS病情发展迅速，难以被迄今的器官支持治疗所遏制，病死率高；而器官的直接损伤只要不是立即致命，经过及时的外科修复和适当的器官支持，常可以获得较高的生存率；慢性器官衰竭可通过适当的治疗反复缓解，使患者获得较长的生存期。
6. MODS虽然病情凶险，但经积极治疗，病情可以逆转，一旦治愈，临床上可不遗留器官损害的痕迹。慢性疾病晚期的器官衰竭常常是不可逆的。

要点框4-8-4　MODS的鉴别诊断要点

【抢救与治疗措施】

目前临床对MODS缺乏固定的治疗模式，理想的治疗措施是以预防为主，积极治疗原发伤病，早期干预SIRS的发展，及时给予有效的器官功能支持。

（一）加强危重患者的管理

1. 认识危重病的发展规律　在ICU监护抢救的危重患者中主要威胁生命的已不是原发疾病，而是相关器官进行性功能衰竭，这对危重病医生提高抢救成功率的认识至关重要。

2. 及时将危重患者转入ICU　ICU可以在病情还不是最危重的时候，按照危重病规律主动而有针对性的对危重患者进行监护救治，及时发现、处理各项监测指标的变化。

（二）积极治疗原发伤病

积极治疗引发 MODS 的原发病是防治的基本措施，主要包括：①清除坏死组织和感染病灶，控制脓毒症。开放性创伤早期清创是预防感染最关键的措施；对已存在的感染在应用抗生素的同时应及时进行外科处理，包括伤口的清创、脓肿的引流、坏死组织的清除、空腔脏器破裂的修补；应注意查找不易被发现的隐匿病灶；根据微生物学检测和药敏试验及时调整抗生素应用。②各种类型休克的处理见休克相关章节。③心搏骤停的处理是强调早期规范化心肺复苏尽快恢复自主循环，给予及时有效的复苏后综合治疗。④急性中毒的处理是防止毒物继续吸收，增加毒物的排泄，给予解毒剂或拮抗剂等。

（三）调控炎症反应，阻断 SIRS 的发展

1. 免疫疗法　近年来研制了多种抗炎症介质抗体、抗细胞因子抗体及抗内毒素抗体，并已在实验和临床中应用，但应用的结果都不够完善。如何进行有针对性的免疫调节治疗或选择对促炎和抗炎具有双向调节作用的药物，将成为 MODS 防治的方向。

2. 抗氧化剂和氧自由基清除剂　抗氧化剂有 3 类：①酶类：超氧化物歧化酶、过氧化物酶、谷胱甘肽过氧化物酶。②非酶类：谷胱甘肽、N- 乙酰半胱氨酸、维生素 E、维生素 C，其中认为 N- 乙酰半胱氨酸能改善 ARDS 的预后。③血浆：血浆中抗氧化作用的成分主要是铜蓝蛋白和转铁蛋白。

3. 乌司他丁　该药系从人尿提取精制的糖蛋白，属蛋白酶抑制剂，主要具有以下三方面的药理作用：①抑制炎症介质的过度释放。②抑制多种蛋白、糖和脂类的水解酶的活性。③改善微循环和组织灌注。用法：10 万 ~ 20 万 U 溶于 5% 葡萄糖溶液或生理盐水注射液中静脉滴注，每日 1 ~ 3 次。

（四）器官功能支持与保护

1. 循环功能支持

（1）维持有效的循环血容量，初始复苏的第一个 6 h 内达到复苏目标：① CVP（中心静脉压）8 ~ 12 mmHg；② MAP（平均动脉压）≥65 mmHg；③尿量≥0.5 mL/（kg·h）；④ $S_{CV}O_2$（中心静脉血氧饱和度）≥70% 或 S_VO_2（混合静脉血氧饱和度）≥65%；⑤尽快通过目标复苏使血乳酸下降至正常值。

首选等渗晶体液进行液体复苏。需要大量晶体液的严重脓毒症和脓毒性休克患者可加用白蛋白进行液体复苏，不推荐在严重脓毒症和其他有发生 AKI 风险患者的常规治疗中使用羟乙基淀粉。

（2）维持理想血压　在充分扩容后血压仍不能恢复时，可首选用去甲肾上腺素，感染性休克应早期应用升压药。

（3）保持心脏有效泵功能　充分复苏后仍然存在低心排血量应使用多巴酚丁胺［最大剂量可达 20 μg/（kg·min）］增加心排血量，也可使用洋地黄制剂，见第四篇第四章急性心力衰竭。

2. 呼吸功能支持　ALI 和 ARDS 往往是 MODS 的前奏和重要组成部分，对它们的成功治疗是防治 MODS 的重要措施。治疗目标包括：改善肺氧合功能，纠正缺氧，保护器官功能。见第四篇第三节 ARDS。

3. 保护肾功能　及时充分纠正低血容量是预防急性肾衰竭的最好方法。对于围手术期高危患者或感染性休克患者，应根据治疗方案纠正血流动力学和氧合指标，以防止发生 AKI 或导致 AKI 恶化。目前观点不建议使用利尿药预防 AKI 的发生，除非存在容量负荷过多，否则不应使用利尿药治疗 AKI 或促进肾功能恢复。若 MODS 患者已合并 AKI，且出现危及生命的容量、电解质和酸碱平衡改变时，应紧急开始连续性血液净化治疗。

4. 胃肠功能障碍的处理　MODS 患者是应激性溃疡的高危人群，应早期采取以下措施防治应激性溃疡，见要点框 4-8-5。

5. 肝功能支持　见本篇第六章急性肝衰竭。

6. 脑功能障碍的处理　见本篇第一章急性脑功能衰竭。

7. DIC 的处理　见本篇第七章急性弥散性血管内凝血。

8. 营养和代谢支持　MODS 患者的营养支持应充分考虑到受损器官的耐受能力而制订治疗方案（包括营养支持的途径，营养制剂的选择及热量、氮量的供给）。肠内营养和肠外营养之间应首选前者，但当任何原因导致胃肠道不能使用或应用不足时，应考虑肠外营养，或联合应用肠内营养。

ICU患者营养支持原则应首先使血流动力学稳定后，约伤后48 h内开始营养支持，避开应激高峰期，重症患者急性应激期营养支持应掌握“允许性低热卡”原则[20～25 kcal/(kg·d)]；在应激与代谢状态稳定后，能量供给量需要适当的增加[30～35 kcal/(kg·d)]。此外，要重视外源性胰岛素的应用以避免发生高血糖，在营养支持同时注意调节水、电解质及酸碱平衡。

1. 积极治疗原发病　清除应激源。
2. 给予胃肠道监测　定时定期检测胃液pH及粪便隐血，早期发现病情变化。
3. 鼓励早期进食，以中和胃酸，增强胃肠黏膜屏障功能、
4. 控制胃内pH：①质子泵抑制剂，如奥美拉唑40 mg，每日2次，静脉注射；② H_2受体阻滞剂，如法莫替丁（40 mg），甲氰咪胍（800 mg），每日2次，静脉滴注；③胃内灌入碱性药物，如氢氧化铝等。
5. 应用胃黏膜保护剂，如硫糖铝。
6. 药物治疗不能控制病情者，病情允许，应立即作紧急胃镜检查，以明确诊断，并可在内镜下作止血治疗。
7. 给予输血补液，维持正常的血液循环。

要点框4-8-5　应激性溃疡防治要点

（五）合理应用抗生素

在抗生素应用之前，进行细菌学标本的采集，并尽可能在45 min内完成；血培养至少双份，分别来自于经皮穿刺抽取的外周血以及置入血管的导管（除非导管留置时间＜48 h）。

1. 经验性治疗

（1）脓毒症出现休克和严重脓毒症无休克的患者1 h内静脉使用有效抗生素。

（2）应联合药物进行经验性抗感染治疗，尽可能覆盖病原微生物（细菌/真菌/病毒），要考虑抗生素要在感染部位达到充足的组织浓度。对多重耐药病原菌，如鲍曼不动杆菌、假单胞菌属和中性粒细胞减少的严重脓毒症患者，应联合使用经验性抗生素。对铜绿假单胞菌血行感染合并呼吸衰竭和感染性休克的严重感染患者，应选择超广谱β-内酰胺酶抑制剂联用氨基糖苷类或氟喹诺酮。肺炎链球菌血行感染的感染性休克患者，建议使用β-内酰胺酶抑制剂联合大环内酯类。病毒感染所致严重脓毒症或感染性休克，尽早抗病毒治疗。

（3）每天评估抗生素治疗方案，及时降阶梯治疗。

（4）开始显示有脓毒症但无后续感染证据的患者，低降钙素原（PCT）水平或类似生物标志物能帮助临床医生停用经验性抗生素。

2. 目标性治疗　经验性联合治疗3～5天。一旦病原学明确应降阶梯到恰当的单一治疗。抗生素疗程一般7～10天，如果患者病情改善缓慢或存在未引流的脓腔或金黄色葡萄球菌血症或真菌、病毒混合感染或免疫受损如中性粒细胞减少，可延长疗程。在抗感染过程中应注意监测真菌感染，发现真菌感染应进行抗真菌治疗。

（六）维持内环境稳定

根据监测结果及时纠正水电解质酸碱紊乱，调整血糖和渗透压。MODS患者常常伴有高血糖，应给予静脉使用胰岛素控制高血糖以降低病死率。对于绝大多数成人ICU患者，在血糖大于150 mg/dL时应开始胰岛素治疗，使用标准的治疗方案将血糖控制在150 mg/dL以下，要绝对保持在180 mg/dL以下，并尽量避免发生低血糖（BG≤70 mg/dL），但对病死率的影响有限。建议胰岛素持续输注治疗（1 U/mL）前以配好的普通胰岛素溶液20 mL预充输液管。对于绝大多数接受胰岛素治疗的患者建议每1～2 h监测1次血糖，直至血糖值和胰岛素量相对稳定后可每4 h监测一次血糖。由于毛细血管血糖值可能无法准确评估动脉或血浆血糖值，使用毛细血管血糖监测血糖时应注意。对于休克、应用升压药、严重外周组织水肿和长期静脉输注胰岛素的患者，选用动脉或静脉的全血标本而不是指尖毛细血管的标本检测血糖。MODS患者的钾、钠离子的变化需要动态监测并及时进行调整。对存在乳酸水平升高为标志的组织低灌注者，复苏目标为尽快达到乳酸正常。

（七）连续性血液净化技术的应用

连续性血液净化（continuous blood purification，CBP）在MODS治疗中的作用已得到充分肯定，更适用于血流动力学不稳定的患者，成为MODS的主要治疗措施。对于血流动力学不稳定，有AKI（表现为无尿或少尿）的严重脓毒症患者，采用连续肾替代而非间断血液透析，以便优化液体平衡的管理。

（八）中医药治疗

MODS病证复杂，虚实相兼、标本缓急各不相同。目前中医药对MODS的防治方法主要包括：①清热解毒法。在应用抗生素控制感染的同时，利用中药的解毒作用，清除内毒素引起的SIRS，改善各脏器功能。常用的药物有血必净、清开灵注射液。②通里攻下法。主要针对胃肠道的保护作用、对抗内毒素作用以减轻全身炎症反应的影响。临床常用药物包括大黄、大承气汤制剂。③活血化瘀法。主要为改善微循环，对缺血－再灌注损伤的组织器官具有保护作用。临床常用药物为复方丹参或红花注射液等。④扶正祛邪法。可增强机体免疫功能和抗感染能力，临床常选用参附或黄芪注射液等。

■ 课后练习题

1. 引发MODS有哪些非感染性因素？
2. 何为SIRS？具有哪些临床特征？
3. MODS与某些疾病引起的慢性器官功能衰竭的区别是什么？
4. 简述MODS的器官功能支持手段与方法有哪些。

（于凯江）

习题与答案　　教学PPT

第五篇　常见急危重症及处理

第一章 高血压急症

高血压急症（hypertensive emergencies）是指在高血压病程中由于血压骤然升高，进而引发不同靶器官急性功能障碍为主要表现的一组急危症。高血压急症包括急进性高血压、高血压脑病、主动脉夹层、妊娠高血压、先兆性子痫或子痫、围手术期高血压，由高血压导致的脑血管意外（脑出血和蛛网膜下腔出血、一过性脑缺血、缺血性脑卒中）、急性心力衰竭、肺水肿、急性冠状动脉综合征等器官急性功能障碍。

高血压急症目前属于高血压危象的一个亚型，高血压危象临床特点表现为：①血压急剧升高，尤以收缩压变化明显，常超过 200 mmHg，甚至可达 260 mmHg 以上（舒张压 > 120 mmHg）。②多伴有烦躁不安、面色苍白、多汗、手足颤抖、心动过速等自主神经功能失调的症状或体征。③全身各主要靶器官常同时受累，同一患者易发生多个器官急性功能不全改变。④易发生在原发性高血压的早期阶段，或见于急进性高血压。过去使用的"高血压危象"一词目前涵盖的范围更广，既包括了高血压急症也包括了高血压亚急症。两者的共同点是舒张压均 > 16.0 kPa（120 mmHg），不同之处在于高血压急症伴有急性或进行性的靶器官损害，而高血压亚急症不伴有或仅有轻微的器官损害。

高血压急症是急诊急救工作中较为常见的一组急危症，如救治不及时常可危及生命。救治的根本措施就是及时、适度降低或控制血压，减轻受累器官负荷并改善、保护其功能。

第一节　高血压脑病

目的要求

掌握：高血压脑病的处理原则与迅速降低血压、颅内压和控制脑水肿的方法。
熟悉：高血压脑病的临床表现、诊断及鉴别诊断。
了解：高血压脑病的诱因。

高血压脑病（hypertensive encephalopathy，HE）是指高血压病程中由于血压急剧升高引起脑循环发生障碍而导致的临床综合征。临床特征性表现主要为血压急剧增高，剧烈头痛伴恶心、呕吐，严重者可伴有意识障碍，常常需要临床紧急处理。

【诱因】

大多数患者在发病前有明显诱因存在，情绪激动、精神紧张、过度疲劳、睡眠不足，大量吸烟或吸毒，分娩、子痫，天气过于炎热或寒冷以及各种应激状态等因素，均可诱发原有高血压者的血压急剧升高引起高血压脑病。临床也有少数患者并无明显诱因可查。

【临床表现】

(一) 血压骤升

起病急骤,病情发展快,血压在原来血压基础上突然增高,可达26.7～34.7/16.0～18.7 kPa(200～260/120～140 mmHg),舒张压常常＞120 mmHg。

(二) 颅内压增高的表现

大多数典型患者出现头痛、抽搐和意识障碍高血压脑病三联征。早期多表现为额枕部或全头的弥散性头痛,尤以咳嗽、活动用力等诱因加重,常伴有恶心、呕吐。如未进行适当处理常于头痛数小时至1～2天出现不同程度的意识障碍,主要表现为嗜睡、木僵、躁动不安、谵妄、定向力障碍、精神错乱,甚至昏迷,部分患者可能伴有不同程度的抽搐、癫痫样发作、扑翼样震颤等中枢神经功能障碍的表现。眼底检查可见视盘渗出、水肿和出血改变。

(三) 其他表现

部分患者可出现一过性偏瘫、半身感觉障碍、脑神经瘫痪、甚至失语;伴有视网膜动脉痉挛的患者可出现视力模糊、偏盲或黑矇;如果发生延髓或视丘下部缺血及局部酸中毒,部分患者会出现阵发性呼吸困难的表现;少数伴有肾功能障碍者可能发生肾衰竭(尿毒症)。

【诊断与鉴别诊断】

(一) 诊断

一般临床诊断多不困难,不要拘泥于临床症状必须充分典型,具有下列表现时即可诊断为高血压脑病:①原有高血压者突然发生血压急剧增高,舒张压＞16 kPa(120 mmHg);②出现颅内压增高和局限性脑组织损害为主要特征的神经精神系统异常表现;③合理、有效的降压治疗后病情迅速缓解(1～12 h内)。

(二) 鉴别诊断

对伴有意识障碍经治疗无明显好转者应高度警惕是否发生脑血管意外(如脑出血、蛛网膜下腔出血等)的可能,头部CT或MRI检查有利于鉴别诊断。

【抢救与治疗措施】

治疗原则:①及时去除或控制诱发因素。②迅速适当降压、防止抽搐和治疗脑水肿,防止发生不可逆脑损害。③合理保护心、肾等其他重要脏器功能。④脑病症状缓解后积极治疗原发病,防止病情复发。

(一) 对症支持疗法

卧床休息,保持环境安静;合理氧疗、严密观察病情变化;维持水电解质平衡,防止心肾并发症的发生。

(二) 迅速降低血压

迅速有效地降低血压是治疗的关键,必须在1 h之内将血压降至目标值,维持血压在既能避免高血压危害又能保证器官有效灌注的范围之内,以21.3/13.3 kPa(160/100 mmHg)为宜。在救治过程中应尽量避免使用可乐定、利血平和二氮嗪等对中枢神经系统有副作用的药物。

1. 硝普钠　是治疗高血压急症最广泛使用的强效降压药物之一,给药后5 min即见效,停药后作用能维持2～15 min。应在血压监测下静脉滴注。

使用方法:50 mg加入5%葡萄糖液500 ml避光缓慢静脉滴注。一般从0.25 μg/(kg·min)开始,根据血压调整滴速,直至血压降到目标血压或剂量已达10 μg/(kg·min)。若使用剂量＜3 μg/(kg·min),时间＜72 h,一般不会发生硫氰酸盐中毒。

2. 硝酸甘油　为小血管平滑肌松弛剂,对静脉和外周动脉均有扩张作用,作用迅速,同时能扩张冠状动脉,近年来多推荐用硝酸甘油代替硝普钠治疗各种高血压急症。

使用方法:多以25～50 mg硝酸甘油加入250 mL生理盐水液体中,5～10 μg/min速度静脉滴注,使用过程中可逐渐增加药物剂量,一般每5～10 min增加5～10 μg,有效剂量为50～100 μg/min,最高剂量不应超过200 μg/min,停止静脉点滴数分钟内作用即可消失。长期使用易产生耐受性。

3. 乌拉地尔　通过阻断突触后 α_1 受体和激动 5 羟色胺 -1A（5-HT1a）受体而具有外周性和中枢性的双重降压作用，不影响心脏收缩力，不增加心率。降压幅度与剂量相关，降压作用无耐受性。

使用方法：临床多以 25 ~ 50 mg 溶解在 250 mL 液体中静脉滴注，速度为 100 ~ 300 μg/min。一般不需要给予冲击量，以免血压下降过快。特别适用于原发性高血压所致急症。

4. 酚妥拉明　是以血管扩张作用为主的 α 受体阻滞剂，效果产生迅速，作用时间短暂，足量静脉给药 5 ~ 10 min 即可显效，停止用药 5 ~ 30 min 失去作用，因此便于临床抢救的用药调整。

使用方法：多以 10 ~ 20 mg 加入 5% 葡萄糖 250 mL 溶液中静脉滴注，速度可为 0.1 ~ 0.5 mg/min，必要时可在静脉点滴给药前先以 5 mg 静脉注射作为冲击量。尤其适用于嗜铬细胞瘤所致的高血压急症。主要不良反应为心动过速、直立性低血压等。

5. 拉贝洛尔（柳胺苄心定）　是非选择性 β 受体阻滞剂，兼有 α_1 受体阻滞作用；降压快速、安全有效，可优先选用。心动过缓、房室传导阻滞及支气管哮喘患者禁用。

使用方法：25 ~ 50 mg 溶入 20 ~ 40 mL 葡萄糖液中，5 ~ 10 min 内缓慢静脉注射，15 min 后无效者可重复 1 次，也可以 2 mg/min 速度静脉点滴，总剂量不应超过 200 mg。

6. 尼卡地平　为第二代二氢吡啶类钙离子拮抗剂，通过阻断血管平滑肌细胞跨膜钙离子内流，使细胞内钙离子减少而起降压作用，同时增加脑、心、肾等靶器官的血流量，减轻这些重要器官的损害。

使用方法：30 mg 加入 5% 葡萄糖液 250 mL，以 1.5 ~ 3 mg/h 的速度静脉点滴。

7. 二氮嗪　能松弛血管平滑肌，降低周围血管阻力，使血压急剧下降。一次性快速静脉滴注本品 300 mg，可在 5 min 内出现降压高峰，使血压降至正常水平，并可维持 2 ~ 18 h 或更长一些。在降压的同时，并不降低心输出量，故脑、肾、冠脉的血流量不变。

使用方法：快速静脉注射，1 次 200 ~ 400 mg，在 15 ~ 20 s 内注完。抢救高血压危象时，可在 0.5 ~ 3 h 内再注射 1 次，1 日总量不超过 1 200 mg。

8. 利血平　是肾上腺素能神经元阻断性抗高血压药，通过耗竭周围交感神经末梢的肾上腺素，心、脑及其他组织中的儿茶酚胺和 5- 羟色胺达到抗高血压、减慢心率和抑制中枢神经系统的作用。降压作用主要通过减少心输出量和降低外周阻力、部分抑制心血管反射实现。减慢心率的作用对正常心率者不明显，但对于窦性心动过速者则明显。常见的不良反应有：晕厥、头痛、精神抑郁、注意力不集中、神经紧张、焦虑等。

使用方法：肌内注射 0.5 ~ 1 mg，以后按需要每 4 ~ 6 h 肌内注射 0.4 ~ 0.6 mg。

9. 硝苯地平（心痛定）　为钙离子拮抗剂，对阻力血管有明显扩张作用，同时还可以扩张冠状动脉。

使用方法：紧急情况下可以 10 ~ 20 mg 舌下含服，5 ~ 10 min 血压即可下降。

（三）降低颅内压、控制脑水肿

1. 高渗性利尿　适用于不伴有心力衰竭的高血压脑病或高血压急症，使用时应以输液泵快速给药（15 ~ 30 min 内），用药过程中应注意复查或补充电解质，伴有休克者不宜选用。常用药物：① 20% 甘露醇：125 ~ 250 mL/ 次，6 ~ 8 h 一次，快速静脉点滴；② 25% 山梨醇：125 ~ 250 mL/ 次，6 ~ 8 h 一次，快速静脉点滴；③ 10% 复方甘油注射液：降颅压作用持久，无反跳现象，对肾无损害，特别适用于心功能下降者。此种药物不宜静脉点滴速度过快，否则会引起血尿，但停药后可消失。每次 500 mL，滴速 2 mL/min。

2. 非高渗性利尿药　适用于伴有心功能不全或氮质血症者。常用药物：①呋塞米（呋喃苯胺酸）：20 ~ 40 mg，静脉推注或肌内注射；②依他尼酸钠：25 ~ 50 mg 加入 5% 葡萄糖溶液 20 ~ 40 mL 稀释后静脉注射。

（四）控制抽搐

可选用地西泮 10 ~ 20 mg 静脉缓注，必要时 30 min 后再重复 1 次，直至抽搐停止。也可用苯巴比妥钠 0.2 mg 肌内注射，或 10% 水合氯醛 20 ~ 30 mL 保留灌肠。

■ 课后练习题

1. 简述高血压脑病的处理原则。

2. 简述高血压脑病的诊断标准与鉴别诊断。

（王爽骥 王育珊）

第二节 主动脉夹层

目的要求

掌握：主动脉夹层的临床表现、诊断要点及治疗措施。
熟悉：主动脉夹层的病因、分型及鉴别诊断。
了解：主动脉夹层常见实验室及辅助检查表现。

主动脉夹层（aortic dissection，AD）是指各种原因所致的主动脉腔内血液通过主动脉内膜撕裂处冲入主动脉壁中层，并沿主动脉长轴形成主动脉壁以夹层血肿分离的状态，过去亦称为主动脉夹层动脉瘤（aortic dissection aneurysm）。该病年发病率为（5～30）/100 万人口，男性发病率高于女性，50～70 岁为多发年龄段，绝大部分患者有高血压病史。主要临床特点为突发性撕裂样胸痛、与血压不平行的休克症状及多器官受累的表现。

主动脉夹层虽然是一种少见的大动脉疾病，但病情凶险、进展快、病死率高，由于急诊就医者较多，不典型者易导致误诊。

【病因】

（一）高血压

主动脉夹层分离病因未明，但 80% 以上具有高血压史，相关研究显示，主动脉夹层与血压大幅度波动密切相关。

（二）动脉粥样硬化

动脉粥样硬化是常见病因之一，多由主动脉粥样硬化斑块内膜破溃所致；为老年男性发病的主要因素。

（三）先天或获得性心血管病

如马方（Marfan）综合征、埃－当（Ehlers-Danlos）综合征、先天性主动脉狭窄等，也可见于获得性梅毒性主动脉炎或巨细胞主动脉炎。

（四）外伤或医源性损伤

主要见于严重主动脉外伤或心血管造影剂误注入主动脉内膜下、主动脉内球囊反搏术或其他经大动脉介入治疗的插管术。

（五）其他

如主动脉囊肿、菌血症所致主动脉内膜炎变或脓肿等。

【临床表现】

（一）突发性剧烈性疼痛

最常见的典型症状表现为突发性、剧烈的、与内膜撕裂部位相对应的胸、腹、腰部疼痛。疼痛部位多与病理分型相关，A 型疼痛多易发生在前胸，而 B 型则易发生在背部或腹部。疼痛提示着本病的起始时间，从发病开始疼痛即达高峰是本病的突出特征；性质常呈现为撕裂样、刀割样、搏动性或压榨性；令人难以忍受，即使应用强止痛剂也无法缓解，甚至部分患者的疼痛可以持续到死亡；大多患者伴有不同部位放射痛。对于疼痛减轻或消失后再反复发生者应警惕病变范围的扩展；部分患者在疼痛同时可伴有强烈的恐惧感或濒死感。

（二）休克或高血压的表现

在急性发病期有 1/3 以上的患者出现呼吸急促、大汗淋漓、颜面苍白、皮肤湿冷、脉搏快速等类似休克的表现，但与血压多不呈平行关系。部分患者发病早期血压可能骤升高达 26.7～29.3/14.7～16 kPa（200～220/110～120 mmHg）以上；即使部分患者血压一过性降低，但很快恢复至正常或偏高的水平；如血压测不到或明显过低并伴有急性贫血表现时应注意动脉夹层外膜破裂的可能，常常提示预后不良。

（三）受累器官或多器官衰竭的表现

当夹层血肿压迫邻近器官或造成相关器官发生供血不足时，临床上可出现受累器官引发的症状或体征。

1. 心血管系统　既往无瓣膜疾病者在主动脉听诊区突然出现舒张期杂音及/或收缩期杂音是诊断主动脉夹层分离的重要体征，沿夹层分离部位常可闻及血管样杂音或触及震颤；发病数小时后可出现脉搏改变，表现为肢体一侧脉搏减弱或消失；上臂血压出现明显差别（＞20 mmHg），并且上下肢血压差距减少（＜10 mmHg）。另外，当病变波及冠状动脉血供时可产生心绞痛的症状，夹层破入心包腔则可引起急性心脏压塞甚或猝死。

2，呼吸系统　主动脉夹层血肿破入胸腔引起胸腔积血，临床以左侧胸腔较为多见，可出现胸痛、咳嗽、呼吸困难，部分患者可伴有失血性休克；破入气管或支气管，可引起咯血、窒息甚至死亡。

3. 消化系统　以腹主动脉夹层为主要临床改变时，可出现剧烈腹痛、恶心、呕吐，由于病变发生突然极易误诊为急腹症。血肿压迫食管或迷走神经时可出现吞咽困难；破入食管时可引起呕血；压迫肠系膜上动脉可引起便血。

4. 泌尿系统　累及肾动脉可表现为突发性腰痛或血尿，部分患者可发生少尿或无尿，出现急性肾衰竭的改变。

5. 神经系统　主动脉夹层分离延伸至颈动脉或因此发生休克，可造成脑或脊髓缺血，引起偏瘫、神志模糊、嗜睡、晕厥或昏迷。

【实验室与辅助检查】

（一）实验室检查

在发病后几小时内白细胞可有一过性升高；如发现红细胞、血红蛋白急剧下降常提示夹层破裂可能发生内出血；冠状动脉受累者可有 AST、CK、CK-MB 升高以及 LDH、HBDH 升高；肾受累者可出现尿蛋白、管型及红细胞，血尿素氮、肌酐增高；部分患者可有胆红素升高及肝功能酶学变化。

（二）心电图

一般无特异性心电图改变。如伴有明显 ST-T 改变常提示冠状动脉受累；心包积血时可出现类似急性心包炎的心电图表现。

（三）X 线胸片

X 线平片检查是胸痛患者急诊的常规检查，但对明确 AD 诊断的敏感度较差，主要用于鉴别诊断。主要征象：①上纵隔影增宽。②主动脉内膜存在钙化影，钙化的主动脉内膜至外层边界距离达到 10 mm 提示有 AD 的可能，超过 10 mm 可肯定为 AD。③并发症的表现，如心包、胸腔积液（积血），主动脉旁血肿。

（四）超声心动图

经胸壁超声心动图（TTE）对临床诊断具有重要的提示作用，尤其病变位于升主动脉及主动脉弓者对诊断具有重要的提示；对降主动脉及腹主动脉病变一般检查效果不佳；对心包积液或胸腔积血有提示作用；对除外心脏瓣膜病所致的心脏杂音有鉴别意义。

经食管主动脉超声心动图（TEE）相对 TTE 而言特异性和敏感性更高，可定位内膜裂口，显示真、假腔的状态及血流情况，并可显示并发的主动脉瓣关闭不全、心包积液及主动脉弓分支动脉的阻塞。具有无创、可在床旁短时间完成的特点，但有食管静脉曲张、食管肿瘤或狭窄者禁忌。

血管腔内超声（IVUS）可清楚显示主动脉腔内的三维结构，对主动脉夹层诊断的准确性高于经胸和经食管彩超。其特异性和敏感性接近 100%。但属侵入性检查，有一定的危险性，临床并不常用。

（五）CT 三维重建

CT 具有较高的敏感性和特异性，可观察到夹层隔膜将主动脉分割为真假两腔，其对主动脉弓病变的敏感性高于磁共振成像（MRI）及经食管超声。但对夹层内膜的分辨率较低，难以探及入口，不能发现不连贯性微小的夹层(Ⅲ型分离)。

(六) MRI

MRI 为无创检查手段,可从任意角度显示主动脉夹层真、假腔和累及范围,其诊断主动脉夹层的准确性和特异性均接近 100%,常被用于血流动力学稳定的患者和慢性患者的随访。其缺点是扫描时间较长,对于循环和呼吸状态不稳定的急诊患者有一定限制,另外磁场周围有磁性金属时干扰成像,不适用于体内有金属植入物的患者,对微小的夹层(Ⅲ类)的诊断有一定的局限性。

(七) 主动脉数字减影血管造影术(DSA)

DSA 被认为是诊断 AD 的金标准。能显示主动脉全貌,对分支血管受累范围的显示清楚、可靠,对判断假腔内血栓形成,主动脉瓣反流及冠状动脉有无病变等方面有优势。该技术为侵入性操作,具有一定的危险性,对急性期危重患者有较大的风险。

【诊断与鉴别诊断】

(一) 诊断

主动脉夹层由于发生部位的不同和影响到器官的不同,临床表现复杂多变,在诊断时容易漏诊或误诊,因此,详细了解病史、症状特点及病情演变进展,对做出正确诊断是十分必要的。在诊断时可参考以下要点:①疼痛的特征性:该疼痛发作之始就呈撕裂样剧痛,强止痛药效果不佳。②休克的特殊性:患者临床上可出现休克的表现,但血压往往不低或偏高。③血压的反常性:原有高血压者在急性主动脉夹层形成时可有血压一过性下降,未经治疗血压可复而升高。④杂音的突发性:在疑为病变的部位可闻及血管杂音或心脏杂音,甚至可触及震颤。⑤检查的多样性:某些检查对急性主动脉夹层可能难以作出确切的诊断,但是主动脉造影及核磁共振成像对诊断具有重要的意义,对定位及病情判定有明确的提示作用,因此,对此类患者常需要进行多种检查才能明确诊断。

(二) 临床分型

根据临床检查结果与初始撕裂部位、扩展范围不同,主动脉夹层也有不同的分型方法。

1. Stanford 分型 是应用最为广泛的分型方法:① A 型:内膜撕裂口可位于升主动脉、主动脉弓或近段降主动脉,病变扩展可累及升主动脉、弓部,也可延及降主动脉、腹主动脉。② B 型:内膜撕裂口常位于主动脉峡部,病变扩展可累及降主动脉或腹主动脉,但不累及升主动脉。

2. DeBakey 分型 可将主动脉夹层分为 3 型:① Ⅰ 型:AD 累及升主动脉和降主动脉;② Ⅱ 型:AD 只累及升主动脉;③Ⅲ a 型:AD 只累及降主动脉;Ⅲ b 型:AD 可扩展至腹主动脉(图 5-1-1)。

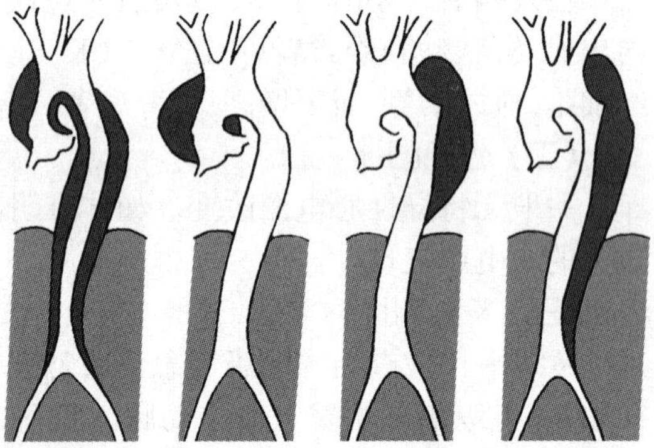

图 5-1-1 主动脉夹层分型

StanfordA 型相当于 DeBakeyI 型和 Ⅱ 型,StanfordB 型相当于 DeBakey Ⅲ型。

(三) 鉴别诊断

1. 急性心肌梗死 主动脉夹层绝大多数发生在胸主动脉段,因此,其临床特征与急性心肌梗死特别相似。但所不同的是:①疼痛特点:疼痛性质、时间、放散部位不完全相似,特别是夹层血肿发生时的疼痛很难用扩冠药及强止痛药物缓解;②血压变化:两者都可发生休克,但原有高血压者心肌梗死后血压很难再恢复至发病前水平;而夹层血肿者虽血压可有下降,但大多数未经治疗又很快恢复至原来水平或超过原水平;③心电图:无冠状动脉受累者可无心肌梗死的特异性心电改变;④血清酶学改变:无冠状动脉受累者血清酶学可无变化,与临床发生的剧烈胸痛而疑为心肌梗死的序列酶学变化不相称。

2. 急腹症 主动脉夹层发生在腹主动脉或延伸至腹主动脉及其分支时,临床上可发生剧烈腹痛,有时很难与外科急腹症相鉴别,应特别注意病史的询问及详细查体。

3. 肺栓塞　临床上可表现为突发性胸痛、明显呼吸困难、咳嗽与咯血，部分患者可发生晕厥或猝死，临床过程与主动脉夹层相似，但肺栓塞多有可引起栓子脱落的病因，而原发性肺血管栓子形成极为少见。因此，仔细鉴别多不易混淆。

4. 引起主动脉瓣关闭不全的病变　应注意与心脏瓣膜病、主动脉窦瘤破裂、急性感染性心内膜炎引起的主动脉瓣穿孔等相鉴别。

【抢救与治疗措施】

（一）紧急处理

临床拟诊为 AD 时应立即让患者绝对卧床休息、密切观察生命体征和病情进展，具有条件时应将患者收入 ICU 病房进行严密监测。

1. 镇静、止痛药物　应积极控制及解除疼痛，可根据患者的一般状况及有无禁忌证选用强止痛剂或同时配合以安定剂，以及采用冬眠、亚冬眠疗法。常用药物：①吗啡：10 mg，肌内注射或皮下注射。②哌替啶（度冷丁）：75～100 mg，肌内注射。③曲马朵：50～100 mg，肌内注射或静脉注射。④地西泮：10 mg，肌内注射，或 10～20 mg 静脉注射。⑤苯巴比妥钠：100～200 mg，肌内注射。⑥冬眠疗法：氯丙嗪 50 mg、异丙嗪 50 mg、哌替啶 100 mg 加入 5% 葡萄糖溶液或生理盐水 250 mL 中静脉滴注。

2. 积极抗休克　如无明显血压降低应适当补充血容量；对血压明显降低者可考虑使用血管活性药物。具体药物及用法详见第三篇第一章休克总论。

3. 控制夹层分离　主动脉夹层患者大多有高血压病史，因此，对发病后血压仍过者高应适当降低收缩压，减轻过高的主动脉压力对夹层部位冲击，控制主动脉夹层的继续分离，以缓解临床症状。同时可联合应用 β 受体阻滞剂，以降低心率和心肌收缩力。血管扩张剂联合 β 受体阻滞剂已成为治疗 AD 患者的标准方案。但在治疗过程中，应严密做好生命指标监测，并严格把握降压的幅度；当血压下降达一定程度，患者自觉胸痛明显减轻或消失常提示急性动脉夹层扩展停止，此后应予以巩固维持治疗。常用药物包括：①快速降压药物：临床中常用硝普钠、乌拉地尔（压宁定）等血管扩张剂控制血压。具体用法见本章第一节高血压脑病。② β 受体阻滞剂：拉贝洛尔（柳胺苄心定）。具体用法见本章第一节高血压脑病；索他洛尔为非心脏选择性 β 受体阻滞剂，可降低心率及心肌收缩力，同时具有Ⅱ类及Ⅲ类抗心律失常药物的特性，特别适用于高血压同时伴有严重的快速心律失常者，或交感神经过度兴奋者。紧急时可以 0.5～1.5 mg/kg 于 5% 葡萄糖溶液 20 mL 稀释后 10 min 内缓慢推注，必要时可 6 h 后重复使用。用药时应注意 β 受体阻滞剂的不良反应及配伍禁忌。

经处理血压已降至一定程度且稳定者，可给予各种类型的口服降压药物维持治疗，药物选择依患者对药物的敏感性及综合全身情况具体而定，但不应选用血管紧张素转化酶抑制剂，因其致咳嗽副作用可能引起病情加重。对于血压不高的患者也可采用 β 受体阻滞剂，以降低心肌收缩力和由于疼痛引起的交感神经兴奋所致的心动过速，临床常用药物可参照快速性心律失常章节的紧急处理。

4. 保护重要器官功能　无论在抗休克或降压治疗过程中，都特别要注意重要器官功能的维护，保持一定的血供及灌注压，并根据不同具体情况分别处理。

（二）手术治疗

外科手术治疗的目的主要是彻底去除病灶，防止病变扩展，应用人工血管重建主动脉，同期处理相应的并发症。经积极的内科治疗后患者仍出现病变扩展、破裂及脏器缺血等征象，或夹层位于主动脉近端，夹层已破裂或濒临破裂，或伴主动脉瓣关闭不全者，均应手术治疗。常用的术式有：单纯升主动脉人工血管置换，带瓣膜人工血管、人工血管主动脉半弓或全弓置换，“象鼻子”手术等。

手术治疗的适应证：①夹层动脉瘤形成，最大直径≥6.5 cm，有夹层分离症状或破裂征兆。②进展期的夹层累及重要脏器。③重度主动脉瓣反流。④急性期积极非手术治疗不能有效控制血压，药物止痛无效，或局部动脉瘤形成且进展，均需及时行外科手术。⑤累及升主动脉。⑥马方综合征合并任何类型 AD 均应手术治疗。

（三）介入治疗

对多数适合手术的 B 型（Ⅲ型）患者均可采用介入治疗，如果急性期无严重并发症，可待急性期后尽早进行介入治疗。AD的介入治疗具有微创、安全的特点，尤其适宜手术风险大的危重患者。介入治疗方法主要包括：经皮腔内带膜支架隔绝术、经皮血管内膜间隔开窗术、主动脉分支血管球囊支架植入术等。

■ 课后练习题

1. 主动脉夹层的临床表现包括哪些方面？
2. 简述主动脉夹层的诊断要点。
3. 主动脉夹层与急性心肌梗死如何鉴别？
4. 主动脉夹层的治疗措施主要有哪些？

（王爽骥　王育珊）

第三节　子　　痫

目 的 要 求

熟悉：子痫的诊断及鉴别诊断。
掌握：子痫的高危因素、临床表现及处理原则。
了解：子痫的定义、发病率及病因。

子痫（eclampsia）是指妊娠期高血压疾病（hypertensive disorders in pregnancy）引发的不能用其他原因解释的危及生命的抽搐。此症一般发生在妊娠20周以后，特别易发生在妊娠晚期，临床以抽搐和昏迷为特征性表现，同时可能会并发心肾衰竭、肺水肿、颅内出血、胎盘早期剥离，甚至导致母婴死亡。因此，子痫不仅是高血压急症的一种特殊表现形式，而且也是世界范围内对孕产妇生命构成威胁的常见疾病。子痫的发生率一般在0.1%～3%，病死率大约为1%。

【高危因素与病因】

多年来子痫前期－子痫的病因及发病机制尚未阐明，随着研究的进展，已由细胞病理、生化代谢进入分子生物学研究阶段，使子痫前期－子痫的病因研究有了新的进展。

(一) 病因

一般认为，胎盘浅着床、胰岛素抵抗、胎盘缺氧和血管内皮的广泛损伤是子痫前期－子痫发病的病理生理基础，而基因的遗传背景和母婴免疫失衡使子痫前期－子痫的易感性增加。

(二) 高危因素

见要点框5-1-1。

1. 年轻（＜18岁）或高龄（＞40岁）初产妇。
2. 妊娠期高血压病史及家族史。
3. 有慢性高血压、慢性肾炎、糖尿病、胶原血管疾病及营养不良。
4. 多胎妊娠，羊水过多，巨大胎儿，葡萄胎。精神紧张及与寒冷季节气温突变。

要点框5-1-1　子痫高危因素

【临床表现】

(一) 抽搐前表现

子痫发作前常有血压显著升高，可高达21.3/14.6 kPa（160/110 mmHg）或更高，伴明显蛋白尿（≥2.0 g/24 h），持续性头痛，视力模糊，并可出现心、肾、肝等多脏器功能障碍的临床表现及异常实验室检查。但是子痫也可发生在血压轻度升高或无蛋白尿的孕妇。

(二) 抽搐发作时的表现

抽搐发作时面部充血、变形、口吐白沫，眼球固定、瞳孔散大、头偏向一侧、牙关紧闭；继而口角及面部抽动、双手紧握、四肢强直,并迅速发展为全身性强烈搐动。每次抽搐发作时间大多持续 60 ~ 75 s,抽搐期间患者呼吸处于暂停状态。若处于易激惹状态时抽搐可在短时间内反复或连续发作,以致引起窒息;或在抽搐结束后陷入深昏迷状态。

抽搐发作过程一般可分为两期:①第一期:时间大约持续 15 ~ 20 s,面部呈现变形、身体僵直、全身肌肉收缩。②第二期:发作时间大约持续 60 s,表现为肌肉有节律地收缩及松弛,反复快速出现多次;一般抽动多从下颌关节处肌肉开始,迅速扩及全身;随后患者记忆力丧失,呈现为短暂昏迷,抽搐间停时意识恢复正常;抽搐结束时孕妇以深长的类鼾音作深吸气后恢复自主呼吸。

(三) 其他表现

可伴有口、舌咬伤、气管内异物吸入;由于发作突然可发生跌倒甚至引起骨折;抽搐时间过长有可能引发肺水肿、吸入性肺炎、急性肾衰竭等;同时可能出现胎盘早剥、胎儿窘迫等并发症。

【辅助检查】

1. 常规检查 妊娠期高血压患者应定期检查血、尿常规,肝、肾功能,心电图,B 超。

2. 特殊检查 子痫前期患者应酌情增加以下有关的检查项目,包括眼底检查、凝血功能、血电解质、动脉血气分析;肝、胆、胰、脾、肾等脏器的影像学检查以及心脏彩超、产科超声检查;必要时行头 CT 或 MRI 检查。

【诊断与鉴别诊断】

根据病史和典型的临床表现诊断并不困难;一般以病变发展过程可分为妊娠高血压、子痫前期(先兆子痫)、子痫。

(一) 诊断

1. 妊娠高血压 较孕 20 周之前收缩压增高≥30 mmHg;或舒张压升高≥15 mmHg 即可诊断为妊娠高血压;如若不知孕前血压,而孕后 20 周血压≥140/90 mmHg 也可以诊断为妊娠高血压。

2. 先兆子痫 当孕产妇血压≥21.3/13.3 kPa(160/100 mmHg),24 h 尿蛋白≥5 g,伴有不同程度头痛、眼花、恶心、呕吐、胸闷等临床表现时可诊断为先兆子痫。一般将发病于 32 周或 34 周前的重度子痫前期称为早发型重度子痫前期,34 周后发生的称为晚发型重度子痫前期。而且发病越早,预后越差,越易发生低蛋白血症、肝、肾功能损害、HELLP 综合征、肺水肿、心力衰竭、胎盘早剥等。

3. 子痫 在先兆子痫的基础上伴发抽搐及昏迷者可诊断为子痫;同时依发生在分娩前后的不同又可分为产前子痫、产时子痫及产后子痫。产后子痫是指产后 10 天内发生的子痫。

(二) 鉴别诊断

子痫应与癫痫发作、高血压脑病、脑出血、脑炎、脑肿瘤、糖尿病酮症酸中毒或高渗性昏迷及低血糖昏迷等相鉴别。

【抢救与治疗措施】

(一) 处理原则

镇静、解痉,控制抽搐,纠正缺氧;控制血压,密切监测母胎情况,适时终止妊娠。

(二) 一般处理

1. 室内保持安静,避免任何激惹引起抽搐发作。

2. 子痫发作期间应放入张口器以防口、舌咬伤;因放置张口器会引起开口反射而致呕吐物误吸,故应注意口腔分泌物吸引。

3. 加用床挡防止坠床,避免发生外伤、产程发动等意外情况。

4. 抽搐停止后应给与常规吸氧,吸入流量一般为 2 ~ 4 L/min。

(三) 药物治疗

1. 解痉、镇静 硫酸镁是子痫治疗的一线药物,也是重度子痫前期预防子痫发作的预防用药。除非存在硫酸镁应用禁忌证或者硫酸镁治疗效果不佳,否则不推荐使用苯巴比妥和苯二氮䓬类(如地西泮)用于子痫的预防或治疗。

(1) 硫酸镁 是防治子痫的首选药物,既能防止具有高风险因素的孕妇发生子痫,又能有效控制子痫患者的抽搐症状。

用法:先以 25% 硫酸镁 10 mL 加入 25% 葡萄糖溶液 20 mL 稀释后缓慢(5 min 以上)静脉推注作为维持量,然后再配制药液以 1 ~ 2 g/h 的速度持续静脉滴入作为巩固维持量,同时监测血压、心率及血镁浓度,并根据病情变化调整单位时间内给药剂量。一般每天总量在 20 ~ 30 g,连续应用 2 ~ 3 天。

需要注意的问题:①孕妇血清中镁离子浓度超过 3 ~ 3.5 mmol/L 时可出现中毒现象,表现为膝反射减弱或消失,继之出现全身肌张力减退、呼吸困难、复试、言语不清,严重者出现呼吸肌麻痹,甚至呼吸停止,若镁离子浓度超过 7.5 mmol/L 时可引起心脏停搏;②膝腱反射消失是硫酸镁中毒的首发表现,持续维持用药期间应经常检查膝反射;③硫酸镁与 β 受体兴奋剂联合应用可加重 β 受体兴奋剂所致的高血糖、高胰岛素血症、低血钾和低血钙;④硫酸镁与神经肌肉阻滞剂或钙拮抗剂联合应用时,则有可能加重神经肌肉阻滞作用。⑤钙剂具有阻断镁离子作用的功能,当发现有镁剂中毒现象时,立即静脉缓慢推注 10% 葡萄糖酸钙。

(2) 地西泮 控制抽搐作用快、安全并有一定的控制血压的作用,可以重复应用,但青光眼患者忌用。

用法:10 mg 加入 10% 葡萄糖液 10 ~ 20 mL 缓慢静脉注射(< 2 ~ 3 mg/min)或 30 mg 加入 5% 葡萄糖液 250 mL 缓慢静脉滴注。

(3) 苯巴比妥 肌内注射 0.1 g。

(4) 冬眠 Ⅰ 号合剂 哌替啶 100 mg,异丙嗪及氯丙嗪各 50 mg,抽搐发作时可用 1/3 ~ 1/2 量加入 50% 葡萄糖液 20 mL 静脉注射,5 ~ 10 min 注完;或 1/3 ~ 1/2 量肌内注射,然后用 1/2 量加入 5% ~ 10% 葡萄糖液中静脉滴注,维持 10 ~ 12 h。

2. 降压药物 将血压降至可允许范围是控制子痫的重要措施,但对将血压调整至何种程度尚有一定争议。临床宜选用对孕妇和胎儿影响较小的药物,同时应防止血压急剧下降。目标血压:孕妇无并发脏器功能损伤,收缩压应控制在收缩压 130 ~ 155 mmHg,舒张压 80 ~ 105 mmHg。孕妇并发脏器功能损伤,则收缩压应控制在 130 ~ 139 mmHg,舒张压 80 ~ 89 mmHg。降压过程力求下降平稳,不可波动过大,且血压不可低于 130/80 mmHg,以保证子宫胎盘血流灌注。

(1) 肼屈嗪 又名肼苯哒嗪,曾被认为是控制子痫的首选降压药。是周围血管扩张药,能扩张周围小动脉,使外周阻力降低,从而降低血压,并能增加心排出量、肾血流量及子宫胎盘血流量。

用法:10 ~ 20 mg,静脉注射或 25 ~ 50 mg 加入 5% 葡萄糖溶液 500 mL 静脉点滴。不良反应为头痛、心率加快、潮热等。避免用于哮喘和充血性心力衰竭患者。

(2) 乌拉地尔 可通过阻滞血管突触后 α_1 受体和刺激中枢 5– 羟色胺 –IA 受体的双重机制而起降压作用。

用法:首剂 25 mg 加入葡萄糖注射液或生理盐水 250 mL 中缓慢静滴,初始速度为 15 mL/h。主要不良反应为个别患者可能出现头痛、头晕、恶心、呕吐、出汗、烦躁、乏力、心悸、心律失常、上脸部压迫感或呼吸困难等症状,其原因多为血压降得太快所致,通常在数分钟内即可消失,患者无需停药。

(3) 拉贝洛尔 兼有 α 和 β 肾上腺能受体阻滞作用,在心率减慢的同时降压,心率降到一定程度后渐趋于平稳 . 无反跳现象,这一点不同于其他血管扩张药引起反射性心率增快。还可对抗血小板聚集,促进胎儿肺成熟。

用法:首次以 20 mg 静脉注射,效果不理想时可加大给药剂量,最大剂量不宜超过 240 mg/d。不良反应为头皮刺痛及呕吐。

(4) 硝酸甘油 主要是松弛血管平滑肌,特别是小动脉平滑肌,使周围血管扩张。

用法:硝酸甘油 5 ~ 10 mg 加入 5% 葡萄糖液 250 mL 静脉滴注,以 5 μg/min 开始,每 5 ~ 10 min 增加 5 ~ 10 μg,直到有效浓度为 20 ~ 60 μg/min。每日滴注不超过 12 h,疗程 3 ~ 6 天。

(5) 硝普钠 强效血管扩张剂,由于可能会导致胎儿发生氰中毒,一般列为禁用;仅适用于其他降压药物应用均无效的高危孕妇。

用法:50 mg 加入 5% 葡萄糖液 500 mL 避光缓慢静脉滴注。一般从 0.25 μg/(kg·min)开始,根据血压调整滴速，直至血压降到目标血压或剂量已达 10 μg/(kg·min)。

(6) 硝苯地平 是钙离子拮抗剂，抑制钙离子内流，能松弛平滑肌，降低外周阻力，使血压下降，其降压效果缓和，不降低心排血量。

用法：10 mg 舌下含服，每日 3 次或每 6 h 1 次，24 h 总量不超过 60 mg，起效较快。

(7) 尼卡地平 为第二代二氢吡啶类钙离子拮抗剂。

用法：30 mg 加入 5% 葡萄糖液 250 mL，以 1.5～3 mg/h 的速度静脉滴注。

(8) 尼莫地平 亦为钙离子通道拮抗剂，其优点在于可选择性的扩张脑血管。

用法：20 mg 口服，每日 2～3 次；或 20～40 mg 加入 5% 葡萄糖溶液 250 mL 中静脉滴注，总量不超过 360 mg/d。不良反应为头痛、恶心、心悸等。

(9) 酚妥拉明 是以血管扩张作用为主的 α 受体阻滞剂。

用法：多以 10～20 mg 加入 5% 葡萄糖 250 mL 溶液中静脉滴注，速度可为 0.1～0.5 mg/min，必要时可在静脉点滴给药前先以 5 mg 静脉注射作为冲击量。主要不良反应为心动过速、直立性低血压等。

(10) 甲基多巴 为中枢性降压药．可兴奋血管中运动中枢的 α 受体，从而抑制外周交感神经。产生降压效果，多用于中、重度妊高征的治疗。

用法：多从小剂量开始，250 mg/ 次。主要不良反应是：口干、嗜睡、抑郁、视物模糊。

降压药物用药需注意的问题：①子痫发作期间宜监测生命指标，并 15 min 测量一次血压随时调整药物剂量，直至血压稳定并维持在 21.3/14 kPa（160/105 mmHg）以下。②钙通道阻滞剂可能抑制子宫平滑肌收缩，影响产程，应慎用；利血平可通过胎盘也应避免使用。③孕期一般不使用利尿药降压，以防血液浓缩、有效循环血量减少和高凝倾向，也不推荐使用阿替洛尔和哌唑嗪。④禁止使用血管紧张素转换酶抑制剂（ACEI）和血管紧张素Ⅱ受体拮抗剂（ARB）。⑤硫酸镁不可作为降压药使用。

3. 利尿、降颅压 当子痫发作后疑为存在颅内高压或脑水肿时，可给予 20% 甘露醇 250 mL 静脉快速滴入。一般不主张用利尿药，但在出现急性心力衰竭、肺水肿、全身性水肿、血容量过高伴有潜在肺水肿危险者可考虑应用。

(四) 适时终止妊娠

1. 终止妊娠的指征 ①妊娠期高血压、轻度子痫前期的孕妇可期待至孕 37 周以后。②重度子痫前期患者：孕周 < 26 周经治疗病情不稳定者建议终止妊娠；孕 26～28 周根据母胎情况及当地母儿诊治能力决定是否可以行期待治疗；孕 28～34 周，如病情不稳定，经积极治疗 24～48 h 病情仍加重，应终止妊娠；> 孕 34 周患者，胎儿成熟后可考虑终止妊娠；孕 37 周后的重度子痫前期患者可考虑终止妊娠。③子痫：控制 2 h 后可考虑终止妊娠。

2. 终止妊娠的方式 如无产科剖宫产指征，原则上考虑引产。但如果不能短时间内经阴道分娩、病情有可能加重，可考虑放宽剖宫产的指征。

3. 延长妊娠的指征 ①孕龄不足 32 周经治疗症状好转，无器官功能障碍和胎儿生命体征恶化。②孕龄 32～34 周，24 h 尿蛋白定量 < 5 g；轻度胎儿生长受限、胎儿监测指标良好；羊水轻度过少；重度子痫前期经治疗后血压下降。

■ 课后练习题

1. 子痫的高危因素有哪些？
2. 简述子痫的临床表现。
3. 简述子痫的抢救治疗中硫酸镁的使用方法及要注意的问题。

（王奭骥 王育珊）

习题与答案　　教学 PPT

第二章 心脑血管急症

第一节 急性冠状动脉综合征

目的要求

掌握：急性冠脉综合征的概念、临床表现、急救措施。
熟悉：急性冠脉综合征的诊断与鉴别诊断。
了解：急性冠脉综合征的急诊辅助检查，急性冠脉综合征的危险因素。

急性冠状动脉综合征（acute coronary syndrome，ACS）是指冠状动脉内突发性血流减少或中断致使心肌急性缺血而产生的一组临床综合征，包括不稳定型心绞痛（unstable angina pectoris，UAP）、非 ST 段抬高的心肌梗死（non-ST-elevation myocardial infarction，NSTEMI）及 ST 段抬高的心肌梗死（ST-elevation myocardial infarction，STEMI）。ACS 是急诊急救中常遇到的冠状血管急症之一，在冠心病所致猝死中 ACS 占 20%，是院前急救或急诊所见猝死的最常见病因。在临床上如若能明确诊断不稳定型心绞痛或急性心肌梗死时，一般仍应采用各自的诊断名称；如若一时不能明确相应的诊断时即可确定为 ACS。

【临床表现】

（一）症状

最典型症状为胸痛，一般起病急骤，多呈现为胸骨后压榨性、撕裂性疼痛，也可为窒息感或胸部紧迫感，部分仅为闷痛、灼痛或上腹部疼痛与不适等，可向肩、颈、下腭、左或右臂及指尖放散；常伴有大汗淋漓，呼吸困难或呕吐；疼痛发作常发生在运动或情绪激动时，不受呼吸运动影响，通常持续 5～20 min，经休息或舌下含服硝酸甘油症状可消失或有所缓解。如在静息状态下发作或疼痛时间较长，多提示预后不良。部分女性、老年人、糖尿病和心力衰竭患者的症状可不典型或无明显的症状，也可以表现为呼吸困难伴濒死感。

（二）体征

一般缺乏特异性体征，查体主要表现为血压升高或降低，心动过速或过缓，心尖部心音减弱，可闻及第三心音、第四心音或奔马律，主动脉瓣区第二心音大于肺动脉瓣区第二心音（$A_2 > P_2$）。

【急诊辅助检查】

（一）心电图

心电图检查除有助于区别 ST 段抬高（Q 波）与非 ST 段抬高（非 Q 波）MI 或不稳定型心绞痛（UAP）外，还可以通过动态性或连续性监测，观察心电演变过程、有无致命性心律失常等，对预后判断具有重要的意义。因此，心电图检查应列为首选。

（二）影像学检查

1. 超声心动图（UCG） 可通过观察心室各部位运动状态、心室射血分数等了解心肌受损程度及心功能状态,并对主动脉夹层、主动脉狭窄、肥厚型心肌病等引起的胸痛有重要的诊断与鉴别诊断价值。

2. 普通 X 线胸片或 CT　对 ACS 的诊断缺乏特异性意义,但对主动脉粥样硬化诊断具有一定的提示作用;同时,对排除肺源性因素引起的胸痛亦有重要的鉴别诊断价值。

3. 冠状动脉造影　对诊断困难、药物治疗效果不佳或高危需行紧急冠脉血运重建术的患者,可采用冠状动脉造影术进以明确病变程度。

4. 其他　也可采用 ECT 或多排螺旋 CT 冠状血管造影重建诊断技术等方法。

(三) 生化检查

1. 肌钙蛋白(Tn)　心肌细胞受损后 cTnT 被释放入血,一般于 2～4 h 内开始升高,22 h 左右形成第一个高峰,然后缓慢下降;第 2～5 日出现第二个高峰,持续半个月左右后降至正常。cTnI 一般于心肌细胞受损 3～5 h 内升高,15～24 h 达高峰,5～20 日后降至正常。TnT、TnI 对急性冠脉综合征具有较好的诊断和鉴别诊断意义。

2. C 反应蛋白(CRP)　由活化的单核细胞分泌,是反映炎症反应的敏感指标。但在 ACS 早期阶段(4 h 内)血清 CRP 水平比 TnI 的水平变化更敏感,可作为早期诊断的参考指标。

3. 肌酸磷酸激酶(CK)及其同工酶(CK-MB)　CK、CK-MB 超过两倍为异常,UAP 时其水平一般正常或轻微增高;NQMI 则可见显著增高。因此,对 UAP 早期鉴别诊断具有较好的参考价值。

【诊断与鉴别诊断】

(一) 诊断

目前尚无统一的、准确的、权威性诊断标准,对临床不易进一步区分为心绞痛或急性心肌梗死者,以及急诊需紧急处置者,可以依据临床症状、心电图和心肌坏死标志物确定诊断,必要时可结合心脏超声或急诊 CT 冠状动脉造影(CTCA)检查进一步判定。急性冠状动脉综合征初筛流程可参考图 5-2-1。

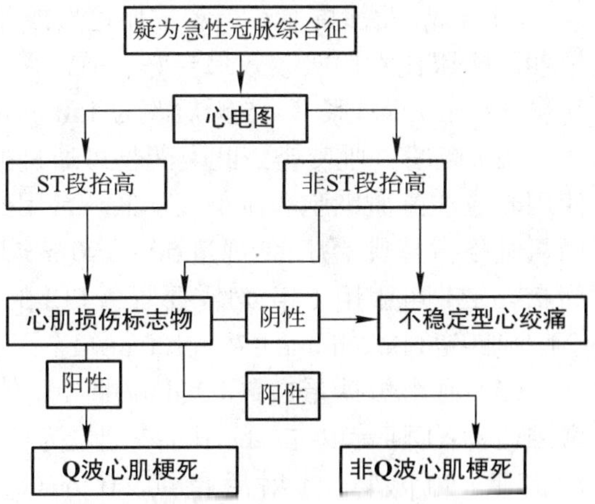

图 5-2-1　急性冠状动脉综合征初筛分类流程

(二) 危险因素分层

危险度分层的目的是为争取时间以便尽早确定治疗方案,减少患者的不良事件发生。目前多采用公认的对不良周期预测方法(体格检查,ECG,反映病情严重程度的生化指标如 CK-MB、Tn、CRP 等)。

1. 非 ST 段抬高型 ACS 组　见要点框 5-2-1。

2. ST 段抬高型 ACS　ST 段抬高型与非 ST 段抬高型 ACS 的危险度分层重要区别是能否及早得到溶栓或直接血管成形术治疗。此型患者预后不良,病死率高。溶栓治疗可降低心脏事件的发生;左心室容积增加、射血分数(EF)低于 40% 时病死率增加。

1. 低危组　可疑心绞痛或初发劳累型心绞痛,无明显的临床体征。ECG 一般正常,或有轻度的 ST 段改变,血清标志物正常,心脏超声和核素试验显示左室功能正常。

2. 中危组　通常以静息时心绞痛发作为主,持续时间短,无明显阳性体征,血流动力学稳定,ECG 可出现 ST 段压低≤1 mm 和 T 波改变,心肌酶轻度增高,恒定性左心功能不全,发生心脏事件的可能性比较大。

3. 高危组　表现为静息性心绞痛和 MI 后心绞痛在 48h 内反复间歇性发作,持续时间不断延长,ECG 常出现一过性 ST 段抬高或压低,心脏超声显示短暂性室壁运动异常(胸痛发作时出现)。血清酶学检查 CK-MB、TnI、TnT 增高,常达到心肌梗死的诊断范围。

要点框 5-2-1　非 ST 段抬高型 ACS 危险因素分层

（三）鉴别诊断

胸痛是急性冠状动脉综合征的主要症状，需与以下能引起胸痛或胸部不适的心脏神经症、肥厚梗阻型心肌病、主动脉瓣狭窄、冠状动脉夹层或急性主动脉夹层累及冠状动脉、急性心包炎、心脏压塞、期前收缩、心肌炎和扩张型心肌病、右心室高压、肺动脉高压、急性肺栓塞、食管炎、胃肠炎等相鉴别。

【急救措施】

（一）急诊治疗 ACS 的目标

主要应为：①通过各种措施稳定患者状态。②对已明确心肌梗死者应尽量减小梗死面积，维持心功能。③减少突发心脏事件，降低病死率。④为后续治疗创造条件。

（二）目前采用的治疗策略

目前采用的治疗策略概括起来主要包括 ABCDE 五个方面：① A：抗血小板（antiplatelet）药物、抗凝（anticoagulation）药物、血管紧张素转换酶抑制剂（ACEI）、血管紧张素受体阻断剂（ARB）。② B：β 受体阻滞剂（beta-blockade）和控制血压（blood pressure control）。③ C：调脂治疗（cholesterol treatment）和戒烟（cigarette smoking cessation）。④ D：饮食调节（diet）和治疗糖尿病（diabetes management）。⑤ E：运动（exercise）和健康教育（education）。

（三）具体措施与常用药物

1. 抗血小板治疗

（1）阿司匹林　主要通过乙酰化作用抑制花生四烯酸代谢过程中环氧化酶（COX），从而抑制血栓素 A_2（TXA_2）合成，发挥抗血小板和抗血栓形成作用。口服后 15 ~ 20 min 内即可出现抗血小板作用，而且在发病早期的嚼服比吞服吸收效果要好。通常采用小剂量 75 ~ 150 mg/d，对已明确血栓形成的 ACS 患者先给予负荷量 300 mg/d，口服，3 ~ 5 天后改为 150 mg/d 维持用药。

（2）噻吩并吡啶类　此类药物可通过抑制二磷酸腺苷（ADP）受体介导的血小板聚集而起到抗凝作用，使用时应注意血细胞和血小板降低。常用药物：①氯吡格雷（clopidogrel）：对不能耐受阿司匹林的患者，可选用氯吡格雷替代治疗，常规量 50 ~ 100 mg/d；或对暂不行介入治疗的 ACS 患者先给负荷量 300 mg/d，随后改为 75 mg/d，可服用 1 年；对需要紧急 PCI 的 ACS 患者负荷量可加至 600 mg，根据支架种类的不同确定疗程。②噻氯匹定（ticlopidine）：75 ~ 100 mg/d。

（3）血小板糖蛋白（GP）Ⅱ b/ Ⅲ a 受体抑制剂　此类药物能抑制 GP Ⅱ b/ Ⅲ a 受体促进血小板聚集。常用药物：①阿昔单抗（abciximab）剂量为 0.25 μg/kg，注射后以 10 μg/min 速度滴入。②依替巴肽（eptifibatide）：冲击量 180 μg/kg，注射后持续 2.0 μg/（kg·min）。③替罗非班（tirofiban）：冲击量 10 μg/kg，注射后持续 0.10 ~ 0.15 μg/（kg·min）静脉滴注。

2. 抗心肌缺血治疗

（1）硝酸酯类药物　主要通过非依赖性通道发挥作用，引起血管平滑肌细胞不同程度舒张，既可扩张周围血管又可扩张冠状动脉，在降低心脏前、后负荷，减少心肌耗氧的同时，改善冠脉血流增加氧供。

1）用药方法　①硝酸甘油：药效发挥快，半衰期短，容易定量控制给药，因此对出现的副作用可以很快进行调整。一般可先舌下含服 0.3 ~ 0.6 mg，继之静脉滴注给药，开始以 10 ~ 20 μg/min 速度滴注，如无明显血流动力学变化或无明显的临床不适，则以每 5 ~ 10 min 增加 5 ~ 10 μg/min 的方式递增，常用的有效平均剂量为 50 μg/min。②硝酸异山梨醇酯（消心痛、异舒吉）：作用时间及半衰期均较硝酸甘油长，可 5 ~ 10 mg 即刻舌下含服或静脉滴注，一般有效剂量为 2 ~ 7 mg/h，并应根据患者耐受情况调整；静脉点滴开始剂量 60 μg/min，如无不适反应，可逐渐调整至 60 ~ 120 μg/min。③单硝酸异山梨醇酯（欣康、格芬达）：静脉滴注给药 9 min 内分布到总体液中，半衰期为 4 ~ 5 h，用法与硝酸异山梨醇酯基本相同，静脉滴注开始剂量 60 μg/min，可逐渐调整至 60 ~ 120 μg/min。

2）不良反应　主要为血管扩张性头痛或低血压，部分患者可能出现颜面潮红、眩晕，尤其以老年人更易发生。因此，在静脉使用此类药物时应注意剂量调整，治疗水平达到以下标准即可：①胸痛等临床症状得到改善或控制。②平时血压正常者治疗后平均动脉压下降不超过 10%。③高血压患者治疗后平均动脉压下降不超过原血压的30%。④用药后心率增加不宜超过110次/min。

3）用药注意事项　①不要单以此类药物作为AMI时的强止痛药物的代替品。②对确定为右心室及下壁梗死时不宜使用。③收缩压<90 mmHg或心率<50次/min者不宜使用。④剂量>200 μg/min，用药时间较长者，则应停用一段时间后再使用，以改善患者对药物的耐受。

（2）β受体阻滞剂　可以通过抑制儿茶酚胺介导的β_1活性发挥降低心肌收缩力、减慢心率、改善心肌氧供及抗心律失常的作用；同时，还可以降低斑块所受的血流剪切力、机械应力，防止斑块破裂，显著降低患者的长期病死率。

1）常用药物　①美托洛尔：25～50 mg，每日2～3次，口服；剧烈胸痛或伴高血压等紧急的情况下亦可静脉使用美托洛尔，剂量为每次5 mg，间隔5 min后可再给予1～2次，然后给予口服剂量维持；②普萘洛尔：20～40 mg，每日2～3次，口服；③阿替洛尔：6.25～25 mg，每日2次，口服。

2）用药禁忌　①心率<60次/min。②收缩压<100 mmHg。③伴有中、重度的急性左心功能不全。④各种类型的房室传导阻滞或PR间期>0.24 s。⑤支气管哮喘或严重的慢性阻塞性肺疾病。⑥末梢循环灌注不良。⑦周围血管疾病。⑧胰岛素依赖型糖尿病。

（3）钙离子拮抗剂　可抑制血管平滑肌细胞和心肌细胞动作电位中的钙离子内流，直接导致血管舒张和负性变力、变时（减慢心率）、变传导（减慢房室传导）作用。可明显改善内皮功能，增加NO的合成及抗血小板作用。钙离子拮抗剂在治疗ACS中不主张单独使用，仅用于硝酸酯类和β受体阻滞剂难于控制的难治性心绞痛。

（4）他汀类药物　此类药物除降血脂外，还可改善血小板功能、减少血小板聚集、抑制凝血与炎症反应改善内皮功能，从而增强斑块的稳定性，防止斑块破裂和侵蚀。

常用药物：①辛伐他汀20～40 mg。②普伐他汀10～40 mg。③阿托伐他汀10～20 mg。所有药物均每晚一次性口服。

（5）血管紧张素转换酶抑制剂（ACEI）　血管紧张素Ⅱ（AngⅡ）通过增强氧化应激来破坏内膜功能，启动粥样硬化过程，影响凝血与抗凝机制的平衡。ACEI可减少AngⅡ的产生，舒张血管降低血压，减少血流剪切力稳定斑块。主要用于AMI的治疗。ACEI治疗应从小剂量口服开始，在24～48 h内逐渐增加到足量。常用药物见附表1-1。

3. 抗凝治疗

（1）低分子量肝素（LMWH）　是由常规肝素裂解后产生的多聚体分子片段，主要是阻断凝血因子Xa活性而产生抗凝效应。一般皮下注射生物利用度更好（接近100%），比普通肝素高30%以上，血浆中半衰期是普通肝素的2～4倍，血小板减少的发生率较低，一般无须监测凝血功能。推荐疗程为发病的（6±2）日，疗程延长并不能使患者受益，还可能会增加出血机会。

（2）普通肝素　肝素的大部分抗凝活性是通过结合于抗凝血酶Ⅲ（AT-Ⅲ）发挥作用而产生阻断凝血作用。使用过程中需监测部分凝血活酶时间（APTT）；由于此药可被PF4（血小板4因子）所中和，可能会导致血小板减少症，应引起注意。

4. 血运重建治疗　主要包括介入治疗（PCI）和主动脉－冠状动脉旁路移植术（CABG），对ACS患者是否行血运重建治疗，取决于其危险分层。目前认为，对已明确为ST段抬高型AMI或高危患者行急诊PTCA或（和）支架植入术优于溶栓治疗；对非ST段抬高型AMI或不稳定型心绞痛患者可以先进行药物综合治疗，然后酌情决定是否采用PCI。对中、高危者在应用GPⅡb/Ⅲa受体阻滞剂同时积极行介入治疗，能改善预后并使患者最大限度获益。紧急处理时ACS患者较少采用CABG方式。

■ 课后练习题

1. 什么是急性冠脉综合征？急性冠脉综合征的分类有哪些？
2. 急性冠脉综合征的临床症状有哪些？
3. 简述急性冠状动脉综合征初筛流程。

4. 如何对非 ST 段抬高型 ACS 危险因素进行分层?
5. 急性冠脉综合征的急诊治疗目标包括哪几方面?
6. 目前急性冠脉综合征采用的治疗策略涵盖哪几方面?
7. 对急性冠脉综合征抗心肌缺血治疗药物包括哪几类?具体药物的用法是什么?
8. 简述急性冠脉综合征如何抗血小板治疗。

（刘忠民 王育珊）

第二节 急诊心律失常的处理

目的要求

掌握:急诊心律失常的分类、临床共同特征及心电图表现。
熟悉:对血流动力学有明显影响的急诊心律失常的处理。
了解:对血流动力学有潜在影响和或无明显影响的急诊心律失常的处理。

急诊心律失常(emergency arrhythmia)是指各种原因所致突发性心脏冲动的起源部位、频率、节律、传导速度及激动次序异常或在原心律失常基础上加重的频率或节律异常。心律失常是急诊急救中极常见的临床急症或危重症,由于大部分急诊心律失常对血流动力学有严重影响或有潜在性影响,特别是与某些心脏病或危重症同时伴发时可能对患者生命构成威胁,因此,需要及时辨认及紧急处理,同时还应考虑诱发原因及病因,以便较彻底地防止其发作。

【心律失常分类】

根据急诊心律失常对自身生命构成危害程度的不同可将其分为对血流动力学有明显影响的,有潜在影响的和无明显影响的三大类(表 5-2-1)。也可根据心室率快慢的不同,将其分为快速型和缓慢型两大类。多源性室性期前收缩、成对性室性期前收缩、联律型室性期前收缩、R on T 型室性期前收缩也有将其归类为致命性心律失常,此类心律失常是否对血流动力学有明显影响决定与其是否会转变为心室颤动。在急诊急救中如注意到心律失常对血流动力学的影响和危害,可能会更好地提高临床医生对所发生心律失常危险程度的认识。

表 5-2-1 急诊心律失常的分类示意图

对血流动力学有明显影响	对血流动力学有潜在影响	对血流动力学无明显影响
阵发性室性心动过速	窦性心动过速	窦性心动过缓
持续性室性心动过速	阵发性房性心动过速	第一度房室传导阻滞
双向性室性心动过速	持续性房性心动过速	单源性房性期前收缩
尖端扭转型室性心动过速	紊乱性房性心动过速	单源性室性期前收缩
心室扑动	阵发性室上性心动过速	非阵发性交界性心动过速
心室颤动	心房扑动	非阵发性室性心动过速
第二度Ⅱ型房室传导阻滞	心房颤动	
第三度房室传导阻滞	多源性室性期前收缩	
快速型心房颤动(＞180 次 /min)	成对性室性期前收缩	
高血钾所致缓慢心室自主心律	联律型室性期前收缩	
	R on T 型室性期前收缩	
	预激综合征合并房颤(QRS 增宽畸形,心室率＞160 次 /min)	

【临床表现】

无论何种类型的心律失常临床表现往往都缺乏独自的特异性，临床很难根据症状和体征来确定心律失常的类型。但以急诊心律失常来就医或在监测下发现心律失常时，患者常会出现一些共同的临床特征：①突然心悸或原有症状加重，呈现阵发性或持续性的心悸、胸闷、气短感。②血流动力学改变引发的临床表现：头晕、眼花、耳鸣、黑矇、休克、呼吸困难或急性肺水肿，重者可出现阿－斯综合征。③原发病的表现：急诊心律失常的发生大多有诱发因素或原发性心脏病的基础，或发生在某些急、危、重症的基础上，偶也可见于正常人。④常见体征：心率快或缓慢、心律可不规整、额外心音、杂音及心包摩擦音有无依原发病不同而异。

【辅助检查及监测】

（一）心电图

心电图检查是判断有否心律失常存在和类型的重要方法，是决定临床抢救、治疗用药的基本依据，对临床诊断起着决定性的作用。因此，对疑有心律失常者均需进行常规心电图检查。

（二）床边监测

床边监测是对危重患者进行生命指征观察的重要手段，也是及时发现危重患者特别是神志不清者发生心律失常的重要方法。

【诊断与鉴别诊断】

急诊心律失常诊断可依病史、查体和心电图检查三者结合来确立，病史和查体对原发病是否存在心律失常及估计发生的时间有一定帮助，心电图改变则是确定和鉴别心律失常类型的重要依据。对已知存在急诊心律失常的患者如突然发生阿－斯综合征时，即使来不及进行心电图检查，也可按心室颤动进行紧急处理。

【抢救与治疗措施】

心律失常是否需要紧急处理取决于心律失常的类型、心功能状况、频率快速或缓慢的程度、持续时间，对心排血量、血压和重要器官供血影响的大小，以及患者的年龄和精神状态等。

（一）实施救治前需注意的问题

急诊心律失常并非都是致命性心律失常，是否需要紧急处理决定于心律失常对血流动力学有否危害或潜在性危害。因此，在治疗前应注意问题见要点框 5-2-2。

> 1. 心律失常有否紧急处理的指征。
> 2. 有否需去除的引起心律失常的病因或诱因。
> 3. 准备采取抢救或治疗的方式。
> 4. 如何选择适宜的药物。

要点框 5-2-2　急诊心律失常救治前需注意的问题

（二）抢救或治疗方式的选择

根据患者临床表现的轻重缓急及心律失常的危害程度可选择以下两种方式：

1. 药物治疗　急诊急救时，临床多采用经验性用药，其优点为简便易行，适应范围广，不需特殊设备，可结合心电图或心电监测依个人经验选择对患者适合的药物及剂量并判断治疗效果，缺点是准确性差，治疗开始后需经一定时间的试探性用药及剂量调整。

2. 非药物治疗　治疗方法虽较多，但在急诊急救中常用的为同步或非同步直流电复律及临时人工心脏起搏术，尤其对血流动力学有明显影响的急诊心律失常为最佳适应证。

（三）具体治疗措施与方法

1. 对血流动力学有明显影响的急诊心律失常的处理

（1）阵发性及持续性室性心动过速　室性心动过速是指 3 个或 3 个以上的室性期前收缩连续发生，频率 > 100 次 /min 的异常心律，发作时间 < 30 s，能自行终止发作的称为阵发性室性心动过速，如发作时间 > 30 s，并需使用药物或电复律终止者称为持续性室性心动过速。而持续性室性心动过速较阵发性室性心动过速危害更大，更易发生室颤。

处理方法主要为：①药物治疗：见表 5-2-2。如明确室性心动过速是由器质性心脏病所引起应首选胺碘酮,但胺碘酮无效时可选用利多卡因。②直流电复律:当室性心动过速伴有晕厥、休克、肺水肿及阿－斯综合征等严重血流动力学障碍者可紧急采用同步或非同步直流电复律;对使用多种药物治疗无效也应进行直流电复律,见第九篇第二章心脏急症辅助治疗技术。

表 5-2-2 室性心动过速常用药物及方法

药物	首次剂量	推注时间	重复给药时间	总量	维持量
胺碘酮	150 mg 3～5 mg/kg	10～30 min (50 mg/min)	10～15 min	<1.2 g/24 h 最大可达 2.2 g	1～1.5 mg/min 静脉滴注 6 h,以后根据病情逐渐减量至 0.5 mg/min
利多卡因	50～100 mg	3～5 min	5～10 min	<200 mg/30 min <300 mg/h [4.5 mg/(kg·h)]	1～4 mg/min >70 岁或肝功能障碍者可减半
普鲁卡因胺	100 mg (15 mg/kg)	3 min (50 mg/ min)	5 min	500～800 mg	2～4 mg/min
溴苄胺	5～10 mg/kg	≥10 min	1～2 h	<30 mg/kg	
普罗帕酮	70 mg (1～2 mg/kg) 单次最大剂量<40 mg	2～5 min (10 mg/ min)	10～15 min	280～350 mg	
美托洛尔	5 mg	5 min (1 mg/ min)	5～15 min	<0.2 mg/kg	15 min 后改为口服
索他洛尔	1 mg/kg	10 min	6 h	480 mg	

(2) 双向性室性心动过速 ①心电图特征性变化主要表现为 QRS 波群的主波呈现交替性向上和向下 180° 转向性变化。临床上绝大多数情况见于洋地黄中毒,尤其是伴有低血钾者,还可见于严重的心肌病或冠心病以及手术麻醉过程中。②治疗上胺碘酮、利多卡因有一定疗效,也可补充氯化钾和硫酸镁或门冬氨酸钾镁盐等,同时应注意原发心脏病的处理或洋地黄类药物的使用。

(3) 尖端扭转型室性心动过速 是指心电图 QRS 波的尖端围绕心电图基线扭转,往往发作连续 3～20 个搏动,间以窦性搏动。频率>200 次 /min,RR 间隔不等,QRS<0.1 s,呈自限性发作,但也可转为心室颤动。典型者多伴有 QT 间期延长,较长时间发作者可发生阿－斯综合征,常见各种原因所致的 QT 间期延长综合征、心肌炎、心肌缺血、使用某些抗心律失常药物(如奎尼丁、普鲁卡因胺、双异丙吡胺、胺碘酮等)、低钾血症或低镁血症。

治疗原则:主要是消除或改善原发病或停用诱发药物,具体措施:

1) QT 间期延长的扭转型室性心动过速 ①对先天性者治疗首选 β 受体阻滞剂和 I_b 类抗心律失常药物,如美托洛尔 25～100 mg,2～3 次 /d 口服或普萘洛尔 10～30 mg,3 次 /d 口服。对上述药物治疗无效的持续性发作者可考虑左颈胸交感神经切断术或采用直流电复律或安装永久性起搏器;②对获得性者应及时消除病因,如有困难时则应尽量控制心律失常。首选硫酸镁 2～5 g 稀释后静脉注射(3～5 min 以上),然后以 2～20 mg/min(0.5～1.0 g/h)速度静脉滴注。也可选用异丙肾上腺素 1～4 μg/min 静脉滴注,增快心率,缩短心室复极时间,但部分室性心动过速可转变为心室颤动,使用时应慎重。必要时可试用利多卡因、美西律、苯妥英钠、乙吗噻嗪等,但禁用 Ia、Ic 及Ⅲ类抗心律失常药物。低钾者应注意补充钾盐。上述治疗无效者可采用食管调搏或临时心内膜起搏或电复律治疗。

2) QT 间期正常的扭转型室性心动过速 ①对联律间期不短者药物治疗首选Ⅰ或Ⅲ类药物如奎尼丁、普鲁卡因胺、胺碘酮,禁用交感神经兴奋剂,电复律无效。②对伴极短联律间期者,药物治疗首选维拉帕米 5～10 mg 静脉注射,有效后改口服制剂,预防复发,禁用交感神经兴奋剂,Ⅰ、Ⅱ、Ⅲ类药无效。心脏调搏或电复律可终止发作。

（4）心室扑动或颤动 ①心室扑动或颤动是急诊急救中最危重的心律失常，如处理不及时或不妥当，可致患者在短时间内死亡，因此又称为临终前心律。心室扑动时心电图多呈现为连续而规则的、波幅较大的正弦波，频率多在 200 次 /min 以上。心室颤动的心电图多表现为电压不等的完全不规则的快速频率波形，频率多在 250 ~ 500 次 /min。②紧急处理首选非同步直流电复律，在室颤波呈现为细小波形时往往电复律成功率低，此时可静脉注射肾上腺素 1 mg 使室颤波变得粗大，往往可以取得较好的电除颤效果。电除颤后应即刻进行心肺复苏抢救（见心肺复苏）。在没有除颤设备的情况下也可以使用药物除颤，用药方法同室性心动过速。

（5）宽 QRS 波群心动过速 是指 QRS 波群时间≥0.12 s，频率超过正常的心动过速。其 80% 以上为室性心动过速，尤其是时间 > 0.14 s 者对诊断更有一定提示作用。有不足 20% 者为室上性心动过速合并室内传导异常（如差异性传导、束支阻滞、旁路下传或逆传），还有少数为预激伴房颤 / 房扑。在急诊急救中由于引起此类心电图改变的病因复杂，鉴别有一定难度，故处理起来较为棘手，如措施不当常有可能在短时间内危及患者生命。

处理原则：在治疗前最好能明确诊断以利于针对性处理，对病情危急又一时难以鉴别的可采用“中性治疗”措施：①对心室率极快同时伴有血流动力学障碍者（如伴发晕厥、心绞痛、低血压、急性肺水肿），首选直流电复律；②对心室率不快，血流动力学稳定但又不能明确心动过速的类型者，可首选胺碘酮静脉注射或滴注，如果疗效不佳时也可用普鲁卡因胺或心律平静脉注射或静脉滴注。对有器质性心脏病用药剂量可参考室上性心动过速治疗。

需注意的问题：①无充分依据时不应轻易将宽 QRS 波群心动过速诊断为室上性心动过速伴差异性传导；②在处理宽 QRS 波群心动过速时应慎用维拉帕米或洋地黄制剂，决不能轻易以维拉帕米做试验治疗，如将室性心动过速误诊为室上性心动过速伴差异性传导使用维拉帕米治疗时，常可导致血压下降、休克、甚至诱发心室颤动；③由于腺苷类药物半衰期短，必要时可用于试验性治疗；④对有器质性心脏病或心力衰竭的患者，不宜用利多卡因、索他洛尔、普罗帕酮、维拉帕米或地尔硫䓬。

（6）严重的缓慢型心律失常 主要包括窦性停搏、第二度Ⅱ型房室传导阻滞及第三度房室传导阻滞，并对血流动力学有明显影响，常规用药很难使其缓解，因此，在治疗上应把握以下原则：①在急诊急救中绝大多数的致命性缓慢性心律失常是有原因或诱因可查，见要点框 5-2-3，积极查找原发病或诱因并给予合理的治疗。②尽量提高过于缓慢的心率以改善或保证重要器官的血供。

常用治疗措施：①阿托品：为 M 受体阻断剂，可通过解除迷走神经对心脏的抑制，提高窦房结兴奋性，改善房室间的传导，加快心率。一般情况下多以 0.5 ~ 1 mg 皮下注射或静脉注射，也可依病情需要以 250 mL 生理盐水液体中加入 1.0 ~ 2.0 mg 静脉滴注，其主要不良反应为口干、皮肤潮红、排尿困难等，对前列腺肥大的老年人应慎用，青光眼者禁用。②异丙肾上腺素：异丙肾上腺素为 β 受体兴奋剂，有较强的心脏兴奋作用，可加快房室传导，提高心率。临床特别用于窦房结功能低下所致的缓慢性心律失常。一般多以 1 ~ 2 mg 加入 250 ~ 500 mL 生理盐水液体中缓慢静脉滴注。不良反应为头痛、皮肤潮红、眩晕，有时可引起快速性心律失常，对心绞痛、急性心肌梗死或心力衰竭者慎用或禁用。③临时人工心脏起搏器：是治疗致命性缓慢型心律失常的首选方法，特别适用于各种原因所致的双束支、三束支传导阻滞或第三度房室传导阻滞者及经药物治疗无效的各种缓慢性心律失常者。

1. 急性心肌梗死，尤其是右室、下壁或后壁梗死者更为常见。
2. 病态窦房结综合征是老年人或冠心病者引起窦性心动过缓的重要因素。
3. 急性心肌炎常为青年人除外正常生理因素所致窦性心动过缓的重要因素。
4. 各种原因所致的心肌病。
5. 颅内高压、急性脑水肿、阻塞性黄疸、伤寒等各种危重症的影响。
6. 垂体功能低下，肾上腺功能低下等各种内分泌系统疾病。
7. 洋地黄类强心苷、各种抗心律失常药物，尤其是长期或过量服用 β 受体阻滞剂、胺碘酮、奎尼丁、钙离子拮抗剂以及萝芙木类降压药物等影响。
8. 高钾血症及其他的电解质紊乱。

要点框 5-2-3 致命性缓慢型心律失常常见原因

2. 对血流动力学有潜在影响的急诊心律失常的处理

（1）窦性心动过速 一般频率在 100 次 /min 以上的窦

性心动过速大多不需特殊处理。对心率在 120 次 /min 以上的窦性心动过速，则需结合对血流动力学的影响程度和血流动力学本身对心率的影响综合考虑给予处置。在进行治疗时应把握以下要点：①针对原发病、诱因治疗：如各种心脏病、贫血、甲亢、休克、液体量不足、创伤所致大失血及疼痛等情况进行治疗。②针对精神因素进行治疗：此类患者大多有精神紧张、情绪激动、恐惧、焦虑、失眠等多种因素引起的交感神经兴奋，消除这些因素后患者心率大多可恢复正常，必要时可给予镇静剂，如地西泮或艾司唑仑。③ β 受体阻断剂的应用：β 受体阻断剂有良好的减慢心率作用（表 5-2-3）。在针对病因和诱因治疗后仍有明显症状者考虑使用 β 受体阻断剂，使用前必须权衡用药利弊，不可盲目乱用药。

表 5-2-3 常用 β 受体阻滞剂的用法

药名	用量及用法	药物达峰时间	药物半衰期
普萘洛尔	10 ~ 40 mg，3 ~ 4 次 /d，口服 1 ~ 5 mg，必要时，静脉推注	2 h	3 ~ 4 h
烯丙洛尔	25 ~ 50 mg，3 次 /d，口服 2.5 ~ 5 mg，必要时，静脉推注	1 ~ 3 min 10 min	4 h 2 h
吲哚洛尔	2.5 ~ 5 mg，3 次 /d，口服 0.2 mg，必要时，静脉推注	2 h 2 ~ 5 min	2 h 2 ~ 5 min
索他洛尔	20 ~ 80 mg，3 次 /d，口服		5 ~ 13 h
醋丁洛尔	200 ~ 400 mg，1 ~ 2 次 /d，口服	2 ~ 4 h	3 ~ 6 h
阿替洛尔	12.5 ~ 50 mg，1 ~ 2 次 /d，口服	2 ~ 4 h	4 ~ 5 h
美托洛尔	50 ~ 100 mg，2 次 /d，口服 5 mg，必要时，静脉推注 （无效时间隔 5 ~ 10 min 可重复使用）		3 ~ 4 h
艾司洛尔	0.5 mg/（kg·min）滴注 1 min，然后 减少至 25 ~ 50 μg/（kg·min） 最大剂量 300 μg/（kg·min）	5 min	20 min
比索洛尔	5 ~ 10 mg，3 次 /d，口服		

（2）房性心动过速 临床上可将房性心动过速分为阵发性房性心动过速和持续性房性心动过速，在危重症的抢救治疗过程中以阵发性房性心动过速为多见。阵发性房速多由器质性心脏病、洋地黄等药物影响、电解质紊乱、休克、心力衰竭等因素引起，也可由于精神因素影响诱发。

在抢救与治疗上主要针对病因或诱因治疗，同时控制异常快速的心率。非洋地黄中毒引起者可根据病情常规使用毛花苷丙（西地兰），用药过程中应特别注意有否低钾、缺氧、少尿、液体量不足等因素的存在。抗心律失常药物的选择与用法基本同室上性心动过速。

（3）阵发性室上性心动过速 是快速型心律失常中较常见的一种类型，由于心率快，心电图上 P 波与其前一次心搏的 T 波相重叠，不易判断，因此常常难以区分房性或连接区性心动过速，习惯上统称为阵发性室上性心动过速。大约 50% 的患者存在器质性心脏病，中老年患者多见于冠心病、急性心肌梗死、高血压性心脏病；青年患者应注意预激综合征或心肌炎。风湿性心脏瓣膜病或甲亢所致者亦不少见，外科术后患者除上述因素外，尚应注意隐匿型冠心病、休克、失血或贫血、心力衰竭、液体量不足或电解质紊乱等因素的存在。

对于室上性心动过速通常不需急于处理，要注重病因或诱因的处理。可先用简单的迷走神经刺激法，但此种方法在危重患者抢救中使用受到一定限制，对于无效或效果不良者可采用药物治疗。用药原则上最忌多种抗心律失常药物同时使用，临床上需引起重视。药物治疗见表 5-2-4。非心力衰竭所致者单纯使用洋地黄制剂治疗的方法也已较少应用。一般来讲在无器质性心脏病、无心功能不全及病态窦房结综合征等禁忌证时，首选维拉帕米或腺苷，治疗效果较好且使用安全；胺碘酮、普罗帕酮近年来在临床的应用中也取得了较好的效果；但如有高度的冠状动脉高度狭窄，为避免发生致命性室性心律失常导致的心肌缺血，在没有特异性的药物的情况下立即控制心率应紧急采用直流电复律；如此类患者存在WPW综合征合并心房颤动心室率大于300次/min时常有可能导致低血压、室性心动过速或心室颤动，需要紧急处理。射频消融术已成为根治WPW综合征的有效办法，因此临床上得到了一定的推广。

表5-2-4 治疗室上性心动过速的常用药

药物	剂量	使用方法	注射时间	中止发作时间	半衰期	疗效
腺苷	6～12 mg	静脉推注	1～2 s	<40 s	20 s	90%
ATP	10～12 mg	静脉推注	1～2 s	≤20 s	20 s	90%
维拉帕米	5～10 mg	静脉推注	3～5 min	80 s	6 h	>80%
普罗帕酮	1～1.5 mg/kg	静脉推注	3～5 min	5 min	5 h	85%～90%
硫氮酮	10～20 mg	静脉推注	2～3 min	≤5 min	4～6 h	低于维拉帕米
氟卡尼	1.5～2 mg/kg	静脉推注	5～10 min	3～5 min	14 h	80%
阿义马林（缓脉灵）	50 mg	静脉推注	3～5 min	90 s	5～10 min	
美西律	200 mg	静脉推注	3～5 min		8～12 h	70%

（4）心房扑动　急诊心房扑动绝大多数为阵发性发作，起病突然、多在房性期前收缩后发生。主要病因有急性心肌梗死、甲状腺功能亢进、急性风湿热、慢性风湿性心脏病风湿活动期、洋地黄、肾上腺素、奎尼丁或普鲁卡因胺等药物过量或中毒，也可见于外科术后、糖尿病以及其他类型心脏病患者，如高血压性心脏病、慢性肺源性心脏病、病态窦房结综合征、心肌病、缩窄性心包炎及肺梗死等。

治疗措施：①对无血流动力学变化的阵发性发作者主要治疗原发病；②对发作时间长、有明显血流动力学变化者首选同步直流电复律，成功率几乎可达100%，是目前临床最有效的治疗方法；③无条件行电复律术或曾大量使用洋地黄类药物暂不宜行电复律者，可采用超速起搏的方法终止发作；④药物治疗方法同心房纤颤。

（5）心房颤动　是急诊急救中常见的一种心律失常类型，以阵发性心房颤动最为多见，特别易发生于伴有心力衰竭的器质性心脏病；冠心病、高血压性心脏病、风湿性心脏瓣膜病二尖瓣狭窄、甲状腺功能亢进与甲亢性心脏病是临床上最常见的基本病因；感染、创伤、低钾、缺氧、情绪激动、过劳及心胸外科手术为常见的发作诱因。预激综合征、缩窄性心包炎、洋地黄类药物中毒也可引起心房颤动。

对于心房颤动发作时间短、无明显临床症状的阵发性心房颤动，一般情况下在针对病因治疗的同时给予镇静剂，适当注意休息即可；如若需要复律治疗者可根据是否有器质性心脏病选择药物。对不伴有器质性心脏病新发心房颤动患者，可选用普罗帕酮2 mg/kg稀释后静脉推注>10 min，无效可在15 min后重复使用，最大剂量280 mg；对伴有器质性心脏病的新发心房颤动患者，建议应用胺碘酮5 mg/kg，稀释后静脉推注1 h，随之以50 mg/h静脉泵入。如持续用药24～48 h仍未能转复，可考虑加用口服胺碘酮0.2 g/次，每日3次，直至累积剂量已达10 g；奎尼丁也可转复心房颤动，但其可诱发致命性室性心律失常，目前已很少应用。

控制心室率可选洋地黄、β受体阻滞剂、钙离子拮抗剂类药物，但在预激综合征合并房颤者此类药物及腺苷禁用，可首选普罗帕酮或胺碘酮。对心率快伴有心力衰竭或有心力衰竭倾向时可选用西地兰或胺碘酮，如效果不佳者，可考虑合用其他类抗心律失常药物。临床常用药见表5-2-5。直流电转复治疗房颤成功率较高，一般多用于持续性房颤、少数有血流动力学障碍或症状严重的房颤患者，无特殊紧急情况急救时较少采用。

（6）紊乱性房性心动过速　是一种不同于阵发性房速、房扑或房颤的心房异位节律，又称为多源性房性心动过速。心电图表现为心率在100～150次/min，同一导联上可见3个以上不同形态的P波，并且PP间期、RR间期、PR间期完全不等。临床上常见病因为冠心病、肺源性心脏病、糖尿病、低钾血症或低镁血症，以及洋地黄类、氨茶碱类药物影响；急性呼吸道感染及心力衰竭急性发作为最常见的诱发因素。

表 5-2-5 心房颤动时的常用药物

药物	剂量	给药方法	维持量	转复率
氟卡因	100 ~ 150 mg	1 次 /12 h，口服	< 400 mg/d	50% ~ 90%
索他洛尔	80 ~ 240 mg	2 次 /d	60 ~ 120 mg/d	50% ~ 60%
胺碘酮	0.2 g	3 次 /d	0.2 ~ 0.4 g/d	50% ~ 90%
普罗帕酮	70 mg	静脉推注	280 ~ 350 mg/d	55% ~ 60%
	150 ~ 300 mg	3 次 /d，口服		40% ~ 75%
西地兰	0.4 mg	静脉推注	0.2 mg/ 次	
奎尼丁	200 mg	1 次 /6 h，口服	200 mg	40%

本症治疗主要应针对原发病或诱发因素，抗心律失常药物可选用：①美托洛尔：25 ~ 50 mg，每日 2 ~ 3 次口服。②维拉帕米：40 ~ 80 mg，每日 2 ~ 3 次口服或以 5 ~ 10 mg 静脉注射。

（7）具有潜在危害的室性期前收缩　包括多发多源性室性期前收缩，成对或呈联律的室性期前收缩以及 R on T 型室性期前收缩，此种类型的期前收缩有导致心室颤动的可能，对血流动力学有较大的潜在危害，因此，遇到此类患者需进行紧急处理，常用治疗药物与室性心动过速用药相同（表 5-2-2）。

3. 对血流动力学无明显影响的急诊心律失常的处理

（1）非阵发性交界区性心动过速　是由房室连接区的自律性增强而引起的一种心动过速，心率多在 70 ~ 130 次 /min。洋地黄类药物中毒是最常见的病因，其次可见于急性下壁心肌梗死、心肌炎、创伤和感染性疾病。此种心律失常多不引起明显血流动力学改变或诱发心室颤动，因此一般不需要特殊处理。原则上主要针对病因治疗，对偶有引起血流动力学改变的可临时静脉常规滴注阿托品。

（2）非阵发性室性心动过速　非阵发性室性心动过速又称为缓慢性室性心动过速或加速型室性自搏心律。心搏频率一般在 60 ~ 100 次 /min，常发生在器质性心脏病变的基础上，易发生在急性心肌梗死溶栓治疗的再灌注期，故常将此种心律的出现作为冠状动脉溶栓再通的一项客观指标。另外，也可以发生在心脏手术、心肌炎、心肌病或洋地黄中毒等情况下，一般发作短暂，患者多无不适感也不影响预后，故不需特殊治疗。但当心搏频率较快并伴有不适时，可静脉滴注利多卡因控制。

（3）室性期前收缩　此类患者是否需要紧急处理，要依原发病和室性期前收缩频发的程度、类型而定。一般情况下，偶发的期前收缩甚至是单源多发的室性期前收缩对血流动力学也不会产生明显影响，可采取暂时的临床观察；如若病因明确可在原发病治疗的同时给予抗心律失常药物；多采用口服的美西律，普罗帕酮或 β 受体阻断剂。

（4）房性期前收缩　急诊房性期前收缩的处理取决于患者的原发病、房性期前收缩类型与心室频率。一般情况下不需紧急处理，或可选择 β 受体阻断剂或维拉帕米、普罗帕酮口服制剂；而由心力衰竭所致者经强心治疗多可好转，必要时加用口服抗心律失常药物，但不宜选用对心肌有抑制作用的制剂。

（5）窦性心动过缓或第一度房室传导阻滞　可见于正常人，一般不需处理；心率 < 50 次 /min 的窦性心动过缓和第一度房室传导阻滞大多有诱发因素，处理上应以治疗原发病为主，必要时可加用口服阿托品 0.5 mg，3 次 /d 口服。

■ 课后练习题

1. 简述急诊心律失常如何进行分类。
2. 急诊心律失常的常见的临床共同特征有哪些？
3. 简述室性心动过速常用药物及使用方法。
4. 如何处理心室扑动或颤动？
5. 简述对宽 QRS 波群心动过速的处理原则与需注意的问题。

6. 对心室率快的房颤应如何处理?
7. 简述室上性心动过速的心电图与临床特点,以及处理方法。
8. 简述阵发性及持续性室性心动过速的心电图特征与处理方法。

(刘忠民 王育珊)

第三节 脑 梗 死

目的要求

掌握:急性脑梗死的定义、分类、临床表现、诊断及治疗。
熟悉:急性脑梗死的辅助检查及其鉴别诊断。
了解:急性脑梗死的发病机制。

脑梗死(cerebral infarction)又称缺血性脑卒中(cerebral ischemic stroke),是指脑部血液供应障碍缺血缺氧引起脑组织坏死。脑梗死的发生率为110/10万人口,占全部脑卒中的60%~80%。脑梗死系病理和影像学诊断名称,其在临床上常见的有脑血栓形成、脑栓塞、腔隙性脑梗死等类型。

一、脑血栓形成

脑血栓形成(cerebral thrombosis)是缺血性脑血管病中最常见的类型,其中以动脉粥样硬化性血栓性脑梗死最多见。由于供应脑的动脉因动脉粥样硬化等自身病变使管腔狭窄、闭塞,或在狭窄的基础上形成血栓,造成脑局部急性血流中断,缺血、缺氧、软化、坏死,出现相应的神经系统症状,常出现偏瘫、失语等。

【病因】

最常见的病因是动脉粥样硬化,且常伴有高血压、糖尿病和高脂血症。较少见的病因有各种动脉炎、先天性血管畸形、真性红细胞增多症、血液高凝状态、血流动力学异常等。部分患者有多年卵圆孔未闭病史,常表现为反常栓塞,多见于青年型患者。

【病理生理】

脑组织对缺血、缺氧非常敏感,阻断血流30 s脑代谢即发生改变,1 min后脑神经元功能活动停止,脑动脉闭塞导致缺血超过5 min可发生脑梗死。急性脑梗死病灶由中心坏死区及周围的缺血半暗带组成。坏死区由于完全性缺血导致脑细胞死亡,但缺血半暗带仍存在侧支循环,可获得部分血液供应,尚有大量可存活的神经元,如果血流迅速恢复,神经细胞仍可存活并恢复功能。因此,保护这些可逆性损伤神经元是急性脑梗死治疗的关键。脑梗死区血流再通后伴有氧与葡萄糖供应及脑代谢恢复。然而,由于存在有效再灌注时间窗的限制,脑损伤可出现不可逆性改变。

【临床表现】

本病多见于50~60岁以上患有动脉粥样硬化者,常伴有高血压、冠心病或糖尿病。多于静态发病,约25%患者病前有短暂性脑缺血发作(TIA)史。多数病例其症状于发病数小时甚至1~2天达高峰。通常无意识障碍,生命体征平稳,仅当大面积梗死或基底动脉闭塞病情严重时,表现为深昏迷,甚至出现脑疝引起死亡。

(一)一般临床表现

可因病灶的部位及大小不同,表现多种多样的症状和体征。

1. 颈内动脉系统 病灶对侧出现偏瘫,面部感觉减退,同向偏盲,双眼向病灶侧凝视,言语不清,饮水呛咳,吞咽困难,优势半球受累可有失语,大面积脑梗死及丘脑梗死者可有意识障碍、嗜睡,昏睡者多见,病情危重者可出现脑疝而死亡。

2. 椎－基底动脉系统　常表现为眩晕、眼震、耳鸣、复视、构音障碍、吞咽困难、共济失调、交叉瘫等症状。特征性表现是各种类型的交叉瘫，如 Weber 综合征（眼动脉交叉瘫）为病灶同侧动眼神经麻痹，病灶对侧中枢性面、舌瘫和偏瘫。

（二）特殊类型

1. 脑桥梗死　发病即表现为昏迷，双眼瞳孔针尖样大小，四肢瘫，双侧病理征阳性，常伴有呼吸节律的改变。

2. 基底动脉尖综合征　发病即表现为昏迷，双眼瞳孔不等大，病灶侧瞳孔散大，似急性脑疝，四肢瘫，双侧病理征阳性。

3. 延髓背外侧综合征　常表现为眩晕、恶心、呕吐；病灶同侧小脑性共济失调；病灶同侧 Horner 征；饮水呛咳，吞咽困难，咽反射消失；交叉性感觉减退（病灶同侧面瘫及对侧偏瘫）。

【辅助检查】

（一）血液检查

血糖、血脂、肝肾功能、电解质、血小板、凝血功能等可有异常。

（二）头颅 CT

急诊头颅平扫 CT 可准确识别绝大多数颅内出血，并帮助鉴别非血管性病变（如脑肿瘤），是疑似脑卒中患者首选的影像学检查方法。通常发病 24 h 后可显示脑实质内低密度影，可以直观地显示脑梗死的范围、部位、血管分布、有无出血、陈旧和新鲜梗死灶等。帮助选择溶栓患者。但是对超早期缺血性病变和皮质或皮质下小的梗死灶不敏感，对后颅窝的脑干和小脑梗死亦难检出。

（三）头颅 MRI

MRI 可清晰显示早期缺血性梗死、脑干、小脑梗死、静脉窦血栓形成等，梗死灶为 T1 呈低信号，T2 呈高信号。弥散加权成像（DWI）可早期显示缺血病变（发病 2 h 内）。

（四）经颅多普勒超声（TCD）

对判断颅内外血管狭窄或闭塞、血管痉挛、侧支循环建立程度有帮助。最近，应用于溶栓治疗的监测，对预后判断有参考意义。

（五）血管造影

对于脑梗死的诊断没有必要常规进行血管造影检查。在开展血管内介入治疗、动脉内溶栓、判断治疗效果等方面数字减影血管造影（DSA）很有帮助，但仍有一定的风险。磁共振血管成像（MRA）、CT 血管成像（CTA）等是无创的检查，对判断受累血管、治疗效果有一定的帮助。

（六）其他

正电子发射断层扫描（PET）、氙加强 CT、单光子发射计算机断层扫描（SPECT）等，多在有条件的单位用于研究。对于青年型或不明原因的脑梗死要了解是否合并卵圆孔未闭。

【诊断及鉴别诊断】

（一）诊断

中老年患者，有动脉粥样硬化、高血压、糖尿病等脑卒中危险因素。多数在静态下急性起病，部分病例在发病前可有 TIA 发作。病情多在几小时或几天内达到高峰，部分患者症状可进行性加重或波动。临床表现决定于梗死灶的大小和部位，主要为局灶性神经功能缺损的症状和体征，如偏瘫、偏身感觉障碍、失语、共济失调等，部分可有头晕、头痛、呕吐、昏迷等全脑症状。头部 CT、MRI 显示缺血性病灶。

（二）鉴别诊断

脑梗死需与下列疾病鉴别。

1. 脑出血、蛛网膜下腔出血、脑栓塞，见本章第四节脑出血。

2. 硬膜下血肿或硬膜外血肿　均有头部外伤史，病情进行性加重，出现急性脑部受压的症状，如意识障碍、头痛、恶心、呕吐等颅内高压症状，瞳孔改变及偏瘫等。头部 CT 检查在颅骨内板的下方可发现局限性梭形或新月形高密度区，骨窗可见颅骨骨折线、脑挫裂伤等。

3. 颅内占位性病变　颅内肿瘤或脑脓肿等也可急性发作，引起局灶性神经功能缺损，类似于脑梗死。

4. 脑脓肿　可有身体其他部位感染或全身性感染的病史。头部 CT 及 MRI 检查有助于明确诊断。

【抢救与治疗措施】

脑梗死的治疗应根据不同的病因、发病机制、临床类型、发病时间等确定针对性强的治疗方案，实施以 TOAST 病因分型（要点框 5–2–4）、病程分期为核心的个体化治疗。在一般内科支持治疗的基础上，可酌情选用改善脑循环、脑保护、抗脑水肿降颅压等措施。

1. 大动脉粥样硬化型。
2. 心源性栓塞型。
3. 小动脉闭塞型。
4. 其他明确病因型。
5. 不明原因型。

要点框 5–2–4　缺血性脑卒中的 TOAST 病因分型

（一）内科综合支持治疗

保持呼吸道通畅，合并低氧血症患者（血氧饱和度低于 92% 或血气分析提示缺氧）应给予吸氧，气道功能严重障碍者应给予气道支持（气管插管或切开）及辅助呼吸，无低氧血症的患者不需常规吸氧；脑梗死后 24 h 内应常规进行心电图检查，必要时进行心电监护；对体温升高的患者应明确发热原因，如存在感染应给予抗生素治疗，对体温 > 38℃的患者应给予退热措施；血糖超过 11.1 mmol/L 时给予胰岛素治疗，血糖低于 2.8 mmol/L 时给予 10% ~ 20% 葡萄糖溶液口服或注射治疗；对有尿失禁或尿潴留的患者留置尿管，并给予抗生素预防尿路感染。

（二）抗脑水肿、降颅高压

脑水肿高峰期为发病后 3 ~ 5 天，有颅内高压症状或大面积脑梗死时应进行脱水降颅压治疗。可应用 20% 甘露醇 125 ~ 250 mL/ 次静脉滴注，6 ~ 8 h 一次；对心、肾功能不全患者可改用呋塞米 20 ~ 40 mg 静脉注射，6 ~ 8 h 一次；可酌情同时应用甘油果糖 250 ~ 500 mL/ 次静脉滴注，1 ~ 2 次 /d；还可用七叶皂苷钠和白蛋白辅助治疗。

（三）改善脑血循环

脑梗死是缺血所致，恢复或改善缺血组织的灌注成为治疗的重心，应贯彻于全过程，以保持良好的脑灌注压。临床常用的措施有下列几方面：

1. 溶栓治疗　静脉溶栓疗法，不仅显著减少了患者死亡及严重残疾的危险性，而且还大大改善了生存者的生活质量。常用药物有重组织型纤溶酶原激活剂 rt–PA、尿激酶。

动脉溶栓较静脉溶栓治疗有较高的血管再通率，但其优点被耽误的时间所抵消。发病 6 h 内由大脑中动脉闭塞导致的严重脑卒中且不适合静脉溶栓的患者，经过严格选择后可在有条件的医院进行动脉溶栓。发病 24 h 内由后循环动脉闭塞导致的严重脑卒中且不适合静脉溶栓的患者，经过严格选择后可在有条件的单位进行动脉溶栓。常用药物为 rt–PA、尿激酶，与静脉溶栓相比，可减少用药剂量，需在 DSA 检测下进行。动脉溶栓的适应证和禁忌证与静脉溶栓基本相同。

（1）适应证　见要点框 5–2–5。

（2）禁忌证　见要点框 5–2–6。

（3）溶栓药物治疗方法

1）尿激酶　100 万 ~ 150 万 IU，溶于生理盐水 100 ~ 200 mL 中，持续静脉滴注 30 min。

2）rt–PA　剂量为 0.9 mg/kg（最大剂量 90 mg），先静脉推注 10%（1 min），其余剂量连续静脉滴注，60 min 滴完。

（4）溶栓治疗注意事项

1）患者出现严重的头痛，急性血压增高，恶心或呕吐，应立即停用溶栓药，紧急进行头颅 CT 检查。

2）监测血压，溶栓的最初 2 h 内 1 次 /15 min，随后 6 h

1. 年龄 18 ~ 80 岁。
2. 发病在 4.5 h 以内（rt–PA）或 6 h 以内（尿激酶）。
3. 脑功能损害的体征持续存在超过 1 h，且比较严重（NIHSS 评分为 7 ~ 22 分）。
4. 脑 CT 已排除颅内出血，且无早期脑梗死低密度改变及其他明显早期脑梗死改变。
5. 患者或家属签署知情同意书。

要点框 5–2–5　脑血栓溶栓适应证

内为1次/30 min，此后，1次/60 min，直至24 h。如果收缩压≥185 mmHg或者舒张压≥105 mmHg，更应多次检查血压。可酌情选用β受体阻滞剂，如拉贝洛尔、压宁定等。如果收缩压 > 230 mmHg或舒张压 > 140 mmHg，可静脉滴注硝普钠。

3）静脉溶栓后继续综合治疗，根据病情选择个体化方案。

4）溶栓治疗后24 h内一般不用抗凝、抗血小板药，24 h后无禁忌证者可用阿司匹林300 mg/d，共10天，以后改为维持量50～150 mg/d。

5）不要太早放置鼻胃管，导尿管或动脉内测压导管。

2. 降纤治疗　对不适合溶栓并经过严格筛选的脑梗死患者，特别是高纤维蛋白血症者可选用降纤治疗，常用药物有降纤酶、巴曲酶、安克洛酶，使用过程中应注意出血并发症。

3. 抗血小板制剂

（1）阿司匹林　缺血性卒中早期使用阿司匹林对于降低病死率和致残率有一定效果，症状性脑出血无显著增加，但与溶栓药同时应用可增加出血的风险。

（2）其他抗血小板制剂　双嘧达莫、氯吡格雷、奥扎格雷等亦可应用。

1. 既往有颅内出血，包括可疑蛛网膜下腔出血；近3个月有头颅外伤史；近3周内有胃肠或泌尿系统出血；近2周内进行过大的外科手术。
2. 近3个月有脑梗死或心肌梗死史，但陈旧小腔隙梗死未遗留神经功能体征者除外。
3. 严重心、肾、肝功能不全或严重糖尿病者。
4. 体检发现有活动性出血或外伤（如骨折）的证据。
5. 已口服抗凝药，且INR > 1.5；48 h内接受过肝素治疗（APTT超出正常范围）。
6. 血小板计数 < 100×10^9/L，血糖 < 2.7 mmol/L。
7. 血压：收缩压 > 180 mmHg，或舒张压 > 100 mmHg。
8. 妊娠。
9. 不合作。

要点框 5-2-6　脑血栓溶栓禁忌证

4. 扩容　对一般缺血性脑梗死患者而言，目前尚无充分的随机临床对照研究支持扩容升压可改善预后，但对于脑血流低灌注所致的急性脑梗死如分水岭梗死可酌情考虑扩容治疗，但应注意可能加重脑水肿等。

5. 中医治疗　中药丹参、川芎嗪、三七、葛根素、银杏叶制剂等具有降低血小板聚集、抗凝、改善脑血流、降低血黏滞度等作用，对缺血性卒中的预后有帮助；针刺治疗脑卒中的效果尚不确切，可根据患者意愿决定是否使用。

（四）神经保护治疗

1. 使用神经保护剂可能减少细胞损伤、加强溶栓效果，或者改善脑代谢，但是目前尚缺乏大样本的多中心、随机、双盲、对照临床实验结果。目前常用的有依达拉奉、胞磷胆碱、钙拮抗剂、神经节苷脂、兴奋性氨基酸等。

2. 亚低温疗法可能是有前途的治疗方法，有关研究正在进行。

3. 高压氧亦可使用。

（五）其他药物

丁基苯酞和人尿激肽原酶是近年国内开发的两种Ⅰ类新药，在多个RCT中均取得了比对照组明显改善的效果，具有良好的安全性。

（六）外科治疗

大面积脑梗死可引起严重颅内高压，并导致脑疝形成危及患者生命。可行开颅去骨瓣减压术。而颈动脉内膜切除术（CEA）和动脉血管成形术（PTA）应视病情开展，但非脑血管病急症手术。

（七）血管内介入治疗

为非急诊手术，适应证包括颈动脉狭窄和椎动脉颅外段血管成形术。对于合并卵圆孔未闭者可行经导管卵圆孔未闭封堵术，可减少栓塞事件的发生。

（八）康复治疗

应早期进行，遵循个体化原则，对患者进行肢体功能锻炼，降低致残率，促进神经功能恢复，提高生活质量。

【预后】

本病的病死率约为 10%，致残率达 50% 以上。存活者中 40% 以上可复发，且复发次数越多病死率和致残率越高。

二、脑栓塞

脑栓塞（cerebral embolism）是指多种栓子（固体、液体、气体）随血流进入脑动脉造成血流阻塞，引起相应供应区脑组织缺血坏死出现脑功能障碍而言。占脑卒中的 15% ~ 20%。

【病因】

根据栓子来源可分为心源性、非心源性和来源不明性三种。心源性栓子占 60% ~ 75%，栓子在心内膜和瓣膜产生，脱落入脑后致病，常见于心房颤动、心脏瓣膜病、心肌梗死、卵圆孔未闭等。非心源性栓子常见于动脉粥样硬化斑块脱落性栓塞、脂肪栓塞、空气栓塞、癌栓塞等。尚有少数病例查不到栓子来源，要警惕卵圆孔未闭的存在。

【病理和病理生理】

脑栓塞多见于颈内动脉系统，尤其是左侧大脑中动脉的范围内。椎 – 基底动脉栓塞少见，仅占脑栓塞的 10%左右。起病时脑缺血范围较广，症状多较严重。血管痉挛减轻、栓子破碎、溶解、移向动脉远端，症状可减轻。

脑栓塞所引起的病理改变与脑血栓基本相同，但可复发，且出血性梗死更为常见，约占 30%以上。脑栓塞区发生急性坏死，常引起不同范围及程度的脑水肿，严重时可导致脑疝形成。

【临床表现】

（一）发病年龄

跨度较大，风湿性心脏病引起者以中青年为多见，冠心病及大动脉病变引起者以中老年为多见。

（二）诱因

一般发病无明显诱因，安静或活动中均可发病，突然起病是起主要特征。在数秒或数分钟之内症状即达高峰，是所有脑血管病中发病最快者，多属完全性卒中。

（三）常见症状

约半数患者起病时有短暂的程度不同的意识障碍，当大血管及椎 – 基底动脉栓塞时昏迷发生快且重。由于发病急，常引起脑血管痉挛，癫痫发作较其他脑血管病常见，约占 15%。少数患者还有头痛，常见偏瘫、失语、偏身感觉障碍及偏盲，其症状可有差异，主要取决于栓塞血管所支配的供血区的神经功能。

（四）原发病的表现

相关原发疾病的表现因病而异，心源性脑栓塞可有心脏病的病史及体征；脂肪栓塞则多发生于长骨骨折或手术后，常先有呼吸困难、胸痛、咯血等肺部症状；皮肤黏膜可见淤斑；脑部症状为突然昏迷、抽搐、颅内压增高，而偏瘫体征少。

【辅助检查】

1. 头部 CT 及 MRI　可显示脑栓塞部位和范围，在发病后的 24 ~ 48 h 内病变部位出现低密度的改变。发生出血性梗死时可见低密度区内出现斑片状高密度影。

2. 脑脊液检查　脑脊液压力正常或升高，出血性梗死时红细胞增多。感染性梗死者脑脊液中白细胞数增高。

3. DSA、TCD、MRA 及 CTA　可显示脑动脉闭塞情况、动脉粥样硬化斑块和栓子等。

4. 其他　应常规进行心电图、胸部 X 线和超声心动图检查，以明确栓子来源及发现原发病等。

【诊断及鉴别诊断】

本病任何年龄均可发病，以青壮年较多见。病前有风湿性心脏病、心房颤动及大动脉粥样硬化等病史，或有心脏手术、介入性治疗及长骨骨折病史；起病急骤，症状常在数秒或数分钟达到高峰，表现为偏瘫、失语等局灶性神经功能缺损；头颅 CT 和 MRI 有助于明确诊断。

本病应与脑血栓、脑出血等相鉴别，以抽搐起病者应与癫痫鉴别。

【抢救与治疗措施】

脑栓塞的治疗包括脑部病变及引起栓塞的原发病两方面。

脑部病变的治疗与脑血栓形成基本相同，主要目的是为改善脑循环，减少脑梗死的范围。急性期应注意脑水肿的治疗，还应特别注意维持心脏功能。如发病后 24 h 做头部 CT、MRI 排除出血性梗死，或腰穿排除感染性栓塞时，可以采用抗凝治疗及抗血小板聚集药以预防心源性及动脉性栓子的形成。如为感染性栓塞则应给予高效抗生素以控制感染，防止其扩散。

原发病的治疗对于杜绝栓子来源，防止栓塞复发很重要。如心脏病的外科手术治疗、细菌性心内膜炎的抗生素治疗、减压病的高压氧舱治疗等。

【预后】

急性期病死率为 5%～15%。多因脑水肿导致脑疝，伴发出血、感染或心力衰竭等致死。存活者有 50% 以上栓塞的复发率，再发时病死率更高。

■ **课后练习题**

1. 脑梗死的主要临床表现是什么？
2. 脑血栓的溶栓禁忌证是什么？
3. 脑梗死的定义与临床分型是什么？

（李 莉）

第四节 脑 出 血

目 的 要 求

掌握：脑出血的临床表现及治疗要点。
熟悉：脑出血的病因及发病机制。
了解：脑出血的常规检查及预后。

脑出血（cerebral hemorrhage）是指非外伤性脑实质内出血。年发病率为（60～80）/10 万人口，占全部脑血管病的 20%～30%，急性期病死率为 30%～40%。

【病因和发病机制】

拓展知识

【临床表现】

发病年龄多在 50 岁以上，常有高血压病史。在活动中或情绪激动时突然起病而无预感，患者一般无前驱症状,仅少数患者有头昏、头痛、肢体麻木或无力、口齿不清等,发病后数分钟或数小时内即达症状高峰。

脑出血的症状与出血的部位、出血量、出血速度、血肿大小以及患者的一般情况等有关,通常一般表现为不同程度的突发头痛、恶心、呕吐、言语不清、小便失禁、肢体活动障碍和意识障碍。位于非功能区的小量出血可以仅仅表现为头痛及轻度的神经功能障碍,而大量出血以及大脑深部出血、丘脑出血或者脑干出血等可以迅速出现昏迷,甚至在数小时及数日内出现死亡。典型的基底节出血可出现突发肢体的无力及麻木,语言不清或失语,意识障碍,双眼向出血一侧凝视,可有剧烈疼痛,同时伴有恶心、呕吐、小便失禁症状;丘脑出血常破入脑室,患者有偏侧颜面和肢体感觉障碍,意识淡漠,反应迟钝;而脑桥出血小量时可有出血一侧的面瘫和对侧肢体瘫,而大量时可迅速出现意识障碍、四肢瘫痪、眼球固定,危及生命;小脑出血多表现为头痛、眩晕、呕吐、构音障碍等小脑体征,一般不出现典型的肢体瘫痪症状,出血量大时可侵犯脑干,迅速出现昏迷、死亡。

【辅助检查】

(一) 血液检查

可有白细胞增高,血糖升高等。

(二) 影像学检查

1. 头颅 CT 扫描　是诊断脑出血安全有效的方法,可准确、直观、清楚地显示脑出血的部位、出血量、占位效应、是否破入脑室或蛛网膜下腔及周围脑组织受损的情况。脑出血 CT 扫描示血肿灶为高密度影,边界清楚,CT 值为 75 ~ 80 Hu。

2. 头颅 MRI 检查　不能作为首选检查,尤其是重症患者。出血后的不同时期血肿的 MRI 表现也各异。对急性期脑出血的诊断 CT 优于 MRI,但 MRI 检查能更准确地显示血肿演变过程,对某些脑出血患者的病因探讨会有所帮助,如能较好地鉴别瘤卒中,发现 AVM 及动脉瘤等。

3. 脑血管造影(DSA)　中青年非高血压性脑出血,或 CT 和 MRI 检查怀疑有血管异常时,应进行脑血管造影检查。脑血管造影可清楚地显示异常血管及显示出造影剂外漏的破裂血管和部位。

(三) 腰穿检查

脑出血破入脑室或蛛网膜下腔时,腰穿可见血性脑脊液。在没有条件或不能进行 CT 扫描者,可进行腰穿检查协助诊断脑出血,但阳性率仅为 60%左右。对大量的脑出血或脑疝早期,腰穿应慎重,以免诱发脑疝。

(四) 出血量的估算

临床可采用简便易行的多田氏公式,根据 CT 影像估算出血量。方法如下:出血量 = 0.5 × 最大面积长轴(cm) × 最大面积短轴(cm) × 层面数

【诊断与鉴别诊断】

(一) 诊断

50 岁以上中老年患者,多有高血压病史,活动中或情绪激动时起病,进展迅速,早期有意识障碍及头痛、呕吐等颅内压增高症状,并有脑膜刺激征及偏瘫、失语等局灶性体征,通常诊断不难,头部 CT 检查有助于明确诊断。

(二) 鉴别诊断

与脑梗死、脑栓塞和蛛网膜下腔出血鉴别见表 5-2-6。

有明显意识障碍者,应与可引起昏迷的全身性疾病如肝性脑病、尿毒症、糖尿病昏迷、低血糖、药物中毒、一氧化碳中毒等相鉴别。此类疾病多无神经系统局灶定位体征,但有时全身性疾病与脑出血同时存在。有神经系统局灶定位体征者,应与颅内占位性病变、闭合性脑外伤特别是硬膜下血肿等相鉴别。

表 5-2-6 常见脑血管病鉴别诊断表

鉴别点	缺血性脑血管病		出血性脑血管病	
	脑血栓形成	脑栓塞	脑出血	蛛网膜下腔出血
发病年龄	老年(60 岁以上)	青壮年多见	中老年(50～65 岁)多见	各年龄组均可见,以青壮年多见
常见病因	动脉粥样硬化	风湿性心脏病	高血压及动脉硬化	动脉瘤(先天性、动脉硬化性)、血管畸形
TIA 史	较多见	少见	少见	无
起病时状态	多在静态时	不定,多由静态到动态时	多在动态(激动、活动)时	同脑出血
起病缓急	较缓	最急(以秒、分计算)	急(以分、时计算)	急骤(以分计算)
意识障碍	无或轻度	少见、短暂	多见、持续	少见、短暂
头痛	多无	少有	多有	剧烈
呕吐	少见	少见	多见	最多见
血压	正常或增高	多正常	可明显增高	正常或增高
瞳孔	多正常	多正常	患侧有时大	多正常
眼底	动脉硬化	可见动脉栓塞	动脉硬化,可见视网膜出血	可见玻璃体膜下出血
偏瘫	多见	多见	多见	无
脑膜刺激征	无	无	可有	明显
脑脊液	多正常	多正常	压力增高,含血	压力增高,血性
CT 检查	脑内低密度灶	脑内低密度灶	脑内高密度灶	蛛网膜下腔高密度影

【抢救与治疗措施】

基本治疗原则:脱水降颅压、减轻脑水肿;调整血压、防止继续出血、减轻血肿造成的继发性损害、促进神经功能恢复;防治并发症。

(一)急性脑出血的内科治疗

1. 一般治疗 一般应卧床休息 2～4 周,避免情绪激动及血压升高;保持呼吸道通畅,必要时行气管切开;有意识障碍、血氧饱和度下降或有缺氧现象($PO_2 < 60$ mmHg 或 $PCO_2 > 50$ mmHg)的患者应给予吸氧;过度烦躁不安的患者可适量用镇静药;便秘者可选用缓泻剂;昏迷患者可酌情应用抗生素预防口腔、泌尿系等感染;严密注意患者的意识、瞳孔大小、血压、呼吸等改变,有条件的单位对昏迷患者进行心电监护。

2. 调控血压 脑出血患者血压的控制并无一定的标准,应视患者的年龄、既往有无高血压、有无颅内压增高、出血原因、发病时间等情况而定。一般可遵循下列原则:

(1)脑出血患者不要急于降血压,因为脑出血后的血压升高是对颅内压升高的一种反射性自我调节,应先降颅内压后,再根据血压情况决定是否进行降血压治疗。

(2)血压≥200/110 mmHg 时,在降颅压的同时可慎重平稳降血压治疗,使血压维持在略高于发病前水平或 180/105 mmHg 左右;收缩压在 170～200 mmHg 或舒张压 100～110 mmHg,先脱水降颅压,并严密观察血压情况,必要时再用降压药。血压降低幅度不宜过大,否则可能造成脑低灌注,目标血压宜在 160/90 mmHg。常用的静脉注射降压药物有拉贝洛尔、乌拉地尔、尼卡地平、硝普钠等。

(3)血压过低者应升压治疗,以保持脑灌注压。

3. 降低颅内压 颅内压升高是脑出血患者死亡的主要原因,因此降低颅内压为治疗脑出血的重要环节。脑出血的降颅压治疗首先以高渗脱水药为主,如甘露醇或甘油果糖、甘油氯化钠等,还可酌情选用呋塞米(速尿)、人血白蛋白等。注意尿量、血钾及心肾功能。不建议应用激素治疗减轻脑水肿。

4. 止血药物 除有出血倾向和并发消化道出血的患者可适当应用止血药物外,多数患者不必常规使用。

5. 亚低温治疗 亚低温治疗是辅助治疗脑出血的一种方法,初步的基础与临床研究认为局部亚低温是一项有前途的治疗措施,而且越早应用越好。常用头枕冰袋、冰帽,冬眠疗法亦可配合使用。

6. 其他治疗 临床上有痫性发作患者应进行抗癫痫治疗,但不作为预防性治疗。去铁胺可以螯合铁离子来限制铁离子的毒性,是脑出血治疗的新靶点,但尚缺乏大规模的临床试验证据。

1. 小脑出血≥ 3 cm 且神经功能继续恶化、脑干受压、脑室梗阻引起脑积水者。
2. 脑叶血肿距离脑表面 1 cm 且出血体积大于 30 mL 者。
3. 因颅动脉瘤或血管畸形索致脑出血需手术治疗者。
4. 无严重心、肝、肺、肾等疾患及凝血功能障碍者。

要点框 5-2-7 脑出血手术适应证

7. 康复治疗 脑出血后,只要患者的生命体征平稳、病情不再进展,宜早期行康复治疗。早期分阶段综合康复治疗对恢复患者的神经功能,提高生活质量有益。

(二) 手术治疗

急诊手术治疗的指征尚无统一的标准,常以出血量来选择治疗。手术目的主要是尽快清除血肿、降低颅内压、挽救生命,其次是尽可能早期减少血肿对周围脑组织的压迫,降低致残率。手术适应证见要点框 5-2-7。主要采用的方法有以下几种:去骨瓣减压术、小骨窗开颅血肿清除术、钻孔穿刺血肿碎吸术、内窥镜血肿清除术、微创血肿清除术和脑室穿刺引流术等。

(三) 预防并发症

脑出血常见的并发症有应激性溃疡、感染、脑耗盐综合征、中枢性高热、褥疮、肾衰竭、下肢深静脉栓塞、肺栓塞等。

【预后】

脑出血病死率为 40% 左右。脑水肿、颅内高压和脑疝是致死的主要原因。预后与出血量、出血部位及有无并发症有关。脑干、丘脑和大量脑室出血预后较差。

■ 课后练习题

1. 脑出血的主要临床表现是什么?
2. 脑出血手术适应证是什么?
3. 脑出血的内科治疗是什么?

(李 莉)

第五节 蛛网膜下腔出血

目 的 要 求

掌握:蛛网膜下腔出血的定义、临床表现及并发症。
熟悉:蛛网膜下腔出血的治疗及护理措施。
了解:蛛网膜下腔出血的病因及危险因素。

蛛网膜下腔出血(subarachnoid hemorrhage,SAH)通常为脑底部或脑表面的病变血管破裂,血液直接流入蛛网膜下腔引起的一种临床综合征，占急性脑卒中的10%左右。

【病因】

最常见的原因是先天性动脉瘤（50%～80%），其次是脑血管畸形和高血压动脉粥样硬化，还可见于Moyamoya病、各种感染引起的动脉炎、肿瘤破坏血管、血液病、抗凝治疗的并发症等，部分病例原因不明。

【发病机制及病理】

拓展知识

【临床表现】

（一）发病年龄

各个年龄组均可发病；脑血管畸形破裂多发生于青少年，先天性颅内动脉瘤破裂则多在青年以后，高血压脑动脉硬化发生出血者以老年人为多；男女性别差异不大。

（二）发病诱因

绝大多数为突然起病，部分患者可有情绪激动、咳嗽、排便等诱因。

（三）症状与体征

临床表现与出血病变的部位、大小等有关。病情轻重取决于出血量、积血部位、脑脊液循环受阻程度等。起病时最常见症状为突发剧烈头痛、恶心、呕吐。可有局限性或全身性抽搐、短暂意识不清，甚至昏迷。少数患者可有精神症状、头昏、眩晕、颈背痛及下肢痛。大多数患者于发病数小时后有明显的脑膜刺激征（颈项强直、Kernig征阳性）。少数患者可伴有一侧动眼神经麻痹，提示该侧后交通动脉瘤破裂。眼底检查可发现玻璃体膜下片状出血，出血仅见于少数患者，但对于本病诊断价值很大。10%病例可见视盘水肿。

60岁以上的老年患者临床表现常不典型，头痛、呕吐及脑膜刺激征都不明显，而意识障碍相对较重，应引起注意。个别极重型的患者可很快进入深昏迷，出现去脑强直、脑疝而迅速死亡。

在出血后第2～3天可有发热，体温38～39℃。若出血停止，通常2～3周后头痛和脑膜刺激征也逐渐减轻或消失。

（四）并发症

1. 再出血　以5～11天为高峰，大多发生在1个月内。颅内动脉瘤初次出血后的24 h内再出血率最高。再出血的临床表现是在治疗病情稳定好转的情况下，突然发生剧烈头痛、恶心、呕吐、意识障碍加重、原有局灶症状和体征重新出现等。

2. 血管痉挛　通常在出血后1～2周，表现为病情稳定后再出现神经系统定位体征和意识障碍，腰穿或头颅CT检查无再出血表现。

3. 急性交通性脑积水　指起病后1周内发生的急性或亚急性脑室扩大所致的脑积水，主要为脑室内积血引起。临床表现主要为剧烈头痛、呕吐、脑膜刺激征、意识障碍等，复查头颅CT可以诊断。

4. 正常颅压脑积水　出现于本病的后期，表现为精神障碍、步态异常和尿失禁。

【辅助检查】

（一）头颅CT或MRI

头颅CT是诊断SAH的首选方法，CT显示脑沟、脑裂及脑池内高密度出血影，有时可见脑室内积血。MRI（Flair序列、质子像、DWI序列及梯度回旋波序列）可为头颅CT阴性者提供诊断信息。

（二）脑脊液（CSF）检查

发病6 h后腰穿即可见颅内压增高及均匀血性脑脊液，在无CT检查条件时有助于诊断。但不能除外脑实质出血穿破脑组织引起的继发性蛛网膜下腔出血，还须与腰穿损伤所致相鉴别。均匀血性脑脊液是本病特征性表现，且提示新鲜出血；如脑脊液（CSF）黄变或者发现吞噬了红细胞、含铁血黄素或胆红素结晶的吞噬细胞等，则提示已存在不同时间的SAH。

（三）脑血管影像学检查

1. 数字减影血管造影（DSA）　是诊断颅内动脉瘤最有价值的方法，阳性率达95%，可以清楚显示动脉瘤的位置、大小与载动脉瘤的关系、有无血管痉挛等，宜在出血3天或3周后进行。

2. CT血管成像（CTA）和MR血管成像（MRA）　是无创性的脑血管显影方法，主要用于有动脉瘤家族史或破裂先兆者的筛选，动脉瘤患者的随访以及急性期不能耐受DSA检查的患者。

（四）其他

经颅超声多普勒（TCD）可以动态检测颅内主要动脉流速是及时发现脑血管痉挛倾向和痉挛程度的最灵敏的方法，局部脑血流测定检测局部脑组织血流量的变化，可用于继发脑缺血的检测。

【诊断及鉴别诊断】

（一）诊断依据

1. 首先应明确是否为蛛网膜下腔出血，并与其他能引起脑膜刺激征的疾病相鉴别。
2. 确定引起SAH的病因。
3. 突然剧烈头痛、呕吐、脑膜刺激征阳性，即高度提示本病。
4. 头部CT见大脑的脑沟、脑裂、脑池内有出血性高密度影即可确诊。

（二）鉴别诊断要点

1. 各种脑膜炎均有头痛、恶心呕吐和脑膜刺激症状，但起病不如SAH急骤，且开始即有发热，腰穿脑脊液可资鉴别。
2. 疑似脑出血时与常见脑血管病鉴别，详见本章第四节脑出血。
3. 本病以精神症状突出表现者，尚须与脑部器质性精神病相鉴别。

【抢救与治疗措施】

本病的治疗原则：制止继续出血、防治继发性血管痉挛、去除引起出血的病因和预防复发。

（一）一般处理及对症治疗

1. 保持生命体征稳定　SAH确诊后有条件应争取监护治疗，密切监测生命体征和神经系统体征的变化；保持气道通畅，维持稳定的呼吸、循环系统功能。

2. 降低颅内压　适当限制液体入量、防治低钠血症、过度换气等都有助于降低颅内压。临床上主要是用脱水药，常用的有甘露醇、呋塞米、甘油果糖或甘油氯化钠，也可以酌情选用白蛋白。若伴发的脑内血肿体积较大时，应尽早手术清除血肿，降低颅内压以抢救生命。

3. 纠正水、电解质平衡紊乱　注意液体出入量平衡。适当补液补钠、调整饮食和静脉补液中晶体胶体的比例可以有效预防低钠血症。低钾血症也较常见，及时纠正可以避免引起或加重心律失常。

4. 对症治疗　烦躁者给予镇静药，头痛给予镇痛药。注意慎用阿司匹林等可能影响凝血功能的非甾体消炎药或吗啡、哌替啶等可能影响呼吸功能的药物。癫痫发作时可以短期采用抗癫痫药物，如地西泮、卡马西平或者丙戊酸钠。

5. 加强护理　就地诊治，卧床休息，减少探视，避免声光刺激。给予高纤维、高能量饮食，保持尿便通畅。意识障碍者可予鼻胃管，小心鼻饲慎防窒息和吸入性肺炎。尿潴留者留置导尿，注意预防尿路感染。采取勤翻身、肢体被动活动、气垫床等措施预防褥疮、肺不张和深静脉血栓形成等并发症。

（二）防治再出血

1. 安静休息　绝对卧床4～6周，镇静、镇痛，避免用力和情绪刺激。

2. 调控血压　去除疼痛等诱因后，如果平均动脉压＞125 mmHg或收缩压＞180 mmHg，可在血压监测下使用短效降压药物使血压下降，保持血压稳定在正常或者起病前水平。可选用钙离子通道阻滞剂、β受体阻滞剂或ACEI类等。

3. 抗纤溶药物　为了防止动脉瘤周围的血块溶解引起再度出血，可用抗纤维蛋白溶解剂，以抑制纤维蛋白溶解原的形成。

常用药物：① 6- 氨基己酸（EACA），初次剂量 4 ~ 6 g 溶于 100 mL 生理盐水或者 5% 葡萄糖溶液中静脉滴注（15 ~ 30 min）后一般维持静脉滴注 1 g/h，12 ~ 24 g/d，使用 2 ~ 3 周或至手术前；②氨甲苯酸（PAMBA）或止血环酸（氨甲环酸）。建议与钙离子通道阻滞剂同时使用。

4. 外科手术　动脉瘤性 SAH，Hunt 和 Hess 分级≤Ⅲ级时，多早期行手术夹闭动脉瘤或者介入栓塞治疗。

（三）防治脑动脉痉挛及脑缺血

1. 维持正常血压和血容量　血压偏高给予降压治疗，在动脉瘤处理后血压偏低者，首先应去除诱因如减或停脱水和降压药物；予胶体溶液（白蛋白、血浆等）扩容升压；必要时使用升压药物如多巴胺静脉滴注。

2. 早期使用尼莫地平　常用剂量 10 ~ 20 mg/d，静脉滴注 1 mg/h，共 10 ~ 14 天，注意其低血压的副作用。

3. 腰穿放 CSF 或 CSF 置换术　在早期（起病后 1 ~ 3 天）行脑脊液置换可能利于预防脑血管痉挛，减轻后遗症状。剧烈头痛、烦躁等症状严重的患者，可考虑酌情选用适当放 CSF 或 CSF 置换治疗。注意有诱发颅内感染、再出血及脑疝的危险。

（四）防治脑积水

1. 药物治疗　轻度的急、慢性脑积水都应行药物治疗，给予醋氨酰胺等药物减少 CSF 分泌，酌情选用甘露醇、呋塞夫等。

2. 脑室穿刺 CSF 外引流术　适用于 SAH 后脑室积血扩张或形成铸型出现急性脑积水，经内科治疗后症状仍进行性加剧，有意识障碍者；或患者年老、心、肺、肾等内脏严重功能障碍，不能耐受开颅手术者。

3. CSF 分流术　如内科治疗无效或脑室 CSF 外引流效果不佳，CT 或 MRI 见脑室明显扩大者，要及时行脑室 – 心房或脑室 – 腹腔分流术，以防加重脑损害。

【预后】

本病的预后与病因、出血部位、出血量、有无并发症及是否得到适当治疗有关。动脉瘤性 SAH 病死率高，约 12% 的患者医院前死亡，约 20% 死于入院后。脑血管畸形引起的 SAH 预后较动脉瘤好。90% 的 AVM 破裂者可以恢复，再出血风险较小。

■ 课后练习题

1. 蛛网膜下腔出血的临床表现是什么？
2. 蛛网膜下腔出血的诊断与鉴别诊断是什么？
3. 蛛网膜下腔出血的常见并发症有哪些？

（李　莉）

习题与答案　　教学 PPT

第三章 呼吸系统急症

第一节 重症肺炎

目的要求

掌握：重症肺炎的诊断标准，重症肺炎的临床表现、治疗。

熟悉：重症肺炎的病因，重症肺炎的辅助检查、鉴别诊断。

了解：重症肺炎的发病机制。

重症肺炎（severe pneumonia，SP）是指能迅速引发呼吸衰竭和（或）肺外其他系统功能受累的肺实质或/和肺间质性炎症。其临床特征主要表现为肺内炎症进展迅速，除普通性肺炎常有的临床改变外，突出表现为短时间出现呼吸急促、严重发绀和发生急性呼吸衰竭，往往同时伴有感染性休克或多器官功能障碍，治疗效果较差，病死率极高，是一种严重危害人类健康的特殊肺炎类型。根据重症肺炎获得环境不同可分为重症社区获得性肺炎（severe community-acquired pneumonia，SCAP）和重症医院获得性肺炎（severe hospital-acquired pneumonia，SHAP）。

【病因】

（一）重症社区获得性肺炎

常见致病病原体有：肺炎链球菌、金黄色葡萄球菌、肺炎军团菌、革兰阴性杆菌和流感嗜血杆菌、肺炎支原体、病毒及厌氧菌、真菌等，其中以细菌感染最为常见，近年来非典型病原菌、病毒（如冠状病毒、甲型H1N1流感病毒等）等致病微生物感染逐步增加，特别是由变异性病毒感染引起的肺炎成为目前临床重症肺炎的重要代表。

（二）重症医院获得性肺炎

常见病原体也以细菌为主，包括铜绿假单胞菌、不动杆菌、肺炎克雷伯杆菌、肠杆菌科细菌和耐甲氧西林金黄色葡萄球菌（methicillin-resistant *Staphylococcus aureus*，MRSA）。近年来随着耐药菌的增多，特别是一些多重耐药、泛耐药的铜绿假单胞菌、鲍曼不动杆菌、MRSA及产β-内酰胺酶的肺炎克雷伯菌的出现，使医院内获得性肺炎、尤其是呼吸机相关性肺炎更加难以控制，其中一部分进展为重症肺炎。

【发病机制】

拓展知识

【临床表现】

通常急性起病，以发热、咳嗽、咳痰为主要临床表现，与普通肺炎相类似。体温多为中等度热或高热，早期呈刺激性咳嗽，痰液多呈白色泡沫状，部分可呈稀薄血水样，痰量不定。可伴有乏力、恶心、呕吐等症状；随病情进展患者多在发病短时间内出现明显的心悸、气短以及进行性呼吸困难、发绀等；部分患者出现血压下降、尿少、皮肤湿冷、颜面苍白等休克表现。查体可见呼吸急促、频率增快，甚至可达 30 次 /min 以上、常伴肢体末端发绀、肺部听诊可闻及呼吸音变粗、干性或湿性啰音等。随病情发展可伴随出现肾、肝等脏器功能障碍或衰竭的表现。

【辅助检查】

（一）病原学检查

病原学检查是明确诊断、指导治疗的最有效和科学的手段：①痰培养及痰涂片，可常规对痰液进行涂片、培养及药物敏感试验；有条件时可经支气管镜防污染保护毛刷（protected specimen brush，PSB）或支气管肺泡灌洗（bronchoalveolarlavage，BAL）等侵入性检查方式获取病原学标本，以减少污染和有利于明确致病菌。②对怀疑流感病毒感染者应尽快采用病毒检测技术进行鉴定。③对疑为支原体、军团菌感染者可行相应抗体或抗原检测。

（二）影像学检查

X 线胸片或肺部 CT 是肺炎诊断的最重要检查方法，特别是肺部 CT 是判断肺炎严重程度的最可靠辅助检查手段。重症肺炎多表现为①肺部可见片状或斑片状浸润性阴影及间质改变。②病变部位多呈双肺或多叶同时发病的特点。③病变范围进展迅速，48 h 内可以扩大≥50%。④可伴或不伴胸腔积液。

（三）常规性检查

1. 血常规检查　通常细菌性肺炎血常规多见白细胞计数及中性粒细胞百分比升高，严重时可见中毒颗粒或核左移；而病毒性肺炎则白细胞计数多正常或稍高，有时甚至降低。重症肺炎时亦可因骨髓抑制，而导致白细胞减少症（白细胞计数 $<4\times10^9$/L）或血小板减少症（血小板计数 $<100\times10^9$/L），随着疾病好转通常可恢复。部分年老体弱及免疫功能低下者可表现为白细胞计数常正常，但中性粒细胞百分比升高。

2. C 反应蛋白及降钙素原　有助于鉴别细菌性或病毒性感染，以及病变严重程度的判断。

3. 血气分析　是判断病变严重程度和呼吸衰竭的重要指标，主要表现为低氧血症，伴或不伴二氧化碳增高及酸中毒。

4. 其他　还可行心电图、心肌酶学、血清碱性磷酸酶、肝肾功能等检查，以协助了解各脏器功能变化及评估治疗效果。

【诊断与鉴别诊断】

（一）诊断

目前尚无统一的诊断标准，结合病史、查体、辅助检查可依下列要点进行诊断，SCAP 的诊断标准见要点框 5-3-1，SHAP 的诊断标准见要点框 5-3-2。

（二）鉴别诊断

重症肺炎患者虽常有典型呼吸系统症状，但部分患者首发症状可能为意识改变、休克、多器官功能障碍等，故容易引起漏诊或误诊。

1. 神经系统疾病　部分年老体弱及免疫力低下的重症肺炎患者可无发热及典型呼吸系统感染表现，仅以意识改变，如谵妄、淡漠或昏迷为首发症状，常易误诊为神经系统疾病。可行肺部及头部影像学检查加以区分，必要时可行脑脊液检查进一步鉴别。

2. 急腹症　肺炎如累及膈胸膜时可导致上腹部疼痛，且重症肺炎因炎症反应可引起多脏器功能受损，如胰腺功能改变、肝肾功能损害、黄疸、麻痹性肠梗阻等，易被误诊为急腹症。故对存在多器官功能损害者需警惕重症肺

> 主要标准：
> 1. 需有创机械通气治疗。
> 2. 感染性休克，需使用血管活性药物。
>
> 次要标准：
> 1. 呼吸频率≥ 30 次 /min。
> 2. $PaO_2/FiO_2 \leq 250$ mmHg。
> 3. 肺 CT 见多肺段浸润。
> 4. 意识改变，如意识模糊、定向障碍。
> 5. 肾功能不全（尿素氮≥ 7 mmol/L 或 20 mg/dL）。
> 6. 感染因素所致的白细胞计数降低（$<4.0\times10^9$/L）。
> 7. 血小板减少（$<100\times10^9$/L）。
> 8. 低体温（中心体温 < 36.0℃）。
> 9. 低血压，需行积极液体复苏。
>
> 判定方法：
>
> 满足 1 条主要标准或 3 条次要标准即可诊断。

要点框 5-3-1　重症社区获得性肺炎诊断标准

炎可能。

3. 肺血栓栓塞症 肺血栓栓塞症患者多有胸痛、呼吸困难、低氧血症、肺部阴影、白细胞计数升高等临床表现，部分患者可伴有发热，此时常易误诊为重症肺炎。此疾病可通过病史、有无肺血栓栓塞症高危因素、CT 肺动脉造影、放射性核素肺通气 / 灌注扫描等检查予以鉴别。

4. 系统性疾病 一些系统性疾病，如血管炎、系统性红斑狼疮、肌炎 / 皮肌炎等，亦可引起肺部严重病变，若全身症状不典型时不易与重症肺炎相鉴别，此时可通过相关抗体、组织活检等予以鉴别。

5. 恶性肿瘤 恶性肿瘤（如肺癌、淋巴瘤、白血病等）侵及肺组织时其可引起类似重症肺炎相关临床表现，一般通过病史、相关病理检查有助于鉴别。

1. 需入住 ICU。
2. 呼吸衰竭需行机械通气治疗。或 $FiO_2 > 35\%$ 才能维持 $SaO_2 > 90\%$。
3. 肺部 X 线见病变迅速进展，累及多肺叶或出现空洞。
4. 严重感染性伴休克和（或）多器官功能障碍（如收缩压 < 90 mmHg 或舒张压 < 60 mmHg；应用血管活性药物 > 4 h；尿量 < 20 mL/h，除外其他原因；急性肾衰竭需行血液净化治疗）。

判定方法：

符合其中任何 1 项即可确立诊断。

要点框 5-3-2 重症医院获得性肺炎诊断标准

【抢救与治疗措施】

（一）抗感染治疗

1. 抗感染治疗原则 及时、有效的抗感染治疗是首选措施，临床诊断确立后需立即根据病情严重程度、相关流行病学资料、有无多重耐药菌感染的高危因素，以及当地微生物分布类型等因素，经验性选择广谱，尽可能覆盖致病菌（包括耐药率高的铜绿假单胞菌、MRSA 及不动杆菌等）的抗生素。待进一步的病原学结果回报后，再可根据药敏结果换用窄谱抗生素继续治疗。

2. 重症社区获得性肺炎治疗方案 ①一般可选择 β- 内酰胺类抗生素（头孢噻肟、头孢曲松等）联合大环内酯类或氟喹诺酮类药物。②对 β- 内酰胺类药物过敏者，可首选呼吸喹诺酮类。③对可疑铜绿假单胞菌感染者可采用联合用药：抗假单胞菌的 β- 内酰胺类（如哌拉西林 / 他唑巴坦、头孢吡肟等）联合呼吸喹诺酮类（环丙沙星或左氧氟沙星），或联合氨基糖苷类和大环内酯类，或联合氨基糖苷类加用抗肺炎球菌的呼吸喹诺酮类；也可以碳青霉烯类（亚胺培南或美罗培南）联合呼吸喹诺酮类。④如果考虑存在 MRSA 菌感染可加用抗球菌药物（如万古霉素或利奈唑烷等）。

3. 重症医院获得性肺炎治疗方案 ①治疗过程中需注意覆盖不同病原菌，如铜绿假单胞菌、不动杆菌、肺炎克雷伯杆菌、肠杆菌科细菌和 MRSA 等。②可综合病情程度、患者肝肾功能、所处医疗单位抗生素敏感性等多因素采用联合用药，且尽可能选择既往未使用过的抗生素。③喹诺酮类或氨基糖苷类抗生素可联合抗铜绿假单胞菌活性头孢菌素类（头孢他啶、美洛西林等）或含酶抑制剂的 β- 内酰胺类（头孢哌酮 / 舒巴坦钠、哌拉西林 / 他唑巴坦等）及碳青霉烯类（美罗培南、亚胺培南）。④针对 MRSA 时可联合万古霉素。⑤对于肠杆菌属类病原菌可选择第二、三代头孢菌素和（或）联合氨基糖苷类抗生素。

4. 对抗生素疗效的评估 ①如对初始经验性抗感染治疗无反应，且病情迅速恶化，需立即调整抗生素，加大抗菌谱或联合其他药物。②如治疗 3 天后临床情况仍无改善，则应对病情进行重新评估，包括病原菌预测是否正确、病原菌是否为耐药菌、是否存在并发症（肺脓肿、条件致病菌感染、药物热等）及肺外感染存在（肺不张、肺血栓栓塞症、ARDS 等）。

5. 合并真菌感染 可同时给予抗真菌药物治疗。

6. 抗病毒治疗 对于病毒感染的重症肺炎目前尚无特效的抗病毒药物，而且某些药物的疗效尚待验证。但对于急性流感病毒所致者可试用金刚烷胺、金刚乙胺、奥司他韦等药物，此类药物宜在流感症状出现的 48 h 内使用，超过 72 h 用药效果不佳。

（二）其他治疗

1. 机械通气 重症肺炎患者多因肺部病变弥漫且严重需行机械通气治疗，以迅速纠正严重低氧血症，改善氧合，减少乏氧所致的多脏器功能损害。对于意识清楚、自主咳痰能力尚可、血流动力学稳定的患者可选择无创正压通气治疗，如 1 ~ 2 h 内，患者呼吸困难症状改善，氧合指数上升，$PaCO_2$ 无升高，可继续给予无创正压通气，否则需立即建立人工气道给予有创正压通气。而对于存在严重低氧血症的重症肺炎者（$PaO_2/FiO_2 < 200$ mmHg）则不适宜尝试无创正压通气，应及早给予有创正压通气治疗。

2. 抗休克 见第三篇第二章感染性休克的处理。

3. 糖皮质激素 应用的目的是抑制强烈异常反应的免疫病理状态，减轻全身性炎症反应，减轻肺组织早期渗出及后期纤维化，改善全身状况。应用指证：①高热达39℃以上持续不退。②胸部影像学显示大片阴影并在短时间（48 h）内进展迅速。③已经符合急性肺损伤或ARDS诊断标准。一般重症期可采用泼尼松龙2~4 mg/(kg·d)，静脉注射，应注意及时停药或减量。

4. 其他措施 ①可联合给予免疫调节药物（粒细胞集落刺激因子、血必净、乌司他丁等）。②治疗过程中注意预防应激性溃疡，进行营养支持、保护器官功能、纠正电解质紊乱等。③对于已存在多器官功能障碍者可给予相应处理。

■ **课后练习题**

1. 重症社区获得性肺炎及重症医院获得性肺炎的诊断标准是什么？
2. 重症肺炎的临床表现是什么？

（张 泓）

第二节 慢性阻塞性肺疾病急性加重

目的要求

掌握：AECOPD的定义，AECOPD患者入住普通病房及ICU的指征，AECOPD患者何时应用NPPV、IPPV。

熟悉：AECOPD的常见病因，AECOPD的治疗原则。

了解：AECOPD的发病机制。

慢性阻塞性肺疾病急性加重（acute exacerbation of chronic obstructive pulmonary diseases，AECOPD）是指COPD患者呼吸系统症状短期内出现超越日常状况的持续性恶化，并需改变原有基础药物治疗的临床状态。慢性阻塞性肺疾病（chronic obstructive pulmonary diseases，COPD）是一种以不完全可逆的、进行性发展的气流受限为特征的常见多发慢性病，目前尚无治愈方法，病死率较高。AECOPD严重影响患者的日常生活质量，当其急性加重时临床主要特点表现为咳嗽、气短和（或）喘息较前明显加剧，痰量增多，痰液呈脓性或黏液脓性，同时伴发热、明显乏氧、意识改变以及休克或心功能不全的表现，部分患者可发生呼吸衰竭而需机械通气治疗。

【诱因】

（一）感染

呼吸道感染是AECOPD的常见诱因，特别是以支气管-肺部感染为最常见。病原体主要包括细菌、病毒、非典型致病菌等，有近50%的患者急性发作前呼吸道内既已存在与急性加重相关的定植菌。

（二）环境因素

大气污染、雾霾天气、气温骤然变化等都可加剧COPD患者的气道反应性、引起气道痉挛进而导致AECOPD。

（三）其他疾病影响

如在COPD基础上合并肺栓塞、肺不张、气胸、胸腔积液，以及心功能不全、快速性心律失常等也可使

COPD 病情加重，引起 AECOPD 的发生。

(四) 医源性因素

对于 COPD 治疗不当、过量使用麻醉药、镇静药或利尿药，以及不适当的高流量吸氧，对处于相对稳定期的 COPD 患者突然中断治疗等均可导致 AECOPD 发生。

(五) 原因不明

AECOPD 的诱因繁多，但大约还有 1/3 患者急性发作时无明显诱因可查。

【发病机制】

拓展知识

【临床表现】

(一) 呼吸系统表现

主要的临床表现为原有的呼吸系统症状在短期内迅速恶化，出现呼吸急促、喘息、自觉呼吸困难并进行性加重；咳嗽加剧、痰液性质发生明显改变，多由白色泡沫或黏液痰转为脓性痰或黏液脓性痰，痰量显著增多，部分可伴痰中带血或咯血。

(二) 心血管系统表现

COPD 病情加重后患者多出现胸闷、心悸，不能活动，可伴有食欲减退、腹胀、肝大、下肢水肿等右心功能不全的表现；部分感染较重者可出现头晕、眼花、乏力、尿量减少、心动过速、血压下降等低血压或休克的表现。

(三) 神经系统表现

AECOPD 患者常伴有精神兴奋、失眠、胡言乱语，或精神萎靡、嗜睡，乃至神志不清、昏迷等肺性脑病的改变，多与低氧血症或高碳酸血症密切相关。

(四) 其他表现

可伴有发热、乏力、明显发绀，球结膜水肿，以及酸中毒的表现。

(五) 常见体征

大多呼吸急促，呼吸频率增快，发绀，伴或不伴球结膜水肿；桶状胸、胸部叩诊呈过清音，肺肝浊音界下降，心脏浊音界缩小；听诊两肺呼吸音减弱、呼气音延长，可闻及不同程度干性或湿性啰音；心音遥远，$P_2 > A_2$。

【辅助检查】

(一) 影像学检查

胸部影像学检查有利于明确肺部感染情况、有无胸腔积液、气胸等并发症，同时亦有助于鉴别诊断。

(二) 常规理化检查

血常规检查中白细胞计数有助于了解感染情况；血红蛋白及血细胞比容有利于了解是否存在出血及红细胞增多症。生化检查可明确内环境及肝肾功能等情况。

(三) 血气分析

血气分析是客观评价 AECOPD 严重程度的重要指标之一，多以二氧化碳分压升高为主，部分可伴氧分压降低（< 60 mmHg），同时有不同程度酸碱平衡失调，本项目检测可评估是否存在呼吸衰竭、酸碱平衡失调类型及其程度，并可用于治疗效果观察。

(四) 病原学检查

AECOPD 的主要病因为感染，故行病原学检查有利于明确致病菌，指导临床抗感染治疗。通常应在经验性抗感染治疗开始前留取相关病原学标本。

(五) C 反应蛋白、降钙素原

两者均升高多见于细菌性感染，有利于明确病因及指导经验性抗感染治疗。

(六) 肺功能

肺功能检查是判断气流受限的重要客观指标，对 COPD 的诊断、评估病变程度、疾病进展、预后及疗效等均有重要临床意义。但 AECOPD 患者常存在呼吸急促、喘息等表现，可致测量结果不准确或无法完成肺功能检查，故对于 AECOPD 患者，此项检查并非必要检查项目。

（七）其他检查

心电图、心脏彩超、B 型脑钠肽等检查有利于评估心脏功能，进以除外心源性呼吸困难。

【诊断与鉴别诊断】

（一）诊断与鉴别

目前临床上 AECOPD 的诊断主要依据是临床表现，即综合病史、临床表现、是否需要调整治疗方案等因素进行判断，一般诊断多无困难。

鉴别诊断主要应与肺部感染、充血性心力衰竭、肺血栓栓塞症、胸腔积液等所致咳喘或呼吸困难相鉴别。以意识障碍为首要表现的 AECOPD 则需与脑血管疾病或急性中毒等相鉴别。

（二）严重程度评估

AECOPD 诊断明确后需对病情严重程度进行评估，以便拟定个体化的治疗方案（表 5-3-1）。

表 5-3-1 AECOPD 病情严重程度评估

病 史	体 征
第一秒用力呼气容积（FEV_1）的严重度	辅助呼吸肌参与呼吸
原有病情加重或新症状出现的时间	胸腹矛盾运动
既往加重次数和住院情况	中心性发绀
合并症	进行性外周水肿
稳定期的治疗方案	血流动力学不稳定
既往机械通气	右心衰竭
	意识障碍

【抢救与治疗措施】

AECOPD 的治疗目标为迅速缓解症状，并减少复发风险。根据 AECOPD 患者病因不同、病情严重程度不同，目前多采取分级治疗措施。①Ⅰ级：门诊治疗。②Ⅱ级：收入普通病房治疗，指征见要点框 5-3-3。③Ⅲ级：收入 ICU 治疗，指征见要点框 5-3-4。

1. 临床症状显著加剧，如突然出现的静息状况下的呼吸困难。
2. 出现新的体征或原有体征加重，如发绀、神智改变等。
3. 存在严重并发症，如新近发生的心律失常、心功能不全。
4. 初始治疗方案无效。
5. 高龄患者。
6. 诊断不明确者。
7. 院外治疗失败或医疗条件差。

要点框 5-3-3 AECOPD 患者入住普通病房治疗指征

1. 严重呼吸困难且对初始治疗反应佳。
2. 意识状态改变，如嗜睡、昏迷等。
3. 经氧疗和无创性正压通气后，低氧血症（$PaO_2 < 50$ mmHg）无改善或进行性恶化，和（或）高碳酸血症（$PaCO_2 > 70$ mmHg）无改善甚至恶化，和（或）进行性加重的呼吸性酸中毒（pH < 7.25）。
4. 需行有创呼吸机辅助通气。
5. 需应用血管活性药物的血流动力学不稳定者。

要点框 5-3-4 AECOPD 患者入住 ICU 治疗指征

（一）氧疗

氧疗是 AECOPD 的基础治疗措施之一。可通过鼻导管、文丘里面罩、储氧面罩等方式，以使 $PaO_2>60$ mmHg 或 $SaO_2>90\%$。氧疗过程中需注意控制吸入氧浓度，动态监测血气分析，评估是否有 CO_2 进一步潴留及呼吸性酸中毒。

（二）支气管扩张剂

此类药物有利于缓解患者临床症状、改善肺功能。一般首选短效吸入性 β_2 受体激动剂：①沙丁胺醇（salbutamol）。②特布他林（terbutaline）。另外也可选择 M 胆碱受体阻滞剂异丙托溴铵（ipratropium bromide）；或高选择性抗胆碱能药物噻托溴铵（tiotropium bromide）。尽管目前尚无明确的证据表明联合用药可以进一步扩张支气管平滑肌，但单一用药若疗效欠佳时，仍可采用联合使用短效吸入剂。

对于上述治疗无效或严重的 AECOPD 者，可考虑静脉应用甲基黄嘌呤类药物，即茶碱类药物。由于茶碱类药物血药浓度受个体差异影响较大，且治疗窗较窄，故应用过程中需监测血药浓度（≤5 μg/mL），避免茶碱中毒。

（三）糖皮质激素

由于糖皮质激素具有支气管扩张、减轻 AECOPD 的炎症反应，迅速缓解患者的急性期症状的特点，因此，对无激素禁忌证者可作为一种辅助治疗措施。首选泼尼松龙，口服，30～40 mg/d，疗程 10～14 天为宜。急性期口服给药有困难时，可采用静脉给予同等效价的甲泼尼龙治疗。另外，也可选用吸入性布地奈德混悬液，1～2 mg/ 次，每日 2 次。

（四）抗生素的应用

感染为 AECOPD 的主要病因，而且其中又以细菌性感染最为常见，因此，抗生素治疗是最重要的措施之一。适应证：①突发性呼吸困难加重。②痰量增加同时存在痰液性质改变（咳脓性痰）。③病情严重需行无创或有创呼吸机辅助通气治疗。

在无病原学及药敏结果情况下可根据 COPD 严重程度、当地常见致病菌类型及耐药流行趋势给予经验性抗感染治疗。当病原学及药敏结果回报后，应及时根据结果予以调整抗生素。疗程一般为 5～10 天，但可根据病情适当延长治疗时间。对于初始治疗效果不佳者，应注意抗生素抗菌谱是否已涵盖可能的致病菌或是否为耐药菌感染。并应密切关注有否真菌、不典型致病菌感染。

（五）机械通气

机械通气已经成为目前 AECOPD 治疗的有效手段和重要方法，通过机械通气治疗可以减少呼吸功、缓解呼吸肌疲劳、改善通气、降低气管插管率及缩短住院时间。包括无创正压机械通气（non invasive positive Pressure Ventilation，NPPV）及有创正压机械通气（invasive positive pressure ventilation，IPPV）。NPPV 及 IPPV 适应证、禁忌证见要点框 5-3-5、要点框 5-3-6。对于存在严重呼吸性酸中毒（$pH<7.25$）或伴有严重意识障碍的 AECOPD 患者通常不推荐使用 NPPV。

适应证：

1. AECOPD 病情相对较轻[$pH<7.35$ 和（或）$PCO_2>45$ mmHg]。
2. 中度呼吸性酸中毒（$7.25<pH<7.35$）伴辅助呼吸肌参与运动的呼吸困难，呼吸频率＞25 次 /min。

禁忌证：

1. 呼吸、心搏停止。
2. 伴血流动力学不稳定。
3. 伴严重意识障碍。
4. 气道分泌物多或存在高误吸风险。
5. 伴颅颌面外伤、烧伤或近期手术。
6. 固有的鼻咽部异常。

要点框 5-3-5　AECOPD 的 NPPV 适应证及禁忌证

1. 危及生命的严重低氧血症。
2. 重度酸中毒（$pH<7.25$）和（或）高碳酸血症（$PCO_2>60$ mmHg）。
3. 严重的呼吸窘迫，频率＞35 次 /min。
4. 呼吸骤停。
5. 伴血流动力学不稳定。
6. 伴严重的意识障碍。
7. 气道分泌物过多且引流困难。
8. 伴严重其他并发症（如肺栓塞、大量胸腔积液等）。
9. 不能耐受 NPPV 气或 NPPV 治疗失败。

要点框 5-3-6　AECOPD 的 IPPV 适应证

（六）其他治疗措施

其他治疗措施包括：①注意维持液体和电解质平衡。②加强气道护理、痰液引流（如刺激咳嗽、叩击胸部、体位引流等方法）。③加强营养支持，根据患者病情选择肠内和（或）肠外营养支持。

■ 课后练习题

1. 简述 AECOPD 的定义和临床主要特点。
2. 导致 AECOPD 发作的主要原因是什么？
3. 简述 AECOPD 患者收入住普通病房和 ICU 治疗的指征。
4. 简述 AECOPD 的有创正压机械通气（IPPV）的适应证。

（张 泓）

第三节 重症支气管哮喘

目 的 要 求

掌握：重症支气管哮喘的诊断及治疗。
熟悉：重症支气管哮喘的临床表现及实验室检查。
了解：支气管哮喘的病因及发病机制。

重症支气管哮喘指哮喘急性发作、经常规治疗无效，或呈爆发性发作并在短时间内出现严重并发症，甚至危及生命的一种临床紧急状态。支气管哮喘（简称哮喘）是一种常见的气道慢性炎症性疾病，以存在气道广泛、可逆性气流受限为病理特征，临床则反复出现发作性喘息、胸闷、气短、剧烈咳嗽以及呼吸困难等。大多哮喘发作可自行缓解或经治疗缓解，但一些病例由于持续不缓解或难以控制而进展为重症哮喘，可在短时间引发急性呼吸衰竭，甚至死亡。

【病因】

哮喘的发生是受多因素影响的，包括宿主因素（遗传因素）、环境因素（尘螨、花粉、动物皮毛、真菌、药物等变应原）、诱发因素（感染、环境污染、精神心理因素、气候变化、运动等）。其中重症哮喘的常见病因有：①致敏原或其他诱发哮喘因素持续存在。②呼吸道感染未能有效控制，如痰液黏稠引起气道阻塞。③精神过度紧张。④药物影响，如长期应用糖皮质激素患者突然停药或减量过快、对 β_2 受体激动剂敏感性降低等。

【发病机制】

拓展知识

【临床表现】

重症支气管哮喘以咳嗽、呼吸困难为主要临床表现，多表现为呼气性呼吸困难，不能自行缓解，部分病例经对症治疗后亦无缓解，甚至进行性加重。查体可闻及哮鸣音（呼气相为主），但当气道极度收缩或狭窄至气流减弱或完全受阻时，则哮鸣音减弱甚至完全消失（沉默肺），是病情严重的表现。重症支气管哮喘常导致低氧和（或）二氧化碳潴留、或合并其他并发症，可引起相应临床表现。

【辅助检查】

(一) 肺功能检查

肺功能检查是支气管哮喘诊断依据之一，亦是评估哮喘严重程度的重要指标之一。主要包括支气管舒张实验及激发试验、肺通气功能检测、峰流速测定及每日变异率测定等。因支气管哮喘引起阻塞性通气改变，故反应呼气流速的指标均显著降低，如第一秒用力呼气容积(FEV_1)、FEV_1 占用力肺活量(FVC)百分比及最大呼气流速等均显著降低。

(二) 动脉血气分析

有利于了解氧合状态，明确是否存在二氧化碳潴留，同时有助于病情严重程度评估及疗效判定。凡动脉血氧饱和度 < 90% 和伴有严重气道阻塞表现的患者均应常规行血气分析检查。

(三) 变应原试验

对于考虑为过敏性因素所致者，可行体外特异性 IgE 检测或皮肤点刺试验，有利于指导免疫治疗及预防治疗。

(四) 肺部影像学检查

早期或无伴随疾病者肺部影像学检查多无明显异常，但对重症支气管哮喘患者应常规行肺部影像学检查，有助于明确重症哮喘的病(诱)因及发现并发症，如肺部感染、肺不张、气胸、心功能不全、气管狭窄等，并可对气道重建程度进行定性、定量评价。

(五) 其他

如病原学检查有助于明确感染及指导抗感染治疗；理化检查有利于了解各脏器功能、评估病情严重程度；心脏彩超有利于明确是否存在心功能不全等。

【诊断及鉴别诊断】

(一) 诊断

绝大多数患者可根据病史、临床症状、肺部影像学及肺功能检查等明确诊断。

1. 支气管哮喘诊断标准　①反复发作的呼吸困难、胸闷或咳嗽，多与接触变应原、冷空气、理化刺激、感染、运动等有关。②发作时双肺可闻及散在或弥漫的以呼气相为主的哮鸣音，伴呼气时间延长。③上述症状和体征可自行缓解经或治疗后缓解。④除外其他疾病。⑤对于无无明显临床症状者，应至少具备以下 1 项试验阳性：支气管激发试验或运动试验阳性；支气管舒张试验阳性，即 FEV_1 增加≥12%，且 FEV_1 增加绝对值≥200 mL；呼气峰流速(PEF)日变异率(或 2 周变异率)≥20%。

其中符合 1～4 条或 4、5 条者，可以诊断为哮喘。

2. 重症支气管哮喘的诊断标准　见表 5-3-2。

多数重症哮喘患者的肺功能是逐渐恶化的，但少数患者病情凶险，可在几分钟到数小时内出现呼吸、循环衰竭，甚至猝死。当慢性支气管哮喘患者短期内肺功能明显变化、夜间症状进行性加重、需 3 种以上药物控制病情、出现二氧化碳潴留等表现时，应视作重症哮喘高风险。

表 5-3-2　重症支气管哮喘的诊断标准

症　状	体　征	实验室检查
休息时出现气短、端坐呼吸	呼吸频率 > 30 次 /min	PaO_2 < 60 mmHg
常有焦虑、烦躁、嗜睡、意识模糊等精神改变	双肺哮鸣音响亮或减弱，甚至消失	$PaCO_2$ > 45 mmHg
表达单字或不能讲话，伴大汗淋漓	辅助呼吸肌参与呼吸或胸腹矛盾运动 心率 > 120 次 /min	使用 $β_2$ 受体激动剂后，PEF 增加 100 L/min 或增幅 < 50%/ 预计值

（二）鉴别诊断

1. 心源性哮喘 急性左心衰竭发作时亦可表现为咳嗽、呼吸困难，查体可有哮鸣音等类似哮喘发作时的症状及体征。但心源性哮喘常合并基础心脏病，如冠状动脉粥样硬化性心脏病、高血压性心脏病等，心脏彩超、肺部影像学等检查有助于区别。此外，心源性哮喘单纯平喘治疗效果较差。

2. 喉头水肿、上呼吸道占位性病变 可出现急性呼吸困难，但常为吸气性呼吸困难；于主气道周围听诊可闻及响亮的哮鸣音。肺功能流速－容量曲线可见吸气相流速减低，两者可通过纤维支气管镜或喉镜加以区分。

3. 支气管炎 急、慢性支气管炎患者可有呼吸困难、干咳等症状，但查体时多无哮鸣音，结合肺功能检查有利于鉴别。

4. 支气管管腔内占位性病变 由于恶性占位性病变或类癌综合征也可有哮喘样呼吸困难及哮鸣音等临床表现，但其哮鸣音多为局限性，且呼吸困难进行性加重多无明确诱因，通过肺部影像学、纤维支气管镜及病理学检查等手段可以区分。

5. 自发性气胸 病史长的支气管哮喘患者可合并肺气肿或肺大疱，并可于在哮喘急性发作期出现自发性气胸，呼吸困难突然加剧，此时通过查体及紧急肺部影像学检查可以明确。

6. 弥漫性肺间质纤维化 急性发作的弥漫性肺间质纤维化患者可表现为进行性加重的呼吸困难、咳嗽、胸闷等症状，但肺部查体多无哮鸣音，典型病例可闻及爆裂音，其肺功能检查则提示为限制性通气功能障碍，据此与支气管哮喘相鉴别。

7. 慢性阻塞性肺疾病 慢性阻塞性肺疾病急性加重时常不易与哮喘相鉴别，临床上可通过病史、对支气管扩张剂治疗反应性、肺功能检查提示气道阻塞是否可逆等进行鉴别。但如慢性哮喘反复发作至病程终末期，存在气道不可逆气流受阻时，已无需与 COPD 鉴别。

8. 肺血栓栓塞症 肺血栓栓塞症患者可有胸闷、气短、呼吸困难、咳嗽等临床表现，严重者（大面积、主干栓塞）可伴有烦躁、濒死感等。此类患者多存在高危因素，如术后、长期卧床等；肺部查体多无哮鸣音、对平喘药物治疗无反应，可通过 CT 肺动脉造影、放射性核素肺通气 / 灌注扫描等检查加以明确。

【治疗】

（一）治疗目标

重症支气管哮喘多起病急、病情进展迅速，易出现呼吸衰竭、多脏器功能受损，严重者甚至危及生命。故一旦确诊需立即予以相应治疗，控制哮喘发作，预防并减少脏器功能损伤。

（二）一般治疗

一般治疗包括去除诱因、氧疗及纠正电解质紊乱、酸碱平衡失调及营养支持等治疗。

（三）药物治疗

1. 支气管扩张剂

（1）β_2 受体激动剂 通过兴奋气道平滑肌和肥大细胞表面 β_2 受体，引起气道平滑肌舒张、减少炎症介质释放等效应，可迅速缓解哮喘症状。按其作用维持时间可分为短效（维持 4～6 h）和长效（维持 12 h）两种，常用给药途径有吸入、口服。常用 β_2 受体激动剂见表 5-3-3。

表 5-3-3 常用 β_2 受体激动剂

作用时间	药物	给药途径	药物剂量	注意事项
短效	沙丁胺醇	吸入	100～200 μg/ 次	必要时可 20 min 重复 1 次；应间断使用，不宜单一、长期、过量用药
		口服	2～4 mg/ 次，3 次 /d	
	特布他林	吸入	250～500 μg/ 次	
		口服	1.25～2.5 mg/ 次，3 次 /d	
长效	沙美特罗	吸入	50 μg/ 次，2 次 /d	不推荐长期单独使用
	福莫特罗	吸入	4.5～9 μg/ 次，2 次 /d	

（2）茶碱类药物 具有扩张支气管平滑肌、强心、利尿、扩张冠状动脉、兴奋呼吸中枢、抗炎及免疫调节等作用。常用给药途径有口服、静脉。因茶碱类药物“治疗窗”窄、且个体对茶碱类药物代谢情况不同，治疗过程中需注意监测血药浓度，避免药物过量。此外，当存在癫痫病史、严重心律失常、肝疾病等情况下应尽量避免使用茶碱类药物，使用此类药物治疗期间，宜密切观察不良反应。

（3）抗胆碱能药物 通过阻断迷走神经传出支，降低迷走神经张力，扩张支气管，常与 β_2 受体激动剂联合应用，常用给药途径为吸入，包括异丙托溴铵、噻托溴铵等。

2. 抗炎药物

（1）糖皮质激素 糖皮质激素是最有效的抑制炎症反应的药物，是重症支气管哮喘治疗首选药物，常用给药途径有吸入、口服或静脉给药。吸入用药包括干粉吸入剂（布地奈德粉吸入剂、布地奈德福莫特罗粉吸入剂、沙美特罗替卡松粉吸入剂等）、雾化溶液（布地奈德溶液）。口服用药包括泼尼松、泼尼松龙等。静脉用药包括氢化可的松（400～1 000 mg/d）、甲泼尼龙（80～160 mg/d）等。目前激素治疗原则为早期、足量、短疗程静脉用药，待病情控制后序贯性改为口服用药。因重症支气管哮喘本身易引起多脏器功能损伤，故在应用激素过程中需严密观察激素不良反应。

（2）白三烯调节剂 可通过干扰花生四烯酸代谢，减少白三烯和前列腺素的合成、抑制炎症细胞作用等作用减轻哮喘症状，改善肺功能。其多与糖皮质激素联合治疗，可减少糖皮质激素用量，并能提高糖皮质激素治疗效果。

（3）镇静药和肌松药 对于行有创正压通气治疗的重症支气管哮喘患者酌情给予镇静治疗，以减轻患者不适、减少人机不协调等发生，必要时可辅以肌松药治疗。应用镇静药物过程中需进行镇静评分，给予每日唤醒。

（四）机械通气

经一般治疗及药物治疗后，重症支气管哮喘患者呼吸困难无缓解，或出现呼吸衰竭时，需考虑机械通气治疗。由于重症支气管哮喘患者存在肺过度充气（pulmonary hyperinflation，PHI），并伴有肺功能残气量增加，故机械通气治疗的主要目的是预防 PHI 的进一步加重。

1. 无创正压通气（noninvasive positive pressure ventilation，NPPV） 对于酸中毒程度轻微的重症支气管哮喘患者给予 NPPV 治疗可能会从中获益，但对于已出现严重高碳酸血症、并进行性加重的重症支气管哮喘患者，虽无 NPPV 禁忌证，但若给予 NPPV 可能会延误气管插管时机，延误病情。

2. 有创正压通气（intermittent positive pressure ventilation，IPPV） 当重症支气管哮喘患者出现呼吸表浅、意识改变、动脉二氧化碳分压进行性升高、即使应用糖皮质激素情况下仍出现严重哮喘持续发作时需考虑人工气道、给予 IPPV 治疗。在应用呼吸机治疗重症哮喘时，应严密观察患者病情，根据具体情况及时调整呼吸机通气模式与参数。

■ 课后练习题

1. 简述重症支气管哮喘诊断标准。
2. 重症支气管哮喘常用 β_2 受体激动剂有哪些？
3. 重症支气管哮喘应与哪些疾病相鉴别？

（张 泓）

第四节　急性肺栓塞

目 的 要 求

掌握：肺栓塞的临床表现、诊断、危险度分级及急救措施。
熟悉：肺栓塞的主要病因。
了解：肺栓塞的病理生理和治疗新进展。

肺栓塞（pulmonary embolism，PE）是由不同性质栓子堵塞肺动脉或其分支所致肺循环急性障碍引起的一组临床综合征，包括肺血栓栓塞症（pulmonary thromboembolism，PTE）、脂肪栓塞综合征、羊水栓塞、空气栓塞、肿瘤瘤栓栓塞等，PTE 是 PE 的最常见类型。急性肺栓塞往往起病突然，病情危急而凶险，特别是由于缺乏特异性临床表现，易出现误诊和漏诊而危及患者生命。若能得到及时治疗将明显降低病死率，因此，早期诊断及时进行危险分层和治疗尤为重要。

【病因】

按性质可将急性肺栓塞的栓子分为血栓性栓子和非血栓性栓子，由于前者始生于血管内也有人将其称为内源性栓子，而后者起源于血管外故也称为外源性栓子，包括脂肪、细菌、羊水、肿瘤和空气等。

（一）血栓性栓塞

血栓性栓塞占急性肺栓塞的绝大部分，栓子主要来源于下肢股静脉、腘静脉和腓肠肌深静脉，少部分来源于盆腔静脉、右心腔、锁骨下静脉以及其他部位静脉，肺动脉原位血栓形成相对较少。常见血栓形成的危险因素分为原发性和继发性因素，见表 5-3-4。

表 5-3-4　静脉血栓栓塞症的易患因素

原发性	继发性
血管壁的改变	**血管壁的改变**
Kasabach-Merrirtt 综合征	静脉炎
半胱氨酸尿症、高半胱氨酸血症	血管炎
血管壁纤溶酶原激活剂（t-PA）释放障碍	大动脉炎综合征、胶原病等
血液性质的改变	盆腔内手术
抗凝因子缺乏	外伤
抗凝血酶Ⅲ缺乏症、蛋白 C 缺乏症、蛋白 S 缺乏症、抗活性	糖尿病
蛋白 C 综合征	应用抗癌剂时
纤溶功能低下	血管造影
低纤溶酶原血症、异常纤溶酶原血症、t-PA 抑制剂增多症	**血液性质的改变**
纤维蛋白原血症	肾病综合征
异常纤维蛋白原血症	妊娠
血流不畅	血小板增多症
Kasabach-Merrirt 综合征	红细胞增多症
镰状细胞贫血	荷癌状态
	脾切除术后
	口服避孕药

续表

原发性	继发性
	雌激素替代治疗
	抗磷脂抗体综合征
	血流不畅
	长期卧床
	长时间坐位（经济舱综合征等）
	静脉曲张
	肥胖
	妊娠
	淤血性心力衰竭
	医源性
	心导管检查
	中心静脉营养
	起搏器
	血透用动静脉瘘
	脑室心房引流

（二）非血栓性栓塞

1. 羊水栓塞　通常发生于剖宫产过程中，是妊娠分娩的严重并发症，病情凶险，病死率高。

2. 脂肪栓塞　多见于长骨骨折，也可见于严重创伤、烧伤、镰状细胞病、肾移植以及心脏外科手术。

3. 气体栓塞　常见于严重胸部外伤、多发伤或人工气胸、人工气腹，偶尔也可发生于减压病、流产、体外循环以及静脉注射等，气体栓塞对人体造成的危害程度取决于进入血液循环的气体量和速度。

4. 癌栓　肺、消化系统、生殖系统的恶性肿瘤发生瘤栓的概率偏高，其次为白血病和淋巴瘤。

5. 其他　主要见于细菌性心脏赘生物、异物栓塞等，但临床较少见。

【发病机制】

拓展知识

【临床表现】

肺栓塞的临床表现与脱落的栓子大小、数量、栓塞范围、部位、程度等因素密切相关，与原有心肺疾病的代偿能力也有密切关系，因此，症状具有多样性，严重程度也有较大差别。

（一）主要症状

1. 呼吸困难及气促　是临床最常见最典型的症状之一，常为突发性发作，患者常突然感呼吸困难、胸闷、心悸和窒息感，并随活动明显加剧。

2. 胸痛　是临床最常见的症状之一，疼痛的程度不同，典型者多呈类似心绞痛样，常伴呼吸时加剧，也可呈胸膜炎胸痛表现，刺激膈肌时胸痛可放射到肩部。

3. 晕厥及精神症状　患者常伴有惊恐、烦躁不安、焦虑甚至濒死感；少数可以晕厥为首发症状，常在意识恢复后发现有其他症状存在。

4. 咯血　是最具特征性的临床表现之一，常于突发呼吸困难时伴发剧烈咳嗽、咯血，小量咯血多为暗红色，大咯血多为鲜红色。

5. 其他　可伴有刺激性咳嗽，常伴心悸，严重者可发生猝死。

（二）常见体征

呼吸急促或喘息，伴有发绀、低至中度发热；血压下降甚至休克；肺部可闻及哮鸣音和（或）细湿啰音；心动过速，部分可闻及 P_2 亢进或分裂，$P_2 > A_2$，三尖瓣区收缩期杂音，右心功能不全时可见颈静脉充盈。

（三）深静脉血栓（DVT）的表现

原因不明时要注意是否存在 DVT，注意病史询问和相关查体。下肢 DVT 主要表现为两肢不对称，患侧肿胀、周径增粗、可伴有压痛，或可见浅静脉扩张、皮肤色素沉着等。

【急诊辅助检查】

（一）一般项目

1. 可有白细胞、血沉、乳酸脱氢酶、CPK、SGOT、胆红素等升高，往往由于应激、静脉淤血、心肌低灌注等因素导致，因而对诊断缺乏特异性。

2. 可溶性纤维蛋白复合物（SFC）和血清纤维蛋白原降解产物（FDP）在 PE 中的阳性率可达 55%～75%，当二者均呈阳性时，有利于 PE 的诊断。

（二）动脉血气分析

1. PaO_2 降低。

2. $PaCO_2$ 下降，pH 升高，呼吸性碱中毒；重症和晚期失代偿者会因 CO_2 潴留而致 $PaCO_2$ 升高。

3. 肺泡－动脉血氧分压差 $[P_{(A-a)}O_2]$ 增大。

（三）生物标记物

生物标记物包括肌钙蛋白、脑钠肽、D- 二聚体、心脏型脂肪酸结合蛋白（H–FABP）、肌红蛋白（myoglobin，MB）、尿酸（uric acid，UA）、生长分化因子 15 及平均血小板容积（MPV）等。其中肌钙蛋白、脑钠肽对危险分层意义较大，D- 二聚体可作为排除诊断的指标。

1. 肌钙蛋白（troponin cTn）　cTn 的增高提示心肌不可逆损伤，在肺栓塞中，cTn 水平与患者预后有关，可作为危险分层的指标。

2. 脑钠肽（brain natriuretic peptide，BNP）　BNP 的升高与肺栓塞患者右心室功能障碍有关。BNP > 90 pg/mL，或 NT–proBNP > 500 pg/mL 时，右心功能衰竭的可能性较大。

3. D- 二聚体　D- 二聚体是交联纤维蛋白在纤溶系统作用下产生的可溶性降解产物，为一个特异性的纤溶过程标记物。在诊断急性肺栓塞中敏感性高达 95%～100%，但特异性仅为 40%～43%。因此 D- 二聚体阴性的价值远远大于结果阳性的价值，用于排除诊断更有意义。故在临床应用中若 D- 二聚体含量低于 500 μg/L，可基本除外急性 PTE。

4. 心脏型脂肪酸结合蛋白（H–FABP）　H–FABP 是心肌特异性胞质蛋白，心肌受损后 90 min 即可检出，是急性肺栓塞右心室损伤和功能不全的早期标志物，可用于预测肺栓塞患者的预后及危险分层。

5. 其他　此外还有肌红蛋白（myoglobin，MB）、尿酸（uric acid，UA）、生长分化因子 15 及平均血小板容积（MPV）可间接提示肺栓塞严重程度及危险分层。

（四）心电图

缺乏特异性心电改变，但动态观察心电变化或床旁心电监测有助于鉴别诊断和生命体征观察。

（五）超声心动图

超声心动图无特异性诊断意义，但有助于与其他疾病鉴别。对于严重的 PTE 伴肺动脉高压、右室高负荷和肺源性心脏病者有一定提示作用。超声心动图可发现右室壁局部运动幅度降低，右心室和（或）右心房扩大，室间隔左移和运动异常，近端肺动脉扩张，三尖瓣反流速度增快，下腔静脉扩张。

多普勒血管超声、放射性核素下肢静脉显像、CT 静脉造影、MR 静脉造影、X 线静脉造影、肢体电阻抗容积描记等检查方法有助于血栓定位与诊断。

（六）胸部 X 线片

胸部 X 线片无特异性诊断意义，但出现以下征象时对诊断有一定价值。

1. 肺动脉高压征象　肺动脉段突出，肺门动脉扩张，外围分支纤细，呈截断现象。右心房、右心室增大。

2. 肺栓塞征象　区域性肺血管纹理变细、稀疏或消失，肺野透亮度增加，尖端指向肺门的肺梗死楔形阴影。

3. 胸膜改变　患侧横膈抬高，可见少－中量胸腔积液征等。

（七）CT 和 MRI

1. 螺旋 CT 与电子束 CT　可有效显示中心性血栓栓塞（至肺段支），但对亚段支或远小分支则价值不大。①直接征象：肺动脉内部分或完全性充盈缺损（轨道征）。②间接征象：包括肺野楔形密度增高影，条带状的高密度区或盘状肺不张，中心肺动脉扩张及远端血管分支减少或消失等。③电子束 CT 能有效消除运动造成的伪影，有助于呼吸困难者 CT 检查的诊断。

2. CT 肺动脉造影（CTPA）　是目前 PTE 诊断的“金标准”，能显示出肺动脉主干、叶、段及亚段以下部位病变。①直接征象：肺血管内造影剂充盈缺损，伴或不伴轨道征的血流阻断；②间接征象：肺动脉造影剂流动缓慢，局部低灌注，静脉回流延迟等。

3. MRI　对段以上肺动脉内栓子的诊断率较高，对新旧血栓具有鉴别意义，可为确定溶栓方案提供依据，特别适用于碘造影剂过敏者。磁共振肺血管造影有助于确诊。

（八）放射性核素肺通气 / 灌注扫描（V/Q）

该技术是一种根据放射性物质分布变化间接评估该区域肺血管病变程度的功能性成像技术，典型征象是与通气显像不匹配的呈肺段分布的肺灌注缺损。

（九）肺动脉造影

主要表现为不同程度的栓塞血管充盈缺损，同时伴栓塞近侧血管扩张、远侧血管闭塞或显影延迟。但由于其有创性、风险性、技术条件要求高等问题很难作为临床常规检查。

【诊断与鉴别诊断】

（一）诊断

“肺梗死三联征”（呼吸困难、胸痛及咯血）是最具临床诊断意义的症状，但典型者不足 1/3，特别是由于本症临床表现的多样性，仅根据临床症状、体征和常规实验室检查常难以确定诊断，对疑似急性肺栓塞者应及时行 PTE 临床影像学检查（包括 CT 肺血管造影、核素肺通气灌注扫描、磁共振肺血管造影等），其中一项阳性者即可确立诊断。对病情危重且暂不能实施 PTE 临床影像学检查的疑似患者应在积极救治的前提下寻找检查时机。

目前临床应用最多的是采用 Wells 等建立的加拿大评分系统（表 5-3-5）对疑似患者进行评估，并已成为诊断过程中关键的一步。无论是三分类法（低、中、高度临床患病概率）还是二分类法（很可能或不太可能存在肺栓塞）均已得到临床广泛验证。

表 5-3-5　评分系统对临床变量赋值表

项目	深静脉血栓（DVT）的临床体征	肺栓塞以外其他诊断可能性小	既往 DVT 或肺栓塞	近期手术或制动	心率＞100 次 /min	癌症	咯血
分数	3 分	3 分	1.5 分	1.5 分	1.5 分	1 分	1 分

判定方法：1. 三分类法评估肺栓塞临床患病概率：总分 0～1 分为低度，2～6 分为中度，＞7 分为高度
2. 二分类法评估肺栓塞临床患病概率：总分 0～4 分为不太可能，总分＞4 分为很可能

一般诊断程序包括疑诊、确诊及求因三步骤。

1. 疑似诊断　①存在单一或并存多个危险因素。②对诊断具有重要提示意义的临床症状与体征。③具有提示或排除意义的心电图、X 线胸片、动脉血气分析等项检查结果。④ D- 二聚体检测作为 PTE 的排除诊断指标。⑤心脏超声和下肢静脉超声。

2. 确定性诊断　主要依据符合 PTE 临床影像学检查任何一项的确切结果，包括：① CT 肺血管造影（CTPA）。②核素肺通气 / 灌注扫描检查或单纯灌注扫描。③磁共振肺血管造影（MRPA）。

3. 病因诊断 包括 DVT 确诊等。

(二) 危险度的分级

对于疑诊的 PTE 患者，需根据呼吸循环功能状态进行危险程度分级。

1. 高危肺栓塞 急性肺栓塞伴有持续低血压(体循环收缩压 < 90 mmHg，或较基础值下降幅度 ≥40 mmHg，持续 15 min 以上，并排除心律失常、低血容量或败血症、左室功能不全、心动过缓(心率 < 40 次 / min 伴有休克)等。

2. 中危肺栓塞 急性肺栓塞不伴有全身性低血压(收缩压≥90 mmHg)，而合并右室功能障碍或心肌损伤。右室功能障碍见下述情况之一者：①右室扩张，心脏超声心动图提示心尖无效腔面显示右室内径与左室内径比值 > 0.9 或右室收缩功能障碍；②右心室扩张，CT 示右室与左室内径比值 > 0.9(图 5-3-1)；③ BNP > 90 pg/mL，或 NT-proBNP > 500 pg/mL；④心电图改变，新发完全性或不完全性右束支传导阻滞，胸前导联 ST 段抬高或压低、T 波倒置。心肌损伤是指存在下述情况之一者：①肌钙蛋白 I > 0.4 ng/mL。②肌钙蛋白 T > 0.1 pg/mL。

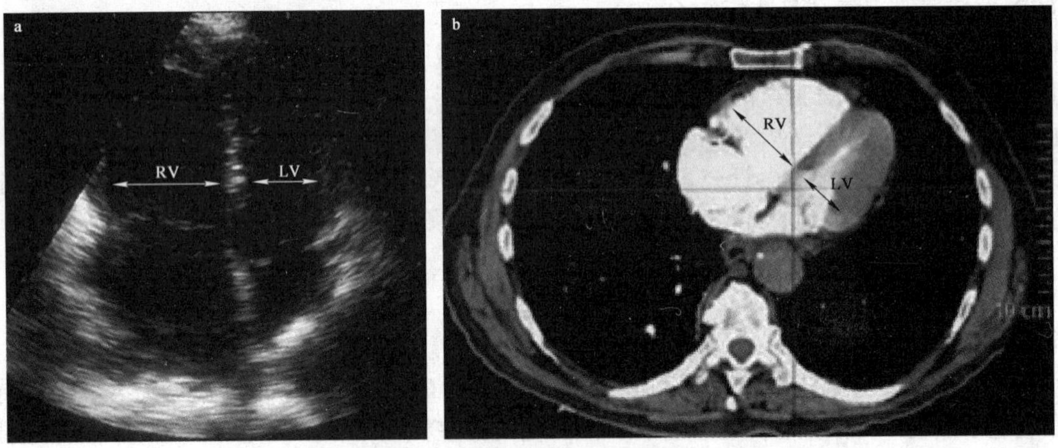

图 5-3-1 肺栓塞患者右心室扩张

注：LV：左心室；RV：右心室

3. 低危肺栓塞 排除高危、中危肺栓塞，无临床预后不良指标者。

(三) 鉴别诊断

1. 肺炎 呼吸困难、咳嗽、咯血、呼吸频率增快等呼吸系统表现为主的患者需与肺炎鉴别，肺炎具有畏寒、发热等全身感染表现，咳脓性痰，有肺实变体征，无栓子形成的原发病，白细胞计数及中性粒细胞比例明显增高，结合影像学特征、抗菌治疗有效可予鉴别。

2. 心脏疾病 以胸痛、心悸、心脏杂音、肺动脉高压等循环系统表现为主的患者易被诊断为其他的心脏疾病如冠心病心肌梗死，急性心肌梗死多有心绞痛病史，动态观察心电图、心肌标志物有特征性改变，冠脉造影可见冠状动脉粥样硬化管腔堵塞证据。

3. 主动脉夹层 PTE 可表现为胸痛、部分患者可出现休克，需与主动脉夹层相鉴别，主动脉夹层多有高血压，胸痛常伴背痛，呈撕裂样，胸片常显示纵隔增宽，超声心动图和胸部 CT 造影检查可见主动脉夹层征象。

4. 其他 以晕厥、惊恐等表现为主的患者有时被诊断为其他心脏或神经及精神系统疾病如心律失常、脑血管病、癫痫等，这些疾病分别有心电图异常、局灶神经定位征、意识障碍抽搐等表现，结合影像学、脑电图改变等可予鉴别。

【急救措施】

(一) 一般处理

对高度疑诊或确诊 PTE 的患者，应密切监测生命体征；胸痛及焦虑者可适当镇痛镇静；为防止栓子再次脱落，要求绝对卧床，保持大便通畅，避免用力；对于发热、咳嗽等症状可给予相应的对症治疗；为预防肺内感染和治疗静脉炎可使用抗生素。

（二）呼吸支持治疗

对低氧血症的患者，采用经鼻导管或面罩吸氧。当合并严重呼吸衰竭时，可使用经鼻（面）罩无创性机械通气或气管插管行机械通气。尽量避免气管切开等有创操作，以免在抗凝或溶栓过程中局部大量出血。应用机械通气中需注意尽量减少正压通气对循环的不利影响。

（三）循环支持治疗

循环衰竭为急性肺栓塞患者的死亡原因之一，治疗方法主要有应用正性肌力药物和血管活性药物。扩容治疗需谨慎，因过多的液体负荷可能加重右心室扩张而影响心排血量。对于出现右心功能不全，心排血量下降，但血压尚正常的病例，可予具有一定肺血管扩张作用和正性肌力作用的多巴酚丁胺和多巴胺；若出现血压下降，可增大剂量或使用其他血管加压药物，如去甲肾上腺素、肾上腺素等。

（四）抗凝治疗

抗凝可有效防止血栓再形成和复发，一旦高度怀疑肺血栓栓塞，即开始抗凝治疗，但需注意抗凝的相对禁忌如：活动性出血、凝血机制障碍、血小板减少、严重的未控制的高血压、严重肝肾功能不全及近期手术史、妊娠前3个月以及产前6周、亚急性细菌性心内膜炎、心包渗出、动脉瘤。目前临床上应用的抗凝药物主要有普通肝素、低分子肝素、华法林及新型选择性Xa因子抑制剂等。

1. 普通肝素　首先给予负荷量2 000～5 000 IU或按80 IU/kg静脉滴注，继之以18 IU/kg/h持续静脉滴注。皮下注射给药，一般先予静脉滴注负荷量2 000～5 000 IU，然后按250 IU/kg剂量，每12 h皮下注射1次。抗凝须充分，否则将严重影响疗效，导致血栓复发率增高。在开始治疗的最初24 h内每4～6 h测定APTT，根据APTT调整肝素剂量，尽快使APTT达到并维持于正常值的1.5～2.5倍（表5-3-6）。达稳定治疗水平后，改为每天测定APTT 1次。肝素可诱发血小板减少，监测血小板计数。若出现血小板迅速或持续降低达50%以上，或血小板计数 $<100\times10^9$/L，应停用肝素。一般在停用肝素后10天内血小板开始逐渐恢复。

表5-3-6　肝素抗凝的监测与调整

APTT(s)	剂量调整[U/(kg·h)]	其他措施	下次APTT测定时间
初始剂量	静脉推注80 U/kg，随后18 U/(kg·h)持续静脉滴注		4～6 h
APTT＜35（＜1.2正常对照）	+4	增加1次冲击量，80 U/kg	6 h#
APTT 35～45（1.2～1.5正常对照）	+2	增加1次冲击量，40 U/kg	6 h
APTT 46～70（1.5～2.3正常对照）	0	0	6 h
APTT 71～90（2.3～3.0正常对照）	−2	0	6 h
APTT＞90（＞3.0正常对照）	−3	停药1 h	6 h

在最初24 h，每6 h测定APTT，随后可每天晨起测定APTT 1次，除非APTT超标

2. 低分子肝素　所有低分子肝素均应按照体重给药（如每次100 IU/kg或1 mg/kg，皮下注射，每日1～2次）。用低分子肝素一般情况下无需常规监测APTT，且在应用低分子肝素的前5～7天内亦无需监测血小板数量。但对肾功能不全患者需谨慎使用低分子量肝素，并应根据抗Xa因子活性来调整剂量，当抗Xa因子活性在0.6～1.0 IU/mL范围内推荐皮下注射每日2次，当抗Xa因子活性在1.0～2.0 IU/mL范围内推荐皮下注射每日1次。

3. 华法林　患者需要长期抗凝应首选华法林。华法林是一种维生素K拮抗剂，它通过抑制依赖维生素K凝血因子（Ⅱ、Ⅶ、Ⅸ、Ⅹ）的合成而发挥抗凝作用。可以在肝素/低分子肝素开始应用后的第1～3天加用口服抗凝剂华法林，初始剂量为3～5 mg/d。由于华法林需3～5天才能发挥全部作用，因此与肝素/低分子肝素需至少重叠应用4～5天，当连续2天测定的国际标准化比率（INR）达到2.5（2.0～3.0）时，或PT延长至1.5～2.5倍时，即可停止使用肝素/低分子肝素，单独口服华法林治疗。

4. 其他新型抗凝药物 主要为选择性 Xa 因子抑制剂，包括依诺肝素（enoxaparin，1.0 mg/kg 每 12 h 1 次或 1.5 mg/kg 每天 1 次）、亭扎肝素（tinzaparin，175 U/kg，每天 1 次）和磺达肝癸钠（体重 < 50 kg、50 ~ 100 kg 和 > 100 kg 者剂量分别为 5 mg、7.5 mg 和 10 mg，每天 1 次）。

抗凝治疗的持续时间因人而异。部分病例的危险因素短期可以消除，例如临时制动，疗程可能为 3 ~ 6 个月即可；对于栓子来源不明的首发病例，需至少给予 6 个月的抗凝；对复发性 VTE、合并肺源性心脏病或危险因素长期存在者，如癌症患者、抗心脂抗体综合征、抗凝血酶Ⅲ缺乏、易栓症等，抗凝治疗的时间应更为延长，达 12 个月或以上甚至终生抗凝。

（五）溶栓治疗

溶栓药可将纤维蛋白溶酶原转变成纤维蛋白溶酶，迅速降解纤维蛋白，使血块溶解，还可干扰血凝及纤维蛋白的聚合。溶栓治疗的目的不完全是保护肺组织，更主要是尽早溶解血栓疏通血管，改善肺血流动力学，减轻血管内皮损伤，降低慢性血栓栓塞性肺动脉高压的发生危险。因此在 PTE 起病 48 h 内即开始行溶栓治疗能够取得最大的疗效，仅对于那些有症状的 PTE 患者在 6 ~ 14 天内行溶栓治疗仍有一定作用。

1. 适应证 ① 2 个肺叶以上的大块 PTE 者。②不论肺动脉血栓栓塞部位及面积大小只要血流动力学有改变者。③并发休克和体循环低灌注[如低血压、乳酸酸中毒和（或）心排血量下降]者。④原有心肺疾病的次大块 PTE 引起循环衰竭者。⑤有呼吸窘迫症状（包括呼吸频率增加，动脉血氧饱和度下降等）的 PTE 患者。⑥ PTE 后出现窦性心动过速的患者。

2. 禁忌证 ①绝对禁忌证：活动性内出血，有自发性颅内出血或有出血性卒中病史。②相对禁忌证：2 周内的大手术、分娩、器官活检或不能压迫止血部位的血管穿刺，2 个月内的缺血性卒中，10 天内的胃肠道出血，15 天内的严重创伤，1 个月内的神经外科或眼科手术，难于控制的重度高血压（收缩压 > 180 mmHg，舒张压 > 110 mmHg），近期曾行心肺复苏，血小板计数低于 100×10^9/L，妊娠，细菌性心内膜炎，严重肝肾功能不全，糖尿病出血性视网膜病变，出血性疾病，动脉瘤，左心房血栓，年龄 > 75 岁。

3. 常用的溶栓药物

（1）尿激酶负荷量 4 400 IU/kg，静脉注射 10 min，随后以 2 200 IU/kg/h 持续静脉滴注 12 h；另可考虑 2 h 溶栓方案：2 万 IU/kg 持续静脉滴注 2 h。

（2）链激酶负荷量 25 万 IU，静脉注射 30 min，随后以 10 万 IU/h 持续静脉滴注 24 h。链激酶具有抗原性，故用药前需肌内注射苯海拉明或地塞米松，以防止过敏反应。

（3）rt-PA 50 ~ 100 mg 持续静脉滴注 2 h。使用尿激酶、链激酶溶栓期间勿同用肝素。对以 rt-PA 溶栓时是否需停用肝素无特殊要求。

溶栓治疗结束后，应每 24 h 测定一次凝血酶原时间（PT）或活化部分凝血酶原时间（APTT），当其水平低于正常值的 2 倍，即应重新开始规范的肝素治疗。溶栓后应注意对临床及相关辅助检查情况进行动态观察，评估溶栓疗效。

（六）动脉血栓摘除术

动脉血栓摘除术主要适用于以下患者：①急性大面积 PTE。②血流动力学不稳定，尤其伴循环衰竭（右心衰竭）或休克者。③肺动脉主干或主要分支完全堵塞，且有溶栓禁忌证者或经溶栓和其他积极的内科治疗无效者。

（七）经静脉导管碎解和抽吸血栓

先通过介入治疗将栓子吸出或变成碎块而使其进入远端肺动脉，从而开放中心肺动脉，迅速降低肺动脉阻力，明显增加总的肺血流，改善心肺的血流动力学状况及右室功能。用导管碎解和抽吸肺动脉内巨大血栓或行球囊血管成型，同时还可进行局部小剂量溶栓。适应证为肺动脉主干或主要分支大面积 PTE 并存在以下情况者：溶栓和抗凝治疗禁忌；经溶栓或积极的内科治疗无效。

（八）静脉滤器

拓展知识

■ 课后练习题

1. 肺栓塞的常用确定性诊断方法有哪些?
2. 如何进行肺栓塞危险程度分级?
3. 肺栓塞的急救措施有哪些?

（黄　亮）

第五节　咯　血

目的要求

掌握:大咯血的鉴别诊断与急救措施。
熟悉:咯血的常见病因。
了解:咯血治疗新进展。

咯血(hemoptysis)是指声门以下呼吸道或肺组织的出血经口排出时呈现的一种临床表现。其临床特征为痰中带血或咳出物为鲜血,根据咯血量的不同,可将其分为:①少量咯血:指每日咯血量在 100 mL 以内。②中量咯血:每日咯血量在 100～500 mL。③大咯血:指一次咯血量超过 200 mL,或 24 h 内咯血量超过 500 mL。咯血是一种临床常见的急危症,大中量咯血不仅可能引起周围循环衰竭,而且还可能由于血液或血块阻塞呼吸道导致窒息,特别是久病体衰或咳嗽乏力者,即使是少量咯血亦可造成窒息死亡。

【病因】

咯血不是一种独立疾病,而是由多种疾病引起的一种临床症状。许多肺内外疾病或全身性疾病均可引起咯血的表现,因此,对此类患者应注意病因的查找。依临床常见病因与咯血机制不同可将其分为以下几种类型:

(一) 支气管疾病

常见的有支气管扩张、慢性支气管炎、支气管内膜结核、支气管癌等;较少见的有良性支气管瘤、支气管内结石、支气管肺特异性溃疡及支气管异物等。此类疾病引发出血主要是由于炎症导致支气管黏膜或病灶毛细血管通透性增高及黏膜下血管破裂所致。

(二) 肺部疾病

常见的有肺结核、肺炎、肺脓肿、肺癌等,较少见的有肺梗死、恶性肿瘤肺转移、先天性肺囊肿、肺真菌病、肺吸虫病、肺曲霉病、尘肺、肺大泡以及肺部异物、肺泡蛋白质沉积症等,其中肺结核是最常见的咯血原因。

(三) 心血管疾病

如风湿性心脏病二尖瓣狭窄、急性左心衰竭、肺动脉高压、肺动静脉瘘、主动脉瘤以及结节性动脉周围炎等,较常见的是急性左心衰竭所致的咯血。由肺淤血所致者常表现为小量咯血,由支气管黏膜下层静脉曲张破裂所致者出血量较大。因肺静脉与支气管静脉之间侧支循环的存在,肺静脉压升高,导致这些静脉曲张与破裂出血。某些先天性心脏病如房间隔缺损、动脉导管未闭等引起肺动脉高压时,也可引起咯血。

(四) 血液病

常见于血小板减少性紫癜、白血病、再生障碍性贫血、血友病、遗传性出血性毛细血管扩张症以及弥散性血管内凝血等疾病或病变。其引发咯血的主要机理是血小板数量或质量异常、凝血因子缺乏、抗凝物质增多、血管壁异常等。

(五) 急性传染病

①肺出血型钩端螺旋体病,主要病变是肺部毛细血管麻痹性扩张和充血,管壁肿胀、疏松或坏死崩解,大量红细胞渗出引起咯血。②流行性出血热,主要病变为免疫反应引起全身性、广泛性小血管损害,导致血管壁通透性增加、脆性加强及小血管麻痹性扩张引起咯血,其次血小板减少及功能变化、肝素类物质增加、尿毒症、DIC 等因素均可引起咯血。

(六) 外伤

胸部刺伤、枪弹伤、肋骨骨折、器械性损伤(支气管镜检、气管插管)、肺组织活检,肺爆震伤以及负重过量等。

(七) 其他

白塞病、系统性红斑狼疮、结节性多动脉炎、子宫内膜异位症、肺出血 – 肾炎综合征、特发性肺含铁血黄素沉着症、Wegner 肉芽肿等,均可引起咯血。

【临床表现】

1. 先驱表现 大多数情况下患者先有咽喉部痒感,继而咯血。

2. 咯血特点 ①咯血可表现为痰中带血、血性痰、整口鲜血、连续大口咳出血液甚至血块等。②可呈持续咯血或间断咯血。③依据每日咯血量分为少量、中量、大量咯血,许多患者中至大量咯血后数天内仍可咳出血痰。④咯血可呈鲜红色血痰、铁锈色血痰、砖红色胶冻样血痰、暗红色血痰、浆液性粉红色泡沫样血痰、黏稠暗红色血痰、部分血块等。

3. 伴随症状 咯血患者常见伴随症状有发热、胸痛、呛咳、脓痰、皮肤黏膜出血、黄疸等。

4. 常见病因与特点 常见咯血病因的临床表现特点见表 5–3–7。

表 5–3–7 常见咯血原因的临床特点

病因	病史	体格检查
气管、肺部感染	有发热,咳嗽,咳痰,流行病学接触史	肺部啰音或实变等
心血管病	有心脏瓣膜病或高血压史、肺动脉高压、肺水肿	心脏杂音、颈静脉扩张、肺部啰音、心力衰竭表现
肺栓塞	起病急突发胸痛、发绀、呼吸困难,有创伤或手术、深静脉炎史	心动过速、发绀、胸腔积液、静脉炎等
肺癌	年龄大、吸烟史、呼吸道症状、痰中带血	肺部及转移征象
出血性疾病	贫血、血液病、血小板异常史	面色苍白、出血倾向

【急诊辅助检查】

1. 血液学检查 感染性炎症时白细胞总数常增加,并有核左移,如发现有幼稚白细胞则应考虑白血病可能。红细胞及血红蛋白测定可判断出血的程度。嗜酸性粒细胞增多常提示有寄生虫病的可能。疑有出血性疾病时,应测定出凝血时间,凝血酶原时间及血小板计数等,必要时作骨髓片检查。

2. 痰液检查 通过痰涂片、培养及 PCR 检查,检测一般致病菌、结核杆菌、真菌、肿瘤细胞、弹力纤维、寄生虫卵等,有利于咯血的病因诊断。

3. X 线检查 对咯血患者,除个别紧急情况不宜搬动者外,均应进行胸部 X 线检查,肺实质病变一般都能在胸片上显示阴影,从而及时作出诊断。

4. CT 检查 与普通 X 线胸片相比,在发现与心脏及肺门血管重叠的病灶及局部小病灶等方面,CT 检查有其独特的优势,尤其是高分辨 CT(HRCT)可显示次级肺小叶为基本单位的细微结构,可明确病变的性质及范围,基本取代了支气管造影。近年来多层螺旋 CT 血管成像(MSCTA)的临床应用为咯血的诊断提供了可靠的技术支持,通过多方位重组可以清楚地显示病变、血管以及异常血管与病变的关系,为介入治疗或外科手术计划的制订提供可靠的影像学资料。

5. 支气管镜检查　对大咯血病因诊断不清，或经内科保守治疗止血效果不佳者，目前多主张在咯血期间及早施行支气管镜检查。其依据是：①早期施行支气管镜检查可更加准确地确定出血部位。②可显著提高咯血病因诊断的正确率。③为治疗方法的选择和实施提供依据（如外科手术，支气管动脉栓塞术等）。④可直接对出血部位进行局部止血。

6. 病理组织检查　对穿刺或切除的表浅肿大淋巴结、支气管镜检查的取出物，壁胸膜钩出物以及肺穿刺物作组织病理学检查，常有助于诊断。

7. 其他　肺放射性核素检查有助于肺梗死的诊断及肺癌的鉴别。血清学检查对肺感染性疾病如军团菌肺炎、肺结核、流行性出血热、钩端螺旋体病等有一定的实用价值。超声心动图、SPECT、左心导管检查及心血管造影有助于心脏疾患的诊断。

【诊断与鉴别诊断】

痰中带血或咳出物为鲜血即为咯血，临床应注意咯血的病因诊断和鉴别诊断。

（一）病因诊断

咯血是临床常见症状，应进一步明确引起咯血的原发疾病，很多疾病均可引起咯血，主要有下列几种疾病需进行仔细诊断。

1. 支气管扩张　多见于青壮年。一般以多次中、小量咯血较常见，有时炎症波及支气管动脉或扩张的血管瘤也可大量咯血。患者常有慢性咳嗽、咳大量脓痰的病史，幼年患麻疹、百日咳、支气管肺炎等疾病。体格检查于胸廓背下部可听到湿性啰音及呼吸音减弱，可伴有杵状指（趾）。X 线胸片可无异常发现，或仅有单侧或双侧肺纹理增深，或肺纹理粗乱及卷发状阴影。可通过高分辨 CT 或支气管碘油造影确诊。

2. 肺结核　约 1/2 肺结核患者在病程中有程度不等的咯血，常因咯血就诊而发现肺结核。肺结核病常有午后潮热、乏力、盗汗等结核中毒症状，X 线检查多能发现肺部浸润、空洞或播散病灶，痰结核菌阳性可确定诊断。

3. 肺癌　多见于老年男性，约 20% 患者以血痰为起始症状，患者多为持续或间断的痰中带血或小量咯血，血痰中血多痰少，沉积物呈小颗粒状，大量咯血较为少见。X 线检查可发现肺内块影、肺门影增大、肺不张、阻塞性肺炎、癌性空洞及胸腔积液等征象，CT 可帮助诊断。痰液细胞学检查或肺活检病理学检查可确诊。

4. 肺炎球菌肺炎　大多起病急骤，有寒战高热、咳嗽、胸痛、咳铁锈色痰病史，X 线胸片示大片均匀以肺叶或肺段分界浸润性病变或实变影。根据病史、肺实变体征、血白细胞增多及胸部 X 线肺炎征象，诊断不难成立。

5. 慢性支气管炎　发病年龄多在 40 岁以上，长期咳嗽、咳痰或伴有喘息，有时也有咯血，一般为小量或痰中带血，为支气管黏膜充血损伤所致，一般不需治疗，3 ~ 4 天之内自行停止，但又易于复发，X 线及痰液检查常无特异性改变。

6. 肺栓塞　是由于血栓等各类栓子阻塞肺动脉而引起，栓子多来自股静脉及骨盆深静脉，长期卧床、口服避孕药者容易患病，临床表现为突然胸痛、咳嗽、气促、发热及小量咯血或痰中带血。心电图示右心负荷增大，X 线检查早期可能显示楔状阴影，其基底朝向胸膜，CT 肺动脉造影提示肺动脉内充盈缺损。放射性核素肺显像也有助于确诊。

7. 急性左心衰竭　表现为突然起病的咳嗽，咳出大量粉红色或血色泡沫痰，呼吸困难、端坐呼吸，烦躁不安、大汗淋漓、发绀，心尖部奔马律，双肺弥漫性湿啰音，X 线胸片呈双侧从肺门向外延伸的蝶状斑片影。

8. 血液病　伴全身出血倾向，如皮肤瘀点、瘀斑等。血液学检查多伴有血小板及出凝血时间异常。

（二）鉴别诊断

经口腔吐出的血液并非都系咯血，咯血应与口腔、鼻腔出血和上消化道的呕血鉴别。口腔出血，血液常与唾液相混合，检查口腔可以发现出血处，鉴别诊断一般不难。鼻腔出血时，血液自前鼻孔流出，不伴发咳嗽，鉴别诊断也不困难，但血液自后鼻孔沿咽壁下流，吸入呼吸道后而再咳出来易被误诊为咯血，须仔细检查鼻腔发现病变和出血点。上消化道呕血与咯血有时鉴别较为困难，可以从以下几个方面来进行鉴别（表5–3–8）。

表 5–3–8 咯血与呕血的鉴别要点

鉴别项目	咯 血	呕 血
病史	肺结核、支气管扩张、肺癌、心脏病等	消化道溃疡、肝硬化等
出血症状	喉部痒感、胸闷、咳嗽等	上腹部不适、呕吐等
出血方式	咯出	呕出，可为喷射状
出血颜色	鲜红	棕黑色、暗红色、有时鲜红色
血的混有物	泡沫、痰	食物残渣及胃液
反应	碱性	酸性
柏油样便	无（咽下血液时可有）	有，可在呕血停止后持续数天
出血后症状	痰中带血	无痰
低血压休克	少见	多见
窒息或呼吸困难	多见	少见

【抢救及治疗措施】

大咯血抢救的重点为迅速有效止血，保持呼吸道通畅，防止窒息，对症治疗，控制病因及防治并发症，并针对基础病因采取相应的治疗。

（一）一般治疗

1. 消除患者恐惧心理和紧张情绪，监测脉搏、血氧饱和度、心电图和血压；绝对卧床（患侧卧位）休息，尽量减少搬动；保持大便通畅，避免用力排便。

2. 吸氧 一般高流量吸氧 3 ~ 6 L/min。

3. 镇静 患者常有恐惧、精神紧张，对无严重呼吸功能障碍者可适当给予镇静药，口服或肌内注射地西泮，严重者可用苯巴比妥口服或肌内注射，0.1 g/ 次，必要时可重复。

4. 镇咳 原则上不用镇咳剂，但剧咳可能诱发再次出血，必要时可口服镇咳剂，如喷托维林或盐酸可待因。年老体弱、呼吸功能不全者慎用镇咳药，禁用抑制咳嗽反射和呼吸中枢的麻醉药物。

（二）应用止血药物

1. 垂体后叶素 为大咯血时首选药物，通过收缩肺血管，减少肺血流量而达到止血目的。首剂 5 ~ 10 U 加入 5% ~ 25% 葡萄糖液 40 mL 缓慢静脉注射（10 ~ 15 min），必要时 6 h 后重复注射，每次极量 20 U。静脉注射后再以 10 ~ 40 U 加入 5% 葡萄糖液 500 mL，以 0.1 U/min 的速度持续静脉滴注。该药在撤药时应慢慢减量，不可突然停用。可引起血压升高、面色苍白、出汗、心悸、腹痛、便意以及过敏反应等，高血压、冠状动脉粥样硬化性心脏病和妊娠患者原则上禁用。

2. 普鲁卡因 用于对垂体后叶素有禁忌者。用法：①普鲁卡因 150 ~ 300 mg 加入 5% 葡萄糖液 500 mL 缓慢静脉滴注；②普鲁卡因 50 mg 加入 25% 葡萄糖液 40 mL，缓慢静脉滴注；③用药前应作过敏试验，防止发生过敏反应。

3. 酚妥拉明 该药为 α 受体阻断剂，能减轻心脏前后负荷，降低肺血管阻力。第 1 天用 10 mg 加入 10% 葡萄糖液 250 mL 静脉滴注，如没有明显的血压下降和心率增快，第 2 天开始 20 mg 加入 10% 葡萄糖液 500 mL 静脉滴注，5 ~ 7 天可达到止血作用。也可以按 2 mg/h 的速度静脉泵入给药。

4. 其他 6– 氨基己酸、氨甲苯酸、酚磺乙胺、巴曲酶、维生素 K 族、云南白药等，可以作为咯血的辅助治疗药物。

（三）输血

持续大咯血出现循环血容量不足者应及时补充血容量。输注新鲜血还可补充凝血因子，有止血作用。

（四）纤支镜止血

纤支镜检查可以明确出血部位、出血原因，也可以局部应用4℃冷生理盐水冲洗，局部应用凝血酶、去甲肾上腺素等止血药或者Fogarty气囊导管填塞出血支气管。

（五）外科手术

适应证为24 h咯血>600 mL，经内科治疗无效的患者；反复大咯血，有发生窒息先兆或低血压休克的患者；病变局限于一侧肺，而另一侧肺无病变或病灶稳定的患者；一般状态可接受手术治疗；有明确的出血部位。禁忌证为晚期肺癌伴大出血；继发二尖瓣狭窄的肺出血；有全身出血倾向者；全身情况差，肺功能代偿不全者；非局限性或术前不能确定出血部位者。手术原则是以切除最小肺组织，达到根除最大出血病肺为目的。若大咯血术前、术中仍无法正确判断来自何叶肺时，在肺功能允许的情况下，以全肺叶切除为宜。

（六）支气管动脉栓塞

由于支气管动脉栓塞治疗大咯血止血迅速，效果确切，安全性高，因此在临床上得到了广泛的应用。经股动脉插管，将导管插到对病变区域供血的支气管动脉内，注入明胶海绵碎粒或聚乙烯醇微粒，栓塞支气管动脉，达到止血的目的。支气管动脉栓塞常见的并发症有发热、胸痛或上腹痛、吞咽困难等，可在数天内自行消失。较严重的并发症有脊髓损害、异位栓塞、支气管黏膜坏死。

（七）并发症处理

1. 窒息的紧急救治　若患者咯血骤然减少或终止，同时出现胸闷、极度烦躁不安、恐惧、喉部作响、大汗淋漓，随即呼吸浅速或停止，一侧或双侧呼吸音消失、神志不清、大小便失禁，此时宜考虑咯血窒息，应争分夺秒、立即抢救：①体位引流，清除积血：使患者身体与床呈45°~90°，头低足高位，迅速清除口腔及呼吸道积血，可轻托患者头向背部屈曲，拍击其背部，倒出血块；或用开口器撬开紧闭的牙关，棉棒清拭积血，或经鼻插管深插入气管内吸引积血。②高流量吸氧及应用呼吸兴奋剂。③有急性心力衰竭者给予强心苷。④必要时使用硬质支气管镜插入气管，吸出气道血凝块，畅通气道。

2. 咯血所致肺不张和肺炎　采用体位引流（侧卧位，患侧在上），雾化吸入，使用解痉药、祛痰药，应用抗生素预防和控制感染发生，纤维支气管镜局部治疗。

（八）病因治疗

根据不同的原发病采用针对性的治疗。如肺结核咯血应尽早行规范抗结核治疗；支气管扩张所致咯血必须积极抗感染治疗；二尖瓣狭窄所致咯血，按照急性左心衰处理；有出血倾向患者则纠正凝血功能。

■ 课后练习题

1. 简述咯血与呕血的鉴别？
2. 大咯血的常用止血药物有哪些？

（黄　亮）

习题与答案　　教学PPT

第四章 消化系统急症

第一节 急性上消化道出血

目的要求

掌握：急性上消化道出血的基本概念、临床表现、活动性出血的判断。

熟悉：病情严重程度的评估方法、食管胃底静脉曲张破裂出血与非静脉曲张破裂出血常用的治疗药物。

了解：急性上消化道出血的常见病因与分类、临床常用的评分方法。

急性上消化道出血是指屈氏韧带以上的消化道(包括食管、胃和十二指肠以及胆道和胰腺等)病变引起的出血。大量出血是指出血量在 1 000 mL 以上或循环血容量减少超过 20% 的出血。主要临床表现为呕血、黑便或血便，并常伴有血容量减少而引起的失血性周围循环衰竭。急性上消化道出血，尤其是大量出血起病急骤、病情危重，如抢救不及时常可危及生命。迅速确定出血部位、出血原因和采取积极有效的治疗措施，对改善预后有重要意义。

【病因】

上消化道出血的病因较为复杂(表 5-4-1)。临床上主要包括以消化性溃疡和急性胃黏膜病变等导致的非静脉曲张性上消化道出血和门静脉高压引起的食管胃底静脉曲张破裂所致的静脉曲张性出血两种。在急诊急救中以应激性溃疡所致出血最为常见。

表 5-4-1　急性上消化道出血常见病因分类

常见病因	常见疾病
上胃肠道病变	食管炎、食管溃疡、食管癌、食管贲门黏膜撕裂伤、消化性溃疡、急性胃黏膜损伤、胃癌
食管胃底静脉曲张破裂或门脉高压性胃病	肝硬化、门静脉炎、门静脉血栓、肝静脉阻塞综合征
上消化道临近器官病变	各种原因所致胆道出血、胰腺癌、急性胰腺炎并发脓肿破溃
全身性疾病	血管性疾病、血液病、尿毒症、结缔组织病、急性感染
应激性溃疡	脑出血、休克、心搏骤停复苏后、严重创伤、大剂量缩血管、非甾体消炎药物以及糖皮质激素
化学性溃疡	服用非甾体消炎药及糖皮质激素等，大量饮酒

【临床表现】

急性上消化道出血的临床表现取决于出血的量与速度，并与引起出血病变的性质、部位及全身状态密切相关。

1. 呕血与黑便 呕血与黑便是上消化道出血的主要症状,有呕血者一般都伴有黑便,而以黑便为主要表现者未必伴有呕血。病变在幽门以上,特别是出血量较多者常出现呕血;病变部位在幽门以下的短期内大量出血,血液可以反流入胃,也可引起呕血;如果出血量少而缓慢则单纯表现为黑便。

呕血的颜色取决于出血量和血液在胃内停留时间,如出血量多、在胃内停留时间短则呈暗红色或鲜红色;若出血量少、在胃内停留时间长,由于血红蛋白经胃酸作用转变为正铁血红素,呕吐物多为棕褐色似咖啡渣样。黑便色泽受血液在肠道内停留时间长短的影响。大多情况下表现为黑便或柏油样便(是由于血红蛋白中的铁经肠内硫化物作用形成硫化铁所致),如果出血量大,肠蠕动增快,血液在肠内停留时间短也可出现暗红色甚至鲜红色血便,与下消化道出血易混淆。

2. 失血性周围循环衰竭 上消化道出血是否导致急性周围循环衰竭及其程度取决于出血量的多少及失血速度,严重者在出血后短时间内即可发生急性周围循环衰竭。临床主要表现为头晕、乏力、心悸、出汗、恶心、口渴、黑矇、晕厥、尿少以及意识改变。查体多可见睑结膜、口唇、皮肤及甲床苍白,血压下降,收缩压在80 mmHg以下,心率加快,脉搏细速等。若活动性出血已被控制或停止,且血容量不足或休克已被纠正而尿量仍少时,则应注意是否由于休克时间长或原有肾病变基础而发生肾衰竭。

3. 失血性贫血 急性大量出血后均会存在失血性贫血,表现为颜面苍白呈贫血样外貌,同时可见睑结膜、口唇黏膜以及甲床呈现为不同程度的苍白。但在出血早期血红蛋白浓度、红细胞计数与血细胞比容可能会无明显变化。

4. 发热 多数患者在大出血被控制后可出现低热,一般体温不超过38℃,持续数日至1周。发热可能与血容量减少、贫血、周围循环衰竭、血分解蛋白的吸收等因素导致体温调节中枢功能障碍有关。

5. 氮质血症 对于肾功能原无障碍者出现的氮质血症,大多提示是由肠道中大量血红蛋白及血浆蛋白分解产物被吸收所致,也称为肠源性氮质血症。

【实验室检查】

1. 血常规 急性大量出血后常出现明显的失血性贫血,一般多发生在出血后3~4 h。因此,早期检查红细胞、血红蛋白及血细胞比容的结果常不能确切提示贫血程度及病变程度,分析检查结果时还应注意此次出血前是否合并贫血。白细胞常在大出血后2~5 h开始增高,计数可达(10~20)×10^9/L,出血停止2~3天后恢复正常。肝硬化伴脾功能亢进者白细胞可不升高。

2. 网织红细胞计数 出血24 h内网织红细胞即开始增高,至出血后4~7天可达高峰,然后逐渐降至正常。

3. 尿素氮 一般多在出血数小时后开始升高,1~2天达高峰,3~4天后降至正常。因此,监测血浆尿素氮水平对出血量大小及出血是否停止将有很好的提示。

【诊断及鉴别诊断】

(一) 急性上消化道出血的早期识别

呕血和(或)黑便是诊断急性上消化道出血的特征性表现,因此,典型患者诊断并不困难。但少数大量、快速出血患者可在呕血和(或)黑便出现前即发生急性循环衰竭,此时应与其他原因所致内出血性休克或其他原因所致休克相鉴别。

(二) 病情严重程度的评估

一般消化道出血的严重程度与失血量呈正相关,但因呕血与黑便混有胃内容物或肠道残渣,且部分血液潴留在胃肠道内未被排出,故根据呕血或黑便量很难准确判断出血量。

如根据血容量减少导致周围循环的改变来判断失血量,休克指数(心率/收缩压)是判断失血量的重要指标。一般出血量达20 mL时粪便潜血实验可呈阳性结果,出血量达50~75 mL时即可出现黑便;短时间胃内出血量超过250~300 mL可导致呕血。如出血量不超过500 mL,除可能出现头昏外,一般无明显其他全身症状,生命体征基本处于正常水平;当出血量超过500 mL时,患者可有晕厥、口渴、少尿、心动过速和血压降低;短期内出血量超过1 500 mL时,可引起急性周围循环衰竭、失血性贫血等表现(表5-4-2)。

表 5-4-2　上消化道出血病情严重程度分级

分级	失血量(mL)	血压(mmHg)	心率(次/min)	血红蛋白(g/L)	症状	休克指数
轻度	<500	基本正常	正常	无变化	头昏	0.5
中度	500~1 000	下降	>100	70~100	晕厥、口渴、少尿	1.0
重度	>1 500	收缩压<80	>120	<70	肢冷、少尿、意识模糊	>1.5

(三) 上消化道出血的评分

Rockall 评分系统是目前临床上消化道出血时广泛使用的评分依据,该系统可依据患者年龄、休克状况、伴发病、内镜诊断和内镜下出血征象 5 项指标,将非静脉曲张性上消化道出血患者分为高危、中危及低危三种类别,进而有利于病情观察和预后评估,见表 5-4-3。另一种常用的评分系统为 Blatchford 评分,包含了血尿素氮、血红蛋白等实验室检测信息指标,其临床应用价值也逐渐得到认可,见表 5-4-4。

表 5-4-3　急性上消化道出血患者的 Rockall 再出血和死亡危险性评分

变　量	评　分			
	0	1	2	3
年龄(岁)	<60	60~79	≥80	—
休克状况	无	心动过速	低血压	—
伴发病	无	—	心力衰竭、缺血性心脏病和其他重要伴发病	肝衰竭、肾衰竭和癌肿播散
内镜诊断	无病变,Mallory-Weiss 综合征	溃疡等其他病变	上消化道恶性疾病	—
内镜下出血征象	无或有黑斑	—	上消化道血液潴留、黏附血凝块、血管显露或喷血	—

注:积分≥5 分为高危,3~4 分为中危,0~2 分为低危

表 5-4-4　急性上消化道出血患者的 Blatchford 评分

项目		检测结果	评分
收缩压(mmHg)		100~109	1
		90~99	2
		<90	3
血尿素氮(mmol/L)		6.5~7.9	2
		8.0~9.9	3
		10.0~24.9	4
		≥25.0	6
血红蛋白(g/L)	男性	120~129	1
		100~119	3
		<100	6
	女性	100~119	1
		<100	6
其他表现		脉搏≥100 次/min	1

续表

项目	检测结果	评分
	黑便	1
	晕厥	2
	肝疾病	2
	心力衰竭	2

注：积分≥6 分为中高危，< 6 分为低危；1 mmHg=0.133 kPa

(四) 出血病因诊断的方法与鉴别

1. 出血方式及伴随症状　先有呕血或呕血与黑便兼有者多为食管或胃出血，单纯黑便则常为十二指肠出血。根据伴随症状鉴别如下：

(1) 有慢性、节律性上腹部疼痛史多提示消化性溃疡，尤其是出血前上腹部疼痛突然加剧，出血后疼痛缓解者。

(2) 继发于饮酒、过度紧张、劳累、长期或大量口服非甾体类消炎药，或由于其他危重病救治时大量使用糖皮质激素或过量使用缩血管药物所导致的上消化道出血，大多数原因为急性胃黏膜损害。

(3) 严重创伤、大手术后、严重感染、休克、急性脑血管意外等伴发的消化道出血，常为应激性溃疡出血。

(4) 有慢性肝病或肝癌病史，并同时伴脾大、腹水者，大量出血的可能为食管、胃底静脉曲张破裂或(和)门脉高压性胃病。

(5) 有慢性贫血、伴食欲减退和体重减轻者应注意食管、胃部恶性肿瘤。

2. 胃镜检查　胃镜检查是上消化道出血定位、定性诊断的首选方法。对呕血和 / 或黑便的患者，在纠正休克、稳定生命体征的原则下，应在出血 24 h 之内进行急诊胃镜检查；对食管、胃和十二指肠进行全面仔细观察，区别活动性出血和近期出血，前者指病灶有喷血或渗血，后者见病灶呈黑褐色基底、粘连血块、血痂或见隆起小血管；仅见到病灶，但无上述表现者，如能排除其他原因也可视为引起出血的部位所在。胃镜检查时如发现溃疡出血，可根据溃疡基底特征来判断患者发生再出血的风险，凡基底有凝血块、血管显露者易于再出血。

3. 选择性动脉造影　多数患者经胃镜检查后均可确诊，但在某些特殊情况下，如患者处于持续上消化道严重大量出血紧急状况，而无法进行胃镜检查或因积血而无法判断出血灶时，可选择肠系膜动脉造影，如发现出血灶可同时进行介入治疗。

4. 放射性核素检查　少数消化道出血的患者，经过内镜检查和选择性动脉造影后，仍难以确定出血部位，此时可应用 ^{99m}Tc- 标记自身红细胞(^{99m}Tc-RBC)15 ~ 22 mC；静脉注射后用大视野腹部 γ 照相闪烁仪扫描，检测胃肠道出血部位，有时比内镜和 X 线胃肠检查更为有效，而且比动脉造影更为灵敏。本方法为非侵入性、损伤小，只需 5 mL 血液，注射一次标记红细胞可在 30 h 内进行观察，可检出 0.05 ~ 0.1 mL/min 的出血部位。放射性核素扫描的缺点是对出血病因的判断存在困难。

5. 活动性出血的判断

(1) 呕血或黑便次数增多，同时呕出血液颜色转为鲜红色，或排出暗红色血便伴有肠鸣音活跃。

(2) 胃管抽出物中再次混有较多的新鲜血液。

(3) 经快速输液、输血，预计基本达到补液目标而周围循环衰竭表现未见明显改善，或虽暂时好转继而又再次恶化。

(4) 经治疗血流动力学指标无明显恢复或稍稳定后又再次发生明显波动。

(5) 原无肾衰竭者尿量恢复后，尿素氮水平仍持续增高或再次升高者。

(6) 红细胞计数、血红蛋白与血细胞比容不断下降或经大量输血仍不回升者。

【抢救与治疗措施】

（一）紧急处理与监护

1. 一般性急救措施 ①去枕平卧，头偏向一侧以防吸入性窒息；②必要时吸氧；③插入胃管，了解出血部位及出血情况；④及时吸出胃内容物，预防吸入性肺炎；⑤酌情采用冰水洗胃，或灌注镁铝合剂、止血剂；⑥活动性出血期间禁食。

2. 严密监测患者的生命体征 ①注意血压、心率、呼吸频率、尿量的变化。②必要时经深静脉插管测定中心静脉压。③观察呕血与黑便情况；④定期复查血常规、血细胞比容，血清钾、钠、氯，尿素氮、血肌酐及肝功能情况。老年患者常需心电、血氧饱和度和呼吸监护。

3. 积极补充血容量 ①通常主张先输液，在存在以下情况考虑输血：收缩压低于 90 mmHg，或较基础收缩压下降超过 30 mmHg；血红蛋白低于 70 g/L，血细胞比容低于 25%；心率增快，超过 120 次 /min；②病情危重、紧急时，输液、输血同时进行。不宜单独输血而不输液，因患者急性失血后血液浓缩，此时输血并不能有效地改善微循环的缺血、缺氧状态。输注库存血较多时，每 600 mL 血应静脉补充葡萄糖酸钙 10 mL。对肝硬化或急性胃黏膜损害的患者，尽可能采用新鲜血；③对高龄、伴心肺肾疾病患者，应防止输液量过多，以免引起急性肺水肿。对急性大量出血者，应尽可能施行中心静脉压检测，以准确计算液体的输入量。④血容量充足的指征：收缩压 90 ~ 120 mmHg；脉搏 < 100 次 /min；尿量 > 40 mL/h、血 Na^+ < 140 mmol/L；神智清楚或好转，无明显脱水貌。

（二）内镜下局部止血

内镜下局部止血既可用于静脉曲张出血也可用于非静脉曲张出血，特别是治疗非静脉曲张出血的有效方法。在急诊内镜检查确定出血部位与病因后，即应根据具体病情选择合适的治疗方式。

1. 内镜下喷洒止血剂 ①凝血酶：具有促进纤维蛋白原转化为纤维蛋白，加快凝血过程的作用，4 000 ~ 10 000 U 于 50 ~ 100 mL 生理盐水中；②去甲肾上腺素：通过血管收缩作用而止血，8 mg 加入生理盐水 100 mL；③ 5% 孟氏液：具有强烈收敛作用，可使蛋白凝固、血管闭塞而止血。

2. 局部注射止血剂 ①对溃疡、糜烂、癌症出血者可沿出血灶边缘选择 4 ~ 6 个注射点，每点注射利多卡因或高渗盐水或 1/10 000 肾上腺素混合液 1.5 ~ 2 mL，止血疗效甚佳。②对食管胃底静脉曲张者可采用病变血管旁和血管内相结合的注射方式，以 5% 鱼肝油酸钠或 1% ~ 2% 乙氧硬化醇，每点注射 2 ~ 5 mL，每次注射入多条曲张静脉，注射总量 10 ~ 30 mL 可控制紧急出血。

3. 止血夹 多用于溃疡、小动脉、憩室出血，较大息肉切除前预防出血，和夹闭胃肠道小穿孔的治疗。本方法准确、快速、疗效好。

4. 高频电凝止血 适用于糜烂、溃疡出血，利用高频电的热效应可使组织蛋白凝固、血管闭塞而止血。

5. 激光止血 不仅适用于糜烂溃疡出血，而且也适用于食管胃底静脉曲张破裂出血。当激光照射出血灶时可使光能转化为热量，导致局部组织蛋白凝固、血管闭塞而达到止血目的。用于内镜下止血的激光主要有氩离子和钇铝石榴石（YAG）两种，由于后者功率高、作用强、止血好，因此临床上多选用 YAG 激光。

6. 微波止血 适用于糜烂、溃疡及肿瘤出血，采用微波照射出血灶所产生的热效应，可以引起蛋白凝固而达到止血的目的。

7. 内镜下套扎法（EVL） 适用于食管静脉曲张者，多采用橡皮圈连续多环套扎术，本方法创伤少、并发症少、疗效好、操作方便。

8. 内镜下组织黏合剂治疗 可作为食管胃底静脉曲张出血者镜下治疗的首选方法，常用的组织黏合剂为氰基丙烯酸盐。

（三）食管胃底静脉曲张破裂出血的治疗

1. 药物治疗 是静脉曲张性出血的首选治疗方法。

（1）血管加压素联合硝酸甘油 血管加压素具有收缩肠系膜动脉和肝动脉的作用，用药后可以减少肝血流量，进而降低门静脉的压力；而硝酸甘油则具有降低体循环血压的作用，进而可以减少肝血流量，间接起到降低门静脉压力的作用。此两种药物合用治疗静脉曲张破裂出血具有协同作用。

使用方法：血管加压素 0.2～0.4 IU/min 持续静脉滴注，最大剂量为 0.8 IU/min。硝酸甘油初始剂量为 40 μg/min，最高不应超过 400 μg/min，剂量调整到维持收缩压大于 90 mmHg 为宜。血管加压素的不良反应主要表现为腹痛、血压升高、心律失常、心绞痛，严重时可诱发心肌梗死，故同时合并冠状动脉粥样硬化性心脏病患者禁用。

（2）特利加压素　是一种新型的人工合成的长效血管加压素制剂。初始剂量为 2 mg 每 4 h 静脉推注，出血控制后剂量减半。与血管加压素相比作用持久且不良反应少。

（3）生长抑素及其类似物　是临床上治疗急性静脉曲张出血的首选药物。主要作用机理是选择性减少内脏血流，减低门静脉压力，同时还可以减少曲张静脉血流量，降低曲张静脉压力，进而达到快速止血的作用。此外，还可通过抑制胃蛋白酶、胃酸、胰液及某些胃肠道激素的释放，有利于糜烂或出血黏膜的修复。常用药物：① 14 肽天然生长抑素：首剂量 250 μg 快速静脉滴注（或缓慢推注），随后以 250 μg/h 持续静脉滴注。由于该药半衰期极短，若给药中断超过 5 min，应重新以 250 μg 静脉注射。② 8 肽生长抑素：为人工合成的长效型生长抑素类似物，半衰期长，主要有奥曲肽和伐普肽两种。此类药物止血效果确实，不伴全身血流动力学改变，短期应用几乎没有不良反应。奥曲肽的首剂量为 50 μg 快速静脉滴注，继以 25～50 μg/h 持续静脉滴注；伐普肽首剂量为 50 μg 快速静脉滴注，继以 50 μg/h 持续静脉滴注。

（4）抗生素　静脉曲张性出血患者接受预防性抗生素用药后早期再出血的发生率减低。无腹水患者推荐应用诺氟沙星 400 mg 口服，每日 2 次，连续 7 天，也可应用环丙沙星；不能口服时，可静脉给予喹诺酮类药物。对肝硬化 Child Pugh 评分 B 和 C 级伴上消化道出血患者可应用头孢曲松 1 g/d。

2. 三腔二囊管压迫止血　经鼻插入三腔二囊管，进入胃内后先抽出胃内积气，然后向胃囊注气约 200 mL（相当压力为 50～70 mmHg），再向外加压牵引，胃底静脉受压后可阻断食管静脉血流，达到止血目的；如若仍有出血不止可再向食管囊注入气体 100～150 mL（相当压力为 35～45 mmHg）；气囊压迫过久可导致黏膜糜烂，一般持续压迫时间最长不宜超过 24 h。当出血停止后在拔出三腔二囊管之前，首先要释放气囊内的充盈气体，然后让患者吞咽液状石蜡 20 mL 以润滑气囊囊壁。

气囊压迫止血效果肯定，缺点是患者痛苦较大，大多数会拒绝第二次再插管；食管糜烂、溃疡、心律失常、心绞痛、吸入性肺炎等是常见并发症。由于气囊压迫止血仅是一种针对大量出血无法控制时的姑息治疗措施，目前已不推荐作为首选。

3. 栓塞治疗　静脉栓塞止血是一种控制食管、胃底静脉曲张破裂大出血的有效方法，特别适用于不能进行紧急外科分流手术而其他方法治疗无效的患者。临床多采用胃冠状静脉经皮穿刺术，最广泛的栓塞材料为明胶海绵，主要并发症为肝包膜血肿、低热、损伤血管及胆管致腹腔内出血及腹膜炎。

4. 外科手术或 TIPS 治疗　食管胃底静脉曲张破裂出血行急诊外科手术并发症多，死亡率高，目前临床多不作为首选；但对经内科积极处理后出血仍不能得到有效控制或反复出血者，如果此时肝功能及全身状况尚能耐受手术也可考虑采用外科手术治疗。另外，对于经药物和内镜联合治疗仍未能控制的大出血或再次发生的出血，也可采用 TIPS（经颈静脉肝内门体静脉分流术）治疗。

（四）非静脉曲张破裂所致消化道出血的治疗

此类患者以消化性溃疡、各种意外应激所造成的急性胃黏膜糜烂引起的出血最为常见，药物与内镜联合治疗是目前首选的治疗方法。推荐使用一线质子泵抑制剂（PPI）、生长抑素和抗生素药物的联合用药方法。

1. 药物治疗　治疗原则以采用抑制胃酸、胃蛋白酶分泌的药物为主。一般情况下血小板聚集功能需要在 $pH > 6.0$ 的环境中才能发挥作用，而当胃液中 $pH < 5.0$ 时新形成的凝血块会被迅速溶解，而抑酸药物能提高胃内 pH，有利于止血和预防再出血。

（1）H_2 受体拮抗剂　①雷尼替丁：50 mg，每 6～8 h 一次，静脉注射，也可采用连续静脉滴注；②法莫替丁：20 mg，每 12 h 一次，静脉注射，也可采用连续静脉滴注。

（2）质子泵抑制剂（PPI）　①奥美拉唑：首剂 80 mg，静脉推注；继之以 8 mg/h，持续静脉输注 72 h。②也可采用埃索美拉唑、泮托拉唑、兰索拉唑、雷贝拉唑等。

（3）生长抑素及其类似物　生长抑素除使内脏血流减少而达到止血效果外，还可抑制胃泌素和胃蛋白酶分泌，并协同前列腺素对胃黏膜起到保护作用。而生长抑素类似物虽保留了生长抑素的多种效应，但在非静脉曲张出血方面的治疗作用尚待进一步研究证实。

2. 介入治疗 选择性胃左动脉、胃十二指肠动脉、脾动脉或胰十二指肠动脉血管造影，针对造影剂外溢或病变部位，经介入导管滴注血管加压素或去甲肾上腺素，无效者可采用明胶海绵栓塞。

3. 手术治疗 多数消化性溃疡、急性胃黏膜病变患者经积极内科治疗均可以达到止血效果，但对极少数出血不能控制，尤其是当合并穿孔、幽门梗阻或疑有恶变者可考虑手术治疗。

（五）原发病的治疗

对出血病因明确者应采取针对原发病治疗措施，而对需要长期服用 NSAIDs、阿司匹林等药物者，一般推荐同时服用 PPI 或黏膜保护剂。

■ 课后练习题

1. 简述急性上消化道出血的基本概念与临床表现。
2. 简述如何判断活动性急性上消化道出血。
3. 简述急性上消化道出血病情严重程度的评估方法。
4. 食管胃底静脉曲张破裂出血常用治疗药物有哪些?
5. 非静脉曲张破裂道出血常用治疗药物有哪些?
6. 简述急性上消化道出血的常见病因与分类。

（王江滨）

第二节 肝性脑病

目的要求

掌握:肝性脑病的基本概念、临床表现及分期、诊断方法。

熟悉:减少肠内毒物的生成和吸收、促进氨代谢与清除的方法与药物。

了解:肝性脑病的病因及分型、实验室和其他检查方法。

肝性脑病（hepatic encephalopathy）是由急、慢性肝衰竭或各种门－体分流引起的以代谢紊乱为基础的，且排除其他已知脑病的中枢神经系统功能失调综合征。其主要临床表现为意识障碍、行为失常和昏迷，过去曾将肝性脑病称为肝昏迷（hepatic coma），但现认为“肝昏迷”一词过于强调昏迷，而忽略了脑病的全部表现，实际上肝昏迷仅是肝性脑病的第 4 期表现。轻微肝性脑病仅能通过精细的智力试验、脑电图以及电生理检测进行诊断，且无临床表现和血清生化检测异常，因此须在急诊急救中引起足够的重视。

【病因及分型】

根据病因可将肝性脑病分为三型。

1. A 型 指急性肝衰竭引起的肝性脑病，常于起病 2 周内出现肝性脑病症状。亚急性肝衰竭时，脑病症状可出现于 2～12 周。

2. B 型 为门－体旁路性，指存在明显门体分流而非肝细胞病变所致，这种门－体分流可以是自发的或由于外科或介入手术造成，多见于：①先天性血管畸形；②外伤、类癌、骨髓增殖性疾病诱发高凝状态而导致门静脉及其分支栓塞或血栓形成；③淋巴瘤、肝转移癌、胆管细胞癌压迫而引发的门静脉高压等。

3. C 型 最常见，是由各型肝硬化以及治疗门脉高压而采用的门体分流术所致，占全部肝性脑病患者的 70% 以上。根据肝性脑病临床症状的轻重又可将 C 型进一步分为轻微肝性脑病（MHE）及有临床症状的肝性脑病(SHE)。

【发病机制】

肝性脑病的发病机制比较复杂,而且是多种因素协同作用的结果。肝功能损伤和/或门体分流是其病理基础,进而使未经肝作用的毒素进入体循环,突破血-脑屏障而诱发脑功能损害。

(一)氨中毒学说

正常情况下经血循环弥散至肠道的尿素及食物中的蛋白质在肠菌的作用下分解生成氨。非离子型氨(NH_3)具有毒性,且能透过血-脑屏障。离子型氨(NH_4^+)呈盐类形式存在,相对无毒,不能透过血-脑屏障。NH_3 与 NH_4^+ 的互相转化受 pH 梯度影响,如反应式 $NH_3 \underset{OH^-}{\overset{H^+}{\rightleftharpoons}} NH_4^+$ 所示。当结肠内 $pH<6$ 时,NH_3 从血液弥散入肠腔,随粪便排出;当 $pH>6$ 时,NH_3 大量入血。肝功能减退时,肝将氨转化为尿素的能力减弱,如果存在门-体分流,氨还可绕过肝直接进入体循环,并通过血-脑屏障进入中枢神经系统。

1. 氨对中枢神经系统的毒性作用　氨对中枢神经系统的毒性作用主要是干扰脑的能量代谢。血氨过高可抑制丙酮酸脱氢酶活性从而影响乙酰辅酶A的生成,干扰大脑的三羧酸循环。氨在大脑的解毒过程中还能与α-酮戊二酸形成谷氨酸,谷氨酸然后被星形细胞摄取在谷氨酸合成酶的作用下形成谷氨酰胺,在该反应过程中消耗线粒体上的α-酮戊二酸及ATP。α-酮戊二酸是三羧酸循环中的重要中间产物,其减少时可使三羧酸循环运转降低致使大脑细胞能量供应不足,发生功能紊乱而出现肝性脑病。

2. 氨中毒的诱发因素　A型肝性脑病因急性肝衰竭引起大量肝细胞破坏,残存肝细胞不能有效清除毒物而导致中枢神经系统功能紊乱。A型肝性脑病相当于内源性肝性脑病,又称非氨性脑病,常无明确诱因;单纯B型肝性脑病在我国少见;慢性肝衰竭或伴有门体分流的患者,肝尚能处理有限的代谢毒物,一旦这些毒物产生增多,超过肝的代偿能力,即发生C型肝性脑病,其发生在很大程度上与下列诱因有关。

(1)摄入过量的含氮食物　慢性肝衰竭或伴有门-体分流的患者对蛋白质食物的耐受性较差,尤其是动物蛋白,进食过多蛋白在肠道被细菌分解,产生大量氨及芳香族氨基酸,而诱发肝性脑病。口服铵盐、尿素、甲硫氨酸等使含氮物质吸收增加,也可使血氨升高而诱发肝性脑病。

(2)消化道出血　100 mL 血液含蛋白质 15~20 g,故胃肠道积血是血氨升高的重要因素;失血性低血容量导致肾前性氮质血症使弥散至肠道的尿素增多,进而引起血氨增高;大出血时肝缺血,肝功能进一步下降,使尿素合成能力减弱,如果输入大量含氨的库存血,则更能增加血氨的来源。

(3)低钾性碱中毒　使用排钾利尿药、放腹水、呕吐、腹泻或进食过少等均可导致低钾血症。钾从细胞外液丢失,即可被细胞内钾移出而补充。移出的钾由细胞外液钠和氢与之交换,故使细胞外液 H^+ 减少,有利于氨通过血-脑屏障。

(4)低血容量与缺氧　除上消化道出血外,大量放腹水、利尿等也可由于低血容量而导致肾前性氮质血症,使血氨增高。低血容量时脑细胞缺氧,将氨合成谷氨酸和谷氨酰胺的能力下降,而且对氨毒性作用的耐受性也下降。

(5)高蛋白饮食　高蛋白饮食使肠内产氨增多,而肝衰竭时将氨合成尿素能力减退,如若同时存在门体静脉分流,肠道来源氨不经肝解毒直接进入体循环使血氨增高。

(6)便秘　使含氨和其他有毒衍生物的肠内容物与结肠黏膜接触时间延长,有利于毒物吸收。

(7)感染　如自发性腹膜炎、肺炎、尿路感染、菌血症等,可促进组织分解代谢,增加血氨的生成。此外,高热、脱水、休克等也造成肾前性氮质血症及缺氧。

(8)其他　使用麻醉、镇痛、催眠、镇静等类药物均可直接抑制大脑和呼吸中枢造成缺氧。低血糖时可使大脑能量供应不足,导致脑内去氨活动停滞,使氨的毒性增加。

(二)假性神经递质与氨基酸不平衡学说

正常情况下神经细胞的冲动传导依靠递质的作用来完成,神经递质分兴奋性与抑制性两类,两者保持生理平衡。兴奋性神经递质有儿茶酚胺中的多巴胺和去甲肾上腺素、乙酰胆碱、谷氨酸和门冬氨酸等。抑制性神经递质只在脑内形成,如5-羟色胺、γ-氨基丁酸、苯乙醇氨、谷氨酰胺。

食物中的芳香族氨基酸如酪氨酸、苯丙氨酸等经肠菌脱羧酶的作用分别转变为酪胺和苯乙胺。正常时这两种胺在肝内被单胺氧化酶分解清除，肝衰竭时，清除发生障碍，此两种胺进入脑组织，在脑内经β羟化酶的作用分别形成鱼章胺（β-多巴胺）和苯乙醇胺。后两者的化学结构式与正常兴奋性神经递质去甲肾上腺素相似，但不能传递神经冲动，因此被称为假神经递质。当假神经递质被脑细胞摄取并取代了突触中的正常递质时，则发生神经传导障碍，兴奋冲动不能正常地传到大脑皮质而产生异常抑制，故出现意识障碍与昏迷。

肝硬化失代偿期患者血浆芳香族氨基酸（如酪氨酸、苯丙氨酸、色氨酸）增多，而支链氨基酸（缬氨酸、亮氨酸、异亮氨酸）减少。如前所述芳香族氨基酸在肝中分解代谢，当肝衰竭时分解减少，故血浓度增高。正常人支链氨基酸不在肝代谢，而是在胰岛素的作用下进入骨骼肌代谢。肝衰竭时由于胰岛素在肝内灭活降低，高水平的胰岛素促使支链氨基酸大量进入骨骼肌，故使血中支链氨基酸与芳香族氨基酸的克分子比值由正常的（3～3.5）：1降到1：1或更低。上述两种氨基酸是在互相竞争和排斥中通过血脑屏障，进入脑中的芳香族氨基酸增多，可进一步形成假神经递质。芳香族氨基酸中的色氨酸是抑制性神经递质5-羟色胺的前体，也具有拮抗去甲肾上腺素的功能。临床上应用支链氨基酸治疗肝性脑病的理论就是纠正氨基酸代谢不平衡。

（三）γ-氨基丁酸/苯二氮草（GABA/BZ）复合体学说

γ-氨基丁酸（gamma amino-butyric acid，GABA）是重要的抑制性神经递质，由肠道细菌合成，在肝衰竭和门体分流时，可绕过肝直接进入体循环使血中γ-氨基丁酸浓度增高，并容易通过血-脑屏障与大脑突触后神经细胞膜上的GABA受体结合而激活该受体。GABA受体和其他两个受体蛋白即苯二氮䓬类（benzodiazepine，BZ）受体及巴比妥（BARB）受体紧密相连，组成GABA/BZ复合体，共同调节氯离子通道。GABA/BZ复合体中任何一个受体被激活时，均可使Cl^-大量内流，导致神经细胞膜过度极化而不易除极，突触后电位和神经传导因而被抑制。

肝功能失代偿患者脑组织中的GABA/BZ受体数目明显增加。BZ受体可被BZ类药物如地西泮所激活，激活后进一步加强GABA的作用和GABA介导的神经抑制。GABA/BZ受体也是其他许多镇静安眠药物的作用点，肝衰竭患者也因此对镇静安眠药极为敏感。针对该理论有人开始应用BZ拮抗剂治疗肝性脑病，获得较好效果。此外还有人发现内源性BZ衍生物与肝性脑病的发生也有一定关系，停服地西泮类药物3个月以上的肝性脑病患者，体液中能与BZ受体结合的活性物质水平仍较高。

（四）氨、硫醇和短链脂肪酸的协同毒性作用

甲基硫醇是蛋氨酸在胃肠道内经细菌代谢后的产物，甲基硫醇及其衍变的二甲基亚砜均可引起实验动物的意识模糊、定向力丧失、昏睡和昏迷。肝硬化患者进食蛋氨酸后发生肝性脑病的机制可能与这两种代谢产物有关。在严重肝病患者中，甲基硫醇的血浓度增高，伴脑病者增高更明显。肝臭可能是甲基硫醇和二甲基二硫化物挥发的气味。

短链脂肪酸（主要是戊酸、己酸和辛酸）是长链脂肪酸被肠道细菌分解后形成的，能诱导实验性肝性脑病，在肝性脑病患者的血浆和脑脊液中也明显增高。

在肝衰竭的实验动物中，单独使用氨、硫醇和短链脂肪酸这三种毒性物质的任何一种，如剂量较小都不足以诱发肝性脑病，但如联合使用即使剂量不变也能引起脑病症状，为此有些学者提出氨、硫醇、短链脂肪酸对中枢神经系统的协同毒性作用，可能在肝性脑病的发病机制中占有重要地位。

（五）星形细胞功能异常学说

正常情况下突触前神经末梢释放的谷氨酸迅速被周围的星形细胞摄取并在谷氨酰胺合成酶的作用下合成谷氨酰胺，谷氨酰胺再循环至神经元内释放具有活性的谷氨酸，此谓脑中的谷氨酰胺循环。谷氨酸是脑内重要的兴奋性神经递质，储存于突触小泡内，一旦释放即呈现神经递质的活性，能与其受体结合产生神经传导活性。肝功能失代偿期患者星形细胞肥大、功能受损，星形细胞内的标志酶谷氨酰胺合成酶活性下降，使脑内清除氨能力下降，也使神经元内具有活性的谷氨酸形成减少，导致谷氨酸能突触异常，而出现肝性脑病的表现。

（六）其他学说

1. 锰离子　近年来有人通过磁共振显像（MRI）发现80%以上肝硬化患者大脑苍白球密度增高，组织学

证实苍白球密度增加是锰沉积而造成的。肝是锰排泄的重要器官，当其功能受到影响或存在门体分流时均可使锰浓度升高，并在苍白球沉积。锰沉积除直接对脑组织造成损伤外，还影响5-羟色胺、去甲肾上腺素和γ-氨基丁酸等神经递质的功能。此外锰还影响多巴胺与多巴胺受体的结合，导致多巴胺氧化使多巴胺减少，造成震颤、僵硬等锥体外系症状。

2. 5-羟色胺　5-羟色胺是参与调节大脑皮质唤醒反应的重要神经递质，对于保持清醒状态，调节睡眠节律起着重要作用。肝性脑病患者脑内5-羟色胺降解增加，代谢产物5-羟基吲哚乙酸（5-HIAA）增加，但5-HIAA不具有维持睡眠/苏醒周期的功能，故使患者的睡眠节律紊乱。

3. 内源性阿片受体　大脑的内源性阿片系统如β-内啡肽参与调节中枢神经系统的某些效应如记忆功能等。肝性脑病时患者血浆中β-内啡肽浓度增高，影响患者的神志状态。

【临床表现及分期】

肝性脑病的临床表现往往因原有肝病的性质、肝细胞损害的程度以及诱因的不同而不一致。

急性肝性脑病常见于急性重型肝炎所致的急性肝衰竭，诱因不明显，患者在起病数日内即进入昏迷直至死亡，昏迷前可无前驱症状。

慢性肝性脑病多是门体分流性脑病，由于大量门体侧支循环和慢性肝衰竭所致，多见于肝硬化和（或）门体分流手术后，以反复意识障碍为突出表现，常有摄入大量蛋白质食物、上消化道出血、感染、放腹水、大量排钾利尿等诱因。

一般根据意识障碍程度、神经系统表现和脑电图改变，将肝性脑病自轻微的精神改变到深昏迷分为四期，见表5-4-5。

表5-4-5　肝性脑病临床分期

分期	认知功能障碍及性格、行为异常的程度	神经系统体征	脑电图改变
1期（前驱期）	轻度性格改变或行为异常，如欣快激动或沮丧少语。衣冠不整或随地便溺、应答尚准确但吐字不清且缓慢、注意力不集中或睡眠时间倒错（昼睡夜醒）	可有扑翼样震颤	不规则的本底活动（α和θ节律）
2期（昏迷前期）	睡眠障碍和精神错乱为主、反应迟钝、定向障碍、计算力及理解力均减退、言语不清、书写障碍、行为反常、睡眠时间倒错明显、甚至出现幻觉、恐惧、狂躁。可有不随意运动或运动失调	腱反射亢进、肌张力增高、踝阵挛阳性、巴氏征阳性、扑翼征明显阳性	持续的θ波，偶有δ波
3期（昏睡期）	以昏睡和精神错乱为主、但能唤醒，醒时尚能应答，但常有神志不清或有幻觉	扑翼征阳性、踝阵挛阳性、腱反射亢进、四肢肌张力增高，锥体束征阳性	普通的θ波，一过性的含有棘波和慢波的多相综合波
4期（昏迷期）	神志完全丧失，不能被唤醒。浅昏迷时对疼痛刺激有反应；深昏迷时对各种刺激均无反应	浅昏迷时腱反射和肌张力仍亢进、踝阵挛阳性、由于患者不合作扑翼征无法检查、深昏迷时各种反射消失	持续的δ波，大量的含棘波和慢波的综合波

以上各期的分界并不很清楚，前后期临床表现可有重叠，病情发展或经治疗好转时可相互转换。

同时也可参考国外广泛使用的West-Haven半定量分级表对患者的神经精神状态进行分析、Glasgow昏迷评分表对患者意识障碍程度进行分析，用简易肝性脑病严重程度评分表进行分析。但最近Hassanein等推出的HESA评分法在反应神经精神状态方面可能更客观、准确，更具可操作性。

轻微肝性脑病是指临床上无肝性脑病表现，常规精神神经系统检测无异常，但脑电图、特殊智力定量检查（如 Reitan 数学连接实验）及诱发电位（evoked potential，EP）等检查存在异常的患者。若能及时发现并及时早治疗，可避免因驾驶、机械操作等作业时发生事故。

肝功能损害严重的肝性脑病患者常有明显黄疸，出血倾向和肝臭，易并发各种感染、肝肾综合征和脑水肿等，使临床表现更加复杂。

【实验室和其他检查】

（一）血氨

正常人空腹静脉血氨为 40～70 μg/dL，动脉血氨含量为静脉血氨的 0.5～2 倍。一般认为测定动脉血氨比静脉血氨更有意义。慢性肝性脑病尤其是门体分流性脑病患者多有血氨增高；而急性肝性脑病血氨多正常。

对于考虑存在肝性脑病的患者可急诊检测血氨浓度，然而对于血氨测定的诊断价值目前仍有争议，但多认为动态观察血氨对诊断应具有价值，有人报道血氨不高的患者多有红细胞内氨的增加。

（二）脑电图检查

脑电图的演变与肝性脑病的严重程度一致。利用脑电图，可以早期发现肝性脑病，以便及时采取治疗措施，并且能够判断肝性脑病的治疗效果。肝性脑病早期脑电图的节律弥漫性减慢，波幅增高，由正常的 α 节律（8～13 次/s）变为 θ 节律（4～7 次/s）。更严重的脑电波异常，即 δ 波（1～5 次/s），为 2 期肝性脑病的改变。3 期肝性脑病常出现三相波，但三相波常在昏迷期消失。三相波的出现提示预后不良。

（三）诱发电位

诱发电位是在体外可记录到的由各种外部刺激经感受器传入大脑神经元网络后产生的同步放电反应。根据刺激的感官不同分为视觉诱发电位（VEP）、听觉诱发电位（AEP）和躯体诱发电位（SEP）。VEP、AEP 检查在不同人、不同时期变化较大，缺乏特异性和敏感性，不如简单的心理智能检测。SEP 诊断亚临床肝性脑病价值较大。

（四）临界闪烁频率

该方法原用于检测警戒障碍患者的临界闪烁频率，可反映大脑神经传导功能障碍。测定患者视觉功能的变化、判定视网膜胶质细胞的病变，间接反映大脑星形胶质细胞肿胀和神经传导功能障碍，具有敏感、简易、可靠的优点。目前已作为检测轻微肝性脑病常规方法。其不受受试者文化程度、年龄、职业等因素的影响，但可受兴奋剂、镇静剂及疲劳等因素的干扰。

（五）心理智能检测

目前认为心理智能检测对于诊断早期肝性脑病包括亚临床肝性脑病最有价值。常规使用的是数字连接试验和符号数字试验，其结果容易计量，便于随访。

另外还可应用构建能力测试、画钟试验、系列打点试验等方法。这些检测方法与受试者受教育程度的相关性小，操作非常简单方便，可操作性好。简易智能量表也可较好地反应神经精神轻微损害的情况，但耗时较多，可在临床研究中采用。

（六）血清氨基酸测定

支链氨基酸（亮氨酸、异亮氨酸、缬氨酸）浓度降低，色氨酸尤其是游离色氨酸浓度增高有助于肝性脑病的诊断。

（七）脑脊液检查

脑脊液压力一般正常，蛋白可能增高，细胞数正常。谷氨酰胺和色氨酸增多，两者与昏迷程度密切相关。严重肝病时腰穿有一定危险，应慎重。

（八）神经影像学检查

CT 和 MRI 有助于发现脑水肿，慢性肝性脑病患者还可出现脑萎缩特征。锰沉积可造成星形胶质细胞结构的改变，在头颅 MRI 检查中可发现额叶皮质脑萎缩、苍白球、核壳内囊 T1 加权信号增强。此外，头颅 CT 及 MRI 检查的主要意义在于排除脑血管意外、颅内肿瘤等疾病。

正电子发射体层摄影（PET）可通过影像学形式反映脑血流以及氨、葡萄糖等物质代谢状况。

(九) 磁共振波谱分析(MRS)

该技术是通过无创性检查测得脑组织中谷氨酰胺/谷氨酸盐等物质浓度,间接了解脑的特殊生理、生化功能改变。其在肝性脑病中的应用价值尚在研究中。

【诊断和鉴别诊断】

(一) 诊断

肝硬化失代偿期并发中枢神经系统紊乱为其主要特征,一般诊断不难。对轻微肝性脑病目前尚无统一诊断标准,心理智能检测、诱发电位、脑电地形图(即对脑电图中的脑电波通过计算机进行量化分析)有助于诊断。诊断依据主要有:①有引起肝性脑病的基础疾病,A型者虽无慢性肝病病史,但存在急性肝衰竭;B型者虽有门体分流的存在,但无肝疾病基础;C型常有严重肝病和(或)广泛门–体分流病史。②有神经精神症状及体征。③虽无神经精神症状及体征,但学习、理解、注意力、应急和操作能力有缺陷;神经心理智能测试至少有2项异常;临界闪烁频率异常可作为重要参考。④有引起肝性脑病的诱因。曾发生过HE对诊断有重要的意义。⑤排除其他代谢性脑病如酮症酸中毒、低血糖、尿毒症等所致的脑病、中毒性脑病、神经系统疾病如颅内出血、颅内感染、精神疾病及镇静剂过量等情况。

以上5项中具备①、③、④、⑤项者可诊断为有临床症状的肝性脑病,如具备②、③、④、⑤项,则可诊断为轻微型肝性脑病。

(二) 鉴别诊断

以精神症状为唯一突出表现的肝性脑病易被误诊为精神病,因此凡遇精神错乱患者,应警惕肝性脑病的可能性。对昏迷者应与中枢神经系统病变(感染、脑血管意外、肿瘤、外伤)以及其他代谢性脑病,如糖尿病昏迷、尿毒症昏迷、肾性脑病、肺性脑病等相鉴别。

【抢救与治疗措施】

(一) 消除诱因

及时控制上消化道出血和感染,避免快速、大量排钾利尿和放腹水。注意纠正水、电解质和酸碱平衡失调,每日输入液体总量不超过2 500 mL为宜。肝硬化腹水患者的输液量一般约为尿量+1 000 mL,以免血液稀释、血钠过低而加重昏迷。因巴比妥类、苯二氮䓬类镇静剂能刺激GABA/BZ复合受体,加重肝性脑病,故应禁用。如患者出现躁狂,应以异丙嗪、氯苯那敏(扑尔敏)等抗组胺药代替镇静剂。如有睡眠节律紊乱者可在睡前口服褪黑素以纠正其生物钟紊乱。

(二) 减少肠内毒物的生成和吸收

1. 调整饮食　急性及3、4期肝性脑病患者开始数日内禁食蛋白质,每日供给热量,146～167 kJ/kg(35～40 kcal/kg),以碳水化合物为主,并应补充足量的维生素B、C、K及微量元素。昏迷者可经鼻胃管供给,神志清楚后改为口服,每2～3天增加10 g逐渐增加蛋白质至1.2 g/(kg·d),1、2期肝性脑病患者则开始数日给予低蛋白饮食(20 g/d),每2～3天增加10 g,如无肝性脑病发生,则继续增加至每日1.2 g/kg,以植物蛋白为最好。植物蛋白含支链氨基酸较多,芳香族氨基酸较少,且能增加粪氮排泄。此外,植物蛋白含非吸收性纤维,被肠菌酵解产酸有利于氨的排除,且有通便作用。

2. 清除肠道含氮物质　应用生理盐水1 L加弱酸(常用食醋)50 mL分次灌肠,清除肠内积血或其他含氮物质。也可口服或鼻饲25%硫酸镁30～60 mL导泻。亦可用不吸收的双糖如乳果糖300～500 mL,加水500 mL进行灌肠,尤其适用于门–体分流性肝性脑病。

3. 口服不吸收双糖降低结肠pH　乳果糖(lactulose)口服后在结肠内被乳酸菌、厌氧菌等分解为乳酸和醋酸,使肠腔呈酸性,从而减少氨的形成与吸收;其轻泻作用有助于肠内含氮物质的排除;肠道酸化后,促进乳酸杆菌大量繁殖,抑制产氨细菌生长,使氨生成减少。①急性肝性脑病:开始用45 mL口服(或鼻饲),以后每1 h追加1次,直到有大便排出;适当调整剂量以保证每日2～3次软便为宜(通常用量为15～45 mL,每8～12 h 1次)。乳果糖无毒性,常见不良反应为饱胀,有时出现腹痛、恶心、呕吐等。②不能口服者:可用300 mL乳果糖加1 000 mL生理盐水保留灌肠30～60 min,每4～6 h重复1次。③乳梨醇(lactitol)　乳梨醇是和乳果糖类似的双糖，代谢方式和治疗效果与乳果糖相同，但乳梨醇甜度低、口感好，不良反应也比乳果糖少。常用量为 0.5 g/kg，每日 2 次，以保持每日 2 ~ 4 次软便为宜。

4. 口服抗生素抑制肠道细菌生长 ①新霉素：治疗肝性脑病已被延用 40 余年，但遗憾的是有关新霉素对肝性脑病有效的证据不足，而且口服后也有小部分可被吸收，使少数长期服用者出现听力或肾功能损伤。②甲硝唑：可抑制肠道厌氧菌、改善肝性脑病，但长期服用可能会导致肠道菌群失调、胃肠道不适症状及神经毒性。③利福昔明：是利福霉素的衍生物，具有广谱、强效的抑制肠道内细菌生长的作用，口服后只在胃肠道局部起作用。研究表明其耐受性好、起效迅速。推荐剂量 1 200 mg/d，分 3 次口服。

5. 调整肠道微生态环境 服用不产生尿素酶的某些有益菌如乳酸杆菌、肠球菌、双歧杆菌、酪酸杆菌等，可抑制产生尿素酶细菌的生长，并酸化肠道，对防止氨和有毒物质的吸收有一定作用。推荐用法：①双歧三联活菌制剂，2 ~ 3 粒 / 次，3 次 /d；②地衣芽孢杆菌 2 粒 / 次，3 次 /d。

（三）促进氨的代谢清除

1. 鸟氨酸门冬氨酸 鸟氨酸能增加氨基甲酰磷酸合成酶和鸟氨酸氨基甲酰转移酶活性，其本身也是鸟氨酸循环的重要物质，促进尿素合成，门冬氨酸可促进谷氨酰胺合成酶的活性，促进脑、肝、肾利用和消耗氨以合成谷氨酸和谷氨酰胺而降低血氨。在 24 h 内可静脉滴注 40 g，清醒后逐渐减量至 20 g/d，能显著降低肝性脑病患者血氨。

2. 鸟氨酸 -α- 酮戊二酸 鸟氨酸的药理机制如前所述，α- 酮戊二酸可增加谷氨酰胺合成酶活性，其本身还是三羧酸循环上的重要物质，能与氨结合形成谷氨酸，但其疗效不如鸟氨酸门冬氨酸。

3. 谷氨酸钠或谷氨酸钾 谷氨酸能与氨结合生成谷氨酰胺而降低血氨。但近年来认为谷氨酸盐只能暂时降低血氨，不能透过血脑屏障，不能降低脑组织中的氨，且可诱发代谢性碱中毒，反而加重肝性脑病；另外，脑内过多的谷氨酰胺产生高渗效应，参与脑水肿的形成，不利于肝性脑病的恢复。因此目前临床上已不再推荐使用。

4. 精氨酸 能促进鸟氨酸循环而降低血氨。制剂为酸性，适用于血 pH 偏高的患者。剂量为 10 ~ 20 g 加入葡萄糖液中静脉滴注，1 次 /d。

5. 苯甲酸钠 可与肠内氮源性物质甘氨酸或谷氨酰胺结合形成马尿酸经肾排出，因而降低血氨，每次口服 5 g，2 次 /d。

6. 苯乙酸钠 与肠内谷氨酰胺结合形成无毒的苯乙酰谷胺酰胺经肾排泄，故也能降低血氨。口服剂量同苯甲酸钠，但疗效不如苯甲酸钠，两药同时服用有协同作用。因其均为钠盐，长期服用时应警惕钠水潴留。

以上数种降氨药交替使用较单用一种药物为佳。此外，乙酰谷氨酰胺、鱼精蛋白、硫酸锌、尿素酶抑制剂、乙酰氧肟酸和辛酰氧肟酸也均被认为有降低血氨的作用，已受到重视。由于锌是参与尿素酶循环相关酶的辅酶，而肝硬化患者又常因尿中排泄过多以及摄入不足而导致体内锌的不足。有报道每日补充锌 600 mg 有助于氨的代谢，以降低血氨水平。

（四）纠正氨基酸代谢紊乱

口服或静脉输注以支链氨基酸为主的氨基酸混合液，从理论上可纠正氨基酸代谢不平衡，提供能量，抑制大脑中假神经递质的形成，但对门体分流性脑病的疗效尚有争议。对于不能耐受蛋白食物者，补充支链氨基酸有助于改善患者的氮平衡。

（五）GABA/BZ 复合受体拮抗剂

氟马西尼（flumazenil）为 BZ 受体拮抗剂，可以使内源性 BZ 衍生物导致的神经传导抑制得到改善。注射氟马西尼后能迅速通过血 – 脑屏障，少量药物即能占据中枢大部分 BZ 受体，阻断 BZ 类物质与其受体结合，迅速改善肝性脑病的症状如昏睡、昏迷等。但最好将氟马西尼与其他治疗肝性脑病的药物联合应用，因为单独应用本药时仅能短期改善肝性脑病症状且改善程度也有限。用法 1 mg/ 次，静脉注射。

（六）其他治疗肝性脑病的药物

随着人们对肝性脑病发病机制的认识，近来许多新药正在被用于治疗肝性脑病的研究和开发中，但其疗效还有待于进一步验证。如 L- 肉碱具有携带短链脂肪酸进入线粒体膜内进一步氧化产生 ATP 的功能，此外还促进氨转化为尿素和谷氨酰胺；治疗职业性锰中毒药物依地酸二钠和对氨基水杨酸钠正在被用于观察驱锰是否可以改善锰在苍白球的沉积，解除肝性脑病的锥体外系症状；阿片受体拮抗剂纳洛酮和纳曲铜、5-羟色胺受体拮抗剂美西麦角（methysergide）和甲替平（metitepine）等也已被证实具有改善实验性肝性脑病大鼠神志状态的功能。

（七）人工肝支持治疗

清除体内毒素，提供肝细胞再生的条件和时间，为肝移植赢得机会是人工肝支持治疗的目的。非生物型人工肝以解毒功能为主，已取得良好效果，尤其适合于由急性肝衰竭引起的肝性脑病。生物型人工肝支持系统是以培养的肝细胞等生物材料为基础提供肝功能支持，其疗效有待于进一步研究。尚处于研究中的方法还有肝细胞和骨髓干细胞移植，其在动物试验中已显示一定疗效，有可能是今后的主要发展方向。

（八）肝移植

对于尚无其他满意治疗方法使其逆转的慢性肝性脑病，肝移植是一种公认有效的治疗方法。由于肝移植操作过程的改良和标准化，供肝保存方法和手术技术上的进步以及抗排斥免疫抑制剂的发展，肝移植患者的生存率已明显提高，移植后一年生存率达 65%。凡无脑水肿的 3 期以上肝性脑病或急性肝衰竭且符合下列 5 条中 3 条或 3 条以上者，可作为急症肝移植的指征：①动脉血 pH < 7.3。②年龄 < 10 岁或 > 40 岁。③出现肝性脑病前黄疸持续时间 > 7 天。④凝血酶原时间 > 50 s。⑤血清总胆红素 > 300 μmol/L。

（九）对症治疗

对急性肝衰竭患者要进行严格监护，警惕发生多器官衰竭。加强对脑细胞功能的保护和诊治脑水肿，因为继发于脑水肿的颅内高压是 3、4 期肝性脑病的常见严重并发症，易导致患者死亡或不可逆脑损伤，故一定要尽早识别和处理，此外还要注意保持呼吸道通畅，控制感染，纠正水、电解质和酸碱平衡失调等。

【预后】

诱因明确且容易消除者（例如出血、缺钾等）预后较好。肝功能较好，做过分流手术，由于进食高蛋白而引起的门体分流性脑病预后较好。有腹水、出血倾向的患者提示肝功能较差，其预后也差。暴发性肝衰竭所致的肝性脑病预后较差。

■ 课后练习题

1. 简述肝性脑病的基本概念。
2. 简述肝性脑病的临床表现与分期。
3. 简述肝性脑病的诊断依据与方法。
4. 简述肝性脑病时减少肠内毒物生成和吸收的方法与药物。
5. 简述肝性脑病时促进氨代谢与清除的方法与药物。
6. 简述肝性脑病的病因及分型。

（王江滨）

第三节　重症急性胰腺炎

目 的 要 求

掌握：重症急性胰腺炎临床表现、诊断与分级标准、抑制胰腺外分泌药物和胰酶抑制剂应用。
熟悉：重症急性胰腺炎的常见的病因、诱因及胰外器官表现、局部并发症、影像学检查特点。
了解：常用实验室检测项目、需要鉴别的常见病。

重症急性胰腺炎（severe acute pancreatitis，SAP）是指由多种病因引起自身胰酶被激活，继以发生胰腺局部及全身性炎症反应，并伴有其他器官功能障碍或衰竭的临床综合征。SAP 是急性胰腺炎最严重的临床类型，多在急性胰腺炎的同时出现一个或多个持续 48 h 以上、不能自行恢复的器官功能衰竭，也是早期死亡的重要原因；后期（1 周）如若并发感染则病死率极高，形成本病死亡的第二个高峰期。

【病因与诱发因素】

急性重症胰腺炎病因及发病过程复杂，在不同国家和地区发病原因不完全相同，我国 50% 以上是由胆道疾病所致，而经济发达国家则以胆源性和酒精性为主（ > 80%），但目前我国酒精性及高脂性原因引起 SAP 的发病率呈明显上升趋势。

（一）胆道疾病

胆结石（包括胆道微结石）目前仍是我国 SAP 发生的最常见原因，其他见于胆道感染、蛔虫、肿瘤或 Oddi 括约肌功能不全。

（二）高脂血症

高脂血症与急性胰腺炎（AP）有病因学关联，发病率近年来呈上升态势，特别是当甘油三酯≥11.30 mmol/L 时极易发生 AP。临床上根据高甘油三酯（TG）血症与胰腺炎存在的时差关系可分为：原发性高 TG 血症性胰腺炎、伴发性高 TG 血症性胰腺炎以及继发性高 TG 血症性胰腺炎。

（三）大量饮酒与过度进食

大量饮酒及暴食可刺激胰液与胆汁大量分泌，同时引起十二指肠乳头水肿或 Oddi 括约肌痉挛，进而导致胰液与胆汁排泄不畅发生胰腺炎。

（四）手术与创伤

腹腔手术特别是胰胆或胃手术、腹部钝挫伤等可直接或间接损伤胰腺组织与胰腺血液供应进而引起胰腺炎；少数也可因 ERCP 检查以及重复注射造影剂或注射压力过高诱发胰腺炎。

（五）药物

目前发现有多种药物与胰腺炎发病相关，包括肾上腺皮质激素、噻嗪类利尿药、硫唑嘌呤、雌激素（口服避孕药）、有机磷农药、吲哚美辛、四环素、磺胺类及阿片类等，这些药物或可直接损伤胰腺组织，或使胰液分泌、黏稠度增加而引起急性胰腺炎。

（六）胰管阻塞

胰管结石、蛔虫、壶腹部结石以及胰腺邻近器官的炎症波及胰管均可造成部分或完全性胰管狭窄、阻塞，由此阻碍胰液外流引起胰腺受损。

（七）感染

急性流行性腮腺炎、传染性单核细胞增多症及柯萨奇病毒、Echo 病毒、肺炎衣原体感染等均可并发急性胰腺炎，一般多数病情较轻，随着感染痊愈而自行好转。另外，沙门菌或链球菌菌血症时细菌可经血流、淋巴流引起急性化脓性胰腺炎。

（八）其他

妊娠、十二指肠球后穿透性溃疡、邻近乳头的十二指肠憩室炎、胃部手术后输入袢综合征、肾或心脏移植术后、血管性疾病及遗传因素等少见原因也可能是急性胰腺炎的病因。

【临床表现】

（一）症状和体征

1. 腹痛　腹痛通常是本病的首发症状或主要表现。多在大量饮酒或饱餐后突然发作，典型者呈现为中上腹部剧烈绞痛或刀割样疼痛，常为持续性伴阵发性加剧。但疼痛也可发生在腹部其他部位，半数患者伴有向左肩或腰背部放散痛。腹痛的严重程度可能与胰腺损伤程度并不完全一致，甚或极少数患者可无腹痛或仅表现为轻微疼痛；若合并胆管结石或胆道蛔虫则可出现右上腹痛或胆绞痛。

2. 发热　一般病变早期多为中低热，超过 39℃者少见，3 ~ 5 天后逐渐下降至正常；多日持续发热不降常提示病变胰腺继发感染或脓肿形成，继发于胆管炎或合并腹膜炎者可伴有寒战及弛张性高热。

3. 黄疸　部分患者在病后 1 ~ 2 天可出现不同程度的黄疸。其原因可能为并存胆结石症、胆道感染，或肿大的胰头压迫胆总管下端，或由于肝受损。一般黄疸越重提示病情越重，并且预后不良。

4. 其他消化道症状　约有 2/3 患者可出现频繁的恶心、呕吐，呕吐物多为胃内容物，重者可为胆汁样或血性；呕吐后腹痛多不缓解，晚期出现并发症者多有明显腹胀。

5. 低血压或休克　大多重症急性胰腺炎在发病后 2 ~ 3 h 出现不同程度低血压或休克的表现，个别患者甚至可以心血管系统症状或猝死为主要表现。

6. 手足抽搐　多为血钙降低所致，如血清钙 < 1.98 mmol/L，则提示病情严重，预后差。

7. 皮肤改变　两胁部皮肤呈青紫色是重症胰腺炎的典型标志之一，但发生率较低。出现在脐周时称为 Cullen 征，出现在前下腹壁及腰部时称为 Grey-Turner 征，往往同时伴有血性腹水。

（二）胰外器官表现

1. 急性呼吸窘迫综合征（ARDS）　是重症急性胰腺炎死亡的重要并发症。常发生在起病后 24 ~ 48 h，主要表现为进行性、常规吸氧难以缓解的呼吸困难；两肺可闻及哮鸣音及湿啰音，血气分析 PaO_2 < 8.0 kPa（60 mmHg）；X 线胸片早期多无异常，或肺血管呈网状增多，边缘模糊；中晚期两肺散在大小不等、边缘模糊、浓密的斑片状阴影，常融合成大片呈磨玻璃样改变。

2. 急性肾衰竭　多发生于重症急性胰腺炎起病后 3 ~ 4 天，表现为少尿或无尿，常伴有电解质紊乱和酸碱平衡失调的表现，血肌酐增高。

3. 循环功能衰竭　重症胰腺炎可由于血容量下降导致心肌灌注不足；激活的胰酶对心肌的损害，释放的心肌抑制因子可影响心肌收缩力；后期并发的局部或腹腔脓肿与脓毒血症产生的毒素对心肌损害等因素均可引起心力衰竭及心律失常。

4. 胰性脑病（pancreatic encephalopathy，PE）　临床表现为耳鸣、复视、幻觉、谵妄、躁狂、语言障碍、肢体僵硬、意识障碍及昏迷等，是重症胰腺炎的危险并发症之一，通常有两个发病高峰：一是在 SAP 发病后的急性炎症期（2 ~ 9 天）内，后期另一高峰多在 SAP 的恢复期（2 周后）。其确切发病机制目前尚不十分清楚，一般认为与胰腺炎发作时磷脂酶 A 活化、细胞因子作用、低蛋白血症、低血容量、低氧血症等有关。

5. 弥散性血管内凝血（DIC）　SAP 凝血异常的机制目前尚未完全清楚，有人认为激活的胰酶进入血流作用于组织间质，激活凝血系统、纤溶系统等导致凝血异常。除表现为出血症状外，由于血栓形成和局部循环障碍，引起器官梗死或组织坏死，从而导致多器官功能衰竭。

6. 全身炎症反应综合征（SIRS）与脓毒症（sepsis）　多伴发 SIRS，胰腺继发感染或肠源菌移位可出现以革兰阴性杆菌为主的脓毒症，部分也可能存在真菌感染。

7. 腹腔间隔室综合征（ACS）　腹腔高压（IAH）目前已经作为判定 SAP 预后的重要指标之一。膀胱压（UBP）测定是诊断 ACS 的重要指标，当 UBP≥20 mmHg，伴少尿、无尿、呼吸困难、血压降低时应考虑为 ACS。

【实验室检查】

（一）常规检查

1. 血常规　急性重症胰腺炎患者白细胞计数可达 20×10^9/L 以上，并出现核左移现象，偶有类白血病反应。由于大量体液丢失，造成血液浓缩可表现为血细胞比容增高，血红蛋白降低。

2. 尿常规　尿糖、尿酮体可呈阳性反应，肾功能受损时可出现蛋白尿、管型尿和血尿。

（二）酶学测定

1. 血、尿淀粉酶测定　血清淀粉酶在本病的诊断中具有重要意义，90% 以上患者在发病 2 ~ 12 h 升高，超过正常值 5 倍即可考虑本病，但血清淀粉酶活性水平与病情严重程度不呈相关性。如若血清淀粉酶持续增高要注意病情反复、并发假性囊肿或脓肿、疑有结石或肿瘤、肾功能不全、高淀粉酶血症等，同时应与其他急腹症引起的血清淀粉酶增高相鉴别。

尿淀粉酶一般在 12 ~ 24 h 后开始升高，可持续 1 ~ 2 周；尿淀粉酶变化可作为诊断的参考，通常对病情的判断意义不大，但计算淀粉酶对肌酐清除率的比值具有一定的临床意义：淀粉酶对肌酐清除率比值 = 淀粉酶清除率 ÷ 肌酐清除率。正常范围 1% ~ 4%，> 6% 有诊断意义。此项化验的意义在于：①比值升高持续时间比淀粉酶升高持续时间要长数倍;②不受高脂血症的影响;③比值正常可以排除胰腺炎的诊断。

2. 脂肪酶 在发病后 24 h 内开始升高,72 ~ 96 h 达高峰,可持续 5 ~ 10 天。检测值超过正常标准值 3 倍以上有诊断意义。由于脂肪酶仅在胰腺合成,因此,对 SAP 的诊断具有较高的特异性,同时也可用于鉴别其他原因引起的高淀粉酶血症。血清脂肪酶活性意义与血清淀粉酶相类似,即与病变严重程度并不呈正相关。

3. 血清正铁血白蛋白 急性胰腺炎时由于血中胰蛋白酶活力升高可造成血红蛋白分解成正铁血红素,后者与白蛋白结合成正铁血白蛋白,故血中正铁血白蛋白常为阳性。本项检测最早在发病后 12 h 内即可呈阳性,于 4 ~ 6 天达高峰,但特异性不强且假阳性多,故仅有参考价值。

4. 胰蛋白酶和磷脂酶 A_2 急性重症胰腺炎时胰蛋白酶常明显成倍增高,而磷脂酶 A_2 诊断重症胰腺炎的阳性率可达 90% 以上。

(三) 电解质及生化指标

重症胰腺炎患者常伴有血清钙降低,可至 1.75 mmol/L 以下;原无糖尿病的患者血糖可能会升高,甚至超过 11.2 mmol/L;部分患者血清钾降低,而且依病情严重者尤为明显;肿大的胰头压迫胆总管时可出现血清胆红素升高,其水平及恢复速度可在一定程度上反应病情的轻重。

(四) 血清学标志物

C 反应蛋白(CRP)具有较好的临床诊断价值,当发病 72 h 后 CRP > 150 mg/L,常提示胰腺组织坏死;血清 IL–6 水平动态增高常提示预后不良;血清淀粉样蛋白升高对 AP 诊断也有一定价值。

(五) 影像学检查

1. 腹部平片 可见肠腔充气,十二指肠或小肠胀气(“警哨肠曲”征)。甚至可出现膈下游离气体或结肠截断征表现。可见胰腺体积增大、密度增高,胃与脊柱间隙增大。本检查有助于观察胰腺区有无钙化,胰周及肠腔外有无气泡以协助明确有无慢性胰腺炎或胰腺囊肿形成。

2. 腹部 CT CT 扫描是目前推荐作为诊断 AP 的标准影像学方法,在急性胰腺炎早期,胰腺及胰周坏死并不明显,后期可出现肾周围区消失,网膜囊和网膜脂肪变性,密度增厚,CT 增强可发现胰腺坏死部位密度减低。发病 1 周左右的增强 CT 诊断价值更高,可有效区分液体积聚和坏死的范围,对脓肿和囊肿也有最好的定位作用。但胰腺形态学变化与脏器衰竭无关。在 SAP 的病程中,应强调密切随访 CT 检查,建议按病情需要,平均每周 1 次。目前通常采用改良的 CT 严重指数(CTSI)进行分级以利预后的判定(表 5–4–6)。

表 5–4–6 改良的 CTSI

胰腺形态	评分	胰腺坏死	评分	胰腺外并发症	评分
正常胰腺	0	无	0	无	0
胰腺和(或)胰周炎症改变	2	坏死范围≤30%	2	胸腔积液、腹水、胃流出道梗阻、假性囊肿出血、脾静脉或门静脉血栓形成等	2
单发或多个积液区或者胰周脂肪坏死	4	坏死范围 > 30%	4		

备注:CT 评分 = 胰腺形态评分 + 胰腺坏死评分 + 并发症评分
CT 评分≥4 考虑为 MSAP 或 SAP

(六) 腹腔穿刺抽液

穿刺液的颜色、气味及性质有助于判断急性胰腺炎的严重程度。

(七) 其他检查

必要时可行腹腔镜、核磁共振以及同位素扫描,有助于协助诊断、鉴别诊断以及了解病情轻重。

【诊断及鉴别诊断】

(一) 急性胰腺炎诊断标准

符合以下 3 项中的 2 项,即可诊断为 AP:①与 AP 符合的腹痛(急性、突发、持续、剧烈的上腹部疼痛,常向背部放射)。②血清淀粉酶和(或)脂肪酶活性至少 > 3 倍正常上限值。③增强 CT/MRI 或腹部超声符合 AP 影像学改变。

(二) 临床分级

1. 重症急性胰腺炎(SAP)　①符合 AP 诊断标准。②伴有持续性(> 48 h)器官功能障碍(单器官或多器官)。③改良 Marshall 评分≥2 分(表 5-4-7)。评定方法:必须满足①项,同时伴有②、③项者。

2. 中度急性胰腺炎(MSAP)　①符合 AP 诊断标准。② Ranson 评分≥3 分。③ APACHE Ⅱ评分≥8 分。④ BISAP 评分≥3 分。⑤ MCTSI 评分≥4 分。⑥可有一过性(< 48 h)的器官功能障碍。⑦恢复期出现需要干预的假性囊肿、胰瘘或胰周脓肿等。评定方法:必须满足①项,同时伴有②、③、④、⑤、⑥中的一项或符合⑦即可分级诊断为 MSAP。

3. 轻度急性胰腺炎(MAP)　①符合 AP 诊断标准。②无器官功能衰竭。③无局部或全身并发症。④ Ranson 评分 < 3 分。⑤ APACHE Ⅱ评分 < 8 分。⑥ AP 严重程度床边指数(bedside index for severity in AP, BISAP)评分 < 3 分。⑦修正 CT 严重指数(modifide CT severity index, MCTSI)评分 < 4 分。评定方法:必须满足①项,同时伴有②、③、④、⑤、⑥、⑦中的一项即可分级诊断为 MAP。

表 5-4-7　改良 Marshall 评分表

项　目	评　分				
	0	1	2	3	4
呼吸(PaO_2/FiO_2)	> 400	301 ~ 400	201 ~ 300	101 ~ 200	< 101
循环(收缩压, mmHg)及 pH	> 90 补液后可纠正	< 90 补液不能纠正	< 90	< 90 pH < 7.3	< 90 pH < 7.2
肾(肌酐, μmol/L)	< 134	134 ~ 169	170 ~ 310	311 ~ 439	> 439

注:PaO_2 为动脉血氧分压;FiO_2:为吸入氧浓度,按照空气(21%),纯氧 2 L/min(25%),纯氧 4 L/min(30%),纯氧 6 ~ 8 L/min(40%),纯氧 9 ~ 10 L/min(50%);换算:1 mmHg=0.133 kPa

(三) 局部并发症

1. 急性胰周液体积聚(APFC)　多发生于病程早期,主要表现为胰腺内、胰周或胰腺远隔间隙液体积聚,并缺乏完整包膜,APFC 可单发也可为多发。

2. 急性坏死物积聚(ANC)　发生于病程早期,影像学显示为液体内容物,包含混合的液体和坏死组织,坏死物包括胰腺实质或胰腺周围组织的坏死。

3. 胰腺假性囊肿　多发生于急性胰腺炎起病 4 周后,影像学或病理学显示,有完整非上皮性包膜包裹的液体积聚,内含胰腺分泌物、肉芽组织、纤维组织等。

4. 包裹性坏死(WON)　多发生于急性胰腺炎起病 4 周后,影像学或病理学显示是一种成熟的、包含胰腺和(或)胰腺周围坏死组织、具有界限分明的炎性包膜的囊实性结构。

5. 胰腺脓肿　胰腺内或胰周的脓液积聚,外周为纤维囊壁,增强 CT 提示气泡征,细针穿刺物细菌或真菌培养阳性。多继发于胰腺假性囊肿或包裹性坏死,发生于疾病后期,且胰腺和胰周坏死的范围与感染的危险度无关。

6. 其他邻近脏器并发症　包括胸腔积液、胃流出道梗阻、消化道瘘、腹腔出血、假性囊肿出血、脾静脉 / 门静脉血栓、坏死性肠炎等。

应注意的是,局部并发症并非是判断急性胰腺炎严重程度的依据。

(四) 鉴别诊断

1. 胃、十二指肠穿孔　多数有消化性溃疡病史,起病突然,剧烈腹痛;查体全腹肌紧张、压痛、反跳痛伴肠鸣音消失,肝浊音界缩小或消失;血清淀粉酶一般仅中度升高,X 线透视下见膈下游离气体。

2. 胆石病与急性胆囊炎　疼痛部位多位于右上腹,呈发作性剧烈绞痛并向右肩背部放散;常伴有寒战、高热、巩膜或皮肤黄染。查体右上腹压痛、反跳痛,偶有肌紧张,墨菲征阳性;血尿淀粉酶仅轻度增高,B 超及 X 线检查可见胆石、胆囊炎征象。

3. 急性肠梗阻 腹痛发生较急,呕吐出现较早,患者多不排气,疼痛呈持续性并阵发性加剧,多位于脐周;查体腹部偶可见肠型,压痛多以病变部位为重,伴肠鸣音亢进或气过水声;血淀粉酶轻度升高,腹部 X 线平片可见液气平面。

4. 肠系膜血管栓塞 急性发病,有严重的腹胀及腹痛,多位于中腹部;常有血便、血性腹水、休克。大多患者有心血管疾病史,血清和腹腔渗液检测淀粉酶正常或轻度升高,腹腔动脉造影可见血管栓塞征象。

5. 急性心肌梗死 少数急性心肌梗死的患者可仅表现为上腹部剧痛,伴有恶心、呕吐,甚至可有腹肌紧张,如若早期合并休克酷似急性胰腺炎。但心电图显示急性心肌梗死样改变,血清心肌酶(CK-MB、肌红蛋白、肌钙蛋白)增高,血尿淀粉酶正常。

6. 肾绞痛 疼痛多位于肾区,呈阵发性绞痛,可向腹股沟、大腿内侧及会阴部放散;可伴有恶心、呕吐,膀胱刺激征及血尿;腹部平片、肾盂造影或腹部超声有助于进一步确诊。

【抢救及治疗措施】

(一)治疗原则

抑制胰酶分泌、缓解疼痛,补充体液,维持水、电解质平衡,抗休克、防治局部及全身并发症。

(二)常规监护

对于 SAP 患者有条件时应转入 ICU 进行监测,以协助患者度过危险期及加强对伴发症的处理。

(三)液体复苏与抗休克

休克为预后不良征象,主张早期液体复苏,快速补充血容量,可采用胶体(包括成分输血、血浆、人血白蛋白或血浆代用品)、生理盐水、平衡液。扩容时注意胶体与晶体液的比例,及时补充微量元素和维生素。必要时可给予血管活性药物。

(四)抑制胰腺外分泌和应用胰酶抑制剂

1. 禁食与胃肠减压 禁食及胃肠减压是减少胰腺分泌的重要措施。胃肠减压可减轻因胃肠功能减退引起的胃潴留及腹胀。禁食可减少胃酸的分泌,使胰液素分泌下降,从而达到减少刺激性胰腺分泌的作用。

2. 抑制消化腺分泌 H_2 受体拮抗剂及质子泵抑制剂可抑制胃酸分泌,并可起到预防应激性溃疡及出血的作用。

常用药物:①西咪替丁(甲氰咪胍)0.4 g ~ 1.2 g,静脉推注或静脉滴注;②法莫替丁 20 mg,静脉推注或静脉滴注;③奥美拉唑(洛赛克)冲击剂量 80 mg/h 静脉推注,然后以 8 mg/h 持续静脉滴注或每 12 h 40 mg,静脉推注。

3. 生长抑素类药物 生长抑素及其类似物(奥曲肽)可以抑制胰腺外分泌功能,在急性重症胰腺炎的救治过程中占有重要位置。

(1) 醋酸奥曲肽(善宁)(sandostatin) 具有较强的抑制胰腺外分泌功能,保护胰腺细胞膜;同时具有抑制胃肠道消化腺分泌作用。

应用方法:0.1 mg 皮下注射,每 6 ~ 8 h 1 次,持续 3 ~ 7 天或 0.1 mg 静脉推注,然后以每 6 ~ 8 h 0.1 mg 的速度持续静脉滴注。

(2) 生长激素释放抑制激素(施他宁)(stilamin) 具有抑制多种外源性与内源性刺激引起胰腺分泌的作用。

应用方法:250 μg 静脉推注,然后以 3.5 μg/(kg·h)的速度持续静脉滴注,连续用药 3 ~ 4 天,或直到症状消失后维持 1 ~ 2 天。

4. 蛋白酶抑制剂 能够广泛抑制与 AP 发展有关胰蛋白酶、弹性蛋白酶、磷脂酶 A 等的释放和活性,还可稳定溶酶体膜,改善胰腺微循环,减少 AP 并发症,主张早期足量应用。

常用药物:①乌司他丁:100 ~ 500 mg/d,静脉滴注;②加贝酯(foy):开始剂量为 100 ~ 300 mg/d 加入

500～1 500 mL 葡萄糖生理盐水中，以 2.5 mg/(kg·h)的速度静脉滴注；病情好转后可改为 100 mg/d，持续使用 6～10 天。③抑肽酶：首剂 2 万 U 静脉注射，然后以 8 万～12 万 U/d，持续静脉滴注 1～2 天，再以 2 万～5 万 U/d，维持用药至病情改善。

（五）脏器功能与营养支持

1. ARDS 的处理　急性肺损伤是 ARDS 的早期表现，此时可给予鼻导管或面罩吸氧，维持氧饱和度在 95% 以上，并动态监测血气分析。当发生 ARDS 时应及时采用机械通气和早期、大剂量、短程使用糖皮质激素。

2. 急性肾损伤或衰竭的处理　主要是稳定、控制血流动力学指标、有条件者给予持续性肾脏替代治疗(continuous renal replacement therapy，CRRT)。指征：①出现急性肾衰竭，或尿量≤0.5 mL/(kg·h)；②早期伴 2 个或 2 个以上器官功能障碍；③ SIRS 伴心动过速、呼吸急促，经一般处理效果不明显；④伴严重水电解质紊乱；⑤伴胰性脑病。

3. 其他脏器功能支持　出现肝功能异常时可予保肝药物，弥散性血管内凝血时可早期使用肝素，上消化道出血可应用质子泵抑制剂；注意维护肠道功能，谷氨酰胺制剂具有保护肠道黏膜屏障的作用，及早、合理使用生大黄、芒硝、硫酸镁、乳果糖等促肠道动力药物。

4. 营养支持　由于机体处于高分解代谢状态，大量肌肉蛋白分解和血浆蛋白丢失导致负氮平衡与低蛋白血症，加之能量消耗、碳水化合物代谢增加。因此，要给予合适的营养支持治疗。一般早期应以肠外营养(静脉营养)为主，但对于高脂血症应减少脂肪类物质的补充。一旦病情缓解应尽早恢复饮食或实施胃肠内营养，要根据患者血脂、血糖的情况进行肠内营养剂型的选择，可先采用短肽类制剂，再逐渐过渡到整蛋白类制剂。见第八篇第二章危重患者营养支持策略。

（六）镇静与止痛

剧烈腹痛可引起或加重休克，还可能导致胰－心反射发生猝死。因此，迅速而有效地缓解疼痛十分重要。常用药物：①哌替啶 50～100 mg 肌内注射，每 4～6 h 一次。②地西泮 10 mg 肌内注射；③也可酌情合用阿托品或山莨菪碱。④对有明显腹膜炎者应用强止痛药物应慎重，并要加强观察。

（七）预防与控制感染

对非胆源性急性胰腺炎不推荐预防使用抗生素，但对胆源性或伴有感染的 SAP 应常规使用抗生素。应选择能透过血－胰屏障、脂溶性高并针对革兰阴性菌和厌氧菌为主的抗生素。推荐方案①碳青霉烯类；②青霉素+ β 内酰胺酶抑制剂；③第三代头孢菌素 + 抗厌氧菌；④喹诺酮 + 抗厌氧菌。疗程一般为 7～14 天，特殊情况下可延长应用时间；如感染已被控制应迅速减量或停药，防止造成二重感染等严重并发症。特别是当临床上无法用细菌性感染来解释发热等表现时，应考虑到真菌感染的可能，可经验性选用抗真菌药，同时进行血液或体液真菌培养。

（八）肾上腺皮质激素

重症急性胰腺炎伴发 SIRS、休克、急性呼吸窘迫综合征或中毒症状明显时可酌情使用激素治疗。但并发应激性溃疡、严重真菌感染者应慎用或禁用。

（九）胆源性胰腺炎的内镜治疗

胆源性重度急性胰腺炎在发病 48～72 h 内为经内镜逆行性胰胆管造影(ERCP)的最佳时机，对诊断明确者和(或)有胆管炎、黄疸、胆总管扩张者，可行鼻胆管引流或内镜下十二指肠乳头括约肌切开术(endoscopic sphincterotomy，EST)。

（十）局部并发症的处理及手术治疗

胰周脓肿和(或)感染首选穿刺引流，对引流效果差者方行外科手术治疗。引流指征：①急性胰周液体或急性坏死物积聚仅在合并感染时。②无菌的假性囊肿及包裹性坏死直径 > 6 cm，或有压迫的临床表现，或直径持续增大，或出现感染。

【预后】

重症急性胰腺炎临床过程凶险，病死率一直居高不下，为 36%～50%，如后期合并感染则病死率更高。

因此,加强病情判断、积极动态观察、早期采取有效措施预防并发症才能提高救治率。

■ 课后练习题

1. 简述重症急性胰腺炎的常见的病因、诱因。
2. 简述重症急性胰腺炎临床表现。
3. 简述重症急性胰腺炎胰外器官表现、局部并发症。
4. 简述重症急性胰腺炎诊断与分级标准。
5. 简述重症急性胰腺炎影像学检查特点。
6. 简述重症急性胰腺炎时抑制胰腺外分泌药物和胰酶抑制剂如何应用。

（王江滨）

习题与答案　　教学 PPT

第五章 糖尿病急症

第一节 糖尿病酮症酸中毒

目的要求

掌握：糖尿病酮症酸中毒的概念、诊断性检查及急救处理原则。
熟悉：糖尿病酮症酸中毒的临床表现、诊断与鉴别诊断及主要处理措施。
了解：糖尿病酮症酸中毒病因、诱因和发病机制。

糖尿病酮症酸中毒（diabetic ketoacidosis，DKA）是在不同诱因作用下引起体内胰岛素绝对或相对缺乏及胰岛素拮抗激素升高，表现以高血糖、酮血、酮尿及水、电解质代谢紊乱和失代偿性代谢性酸中毒为特征的一种临床综合征，是糖尿病常见的急性并发症。糖尿病（diabetes mellitus，DM）患者均可发生 DKA，更常见于 1 型糖尿病（type 1 diabetic melliutis，T1DM）患者。20% DKA 患者可无 DM 病史，而以 DKA 为 DM 的首发表现。目前，DKA 仍是 DM 患者重要死亡原因。胰岛素发现前，大多数 T1DM 患者死于 DKA。应用胰岛素治疗后，DKA 病死率下降到 5% 以下。

【病因和诱因】

20%～30% DKA 患者因绝对或相对胰岛素缺乏，50%～60% DKA 患者常因应激诱发，如严重感染、急性心脑血管疾病、手术创伤、分娩或严重精神刺激促发 DKA。应用阻碍胰岛素分泌或拮抗药物也可诱发 DKA（要点框 5-5-1）。T1DM 患者常有自发性 DKA 倾向，T2DM 患者多在明显诱因情况下发生 DKA。

1. 严重感染，如泌尿系统感染、呼吸系统感染、阑尾炎、憩室炎、胆囊炎或盆腔炎。
2. 手术、创伤或分娩等。
3. 急性心脑血管疾病（AMI 或脑血管意外）。
4. 中断胰岛素或降糖药治疗。
5. 暴饮暴食或摄入过多碳水化合物食物。
6. 应用对抗或抑制胰岛素分泌的药物（如噻嗪类利尿药、苯妥英钠、拟交感神经药和肾上腺皮质激素等）。
7. 严重心理或精神应激。

要点框 5-5-1　DKA 常见诱因

【发病机制】

拓展知识

【临床表现】

绝大多数 DKA 患者有 DM 史，DKA 可为 DM 首发表现，发病急骤。多见于 30～40 岁患者，男女发病率无明显差异。

（一）前驱表现

DM 患者原有多饮、多尿、烦渴症状明显加重。

（二）代谢紊乱表现

患者血糖明显升高，出现不同程度脱水，表现皮肤、黏膜干燥，弹性差，眼球下陷、血压降低或休克。严重酮症酸中毒患者出现深大呼吸，呼出气有烂苹果味。低钾血症患者常伴疲乏、无力、腱反射减弱或消失。

(三) 消化系统表现

患者早期食欲下降、厌食、恶心和呕吐。少数患者以急性腹痛发病,易误认为急腹症。严重低钾血症可出现腹胀或麻痹性肠梗阻。

(四) 神经精神改变

严重 DKA 患者,出现头痛、烦躁、神志恍惚、嗜睡或昏迷。有些患者,以昏迷为首发表现,且可出现短暂性偏瘫和深部腱反射减低,易误诊为脑血管意外。有的患者可同时合并脑卒中。

(五) 诱发因素表现

存在相关诱因者可表现诱因本身的症状和体征,如尿路、呼吸道感染或胆囊炎的相关表现。

【实验室检查】

(一) 诊断性检查

1. 尿液检查 DKA 患者,尿比重明显升高,尿糖 3+ ~ 4+,尿酮体强阳性。

2. 血糖 血糖通常为 16.7 ~ 55.5 mmol/L(300 ~ 1 000 mg/dL)。

3. 血酮体 血酮测定除有诊断价值外,也是 DKA 患者治疗疗效的评价指标。

4. 动脉血气(ABG) 应常规测定 ABG,DKA 患者动脉血 pH 6.9 ~ 7.2。通气过度患者,$PaCO_2$ 可为 10 ~ 20 mmHg。严重 DKA 患者常表现 AG 增高性酸中毒,也可为高氯性酸中毒。呕吐严重者,可合并代谢性碱中毒。

(二) 辅助检查

1. 尿检查 脓尿提示尿路感染,可能为 DKA 诱因;蛋白尿及管型尿提示糖尿病肾病。

2. 血常规 常见外周血白细胞计数升高,但白细胞计数达 25×10^9/L 以上时可考虑合并感染。

3. 血电解质 患者血电解质(钾、钠、氯、磷)多有不同程度改变。

4. 肾功能 DKA 患者尿素氮和血肌酐升高,常为严重脱水导致肾前性肾功能障碍。

5. 血淀粉酶 DKA 患者血淀粉酶轻度升高不一定伴有胰腺炎。腹痛患者,为除外急性胰腺炎,应检查血淀粉酶和脂肪酶。

6. 其他检查 有助于发现 DKA 诱因。如 B 超可发现胆囊炎、胰腺炎;X 线胸片可发现肺部感染;昏迷患者,脑 CT 检查有助于脑血管意外等疾病鉴别。

【诊断与鉴别诊断】

1. 诊断 有 DM 史和明确发病诱因者,结合临床表现及相关检查较易诊断。对以昏迷为首发表现的 DKA 患者,如呼出气有烂苹果味应考虑 DKA。

2. 鉴别诊断 DKA 应与乳酸性酸中毒鉴别。后者多发生于接受苯乙福明(降糖灵)治疗患者,其诊断根据:①尿糖阳性或阴性,尿酮体多呈阴性。②血糖正常或升高。③血乳酸 > 5 mmol/L 可资鉴别。此外,尚应与高渗高血糖非酮症综合征(hyperosmolar hyperglycemia nonketotic syndrome,HHNKS)、低血糖昏迷及脑血管病变昏迷鉴别。

【急救处理】

严重 DKA 患者应收住 ICU,由专人负责,建立治疗流程表(flow-sheet)。延迟治疗可增加病死率。急救处理原则:迅速纠正体液和电解质紊乱;静脉使用胰岛素;纠正酸中毒;积极去除诱因和治疗并发症。

(一) 保证通气

DKA 昏迷患者,应保证气道通畅和供氧,吸氧 4 ~ 6 L/min,维持 PaO_2 > 75 mmHg。建立并保持通畅静脉通道。

(二) 液体复苏

通常,DKA 患者失水严重(可达 5 ~ 11 L),常出现低血容量或休克,刺激胰升糖素释放。液体补充纠正低血容量是 DKA 治疗的关键,只有在有效组织灌注改善、恢复后,胰岛素的生物效应才能充分发挥。补液速度应先快后慢,并根据血压、心率、尿量及周围循环状况决定输液量和输液速度。最初 1 h 静脉输注 0.9% NaCl 溶液或复方氯化钠溶液(林格液)1 ~ 2 L,24 h 输注总丢失量的 75%,维持尿量在 30 ~ 60 mL/h。静脉输液后血压仍不恢复者,可输注胶体液。如患者清醒,可鼓励饮水。老年 DKA 及心脏病患者快速输液时应注意心肾功能状态。有条件者,进行血流动力学监测。

(三) 纠正电解质紊乱

DKA 患者常有严重的电解质紊乱,钾代谢紊乱最为明显。①补充钾盐:DKA 患者体内有不同程度缺钾,但由于存在胰岛素缺乏、严重失水和酸中毒,治疗前血钾不能真实反映体内缺钾程度,随着胰岛素治疗、循环血容量的恢复及酸中毒的纠正,患者可能出现严重低血钾。治疗前已有低血钾者,尿量≥40 mL/h 时,在胰岛素及补液治疗同时必须补钾。严重低血钾(< 3.3 mmol/L)时应立即补钾,当血钾升至 3.5 mmol/L 时再开始胰岛素治疗,以免发生心律失常、心脏骤停和呼吸肌麻痹。如患者尿量正常,血钾低于 5.5 mmol/L 即可静脉补钾。如治疗前血钾水平偏高,暂不应补钾。②其他电解质补充:DKA 患者钠总量常减少,补液过程中输入一定量 0.9%NaCl 溶液或林格液即可得到补充。DKA 患者存在不同程度钙、镁、磷离子减少或缺乏,应注意补充。患者不能进食和尿酮体消失前,应持续进行静脉液体输注。

(四) 胰岛素治疗

胰岛素治疗旨在尽快纠正体内胰岛素缺乏,恢复葡萄糖正常代谢,抑制脂肪分解,减少酮体生成,改善全身代谢紊乱状态。

1. 小剂量胰岛素治疗　较少引起低血糖、低血钾等并发症,尚能维持血清胰岛素浓度 100 ~ 200 μU/mL,足以抑制脂肪分解和酮体生成。通常,静脉胰岛素剂量为 5 ~ 10 U/h 或 0.1 U/(kg·h)。

2. 大剂量胰岛素治疗　少数需要大剂量胰岛素治疗者,首先静脉胰岛素负荷量 10 U,继而持续静脉输注胰岛素 0.1 ~ 0.15 U/(kg·h)。

胰岛素治疗血糖下降速度为 3.9 ~ 6.1 mmol/h,以免发生低血糖。治疗 1 h 后血糖下降不理想者,应重复胰岛素负荷量或剂量加倍。根据血糖监测情况,每 2 h 调整一次胰岛素剂量,直至血糖下降到理想水平。血糖水平下降过快,胰岛素输注速度应减半,以免发生低血糖或脑水肿。血糖降至 11.11 ~ 13.89 mmol/L 后,输注 5% 葡萄糖溶液及普通胰岛素(1 U/h)。最初 24 h 血糖水平应维持在 11.11 ~ 13.89 mmol/L。酮体消失且能进食者,改为皮下注射胰岛素。

(五) 纠正酸中毒

多数 DKA 患者经静脉补液、电解质和胰岛素治疗后,酸中毒即可得到部分纠正。以下情况可静脉使用碳酸氢钠治疗:①严重酸中毒 pH≤7.0 或血清 HCO_3^- 水平 < 5 mmol/L 时。②严重呼吸抑制者。③休克经补液治疗无效。④高钾血症。⑤治疗 2 ~ 3 h 后,pH 仍 < 7.1。临床常用 5%碳酸氢钠 84 mL 用注射用水稀释成 1.25%溶液静脉滴注。治疗过程中需监测动脉血 pH。动脉血 pH > 7.2 或血 HCO_3^- 达 10 ~ 12 mmol/L 时,可停用碳酸氢钠。碳酸氢钠治疗不良作用:低钾血症、脑脊液酸中毒,促发脑水肿及肝酮体生成,氧离曲线左移及组织缺氧和乳酸酸中毒。

(六) 治疗并发症

1. 休克　经快速输液不能纠正的休克,可能为脓毒性或心源性休克,应给予相应治疗。

2. 脑水肿　脑水肿多易发生在治疗后 6 h 左右,应早识别,早预防,早治疗。发现后立即静脉输注甘露醇、白蛋白或糖皮质激素。在 DKA 救治中避免诱发脑水肿的医源性因素,如血糖下降过快,补碱过多等。

3. 急性肾衰竭　急性肾衰竭是主要死亡原因之一,发现后及时进行血液透析。

(七) 处理诱因

1. 感染　感染是本病常见诱因,应积极寻找感染灶,选择有效抗生素。

2. 急性心脑血管疾病　DKA 昏迷患者应常规进行心电图检查,疑有 AMI 时,应行心肌酶检测,并予抗凝、溶栓等相关处理。疑有急性缺血性或出血性脑血管疾病时,应做脑 CT 或 MRI 检查等,并予相应治疗。

(八) 监测

DKA 治疗过程中,应每 1 h 监测血糖和血钾,每 2 ~ 3 h 监测一次 ABG。记录出入量,并将上述结果记入流程表。

■ 课后练习题

1. DKA 的诊断标准是什么?
2. DKA 的常见促发因素有哪些?
3. DKA 应与哪些疾病相鉴别?
4. DKA 的主要治疗方法包括哪些?

（柴艳芬）

第二节 高渗高血糖非酮症综合征

目 的 要 求

掌握:高渗高血糖非酮症综合征的诊断性标准及急救处理原则。
熟悉:高渗高血糖非酮症综合征的概念、临床表现、鉴别诊断及主要处理措施。
了解:高渗高血糖非酮症综合征的病因、诱因、发病机制及辅助检查内容。

高渗高血糖非酮症综合征(hyperosmolar hyperglycemic nonketotic syndrome,HHNKS)是以高血糖、高渗性脱水、高血钠、无酮症酸中毒和进行性意识障碍为特征的临床综合征,是 DM 的一种少见而严重的急性并发症,常发生于中老年人,男女发病率大致相同。约 2/3 患者既往无 DM 史。HHNKS 和 DKA 也可见于同一患者。HHNKS 病死率是 DKA 的 3 倍。随着现代化监测治疗技术的发展,其病死率已由过去的 40% ~ 70% 下降到 8% ~ 25%,1/3 患者在最初 24 h 死亡。

【诱因和发病机制】

(一) 诱因

诱发因素与 DKA 大致相同。DM 患者合并严重感染、急性心肌梗死、脑血管意外时均可诱发 HHNKS。发生 HHNKS 的患者大多数为仅需饮食控制的 2 型 DM 患者。孤身老年 DM 患者是 HHNKS 的高危人群。非 DM 患者严重脱水(烧伤、中暑、腹膜透析、血透)、摄入大量含糖食物和应用某些药物也可发生 HHNKS。常见诱因见表 5-5-1。

表 5-5-1 HHNKS 诱因

诱 因	药物应用不当
急性严重感染	钙通道阻滞药物
心脑血管意外	普萘洛尔
急性肺梗死	利尿药(噻嗪类、氯噻酮)
肠系膜动脉血栓形成	二氮嗪
急性胰腺炎	氯丙嗪
急性胃肠炎	西咪替丁
肾衰竭	糖皮质激素
严重烧伤	免疫抑制药
内分泌疾病(肢端肥大症和甲亢等)	L- 天冬酰胺酶
静脉内高营养	TPN 和透析
不合理限制水分	
大量饮用含糖饮料	

（二）发病机制

拓展知识

【临床表现】

HHNKS 患者呈隐匿性发病。多见于 2 型 DM 的中、老年孤独或生活不能自理患者。DM 原有症状逐渐加重，可经数日到数周发展为 HHNKS。

1. 严重脱水表现　脱水程度较 DKA 患者严重，体液丢失可达 8 ~ 12 L。烦渴、尿少或无尿，皮肤黏膜干燥、眼压降低。脉搏细数无力，体位性低血压或休克。发病后，体重明显下降。

2. 精神神志改变　轻者定向力障碍，重者惊厥、昏迷。出现肢体运动障碍或瘫痪伴有精神或神志异常改变者，很易误诊为脑血管疾病（脑梗死或脑出血）。

【实验室检查】

（一）诊断性检查

1. 尿液　尿糖强阳性，尿酮体阴性或弱阳性。

2. 血糖水平　血糖≥33.33 mmol/L（600 mg/dL）。

3. 血浆渗透压和电解质　渗透压≥320 mOsm/L。昏迷患者，血浆渗透压≥350 mOsm/L。血浆渗透压 < 330 mOsm/L 伴有昏迷者，应除外中毒或创伤所致。血浆渗透压计算公式：血浆渗透压 =2（Na^++K^+）+BUN（mg/dL）/2.8+ 血糖（mg/dL）/18。患者血钠（100 ~ 180 mmol/L）变化较大。血钠水平常能反映脱水程度。HHNKS 早期低钠血症因血糖升高渗透稀释作用所致。血糖每升高 5.56 mmol/L，血钠减少 1.6 mmol/L。随着 HHNKS 病情进展，大量水分丢失，血钠水平升高。患者血钾水平介于 2.2 ~ 7.8 mmol/L，胰岛素治疗后，常发生低血钾。

（二）辅助性检查

1. 血常规　常见白细胞升高，明显升高时考虑感染。

2. 动脉血气分析　大多数患者无或仅有轻度代酸，pH > 7.30；血清 HCO_3^- 水平和动脉 pH 常接近正常。如出现酸血症，常为轻度乳酸酸中毒或尿毒性酸中毒。AG 明显升高时应注意其他原因酸中毒（如水杨酸盐、甲醇或乙烯乙二醇中毒）。

3. 肾功能　大多数 HHNKS 患者肾功能障碍程度较 DKA 患者严重。严重脱水多引起肾前性氮质血症（BUN : Cr > 30 : 1）。

【诊断与鉴别诊断】

诊断 HHNKS 的关键在于提高对其的警惕性。临床上，对于任何无明显诱因逐渐出现昏迷的患者都应高度怀疑 HHNKS。对有明显脱水或直立性晕厥的患者应进行血糖和尿糖检查，多能明确诊断。

HHNKS 患者应与 DKA、脑血管意外及中毒昏迷患者鉴别。如能及时进行相关检查，鉴别诊断并不困难。

【急救处理】

保持呼吸道通畅，监测生命体征；迅速液体复苏；适当静脉补充胰岛素；积极去除诱因和治疗并发症。

（一）生命体征监测

昏迷患者，应保持气道通畅及供氧。严密监测生命体征。应放置并保留导尿管，留取标本和监测尿量。

（二）液体复苏

1. 静脉液体补充　HHNKS 患者脱水严重，积极迅速恢复循环容量是治疗的关键，然后再补充细胞内液的缺失。

（1）血流动力学不稳定者　合并低血压或休克者，最初 1 ~ 2 h 静脉输注 0.9%NaCl 溶液 1 ~ 2 L，12 h 内补充体液丢失的 1/2，如果低血压仍不能纠正，应输注胶体液。24 h 内补充全部的体液丢失。输液过程中，应保持排尿量≥50 mL/h。

（2）血流动力学稳定者 血钠 > 155 mmol/L 时，开始即输注 0.45%NaCl 溶液，输注速度及用量同前。根据病情，调整输注速度。血浆渗透压下降太快会发生脑水肿。

2. 胃管内补液 合并心功能障碍的 HHNKS 患者，可通过胃管注入蒸馏水或温开水，既能减轻心脏负担，又能协助纠正脱水，降低血浆渗透压。

（三）纠正电解质紊乱

HHNKS 患者体内钠和钾也随高血糖渗透性利尿大量体液丢失而丢失，早期血钠浓度变化较大（100 ~ 180 mmol/L）。HHNKS 患者肾功能损害摄入水分较多时，由于血浆葡萄糖浓度升高的渗透作用也可产生低钠血症。血糖 > 100 mg/dL 时，每增加 100 mg/dL，血钠降低 1.6 mmol/L。HHNKS 晚期，低张液体大量丢失，出现高钠血症。根据血钠变化情况，选择低张或高张钠溶液静脉输注以纠正血钠紊乱。静脉液体和胰岛素治疗后，血钾浓度常急剧下降，出现严重低钾血症。低钾血症所致严重心律失常多不可逆，特别是患有缺血性心脏病的老年患者。因此，尿量一旦恢复，即应静脉补钾。血钾 3.5 ~ 5.0 mmol/L 时，补钾 20 mmol/h；血钾 < 3.0 mmol/L，补钾 60 mmol/h。

（四）胰岛素治疗

HHNKS 患者对胰岛素敏感。患者经液体复苏尿量恢复后，血糖多可迅速下降，甚至出现低血糖。静脉胰岛素初始用量为 1 ~ 5 U/h。血糖降至 16.67 ~ 13.89 mmol/L 时，输注 5% 葡萄糖溶液，胰岛素减为 1 ~ 2 U/h。最初 24 h 血糖浓度应维持在 13.89 ~ 16.67 mmol/L。血糖浓度下降过快或过低，可促发脑水肿。

（五）并发症治疗

1. 脑水肿 HHNKS 患者脑水肿较 DKA 少见。患者经过积极合理治疗后，昏迷未好转或清醒后又陷入昏迷时，如无其他原因，应考虑脑水肿。发现后，应立即停止低渗溶液输入，静脉输注甘露醇。有心肾功能不全的脑水肿患者，静脉给予复方甘油或呋塞米，胃管注入尼莫地平（尼莫通）。控制血糖下降速度可预防其发生。最初 24 h 血糖浓度不应 < 13.89 mmol/L。

2. 血栓形成 HHNKS 患者，大血管血栓形成是死亡的重要原因。对于脱水严重，血浆呈高渗状态及高黏滞血症的患者，应用小剂量肝素进行预防性治疗，以防血栓形成。如有需要，可予溶栓药。

（六）去除诱因

大多数 HHNKS 患者死于诱因，如急性胰腺炎或脓毒症（sepsis）。应进行相关检查，积极寻找和识别诱因，并予以纠正。

（七）监测

开始治疗时应每小时监测心率、血压、尿量、CVP、血糖（毛细血管法）。此后，每 2 ~ 5 h 测定血糖、BUN、Cr。电解质平衡严重失常时，应增加测定次数，并记录于流程表。HHNKS 昏迷患者应放置并保留导尿管，监测治疗最初 3 h 尿量。经积极治疗，代谢异常改善后，神志完全恢复也需 72 h。

■ 课后练习题

1. HHNKS 患者的主要临床特点是什么？
2. HHNKS 的常见诱因是什么？
3. HHNKS 如何与 DKA 鉴别？
4. HHNKS 的处理原则是什么？
5. 处理 HHNKS 患者时怎样应用胰岛素？
6. HHNKS 应与哪些疾病鉴别？

（柴艳芬）

第三节　低血糖症

目的要求

掌握:低血糖症的诊断标准及急救处理原则。
熟悉:低血糖症的病因、临床表现、诊断与鉴别诊断及处理措施。
了解:低血糖症的生理学定义、发病机制及预防。

目前,还没有一个确切的血糖浓度来定义低血糖症(hypoglycemia)。1938 年,Whipple 提出血糖浓度降低伴有相应症状,给予葡萄糖后症状缓解是为低血糖症。严格来说,低血糖症是指动脉血糖浓度低于 40 mg/dL(2.2 mmol/L)。临床上,通常以静脉血浆葡萄糖浓度低于 50 mg/dL(2.8 mmol/L)作为诊断标准。低血糖症生理学定义为:能引起胰岛素拮抗激素(或胰岛素反向调节激素)分泌并伴有脑功能损伤的血糖浓度。低血糖症患者出现精神或神志改变时称为低血糖脑病(hypoglycemic encephalopathy)。严重低血糖症患者可迅速发生低血糖昏迷(hypoglycemic coma)。它可作为危重症入院患者的诊断或危重病患者治疗过程中的并发症。严重持续性低血糖可引起不可逆性脑和心血管损伤。低血糖症发生率为 5.1%～25%,是危重病患者预后不良标志。

【病因和发病机制】

(一) 病因

1. 药物原因

(1) 胰岛素过量　胰岛素过量是低血糖常见原因,可在数分钟内发生。T1DM 患者治疗过程中低血糖死亡可能为胰岛素过量、自主神经病或肾上腺髓质功能低下所致。

(2) 降糖药　磺脲类(如甲苯磺丁脲、格列齐特和格列吡嗪等)过量或中毒常引起低血糖,肝、肾损伤的老年糖尿病患者更易发生。

(3) 其他药物　β 受体阻断药、水杨酸、保泰松、甲氨蝶呤、磺胺药、胍乙啶、抗凝药(双香豆素)、奎宁、氟哌啶醇等单独或与降糖药合用时可通过不同机制间接增强降糖药作用,发生低血糖。

2. 酒精中毒　空腹过量饮酒可阻止肝释放葡萄糖入血。营养不良的糖尿病患者大量饮酒时尤易发生低血糖。

3. 疾病　引起低血糖的疾病很多,归纳如下:

(1) 严重肝疾病(急性重型肝炎、肝癌、晚期肝硬化等)患者,肝细胞合成、储存及分解糖原、灭活胰岛素功能减低。

(2) 肾损伤或衰竭时,胰岛素排出能力减低,常规量胰岛素即可发生低血糖。

(3) 内分泌疾病(如垂体、甲状腺、肾上腺功能减低等)引起胰岛素拮抗激素分泌减少,即使体内胰岛素水平正常也易发生低血糖。

(4) 胰岛 B 细胞增生或肿瘤患者胰岛素分泌过多。

(5) 胰腺外肿瘤,如低分化纤维肉瘤、间皮细胞瘤、平滑肌肉瘤、横纹肌肉瘤和血管外皮细胞瘤(hemangiopericytoma)患者,其肿瘤细胞糖酵解速率高、葡萄糖消耗过多或肿瘤产生胰岛素样生长因子Ⅱ(IGF-Ⅱ)。

(6) 胃大部切除术后低血糖又称为反应性低血糖症,常发生于进食后 2 h 左右。

(7) 脓毒症患者低血糖原因可能与内毒素引起休克、乳酸酸中毒、肝肾衰竭及糖异生障碍所致。

(8) 自身免疫性疾病,机体产生胰岛素或胰岛素受体抗体,这些抗体具有胰岛素相似生物活性,产生低血糖。

有的患者可同时存在上述数种原因,如糖尿病严重肝肾损伤时,胰岛素用量相对较大可产生致命性低血糖昏迷。

（二）发病机制

拓展知识

【临床表现】

患者低血糖症病因不同，临床表现各异。平素看来健康的人，糖尿病、严重肝肾及内分泌腺功能低下患者发生低血糖时，症状出现的急缓、轻重程度、对治疗的反应和预后各不相同。

（一）低血糖早期表现

1. 交感神经兴奋症状　急剧发生的低血糖（＜40 mg/dL）刺激肾上腺素大量分泌入血产生症状，患者突发冷汗、心悸、饥饿感、血压升高、手或足颤抖、瞳孔扩大及手指有针刺感。

2. 血胰升糖素升高表现　发生低血糖后，反射性引起血胰升糖素浓度升高，表现为饥饿、肠鸣音活跃、恶心、呕吐、腹部不适和头痛。

（二）低血糖脑病表现

急性低血糖症如未及时治疗，患者迅速出现神志恍惚、癫痫样抽搐或昏迷等低血糖脑病表现，继而瞳孔扩大、心动过缓、呼吸减慢和全身肌肉松弛。更像缺氧－缺血昏迷，结果导致不可逆性脑损伤或死亡，即持续性植物状态（persistent vegetativeslate）。

缓慢出现的低血糖症可表现记忆和判断力障碍、人格改变、不安、易怒、幻觉、视物模糊、步态不稳、行为异常或呆滞等，常易误认为精神疾病。如未及时发现和治疗，进一步恶化，出现言语障碍、痫性发作、偏瘫和昏迷。有时可发生急性肺水肿、室上性心动过速和室性心动过速、心房颤动。心电图示 T 波低平、QT 间期延长和 ST 段降低。长时间低血糖患者出现体温降低、呼吸衰竭和低血钾、低血磷。

（三）几种特殊原因的低血糖表现

老年人发生低血糖症类似脑卒中表现；胰岛 B 细胞瘤患者多见于中年女性，体胖，清晨空腹反复发生低血糖伴神志障碍，静脉注射葡萄糖后神志即刻恢复为其特征；胃大部切除术患者低血糖常发生在进食后 2 h 左右。

【实验室检查】

（一）诊断性检查

1. 血糖测定　疑有低血糖症状时，立即测定血糖浓度明确诊断。血液标本保存时间过长可引起血糖浓度假性降低，一般每小时血浆葡萄糖减少 7%。血液中白细胞明显增多时，血糖浓度变化较大。

2. 胰岛素或 C 肽测定　鉴别内源性胰岛素分泌过多（血 C 肽浓度升高）或外源性胰岛素过量（血 C 肽浓度降低）。如为前者，检测尿中磺脲类药物含量过高则是药物刺激内源性胰岛素分泌；尿中无磺脲类药物则为胰岛素瘤或胰岛 B 细胞增生引起。

（二）辅助性检查

1. 肿瘤定位　如果怀疑低血糖原因为肿瘤性原因时，应进行定位性检查。

（1）腹部超声　有助于胰腺胰岛 B 细胞瘤或其他引起低血糖的肿瘤诊断。胰岛素瘤较小时，不易发现。

（2）CT 扫描　能发现分泌胰岛素样生长因子（IGF）的肿瘤和其他引起低血糖的肿瘤。

2. 其他检查　根据情况，尚可进行有关脓毒症、肝肾及内分泌腺功能等方面的检查。

【诊断与鉴别诊断】

部分患者血糖低于正常而无症状，也有患者血糖浓度正常而出现低血糖症状。通常，应根据病史，特别是用药史（降糖药、胰岛素等）、症状及体征和血糖测定诊断。低血糖症表现无特异性，不能单靠血糖浓度测定，应在怀疑低血糖症状出现时，立即测定血糖浓度，并静脉注射葡萄糖后症状缓解（Whipple 三联征）才可诊断。静脉注射葡萄糖后患者仍不清醒者，考虑以下情况：一是低血糖昏迷时间较长，大脑皮质严重损伤；二为非低血糖原因昏迷。血糖检测对鉴别意义较大。

服用降糖药的患者出现精神或神经症状时，都应考虑低血糖症。低血糖昏迷应与心脑血管意外、痫性发作和药物过量鉴别。如不预先测定血糖浓度，则不能鉴别。

【急救处理】

（一）处理原则

原因不明或低血糖昏迷患者应收住 ICU。迅速提高血糖水平、治疗病因和预防再发性低血糖（recurrent hypoglycemia）。

（二）处理措施

1. 葡萄糖溶液　低血糖昏迷患者，50% 葡萄糖溶液 40 ~ 60 mL，静脉注射不少于 3 ~ 5 min，症状能迅速缓解。降糖药过量昏迷者，需继续持续静脉输注 5% 或 10% 葡萄糖溶液，每 1 ~ 3 h 监测血糖一次，维持血糖在 5.56 mmol/L。症状完全恢复需要 2 ~ 3 天。严重营养不良性低血糖患者，静脉给予葡萄糖前应肌注维生素 B_1 100 mg，以预防发生 Wernicke 脑病。高张葡萄糖液渗入皮下可引起局部组织损伤和疼痛。诊断明确、症状缓解及血糖恢复正常后，可试验性中断葡萄糖输注。

2. 其他药物治疗

（1）糖皮质激素　通过增加糖异生底物升高血糖，抑制胰岛素的外周作用。用于治疗肾上腺皮质功能低下及血管外皮细胞瘤伴低血糖患者。对磺脲类药物过量所致低血糖无效。用法为琥珀酸氢化可的松 100 mg 加入 5% 葡萄糖溶液 1 000 mL 静脉输注。

（2）奥曲肽（octreotide）　能抑制磺脲类药物所致胰岛素分泌，可用于口服降糖药及奎宁所致的低血糖治疗。剂量：1 ~ 2 U/kg，8 h 一次。奥曲肽能抑制生长激素和胰升糖素释放，偶可诱发低血糖。

（3）二氮嗪　能直接抑制正常 B 细胞和肿瘤性 B 细胞分泌胰岛素，增加肝糖原输出，减少细胞葡萄糖摄取。用于磺脲类药物中毒和新生儿高胰岛素血症所致低血糖，但治疗价值有限。用法为 200 ~ 300 mg 加入 5% 葡萄糖溶液静脉输注 30 min 以上，4 h 一次；或 1 mg/（kg·h）持续静脉输注。不良反应为低血压。

（4）胰升糖素　外源性胰升糖素能促进糖原分解，有效治疗糖原累积病。用于 T1DM 患者低血糖昏迷。用法为胰升糖素 1 mg，肌内或皮下注射，10 ~ 15 min 症状缓解。对酒精中毒所致低血糖昏迷者无效。此外，胰升糖素能刺激胰岛素分泌，促进再发性低血糖症的发生。

（5）雷帕霉素（rapamycin）　通过减少胰岛恶性肿瘤 B 细胞增生和抑制胰岛素生成起作用，治疗转移性胰岛素瘤所致的顽固性低血糖有效。

3. 原发病治疗

（1）替代治疗　合并肾上腺皮质功能减退或 Sheehan 综合征的难治性低血糖患者，应用糖皮质激素长期替代治疗预防低血糖。

（2）手术治疗　合并低血糖的恶性肿瘤和胰岛 B 细胞瘤患者纠正低血糖后，应择机手术切除肿瘤。

（3）肝、肾衰竭　进行支持治疗及应用相关治疗技术，或行肝、肾移植。

【预防】

ICU 中低血糖发生率在 5% 以上。急诊科就诊的严重低血糖患者住院后，1/3 可出现再发性低血糖症。因此，对于危重病患者应预防低血糖发生。伴有 DM 的危重病患者应停用口服降糖药（如磺脲类），静脉输注胰岛素时应用输注泵，严密监测血糖变化。对于脓毒症、严重肝肾损伤、多器官衰竭和营养不良患者是否需要应用胰岛素，应慎重权衡利弊。

■ 课后练习题

1. 低血糖发作的典型表现是什么？
2. 低血糖昏迷的常见原因有哪些？

3. 低血糖的诊断标准是什么？
4. 如果怀疑昏迷患者是低血糖引起，首要处理措施是什么？
5. Whipple 三联征的临床表现是什么？
6. 低血糖昏迷诊断处理不及时的后果是什么？

（柴艳芬）

习题与答案　　教学 PPT

第六章
内分泌急症

第一节　垂体危象

目的要求

掌握：垂体危象的概念、诊断性检查及急救处理原则。
熟悉：垂体危象的病因和诱因、临床表现及诊断与鉴别诊断。
了解：垂体危象的发病机制。

垂体危象（pituitary crisis）是多种原因引起垂体激素严重缺乏，出现恶心、呕吐、休克和昏迷的临床综合征。病因和诱因不同、垂体破坏程度不同，临床表现也不同。非典型患者不易诊断，常可危及生命。0.6%～10%的垂体瘤患者可发生垂体卒中引起垂体危象，发病年龄15～90岁，平均50岁，男性较女性常见，男女比率为1.6。

【病因与发病机制】

（一）病因和诱因

1. 垂体功能减退病因　通常，垂体前叶功能减退症分为原发性和继发性两种：前者为垂体本身病变引起前叶激素分泌减少，后者为垂体柄、下丘脑病变引起垂体前叶激素释放激素或因子分泌减少。

（1）原发性　见于垂体缺血性坏死（产后大出血、糖尿病、颞动脉炎、子癫等），垂体区肿瘤（鞍内肿瘤，如嫌色细胞瘤、颅咽管瘤；鞍旁肿瘤，如脑膜瘤、视神经胶质瘤），垂体瘤出血、梗死、坏死致垂体卒中，放射治疗、手术创伤，免疫性疾病引起的垂体炎，感染性疾病，海绵窦血栓形成及原发性空泡蝶鞍，全身性疾病（白血病、淋巴瘤、结节病等）。

（2）继发性　见于手术及外伤破坏或动脉瘤压迫垂体柄，下丘脑病变或创伤等。

2. 垂体危象诱因　垂体前叶功能减退患者，在感染（呼吸道、消化道或泌尿道的细菌、病毒、真菌感染）、急性心肌梗死、脑血管意外、手术、创伤及麻醉、镇静或催眠药、寒冷、饥饿、劳累等诱因作用下或突然中断长期糖皮质激素替代治疗导致肾上腺皮质激素和甲状腺激素缺乏诱发危象。

（二）发病机制

拓展知识

【临床表现】

（一）垂体功能减退的表现

垂体危象多发生在垂体功能减退症的基础上，由于垂体病变部位或程度不同，进而引起垂体分泌的各种促激素减少和相应靶腺萎缩程度也不同，临床上可出现肾上腺功能减退、甲状腺功能减退、性腺功能减退等不同受损靶腺为主的临床症状。①以肾上腺功能低下表现为主者，主要表现为疲乏、无力，皮肤及黏膜色素沉着，厌食、恶心，在进食过少或饥饿、空腹等情况下注射胰岛素易发生低血糖昏迷；②以甲状腺功能减退表现为主者，表现为畏寒、皮肤干燥，食欲减退、便秘、体重增加，表情淡漠、抑郁或精神失常等；③以性腺功能降低表现为主者，主要表现腋毛、阴毛、眉毛等处的毛发脱落或稀少，阳痿、闭经、性欲减退、不孕，女性可以出现阴道干燥及女性性征退化；④催乳素缺乏可致产后无乳。

（二）垂体危象的表现

1. 危象前期的表现　在诱因作用下原有垂体功能减退的各种症状突然性或进行性加重，最突出的表现为厌食、恶心、呕吐，明显乏力，精神萎靡不振或淡漠嗜睡，由于症状缺乏特异性常常易被忽略或未引起足够的重视而造成临床漏诊、误诊。

2. 危象期的表现　临床上危象期最突出的表现为意识障碍、昏迷及突发性休克。根据临床发病时突出的症状特点不同分，可将危象为不同的临床类型。不同类型的危象既可以单独发生，也可以是几种不同类型的混杂表现。

（1）高热型　患者体温大多突然高达 40℃以上，感染为常见诱因，也可由中暑或体温中枢受损而产生中枢性高热。检查可发现感染的症状及相关体征，同时可见患者烦躁不安或意识不清，常有肌肉痉挛、抽搐、晕厥等表现。

（2）低温型　多由寒冷刺激所诱发，容易发生在冬季或低温工作环境中，患者体温可低至 35℃以下，起病缓慢，逐渐发生意识障碍，同时伴有皮肤苍白、干冷，脉搏慢而细弱。

（3）低血糖型　是临床上常见的危象类型或表现，发病率约占此类患者的 1/3。多易发生在饥饿或大量饮酒后，但也可在高糖饮食或输注葡萄糖溶液后引起反应性低血糖。同时，伴有心悸、出汗、头晕、无力、饥饿感，逐渐出现意识障碍或低血糖昏迷。

（4）循环虚脱型　临床上表现为血压下降，尿量减少，意识障碍、休克等症状。感染、手术、腹泻、呕吐、麻醉等均可为诱因，抢救时常需用糖皮质激素辅助治疗，单纯应用血管活性药物很难奏效。

（5）水中毒型　常在低血钠基础上摄水量过多而诱发，临床上表现为头痛、恶心、呕吐、水肿、体重增加，多伴有嗜睡、意识障碍、抽搐或昏迷。

【实验室检查】

（一）诊断性检查

1. 垂体激素测定　血生长激素（GH）、泌乳素（PRL）、促甲状腺激素（TSH）、促肾上腺皮质激素（ACTH）、促黄体生成素（LH）、卵泡刺激素（FSH）浓度均降低。垂体对下丘脑释放激素（如 TRH、LHRH）刺激无反应或反应明显减低。

2. 垂体靶腺激素水平测定　血甲状腺激素（T_3、T_4）、皮质醇和性激素（血雌二醇、睾酮）浓度降低；尿皮质醇及皮质激素代谢产物尿 17– 羟类固醇和 17– 酮类固醇降低。

（二）辅助性检查

1. 血液学检查　血常规检查可发现不同程度贫血；血胆固醇增高；空腹血糖降低，血钠降低；基础代谢率降低。

2. 影像学检查　垂体 X 线、CT、MRI、血管造影可发现垂体肿瘤。

【诊断与鉴别诊断】

（一）诊断

1. 病史　有引起垂体功能减退的产后大出血、颅脑外伤、手术、放疗等病史。垂体危象发生前有继发性垂体靶腺（甲状腺、肾上腺、性腺等）功能减退表现。

2. 临床表现　患者有甲状腺功能减退危象及肾上腺危象的症状和体征，突出表现为休克和意识障碍。

3. 相关激素血浓度测定　垂体功能减退临床表现缺乏特异性，常易漏诊或误诊。相关激素血浓度测定是诊断的依据。

（二）鉴别诊断

1. 原发性靶腺功能减退危象　原发性靶腺功能减退危象时，靶腺激素血浓度降低，相应垂体激素血浓度升高，垂体刺激试验无异常。

2. 脑血管意外 垂体瘤或无典型症状的垂体卒中患者，因病变压迫颅内动脉海绵窦段时，可引起偏瘫，类似脑血管意外。患者一般既往有继发性靶腺功能减退症状，靶腺及垂体激素血浓度测定、CT或MRI检查有助于鉴别。

3. 代谢性脑病昏迷 如低血糖昏迷或低钠脑病昏迷患者，通常无继发性靶腺功能减退的症状和体征，靶腺及垂体激素血浓度基本正常。

4. 神经性厌食 多见于青少年女性，常有明显恶病质、闭经，但仍保持女性第二性征。血GH和皮质醇基础浓度增高。

5. 血色素沉着症 因高铁饮食、大量输血致体内铁质蓄积过多，皮肤呈青铜色或灰黑色。由于铁质沉积于肝、胰腺等部位，引起肝功能异常及糖尿病表现。根据肝功能异常、血糖升高、皮肤黏膜色素沉着和血清铁增高诊断。

【急救处理】

（一）激素替代治疗

1. 氢化可的松 高热、休克和低血糖患者，立即静脉注射50%葡萄糖溶液40～60 mL加氢化可的松25～50 mg，继而10%葡萄糖溶液或葡萄糖生理盐水500 mL+氢化可的松100 mg静脉输注，24 h输注200～300 mg。根据病情，7～10天后逐渐改为正常替代量口服。有严重感染者及应激情况下，需适量增加糖皮质激素剂量。

2. 左甲状腺素（LT_4） 首剂300 μg加入生理盐水静脉输注，或三碘甲状腺原氨酸（T_3）或LT_4片剂制成溶液经胃管给药。治疗有效指征为神志及呼吸功能恢复，体温回升。生活能自理后，改为口服维持治疗。

心血管疾病或老年患者给药量不宜过大，宜缓慢递增剂量，以防恶化心脏功能。应先给予糖皮质激素，然后给予甲状腺素，否则会加重病情。

（二）对症支持治疗

1. 低体温 给予LT_4同时，应用保温毯或空调逐渐恢复患者体温。

2. 低血糖 严重低血糖患者，首先静脉注射50%葡萄糖溶液40～60 mL，继而输注10%葡萄糖溶液。严密监测血糖变化，维持血糖在正常水平。

3. 低血钠 补充糖皮质激素同时，应适当补钠，根据患者血钠浓度、水负荷和血容量选择输注盐水浓度。为防止发生脑桥中央髓鞘溶解症（CPM），急性发病患者纠钠速度每小时1～2 mmol/L，慢性发病患者每小时低于0.5 mmol/L。

4. 循环衰竭 静脉使用氢化可的松治疗基础上，给予相应抗休克治疗措施，纠正水电解质平衡紊乱。

5. 水中毒 记出入液量，除应用糖皮质激素外，严格控制液体入量，每天水平衡保持在负1 L内。

（三）去除诱因

积极寻找诱因。合并感染者，经验给予抗生素。

■ 课后练习题

1. 何为垂体危象？
2. 怀疑垂体危象时，应进行哪些实验室检查？
3. 垂体危象应与哪些疾病鉴别？
4. 垂体危象的治疗措施是什么？

（柴艳芬）

第二节 甲状腺功能亢进危象

目的要求

掌握:甲状腺功能亢进危象的概念、诊断性检查及急救处理原则。
熟悉:甲状腺功能亢进危象临床表现、辅助检查项目及可能结果。
了解:甲状腺功能亢进危象的病因、发病机制及鉴别诊断。

甲状腺功能亢进危象(hyperthyroidism crisis,简称甲亢危象)是在某些诱因(感染、手术、精神刺激等)刺激下甲亢病情突然恶化,以高热、大汗、快速性心律失常、呕吐、腹泻和精神症状为主要表现的致命性综合征。弥漫性和结节性甲状腺肿甲亢患者均可发生甲状腺危象。1%~2%甲亢患者并发此征,女性与男性比为(3~5):1,中老年人较多见。甲亢危象常发生在未诊断或治疗不彻底的甲亢患者。该病患者即使给予及时合理治疗,其病死率仍为7%~30%。

【病因与发病机制】

(一)病因

1. 内科因素 严重感染、突然中断抗甲状腺药治疗、放射性碘治疗、心力衰竭、DKA、肺梗死、脑血管意外、急腹症、低血糖、妊娠毒血症及分娩等。

2. 外科因素 大手术或严重创伤使甲状腺组织损伤,甲状腺激素大量入血引起发病。

3. 其他应激因素 强烈精神刺激、过度疲劳、高温、饥饿、药物(交感胺类)过量或中毒。

(二)发病机制

拓展知识

【临床表现】

1. 甲亢体征 Graves病眼征和甲状腺肿。

2. 高代谢状态 高热(>39℃)、大汗淋漓、体重锐减。

3. 消化系统表现 恶心、呕吐、厌食、腹痛、腹泻(每日达十余次)和黄疸。

4. 心血管系统表现 收缩压升高、脉压增大、心动过速(160~240次/min),常为心房颤动伴快速心室率。持续快速性心律失常可诱发心力衰竭或肺水肿。

5. 肌肉和神经精神表现 近端肌无力或肌病,烦躁不安、惊厥、谵妄或昏迷。

6. 淡漠型甲亢危象 多见于病史较长的老年甲亢患者,临床表现为神志淡漠、嗜睡、体温低、心率慢、脉压变小,最后陷入昏迷死亡。

7. 内环境紊乱 脱水、电解质紊乱及酸碱平衡失调。

【实验室检查】

(一)诊断性检查

血T_3、T_4浓度测定不能鉴别重度甲亢与甲状腺危象,血T_3、T_4浓度升高和血TSH浓度明显降低只能证实甲亢存在。甲亢危象患者血清游离T_4浓度明显升高,但与重度甲亢大致相同。

(二)辅助检查

1. 生化检查 ①肝功能检查:部分甲亢危象患者可有肝功能异常,血谷丙转氨酶升高、血胆红素升高及血碱性磷酸酶升高;②高血糖及低胆固醇血症;③血电解质测定:甲亢危象患者常伴有高血钙、低血钾和低血钠。

2. 诱因相关检查 ①心电图常显示心房颤动伴快速心室率;②怀疑脓毒症时,应进行X线胸片和血、尿液培养等检查。

【诊断与鉴别诊断】

(一) 诊断

甲状腺危象与重度甲亢不易鉴别。有明确诱因、原有甲亢症状和体征突然加重者，应考虑甲状腺危象：①高热（ > 39℃ ）伴大汗，退热措施无效；②迅速出现快速性心律失常，特别是心房颤动伴快速心室率（心率 > 160 次 /min），心率增快与发热不成比例，脉压明显加大和心力衰竭；③频繁呕吐、腹泻或有黄疸；④烦躁不安、谵妄、昏迷。

(二) 鉴别诊断

对于无甲亢病史和典型体征的患者注意与以下疾病鉴别：

1. 重症感染或脓毒症　以高热、大汗、白细胞升高为主要表现的甲亢危象应与重症感染或脓毒症鉴别。前者发病突然，高热为持续性，退热措施无效，甲状腺功能检查和血培养可行鉴别。

2. 器质性心脏病　以心律失常、心力衰竭为主要表现的甲亢危象患者，易误诊为器质性心脏病。甲亢危象患者心衰伴消瘦、体重及血胆固醇明显降低，扩冠药、强心药无效，甲状腺功能异常。

3. 急性胃肠道感染　以呕吐、腹泻为主要症状的甲亢危象，易误诊为急性胃肠道感染。经粪便常规及甲状腺功能检查不难鉴别。

4. 代谢性或感染性脑病　表现高热、烦躁、昏迷的甲亢危象患者应与感染性脑病鉴别，伴有肝功能改变、黄疸和昏迷时需与肝性脑病鉴别。应进行脑脊液和甲状腺功能检查以鉴别。

有时还要与中暑、嗜铬细胞瘤、可卡因中毒或神经阻滞剂恶性综合征（neuroleptic malignant syndrome，NMS）鉴别。

【急救处理】

怀疑甲状腺危象时，不应等待实验室检查结果，应立即开始治疗。

(一) 降低血 TH 浓度

1. 抑制 TH 合成　丙硫氧嘧啶（PTU）或甲巯咪唑（他巴唑，MMI）能有效抑制 T_4 和 T_3 合成，不影响其释放和在外周组织中作用。PTU 或 MMI 应至少在给予碘化物前 1 h 用药。停用碘化物后，应继续用药维持正常甲状腺功能。

PTU 首次 600 mg，口服或经鼻胃管注入，继而 250 mg，6 h 一次；或 MMI，首次 60 mg，口服，继而 20 mg，每日 3 次。症状缓解后，改为维持量。

2. 阻断 TH 释放　PTU 治疗 1 h 后，碘化物（静脉碘化钠、口服碘化钾或复方碘溶液）能抑制 TH 释放。复方碘溶液 5 滴，口服 8 h 一次；或碘化钠 1.0 g 加入 10% 葡萄糖盐水，静脉滴注，最初 24 h 可用 1 ~ 3 g。碘化物应与 PTU 或 MMI 合用。血 T_4、T_3 浓度正常后停药。

3. 抑制外周 T_3 生成和（或）抑制 T_3 与细胞受体结合　T_3 是生物活性最强的 TH，T_4 转化成 T_3 才起作用。PTU、碘剂、β 肾上腺素能受体阻滞剂和糖皮质激素均有上述抑制作用。β 肾上腺素能受体阻滞剂（普萘洛尔、艾司洛尔等）还可迅速阻断儿茶酚胺的作用，改善甲状腺危象患者的心悸、烦躁、大汗等交感系统兴奋症状。静脉用药数分钟后心脏和精神症状会明显缓解。普萘洛尔 1 ~ 5 mg 静脉注射，或每 4 h 口服 20 ~ 60 mg。β 受体阻断药与地高辛和利尿药合用能有效控制甲状腺危象患者快速性心律失常引起的心力衰竭。用药过程中宜注意心脏功能，尤其是老年患者，伴哮喘者禁用该类药物。大剂量糖皮质激素（地塞米松）除了抑制 T_4 向 T_3 转化、还可阻滞 TH 释放、降低周围组织对 TH 的反应、增强机体的应激能力。对高热、休克患者可给予氢化可的松，50 ~ 100 mg 加入 5% ~ 10% 葡萄糖溶液静脉滴注，每 6 ~ 8 h 一次，200 ~ 300 mg/d。联合应用 PTU、碘化物和地塞米松能使血 T_3 水平在 24 ~ 48 h 内恢复正常。碘番酸（iopanoic acid）能有效治疗甲状腺危象，抑制 5′- 脱碘酶，减少 T_3 生成，但此类药物使用过久其抗甲状腺作用可脱逸。

4. 清除血 TH　常规治疗药无效者，应用血液透析、血浆置换、腹膜透析或血液灌流移除血 TH。此外，考来烯胺（消胆胺，colestyramine）能增加粪便 TH 排出，降低血 TH 水平。

（二）对症支持治疗

1. 保持气道通畅 昏迷患者应注意保持气道畅通，持续吸入高流量氧气。

2. 降温治疗 高热患者应用降温毯或冰袋降温。体温不降时，可予非水杨酸类解热药（如对乙酰氨基酚）。寒战高热时，使用氯丙嗪 25 ~ 50 mg，肌内注射，4 ~ 6 h 一次。阿司匹林能置换出与 TBG 结合的 T_4，升高血游离 T_4 水平，应禁用。

3. 镇静药 烦躁不安、惊厥不安者，可用地西泮（安定）10 mg，肌内注射；或 10% 水合氯醛 15 ~ 20 mL，保留灌肠。

4. 营养支持 积极静脉补液，恢复有效血容量，纠正电解质紊乱；供给充分营养和多种维生素。

（三）诱因和病因治疗

1. 去除诱因 积极寻找诱发甲亢危象的原因，给予相应处理。DKA 诱发甲状腺危象患者，应适当加大胰岛素用量。甲状腺危象合并心力衰竭时，地高辛用量是甲状腺功能正常患者的 2 倍。有感染者应用抗生素。

2. 病因治疗 待患者病情稳定后可行甲状腺摄碘率（radioactive iodine uptake，RAIU）明确病因，确定手术或 ^{131}I 治疗。需要手术者，在术前、术中和术后给予普萘洛尔、PTU 或 MMI、碘化物。

■ 课后练习题

1. 何为甲亢危象？
2. 甲亢危象的常见病因有哪些？
3. 甲亢危象应与哪些疾病相鉴别？
4. 甲亢危象如何治疗？

（柴艳芬）

第三节 甲状腺功能减退危象

目 的 要 求

掌握：甲状腺功能减退危象的概念、诊断性检查及急救处理原则。
熟悉：甲状腺功能减退危象的临床表现、辅助检查项目及可能结果。
了解：甲状腺功能减退危象的病因、发病机制及鉴别诊断。

甲状腺功能减退（简称甲减）危象（hypothyroidism crisis）又称黏液性水肿昏迷（myxedema coma），是甲状腺功能减退患者在诱因作用下因体内甲状腺激素严重缺乏引起的一种罕见致命性代谢脑病。常发生于冬季，发病率 0.5% ~ 0.8%，老年人多见，女性多于男性。尽管早期积极治疗，其病死率仍高达 30% ~ 50%。

【病因和发病机制】

（一）病因

1. 甲减病因

（1）原发性甲减 占 90% ~ 95%。甲状腺本身病变引起 TH 合成不足，血清 TSH 浓度升高。常见病因：①自身免疫病，以桥本甲状腺炎最常见。病程晚期，甲状腺组织萎缩、纤维化，功能丧失而发生甲减。其他包括亚急性、隐匿性或产后甲状腺炎。②甲亢手术或甲状腺肿瘤手术。③甲状腺放射性 ^{131}I 治疗。④头颈部肿瘤时外照射治疗损伤甲状腺。

（2）继发性甲减 垂体或下丘脑损伤（肿瘤、手术、放疗和产后大失血致垂体缺血性坏死等）致 TSH 分泌减少。

（3）周围性甲减　外周组织对甲状腺激素产生抵抗，血中检出抗 TH 抗体，TH 受体数目减少。

2. 甲减危象诱因　甲减患者在严重感染、手术或创伤、寒冷刺激、镇静麻醉药和急性心脑血管疾病、低血糖等诱因作用下发生甲减危象。

（二）发病机制

拓展知识

【临床表现】

1. 甲减体征　黏液性水肿面容、皮肤干燥苍白、血压降低、脉压减小、心动过缓、心脏增大（心脏较小者为中枢性甲减危象）和心音低钝。

2. 低代谢状态　低体温（＜35℃）、心率减慢。

3. 中枢神经和肌肉系统　惊厥、癫痫性发作、嗜睡或昏迷，肌肉松弛，肌腱反射减弱或消失。

4. 呼吸系统　呼吸频率减慢，呼吸暂停、低通气、缺氧和发绀。

5. 胃肠道状态　低动力性肠麻痹或肠梗阻、巨结肠。

【实验室检查】

（一）诊断性检查

1. 甲状腺功能测定　血清 TH（T_3、T_4、FT_3、FT_4）浓度降低。

2. 血清 TSH 测定　原发性甲减危象患者血 TSH 浓度明显升高；继发性甲减危象患者血 TSH 浓度明显降低或测不出，可伴血皮质醇浓度降低。

（二）辅助性检查

1. 心电图　显示心动过缓或房室传导阻滞、低电压、Q–T 间期延长、ST–T 改变及电交替现象（提示心包积液）。

2. 动脉血气分析　显示血 pH 降低、PaO_2 降低（低氧血症）、$PaCO_2$ 升高（高碳酸血症）和呼吸性酸中毒。

3. 血生化检查　血胆固醇、甘油三酯升高，血糖、血钠或血钙浓度降低，血肌酐浓度升高。

4. 超声心动图检查　显示心脏增大、心包积液和收缩功能降低。

5. 影像学检查　胸 CT 显示胸腔积液、心脏增大，也可发现甲减危象诱因如肺部感染；脑 CT 可显示蝶鞍增大或脑水肿征象，需排除脑卒中。

【诊断与鉴别诊断】

（一）诊断

有明确甲减病史者，具有特征性黏液性水肿面容、嗜睡或昏迷、低体温、低通气、心动过缓及低血压时即可初步诊断。

（二）鉴别诊断

1. 正常甲状腺病态综合征　危重病昏迷患者可发生正常甲状腺病态综合征（euthyroid sick syndrome，ESS），血 TSH 正常伴血 T_3 降低，血 FT_4 和 TT_4 正常或降低；甲减昏迷患者有特征性临床表现和血 TSH 显著升高。

2. 其他原因所致昏迷　如脓毒性脑病、低血糖昏迷、肺性脑病、脑血管意外、肝性脑病和中毒性昏迷。寒冬或服用常规剂量镇静安眠药昏迷的老年人应常规进行甲状腺功能检查，以鉴别诊断。

【急救处理】

（一）收住 ICU

1. 严密监测　监测神志、生命体征、SpO_2 和血糖。

2. 保暖和复温　严重低体温者，在给予 TH 的同时，可采取主动复温措施，应用加厚被褥和提高室温保暖。不宜应用暖水袋升高体温，局部升温无效，且易致烫伤。复温速度≤0.5℃ /h，至中心体温达 31℃。过快复温可使血管扩张和循环衰竭。

3. 呼吸支持　昏迷、呼吸不规律、SpO_2＜90% 者，保证气道通畅，立即行呼吸机辅助通气，缓解二氧化碳潴留、缺氧和严重呼吸性酸中毒。

（二）治疗措施

1. 甲状腺激素　TH 是治疗甲减危象的关键，能从根本上恢复低血压、低体温和神志障碍。此类患者胃肠道吸收功能差，静脉给药起效快、疗效好。应用 T_3 起效快，T_4 可使体内血 TH 浓度稳定。应用 TH 后，数小时内即能提高体温和血压。有心脏病者给药剂量宜小，为一般用量的 1/5 ~ 1/4，剂量大或增量快时可诱发心绞痛、心肌梗死或充血性心力衰竭。

（1）左旋三碘甲状腺原氨酸（LT_3）　重度昏迷者首选 LT_3，始量为 0.05 mg/d，静脉注射，维持量 0.010 ~ 0.020 mg/d。患者清醒后改为口服。

（2）左甲状腺素（LT_4）　初始剂量 0.2 ~ 0.5 mg，静脉注射，6 ~ 12 h 症状无改善时，24 h 内追加至 0.5 mg，继而 0.05 ~ 0.2 mg/d，维持量 0.05 mg/d。患者清醒后改口服。

2. 糖皮质激素　5% ~ 10% 患者合并肾上腺皮质功能减退，对应激反应能力降低。此时，使用氢化可的松 50 mg，静脉注射，6 h 一次；或地塞米松初始量 2 mg，静脉注射，患者清醒及血压稳定后减量或停药。

3. 纠正代谢紊乱　甲减危象患者出现严重低血钠（血 $Na^+ < 110$ mmol/L）时可予高渗盐水，必要时应用呋塞米利尿。输注葡萄糖液纠正低血糖。液体输注需谨慎，每日限制 600 ~ 1 000 mL。

4. 抗休克　低血压者，可在扩容基础上适量静脉应用升压药物。患者对升压药反应差，如升压药与 TH 同时应用易发生心律失常。如有贫血者，也可少量输血或胶体溶液。

（三）去除诱因

如脱离低温环境、控制感染、控制心力衰竭、通气支持治疗呼吸衰竭。禁用镇静药和麻醉药。

■ 课后练习题

1. 甲状腺功能减退危象的主要临床表现有哪些？
2. 甲状腺功能减退危象的常见病因和诱因是什么？
3. 怀疑甲状腺功能减退危象时应行哪些实验室检查？
4. 甲状腺功能减退危象的主要治疗措施有哪些？

（柴艳芬）

第四节　肾上腺危象

目 的 要 求

掌握：肾上腺危象的概念、诊断性检查及急救处理原则。
熟悉：肾上腺危象的临床表现、辅助检查项目及可能结果。
了解：肾上腺危象的病因和发病机制。

肾上腺危象（adrenal crisis）又称肾上腺功能低下危象（hypoadrenal crisis），是各种原因导致的肾上腺皮质激素急性缺乏引起以循环衰竭为主要表现的致命性代谢急症。慢性肾上腺皮质功能减退替代治疗期间突然停药常引起肾上腺危象。

【病因和发病机制】

（一）病因

1. 严重应激状态　原发性肾上腺皮质功能减退患者在以下应激状态下都可发生肾上腺危象：创伤、手术、分娩、过劳、急性心肌梗死、心力衰竭、肺栓塞或各种原因引起的严重血容量减少等。

2. 药物作用　肾上腺皮质功能减退患者应用减少糖皮质激素生成药物(酮康唑、甲吡酮、氯苯二氯乙烷或依托咪酯等)和增加糖皮质激素代谢药(如利福平、巴比妥钠和苯妥英钠)可促发肾上腺危象。

3. 肾上腺急性出血　见于脓毒症或肾上腺静脉感染性栓子栓塞,如流行性出血热、暴发型流行性脑脊髓膜炎(Waterhouse-Friderichsen 综合征);抗凝溶栓治疗或 DIC;胸、腹部创伤引起肾上腺出血衰竭。

4. 肾上腺急性损伤　自身免疫性肾上腺炎、双侧肾上腺切除或放疗、恶性肿瘤转移或白血病浸润引起两侧肾上腺破坏发生肾上腺危象。

5. 突然中断糖皮质激素治疗　原发或继发性肾上腺皮质功能减退患者长期使用糖皮质激素治疗期间急速减量或骤然停药可诱发肾上腺危象。

(二) 发病机制

拓展知识

【临床表现】

本病可呈渐进性或突发性出现,不论起病形式如何,其临床表现均相似。

1. 原发性肾上腺皮质功能减退体征　营养差,皮肤皱褶、瘢痕、乳晕、颊黏膜及齿龈处色素沉着明显。

2. 肾上腺危象表现　临床上主要表现皮质醇及醛固酮缺乏的症状和体征。

(1) 循环系统　脉搏细弱、低血压或低血容量休克。

(2) 消化系统　厌食、恶心、呕吐、腹泻,肾上腺动静脉血栓形成时,可出现骤起腹痛,位于患侧脐旁肋缘下约 6 cm 处,酷似急腹症。

(3) 神经系统　精神不振、疲乏嗜睡或昏迷。

(4) 全身症状　少尿、无尿、明显脱水征、呼吸困难和发热。

3. 诱因表现

(1) 脓毒症　如脑膜炎双球菌性脑膜炎患者或严重肺感染患者等的相关临床表现。

(2) 原发病临床表现　行抗凝或溶栓治疗的原发疾病临床表现。

【实验室检查】

(一) 诊断性检查

通常,原发性肾上腺皮质功能减退患者血、尿皮质醇浓度降低,血浆 ACTH 浓度明显升高。血清皮质醇 > 19 μg/dL(524 nmol/L)可除外肾上腺功能不全,血清皮质醇 < 3 μg/dL(83 nmol/L)可诊断肾上腺功能不全。原发性肾上腺功能不全患者血钾和肾素水平升高。继发性肾上腺皮质功能减退症患者血浆 ACTH 浓度降低,血钾和肾素水平不升高。

(二) 辅助性检查

1. 血常规　正细胞正色素性贫血,嗜酸性粒细胞和淋巴细胞增多。

2. ECG　显示心动过缓、低电压、QT 间期延长和继发性 T 波改变。

3. 血液生化　患者常出现低血钠和高血钾,少数患者出现低血糖或高血钙,BUN 升高。

【诊断与鉴别诊断】

有慢性肾上腺皮质功能减退症病史及体征的患者存在明确诱因时,发生恶心、呕吐、低血压或休克、意识障碍或昏迷者,都应考虑肾上腺危象。无明确慢性肾上腺皮质功能减退症病史和相关体征的患者发生肾上腺危象时诊断较困难。任何急危重症患者出现下列情况时,也应考虑肾上腺危象:

1. 原发病(如重症感染、全身出血性疾病或抗凝药治疗时)难以解释的明显脱水、休克、昏迷,经积极静脉补液和血管活性药无明显疗效时。

2. 不明原因的恶心、呕吐、低血糖或伴神志障碍患者。

3. 不明原因昏迷患者查体发现皮肤、黏膜色素沉着、体毛稀少时。

4. 停用糖皮质激素后出现恶心、呕吐和昏迷者。

【急救处理】

(一) 急诊处理原则

可疑肾上腺危象时，不应等待实验室结果，立即开始治疗。治疗措施包括静脉注射糖皮质激素，液体复苏（纠正低血糖、高血钾和低血压），对症和支持治疗，识别和治疗诱因。

(二) 皮质激素替代治疗

1. 糖皮质激素 首选具有糖皮质激素和盐皮质激素作用的氢化可的松 100 mg，静脉注射，每 6 h 一次；缓解后 50 mg，每 6 h 一次；病情稳定后，氢化可的松 20～30 mg/d（早晨 2/3 剂量，下午 1/3 剂量），口服维持。

2. 盐皮质激素 持续血压降低或容量减少者，给予醋酸氟氢可的松（fludrocortisone acetate）0.05～0.1 mg/d，与可的松或氢化可的松合用。注意防止钠水潴留和低血钾。

(三) 液体复苏

在糖皮质激素治疗前提下，应积极恢复有效循环容量，维持患者血压在正常范围。脱水明显患者，总体水丢失量常在 20% 以上，应进行补充。低血糖时，静脉输注 50% 葡萄糖溶液。通常，静脉输注生理盐水或 5% 葡萄糖氯化钠溶液，以 500 mL/h 速度输注，连用 2～4 h。最初 24 h 内至少补充 3 L 液体。经上述治疗休克仍未纠正时，应予小量输血或补充胶体液。此类患者单用升压药无效。

(四) 对症和支持治疗

1. 昏迷患者治疗 保持气道开放，供氧。注意保温，鼻饲或静脉营养支持。

2. 诱因治疗 积极寻找和治疗促发因素。明确感染者应用有效抗生素。全垂体功能减退症患者发生肾上腺危象时，应注意其他内分泌腺功能状态。

(五) 治疗注意事项

1. 垂体功能低下伴有肾上腺皮质功能减退（继发性肾上腺皮质功能减退）时常合并其他内分泌腺体异常（如甲减）。此时，给予糖皮质激素治疗后应给予 TH（如甲状腺片或左旋 T_4）治疗。否则，会加重病情。

2. 低血糖昏迷患者，静脉使用糖皮质激素治疗前先予静脉注射葡萄糖溶液。

3. 原发性肾上腺皮质功能减退发生肾上腺危象时，需同时静脉补充糖皮质激素和盐皮质激素，继发性肾上腺皮质功能减退者无需补充盐皮质激素。

4. 肾上腺皮质功能减退症患者在严重应激状态时，应增加糖皮质激素用量。

(六) 监测

在治疗过程中，严密监测体温、血压、体重及出入量。根据病情，定时监测血皮质醇和 ACTH。复苏期间，4～6 h 监测血电解质、血糖和肾功能，随后 1～2 天监测一次，直到病情稳定。

【预后】

肾上腺危象患者主要死于循环衰竭或高血钾所致的心律失常。有些患者死于低血糖。早期识别和及时治疗，大多数患者预后良好。如不能及时识别和治疗，患者常于发病 24～48 h 内死亡。

■ 课后练习题

1. 肾上腺危象的常见病因有哪些?
2. 肾上腺危象应该怎样诊断?
3. 肾上腺危象应与哪些疾病相鉴别?
4. 肾上腺危象的主要治疗措施包括哪些?

（柴艳芬）

习题与答案　　教学 PPT

第七章
理化因素所致急症

目的要求

掌握:中暑、冻伤、电击伤、淹溺等急症现场、转运途中和院内急救的内容和技能。

熟悉:理化因素所致疾病的临床表现和实验室检查。

了解:理化因素所致疾病的病因及发病机制。

第一节 中 暑

中暑(heat illness)是指由自然高温环境引起人体内环境和(或)体温调节功能紊乱所致的相关组织及器官功能障碍甚至死亡的一种急性疾病。中暑是我国夏季临床常见急症,多发生在持续高温、无风和湿度较大的气候、居住环境或无防护条件的高温作业环境中,近年来随着居住环境和生活、生产条件的改善,其发生率已明显下降。由于中暑程度不同,其临床表现亦不完全相同,轻者可能仅出现轻微身体不适症状,重者在短时间内就可发生多器官功能障碍或衰竭,甚至导致死亡。

【诱因】

某些特殊体质或全身性疾病状态(老年、体弱、产妇、肥胖、发热、甲状腺功能亢进等)、应用某些药物(如苯丙胺、阿托品等)、汗腺功能障碍与皮肤局部疾病(如囊性纤维化、硬皮病、先天性汗腺缺乏症、广泛皮肤烧伤后瘢痕形成)等均可成为高温环境时中暑易发因素。

【发病机制】

拓展知识

【临床表现】

中暑根据临床表现的轻重程度分为三级:先兆中暑、轻症中暑和重症中暑。

(一) 先兆中暑

人体在高温或高温高湿环境下作业或生活一定时间后,表现为全身疲乏、四肢无力、麻木、头昏、眼花、口渴、大汗、胸闷、心悸、恶心、注意力不集中、体温正常或略高(37.5℃以下)。

(二) 轻症中暑

先兆中暑加重,伴有下列表现之一,为轻症中暑。①体温在38℃以上。②面色潮红、皮肤灼热、胸闷等表现。③有早期周围循环衰竭的表现,如面色苍白、恶心、呕吐、皮肤湿冷、血压下降、脉细而快、大量出汗。

(三) 重症中暑

先兆和轻症中暑症状加重,伴有昏厥、昏迷、痉挛或高热,为重症中暑。重症中暑根据发病机制和临床表现不同可分为中暑痉挛、中暑衰竭、中暑高热三型,而此三型可顺序发展,也可交叉重叠。

1. 中暑痉挛　又称热痉挛(heat cramp),此类患者多见于已适应高温环境的青壮年,大多发生在剧烈体力劳动过程中,由于大量排汗而患者自觉口渴,同时大量饮水而盐分补充不足时,造成低钠、低氯血症。主要表现:短暂的间歇对称性四肢骨骼肌的疼痛性痉挛,尤以腓肠肌多见,亦可波及腹直肌、肠道平滑肌、膈肌,临床呈现为类似急腹症的表现,多可自行缓解;体温正常或仅有低热。

2. 中暑衰竭　又称热衰竭(heat exhaustion),此型最多见,常发生于老年人及未能适应高温环境者,但体内并无过多热量蓄积。主要表现:起病急、眩晕、头痛、突然晕倒,面色苍白、皮肤出冷汗、脉搏细弱、血压稍低、脉压正常、呼吸浅快。由于大量出汗引起失水失钠,血液浓缩及黏稠度增高;加之血管扩张血容量减少引起周围循环衰竭。失水明显者表现为口渴、虚弱、烦躁、甚至手足抽搐、共济失调,失盐占主要者表现软弱无力、头痛、恶心、呕吐、腹泻及肌肉痛性痉挛。但体温无明显变化,处理不及时可致中暑高热。

3. 中暑高热　又称热射病(heat stroke),是指在高温环境中持续时间较长机体产热过多、散热不足造成体内热量蓄积过多,体温升高所致;或在烈日的曝晒下,强烈的日光穿透头部皮肤及颅骨引起颅内温度升高导致脑细胞受损,进而造成脑组织的充血、水肿;因受到伤害的主要是头部故也称为日射病(sun stroke),多见于老年及慢性病患者。主要表现:以高热、无汗和意识障碍为主要特征。体温高达 40 ~ 42℃,颜面灼热潮红、皮肤干燥无汗;呼吸快而弱、脉速;最开始出现的症状为剧烈头痛、恶心呕吐、眼花耳鸣,谵妄、烦躁不安、惊厥;逐渐发展为嗜睡、神志逐渐模糊、昏迷;重者出现弥散性血管内凝血、肺水肿、脑水肿、心功能不全、肝肾损害等并发症。病死率极高。

【实验室检查】

中暑时,应行紧急血生化检查和动脉血气分析等。对于病史不典型或须与脑型疟疾、中毒性痢疾、脑炎、脑血管意外和急性中毒等疾病鉴别时,可选择部分相关检查项目。

【诊断与鉴别诊断】

在高温或高温高湿环境中,重体力作业或剧烈运动之后甚至过程中出现相应的临床表现即可以考虑诊断中暑。但须注意排除流行性乙型脑炎、细菌性脑膜炎、中毒性细菌性痢疾、脑型疟疾、脑血管意外、脓毒症、急腹症、甲状腺危象、伤寒、抗胆碱能药物中毒等原因引起的高热疾病。鉴别时均要做一些相关化验检查。有时临床上热痉挛、热衰竭、热射病可同时并存,难予截然区分。

【抢救与治疗措施】

中暑虽然类型和病因不同,但基本治疗措施相同。

(一) 先兆中暑和轻症中暑

立即脱离高温环境,转移到阴凉通风处休息,环境温度应以不引起患者寒战和感到凉爽舒适为宜。同时给予口服含盐冷饮后大多患者可恢复。稍重者可使用仁丹、十滴水、藿香正气丸、外涂清凉油等。有周围循环衰竭倾向者,可静脉滴注葡萄糖生理盐水,能较快恢复。

(二) 重症中暑

基本原则:迅速脱离高温环境,积极采取快速降温措施,尽快纠正水、电解质紊乱和酸碱平衡失调。

1. 降温　降温速度与预后密切相关。体温越高,持续时间越长,组织损害越严重,预后也越差。各种不同的降温过程均应监测体温、心电、血压,一般应在 1 h 内使直肠温度降至 38℃左右。

(1) 物理降温法　有条件的可迅速转移至有空调的房间或用电风扇吹风,也可使用降温毯对体温进行调整,或者头部戴冰帽,颈两侧、腋下、腹股沟大动脉附近放冰袋进行降温;无条件者可采取持续全身性酒精擦浴,尤其是头部、颈部两侧、腋窝、腹股沟、腘窝等处,同时扇风。或将患者浸泡在 4℃冷水中,同时按摩四肢及躯干,促进血液循环,待皮肤发红、体温降至正常时暂停。

(2) 药物降温法　可以与物理降温同时进行。①氯丙嗪:氯丙嗪主要是抑制体温调节中枢,扩张血管,加速散热,松弛肌肉,减少震颤,使机体产热减少,并降低耗氧量。使用方法:25 ~ 50 mg 加入 5% 葡萄糖溶液或生理盐水 250 ~ 500 mL 静脉滴注,在 1 ~ 2 h 内滴完;如病情危急可将氯丙嗪 25 mg 及异丙嗪 25 mg 加入 5%

葡萄糖或生理盐水 100～200 mL 中快速（10～20 min）滴完，但应密切测量体温、血压、心率、呼吸的变化并做好记录。②冰盐水：用 4℃的冰生理盐水 200 mL 进行胃或直肠灌洗，必要时加氨基比林 0.5 g。③葡萄糖生理盐水：也可用 4℃的 5% 葡萄糖生理盐水 1 000～2 000 mL 静脉滴注，开始时滴速控制在 30～40 滴 /min，至少持续 5～10 min，以免引起心律失常；或用低温透析液（10℃）进行血液透析；也可用 4℃的冰盐水腹腔灌注。④纳洛酮：近年来研究阿片受体拮抗剂纳洛酮有明显的降温、促醒、升压等效应，可静脉注射 0.4～1.2 mg，0.5～1 h 重复应用 1 次。

2. 支持疗法　治疗期间应始终保持呼吸道通畅，及时有效供氧，纠正失水、低血容量及电解质紊乱，维持酸碱平衡。如失水为主者，给予 5% 葡萄糖液静脉滴注；如以低钠血症为主者，给予生理盐水静脉滴注。

3. 对症处理　对危重患者应积极进行抢救处理，当患者发生抽搐时静脉注射地西泮 10 mg 或肌内注射苯巴比妥钠 0.1 g；对心力衰竭者可使用西地兰等强心苷；对有脑水肿者可使用甘露醇、复方甘油等；对早期急性肾衰竭者可试用利尿药或行腹膜透析、连续肾替代治疗（continuous renal replacement therapy，CRRT）；发生肝细胞损害者应积极给予保肝治疗；积极治疗休克和控制感染等并发症，同时加强护理。

4. 恢复期的治疗　患者度过急性期后可有 1～3 个月的热过敏状态，其间应避免再度于高温环境下工作和生活。

第二节　冻　　伤

冻伤（frostbite）即冷损伤（cold injury），是低温作用于人类机体，引起局部组织坏死或全身相关组织及器官功能障碍甚至死亡的一种疾病。低温强度、作用时间、空气湿度和风速与冻伤的轻重程度密切相关。

【诱因】

在寒冷环境中逗留和工作时间过久，保暖御寒措施不足、陷埋于积雪或浸没于冰水等情况时易发生冻伤。对于老人、婴儿、体质极度衰弱者、慢性心血管病、甲状腺功能减退以及脑血管意外后遗症患者，偶尔在温度过低的室内亦可发生。饥饿、疲劳、酒后、休克和创伤、营养不良是本病常见诱发因素。

【发病机制】

拓展知识

【临床表现】

冻伤按损伤范围可分为全身性冻伤（冻僵）和局部性冻伤（局部冻伤、冻疮、战壕足与浸泡足）。按损伤性质可分为冻结性冻伤（局部冻伤、冻僵）和非冻结性冻伤（冻疮、战壕足与浸泡足）。

（一）非冻结性冻伤

因人体长时间暴露于 0～10℃的低温、潮湿环境且保护较差造成的局部损伤，组织不发生冻结性病理改变。包括手、足、耳垂和鼻尖部的冻疮、战壕足和浸泡足。一般表现为局部有痒感或胀痛的红肿、丘疹或结节病变，可出现水疱，去除水疱上的表皮可见创面发红，有渗液。并发感染时可形成糜烂或溃疡。受冻局部可渐次出现皮肤发红、苍白、发凉，皮肤或肢端刺痛，皮肤僵硬、麻木、感觉丧失。冻疮治愈后可反复发作，与患病后皮肤的慢性血管炎以及皮肤抵抗力降低有关。

（二）冻结性冻伤

因人体局部或全部短时间暴露于极低气温，或者较长时间暴露于 0℃（冰点）以下低温造成的损伤。

1. 局部冻伤　可发生在任何皮肤表层，但一般局限在鼻、耳、面部、手和足等暴露部位，偶有发生在阴茎、阴囊部位。患处温度低、皮肤苍白、麻木、刺痛。复温冻融后，根据创面损伤深度不同可分为以下四度。Ⅰ度冻伤（红斑性冻伤）：伤及表皮层，局部红肿、发热感、疼痛，愈合后不留瘢痕。Ⅱ度冻伤（水疱性冻伤）：损伤达真皮层，局部红肿，有水疱、疼痛、麻木、感觉迟钝。局部可成黑痂，2～3 周脱痂愈合，少有瘢痕。如并发感染，创面溃烂，愈合后可有瘢痕。Ⅲ度冻伤（腐蚀性冻伤）：损伤达皮肤全层或深达皮下组织，局部皮肤紫红或紫黑色，感觉障碍或消失，皮温降低，创面周围红肿、疼痛，出现血性水疱，皮肤坏死，愈合后留有瘢痕。Ⅳ度冻伤（血栓形成与血管闭塞）：损伤达肌肉、肌腱、骨骼等组织，局部皮肤深紫黑色，皮温降低，剧痛，2～3 周内成干性坏死，容易并发感染呈湿性坏疽，全身中毒症状严重。Ⅲ、Ⅳ度冻伤早期很难区分，可视为重度冻伤或深部损伤，治愈后多留有功能障碍。Ⅰ、Ⅱ度冻伤则为浅表性损伤。

2. 冻僵（frozen stiff，frozen rigor） 又称意外低体温（accidental hypothermia），由于寒冷（-5℃以下）环境引起的全身体温过低，导致以神经系统和心血管系统损伤为主的全身性损害，通常暴露寒冷环境后 6 h 内发病。平时少见，常在严寒季节、高海拔地区或是在雪崩、暴风雪等灾害状况下发生。根据测得的中心体温（直肠温度）可将冻僵分为 3 度，中心温度在 34～36℃为轻度冻僵，中心温度在 30.1～33.9℃为中度冻僵，中心温度低于 30℃为重度冻僵。受冻早期可表现为神经兴奋，皮肤血管和毛孔收缩、排汗停止、减少散热、代谢率增高、肌张力增加、出现寒战或肌肉震颤，随着体温继续下降，体温＜33℃时，机体进入代谢和功能抑制状态，寒战停止，心肌收缩力下降，心动过缓，血压下降，意识模糊，知觉与反应迟钝，瞳孔开始散大。严重患者出现昏迷，皮肤苍白或青紫，四肢肌肉和关节僵硬，测不到脉搏和血压，肺水肿，室颤，心搏骤停，呼吸停止，瞳孔散大固定，无脑电活动。冻僵患者体温越低，病死率越高。通常中心体温在 25～27℃时为低温致死极限，往往难于复苏成功。

【实验室及辅助检查】

冻僵时可有代谢性酸中毒、低氧和高碳酸血症、氮质血症、血淀粉酶增高、血小板减少、血液浓缩、凝血障碍等指标，心电图可表现为心动过缓和传导阻滞，PR 间期和 QT 间期延长，ORS 波群增宽，T 波倒置改变，心房颤动，室性心律失常，可出现 J 波。严重患者出现心室颤动、心室停搏。

【诊断与鉴别诊断】

通过了解受冻史、受湿冷史、保暖情况以及是否有诱因，不难作出诊断，并可作出冻伤类型与严重程度的判断。应注意患者出现低体温前是否伴有药物过量、滥用酒精或外伤。

【抢救与治疗措施】

冻伤与损伤程度与组织冻结时间长短有关，在未获得有确切的死亡证据前，必须积极抢救。从现场转送医院时，应将患肢用无菌纱布包敷，并抬高患肢。高压氧和全身支持治疗有助于冻伤组织的恢复。

（一）非冻结性冻伤

可在局部涂冻疮膏，局部用药应涂厚，每日数次湿敷创面。并根据创面情况每日换药，用无菌纱布包扎。

（二）冻结性冻伤

1. 局部冻伤

（1）Ⅰ度冻伤 保持创面干燥。

（2）Ⅱ度冻伤 复温消毒，干纱布包扎或暴露疗法。对较大的浆液性水疱，可于局部消毒后，先用注射器抽出其中浆液，再作包扎。

（3）Ⅲ度、Ⅳ度冻伤 暴露疗法，保持创面清洁干燥，待坏死组织边界清楚时可在 3～4 周进行手术切除。酌情应用破伤风抗毒素、改善血液循环药物、营养支持、抗生素。对于浆液性水疱和（或）出血性水疱均可使用库拉索芦荟乳剂，它有对抗花生四烯酸的作用。肢体远端湿性坏疽可行截肢（趾）术，但由于发病早期很难区分冻伤组织的破坏程度，手术宜在较晚时间进行。

如果没有再结冰机会应当对冻伤局部进行快速复温，以免增加组织损伤。手套、鞋袜与手脚冻在一起难于分离时不可强行分离，应用温水（40℃左右）使冰冻融化后脱下或剪开。常可浸入 38～42℃温水中复温（水温 50～60℃将导致热损伤），水温要稳定，直至患肢转红润，感觉恢复，组织变软，关节柔顺易弯，皮温达 36℃左右。一般需在 20～30 min 内复温。严禁用拍打、冷水浸泡、雪搓等方法局部复温，也不能直接用火烤或直接放在发动机废气管或散热片上，以防加重损伤。可用柔软的棉花、软布包裹保护受冻部位。复温期间患处疼痛剧烈时，可使用止痛剂。复温后，用毛毯、加热毯等对冻伤部位继续保温，冻伤的皮肤应小心清洁、保持干燥，抬高病变部位、减轻水肿。

2. 冻僵

（1）急救 对尚能维持灌注心律的患者，救助的重点是保温和积极复温。避免患者继续暴露于受冻现场，将患者移置于温暖环境，除去湿衣服并隔绝冷热风吹以防进一步丢失热量。要尽早把患者送到医院，搬动时应保持水平体位、冻伤部位略抬高、避免动作粗暴，严防骨折发生。复温速度要求稳定、安全，通常复温速度为 0.3～2℃ /h。快速的复温常导致不可逆的低血压。重度患者复温速度应加快，体外循环是快速复温的重要措施，复温速度为 10℃ /h。

（2）心肺复苏 判断为心搏骤停，应立即给予心肺复苏。应注意重度低体温时易出现室颤（或其他恶性心律失常），在进行急救处理如搬运、气管插管等动作时更易出现，但在体温未恢复之前药物和电击除颤反应极差。

对低体温患者，可能无法确认是心脏骤停还是低体温。心脏骤停患者迅速发生的低体温对脑和其他器官有保护效应，不要因体温过低而认为完全无望，必须强调坚持积极复温和复苏直到作出确定的评估。如果体温升至 28℃以上仍无脉搏，应行心肺复苏及相应药物治疗，复苏过程中一般不用肾上腺素，以免发生心室颤动，一旦出现室颤立即行除颤。体温升至 36℃时，经各种复苏措施仍无效者，可中止复苏。

（3）综合措施和全身支持治疗 包括对脏器功能监护和支持的综合措施，给予高热量、高蛋白、富含多种维生素的热饮料和流质饮食、静脉输入温暖液体（38℃）、温盐水灌肠以及对低血容量、低血糖、应激性溃疡、胰腺坏死、心肌梗死、脑血管意外、深部静脉血栓形成、肺不张、肺水肿、肺炎等并发症的处理。可使用抗凝、扩血管、改善微循环药物以及温经、活血的中药，但要注意避免出血倾向。

第三节 电 击 伤

电击伤（electric injury）又称触电，是指一定强度的电流和电能量（静电）通过人体，引起全身或局部组织损伤、功能障碍，或发生呼吸心搏骤停的疾病。一般临床所见的电击伤以低压电（≤380 V）触电多见，多以电休克或创伤性休克为主要表现，可发生致命性心室颤动导致心搏骤停引起死亡。高压电（＞380 V）触电者可造成呼吸肌强直性收缩，导致呼吸停止引起死亡。

【病因】

缺乏安全用电常识，违规作业，雷电击伤，漏电触电，自然灾害造成供电线路断落接触人体，自杀或他杀案件等均为电击伤的病因。

【发病机制】

拓展知识

【临床表现】

（一）全身表现

1. 轻型 接触低压电、弱电流的电源时常表现为即刻惊慌、呆滞、面色苍白；接触电部位肌肉收缩，伴有头晕、心悸、全身无力；敏感者可出现晕厥以及短暂的意识丧失，一般都能自行恢复；恢复后可有肌肉疼痛、疲乏、头痛、神经兴奋及心律失常等。

2. 重型 可出现昏迷、持续抽搐、心室颤动、心搏和呼吸停止，如不脱离电源立即抢救大多死亡。有些严重电击伤患者虽当时症状不重，但在 1 h 后可突然加重。还有些患者触电后，心搏和呼吸极其微弱，甚至暂时停止处于“假死状态”。因此，不可轻易放弃对触电患者的抢救。

（二）局部表现

局部表现主要为电热造成的皮肤或内脏损伤，以电流强度不同而临床表现亦有差异。

1. 低强度电流、时间短者伤口较小（0.5～2 cm），呈椭圆形或圆形，损伤处皮肤呈焦黄或灰白色，中心部位低陷，创面干燥，常有进、出口；伤情较轻，一般不累及内脏。

2. 高强度电流可引起两种类型的热损伤,如:①严重的电弧表面烧伤,主要表现为皮肤、软组织甚至骨骼的不同程度烧伤,因衣裤着火也可致皮肤火焰烧伤。②电流通过人体时直接加热软组织引起的内电流损伤,其特征为皮肤进口较出口处烧伤更为严重,常有一处进口和多处出口,并有深部及邻近脏器不同程度的隐匿烧伤。

3. 电流可造成血管壁的变性坏死或血管栓塞,从而引起继发出血或组织坏死,肢体软组织大块被灼伤后远端组织常出现缺血和坏死,可出现血红蛋白尿和肌红蛋白尿引起急性肾小管阻塞、急性肾衰竭。

(三) 电击伤的并发症和后遗症

1. 心脏损伤。

2. 骨折及皮肤损害。

3. 中枢神经系统受损　表现为昏迷、麻痹、感觉障碍、脑水肿、脑出血和脑坏死,也可有慢性头痛。中枢系统后遗症有失明、耳聋、周围神经病变,上升性或横断性脊髓病变和脊髓侧索硬化症,亦可发生单瘫或偏瘫。

4. 骨筋膜室综合征(compartment syndrome)。

5. 对其他脏器的影响。

【辅助检查】

(一) 心电图

心室颤动是低压电触电后最常见的心电图表现,也是伤者的最主要死因。另外,触电后的心电改变还包括传导阻滞或房性、室性期前收缩,特别是频繁发生或呈多源性室性期前收缩时,易转化为室性心动过速或心室颤动。

(二) 实验室检查

1. 心肌酶学　早期可出现 CK 及其同工酶 CK-MB,LDH、GOT 的活性增高,若肌肉损伤严重 CK、LDH 可明显增高。

2. 电解质　可有高血钾。

3. 尿液改变　若有肌肉的严重损伤时,可出现血红蛋白尿或肌红蛋白尿,尿液呈茶褐色。

【诊断与鉴别诊断】

根据患者触电病史和现场情况,即可作出诊断。应了解有无从高处坠落或被电击抛开的情节。注意颈髓损伤、骨折和内脏损伤的可能性。

【抢救与治疗措施】

(一) 现场急救

1. 脱离电源　应在第一时间切断触电现场的电源,或应用绝缘物使患者与电源分离,或采取相应保护措施将患者搬离危险区,防止进一步损伤。但应强调确保现场救助者自身的安全,尤其是在潮湿或高电压的情况下。

2. 心肺复苏　对心搏骤停和呼吸停止者立即按复苏指南的流程进行心肺复苏,不能轻易终止复苏。

(二) 院内急诊处理

1. 保持呼吸道通畅,必要时给予吸氧。

2. 心电监测。有条件者最好给予心电监护以便及时发现恶性心律失常,并作出相应处理。对所有电击伤患者,应连续进行 24 ~ 48 h 心电监测,以便发现电击后迟发性心律失常。

3. 补液。对低血容量性休克和组织严重电烧伤的患者,应迅速静脉补液并注意检查是否合并有内脏损伤,补液量较同等面积烧伤者要多。输液量应依据患者对输液治疗的反应来决定,包括每小时尿量、周围循环情况及中心静脉压监测。出现肌红蛋白尿时,要充分输液维持尿量并给予碳酸氢钠碱化尿液、保护肾功能。

4. 创伤和烧伤的外科处理。

5. 对症治疗。

第四节　淹　溺

淹溺(near-drowning)常称为溺水,是人被淹没于水中因为水、水中污泥和杂草堵塞呼吸道或因反射性喉、气管、支气管痉挛引起窒息,进而导致机体缺氧和二氧化碳潴留,血液渗透压改变、电解质紊乱和相关组织功能损害的疾病。若不及时抢救常危及生命。淹溺后窒息致心脏停搏者称为溺死(drowning)。

【病因】

包括自杀或意外落水、溺水、入水前饮酒或服用镇静药物过量或患有不宜游泳疾病而游泳以及潜水或舰船失事等。

【发病机制】

拓展知识

两种淹溺的病理过程见表 5-7-1。

表 5-7-1　淡水淹溺与海水淹溺的比较

项　目	淡水淹溺	海水淹溺
血液总量	增加	减少
血液	稀释严重	浓缩显著
红细胞	破裂、计数降低	体积缩小、计数增加
血浆电解质	钠、钙、氯离子减少,钾离子增加	钠、钙、镁、氯离子增加
心室颤动	多见	很少或不发生
致死主要原因	低氧血症、急性肺水肿、心室颤动、心力衰竭	低氧血症、急性肺水肿、急性脑水肿、心力衰竭

【临床表现】

患者的许多症状和体征只发生在淹溺现场。临床表现的严重程度与淹溺持续时间长短、吸入液体量及性质、重要器官损害程度及范围有关。缺氧是淹溺患者共同的和最重要的表现。尚处于濒死期溺水者获救后,患者常表现意识不清,血压下降或测不到,呼吸、心搏微弱或停止。一般表现有皮肤发绀,面部肿胀,双眼结膜充血,口鼻充满泡沫或杂质,四肢冰冷,胃内充满积水者可见上腹部鼓胀、寒战。常表现为不同程度的低体温。有的患者还合并颅脑及四肢损伤。溺入海水者有口渴感。重者 24~48 h 后出现肺水肿、脑水肿、ARDS、溶血性贫血、急性肾衰竭和弥散性血管内凝血(DIC)等。肺部感染常见。

【辅助检查】

血、尿常规,肝肾功能,动脉血气分析、血电解质测定,心电图以及胸部 X 线或 CT 等必要的辅助检查,有助于对溺水严重程度的判断和指导治疗。

【诊断与鉴别诊断】

根据淹溺的病史和打捞经过以及临床表现的症状和体征,即可作出诊断和鉴别诊断。

【抢救与治疗措施】

影响溺水者生存和预后的主要因素是溺水的时间、水的温度、溺水者的年龄和复苏的速度。

（一）现场急救

1. 缺氧时间和程度是决定淹溺预后最重要的因素 对溺水者的抢救必须分秒必争，最重要的紧急治疗是尽快对淹溺者进行通气和供氧。一旦从水中救出，对无反应和无呼吸的淹溺者应立即清除口、鼻、喉内的杂草、污泥，保持气道通畅。必要时尽快倒水后立即进行心肺复苏（CPR）。

2. 倒水处理的急救措施 ①将患者俯卧位，下腹垫高、头部下垂，术者用手按压患者背部使积水倒出。②抱住患者双腿，将其腹部放到急救者肩上，然后急救者快步走动使患者积水倒出。注意事项：①不要因过分强调倒水而耽误进行心肺复苏，或为了尽快进行心肺复苏而不注意清除呼吸道内水分。②无呼吸道阻塞者可不必倒水，即使呼吸道有水阻塞也应尽量缩短倒水时间。③淡水可不必进行倒水，但因海水的高渗性仍有倒水的必要。

（二）医院救治

经现场抢救复苏成功的淹溺患者应及时送至医院给予进一步的评估和监护治疗，采取综合措施支持循环呼吸等功能，防止并发症的发生。对监护 24 ~ 48 h 无低氧血症或神经系统并发症者，可出院随访。

1. 补充血容量，维持水、电解质和酸碱平衡 淡水淹溺时，因血液稀释，应适当限制入水量，及时应用脱水剂（甘露醇、呋塞米）防治脑水肿，并适量补充 2% ~ 3% 氯化钠溶液、浓缩血浆和白蛋白，如有明显溶血或贫血，可输注红细胞和全血以增加血液携氧能力；海水淹溺时，由于大量体液渗入肺组织，血容量偏低，需及时补充液体，可用 5% 葡萄糖溶液、低分子右旋糖酐、血浆，严格控制生理盐水（0.9% 氯比钠溶液）量。

2. 对症治疗。

3. ICU 综合治疗 一旦并发 ARDS 或需进一步脑复苏等应收住 ICU 综合治疗。

第五节 动物咬伤或螫伤

拓展知识

■ 课后练习题

1. 中暑高热时药物降温法有哪些？
2. 冻伤的常见临床表现有哪些？
3. 高压电引起典型的电接触伤特点有哪些？
4. 淹溺急救措施有哪些？

（褚 沛）

习题与答案　　教学 PPT

第八章
急诊创伤救治

第一节 火器伤

目的要求

掌握：火器伤的诊断与鉴别诊断、抢救与治疗。
熟悉：火器伤的临床表现及辅助检查。
了解：火器伤的致伤机制。

火器伤(firearm wound)是指以火药为动力的武器将弹丸、弹片等物体向外高速抛射击中机体所造成的损伤。传统的火器伤(手枪、炮弹等)损伤机制相对较为单一，随着科学技术的快速发展，现代战争中的火器也迅猛进步，由此而造成的火器伤伤情也较过去更为严重、复杂。火器伤一般主要见于战争、军事冲突或军事训练，日常生活中火器伤比较少见，主要见于他杀、自杀或火器引起的意外事件，近年来由恐怖活动而造成的火器伤有趋于增多倾向。

【火器伤的致伤机制】

拓展知识

【临床表现】

火器伤的临床表现根据投射物的致伤能力、受伤的部位、损伤的程度不同差异很大，部分伤员同时存在多部位的火器伤。根据受伤部位的不同，其临床表现如下：

1. 四肢损伤　主要表现为局部的肿胀、疼痛、出血；伴有骨折时，可表现为局部肿胀、畸形、功能障碍；神经损伤时表现为损伤神经支配区域的神经功能障碍；伴有大血管损伤时，可迅速出现失血性休克。

2. 颅脑损伤　表现为颅骨粉碎性骨折，伴有脑组织的广泛损伤。临床表现依据脑组织损伤的部位及范围而有所不同，轻者可出现偏瘫、失语，重者可迅速出现意识障碍甚至呼吸心搏停止。爆震伤时，还可出现不同程度的耳鸣、眩晕、听力下降、耳聋以及鼓膜穿孔。

3. 胸部损伤　可造成血气胸、开放性气胸、张力性气胸等，表现为受伤部位的疼痛以及胸闷、气短、呼吸困难，大量血胸者可出现失血性休克的症状体征；累及胸腔内大血管或心脏时，患者可迅速因失血性休克死亡。肺爆震伤时，可出现肺泡和肺实质的出血、水肿，胸部皮下气肿、肺破裂等，可导致气胸、血胸和肺不张。

4. 腹部损伤　最突出的表现为腹痛及失血性休克。空腔脏器破裂(如胃、肠、胆囊、膀胱等)表现为腹膜炎症状，患者可有气腹征；腹腔内实质性脏器损伤主要表现为出血及失血性休克，肾及膀胱损伤时可出现血尿；实质性脏器与空腔脏器同时破裂时，则出血与腹膜炎表现可同时存在。爆震伤时可出现脾及其他腹腔内脏器破裂。

【辅助检查】

1. 血常规 失血量较大时可出现血红蛋白下降，白细胞及中性粒细胞比值可增高。

2. 尿常规 合并肾及膀胱损伤时，尿红细胞增高。

3. 血气分析 合并肺部损伤患者可出现氧分压下降，血乳酸增高者往往提示存在潜在的休克或循环功能障碍。

4. 降钙素原 可提示是否存在感染，以及感染严重程度。

5. X线片检查 可判断投射物在体内的位置及数量，为手术提供指导；对骨折的患者，可明确诊断。

6. CT检查 对投射物的位置、数量判断不及X线片检查，但对组织、脏器损伤程度的判断优于X线片。

7. B超检查 具有便捷、可靠、快速的优点，多用于腹部损伤的检查。

【诊断与鉴别诊断】

此类损伤多有特殊受伤史，临床诊断多无困难。但由于火器致伤的重要特点是除造成局部组织的严重毁损外，还可能会导致伤道以外的器官、组织损伤。因此，在诊断时应注意以下几种情况：

1. 伤道周围组织损伤 应注意检查伤道附近或与原发伤道有直接联系的组织损伤。

2. 邻近脏器损伤 应注意与伤道毗邻的脏器或组织损伤。

3. 远隔脏器损伤 应注意有无与伤道没有直接解剖学联系的远隔部位脏器损伤。

4. 爆震伤 需注意听觉器官、肺及腹腔内脏器损伤情况。

【抢救与治疗措施】

(一) 现场急救

1. 初级评估 按照初级创伤救治顺序(ABCDE)对伤情进行初步评估及救治。

2. 基本处理与转运 对伤员进行有效的止血、包扎、固定后，尽快转至医院进一步治疗。

(二) 院内急救

1. 高级生命支持 补液、输血纠正休克，存在呼吸功能衰竭者及时建立人工气道并予以机械通气。

2. 手术治疗 存在手术适应证者，应根据伤情行损伤控制性手术或确定性手术。

3. 尽早清创 时间越短效果越好，通常在伤后6～8 h内进行，清创后一般不作初期缝合，待伤后3～5天或2周左右行二期缝合。初期缝合仅限于几种情况，见要点框5-8-1。

4. 对症治疗 给予针对性的抗感染治疗，肌内注射破伤风抗毒素；危重症伤员救治应收住ICU加强监护治疗。

> 1. 颜面、眼睑、头皮伤。
> 2. 胸部穿透伤有开放性气胸者应封闭胸膜，但胸壁肌肉和皮肤仅做疏松缝合。
> 3. 腹部伤时腹膜及腹壁各层肌肉需缝合，皮肤和筋膜不缝合。
> 4. 外阴部。
> 5. 有肌腱或神经暴露的手部伤，需用皮肤覆盖并尽量缝合，如张力过大，可游离植皮封闭伤口。
> 6. 火器伤累及关节时，滑膜囊和关节囊必须缝合，但应留置塑料管以便术后灌注抗生素或灌洗，皮肤不予缝合。
> 7. 需做血管吻合者应予软组织覆盖或做皮肤缝合。

要点框5-8-1 需进行初期缝合的情况

■ 课后练习题

1. 什么是火器伤？
2. 如何诊断火器伤？
3. 火器伤应该如何进行急救？

（杨立山）

第二节　创伤性气胸

目的要求

掌握：各种创伤性气胸的临床表现及诊断。
熟悉：各种创伤性气胸的抢救与治疗措施。
了解：各种创伤性气胸的发病机制。

创伤性气胸（traumatic pneumothorax）是指胸部创伤累及胸膜、肺或气管，致使空气经破裂口进入胸腔而引发的胸膜腔内积气。根据损伤类型与进入胸膜腔内气体形成的压力变化关系，可将创伤性气胸分为闭合性气胸、开放性气胸和张力性气胸。创伤性气胸可为钝性伤所致，亦可由于暴力作用引起的支气管或肺组织损伤，或因气道内压力急剧升高而引起的支气管或肺破裂。除此之外，臂丛麻醉、锁骨下静脉穿刺、机械通气、胸外心脏按压、肺穿刺活检等医源性损伤均有可能引起气胸。

一、闭合性气胸

【病因与发病机制】

拓展知识

【临床表现及诊断】

闭合性气胸的诊断需结合病史、体格检查及辅助检查，单纯依靠病史及临床表现并不能做确定性诊断。

1. 临床表现　主要取决于肺萎陷程度及伤员伤前肺功能的情况。小量气胸患者可无明显的症状。中量或大量气胸患者可出现胸痛、胸闷、气短及呼吸困难，一般肺萎陷面积越大，患者胸闷、气短及呼吸困难症状越明显。

2. 体格检查　肺部听诊呼吸音明显减弱或消失，叩诊呈鼓音。少数患者可出现皮下气肿，肋骨骨折的患者如合并皮下气肿常提示气胸的存在。

3. 辅助检查

（1）动脉血气分析　表现为氧分压下降，下降程度与肺萎陷程度相关。

（2）X线胸片　是诊断闭合性气胸的重要手段，可见不同程度肺萎陷和胸腔积气，气管微向健侧偏移。

（3）胸部CT　对于X线胸片检查诊断困难的患者，可进行胸部CT检查。

（4）超声检查　可用于气胸的诊断，但不能用于气胸类型的鉴别，与胸片检查相比具有便捷、可靠、无辐射、低成本的优点。

4. 诊断　气胸诊断并不困难，根据病史、查体、结合影像学检查比较容易确诊。气胸的病变程度常需要借助X线胸片或胸部CT：①小量气胸：指肺萎陷在30%以内。②中量气胸：指肺萎陷在30%～50%。③大量气胸：肺萎陷超过50%以上。

【抢救与治疗措施】

1. 小量气胸　一般无须特殊治疗，胸腔内气体可逐渐吸收。需机械通气者需警惕气胸量增加的可能性，应根据患者临床症状体征定期复查，必要时放置胸腔闭式引流。

2. 中量及大量气胸　尽早放置胸腔闭式引流。

3. 手术治疗　对于放置胸腔闭式引流的患者，若闭式引流管内持续有气体引出，需警惕是否存在支气管断裂可能，必要时需开胸手术治疗。

4. 对症治疗 给予吸氧，必要时予以补液、抗感染等对症治疗。

二、开放性气胸

【病因与发病机制】

拓展知识

【临床表现及诊断】

1. 临床表现 患者表现为烦躁不安、明显呼吸困难、鼻翼扇动、口唇发绀、颈静脉怒张、脉搏细数、血压下降等，胸部伤口疼痛明显。

2. 体格检查 胸壁创口通向胸腔，伴有空气随呼吸进出胸腔引起的吸吮样声音，称为胸部吸吮伤口。伤侧呼吸音减低或消失，并可听到纵隔摆动声。

3. 辅助检查 胸部 X 线检查可见伤侧胸腔大量积气，肺萎陷，纵隔移向健侧。动脉血气分析表现为不同程度的氧分压下降。

4. 开放性气胸的诊断需结合病史、临床表现、体格检查及辅助检查，若胸壁见到明显的胸部吸吮伤口，则可明确诊断。

【抢救与治疗措施】

1. 现场急救 在患者用力呼气末，立即用大块凡士林纱布或无菌不透气敷料（可用清洁器材如塑料袋、碗杯等制作不透气敷料）覆盖、包扎封闭伤口，使开放性气胸转变为闭合性气胸。经初步处理后，立即转运至医院。转运途中如患者出现呼吸困难加重或有张力性气胸表现时，应在患者呼气时开放密闭敷料，排出胸腔内高压气体。

2. 院内急救

（1）立即予以补液、纠正休克、吸氧等对症治疗。存在呼吸衰竭者，立即予以气管插管机械通气。

（2）清创、缝合胸壁伤口后放置胸腔闭式引流管，术后给予破伤风抗毒素肌内注射预防破伤风，抗生素预防感染，鼓励患者咳嗽排痰，促进肺复张。

三、张力性气胸

【病因与发病机制】

拓展知识

【临床表现及诊断】

外伤后患者若出现明显的烦躁、呼吸困难、发绀、大汗等临床表现，则应考虑张力性气胸可能。若患者病情危重，无法进行影像学检查时，可进行诊断性穿刺，若胸腔内呈现为正压，并有高压气体排出，也可做出诊断。

1. 临床表现 患者表现为极度烦躁、端坐呼吸、呼吸困难、大汗淋漓、发绀、意识不清，脉快而细弱，血压下降。

2. 体格检查 检查时可见伤侧胸壁饱满，肋间隙增宽，胸廓活动幅度明显减低，气管显著向健侧偏移，伤侧胸部呈鼓音，呼吸音消失。伴有纵隔及皮下气肿时，可有皮下捻发感。

3. 辅助检查 胸部 X 线检查提示患侧肺完全萎陷、纵隔移向健侧。胸腔穿刺有高压气体外推针筒芯。动脉血气分析提示氧分压明显下降。

【抢救与治疗措施】

张力性气胸的病情发展迅速，如救治不及时可迅速因呼吸、循环衰竭而死亡。治疗原则为迅速排出胸腔内高压气体，解除对肺和纵隔的压迫。

1. 急救　在紧急情况下可在第2或第3肋间用粗针头穿刺排气减压，然后于穿刺针尾端拴一橡胶指套（可用气球、塑料袋等代替），其顶部剪一小口，制成活瓣排气针，使胸腔内高压气体可以排出，而外界气体不能进入胸腔。

2. 胸腔闭式引流　患者经急救处理后，应于局麻下在锁骨中线第2或第3肋间隙行胸腔闭式引流术排气。

3. 手术治疗　若胸腔闭式引流持续漏气，疑有严重肺裂伤或支气管断裂时，应行开胸探查，修复破裂口。

4. 对症治疗　予以吸氧、补液纠正休克等对症治疗；存在感染者，予以抗感染治疗；存在呼吸衰竭的患者，及时行气管插管并予以机械通气。

■ 课后练习题

1. 如何诊断闭合性气胸？
2. 简述张力性气胸的急救及治疗。
3. 闭合性气胸与开放性气胸有何区别？

（杨立山）

第三节　创伤性血胸

目的要求

掌握：各种创伤性血胸的临床表现及诊断。
熟悉：各种创伤性血胸的抢救与治疗措施。
了解：各种创伤性血胸的发病机制。

创伤性血胸是指由外伤导致的胸膜腔内积血，常见于钝性胸部创伤、肋骨骨折及穿透性胸部创伤，常与气胸同时存在。锁骨下静脉、颈内静脉穿刺置管，胸腔穿刺术，肺、胸膜活检等医源性损伤也是常见的原因。

【病因与发病机制】

拓展知识

【临床表现及诊断】

创伤性血胸的临床表现、体格检查及辅助检查依据胸腔内积血量的大小而有所不同（表5-8-1），诊断需结合病史、临床表现及辅助检查，胸腔穿刺若抽出血液则可明确诊断。超声波检查可显示胸膜腔积液或液平，有助于对积血的多少判断及穿刺部位的选择。

对于血胸患者除明确血胸的诊断外，还必须判断是否存在进行性血胸，诊断要点见要点框5-8-2。感染性血胸患者会出现高热、寒战，甚至部分患者会出现感染性休克，血常规检查提示白细胞及中性粒细胞比值明显增高，诊断要点见要点框5-8-3。

表 5-8-1 创伤性血胸的临床表现、体格检查及辅助检查

类型	积血量	临床表现	体格检查	辅助检查
小量血胸	500 mL 以下	临床可无明显失血症状	下胸部叩诊呈浊音，呼吸音减弱。出血量小者不明显	X 线胸片：可见肋膈角变钝 血常规：血红蛋白正常或轻度下降 动脉血气分析：氧分压正常或略低
中量血胸	500～1 500 mL	面色苍白、脉细而弱、血压下降、胸闷、气短	伤侧呼吸运动减弱，下胸部叩诊呈浊音，呼吸音明显减弱	X 线胸片：积血达肺门平面 血常规：血红蛋白下降明显 动脉血气分析：氧分压降低
大量血胸	1 500 mL 以上	出现失血性休克、呼吸功能衰竭	伤侧呼吸运动减弱，肋间隙增宽，气管向健侧移位，叩诊呈浊音，呼吸音明显减弱或消失	X 线胸片：胸腔积液超过肺门平面 血常规：血红蛋白下降明显 动脉血气分析：氧分压降低明显

1. 脉搏加速、血压下降，经输血、补液等抗休克措施不见好转，或情况暂时好转不久又恶化。
2. 胸腔穿刺抽出的血液很快凝固，提示仍有继续活动性出血。
3. 胸腔穿刺抽出胸内积血后，很快又见积血增长。
4. 血红蛋白和红细胞进行性持续下降。
5. 放置胸腔闭式引流，每小时引流血量超过 200 mL，持续 3 h 以上；流出血液色鲜红、温度较高，其血红蛋白测定及红细胞计数与周围血液相近似。

要点框 5-8-2 进行性血胸诊断要点

1. 体温及白细胞明显增高，并伴有其他全身中毒症状。
2. 将胸腔抽出液 1 mL，放于试管内加蒸馏水 5 mL（自来水亦可），混合后放置 3 min，如果溶液为淡红色而透明，表示抽出液无感染。如果呈混浊或出现絮状物，则多已感染。
3. 将抽出的积血涂片，红、白细胞正常比例为 500∶1。有感染时白细胞数量增多，两者之比达 100∶1，则可定为已有感染。
4. 将抽出的积血进行涂片及细菌培养，并做抗菌药物敏感试验，为选择抗生素作参考。

要点框 5-8-3 感染性血胸诊断要点

【抢救与治疗措施】

血胸的治疗主要是防治休克（见第三篇第四章失血性休克）；对活动性出血进行止血；尽早清除胸膜腔内积血，防治感染，处理血胸引起的并发症。

1. 出血已停止的血胸 少量血胸主要采取胸腔穿刺，抽出胸腔内的积血。中量以上的血胸，多采用胸腔闭式引流，使积血尽快排出。

2. 进行性血胸 已明确的活动性出血或进行性血胸，应在输液、输血等抗休克治疗同时，开胸探查止血、清除胸腔内积血。

3. 凝固性血胸 应待患者情况稳定后，尽早手术，清除凝血块及附着于肺表面的纤维蛋白膜；若为纤维胸亦应争取早期剥除纤维板。

4. 感染性血胸及脓胸 应及时放置闭式引流，排除积脓。如果发现脓胸粘连、包裹，应早期行开胸手术，清除脓性纤维素块。在上述治疗同时，应根据致病菌，尽早使用敏感抗生素抗感染治疗。

5. 急诊胸腔镜 不仅对血胸具有诊断价值，同时具有治疗作用。因其具有创伤小、疗效好、住院时间短，费用低等优点，目前临床上运用广泛。

6. 对症支持治疗 根据出血量大小及患者临床症状体征，予以吸氧、补液、抗感染等对症治疗；存在呼吸衰竭者，予以气管插管机械通气。

■ **课后练习题**

1. 简述创伤性血胸的临床表现。
2. 创伤性血胸如何急救?

（杨立山）

第四节　创伤性大出血

目 的 要 求

掌握：创伤性大出血的临床表现及辅助检查。
熟悉：创伤性大出血的抢救治疗措施。
了解：创伤性大出血的发病机制。

创伤性大出血(traumatic hemorrhage)是指由于创伤造成人体大血管或脏器破裂引起失血量超过1 000 mL的出血。创伤性大出血常与外伤同时发生，易并发休克危及生命。对于创伤后无开放性损伤出血的患者(如闭合性腹部、闭合性胸部损伤、骨盆骨折等)，若出现明显的面色、口唇、甲床苍白等贫血征象，需高度警惕是否存在内出血可能性。早期识别、早期治疗，可避免病情加重，降低死亡率。

【发病机制】

拓展知识

【临床表现】

创伤性大出血首发症状为受伤部位的疼痛不适，即局部症状，根据创伤部位的不同，具体临床表现也不同。大量失血后即可表现出全身症状。

(一) 局部症状

1. 四肢创伤　患肢可表现为局部疼痛、肿胀、畸形、麻木、活动受限，可形成血肿。开放性损伤伤口局部可见出血。

2. 胸部创伤　可出现血胸，表现为胸痛、胸闷、气短、呼吸困难等症状。

3. 腹部创伤　可为腹部实质性脏器出血，也可为腹部血管损伤出血。患者表现为持续的腹痛，面色苍白，伴压痛及腹肌紧张，反跳痛可不明显，移动性浊音阳性。如时间较短即出现阳性体征时提示出血量较大，而且速度较快。

4. 腹膜后血肿　主要为骨盆骨折及腹膜后位器官损伤出血所致，患者主要表现为腹痛，腰背痛，腹部深压痛，反跳痛不明显。肾损伤主要症状是疼痛、伤侧腰部肌肉强直和腰部肿胀，伴有肉眼血尿，常因合并其他脏器损伤而被掩盖。骨盆骨折时，患者除局部疼痛、活动受限外，骨盆挤压与分离试验阳性。十二指肠破裂时，患者可有呕吐，呕吐物含血液，肠蠕动消失。

(二) 全身症状

创伤性大出血患者根据出血量不同，临床症状也有所不同，具体临床表现见表5-8-2。随着患者出血量增加，常很快出现周围循环衰竭的改变，并将导致休克及多器官功能障碍，危及生命。

创伤患者失血量很难精确计算，只能根据患者临床症状、体征及实验室检查粗略估算，不同部位损伤出血量也不尽相同，对于创伤患者，临床上常根据受伤部位初步判断出血量，身体各部位出血量见表5-8-3。

表 5-8-2 不同失血量下患者临床表现

	轻度失血	中度失血	重度失血
神志	清楚、躁动	神志淡漠	意识不清
皮肤色泽	正常或略苍白	苍白	呈“花斑样”改变
皮肤温度	正常或发凉	发凉	冰冷
血压	正常或增高	降低，收缩压 70 ~ 90 mmHg	收缩压 < 60 mmHg 或测不到
心率	正常或增快	增快	明显增快，> 120 次 /min
尿量	正常	少尿	少尿或无尿
失血量估计（占全身血量）	15% ~ 20%	35%	45%

表 5-8-3 不同部位出血量估计

出血部位	出血量估计
骨盆骨折	1 500 ~ 3 000 mL
股骨骨折	500 ~ 2 000 mL
胫骨骨折	500 mL
肋骨骨折（每根）	150 mL
肱骨骨折	250 mL
桡骨与尺骨骨折	150 ~ 250 mL
胸部创伤	500 ~ 2 000 mL
腹部创伤	1 000 ~ 5 000 mL
手掌大小的伤口	500 mL
拳头大小的凝血块	500 mL

【辅助检查】

（一）血、尿、粪便常规检查

1. 血常规 红细胞、血红蛋白、血细胞比容在创伤性大出血早期下降不明显，当下降时，提示已有大量出血，进行性下降时，提示存在活动性出血。白细胞总数及中性粒细胞比值可增高，为机体对创伤的一种应激反应，故其结果仅作参考。

2. 尿常规 肾损伤时有全程血尿，其中 10% ~ 25% 泌尿系损伤的患者可以无血尿。

3. 粪便常规 粪便潜血实验阳性常提示存在胃肠道出血。

（二）动脉血气分析

休克早期即可出现血乳酸增高，并且血乳酸增高程度与休克程度呈正相关。胸部创伤患者可出现不同程度的氧分压下降。

（三）凝血功能

创伤性大出血患者可存在不同程度的凝血功能障碍，部分患者在创伤早期即可出现 PT 和 APTT 时间延长。

（四）X 线检查

X 线检查主要用于明确受伤部位骨折情况，如四肢骨折、骨盆骨折、肋骨骨折等。

（五）CT 检查

CT 检查可直观了解胸腔以及肝、脾、肾等实质器官的损伤和腹腔积血情况，具有重要的诊断价值。

（六）B超

B超为胸腹部创伤，尤其是腹部实质性脏器损伤时常用的检查手段。应用创伤重点超声评估法（focused assessment of sonography for trauma，FAST）可对胸腔、腹腔内实质脏器的形态、大小以及出血量等进行快速评估，准确性高，还可重复检查，亦可对伤情进行动态观察。

（七）诊断性穿刺

诊断性穿刺是明确胸腔、腹腔内是否有出血的简便、快速、安全、可靠的检查方法，准确率达90%以上。如胸腔或腹腔内抽出不凝血，提示胸腔或腹腔内脏器破裂出血；如抽出血液迅速凝固，提示出血量大或存在活动性出血，但需排除穿刺针误入血管可能。

（八）腹腔灌洗术

早期诊断阳性率大于腹腔穿刺术，还可进行连续的观察而不必反复多次穿刺。一般在脐下中线处作小切口后直接用套管针进行穿刺，并将一多孔塑料管或腹透管插入腹腔20～30 cm，如能引流出血性物即可诊断有内出血。阴性结果时可注入生理盐水1 000 mL后放低导管另一端并连接无菌瓶，如引流肉眼血性液（25 mL血液可染红1 000 mL灌洗液）及（或）红细胞计数 > 1 000/mm^3 即可诊断有内出血。

（九）内镜（胸、腹腔镜）检查

内镜检查不仅可用于诊断，还可在操作过程中进行治疗，操作前应严格把握手术适应证。值得注意的是在内镜检查、治疗过程中，如果碰到困难，应果断改为常规开胸或开腹手术，以免延误治疗。

（十）探查手术

探查手术是多在诊断困难、病情危急时不得不施行的手术。探查手术虽然是闭合性创伤的一种重要的诊断方法，但更重要的目的是为了抢救和进一步治疗。

【诊断与鉴别诊断】

创伤性大出血因有外伤史，同时合并失血性休克，因此诊断并不困难。但可导致大出血的组织脏器较多，因此，明确出血部位为本病诊断的重点及治疗关键。

1. 失血性休克　创伤性大出血患者均伴有不同程度的失血性休克，临床表现可因出血量的不同而有所不同。见第三篇第四章失血性休克。

2. 开放性创伤　四肢开放性创伤伴发的大出血因有伤口，常能得到及时诊断治疗。胸部及腹部的开放性创伤需注意有无胸腔或腹腔内脏器、血管损伤出血可能，根据患者局部及全身症状，结合B超或CT多可明确诊断。

3. 闭合性创伤　闭合性创伤的大出血诊断相对困难，常需根据临床症状体征进行必要的辅助检查。

4. 而单纯颅内出血出血量小，不会导致大出血，故其仅表现为颅内出血导致的神经系统症状体征。

【抢救与治疗措施】

（一）现场急救措施

对于院前发生的创伤性大出血，应按照初级创伤救治程序（ABCDE）进行急救，同时立即进行有效的止血、包扎、固定等急救措施，呼吸心搏骤停的患者，应紧急进行心肺复苏术。

（二）院内急救

1. 高级生命支持　包括必要的气道保护、人工气道的建立、机械通气等，维持稳定的生命体征，为进一步抢救治疗赢得时间。

2. 抗休克治疗　立即予以补液、输血等抗休克治疗（见第三篇第四章失血性休克），与此同时，存在手术适应证者，积极准备手术治疗。

3. 纠正凝血功能障碍、代谢性酸中毒、低体温　包括输注新鲜冰冻血浆或冷沉淀凝血因子纠正凝血功能障碍，必要时适当的输注碳酸氢钠纠正酸中毒，予以适当的保温措施以纠正低体温，如减少患者的身体暴露、输注血液制品或复苏液体前加热以及利用加热毯等设备等。

4. 损伤控制外科（damage control surgery，DCS）　创伤性大出血患者往往伴有凝血功能障碍、代谢性酸中毒、低体温所引起的“死亡三角”，难以承受时间较长、创伤较大的外科手术，此时若进行确定性手术治疗，可能会导致病情加重甚至死亡，因此施行简单的外科手术进行损伤控制可有效降低创伤性大出血患者死亡率。

（1）损伤控制性手术（damage control operation） 适应证见要点框 5-8-4。具体内容包括：①通过简单有效的外科操作控制出血和污染。②重症监护室的复苏。③当患者生理条件允许时实施腹部确定性手术。

（2）确定性手术 对于血流动力学稳定且不存在上述情况的，实施确定性手术。

5. 预防感染 根据患者伤情，合理使用抗生素，预防感染。开放性损伤患者，予以破伤风抗毒素肌内注射预防破伤风。

6. 止血药物的应用 临床上可酌情选用，如氨甲环酸。

7. 综合治疗 包括纠正电解质、酸碱失衡，稳定内环境，保护脏器功能，防止出现 MODS。危重症患者应转至 ICU 加强监护治疗。

> 1. 高能量的腹部钝伤、多发性腹部穿透伤、血流低动力状态（包括低血压、心动过速、心动过缓、精神状态的改变等）、凝血障碍和（或）低体温。
> 2. 合并复杂损伤：重要的腹部血管损伤合并多发内脏损伤、多灶或多腔隙出血并内脏损伤、需要优先处理的多区域的损伤。
> 3. 严重的代谢性酸中毒、pH＜7.30、低体温＜35℃、复苏和手术时间大于 90 min、非出血性引起的凝血障碍和大量的输血（红细胞＞10 U）。

要点框 5-8-4 损伤控制性手术适应证

■ 课后练习题

1. 什么是创伤性大出血？
2. 如何诊断创伤性大出血？
3. 创伤性大出血后应该如何急救？

（杨立山）

第五节 胸腹联合伤

目 的 要 求

掌握：胸腹联合伤的临床表现及辅助检查。
熟悉：胸腹联合伤的急救措施与治疗。
了解：胸腹联合伤的发病机制。

胸腹联合伤（thoraco-abdominal combined injuries）是指火器、锐器或强大的钝性暴力等同一致伤因素导致胸腔、腹腔脏器及膈肌同时损伤。常见的原因包括：锐器穿透伤，车祸致胸腹部撞击、挤压，高处坠落、钝器打击等。胸腹联合伤可同时伴有胸部、膈肌及腹部的多个脏器损伤，包括支气管、肺、心脏、大血管、食管、膈肌、腹腔内脏器（如肝、脾、肾、膀胱等），可造成严重的呼吸、循环功能障碍、失血性休克和严重感染，死亡率高达 25%～35%。

【发病机制】

拓展知识

【临床表现】

胸腹联合伤的症状和体征常相互重叠和掩盖，临床表现严重而复杂，可概括为胸部症状、腹部症状、循环功能障碍。上述表现可相互交叉，也可同时存在。

（一）胸部症状

主要为胸部及肺损伤所致，常有血胸、气胸、血气胸的相应症状，如：胸痛、气短、呼吸困难、咳嗽、咯血等。胸部损伤严重者，可迅速出现呼吸功能衰竭。

（二）腹部症状

主要为腹部脏器损伤所致，患者最突出的表现为腹痛。腹腔内实质脏器破裂时，患者可迅速出现休克，同时伴有腹膜刺激征；腹腔内空腔脏器破裂时，突出的表现是腹膜刺激征，可伴有气腹征。肾、膀胱破裂可出现肉眼血尿。但肾破裂出血在腹膜后，如未穿过腹膜则腹部症状可不明显。

（三）循环功能障碍

无论是血胸、心血管损伤还是腹腔实质性脏器破裂时，均可导致失血性休克。心包损伤后可出现血性心包积液、心脏压塞，患者迅速出现循环功能衰竭甚至心搏骤停。

【辅助检查】

1. 血、尿、粪便常规检查

（1）血常规　血红蛋白进行性下降，提示可能存在进行性出血；白细胞及中性粒细胞比率增高，提示可能存在感染。

（2）尿常规　血尿往往提示存在肾或膀胱损伤可能。

（3）粪便常规　粪便潜血实验阳性常提示存在胃肠道损伤。

2. 降钙素原　可提示是否存在感染，以及感染严重程度。

3. X 线检查　对肋骨骨折、血气胸有明确诊断的价值，还可发现体内残留金属异物；对心、肺损伤和创伤性纵隔疝有重要提示意义；如发现膈肌下游离气体，可诊断腹腔内空腔脏器损伤。

4. B 超检查　应用创伤重点超声评估法可发现胸腔内、腹腔内实质脏器（心、肝、脾等）的形态、大小有否异常，胸、腹腔内有否积液、血肿，膈下有无游离气体，可做出快速诊断而且准确性高，还可重复检查，亦可对伤情进行动态观察。

5. 诊断性穿刺　是明确胸腔、腹腔内是否有出血的简便、快速、安全、可靠的检查方法，准确率达 90% 以上。如胸腔或腹腔内抽出不凝血，提示胸腔或腹腔内脏器破裂出血；如抽出血液迅速凝固，提示出血量大或存在活动性出血，但需排除穿刺针是否误入血管的可能。

6. CT 检查　可直观了解胸腔及腹腔内脏器损伤、出血及积气情况，具有重要诊断价值。

7. 内镜（胸、腹腔镜）检查　不仅可用于诊断，还可在操作过程中进行治疗。近年来在胸腹联合伤中的应用也逐步增加，值得注意的是在内镜检查、治疗过程中，如果碰到困难，应该果断改为常规开胸、开腹手术，以免延误治疗。

【诊断与鉴别诊断】

胸腹部损伤引起的症状体征相互掩盖，体表损伤与脏器受损部位往往不相对应，容易导致误诊、漏诊，诊断需通过患者症状体征，结合详细的体格检查以及辅助检查综合评定，部分患者需通过探查性手术才能明确诊断。应用创伤严重度评分法（AIS–ISS）有助于伤情严重程度的判断。诊断要点见要点框 5–8–5。

1. 锐器造成的胸腹联合伤　除胸腹部症状体征外，应注意检查受伤部位，伤口走行方向、深度，伤道的入口和出口，仔细观察渗出物的色泽、气味和性质，判断有无胃肠内容物、胆汁等，以便估计可能受伤的器官。由于正常呼吸时左侧膈肌可达第 5 前肋水平，右侧膈肌可达第 4 前肋水平。

> 1. 腹部伤合并有胸痛、呼吸困难、发绀等胸部症状体征者。
> 2. 胸部外伤之后，腹部渐塌陷，胸部听到肠鸣音者。
> 3. 经胸部伤口或胸腔引流管流出消化道内容物者。
> 4. 胸部 X 线检查，膈肌明显抬高者。
> 5. 胸部非贯通伤，出现腹部症状体征者。

要点框 5–8–5　胸腹联合伤的诊断

因此，左侧第5前肋以下、右侧第4前肋以下的锐器损伤，均有存在胸腹联合伤的可能。伤口在胸部而出现腹部症状体征或伤口在腹部而出现胸部症状体征时，也应注意是否存在胸腹联合伤的可能。

2. 钝性损伤造成的胸腹联合伤 钝性外力造成的脏器损伤与体表受伤部位往往不相对应，诊断往往需要依靠受伤机制、临床症状体征以及辅助检查综合判定。

【急救措施与治疗】

胸腹联合伤的救治原则是尽快纠正休克、纠正呼吸功能衰竭、预防感染，条件允许时，尽早手术治疗。

（一）现场急救措施

1. 胸腹联合伤患者往往伤情较重，现场救治原则应遵循创伤初级救治技术（ABCDE）。存在呼吸心搏骤停患者，现场进行心肺复苏。

2. 进行必要的止血、包扎、固定后，尽快转运至医院抢救治疗。

（二）院内急救

1. 高级生命支持 包括必要的气道保护、人工气道的建立、机械通气等，维持生命体征稳定，为进一步抢救治疗赢得时间。

2. 纠正休克 控制出血，输液、输血迅速恢复有效循环血量。存在心脏压塞者，行心包穿刺，解除心脏压迫。酌情应用升压药物。

3. 改善呼吸功能 吸氧，保持呼吸道通畅，封闭胸壁开放性伤口，纠正反常呼吸运动，放置胸腔闭式引流管。

4. 手术治疗 根据病情尽早进行损伤控制性手术或确定性手术治疗。

5. 防治感染 存在感染依据者，积极抗感染治疗。存在开放性损伤患者，予以破伤风抗毒素肌内注射，预防破伤风。

6. 危重症伤员的处理 胸腹联合伤病情复杂，对呼吸循环影响较大，术后易出现ARDS、脓毒症、MODS等严重并发症，对危重症患者，术后应在ICU加强监护治疗。

■ 课后练习题

1. 什么是胸腹联合伤？
2. 胸腹联合伤有何特点？
3. 如何诊断胸腹联合伤？

（杨立山）

第六节 复 合 伤

目 的 要 求

掌握：复合伤现场急救要点。
熟悉：复合伤的临床表现。
了解：放射复合伤和化学复合伤的发病机制。

复合伤（combined injuries）系指两种或两种以上不同性质的致伤因素，同时或相继作用机体引起组织、器官连续性受到破坏并致功能障碍的损伤，其特点是复杂而严重，死亡率高。日常临床所见到的复合伤多由交通意外或生产活动所致，特别是多由矿井瓦斯爆炸、生产或运输过程中化学性、有毒性及腐蚀性物体的意外爆炸，高速公路、高速铁路隧道内的重大车祸以及航空空难等因素引起；偶也可见于地震引起的建筑物倒塌伴大火等意外灾难中。另外，更常见于恐怖袭击、武器库保管或易爆物运输过程中意外爆炸；战争中的核武器、化学武器、高性能及多功能武器引发的爆炸力、放射线、热辐射、冲击波、化学毒剂等因素对人体损害等特殊环境下。由于复合伤形成的原因不同，临床又可将其具体分为烧冲复合伤、烧冲毒复合伤、放烧冲复合伤、放射复合伤、化学复合伤等不同伤情组合。

【病因及发病机制】

拓展知识

【临床表现】

(一) 烧冲复合伤

1. 可见不同程度体表组织烧伤，中重度烧伤者由于大量体液迅速丢失，早期即可发生低血容量性休克。伤者全身情况差，表现为神情淡漠，反应迟钝，乏力，嗜睡；合并颅脑伤时，神智意识出现障碍。

2. 冲击伤引发致命性急性肺损伤，尤其以肺出血和肺水肿的相关表现最为突出，可伴有明显的胸痛、胸闷、呼吸困难、咯血等症状。合并呼吸道烧伤时，呼吸困难更加严重，早期出现呼吸功能障碍，继而心律失常。

3. 冲击伤导致腹腔脏器受损、破裂、出血，常出现腹胀、血尿、少尿、全身严重水肿，以及开放伤口、四肢骨折、听器损伤及眼冲击伤等一系列全身性改变。

(二) 化学复合伤

临床表现复杂，除具有冲击伤的全身表现和多处皮肤不同程度烧伤、伤口出血、骨折等一系列改变外，局部腐蚀性化学毒物（如强酸、强碱）可使暴露的身体部位迅速产生红斑、水肿和水疱，并逐步扩大为溃疡、坏死创面。全身性化学毒剂可经皮肤、伤口、呼吸等部位吸收或吸入，继而出现一系列呼吸困难、急性肺水肿或休克、意识障碍等全身中毒表现；神经毒剂还可以出现全身肌颤，窒息；氰化物中毒可导致凝血功能障碍和严重心律失常，并迅速发生死亡。

【实验室与辅助检查】

除常规、生化等实验室检查外，在伤者病情允许前提下尽可能地采用 B 超、X 线、CT、MRI 等辅助检查手段，为进一步确诊、鉴别诊断提供确切依据，以防止漏诊和误诊。

【诊断与鉴别要点】

(一) 烧冲复合伤

有引起烧冲复合伤的地点和确切因素，受伤表现符合烧冲复合伤的临床特征，一般诊断多无困难。但有时冲击伤（爆震伤）严重程度分级是诊断难点，大多依单一损伤的伤情分级为基础，或依两种损伤复合后互相影响及叠加的后果为依据。①轻度：指冲击伤后可能没有明显临床症状或轻度胸闷胸痛，烧伤较轻。②中度：指中度烧伤伴呼吸急促、咳嗽、肺部听诊可及啰音。③重度：指重度烧伤伴呼吸困难、咳嗽、咯血或血丝痰，胸片可以见到肺纹理增粗，出现斑点或片状致密影，动脉血氧分压下降，不同程度的休克。④极重度：冲击伤后出现口鼻部粉红色泡沫样液体，伴重度烧伤、早期严重休克，多易在 1 ~ 2 天内死亡。

(二) 化学复合伤

毒物确定是诊断第一步，病史调查需要明确化学毒剂释放的时间、地点、种类和浓度，对于不明毒剂要了解其性状和特殊气味，或现场伤口分泌物取样行毒物鉴定。同时根据局部伤口、烧伤和冲击伤严重程度、全身中毒表现做出临床诊断。

(三) 鉴别要点

复合伤特点具有“外轻内重、伤情变化快”的特点，一般情况下颅脑损伤、骨折、脏器破裂及出血等情况，多可经临床检查和辅助检查明确诊断。由于此类伤员多有群体就医、发病突然、伤情复杂，有时可能会引起临床对某些疾病的漏诊或误诊。因此，临床检查和完善诊断时一定要注意：①对于病情危重或无法进行主诉的伤员，由于病史采集困难或难以获得完整的资料，不要忽略隐蔽体征的检查；②空腔脏器在早期缺乏典型的临床症状，病程中需加强观察和查体；③即使早期未发现肺、心、肝、肾及颅脑等存在冲击伤表现，也应给予足够的临床观察时间；④鼓膜对爆炸产生的超压特别敏感，极易穿孔，在全身病情危重时如重视不够易发生漏诊。

【抢救与治疗措施】

治疗原则基本同多发伤。特别强调：①要高度重视伤后黄金抢救时间（1 h）和伤后白金抢救时间（10 min），尽可能防止早期死亡；②现场检伤、分轻重迅速、安全转运伤员，提高抢救成功率；③接诊医院要迅速成立抢救小组并通力协助；④坚持多方兼顾、多因素并治的救治原则。

（一）现场急救要点

1. 迅速将伤员全部搬离现场，搬运过程中要保持呼吸道的通畅和正确的体位。同时对强酸、强碱等化学毒物沾染者应迅速脱去污染衣物，有条件时即可用清水局部冲洗。

2. 对心搏呼吸骤停者应立即实施 CPR 复苏技术。

3. 对连枷胸者应实施胸壁加压包扎，张力性气胸者则应立即穿刺排气；对开放性骨折予以无菌敷料包扎，并使用夹板固定等；控制活动性出血，必要时采用止血带。

4. 按顺序进行体检，或实施现场多部位 B 超检查，对伤情做出初步判断。

5. 完成初步病史采集和对现场损伤异物的留存采样。

（二）基本生命支持治疗

一般严重的复合伤常死于致伤现场，早期死亡的原因主要是吸入性烧伤和（或）有毒气体引起的窒息、急性肺水肿；多个脏器破裂及出血、严重休克、重度脑干伤等。因此，在现场救治基础上对危及生命的某些全身性问题或局部伤口所采取的积极处理措施，是保证生命体征稳定、为进一步救治创造条件的基础。具体救治方法同本章第七节多发伤。

（三）进一步治疗措施

1. 即使部分伤者可以度过早期休克的难关，也往往会死于严重感染、ARDS 及 MODS 等后期严重并发症。因此，需对经初步处理后的患者给予的更合理的救治方案或补充措施，见本章第七节多发伤。

2. 复合伤治疗中非常困难的问题 ①烧伤合并颅脑外伤时，最困难的是抢救烧伤休克与防治脑水肿之间的矛盾。前者需要大量补液，后者则需要限制补液量并进行脱水处理。一般应先补液治疗，使各种抗休克指标控制在低水平，一旦休克被控制，即应适当使用脱水药，根据血压、脉搏、呼吸的变化，作相应的调整。②烧伤合并冲击伤时，后者引起广泛的小血管和淋巴管通透性增加或破裂造成组织间液体潴留。补液会加重组织间和重要脏器的水肿，但仍然需要充足的补液量。因此，治疗中要随时观察心、肺、脑、肾功能变化，给予各种保护性措施。

3. 其他辅助措施 ①早期合理运用抗生素，控制及预防脓毒症，及时进行细菌培养和药物敏感试验检测。②防治低血容量性休克或感染性休克。③体表烧伤应由专科医师处理，特别对深Ⅱ度、Ⅲ度烧伤应分期、分批切削痂，自体或异体植皮。④白细胞介素Ⅲ、重组人粒细胞巨噬细胞集落刺激因子、肿瘤坏死因子 α 对放烧复合伤均有促进造血功能重建的作用；输注骨髓间充质干细胞和皮肤组织多能干细胞，可促进创面愈合及造血功能重建。⑤乌司他丁可有效减轻机体炎性反应、减少渗出。

■ 课后练习题

1. 试举例非战争年代复合伤病例。
2. 矿井瓦斯爆炸会形成何种复合伤？

（杨晓明）

第七节　多　发　伤

目的要求

掌握：多发伤的概念、临床表现、抢救与处理原则。
熟悉：多发伤的一期抢救手术优先原则。
了解：多发伤的诊断和鉴别诊断。

多发伤(multiple injuries)系指在单一致伤因素打击下，机体同时或相继发生两个或两个以上解剖部位(含脏器)的损伤，且至少有一处损伤危及生命或并发创伤性休克。多发伤并不是几处创伤的相加或组合，而是一种伤情即彼此掩盖又相互作用，且应激反应强烈、临床经过复杂的创伤症候群或综合征。多发伤发病率有逐年增多趋势，早期多因休克、大出血、心搏呼吸骤停而引发死亡；而严重并发症、多器官功能不全或衰竭则是晚期死亡的主要因素。

【致伤原因】

多发伤主要见于交通事故、高处坠落、矿山矿井事故、地震、泥石流及人为打击等意外性因素，其中由交通事故引发占首位，其次见于高处坠落伤或坍塌所致挤压伤。此外，利器伤、火器伤也是多发伤较常见的致伤因素。

【致伤机制】

拓展知识

【临床表现】

多发伤可导致多个解剖部位的损伤，尤其以颅脑，胸、腹腔和四肢往往同时受损较为常见，临床表现繁复多变。由某一解剖部位或脏器损伤为主的多发伤临床表现有相对特殊性。

1. 以颅脑为主的损伤　①早期表现为高颅压症状：频繁的呕吐，剧烈的头痛。②意识的改变：烦躁、嗜睡、浅昏迷甚至深度昏迷、对外界刺激反应迟钝或消失，有的昏迷短暂清醒后再次昏迷。③瞳孔改变：早期瞳孔不等大，直接或间接对光反应迟钝或消失到后期的瞳孔散大，可以合并有眼睑下垂及眼球外斜等。④肢体运动障碍：可以有单侧肢体自主活动减少或消失发展为双侧肢体的活动障碍、四肢肌力的减退或间歇性出现头颈后仰、四肢挺直、躯背过伸的角弓反张状。⑤生命体征的紊乱：可出现脉搏慢、呼吸慢、血压高的现象，称为 Cushing 三联征。面色潮红或苍白，大汗淋漓或无汗，体温可以高达 40℃或不升高；上述变化基本都是由于颅内血肿形成或脑水肿致高颅压表现。后期因脑疝导致呼吸、心搏骤停。

2. 以胸部为主的损伤　①持续剧烈胸痛，呼吸时加重，合并肋骨骨折更加明显；②呼吸困难、呼吸频率增快，但呼吸幅度浅表；③如有多根肋骨骨折可以出现胸廓塌陷，即所谓连枷胸，表现特殊的反常呼吸征，可伴严重的低氧血症；④肺或支气管损伤可以出现痰中带血或咯血；⑤胸腔内大出血可导致血压急剧下降，迅速休克；⑥肺挫裂伤或支气管破裂可以出现因张力性气胸导致早期颈面部，胸部的广泛皮下气肿并迅速出现极度呼吸困难，口唇发绀，端坐呼吸甚至昏迷、窒息；⑦心脏的开放损伤可见胸部大量鲜血外溢，患者迅速休克，如为心脏闭合伤，可以出现 Beck 三联征(静脉压升高，动脉压降低，心搏微弱、心音遥远)。

3. 以腹部为主的损伤　①腹部开放性损伤可见腹部内脏的外露和创口的溢血；②闭合性腹部损伤首先表现为腹部的疼痛，腹胀，肠鸣音减弱或消失；③腹腔实质脏器破裂可迅速出现腹胀，叩诊呈实音，腹腔穿刺为不凝血，很快出现休克。④腹腔实质性脏器的迟发性破裂或肠管等空腔脏器的局限性破裂穿孔，早期体征不明显。

4. 颌面颈部损伤　颌面颈部血运丰富，多有上下颌骨骨折变形及动脉性出血。无论清醒或昏迷均可因血液或血凝块引发窒息；颈深部出血肿胀还可压迫气管出现严重的呼吸困难。较大的动脉破裂很快导致出血性休克。

【实验室和辅助检查】

（一）实验室检查

1. 急查血、尿、便三大常规，急查血型和交叉配血，出、凝血功能。血常规须及时复查。

2. 进一步查动脉血气分析、血电解质、血糖、血尿素氮、血肌酐、血淀粉酶、尿淀粉酶、肝功能、动脉血乳酸、D-二聚体。

3. 脑脊液、胸腹腔穿刺液的实验室检查。

（二）辅助检查

1. 胸、腹腔穿刺　简单、快速、安全，为胸腹腔创伤首选方法，可反复进行。可能有假阳性、假阴性。

2. 腹腔灌洗　用于腹部创伤，可在床边进行，阳性率达 95%。

3. X 线　头颅、胸部、骨关节伤首选方法。

4. B 超　简便，可在床边进行，对胸腹腔积血、实质脏器损伤和心脏压塞准确率高。

5. CT　对实质性脏器可以定性，尤其对颅脑、胸腹腔创伤意义较大。

6. MRI　多用于血流动力学稳定时对颅脑、脊髓的检查。

7. 血管造影　对特殊部位大出血，可同时进行诊断和介入手术治疗。

8. 内镜技术　特定情况下内镜技术用于胸腹腔的损伤的诊断和治疗。

【诊断】

1. 早期对严重创伤患者，首诊医师要严格执行首诊负责制，要迅速确定有无致命性损伤，如呼吸道是否通畅，有无大出血、休克、血气胸等。抢救生命为第一要素，应当先抢救，后诊断。

2. 通过详细询问病史，了解致伤物体的性质及机体着力部位。按照 CRASHPLAN［C（cardiac，心脏）、R（respiratory，呼吸）、A（abdomen，腹部）、S（spine，脊柱）、H（head，头部）、P（pelvis，骨盆）、L（limb，四肢）、A（arteries，动脉）、N（nerves，神经）］顺序指导检查。依据伤情，进一步行 X 线、B 超、CT、MRI 等检查。诊断包括三方面：

（1）损伤诊断

1）按损伤部位分为①头颈部：头颅，颈部。②面部：五官及面部骨骼。③胸部：纵隔脏器，胸廓，胸腔，膈肌及胸椎。④腹部：腹腔、盆腔脏器，腰椎。⑤四肢：四肢骨骼，骨盆，肩胛骨。⑥体表皮肤。

2）按损伤性质分为①浅表擦、挫伤，血肿和异物。②开放性伤口。③骨折：闭合或开放，粉碎或移位。④关节脱位，关节腔积血，韧带撕脱等。⑤神经、脊髓损伤：完全或不完全，出血、震荡、断裂，是否伴瘫痪。⑥血管损伤。⑦肌肉、肌腱切割，撕脱，撕裂。⑧挤压伤。⑨内部脏器：震荡，挫伤，裂伤，血肿，钝性伤或穿透伤。

（2）损伤并发症的诊断　包括失血性休克，感染，骨筋膜室综合征，水、电解质及酸碱紊乱和器官功能障碍等。

（3）并存疾病的诊断　是否有高血压，糖尿病等，体内是否有植入物。

3. 对重点部位如颅脑、胸、腹、四肢诊断基本明确后，还应考虑伤情的相互重叠或掩盖。要动态观察完善和补充诊断。

4. 一处伤处理后伤情、休克仍无改善，应积极寻找其他原因，有可能漏诊或病情出现新的变化，或者主、次要诊断的转化。

5. 多发伤患者病情重，预后差，诊断中还应附加损伤严重程度评分，目前常用的有创伤评分法（trauma score，TS），简明损伤量表（abbreviated injury scale，AIS）和损伤严重程度评分（injury severity score，ISS）是从生理和解剖方面反映病情、指导治疗、评价救治质量等重要依据。同时具有预测存活概率的综合评分有创伤和损伤严重程度评分（trauma and injury severity score，TRISS）。

【抢救与治疗措施】

多发伤的急救需要外科各个专科的协调与协作，需要有创伤专科或有创伤救治经验的医师来组织或指挥多发伤患者的急救和后期救治，以达到快速、有效和准确的治疗。最好是在急诊科有创伤专业化救治队伍。

（一）现场急救

医护人员迅速到达急救现场后应立即去除正在威胁生命的致伤因素。并开展现场急救，包括气道开放、心肺脑复苏、创面包扎止血、骨折固定和安全运送等。

（二）多发伤的综合救治

1. 呼吸道管理　多发伤最紧迫的情况是呼吸道梗阻，首先要迅速清除痰液、呕吐物、口中泥土、义齿等，保持呼吸道通畅。昏迷舌后坠者可用舌钳将舌头拉出或放置口咽通气道。口腔颌面部骨折和损伤、咽喉或气管软骨骨折、连枷胸等须紧急建立人工气道，可靠方法是气管插管，可以控制气道、防止误吸、及时供氧、气道给药。颈椎骨折的患者不宜颈部过度后伸，应紧急行环甲膜穿刺或气管切开。

2. 心肺脑复苏　见第二篇第二章心肺复苏术。

3. 抗休克治疗　见第三篇第四章失血性休克。

4. 综合救治与部位伤的救治

（1）颅脑损伤处理　严密观察颅内高压体征，不要在无明显的颅内压增高的情况下盲目使用利尿药和脱水药；患者躁动、频繁呕吐、肢体少动或不动、瞳孔对光反应迟钝等要随时复查颅脑 CT。在明确颅内血肿的存在合并有颅内压增高后，可以积极使用呋塞米和甘露醇、甘油果糖等利尿脱水药，同时可以使用白蛋白，血浆等提高胶体渗透压，迅速做好开颅减压准备。有条件者可行颅内压监测，以指导临床处置。

（2）胸部损伤处理　早期有反常呼吸者用纱垫加压固定，明显胸廓塌陷者需要临时性胸廓复位成形（如布巾钳固定悬吊），在积极纠正循环、呼吸和其他生理紊乱，尤其“致死三联征”，对连枷胸可行多根多处肋骨骨折内固定术。有血气胸者，立即行胸腔闭式引流，当一次引流血量在 1 500 mL 以上或连续 3 h 引流超过每小时 200 mL，应立即剖胸探查。心脏破裂者要立即开胸修补。

（3）腹部损伤处理　开放的腹部损伤需要立即剖腹探查；闭合性损伤容易漏诊和误诊，腹穿是早期诊断的首要方法，简单而快捷，可反复或多点穿刺。床旁 B 超可准确判断腹腔内出血，结合 CT 对实质脏器破裂多数可作出诊断。对诊断不明确的腹腔出血，病情不平稳的情况下应及时手术探查，不可无限期的等待观察。

（4）四肢骨盆和脊柱损伤的处理　多发伤绝大部分合并有骨折。四肢开放骨折及早实施行清创术，在全身情况稳定时有选择地进行一期内固定术；闭合性骨折可以先外固定，病情稳定后进一步处理；长骨骨折可能导致脂肪栓塞者尽可能早做内固定；稳定的骨盆骨折无需特殊处理，严重不稳定骨盆骨折应用骨盆外固定支架固定，合并血管神经和盆腔内脏损伤需尽早手术；脊柱骨折合并脊髓受损或脊柱不稳需要及早减压探查、内固定以恢复脊柱的稳定性。

（5）血管损伤的处理　开放伤口中可见的血管大多可结扎、烧灼；重要血管须吻合或重建。深部血管损伤如颅底、胸腔、腹腔、盆腔等，普通检查不易明确，手术探查不易到位，应当实施介入方法，不但可以明确出血部位，还可同时对出血血管进行栓堵。对复合伤降低死亡率有事半功倍之效。

（6）一期抢救手术治疗原则和手术顺序　①严重创伤患者伴重度失血性休克；进行性出血及凝血功能障碍；低体温、酸中毒；或失去解剖结构无法手术的患者；应遵循损伤控制外科（damage control surgery，DCS）原则。其概念是：在基本复苏的条件下，使用最简单的手术方式，如简化剖腹手术；填塞止血或用最快的速度修补损伤脏器，降低较长时间彻底修复手术带来的一系列严重并发症。待凝血功能正常一般情况好转后延期手术修复。②全身情况基本稳定的患者应采用优先手术原则，见要点框 5-8-6。③如果出现两个部位同等优先的情况则分组同时手术。针对四肢开放性骨折需要急诊清创术则在头、胸、腹抢救性手术完成后实施。

> 1. 优先开颅原则
> （1）有意识障碍逐渐加重的重度脑挫裂伤合并硬膜下、硬膜外或脑内血肿，尤其是有脑疝形成的。
> （2）影像提示脑中线明显移位、脑室明显受压。
> 2. 优先开胸原则
> （1）心脏大血管损伤。
> （2）进行性血胸、张力性气胸或胸部穿透伤。
> （3）气管支气管裂伤。
> 3. 优先剖腹原则
> （1）腹部开放或穿透伤。
> （2）实质器官或大血管损伤引起的腹内大出血。

要点框 5-8-6　一期抢救手术优先原则

5. 防止感染 严重的多发伤可以导致全身多种防御功能下降,合并有严重污染的创口,极易发生感染。因此,除了早期创口的彻底处理外,必须使用适当的抗生素,以预防感染发生。

6. 营养支持 创伤后机体处于高代谢状态,能量消耗增加,大量蛋白质分解,负氮平衡,如不能及时纠正,患者易发生感染和多器官功能衰竭。因此创伤后的营养支持是一个非常重要的问题。一般来讲,消化道功能正常者,以口服为主;昏迷患者或不愿进食的患者,可用鼻饲或胃造瘘;不能从消化道进食者,可采用短期全胃肠外营养。

■ **课后练习题**

1. 多发伤的概念和临床表现是什么?
2. 多发伤的一期抢救手术优先原则是什么?
3. 多发伤的抢救与处理原则是什么?

(杨晓明)

第八节 挤压综合征

目 的 要 求

掌握:挤压综合征的概念、现场处理和抢救治疗原则。
熟悉:挤压综合征的诊断要点。
了解:挤压综合征的发病机制。

挤压综合征(crush syndrome)系指机体肌肉丰富的四肢或躯干部位遭受重物碾挫或长时间挤压后出现以肌红蛋白尿、高血钾、高血磷、酸中毒和氮质血症等为特点的肾衰竭症候群。广义的挤压伤是指机体任何一个部位受到挤压,使组织结构的连续性受到破坏和功能障碍,挤压综合征是其最复杂而严重的表现。

【致病因素】

主要的致伤因素为:①地震、泥石流等自然灾害;②工程事故、建筑物坍塌所致的创伤;③交通事故所致的创伤;④超时使用止血带导致的肢体缺血;⑤醉酒、昏迷、冻僵、麻醉和药物中毒等造成机体局部肌肉长时间的受压。

【发病机制】

拓展知识

【临床表现】

(一) 伤肢的局部表现

肢体表面有受压痕迹,水疱和红斑,或皮肤坏死肿胀,远端肢体皮肤发白,皮温降低,肿胀僵硬,血管搏动减弱或消失。伤肢运动和感觉障碍,可伴有骨折,肌肉无力,并有局限性压痛,被动活动伤肢可以引起剧痛。同样致病因素,小腿的损伤要比大腿严重。

(二) 休克为主的全身表现

首先出现脉搏增快,血压下降等休克先期征象;随着受压肢体肿胀加重,血浆外渗和毒素的吸收,发生低血容量性休克,血压迅速下降,脉搏细数,皮肤湿冷,神志恍惚,意识淡漠。

（三）急性肾衰竭征象

随着病情的加重可以出现酱油色尿、进行性少尿（<400 mL/24 h）甚至无尿（<100 mL/24 h）等急性肾衰竭征象。

【诊断和鉴别诊断】

（一）诊断

1. 仔细询问病史一般都有四肢或躯干肌肉丰富部位遭受长时间重物挤压史；使用止血带史；昏迷或醉酒导致的长时间固定体位造成自身肢体压迫史。

2. 受损肢体肿胀、红斑、水疱、瘀斑、硬而压痛明显等缺血表现，受累肌肉收缩无力，关节活动受限，被动牵拉剧痛，神经分布区域感觉减退。

3. 伤者出现乏力、腹胀、恶心呕吐、烦躁或意识淡漠，进行性少尿或无尿；辅助检查出现肌红蛋白尿、代谢性酸中毒、高钾血症、氮质血症等即可做出诊断。多发伤合并有脑外伤，胸腹外伤等伤情较重时，不可忽略挤压综合征的可能。

（二）鉴别诊断

1. 创伤性急性肾衰竭　多发伤或严重创伤也可合并急性肾衰竭，但多无肌肉缺血坏死、肌红蛋白尿，以资鉴别。

2. 骨筋膜室综合征　以急性缺血为特征，早期无急性肾衰竭表现。但合并损伤或多室性骨筋膜室综合征，鉴别比较困难。

【实验室检查】

（一）尿常规

尿液呈酱油色或棕褐色，尿常规提示含有大量肌红蛋白或血红蛋白，红细胞及色素管型，少尿期尿相对密度增高，进入多尿期尿相对密度下降，逐渐固定在 1.010 左右，尿 pH 呈酸性。

（二）血常规及生化检查

1. 血常规提示红细胞，血红蛋白进行性降低。

2. 血钾常明显高于 5.5 mmol/L。高血磷，低血钙。

3. 血 pH <7.35。

4. 尿素氮及肌酐进行性升高，白蛋白降低。

5. 血清酶学检查提示肌酸磷酸激酶（CPK）$>10\,000$ U/L。

（三）内生肌酐清除率

正常值为 80～120 mL/min，平均为 100 mL/min。低于正常值 80% 时表示肾小球滤过功能已经开始减退，70～51 mL/min 表示功能轻度降低；50～31 mL/min 为中度降低；<30 mL/min 为重度降低，即可出现尿毒症临床症状。

【抢救与治疗措施】

（一）现场早期治疗

1. 迅速解除压迫，移除或松解挤压物。

2. 有开放性伤口和活动性出血时应当止血，伤肢不宜加压包扎和使用止血带；可使用夹板包扎和固定伤肢避免进一步损伤，随着肢体的肿胀必须随时检查包扎绷带的松紧度；伤肢制动且不宜抬高，也不宜按摩及热敷，以减少毒素吸收。酌情止痛，镇静。

3. 尽早液体复苏，肌红蛋白在碱性尿中溶解度高，可给予 5% $NaHCO_3$ 250 mL 快速滴注或 7 mL/(kg·d) 维持静脉滴注以碱化尿液。

（二）正确处理患肢

1. 病情较轻，肢体肿胀不明显，严密观察血液循环。

2. 肿胀明显出现循环障碍，应在伤后 6 ~ 12 h 内及时彻底对周围筋膜切开减张。可利用负压封闭引流术（vacuum sealing drainage，VSD），该方法利用医用泡沫（VSD 材料）覆盖全创面，然后密封伤口，持续负压引流可有效隔绝外界污染，清除渗出物及坏死有害物质，还有助于改善局部血流，减轻水肿，促进创面组织生长。

3. 严格掌握截肢适应证见要点框 5-8-7。

4. 伴有伤口的要尽快彻底清创，及早使用抗生素控制感染，同时要预防特异性感染如破伤风和气性坏疽。

> 1. 损伤面积在伤肢 40% 以上，时间超过 4 h。
> 2. 伤肢周径全部受损，无血运。
> 3. 充分减张术后，全身中毒症状不缓解或加重，考虑为伤肢毒素持续吸收所致。
> 4. 伤肢伴发特异性感染如气性坏疽。

要点框 5-8-7　挤压综合征截肢适应证

（三）抗休克治疗

早期及时有效补充血容量可降低死亡率，原则为先晶体后胶体，晶体选用平衡盐溶液，以 10 ~ 15 mL/(kg·h) 的速率静脉输注，使尿量达到 300 ~ 400 mL/h。胶体选用血浆或右旋糖酐等，但不宜输血，尤其库存血，应监测中心静脉压。血压平稳后可用山莨菪碱解除肾血管痉挛。

（四）急性肾衰竭的治疗

1. 判定肾功能状况，使用 20% 甘露醇 250 mL 快速静脉滴注，如果尿量达到 40 mL/h，说明肾功能尚好，可以增加补液扩容并利尿；如没有尿量的明显增加说明急性肾衰竭已经存在，需要严格控制进液量、记 24 h 出入量，遵循“量出为入”的原则。复查肾功能，准备血液透析。

2. 避免使用肾毒性药物，碱化尿液，纠正酸中毒。

3. 积极防治高血钾。可用 10% 葡萄糖酸钙 10 mL，缓慢静脉注射，以拮抗钾离子对心肌及其他组织的毒性作用，也可使用 25% 葡萄糖液 300 mL 加普通胰岛素 15 IU，静脉滴注，可促进糖原合成，使钾离子向细胞内转移。

4. 当少尿 3 天，BUN≥28.56 mmol/L，肌酐≥707.2 μmol/L，血钾≥6.5 mmol/L 应当进行血液透析或血液滤过治疗，以治疗高血钾和氮质血症，还可清除体内过多的水分、毒素。对于重症患者且血流动力学不稳定时可采用连续肾替代治疗（CRRT）技术，该技术应用得当，不仅可以有效清除体内存在的一些致病性介质，而且通过调节免疫细胞、内皮细胞和上皮细胞功能，重建水、电解质、酸碱和代谢平衡，有效维护机体内环境稳定。

■ 课后练习题

1. 挤压综合征概念及手术切开指征是什么？
2. 挤压综合征截肢适应证是什么？

（杨晓明）

第九节　骨筋膜室综合征

目 的 要 求

掌握：骨筋膜室综合征的概念、早期诊断依据及手术治疗方法。
熟悉：骨筋膜室综合征的临床表现。
了解：骨筋膜室综合征的发病机制。

骨筋膜室综合征（osteofascial compartment syndrome）系四肢骨与筋膜封闭区域内由于不同原因所致压力增高而发生肌肉和神经急性缺血的一系列迅速发展的早期症状和体征；中期将发展为肌肉和神经的坏死，影响患肢的功能；晚期将导致室内组织或肢体的坏疽，甚至危及生命。此三期是同一病理的不同阶段，由于预后不同，才将其截然分开。

【病因】

由于骨筋膜室血液供应突然受到障碍导致缺血及再灌注损伤，骨筋膜室内压力增高，继而水肿，形成缺血—水肿恶性循环，最终成为骨筋膜室综合征。

（一）骨折

骨折继发性出血流入骨筋膜室内是最常见的原因，无论是闭合性骨折还是开放性骨折均可发生本综合征，其中以胫骨骨折的发生率较高，其次是前臂骨折。而在高能量损伤引起的粉碎性骨折和一干多段骨折中此综合征的发生率则更高。

（二）血管损伤

动静脉损伤、其他部位大出血流入骨筋膜室内，或骨筋膜室内血栓形成及缺血再灌注损伤。

（三）软组织损伤

烧伤致广泛毛细血管损伤，炎性反应，使肌肉发生严重水肿；吸毒、酗酒等导致意识障碍使肢体长期受压引起软组织损伤。

（四）医源性损伤

外用石膏或小夹板固定，由于固定过紧，使骨筋膜室容积缩小，如不及时放松也可发生。不正确的筋膜缺损缝合；截石位手术时双小腿置于托架上，小腿三头肌压迫超过 5 h；前臂及手部输液渗出；抗休克裤的使用如果是在低血压的状态下超过 30 min；上述几点均有可能发生骨筋膜室综合征。

（五）其他

蛇咬伤，长跑、军训等肌肉过度活动等偶尔也会导致骨筋膜室综合征。

【发病机制及病理生理】

（一）发病机制

拓展知识

（二）病理生理

1. 濒临缺血性肌挛缩　严重缺血早期，经积极抢救，及时恢复血液供应，可尽量减少肌坏死，保留伤肢的功能。

2. 缺血性肌挛缩　时间较短的完全缺血，或程度较重的不完全缺血，虽积极恢复血供，终因部分肌肉坏死，纤维组织修复，瘢痕挛缩而严重影响患肢功能。

3. 坏疽　范围广，时间久的完全缺血，会导致大量肌肉坏疽，引发严重的全身反应甚至危及生命。

本综合征主要指缺血的早期，成功救治只能在这一期，要充分认识到病情发展快，治疗时机稍纵即逝。

【临床表现】

（一）症状

病变部位的疼痛及活动障碍是主要症状。早期麻木，异样感，继而是进行性加重的剧烈灼痛，直至感觉消失。由于肌肉缺血、肿胀，自主活动受限。

（二）体征

肿胀、压痛及肢体被动牵拉痛是本症的重要体征。

1. 肢体肿胀是最早的体征，在小腿、前臂等处，由于有较坚韧的筋膜包绕，肿胀不甚严重，但皮肤肿胀明显，表面略红，温度稍高，常起水疱。

2. 肌腹处明显压痛是骨筋膜室内肌肉缺血的重要体征。在肢体末端牵拉该肌肉，如前臂掌侧骨筋膜室综合征时被动牵拉伸直手指，则引起屈指肌的严重疼痛。

3. 肢体末端颜色大多正常，微血管充盈时间基本正常，但脉搏常减弱。

4. 神经干对缺血的反应很敏感，较早期两点分辨觉的消失和轻触觉的异常，意义较大。进一步表现为所支配的肢体末端的感觉减退、肌力减弱；感觉丧失则提示支配区的神经传导功能丧失。

5. 晚期体征主要是肢体挛缩及神经干损伤。

【辅助检查】

（一）实验室检查

肌酸磷酸激酶（CPK）升高提示严重的肌肉损伤或缺血，但缺乏特异性，需综合临床情况进行分析。

（二）超声多普勒诊断仪

检查血液循环情况，协助诊断。

（三）骨筋膜室压力测定

测量骨筋膜室内的压力对明确诊断和手术指征有重要参考意义，多用于临床体征不明确及有意识障碍的患者。目前常采用的测压方法有连续输液测压或芯导管、裂隙导管测压法。正常骨筋膜间隙压力前臂为 9 mmHg，小腿为 15 mmHg，> 30 mmHg 即为增高，> 30 mmHg 为明显增高，是切开减压的指征。

【诊断和鉴别诊断】

（一）诊断

早期诊断的依据见要点框 5-8-8。对于临床体征不明确、或有意识障碍患者可测量筋膜间隙压力。

1. 伤肢受压挤等伤史，普遍肿胀伴有剧烈疼痛。
2. 筋膜间隙张力增高，明显压痛。
3. 肌肉活动障碍，前臂表现为手指伸屈障碍，小腿表现为足趾背屈及跖屈障碍。
4. 筋膜间隙内的肌肉被动牵拉疼痛。
5. 通过间隙的神经干功能障碍，感觉障碍早于运动障碍。

要点框 5-8-8 早期诊断依据

（二）鉴别诊断

本病主要与挤压综合征鉴别，挤压综合征除表现为受损肢体的局部症状外，同时合并有早期肾功能的障碍；严重的骨筋膜室综合征后期才出现肾损害。

【治疗和急救措施】

骨筋膜室综合征的后果十分严重，神经干及肌肉坏死导致肢体畸形及神经麻痹，且修复困难。避免此种后果的唯一方法，就是早期诊断、早期治疗。应按急症争分夺秒不可拖延，关键是不失时机地进行切开减压。

（一）手术治疗

急诊深筋膜切开减压术是最有效的方法，切开指征：①间隙内压力超过 30 mmHg 者；②患者主诉疼痛和被动牵拉痛有增无减；③肌腹处严重压痛，可触及筋膜室压力增高。切开要达到一定范围，切开时间越早越好。术后可采用负压封闭引流辅助治疗，进以改善微循环、降低血管通透性和消除炎性渗出物、减轻水肿，达到较满意的恢复。错过手术时机的晚期、且抢救无效者须采用截肢的方式进以保全生命。

（二）综合治疗

1. 纠正水、电解质及酸碱紊乱，防治休克，纠正肾功能不全。

2. 20% 甘露醇静脉快速输入，有促进血管外液向血管内转移，降低组织内压及扩充血容量并改善微循环的作用。伤后早期用药，可起到预防和治疗效果。

3. 有针对性使用抗生素。

（三）高压氧疗

高压氧治疗可明显促进筋膜切开术后创口愈合。

■ 课后练习题

1. 骨筋膜室综合征概念及手术切开指征是什么？
2. 骨筋膜室综合征早期诊断依据是什么？

（杨晓明）

第十节　脂肪栓塞综合征

目 的 要 求

掌握:FES 的概念、诊断标准中确诊和拟诊的内容。
熟悉:FES 的临床表现和治疗原则。
了解:FES 的发病机制。

脂肪栓塞综合征(fat embolism syndrome,FES)是严重创伤性骨折引起脂肪小滴进入血液循环出现以意识障碍,皮肤瘀斑,进行性低氧血症和呼吸窘迫为突出表现的综合征。FES 起病急、病情重、病死率高。骨折死亡病例尸检表明,其 FES 发病率高达 90% ~ 100%。在急诊急救时应引起足够的重视。

【病因】

(一) 创伤因素

1. 骨折　严重创伤后的股骨、胫骨或骨盆等处骨折,其中股骨脂肪含量丰富,FES 发病率最高。在高能量损伤基础上,同时伴有低血容量休克的多发性骨折患者为高危人群。

2. 骨科手术　全髋关节置换术、全膝关节置换术、髓内钉内固定术发生率也较高。

3. 其他因素　少数 FES 见于大面积软组织损伤、烧伤、体外循环、心脏直视手术、骨髓移植术、吸脂术等。

(二) 非创伤因素

急性胰腺炎、糖尿病合并高脂血症、输注脂肪乳、酒精中毒、长期使用类固醇激素等亦可引起 FES。

【发病机制及病理生理】

(一) 脂肪栓子的来源

1. 血管外源　传统的观点认为脂肪栓子来源于骨折处的骨髓脂肪。在作髓内钉操作和假体置换过程中,静脉血内也可见大量的脂肪栓子。

2. 血管内源　正常时血液中的脂类呈直径 0.5 ~ 1.25 μm 的乳糜微粒,当机体受到严重创伤后,应激反应便交感神经兴奋,在神经—内分泌作用下儿茶酚胺在血中浓度增高,儿茶酚胺既可激活脂肪酶,又可动员机体周围脂肪入血,活化的脂肪酶使正常血脂乳化且状态不稳定,导致乳糜微粒凝结形成直径 10 ~ 20 μm 的脂肪栓子,足以阻塞肺毛细血管。

(二) 脂肪栓塞形成的时间及循环途径

1. 形成时间　一般在创伤后 24 h 内发生明显的肺脂肪栓塞,1 ~ 2 天后栓子数量减少,5 天后明显从肺内消失。

2. 循环途径　①栓子经右心到肺,未滤过者形成肺栓塞,滤过者进入体循环。部分栓子还可能经肺循环受阻时开放的动、静脉交通直接进入体循环,引起脑、心、肾、肝等的栓塞。②在胸、腹腔压力增高时;先天性心脏病患者,栓子可不经肺而直接进入体循环。③进入体循环的栓子,极少量可经肾小球滤过排出。

(三) 发病机制

拓展知识

【临床表现】

(一) 临床表现

典型表现包括呼吸功能不全、脑功能障碍及皮肤瘀斑三联征。

1. 呼吸系统 胸闷、胸痛、咳嗽、气促、发绀、呼吸困难进行性加重等症状。由于脂肪栓塞引起的呼吸困难是以肺小动脉痉挛引起肺动脉高压为特点，所以很少闻及湿啰音。

2. 神经系统 脑功能障碍常出现于呼吸功能障碍之后。由于脑脂肪栓塞多呈弥漫性，因此极少出现定位体征。可有意识状态改变、烦躁、惊厥，甚至呈现去大脑强直、偏瘫（内囊）、瞳孔改变、对光反应消失（中脑）、体温调节功能障碍（脑干）、消化道出血和穿孔（下丘脑）、括约肌麻痹（脊髓）等中枢神经局部损害表现，脑脂肪栓塞死亡多因脑干发生严重脂肪栓塞。

3. 循环系统 常有脉搏增快继而心律不齐的改变，以及心绞痛和心电图显示心肌缺血的表现。

4. 泌尿系统 肾脂肪栓塞可在尿中出现直径 10～20 μm 的脂肪滴，由于脂肪比重小具有悬浮性，故应留取终末尿提高阳性率。

5. 发热和出血 发热和出血点是诊断 FES 的两个重要依据，发热多在 38℃以上。出血点可在伤后 2～8 天内发生，典型的瘀斑常出现在头颈部、前胸及腋下，尤以眼睑结合膜和眼底显见。

（二）分型

1. 暴发型 FES 表现为伤后数小时出现急性肺水肿、严重低氧血症、低血压，很快进入昏迷。常常伴有全身痉挛，四肢抽搐等。多数由于出血点及肺部 X 线表现等尚未出现，临床诊断困难，通常在 1～3 天内死亡。此型常由尸检证实。

2. 完全型 FES 又称典型 FES，伤后 12～48 h 出现典型的意识障碍；进行性低氧血症、呼吸窘迫以及皮肤黏膜瘀斑三联征。胸片示双肺中下野多发斑片状实变影，呈“暴风雪”样改变。

3. 不完全型 FES 又称非典型 FES，多数 FES 属于此型。多出现于伤后 24～72 h 内，一般无症状或症状无特异性，病情轻微，不注意时易被忽略。表现为呼吸急促、心动过速、发热，可有轻度低氧血症。处理不当、搬动患者或伤肢活动时可诱发转变成暴发型或完全型。

【实验室检查】

1. 血液检查 部分患者红细胞比容、血红蛋白和血小板降低，血中游离脂肪酸、脂肪酶升高，血沉增快，血钙降低、血脂增高。

2. 尿液检查 尿中发现脂肪滴。

3. 血气分析 血气分析是早期诊断 FES 的必要手段，多有低氧血症（$PaO_2 < 60$ mmHg），患者早期有低碳酸血症，后期 $PaCO_2$ 增高。

【辅助检查】

（一）心电图

心电图无特异性，常出现窦性心动过速，非特异性 T 波倒置或右束支传导阻滞。

（二）影像学检查

1. 胸部 X 线检查早期可以正常；之后 72 h 内逐渐出现肺间质改变及肺泡渗出，但无胸膜渗出；典型表现为两肺中下肺野多发斑点状实变影，似“暴风雪”样改变。若无并发症，肺部阴影约 1 周后消失。

2. 胸部 CT 可出现双肺毛玻璃样阴影，小叶间隔增厚，局限性斑片状、结节状影。

3. 脑 CT 可见脑水肿和点状高密度影，无特异性，但有助于排除颅脑外伤。

4. 脑 MRI T2 加权像是目前诊断 FES 最为敏感的手段，能准确显示脑损害的严重程度。在 FES 神经系统症状出现 4 h 后可见白质深层、基底神经节、脑干及小脑弥漫性小斑片状高信号改变，很少累及皮质，FLAIR 像更为明显。

（三）支气管肺泡灌洗液（BALF）检查

创伤患者 BALF 中巨噬细胞含脂肪颗粒并不提示有 FES，若含脂肪颗粒的巨噬细胞比例大于 5% 则对 FES 有诊断意义。

【诊断和鉴别诊断】

（一）诊断

临床检查仍是诊断 FES 的主要方法。诊断标准分为主要标准、次要标准和参考标准。

1. 主要标准　皮肤黏摸出血点，呼吸系统症状及肺部 X 线病变，除外颅脑外伤的神经症状。

2. 次要标准　动脉血氧分压低于 60 mmHg（8.0 kPa），血红蛋白下降（100 g/L 以下）。

3. 参考标准　体温 > 38℃，心动过速（120 次 /min 以上）可伴心律失常，血小板减少，尿中脂肪滴及少尿，血沉加快 > 70 mm/h，血清脂肪酶上升，血中有游离脂肪滴。

凡临床症状符合主要标准 2 项以上；或主要标准 1 项，次要标准或参考标准 4 项以上者，可以确诊为 FES。对于无主要标准，而次要标准 1 项及参考标准 4 项以上者，可拟诊为不完全型脂肪栓塞。

（二）鉴别诊断

1. 颅脑外伤　受伤机制及头部表面异常，受伤当时有无意识障碍及头颅 CT 可做出鉴别。但应注意颅脑外伤和 FES 同时存在。

2. 呼吸窘迫综合征　FES 是导致呼吸窘迫综合征的原因之一，两者临床鉴别困难。

【抢救与治疗措施】

目前尚无一种药物可以直接溶解、消除脂肪栓塞，主要的治疗措施是保护重要脏器功能、纠正缺氧和酸中毒、防止各种并发症，尤其是纠正低氧血症和呼吸功能支持。

（一）一般治疗

1. 正确的骨折处理　在骨折患者搬动时强调有效的制动和复位时轻柔的操作，以防止局部脂肪滴不断和再次入血的可能。肢体肿胀期应抬高患肢，暂缓手法复位，可持续牵引达到制动。基本消肿且血压稳定后行切开复位内固定，且尽量采取髓外固定系统。可减少或杜绝 FES 的发生。

2. 纠正休克　合并休克时要及时补充血容量，恢复呼吸、循环功能，有效地纠正微循环缺血缺氧以维护肺、脑、心、肾的功能。但扩容时应警惕再灌注损伤。低分子右旋糖酐有扩容，疏通微循环，防止弥散性血管内凝血的作用。

3. 抑肽酶的预防使用　抑肽酶可降低创伤后的一过性高脂血症，防止创伤后血液的高凝状态，且能稳定血压。

4. 镇静镇痛　早期适当镇静、镇痛能减少创伤后的拟交感神经反应，这有助于降低血游离脂肪酸的水平。

5. 脑保护措施　高热者行头部降温以减少耗氧量保护脑组织；脱水疗法降低颅内压治疗脑水肿；镇静安眠及高压氧治疗对改善脑功能也有一定的意义。

（二）呼吸支持疗法

目前认为治疗呼吸功能障碍、纠正低氧血症是最基本的治疗措施。一旦患者出现呼吸急促或呼吸困难，动脉血氧分压低于 60 mmHg（8.0 kPa），即应鼻导管或面罩给氧，使动脉血氧分压维持在 70 mmHg 以上。若给氧后动脉血氧分压持续低于 60 mmHg、呼吸困难进行性加重且发生意识改变，应及时给予机械通气。使用机械性辅助呼吸的要点是：①镇静药，地西泮 10 ~ 15 mg 或吗啡 10 ~ 15 mg 静脉注射。②带气囊的气管内插管。③呼吸机选容量控制；频率 12 次 /min，潮气量 6 ~ 8 mL/kg，给氧浓度 40%。应用 PEEP，并控制在 10 cmH_2O（0.98 kPa）以内。④利尿药，依他尼酸 50 mg 或呋塞米 40 mg 静脉注射。⑤维持 PaO_2 > 70 mmHg。若治疗 4 天仍须控制呼吸，应改为气管切开。

（三）药物治疗

肾上腺皮质激素早期应用能降低血浆游离脂肪酸水平、对抗游离脂肪酸所引起的肺部“生物化学性”炎症反应、降低血小板黏附、稳定溶酶体膜、降低毛细血管通透性、减少间质性肺水肿和脑水肿，从而缓解脂肪栓塞的严重程度、提高动脉血氧分压。可采用甲泼尼龙，每天 80 ~ 160 mg 或每天 1 g 冲击，连续 3 ~ 5 天。

■ 课后练习题

1. FES 的诊断标准是什么？
2. FES 的临床表现和治疗原则是什么？
3. FES 的临床分型有哪些？

（杨晓明）

习题与答案　　教学 PPT

第六篇 急性中毒

第一章 急性中毒总论

目的要求

掌握：急性中毒的诊断原则及抢救治疗措施。

熟悉：急性中毒的临床表现。

了解：毒物的体内代谢过程及急性中毒的中毒机制。

急性中毒(acute poisoning)是指具有毒性作用的物质在短时间内超量进入人体造成组织器官功能紊乱、器质性损害，甚至危及生命的全身性或局限性疾病。一般将能引起中毒的物质称为毒物，但具有毒性作用的物质并非都是毒物，而是在一定的条件下才能成为毒物。从临床角度可将毒物分为以下几类：①工业性毒物。②农药。③药物。④日常生活性毒物。⑤动植物性毒物。根据接触毒物的剂量和时间，通常将中毒分为急性中毒和慢性中毒两大类。急性中毒是急诊急救中常见的一类特殊疾病，也是急诊医学的一个重要组成部分。主要特征为发病急、症状重、病情复杂、变化快，如诊断失误或抢救不及时可危及生命。慢性中毒起病缓慢、病程长、多缺乏特异性指标，容易漏诊和误诊。

在西方发达国家，急性中毒和临床毒理学早已成为一个独立的医学专业，有专门的课程以及专业医师职称，有国家和世界范围的临床毒理学医学会。临床毒理学医学会与联合国劳工组织、环境保护组织和世界卫生组织的化学品保护机构一起，在全球范围内积极地进行着以减少中毒、加强环境保护和化学品使用安全为目标的科学和临床研究。我国虽起步较晚，但也在 1995 年于郑州成立了中华医学会急诊医学分会急性中毒防治专业组，并提出了远期任务：①加强急性中毒的流行病学调查。②识别与提高少见及新型品种毒物急性中毒的诊治水平。③创造条件开展毒物检测技术的普及与提高。④积极加强急性中毒的防治措施，提高重症中毒患者抢救成功率。

【流行病学】

尽管中毒事件在人们的日常生活中经常发生，但急性中毒的流行病学研究却很少。特别是在没有中毒控制和咨询中心的国家和地区，大众和医疗行政部门对急性中毒的发生率以及造成的并发症和对社会、经济的影响了解甚少。世界上约有上千万种天然和合成的化学物，至少 6 万 ~ 7 万种制品与人们的日常生活密切相关，发生中毒者所用的化学物常见的有 3 000 多种。每年各国要开发 2 万多种新的化学产品，而其中 1 000 多种流通于市场，化学合成品产量也由 20 世纪 50 年代的每年 700 万吨达到目前的 3 亿吨以上。同时世界经济的发展以及对化学制品和药品的广泛应用也导致了急性中毒患者及事件的急剧上升。

随着中国经济的发展，人们接触各种化学品与药物的机会越来越多。国内流行病学调查和有关部门的统计显示：农村主要以农药中毒为主，每年不少于 10 万例。城市药物中毒大幅度增加，重大群体食物中毒事件常有发生。2008 年 4 月 29 日卫生部发布了第三次全国死因调查结果，显示在我国城市和农村，损伤与中毒是继恶性肿瘤、脑血管病、心脏病、呼吸系统疾病后的第五大死亡原因，两者的死亡人数总和占总病死率的 10.7%。在我国中毒患者中，仅职业病中毒患者就达 370 万，且正以每年 100 万人次的速度递增。中毒的化学品中最常见的是酒精，其次是一氧化碳，第三是毒品。我国南部、西部酒精中毒最多；北部、中部以一氧化碳中毒最多；南部毒品中毒最多；酒精和毒品中毒以青壮年（18～48岁）居多，农民、无业人员和学生是主要的中毒职业分布。男性以意外中毒（73.01%）、女性以服毒自杀为主（56.11%）。

【病因和发病机制】

（一）病因

急性中毒的原因大多数是由于非正常接触毒物所致，按接触毒物方式不同可分为：

1. 职业性中毒　在生产过程中某些原料、中间产物、成品具有一定毒性或为有毒物质，如接触毒物密切、防护不当，即可发生急性中毒。

2. 生活性中毒　生活因素所致的中毒多因误食、意外接触有毒物、用药过量、自杀或谋害引起。

（二）毒物的体内过程

1. 毒物的吸收

（1）经皮肤吸收　人体皮肤组织中类脂质层对水溶性毒物有很好的屏障作用，而易吸收的脂溶性毒物则可通过完整的皮肤进入血液循环而引起急性中毒。

（2）经胃肠道吸收　毒物进入消化道后主要在小肠吸收，脂溶性毒物及酒精易被胃黏膜吸收。

（3）经呼吸道吸收　以粉尘、烟雾、气体等形态为主的毒物由呼吸道吸收。由于肺泡表面积大、肺泡膜薄、供血丰富，进入肺泡的毒物可迅速吸收进入血液循环，未经肝解毒直接作用于各组织器官，以致毒物作用往往出现早且严重。

（4）注射吸收　多发生于医疗事故或犯罪行为中，毒性作用迅速强烈。

（5）创面吸收　如毒蛇咬伤或毒蜂蛰伤。

2. 分布和代谢　毒物吸收入血后，可分布至全身各组织器官而产生毒性作用。主要在肝通过氧化、还原、水解、结合等作用进行代谢。大多数毒物经代谢后毒性降低，称为解毒过程。但有少数毒物经代谢后转化为另一种毒性增强的物质。

3. 毒物的排泄　大多数毒物由肾排出；气体和挥发性毒物可由肺排出；某些重金属如铅、汞，以及生物碱由消化道排出；铝、汞、砷等可由乳汁中排出，婴儿食用含毒物的母乳，可发生急性中毒。

（三）中毒机制

拓展知识

【临床表现】

急性中毒临床表现复杂多样，病情变化快，常在短时间内出现昏迷、惊厥、发绀、呼吸困难、休克及多脏器损伤等严重的症状。临床上常可根据中毒症状来判断毒物种类（表6-1-1）。

表6-1-1　急性中毒临床表现与毒物种类判断

临床表现		常见毒物
皮肤黏膜	皮肤及口腔黏膜灼伤	强酸、强碱、甲醛、苯酚、甲酚皂溶液等腐蚀性毒物。硝酸使皮肤、黏膜痂皮呈黄色；盐酸痂皮呈棕色，硫酸痂皮呈黑色
	发绀	可引起氧合血红蛋白不足的毒物（麻醉药、有机溶剂、阿片类等呼吸中枢抑制剂，刺激性气体、有机磷农药等引起肺水肿）；高铁血红蛋白生成的毒物（亚硝酸盐、硝基苯、苯胺、大量亚甲蓝），非那西丁，发芽马铃薯，腌渍不好的蔬菜
	樱桃红色	一氧化碳、氰化物
	黄疸	中毒性肝损害（磷、四氯化碳、对乙酰氨基酚、蛇毒、毒蕈、鱼胆）。溶血（苯胺衍生物，硝基苯）
眼症状	瞳孔散大	抗胆碱药（阿托品、莨菪碱类、颠茄），肾上腺素类（肾上腺素，去甲肾上腺素、麻黄碱等）
	瞳孔缩小	阿片类（吗啡、可待因、樟脑酊、海洛因），有机磷农药，氨基甲酸酯类杀虫剂，毒扁豆碱，毛果芸香碱，毒蕈、巴比妥、氯丙嗪
	失明	甲醇、硫化氢

续表

临床表现		常见毒物
神经系统	昏迷	镇静催眠药,麻醉药,有机溶剂(乙醇、苯、汽油、煤油),窒息性毒物(一氧化碳、硫化氢、氰化物),高铁血红蛋白生成性毒物,降糖药(格列本脲、胰岛素),农药(有机磷杀虫剂、有机汞杀虫剂、拟除虫菊酯杀虫剂、溴甲烷等)
	惊厥	中枢兴奋药(尼可刹米、贝美格、二甲弗林等),异烟肼,窒息性毒物,农药(上述杀虫剂)
	肌纤维颤动	有机磷杀虫剂、异烟肼、氨基甲酸酯类杀虫药
	谵妄	阿托品、乙醇、汽油、煤油
	瘫痪	箭毒、蛇毒、可溶性钡盐、三氧化二砷(砒霜)、磷酸三邻甲苯酯、正乙烷
呼吸系统	呼吸加快	中枢兴奋剂,可引起酸中毒的毒物(水杨酸类、甲醇);刺激性气体(氨、氯、光气、二氧化碳)
	呼吸减慢	镇静催眠药、麻醉药、阿片类、一氧化碳、可引起呼吸肌无力的毒物(蛇毒、镁、铊等)
	肺水肿	刺激性气体、有机磷农药、百草枯、磷化锌
循环系统	心律失常	抗心律失常药、洋地黄类、拟肾上腺素类、三环类抗抑郁药、氨茶碱、有机磷农药
	心搏骤停	洋地黄、奎尼丁、氨茶碱、锑剂、吐根碱、窒息性毒物、引起低钾的毒物(排钾利尿药)
	休克	降压药、氯丙嗪、镇静催眠药、硝酸甘油、三氧化二砷、亚硝酸盐类、锑剂、吐根碱
泌尿系统	急性肾衰竭	氨基苷类、头孢类、磺胺类抗生素、毒蕈、生鱼胆、蛇毒、四氯化碳、升汞、砷化氢、引起休克的毒物可因肾缺血而导致急性肾衰竭
	血尿	磺胺类、毒蕈、酚
消化系统	腹痛	腐蚀性毒物、食物中毒、铅、钡、砷、磷、有机磷农药、毒蕈、巴豆
	呕血	腐蚀性毒物、水杨酸类、抗凝剂
	中毒性肝病	扑热息痛、砷、汞、磷、锑、硝基苯类、四氯化碳、毒蕈、抗肿瘤药、抗结核药
血液系统	溶血性贫血	砷化氢、苯胺、硝基苯
	白细胞减少	氯霉素、抗癌药、苯
	出血	水杨酸类、氯霉素、抗癌药、肝素、敌鼠、杀鼠灵、多香豆素

【诊断】

急性中毒发病急骤、病情危重,应尽早明确诊断。主要根据毒物接触史、临床表现、结合实验室检查综合分析做出诊断。在诊断过程中应注意除外有类似症状的其他疾病。

(一)毒物接触史

毒物接触史是诊断的重要环节,患者本人或知情者常可提供明确的毒物接触史,同时结合临床表现多不难做出诊断。但有一部分患者由于主观原因(隐瞒、伪造中毒史)或客观原因(误服或误食不知名药物或食物、昏迷者)常使医务人员无法肯定是否有毒物接触史,此时应仔细寻找接触毒物的相关证据,例如,怀疑服毒可能时,应了解患者的工作生活情况、精神状态、有无悲观厌世情绪,经常服用药物的种类,身边有无药瓶、药袋、家中药物有无缺少等;怀疑一氧化碳中毒时应了解有无煤气泄漏,室内煤炉排烟情况以及同室其他人是否有类似症状;对职业中毒,应询问工种、生产过程、接触毒物种类和时间、同伴发病情况。

(二)临床表现

就诊的患者既往健康者,突然出现某一系统或多系统功能损害,以及突发昏迷、惊厥、发绀、呼吸困难、休克、少尿等症状,原因不明时应考虑急性中毒的可能性。

(三)实验室检查

1. 毒物分析 是最可靠的诊断方法,有条件时应收集剩余的毒物或患者呕吐物、尿、大便、血及抽取胃内容物或第一次洗胃液等,进行化验或毒物鉴定,进一步明确毒物种类。

2. 化验检查　很多毒药物中毒患者可使急诊一些常规辅助检查出现异常，如血生化（电解质）、血气分析（酸中毒）、血渗透压、心电图、X线等，有机磷农药中毒时血胆碱酯酶活力降低；一氧化碳中毒时血液可检测出碳氧血红蛋白；亚硝酸盐中毒时，血液可检出高铁血红蛋白。

【抢救与治疗措施】

应该了解和掌握的是急性中毒具有以下四方面的特点：

1. 早期无症状的急性中毒可以是非常严重的中毒。

2. 任何中毒的治疗都有其特殊性，不应单一化。

3. 急性中毒的治疗应该以对症治疗为先、为主。

4. 对有些中毒的经验性治疗是完全没有科学根据甚至是有害的。

因此，急性中毒的救治原则应为：①立即终止毒物接触。②彻底清除进入体内毒物。③尽早使用特效解毒剂。④积极给予对症支持治疗。其中最关键的是对症支持治疗，首先保证患者生命、维持重要脏器功能的抢救。

（一）立即终止接触毒物

毒物由呼吸道或皮肤侵入时，应将患者立即撤离中毒现场，转到空气新鲜的地方，脱去污染的衣服，清洗接触部位的皮肤。口服的毒物应立即停止服用。

（二）清除尚未吸收的毒物

1. 清除胃肠道尚未吸收的毒物

（1）催吐　适用于神志清醒且能合作的患者，但部分患者应将催吐方法列为禁忌见要点框6-1-1。方法：①机械催吐：让患者饮温水300～500 mL，然后用手指或压舌板刺激咽后壁或舌根部诱发呕吐，可反复进行，直到胃内容物完全呕出为止。②药物催吐：口服吐根糖浆15～20 mL，用少量水送服，15～30 min后发生呕吐。

> 1. 昏迷、惊厥患者。
> 2. 腐蚀性毒物中毒。
> 3. 食管静脉曲张。
> 4. 汽油、煤油中毒，催吐易致吸入性肺炎。
> 5. 孕妇慎用。

要点框 6-1-1　催吐的禁忌

（2）洗胃　服毒时间在6 h以内洗胃效果最好，对于服毒量大、有机磷农药中毒、可嵌入胃黏膜皱襞的小颗粒毒物中毒，即使服毒时间超过6 h，胃内仍可能有毒物存在，应给予洗胃，可最大限度地减少毒物吸收。方法见第九篇第七章急诊洗胃术。

（3）导泻　清除进入肠道的毒物，常用药物有25%硫酸钠注射液50 mL、50%硫酸镁注射液50 mL、20%甘露醇注射液100 mL，口服或由胃管灌入。镁离子对中枢神经系统有抑制作用，肾功能不全或昏迷患者不宜使用硫酸镁。

2. 清除皮肤上的毒物　脱去污染的衣服，用肥皂水或大量清水彻底清洗皮肤和毛发，不必用药物中和，如毒物溅入眼内，应立即用清水彻底冲洗，时间至少20 min。局部一般不用化学拮抗药。目前很多国内外大医院急诊科都设有化学中毒患者洗消室，有穿好防护服的医护人员给患者清洗。

（三）促进已吸收的毒物排出

1. 利尿　①积极补液可稀释血中毒物浓度，促进排尿，常用5%～10%葡萄糖溶液及生理盐水；②呋塞米（速尿）20～40 mg+25%葡萄糖溶液20～40 mL静脉注射；③20%甘露醇250 mL静脉注射，促进毒物从尿中排出。

2. 人工透析　包括血液透析和腹膜透析。适应证：①可透析性毒物中毒：毒物相对分子质量在350以下，水溶性，在体内分布比较均匀，可经透析排出体外。当毒物与血浆蛋白结合后，透析效果差，故急性中毒时应争取在8～16 h内施行透析。可行透析治疗的毒物见要点框6-1-2；②血中

> 巴比妥类药物、格鲁米特、甲丙氨酯、甲苯喹唑酮、抗组织胺类药、氨茶碱、水杨酸类、氨基糖苷类、磺胺类、呋喃坦啶、四环素、樟脑、奎尼丁、甲醇、乙醇、乙二醇、甲醛、锂、氟、氯、溴、碘、氨、砷、汞、四氯化碳、硼酸盐、铋、苯胺、奎宁、异烟肼、非那西丁、水合氯醛、环磷酰胺、氟尿嘧啶、海洛因、苯妥英钠、多黏菌素、对氨基乙酚、毒蕈碱

要点框 6-1-2　理论上可行透析毒物

毒物浓度高、病情严重，一般治疗无效；③中毒后发生肾功能不全。

3. 血液灌流　血液流经装有药用炭或树脂的灌流柱，毒物被吸附后，血液再输回患者体内。适用于可吸附的毒物中毒。对相对分子质量大、脂溶性、与蛋白结合的毒物通过吸附作用排出体外。理论上可被吸附的毒物有：各类镇静催眠药、氯丙嗪、奋乃静、苯海索、氯普噻吨、多塞平、解热镇痛类药、吗啡、奎尼丁、氨茶碱、洋地黄、阿托品、醇类、抗结核药、酚噻嗪类、有机磷农药、有机氯农药、百草枯、毒鼠强、抗癌药、酚类。在血液灌流中血液的正常成分如血小板、白细胞、凝血因子、葡萄糖、二价阳离子也可被吸附排出，应注意监测和补充。

（四）应用特效解毒药

临床常用特效解毒药的使用方法见表 6-1-2。

表 6-1-2　临床常用特效解毒药的使用方法

毒物	解毒剂	剂量及用法
苯二氮䓬类	氟马西尼	0.2 mg 静脉注射，可重复使用，总量达 2 mg
阿片类药物	纳洛酮	0.4 ~ 0.8 mg 静脉注射，可重复使用
有机磷农药	解磷定、阿托品	见本篇第四章第一节
氰化物	亚硝酸异戊酯 3% 亚硝酸钠溶液 25% 硫代硫酸钠	立即吸入 10 mL，缓慢静脉注射 50 mL，缓慢静脉注射
亚硝酸盐、苯胺、硝基苯	1% 亚甲蓝（美蓝）	1 ~ 2 mg/kg，稀释，静脉注射
铅中毒	依地酸二钠钙	每日 1 g，稀释后静脉点滴，3 天为一疗程，休息 3 ~ 4 天重复用药
汞、砷、锑、铜 及其他化合物	二巯丙醇 5% 二巯基磺酸钠 二巯基丁二酸	2 ~ 3 mg/kg，肌内注射，每日 2 ~ 4 次 5 mL，肌内注射，每日 1 次 1.5 g/ 日，分 3 次服用
异烟肼	维生素 B_6	见本篇第二章第五节
对乙酰氨基酚	N- 乙酰半胱氨酸	首次 140 mg/kg 口服，每 4 h 服 70 mg/kg，共需 68 h（17 次剂量）
敌鼠及其钠盐	维生素 K_1	首次 50 mg，肌内注射或静脉注射，以后 10 ~ 20 mg，每日 3 次
氟乙酰胺、氟乙酸钠	乙酰胺（解氟灵）	2.5 ~ 5.0 g/ 次，每日 2 ~ 4 次，疗程 5 ~ 7 天

（五）对症支持治疗

许多急性中毒无特效解毒药，对症支持治疗非常重要，可帮助危重患者渡过难关。目的在于保护重要器官，使其恢复功能。急性中毒常见严重并发症有心搏骤停、呼吸衰竭、肺水肿、脑水肿、休克、急性肾衰竭、多系统器官功能衰竭、继发感染，应积极抢救，治疗方法详见有关章节。

■ 课后练习题

1. 急性中毒的诊断原则是什么？
2. 急性中毒的常见临床表现有哪些？
3. 急性中毒的抢救治疗措施有哪些？

（陆一鸣）

习题与答案　　教学 PPT

第二章 急性常见药物中毒

目的要求

掌握：急性镇静催眠药物中毒的临床表现及抢救治疗措施。
熟悉：急性解热镇痛药物中毒的临床表现及抢救治疗措施。
了解：急性抗精神病药、抗躁狂药、抗结核药异烟肼中毒的中毒机制、临床表现及抢救治疗措施。

第一节 急性镇静催眠药物中毒

急性镇静催眠药物中毒(acute sedative hypnotics poisoning)是指一次或短时间内使用大剂量具有镇静、催眠作用的药物而引起的中枢神经系统抑制状态；严重者可抑制延髓中枢，导致呼吸、循环衰竭而死亡。急性镇静催眠药中毒是目前临床急诊急救中最常见的急性中毒性疾病之一，城市人口发病率明显高于农村人口。其临床表现因中毒的药物、服用剂量、方式及就医时间不同而异，特别是对于服药时间短而就医的神志清醒患者要给予高度警惕。

【分类】

20世纪50年代以前常用的镇静催眠药是巴比妥类；50年代以后开始使用非巴比妥类药，但不良反应较多。60年代开始使用苯二氮䓬类，目前此类药物几乎取代了大部分其他镇静催眠药。

(一) 巴比妥类

巴比妥类是常用的催眠、抗惊厥药物。根据药物的脂溶性及作用时间长短不同，分为以下几类：

1. 长效类　巴比妥、苯巴比妥。
2. 中效类　戊巴比妥、异戊巴比妥、异丁巴比妥。
3. 短效类　司可巴比妥、硫喷妥钠。

(二) 苯二氮䓬类

苯二氮䓬类是临床常用的抗焦虑、镇静、催眠及抗惊厥药物。此类药物可稳定情绪，缓解焦虑和紧张状态，改善睡眠，并可使横纹肌松弛。根据药物的脂溶性不同、起效快慢及作用时间长短分为3类，见表6-2-1。

表6-2-1　苯二氮䓬类镇静催眠药

分类	半衰期	代表药物
长效类	>30 h	地西泮、氟西泮、氯氮䓬
中效类	6～30 h	艾司唑仑、阿普唑仑、奥沙西泮、替马西泮
短效类	<6 h	三唑仑

(三) 非巴比妥非苯二氮䓬类

此类药物包括水合氯醛、格鲁米特(导眠能)、甲喹酮、甲丙氨酯(眠尔通)。

【中毒机制】

拓展知识

【临床表现】

(一) 巴比妥类中毒

1. 中枢神经系统症状　轻度中毒时,有眩晕、头痛、语言迟钝、动作不协调、神志模糊,嗜睡、感觉障碍、肌肉颤动、眼球震颤、视物模糊、色觉障碍、瞳孔缩小(偶有扩大)。重度中毒可有一段兴奋期,表现为躁狂、谵妄、四肢强直、腱反射亢进、踝阵挛和病理反射阳性;后期进入抑制状态,瞳孔早期缩小,晚期因缺氧而扩大,全身松弛,角膜、咽、腱反射均消失,瞳孔对光反射消失,昏迷逐渐加深。

2. 呼吸系统症状　轻度中毒时,呼吸正常或略减慢;短效巴比妥类药物中毒早期,因血管通透性增加可导致肺水肿发生,影响呼吸;重度中毒时,呼吸中枢受抑制,呼吸减慢变浅、不规则,或潮式呼吸,发绀,甚至呼吸衰竭。可因呕吐物和口、咽部分泌物吸入而发生吸入性肺炎。

3. 循环系统症状　轻度中毒时,血压正常或略降低。重度中毒时,脉搏细速,血压明显降低,甚至发生休克。

4. 泌尿系统症状　重度中毒可有少尿、尿闭、尿毒症等。

5. 消化系统症状　轻度中毒可有恶心、呕吐;重度中毒可发生中毒性肝炎,出现黄疸、出血及肝功能损害。

6. 皮肤症状　对本类药物有过敏反应者,可出现各种形态的皮疹,如猩红热样疹、麻疹样疹、疱疹等,偶有剥脱性皮炎。

7. 过低体温(31~36℃)　常见于深昏迷者。

8. 其他　本类药物中毒偶可发生类似传染性单核细胞增多症现象。

(二) 苯二氮䓬类中毒

轻、中度中毒者,表现为头晕、思睡、皮疹、乏力等症状,对血压、心率、呼吸无明显影响。服用较大剂量苯二氮䓬类后第1、2日可有嗜睡和酒醉样状态,老年人易出现共济失调;重度中毒者可引起血压下降,呼吸抑制,可出现窒息、发绀、幻视甚至昏迷,角膜反射减弱。偶可引起粒细胞减少。

(三) 非巴比妥非苯二氮䓬类中毒

症状与巴比妥类中毒相似,但有其各自特点:

1. 水合氯醛中毒　可有心律失常,肝、肾功能损害,口服中毒后可有恶心、呕吐及消化道出血。

2. 格鲁米特中毒　意识障碍有周期性波动,有抗胆碱能症状,如瞳孔散大。

3. 甲喹酮中毒　可有明显的呼吸抑制,出现锥体束征如肌张力增强,腱反射亢进,抽搐等。

4. 甲丙氨酯中毒　常有血压下降。

【实验室检查】

1. 血液、尿液、胃液中药物浓度测定。

2. 血液生化检查,如肝功能、肾功能、电解质检查。

3. 动脉血气分析。

【诊断和鉴别诊断】

(一) 诊断依据

1. 有明确的药物接触史。

2. 有意识障碍、呼吸抑制、血压下降等临床症状。

3. 胃液、血液、尿液中检出镇静催眠药。

(二)鉴别诊断

对于有意识障碍,但不能提供药物接触史的患者应与下列疾病鉴别:

1. 精神抑制状态 常见于癔症或强烈精神刺激后,患者不动、不语、双目紧闭、屏气、对轻度刺激无反应,但翻开眼睑可见眼球转动、眼颤,生命体征平稳,强刺激有反应。

2. 昏迷 常与各种原因所致的昏迷(要点框 6-2-1)相鉴别,不同之处在于各种其他因素所致昏迷除意识障碍外均伴有原发病的临床表现,通过详细询问病史、认真查体,进一步做有关辅助检查,常不难诊断。

> 1. 糖尿病昏迷。
> 2. 低血糖昏迷。
> 3. 肝性脑病。
> 4. 尿毒症脑病。
> 5. 肺性脑病。
> 6. 脑血管意外。
> 7. 一氧化碳中毒。
> 8. 酒精中毒。

要点框 6-2-1 其他原因引起昏迷的疾病

【抢救与治疗措施】

(一)维持昏迷患者的生命功能

重点在于保护多个受抑制的器官,使其维持正常功能,直到机体将药物代谢和排出。

1. 保持气道通畅 对深昏迷患者要行气管插管,及时清除分泌物,必要时给予正压通气辅助呼吸,以保证吸入足够的氧气和排出二氧化碳。

2. 维持血压 急性中毒出现低血压多由血管扩张所致,应首先输液补充血容量,如无效,可给予多巴胺、间羟胺等升压药,维持收缩压在 90 ~ 110 mmHg 为宜。

3. 心脏监护 心电图监护,如出现心律失常,给予抗心律失常药。

4. 促进意识恢复 可应用纳洛酮,此药为阿片受体拮抗剂,目前已广泛应用于各种呼吸抑制及昏迷患者。目前研究认为:昏迷患者血浆内阿片肽含量明显增多,并参与临床各种脑功能障碍的发生和发展。镇静催眠药物中毒引起的呼吸抑制也和内源性阿片肽大量释放有关。纳洛酮可迅速拮抗内源性阿片肽所致的意识障碍及呼吸抑制,促进苏醒,改善脑代谢。剂量:0.4 ~ 0.8 mg 静脉注射,可反复使用,直到呼吸抑制解除或清醒。

5. 中枢兴奋药 可选用贝美格(美解眠)、尼可刹米。

(1)应用指征 患者深昏迷,有呼吸衰竭、呼吸表浅或不规则。

(2)注意事项 此类药物既不是解毒剂,也不是拮抗剂,反复大量使用可发生惊厥,增加机体氧耗量,加重中枢衰竭,所以不作常规用药。

(二)清除毒物

1. 口服中毒者,立即用温清水或 1∶2 000 高锰酸钾溶液反复洗胃,然后用硫酸钠导泻,忌用硫酸镁,以免镁离子吸收后加重中枢神经系统抑制。另需注意:水合氯醛对胃黏膜有腐蚀作用,故洗胃时应小心,防止胃穿孔。

2. 药用炭 可吸附各种镇静催眠药,促进药物排出体外。

3. 利尿、补液促进药物排泄 ①静脉滴注 5% ~ 10% 葡萄糖溶液及 0.9% 氯化钠溶液,每日 2 000 ~ 3 000 mL;②快速滴注渗透性利尿剂甘露醇(0.5 g/kg),每日 1 ~ 2 次,亦可给予呋塞米(速尿)静脉注射,每次 20 ~ 40 mg;③静脉注射 5% 碳酸氢钠 200 mL 以碱化尿液,促进巴比妥类药物由肾排泄。

4. 血液透析或血液灌流 适用于下列情况:①中枢抑制状态逐渐加重,表现为昏迷、呼吸缓慢;②摄入已达致死量的毒物,且估计大部分药物已吸收,病情危重者;③合并肾功能不全者。血液透析对苯巴比妥有效,对苯二氮䓬类效果较差。

(三)特效解毒疗法

巴比妥类药物中毒无特效解毒药。氟马西尼(flumazenil,安易醒),是苯二氮䓬类拮抗剂,通过竞争性置换苯二氮䓬类中枢神经受体,逆转其中枢镇静作用,故用于苯二氮䓬类中毒的解救。对于改善患者的意识障碍、呼吸抑制均有显著效果。用法:1.0 mg(10 mL)以等量生理盐水或 5% 葡萄糖溶液稀释,静脉推注,首次推

0.2 mg（15 s），隔 1 min 后，如未达到效果，可再推 0.3 mg；以后依次每分钟推注 0.2 mg 或 0.3 mg，最大总量可用至 2 mg，一般总用量达 0.5～1.0 mg 时即可见效。因本药半衰期短，约 1 h，故对有效者每小时应重复给药 0.1～0.4 mg，以防症状复发。

（四）防治并发症

急性镇静催眠药物中毒时，常可出现感染（肺、尿路、皮肤）、脑水肿、呼吸衰竭、休克等并发症，应及时给予纠正。

第二节　急性解热镇痛药物中毒

急性解热镇痛药物中毒（acute antipyretic analgesic poisoning）是指一次性服用大量解热镇痛药物引起的过量药物毒副作用反应。在临床上常用的解热镇痛药是水杨酸，化学名为邻羟基苯甲酸，也称柳酸，柳树及水杨树均含有此物质，其他植物中也含有水杨酸，如山慈菇、玉簪花等。水杨酸对胃刺激性较大，故仅限于局部应用，常在皮肤疾病中作为角质溶解剂，为许多软膏制剂的成分之一。水杨酸的衍生物较多，主要有：①盐类，如钠盐（如水杨酸钠）、铵盐、锂盐、锶盐及钙盐等。②酯类，主要有乙酰水杨酸（阿司匹林）、水杨酸甲酯和乙酯、水杨酸苯酯等。

【中毒机制】

拓展知识

【临床表现】

（一）症状

解热镇痛药物中毒后，轻者有恶心、呕吐、腹灼痛感、耳鸣、头晕、视力下降、多汗、面红、听觉障碍以及极度口渴、皮肤苍白等，严重者可有精神错乱、谵妄、幻觉、震颤等，有时可有高热、皮疹、黄疸、出血、呼吸困难及休克等危重症状。

（二）体征

其临床体征主要表现为严重阵发性呼吸困难、脉搏增快、血压下降、发绀、黏膜出血、抽搐、昏迷。

（三）其他反应

可发生水、电解质紊乱、代谢性酸中毒和呼吸性碱中毒、急性肺水肿及肾功能损害等。

【诊断】

1. 有明确的解热镇痛药过量服药史。
2. 具有解热镇痛药中毒的症状。
3. 呕吐物、胃液、尿、血液检查，均可测定水杨酸及其盐类的药物浓度。

【抢救及治疗措施】

1. 洗胃　给予及时洗胃。

2. 加速排泄　水杨酸盐类自尿中排出的速度取决于尿的 pH，当 pH 7.5 时，游离水杨酸盐的排出速度是 pH 为 6 时的 20～30 倍。为达到碱化尿液的目的，可应用醋唑磺胺和碳酸氢钠。醋唑磺胺为碳酸酐酶抑制剂，可通过阻止碳酸氢盐的重吸收而使尿液碱化，剂量为 5 mg/kg，其作用可持续 4 h。

3. 对症治疗

（1）及时纠正水、电解质和酸碱失衡。

（2）控制抽搐。

（3）防止休克和脑水肿。

（4）凝血酶原时间延长及出血时，可给予大量维生素 K_1 静脉注射或肌内注射，并可给予其他止血药物。

(5) 呼吸加快增强时禁用呼吸抑制剂。

(6) 上消化道出血时可采用 H_2 受体阻滞剂或质子泵抑制剂，常用药物有西咪替丁、奥美拉唑等。

4. 透析疗法　有条件时可考虑人工透析疗法，采用腹膜透析时，在透析液中加入适量白蛋白，可使水杨酸迅速析出，因水杨酸盐可与血清蛋白结合。

5. 呼吸道护理　对昏迷、休克患者，应让其平卧，头稍低，清除口腔异物，保持呼吸道的通畅。

第三节　急性抗精神病药物中毒

抗精神病药(antipsychotic drug)是指用于治疗各类精神病及各种精神症状的药物，又称强安定剂。急性中毒时主要表现为中枢抑制、低血压、心脏毒性及锥体外系症状。

【分类】

抗精神病药物按化学结构不同分为四类，临床常用药物见要点框 6-2-2。

1. 吩噻嗪类
(1) 二甲胺类　氯丙嗪、三氟丙嗪。
(2) 哌嗪类　羟哌氯丙嗪(奋乃静)、羟哌氟丙嗪(氟奋乃静)、三氟拉嗪。
(3) 啶类　硫利达嗪、美索达嗪。
2. 丁酰苯类　氟哌啶醇。
3. 硫杂蒽类　氯普噻吨。
4. 其他抗精神病药　氯氮平、舒必利、硫必利、氯噻平、吗茚酮。

要点框 6-2-2　常见抗精神病药

【中毒机制】

拓展知识

【临床表现】

一次性吞服大量(剂量达 1 ~ 2 g)药物，于 0.5 ~ 2 h 即可出现急性中毒症状。

(一) 神经系统症状

1. 锥体外系症状　有五种表现形式：①急性肌张力障碍：多见于青少年及男性，约 90% 在服药后 72 h 内发生，呈急性发作，表现为头、颈、眼肌、面肌、咀嚼肌、舌肌等局部肌群呈强直性收缩，出现构音障碍、吞咽困难、角弓反张、扭转痉挛、怪异步态等。②帕金森(震颤麻痹)综合征：表现为全身肌强直，四肢静止性节律性震颤，动作减少，面具脸，老年体态，慌张步态，反应迟钝。③静坐不能：患者必须来回走动或原地踏步，不能坐定。④迟发性运动障碍：在老年人及有脑器质性病变者较多见。临床表现为口 - 舌 - 颊三联征，特点为不自主、有节律的刻板运动，如吸吮、转舌、鼓腮、咀嚼、歪颌等动作，重度可出现构音障碍、不能进食。躯干、肢体可表现为舞蹈样动作。⑤口周震颤：是一种口唇节律性震颤，类似兔的咀嚼运动。

2. 癫痫样发作　表现为局限性或全身性抽搐，多见于原有癫痫病史或器质性脑病患者。

3. 自主神经症状　①自主神经不稳定：表现为血压、心率、体温、呼吸的波动，皮肤潮红或苍白，瞳孔大小、汗液分泌、食欲、性欲及排尿、排便等异常，是交感与迷走神经互为交错兴奋的临床症候群。②恶性症候群：又称下丘脑危象，表现为高热、昏迷、自主神经功能障碍(多汗、流涎、血压下降、心动过速、呼吸困难等)及震颤麻痹综合征等。

(二) 心血管系统症状

表现为心悸、直立性低血压，严重者可发生持续性低血压及休克，长期低血压可导致心、脑、肾等重要脏器缺血性损害，甚至发生呼吸、心搏停止。由于药物对心肌细胞有奎尼丁样膜抑制作用，中毒者可出现心律失常(房室传导阻滞、室性期前收缩及室性心动过速等)。

(三) 其他系统症状

1. 血液系统　表现为粒细胞减少、血小板减少、再生障碍性贫血及溶血性贫血，偶可引起粒细胞增多及骨髓中浆细胞增生。

2. 消化系统　可有口干、流涎、恶心、呕吐、腮腺肿大、便秘或腹泻、大便失禁，有时可发生急性麻痹性肠梗阻、黄疸，亦有发生肝脂肪变性及肝坏死。

3. 泌尿系统　表现为尿量增多，偶见无尿、尿失禁或尿潴留，少数患者尿中可出现红细胞、白细胞、蛋白及管型。

4. 代谢和内分泌系统 可引起糖尿病，或使糖尿病患者病情加重；可致血胆固醇增高，但对甘油三酯无影响；可出现乳腺增生、异常泌乳、月经紊乱等现象。

5. 呼吸系统 表现有鼻出血、鼻塞、肺炎。

6. 皮肤症状 皮肤色素沉着，呈灰蓝色；接触性皮炎、荨麻疹；严重者可发生剥脱性皮炎；部分患者出现类红斑狼疮及皮肤水肿等。

7. 眼部症状 应用本类药物治疗时，瞳孔可缩小；大剂量长期应用可致眼部色素沉着、角膜混浊、晶体白内障、夜盲、视力减退、甚至失明，亦可发生视网膜色素沉着病。

【诊断】

1. 有过量摄入抗精神病药病史。
2. 有中枢抑制、低血压、心脏损害及锥体外系症状等临床表现。
3. 患者呕吐物、洗胃液和尿的毒物分析及血液药物浓度测定对诊断有重要意义。

【抢救及治疗措施】

1. 口服中毒者，立即刺激咽部催吐；在 12 h 内，均需用药用炭混悬液或高锰酸钾溶液洗胃；之后注入硫酸钠导泻。

2. 出现恶性症候群时，立即停药。给予物理降温、补液、补充电解质，低血压者可选用升压药，如多巴胺、间羟胺、去甲肾上腺素等。忌用肾上腺素、异丙肾上腺素等 β 受体激动剂。

3. 锥体外系症状的治疗 震颤性麻痹综合征及口周震颤可给予溴隐亭、盐酸苯海索或苯海拉明口服。急性肌张力障碍给予东莨菪碱 0.3 mg 肌内注射，症状改善后，口服盐酸苯海索数日。静坐不能可选用左旋多巴、地西泮口服。迟发性运动障碍可给予氟哌丁苯或利血平口服。

4. 控制癫痫大发作 可给予地西泮 10～20 mg 静脉滴注；苯妥英钠 10～15 mg/kg 缓慢静脉滴注。

5. 出现黄疸、肝大或有过敏性皮炎时，可给予肾上腺皮质激素治疗，前者同时进行保肝治疗。

6. 有粒细胞缺乏症或再生障碍性贫血时，可用肾上腺皮质激素治疗，必要时输血。

7. 中毒严重者可做血液净化治疗。

第四节 急性抗躁狂药物中毒

抗躁狂药（antimanic drugs）目前临床应用的仅有锂盐中的碳酸锂（lithium carbonate）。锂盐易自皮下、肌肉、小肠及腹膜吸收，口服后 0.5～2 h 血清锂达峰值，锂离子在体内不与蛋白结合，分布于全身体液和各脏器中。口服后 6～8 h 完全吸收，24 h 脑和脑脊液中锂离子达峰值，其浓度约为血清锂浓度的 50%。血清锂浓度达稳定水平需 4～7 日。血浆半衰期为 7～24 h。约 95% 由肾排出，少量经汗液、乳汁和粪便排出，大约 24 h 内排出摄入量的 75%。钠盐能促进锂盐经肾排出，故在摄入食盐量低的患者，锂盐排泄迟缓，肾功能不全患者排泄亦缓，均易引起碳酸锂中毒。

【中毒机制】

拓展知识

【临床表现】

（一）胃肠道症状

表现为腹胀、厌食、恶心、呕吐、腹泻、腹痛、口渴等，较大剂量可导致消化道出血。

（二）神经精神症状

轻度中毒有轻微手指震颤，脑电图有可逆性改变；中度中毒有全身性震颤、软弱无力、共济失调、眩晕、耳鸣、发音不清、视物模糊、吞咽困难、失眠或思睡等；重度中毒可出现脑病综合征，除中度中毒症状外，尚有意识模糊、构音障碍、腱反射亢进、锥体束征、震颤、癫痫样发作、精神错乱、昏迷、血压下降甚至休克。

（三）泌尿系统症状

中度中毒可有多尿、蛋白尿；重度中毒则有少尿或无尿，亦有肾源性尿崩症，甚至发生肾衰竭。

（四）心血管系统症状

大剂量可引起血压下降、心律失常、过敏性血管炎等。

（五）其他症状

脱水、疲乏、弥漫性甲状腺肿、脱发、痤疮样皮疹、皮肤麻木，白细胞及中性粒细胞增多，妊娠期应用锂盐可引起胎儿畸形。

【抢救及治疗措施】

1. 在长期应用锂盐过程中，必须对血中锂盐浓度进行定期监测，以免引起锂中毒。有效血清锂浓度为0.6 ~ 1.2 mmol/L，中毒血清锂浓度大于1.5 mmol/L。

2. 锂中毒者，以生理盐水催吐、洗胃，并用硫酸钠导泻。静脉输注11.2%乳酸钠溶液及葡萄糖生理盐水，促进肾排泄，维持水和电解质平衡。无严重呕吐的患者，可饮食盐水，以促排泄。

3. 严重中毒，应立即进行血液灌流治疗，无条件时可进行血液透析或腹膜透析治疗。临床和毒物动力学研究表明，血液透析对急性锂盐中毒有很好的疗效，透析可使大部分锂盐从血中排出，改善患者中毒症状。使血清锂浓度维持在1.0 mmol/L以下。可4 h动态监测1次。

4. 发生惊厥时，可用巴比妥类药物控制惊厥或抽搐发作。

5. 对症及支持治疗。

第五节 急性抗结核药物异烟肼中毒

异烟肼（isoniazide）又名雷米封（rimifon），是抗结核药物中最常见、应用最广泛的药物。由于结核是国内传染性疾病中最常见的类型，此类药物市售较为普遍，因此，引起的急性中毒在临床上也最为多见。该药口服吸收良好，吸收率达90%以上，1 ~ 2 h血药浓度达高峰，6 h下降60%以上，主要在肝代谢，部分以原形经尿中排出。急性中毒的主要特征为频繁抽搐，救治不及时可在短时间内引起患者死亡。人致死量为大于200 mg/kg。

【中毒机制】

拓展知识

【临床表现】

误服大量异烟肼后1 h左右即可出现中毒症状，2 ~ 3 h后最为严重。

（一）神经系统

轻者表现为头痛、头晕、烦躁不安、失眠、眼花、眼球震颤、反射亢进、四肢麻木、感觉异常、共济失调、动作迟钝、肌纤维震颤，严重者发生四肢强直性抽搐、癫痫样发作、精神异常甚至昏迷。

（二）消化系统

表现为恶心、呕吐，严重时可出现中毒性肝病、肝坏死、血清转氨酶升高、黄疸等。

（三）血液系统

表现为血小板减少性紫癜、白细胞减少、粒细胞缺乏、贫血及出血倾向。

（四）其他表现

可出现高热、休克、尿潴留、氮质血症、吸收抑制等，最终死于呼吸、循环衰竭。

【抢救与治疗措施】

1. 口服中毒者，立即用清水或 1∶5 000 高锰酸钾洗胃，并给予硫酸镁或硫酸钠导泻。

2. 给予葡萄糖生理盐水溶液及 4% 碳酸氢钠溶液 400 mL 静脉注射，每日 1 次。由于异烟肼有使肺血管扩张和充血的作用，故在补液时应注意防止发生肺水肿。

3. 癫痫大发作时，应立即给予异戊巴比妥钠 0.5 g 溶于注射用水 20 mL 内静脉注射，以 1 mL/min 的速度缓慢注射，以免引起呼吸抑制。也可应用苯妥英钠 0.25 g 及苯巴比妥钠 0.1 g 肌内注射，交替应用；继之给予苯妥英钠 0.1 g 及苯巴比妥 0.03 g，每日 3 次口服（应用巴比妥类药物时，需注意其与异烟肼有协同的催眠作用），同时应给予谷氨酸钠 1 ~ 3 g 及 γ－氨基丁酸 0.5 ~ 1 g，每日 3 次口服，必要时可用 28.75% 谷氨酸 80 ~ 100 mL 和 γ－氨基丁酸 1 ~ 2 g 静脉滴注。

4. 对于急性异烟肼中毒者，一旦确诊，应早期、足量使用维生素 B_6，目前多主张 1 g 维生素 B_6 对抗 1 g 异烟肼，对中枢神经系统症状严重者，可采用首剂 1 g 维生素 B_6 加入 10% 葡萄糖溶液 100 mL 中静脉注射，然后持续维持静脉滴注，直至中毒症状消失。也可使用烟酸或烟酰胺每日 500 mg 静脉滴注。

5. 给予脱水药以减轻脑水肿，注意维持循环和呼吸机能，同时给予保肝药物对症治疗。

6. 出现中毒性精神病时，除给予大剂量维生素 B_6 及烟酸外，应给予氯丙嗪口服，剂量可从 50 mg 开始，根据精神症状适当增加剂量，一般每日不应超过 600 mg。

7. 一般情况下不采用中枢兴奋剂，因其可加强异烟肼的痉挛作用；阿托品也能加强异烟肼的痉挛作用，故需谨慎应用。

8. 对于病情严重、药物治疗无效者，可进行血液净化治疗。

■ 课后练习题

1. 急性镇静催眠药物中毒的临床表现是什么？
2. 急性镇静催眠药物中毒的抢救治疗措施有哪些？
3. 急性解热镇痛药物中毒的临床表现有哪些？
4. 急性解热镇痛药物中毒的抢救治疗措施有哪些？

（陆一鸣）

习题与答案　　教学 PPT

第三章 急性食物中毒

目的要求

掌握：各种食物中毒的临床表现与急救措施。
熟悉：常见食物中毒的临床表现和急救措施。
了解：各种食物中毒的发病机制。

第一节　急性细菌性食物中毒

急性细菌性食物中毒（acute bacterial food poisoning）是指进食被细菌或细菌毒素污染的食物后引起的以急性呕吐与腹泻为主要临床症状的中毒性疾病。

急性细菌性食物中毒的主要特征为：①有明确的进食相关食物后发病史；②多突然爆发，潜伏期多为进食后数小时之内；③多人同时发病，且临床症状相似。

临床上引起急性细菌性食物中毒的病原体常见的有：沙门氏菌、副溶血性弧菌（嗜盐菌）、大肠杆菌、变形杆菌等，其中进食含有可产生细菌毒素的葡萄球菌、产气荚膜杆菌及肉毒杆菌的食物所致的中毒为毒素性食物中毒。根据发病后临床表现的不同，又可将急性细菌性食物中毒分为胃肠型食物中毒及神经型食物中毒。

一、葡萄球菌食物中毒

葡萄球菌食物中毒（staphylococcal food poisoning）是食用含有金黄色葡萄球菌（简称金葡菌）产生的肠毒素所致的中毒性疾病，现已知金葡菌有 A、B、C（C_1、C_2）、D、E 5 种血清型，以 A 型毒素引起的食物中毒最为常见，约占 50%；此类毒素耐热力很强，经加热煮沸 30 min，仍可保持毒性而致病；以夏秋两季发病为多，各年龄组均可患病。

【中毒机制】

拓展知识

【临床表现】

1. 发病时间　该病潜伏期短，一般多在进食被污染的食物后 2 ~ 6 h 发病。多数患者病程短暂，可在数小时至 1 ~ 2 日内恢复。

2. 恶心、呕吐　最为突出而常见的临床症状，几乎所有患者都有明显的恶心，且呕吐较为频繁、剧烈；严重者呕吐物可伴有胆汁、血液或大量黏液。

3. 腹痛、腹泻　多数患者可有明显的阵发性中上腹疼痛及腹泻，腹泻严重者可排便数十次，量少，多为黄水样或黏液样稀便，常伴有恶臭味。

4. 失水与休克　由于患者频繁、剧烈的呕吐、腹泻，常引起严重失水甚至低血容量性休克；少数患者可伴有低热、乏力等全身症状。

【诊断及鉴别诊断】

根据可疑食物进食史，典型临床胃肠道症状，家人或集体共同发病，病程短暂等特点可初步作出临床诊断。辅助检查如在残留食物或呕吐物中能培养出大量金黄色葡萄球菌则更有助于明确诊断。本病需与其他病因所致的急性胃肠炎相鉴别，见表6-3-1。

表 6-3-1　常见急性细菌性食物中毒鉴别表

症状及鉴别要点	金黄色葡菌球菌	嗜盐菌	变形菌	沙门菌
病史	高淀粉类食物	海物及腌渍品	动物性熟食品	食物及饮料
潜伏期	2 ~ 5 h	3 ~ 10 h	5 ~ 12 h	8 ~ 24 h
腹痛	有	显著	显著	有
腹泻	黄水样，恶臭，量不多	水样或息肉水样	水样	黄水样，量多
呕吐	明显，较腹泻重	有	腹泻较呕吐明显	明显，较腹泻重
病程	1 ~ 2 天	1 ~ 3 天	2 天	2 ~ 4 天
便培养	金黄色葡菌球菌	嗜盐菌	变形杆菌	沙门菌

【抢救与治疗措施】

1. 注意饮食　暂禁食，卧床休息，症状缓解后可进易消化流质饮食，多饮水。
2. 补液　静脉补液，纠正水、电解质失衡，亦可口服补液。
3. 药物治疗　一般不用抗菌药物，避免肠内菌群失调。有明显菌血症时，给予有效的肠道抗菌药。
4. 对症处理　口服颠茄合剂或肌内注射阿托品缓解胃肠痉挛。

二、副溶血性弧菌食物中毒

副溶血性弧菌（嗜盐菌）食物中毒也称嗜盐菌食物中毒，是一种临床上常见的以胃肠道症状为主的食物中毒。多由于进食被副溶血性弧菌（嗜盐菌）污染的海产品（如蟹类、海蜇、乌鱼等），盐腌渍品（如蔬菜、蛋或肉类）而发病。临床上以急性起病、腹痛、呕吐、腹泻及水样便为主要症状。本病多发生于夏秋沿海地区，常造成集体发病，近年来发病有增多的趋势。

副溶血性弧菌是革兰阴性多形态杆菌或稍弯曲弧菌。本菌嗜盐畏酸，在无盐培养基上，不能生长，3% ~ 6% 食盐水繁殖迅速，每 8 ~ 9 min 为一周期，低于 0.5% 或高于 8% 盐水中停止生长。在食醋中 1 ~ 3 min 即死亡，加热 56℃ 5 ~ 10 min 灭活，在 1% 盐酸中 5 min 死亡。

已知副溶血性弧菌有 12 种 O 抗原及 59 种 K 抗原，据其发酵糖类的情况可分为 5 个类型。各种弧菌对人和动物均有较强的毒力，其致病物质主要有相对分子质量 42 000 的致热性溶血素（TDH）和相对分子质量 48 000 的 TDH 类似溶血毒（TRH），具有溶血活性、肠毒素和致死作用。

【中毒机制】

拓展知识

【临床表现】

副溶血弧菌食物中毒临床表现不一，可呈胃肠炎型、菌痢型、中毒性休克型或少见的慢性肠炎型。

1. 起病急骤　潜伏期短者可为 1 h，长者可达 4 天，大多数在 10 h 左右发病。

2. 腹痛、腹泻　多呈阵发性腹痛，较其他肠道感染为重，部位以上腹部及脐周为明显，并每日排黄水样稀便或黄色糊状便数次至十几次，但一般每日排便次数超过 10 次以上者少见。少部分患者可排血水或洗肉水样便，偶尔也可为黏液样便或脓血便，一般无里急后重感。

3. 伴随症状 常有明显恶心、呕吐，伴畏寒及轻、中度发热；大多数患者由于呕吐、腹泻导致脱水，重度失水者可伴有声音嘶哑、肌肉痉挛，血压下降，甚至休克。

【实验室检查】

1. 白细胞计数 中性粒细胞偏高，但总数多在 10×10^9/L 以下。

2. 便常规检查 镜下可见白细胞、脓细胞或红细胞，与细菌性痢疾镜下变化相似，易引起误诊。

3. 便培养 患者排泄物中可培养出副溶血性弧菌（嗜盐菌）。仅少数持续阳性 2～4 天。

【诊断与鉴别诊断】

诊断多不困难，依患者有进食腌渍食品、海产品等可疑食物史，并在短时间内以明显呕吐、腹泻、腹痛为特征性起病，同时伴失水或发热，尤其是在群体性发病时多可明确临床诊断。对诊断可疑的患者有条件时可进行便培养或寻残留食物培养。

本病需与葡萄球菌食物中毒、沙门菌属食物中毒、急性细菌性痢疾及霍乱等肠道疾病及胃肠型感冒相鉴别。

【抢救与治疗措施】

1. 补液 可根据失水的具体情况适当补充生理盐水、林格液或葡萄糖生理盐水，并注意调整、补充电解质。

2. 血管活性药物 对经大量补液血压仍低的休克患者，可在短时间内使用血管活性药物，以保证重要脏器的血供。

3. 抗生素的应用 本病具有一定的自限性，轻症患者可不用使用抗生素；对病情较重或合并其他细菌感染者，可应用磺胺类或喹诺酮类的抗生素，亦可应用阿卡米星、庆大霉素等。

4. 对症治疗 对腹痛者可给予口服或肌注阿托品、颠茄或莨菪碱类药物；对恶心、呕吐明显者可肌内注射甲氧氯普胺（胃复安、灭吐灵）或溴米那普鲁卡因（爱茂尔）。对伴有严重酸中毒者可适当补充碱性液体。

三、肉毒杆菌食物中毒

肉毒杆菌食物中毒是因进食含有肉毒杆菌外毒素的食物而引起的中毒性疾病。临床上以神经系统症状如眼肌及咽肌瘫痪为主要表现，本病发病率低，但致死率较高。主要通过被肉毒杆菌外毒素污染的食物传播，多见于罐头及瓶装食品、腊肠、腊肉、鱼制品、火腿等密封性食品以及豆制品等。

【中毒机制】

拓展知识

【临床表现】

1. 潜伏期 一般为 12～36 h，最短为 2～6 h，长者可达 8～10 天。中毒剂量愈大则潜伏期愈短，病情愈重。

2. 神经系统症状 起病突然，以神经系统症状为主，其中眼肌与延髓相继麻痹是本病的特异性表现。本病常见的首发症状是全身无力、疲乏、头晕、头痛及视力模糊等；进而发展为眼内外肌瘫痪如视力模糊、复视、眼睑下垂、瞳孔扩大，对光反射消失；随后迅速出现吞咽、咀嚼、发音困难、呼吸困难等延髓麻痹症状；继之出现颈肌无力，抬头困难、上肢无力，下肢受损较轻，此类患者一般无感觉系统障碍，直到死亡前意识都可以保持清楚状态。

3. 胃肠道症状 多数患者胃肠道症状不明显，偶有恶心或呕吐，可伴有腹胀，部分患者可有低热。

4. 预后 轻症患者多于 4～10 天逐渐恢复正常，危重者多死于呼吸衰竭、心力衰竭或吸入性肺炎。

【诊断及鉴别诊断】

1. 诊断 本病的主要诊断依据是发病前有进食可疑肉毒杆菌污染的罐头类食品史，多有集体性或群体性的散在发病特点；出现急性进行性眼肌、延髓、颈肌相继麻痹的表现；发病后神志清楚，胃肠道症状不明显。对可疑食物做细菌血清学检查有助于明确诊断。

2. 鉴别诊断　本病应注意与毒蕈或河豚食物中毒、脊髓灰质炎、重症肌无力等疾病相鉴别。

【抢救与治疗措施】

1. 催吐、洗胃与导泻　清醒者应首先用催吐法清除胃内毒物；对发现较早的患者应及时给予 1∶5 000 高锰酸钾溶液、2% 碳酸氢钠溶液或药用炭混悬液洗胃，同时给予 30%～50% 硫酸钠或硫酸镁导泻，必要时高位灌肠。

2. 抗毒素治疗　肉毒抗毒素为本病特异性治疗药物，能确定毒素类型用同型抗毒素，不能确定用多价抗毒素。应尽早给药，在中毒后 24 h 内或发生肌肉瘫痪前使用效果最好。剂量：多价抗毒素（A、B、E 型）5 万～10 万 U 静脉注射或肌内注射，必要时于 6 h 后同量重复 1 次，儿童用量同上。对可疑中毒患者，应注射 5 000～10 000 U 防治。用药前应做皮肤过敏试验，阳性者应作脱敏处理后方可使用。

3. 对症支持治疗　对症支持治疗是本病的重要治疗措施，主要用于无抗毒血清时，但本病病死率高。具体措施包括：保持呼吸道通畅、吸氧，必要时行人工机械通气；预防性应用抗生素，防治肺炎等；积极补液，维持水、电解质平衡；忌用麻醉药、镇静药。

第二节　急性酒精中毒

急性酒精（乙醇）中毒（acute alcoholic intoxication）是由于一次饮入过量酒精或酒类饮料而引起的以神经精神症状为主要表现的中毒性疾病。严重者不经救治可累及呼吸、循环及中枢神经系统而出现意识障碍，呼吸、循环衰竭，甚至危及生命。临床上急性酒精中毒多由过量饮酒所致，但部分自杀或类自杀者可能同时服用其他毒物，救治过程中应高度警惕。

【中毒机制】

拓展知识

【临床表现】

急性酒精中毒一般表现为先兴奋后抑制，临床表现与患者饮酒量、血酒精浓度和耐受性有关。急性酒精中毒的不同阶段及表现见表 6-3-2。

表 6-3-2　急性酒精中毒的不同阶段及表现

阶段	血酒精浓度（%Wt/vol）	临床表现
清醒期	0.01～0.05	行为基本正常
欣快期	0.03～0.12	轻度精神愉快、好交际、健谈、自信增强、反射下降，注意力、判断力、自控力下降
兴奋期	0.09～0.25	情绪不稳、反射减低、重要的判断力丧失、记忆与理解力减退，感觉反射下降，反应时间延长，部分肌肉不协调
意识模糊期	0.18～0.30	定向力障碍、精神错乱、头昏、情感夸大状态（恐惧、愤怒、悲痛等），感觉失调（复视等），对颜色、形态、运动、大小的知觉失调，痛觉减退，平衡及肌肉运动失调，步态蹒跚、言语含糊
木僵期	0.27～0.40	情感淡漠、全身乏力、接近瘫痪、对刺激反应显著降低、肌肉明显不协调、不能站立行走、呕吐、尿便失禁，清醒程度下降，睡眠时呈木僵状态
昏迷期	0.35～0.50	意识完全丧失、昏迷，感觉丧失，反射抑制或消失，体温低于正常，尿便失禁，呼吸循环抑制，可能死亡
死亡	＞0.45	死于呼吸麻痹

【辅助检查】

1. 血乙醇浓度测定 由于酒精耐受现象,血酒精浓度与中毒程度无明显相关性。无酒精成瘾者,血酒精浓度 4 000 ~ 5 000 mg/L 可抑制呼吸致死;嗜酒者,血酒精浓度 4 000 mg/L 仅有轻度中毒。

2. 血液生化检查 急性中毒可出现低血糖、低钾血症、低镁血症、低钙血症和肝功能异常等。

3. 动脉血气析 急性中毒者表现为不同程度的代谢性酸中毒。

4. 心电图检查 酒精中毒性心肌病可见心律失常和心肌损害。

【诊断与鉴别诊断】

1. 诊断 根据饮酒史、呼出气体、不同程度神志障碍和血酒精浓度的测定可做出诊断。

2. 鉴别诊断 急性酒精中毒应与伴有意识障碍或昏迷的其他疾病鉴别,如镇静催眠药、一氧化碳中毒或、低血糖、肝性脑病、中枢神经系统感染、脑血管意外和颅脑外伤等。

【抢救与治疗措施】

轻者无需特殊处理,休息后可自行康复;重者应迅速处理,大多数患者在经过治疗后数小时内可缓解。

1. 一般支持治疗 注意休息、保暖;给予足够热量、复合维生素 B 等。

2. 维持呼吸、循环功能 给予心电监护,严密观察生命体征;保证呼吸道通畅、供氧,必要时行气管内插管或机械通气辅助呼吸;监测血压、心率和心功能状态,适当补液维持有效循环血容量。

3. 洗胃或导泻 大量饮酒且清醒者迅速给予催吐清除体内过量的酒精;神志障碍或昏睡者,可行气管内插管后洗胃,由于摄入酒精后机体很快吸收,洗胃和导泻效果不佳。若同时服用其他毒物时,应予药用炭吸附或导泻。

4. 纳洛酮 非特异性催醒药,能使血酒精浓度明显下降,逆转急性酒精中毒对中枢神经系统的抑制作用。此外,纳洛酮还可能有减少氧自由基介导的脂质过氧化反应和肝 NAD 氧化代谢作用。

5. 脱水利尿 有脑水肿者,可给予 20% 甘露醇、高渗葡萄糖溶液等脱水药;适当给予呋塞米等利尿药促进酒精排泄。

6. 血液透析 当血酒精浓度超过 4 000 mg/L 时,考虑血液透析。

7. 抗生素 预防性应用抗菌药物防止感染。

第三节 急性亚硝酸盐中毒

急性亚硝酸盐中毒(acute nitrite intoxication)是指误食或误服含有亚硝酸盐或代谢后产生亚硝酸盐的食物或药物而引起的血红蛋白携氧障碍的一组病症,由于亚硝酸盐多从消化道吸收引起中毒,因此本病又称肠源性发绀。一般临床所见患者多因误食亚硝酸盐,或饮用亚硝酸盐含量高的井水,或摄入含大量硝酸盐及亚硝酸盐的蔬菜而引起。其临床主要表现为因全身性乏氧和高铁血红蛋白增多所致的皮肤、黏膜、甲床的发绀。

【病因与发病机制】

拓展知识

【临床表现】

发病常急骤,多在食后 0.5 ~ 3 h 发病(短者仅 10 ~ 15 min,长者达 20 h)

1. 发绀及缺氧表现 突出表现为皮肤、黏膜呈青紫色,严重者出现呼吸困难,甚至窒息死亡。典型表现是发绀程度与呼吸困难不成比例。

2. 胃肠道刺激症状 可有恶心、呕吐、腹痛等症状,但无腹胀及腹泻,这是与细菌性食物中毒不同之处。

3. 神经系统症状 可有不同程度的头晕、头痛、抽搐、晕厥、意识障碍,严重者昏迷。

4. 心血管系统症状 轻者周围血管扩张，面部潮红、头部胀痛并有搏动感，眼睛发黑、心悸等；重者血压下降、四肢厥冷；严重者心律失常甚至死亡。

【辅助检查】

高铁血红蛋白检测有助于诊断。

【诊断及鉴别诊断】

1. 诊断 ①有进食含硝酸盐及亚硝酸盐食物史。②有高铁血红蛋白血症所致青紫症状的临床表现。③需排除苯的氨基和硝基化合物、农药杀虫脒等所引起的高铁血红蛋白血症。

2. 鉴别诊断 针对病史不清者，须与高还原血红蛋白血症及硫化血红蛋白血症者鉴别。

鉴别方法主要采用患者血样检测：取静脉抗凝血 3～5 mL，血呈蓝紫色，经离心沉淀，血浆若为黄色，说明紫色为血细胞本身异常所致，并非血浆中存在蓝色成分（静脉应用亚甲蓝后血浆可呈蓝色）。然后在空气中摇混 15 min，若为高还原血红蛋白血症，则血红蛋白与氧结合，血液呈猩红色，否则血液呈蓝紫色。然后，用分光光度法测定高铁血红蛋白定性试验，高铁血红蛋白在 620 nm 处有吸收峰，当加入氰化物后此吸收峰消失；当 620 nm 处的吸收峰加入氰化物后不消失，则证明其为硫化血红蛋白。高还原血红蛋白血症常见于乏氧性疾病，硫化血红蛋白血症常见于某些农用杀菌剂如亚乙基双二硫代氨基甲酸类（代森锌等）中毒。

【抢救与治疗措施】

1. 停止接触毒物 脱离污染的环境，脱去污染的衣物；停止进食有毒的食物或药物。

2. 清除残留毒物 彻底清洗污染的皮肤、洗胃、催吐、导泻、大量饮水。

3. 治疗高铁血红蛋白血症 ①亚甲蓝：可迅速将高铁血红蛋白还原为亚铁血红蛋白。常用亚甲蓝 1～2 mg/kg，加入 25% 葡萄糖溶液 20 mL 中缓慢静脉注射，1～2 h 后如发绀不退或再现，可重复以上剂量或半量。亚甲蓝注射要慢，剂量不可过大，若超过 10 mg/kg，则效果相反，这是因为亚甲蓝快速进入血液可成为氧化剂，反而使高铁血红蛋白增加。此外剂量过大可增加红细胞脆性，造成心肌损害、神经系统兴奋。亚甲蓝也可口服 3～5 mg/kg，每 6 h 一次或每日 3 次。②维生素 C：也是一种还原剂，但需较大剂量，而且作用缓慢。常用 0.5～1.0 g 加入 25%～50% 葡萄糖溶液 20～40 mL 中静脉注射或维生素 C 2～5 g 加入 10% 葡萄糖溶液 500～1 000 mL 中静脉滴注，每日 2 次，最好与亚甲蓝同时并用。

4. 高压氧治疗 高压氧对本病有特效。轻、中度中毒患者经 1～3 次高压氧治疗即可治愈，大多数昏迷患者经 1 次治疗即可清醒，重度中毒经 3～5 次可治愈。

（1）治疗原理 ①高压氧可以迅速改善机体缺氧状态。300 kPa 下吸纯氧，血浆内溶解氧可达 6.4 mL/100 mL（组织利用氧气为 5.6 mL/100 mL）。此时即使没有血红蛋白，仅靠溶解氧也能满足机体的需要。因此，高压氧治疗可以迅速纠正缺氧状态，打破恶性循环，使机体逐渐恢复。②血氧分压增高，可以加速置换出与高铁血红蛋白结合的亚硝酸盐，恢复亚铁血红蛋白。③可有效地控制肺水肿、脑水肿。④增加各器官供氧，改善各脏器功能。

（2）治疗方法及注意事项 见要点框 6-3-1。

5. 对症支持治疗 保证呼吸、脉搏、血压等生命体征的平稳；呼吸抑制者使用呼吸兴奋剂，维持水、电解质及酸碱平衡，应用肾上腺皮质激素，必要时输新鲜血 300～500 mL 或换血疗法，积极防治肺水肿、脑水肿、缺氧性脑病、中毒性心肌炎、休克、高热等，注意预防感染。

> 1. 凡在硝酸盐中毒有缺氧表现又无禁忌证者均可进行高压氧治疗。
> 2. 缺氧严重伴肺水肿、脑水肿、休克者应尽早行高压氧治疗。
> 3. 高压氧治疗前后及氧舱内不应停止常规治疗。
> 4. 对重症患者应有医护人员陪同。
> 5. 正常治疗压力 200～250 kPa，吸氧时间可酌情稍延长。
> 6. 病情严重者可延长加压减压时间，全程吸氧。
> 7. 出舱后症状控制不满意或肺水肿又复发者，在第一个 24 h 内可再进行第 2 次高压氧治疗，待病情稳定，再改为每日 1 次。

要点框 6-3-1 高压氧治疗方法及注意事项

第四节 急性毒蕈中毒

急性毒蕈中毒（acute mushroom poisoning）是指因误食含有毒素的蕈类所致的中毒性疾病。“蕈”俗称蘑菇，毒蕈也称谓毒蘑菇、毒茸等。在我国目前已鉴定的蕈类中有毒蕈约有100余种，其中能威胁人类生命的有20余种，含剧毒可致死的大约有10种，常见的主要有褐鳞小伞、白毒伞A、鳞柄白毒伞、毒伞、残托斑毒伞、毒粉褶菌、秋生盔孢伞、包脚黑褶伞、鹿花蕈等，在全国各地均有分布。毒蕈所含有毒成分复杂，一种毒蕈可含有几种毒素，而一种毒素又可存在于数种毒蕈中，因此，急性毒蕈中毒临床表现较为复杂。中毒轻者以胃肠炎症状为主，重者可由于多脏器衰竭死亡。

【中毒机制】

拓展知识

【临床表现】

1. 胃肠毒型　常由毒粉褶蕈、牛肝蕈等类引起，潜伏期为0.5～6 h。轻者可有剧烈恶心、呕吐、腹痛及腹泻，预后较好。重者因严重脱水及电解质紊乱，造成血容量不足，甚至休克。一般病程2～3天，死亡率低。

2. 神经精神型　多由捕蝇蕈、斑毒蕈等引起，潜伏期为1～6 h，除胃肠道症状外，主要出现流涎、流泪、多汗、瞳孔缩小、脉缓、幻觉、谵妄、昏迷、抽搐等副交感神经兴奋的症状，严重者还可发生肺水肿和昏迷。

3. 溶血反应型　鹿花蕈所致的急性中毒，潜伏期多为6～12 h，先以恶心、呕吐、腹泻等胃肠道症状为主，发病3～4天后出现急性溶血性贫血、黄疸、肝脾大，少数患者还可出现血红蛋白尿。肾上腺皮质激素可控制病情进展，一般病程2～6天，死亡率一般不高。

4. 肝肾损害型　死帽蕈、粟耳蕈中毒表现复杂，引起的临床症状也最严重，按其病情发展可分为6期。

（1）潜伏期　一般于误服毒蕈后10～24 h发病，但也可短至6～7 h。

（2）胃肠炎期　出现恶心、呕吐、脐周部腹痛、水样便腹泻，多在1～2天后缓解。

（3）假愈期　胃肠炎症状缓解后，患者暂时无症状，或仅感乏力、食欲差等，但此时毒素已逐渐进入内脏，并引起肝损害；轻中度者肝损害并不严重，可由此进入恢复期。

（4）内脏损害期　严重中毒患者在发病2～3天出现肝、肾、脑、心等内脏损害，以肝损害最严重，可出现肝大、黄疸、肝功能异常；严重者可发生肝坏死，甚至出现肝性脑病。肾实质受损可出现少尿、无尿或血尿，以及发生肾衰竭。

（5）精神症状期　多数患者继内脏损害后出现烦躁不安、表情淡漠、嗜睡，继而出现惊厥、昏迷、甚至死亡。

（6）恢复期　经及时治疗后的患者可在2～3周后进入恢复期，临床症状好转并痊愈。

5. 精神失常型　此型主要表现为误食毒蕈后产生精神症状，出现幻觉、视物模糊、色觉异常、手舞足蹈、狂笑等症状，1～2天可自行恢复。

【诊断及鉴别诊断】

根据确切的食用野蕈史，结合典型临床表现可明确诊断。少数不典型病例若不详细询问食用蕈类史，易被误诊为胃肠炎、痢疾或一般食物中毒等，因此当遇到此类患者，尤其在夏秋季呈一户人同时发病时特别应注意到毒蕈中毒的可能。

【抢救与治疗措施】

1. 清除毒物　①催吐：刺激咽喉部诱发呕吐反射，但昏迷患者不宜应用，以免误吸窒息。②洗胃：30℃左右温清水洗胃至水清为止；或采用1∶4 000高锰酸钾液反复洗胃。③减少吸收与导泻：洗胃后可常规口服或经胃管注入药用炭混悬液，以吸附毒素减少其吸收。常用药用炭20 g，发病6 h以内口服；超过6 h采用硫酸镁 20 g 灌肠导泻；但中枢神经系统受抑制及低血压者慎用镁剂。

2. 药物对症治疗　①胃肠毒型：可给予一般的对症处理。②神经、精神型：对毒蝇伞蕈引起的神经、精神型可应用阿托品治疗，阿托品 0.5 ~ 1 mg 肌内注射（儿童 0.03 ~ 0. 05 mg/kg），可重复用药。

3. 肾上腺皮质激素　溶血型毒蕈中毒可用肾上腺皮质激素治疗，地塞米松 20 ~ 40 mg/d 或氢化可的松 400 ~ 800 mg/d，静脉滴注，连续使用 3 ~ 5 天，同时口服碳酸氢钠片碱化尿液。对于贫血明显者可酌情输新鲜血。

4. 保肝治疗　①常规保肝：肝功能损害者给予常规保肝药物治疗。②二硫丙磺酸钠：其作用机制可能是与毒伞毒素结合，打断毒素分子中的硫醚键，使其毒性减弱，从而保护了体内含巯基酶的活性。使用方法 5% 二硫丙磺酸钠 5 mL 肌内注射，或用 5% 葡萄糖溶液 20 mL 稀释后静脉注射每日 2 次，一般用 5 ~ 7 天。③中草药及制剂：可使用灵芝煎液以助解毒，方法是取灵芝干品 30 g 捣碎磨粉，加水煎并浓缩至 100 mL，分 3 次口服，连用数日，效果良好。或给予益肝灵片含水飞蓟素，具有降低毒素对肝细胞损伤、保护肝细胞膜的作用，同时也可减轻溶血作用。

第五节　急性鱼胆中毒

急性鱼胆中毒（acute fish bile poisoning）是食鱼胆而引起的一种急性中毒。日常吃的青鱼、草鱼、鲤鱼、鲢鱼以及绍鱼等，其鱼胆都有一定的毒性。鱼胆的毒性主要为胆汁成分对人体细胞的损害作用及所含组织胺类物质的致敏作用。鱼胆不论生食或熟食，都可以引起中毒，中毒量与鱼胆的胆汁多少有关。鱼胆中毒的临床表现复杂，多易引起多脏器衰竭，病死率较高。

【中毒机制】

拓展知识

【临床表现】

进食鱼胆后 0.5 ~ 3 h 发病，临床上出现中毒症状越早预后也就越差。

1. 早期症状　早期以胃肠道症状为主，表现为恶心、呕吐、腹痛及水样腹泻。

2. 脏器损害　①肝功能损害：2 ~ 8 天后出现肝损害，肝大、黄疸，伴有触痛，肝功能异常可持续 1 ~ 2 个月。②肾功能损害：常发生在中毒的早期，轻者可出现蛋白尿、红细胞及管型尿等尿液成分改变；重者可出现少尿，尿闭，全身水肿、血压升高而发生急性肾衰竭。③神经系统损害：可有头疼、头晕、嗜睡，舌唇麻木及四肢远端末梢感觉障碍、双下肢肌肉弛缓、脑水肿、抽搐，最后可出现昏迷。④血液系统损害：发生溶血反应出血倾向，表现为球结膜及皮下出血、鼻出血、呕血、便血，以及发热、黄疸等。⑤循环功能损害：有的还可发生中毒性心肌炎、心功能不全、休克等。⑥多脏器衰竭：器官损害、肾衰竭发生率最高，占半数以上；严重者多由于发生多脏器衰竭而死亡。

【抢救与治疗措施】

1. 催吐、洗胃、导泻　服食鱼胆后其毒素在胃中滞留时间较长，大约在 22 h 尚有存留，因此，只要有条件就应给予催吐、洗胃、导泻治疗。①催吐：可用吐根糖浆，必要时皮下注射阿扑吗啡。②洗胃：采用 1∶10 药用炭悬液或 1∶5 000 高锰酸钾溶液洗胃，洗胃结束后再灌注 20 ~ 30 g 药用炭。③导泻：经胃管洗胃结束后灌入硫酸镁导泻。

2. 糖皮质激素　及早使用糖皮质激素以控制机体的炎性反应，对早期治疗的病例可能有一定的作用。常用药物：地塞米松 20 ~ 40 mg 或氢化可的松 300 ~ 500 mg（小儿酌减）加入葡萄糖液或生理盐水中分次静脉滴注。

3. 利尿药　应用利尿药促进毒素排出及防治脑水肿与急性肾衰竭。

4. 血液净化疗法　根据病情及早应用血液净化治疗可减轻肝、肾损害及防止多脏器衰竭。

5. 抗休克活疗 禁忌使用去甲肾上腺素以防加重肾功能损害,同时禁止使用对肝肾功能有损伤的其他药物。

6. 对症处理 采用止痉、止吐、止泻、止血等措施。

第六节 急性河豚毒素中毒

急性河豚毒素中毒(acute tetrodontoxin poisoning)是指食用及误食河豚引起的以神经系统功能障碍为主要表现的食物性中毒。河豚又名钝鱼、汽泡鱼、鲅等,产于我国沿海等地,种类很多,肉味鲜美,但它的某些脏器及组织中均含有毒素,其毒性稳定,经炒煮、盐腌和日晒等均不能被破坏。河豚毒素主要使神经中枢和神经末梢发生麻痹:先是感觉神经麻痹,其次运动神经麻痹,最后呼吸中枢和血管神经中枢麻痹,出现感觉障碍,瘫痪,呼吸衰竭等如不积极救治,常可导致死亡。

潜伏期短,一般在进食河豚 0.5 ~ 5 h 即可出现临床症状;死亡通常发生在发病后 4 ~ 6 h,最快者可在发病后 10 min 死亡;如超过 8 ~ 9 h 未死亡者多可存活。河豚鱼中毒病死率可高达 40% ~ 60%。

【中毒机制】

拓展知识

【临床表现】

1. 知觉异常 皮肤感觉、味觉、听觉迟钝,初期较为普遍。口唇、舌尖、指端麻木,甚至麻痹。

2. 运动障碍 肌肉无力,先发生在手和臂都,然后是下肢。因上下肢肌肉麻痹以致身体摇摆,直立、端坐、步行困难,甚至全身麻痹呈瘫痪状。重症者吞咽困难,张口结舌、言语不清;眼球运动迟缓,瞳孔散大和对光反射消失。

3. 呼吸障碍 胸闷,发绀,呼吸先急促而后困难,最后发生呼吸麻痹。

4. 周围循环障碍 血压下降非常普遍,甚至休克。心脏受累很少见,因此呼吸停止后,心搏仍可维持一段时间。

5. 胃肠功能障碍 常有呕吐,恶心,但一般无腹痛。

6. 其他表现 如体温下降,意识不清等表现。

【抢救与治疗措施】

河豚毒素中毒目前尚无特殊的解毒剂,但由于其在体内代谢过程较快,对中毒患者给予合理有效的积极救治和支持治疗,有可能使患者度过危险期。

1. 洗胃导泻 用 1% ~ 3% 碳酸氢钠溶液或活性炭悬液反复洗胃,然后使用硫酸镁导泻。

2. 解毒治疗 目前虽尚无特殊的解毒剂,但目前认为半胱氨酸是一种安全和有效的解毒剂。可试用 L- 半胱氨酸盐酸静脉滴注。

3. 输液与促进排泄 静脉滴注高渗葡萄糖溶液以促进利尿及排出毒素,无肾功能障碍者也可给予呋塞米静脉注射。

4. 抗休克治疗 血压下降及休克者可用多巴胺、去甲肾上腺素等升压药物。同时可用 5 % 碳酸氢钠溶液既可纠正酸中毒,又可破坏一部分河豚毒素。

5. 改善氧供 呼吸困难应给予吸氧,呼吸衰竭者应及时行气管插管和人工机械通气支持治疗。

6. 肾上腺皮质激素 可提高机体组织对河豚毒素的耐受性,控制改善重要器官的进一步损害与功能障碍。

7. 对症治疗 对肌肉麻痹者可试用士的宁 2 mg 肌内或皮下注射。

■ 课后练习题

1. 金黄色葡萄球菌食物中毒的临床表现及治疗措施有哪些?
2. 副溶血弧菌性食物中毒的实验室检查及治疗措施有哪些?
3. 急性酒精中毒的抢救与治疗措施有哪些?
4. 急性亚硝酸盐中毒的临床表现及救治措施有哪些?
5. 急性毒蕈中毒的临床表现及治疗措施有哪些?

(金武丕)

习题与答案　　教学 PPT

第四章
急性农药中毒

第一节　急性有机磷酸酯类杀虫剂中毒

目 的 要 求

掌握:急性有机磷杀虫药中毒的临床表现,诊断和鉴别诊断、急诊抢救原则和具体救治方法。
熟悉:急性有机磷杀虫药中毒的发病机制。
了解:急性有机磷杀虫药中毒治疗进展。

【概述】

急性有机磷酸酯类杀虫剂中毒(acute organophosphorous insecticides poisoning)是指非正常接触有机磷杀虫剂致使机体乙酰胆碱蓄积,引起胆碱能神经持续冲动而产生的器官功能紊乱综合征。临床以毒蕈碱样、烟碱样以及中枢神经兴奋或抑制症状为主要表现,严重中毒者可在短时间发生死亡。近年来其发生率和病死率虽有明显下降,但仍占各类农药中毒的首位。

【病因及诱因】

1. 生活中的中毒　是临床所见中毒最常见的原因,主要由自服或误服所致。
2. 使用过程的中毒　在农药使用过程中药液不慎污染皮肤或衣服引起中毒,发生率较前已明显下降。
3. 生产过程中的中毒　由于不注意防护、防护不当或农药泄漏所致,多见于群体性发病,但此种因素所致发病频率较低。

【发病机制】

(一) 毒物特点与分类

有机磷酸酯类杀虫剂绝大多数品种呈油性液状,易溶于有机溶剂而不溶于水;但"美曲膦酯"制剂则常为晶态固体状且易溶于水;大多数品种具有特殊的大蒜臭味,在酸性液体中药效稳定,而在碱性条件下则易分解、失去毒力。国内生产的有机磷酸酯类杀虫剂按毒性强弱可分为四类:①剧毒类:如甲拌磷、内吸磷、对硫磷。②高毒类:如甲基对硫磷,敌敌畏,氧乐果。③中毒类:如乐果、美曲膦酯、乙乐果。④低毒类:如马拉硫磷、辛硫磷。

(二) 毒物吸收途径

有机磷类杀虫剂可通过皮肤、黏膜、呼吸道及胃肠道等多种途径被吸入或吸收,进入机体后迅速分布于全身各脏器,尤其以肝中浓度最高,其次为肾、肺、脾等重要器官,肌肉与脑组织中含量最低。由于此类毒物对皮肤无刺激性,局部吸收不易被察觉,因此,由皮肤吸收引起中毒时临床易发生漏诊或误诊。

(三) 体内代谢过程

氧化和降解是此类毒物在体内代谢过程的两种形式,一般氧化后的代谢产物比原来的药物毒性还要强，譬如在代谢过程中美曲膦酯脱去其侧链上的氯化氢即可转化为敌敌畏，使其毒性明显增加；对硫磷可经肝细胞微粒体的氧化酶系统氧化后转变为对氧磷，使其对胆碱酯酶的抑制作用较前增加百倍以上；内吸磷的硫酯结构首先氧化形成亚砜，亚砜是具有两个碳原子与硫原子结合，并且有亚硫酰基结构的化合物，其对机体毒性可较原化合物毒性增加 5～10 倍。乐果是近年来最为常见的引发急性有机磷中毒的农药，其在肝内也是被缓慢的转化为毒性更强的抑制胆碱酯酶物质。因此，这些可经氧化或转化使毒性增强的有机磷杀虫剂引起中毒，要较在体内直接发挥毒性作用的品种中毒会略显缓慢，但其对生命的危害性则可能会更大。

降解是有机磷杀虫剂在体内解毒的基本方式，其过程主要是在肝内经某些酯酶水解，使农药毒性减弱或形成无毒代谢产物。即使经氧化或转化可致毒性增强的农药品种，经水解后其毒性也会逐步下降，或形成无毒代谢产物被排出体外。其中大多数代谢产物会在 24 h 之内经肾从尿液中排出，少部分可经肠道随粪便排出，因此，有机磷杀虫剂的代谢产物在体内不会有蓄积作用。

（四）中毒作用机制

拓展知识

【临床表现】

（一）接触毒物剂量、时间与发病关系

急性有机磷杀虫剂中毒的临床表现与接触药物的毒性、剂量及侵入途径等有密切关系。一般经皮肤吸收中毒者的潜伏期长，大多在接触毒物 2～6 h 后出现症状；口服中毒者潜伏期短，可在 10 min～2 h 内发病，而且病情进展迅速。

（二）胆碱能神经兴奋或危象的表现

1. 毒蕈碱样症状　又称 M 样症状，是副交感神经末梢过度兴奋的表现，也是急性有机磷杀虫剂中毒出现最早的一组症状。主要表现为瞳孔缩小、视力模糊、流泪、流涕、流涎、大汗，发绀、咳嗽、气短、胸闷、呼吸困难、肺水肿或两肺大量湿啰音、心率减慢，恶心、呕吐、腹痛、腹泻、尿频、大小便失禁。

2. 烟碱样症状　又称为 N 样症状，是由乙酰胆碱在横纹肌的神经肌肉接头处过度蓄积所引起，主要表现为：①肌束的兴奋与抑制表现：首先是眼睑、面部、舌肌等小肌肉群发生不自主肌束颤动，逐渐发展可出现四肢及躯干的大肌肉群强直性痉挛。如若中毒严重或长时间未得到处理者，肌肉群的兴奋症状可转为抑制的临床表现，出现肌无力、肌反射减弱或消失，甚至发展为瘫痪状态；部分患者可因呼吸肌麻痹而引起周围性呼吸衰竭，这是导致死亡的重要原因之一。②交感神经兴奋与抑制表现：交感神经节受乙酰胆碱刺激后神经末梢释放儿茶酚胺类物质增多，引起血压升高、心率增快、心律失常等症状与体征。

3. 中枢神经系统症状　轻者可表现为头晕、头痛、疲乏、烦躁不安、共济失调；重者可出现惊厥、抽搐、不同程度的意识障碍；当血管运动中枢发生麻痹时常出现休克的表现，呼吸中枢受抑制者出现中枢性呼吸衰竭。

（三）中间综合征

中间综合征是在胆碱能危象消失后，迟发性多发神经病发生前的一组征候群。发生机制尚未完全阐明，均见于重度有机磷农药中毒者。临床表现以肌无力最为突出，抬不起头、睁眼无力、眼球活动受限、复视、声音嘶哑和吞咽困难，但患者意识清醒；部分患者由于呼吸肌无力和麻痹引发胸闷、呼吸困难，发绀，如不能及时行有效人工呼吸支持，可以很快死于呼吸衰竭。

（四）迟发性多发性神经病

该病多发生在急性中毒症状消失后 2～3 周，首先累及感觉神经，之后逐渐发展至运动神经。患者有感觉障碍，痛觉消失；拿物困难、站立不稳、肢体瘫痪等；检查可见足下垂、腕下垂、肌肉萎缩等。患者可逐步恢复，但少数可能会遗留永久性损害。

（五）反跳与猝死

部分中毒者经积极抢救，在病情好转或稳定数日后又重新出现胆碱能危象，严重者可突发肺水肿甚至死亡，这种现象被称为反跳。多以乐果、氧化乐果、马拉硫磷和剧毒类农药中、重度中毒者为多见。

【急诊辅助检查】

1. 全血胆碱酯酶活力测定 全血胆碱酯酶活力是诊断有机磷酸酯类杀虫剂中毒较特异性实验指标，对中毒程度、疗效及预后判断具有重要意义。正常范围：80%～100%。评估时需注意：①需除外假阳性结果的可能；②需除外缺铁性贫血、肝功能不全及营养不良等基础疾病对全血胆碱酯酶活力的影响；③如临床病情严重而血清胆碱酯酶活性正常或轻微偏低时，需除外混合性农药（含有少量有机磷酸酯类杀虫剂）中毒的可能。

2. 尿中有机磷酸酯类杀虫剂分解产物测定 对硫磷和甲基对硫磷中毒者尿中可检测到对硝基酚；美曲膦酯中毒者尿中可检测到三氯乙醇。

3. 毒物直接检测 近年来新型色谱、质谱仪等被较广泛应用于有机磷酸酯类杀虫剂中毒的早期快速检测，可通过呕吐物、洗胃抽出液或进食残留物等标本直接测定出具体毒物种类。特别适于病史不详、症状不典型、不明原因昏迷等急诊患者的诊断和鉴别诊断。

【诊断与鉴别诊断】

对于具有明确有机磷酸酯类杀虫剂接触史，呼出气体、呕吐物有特异性蒜臭味，同时具有胆碱能兴奋或危象的临床表现，以及实验室辅助检查阳性结果者诊断即可确立。

临床上对于农药接触史不详而意识障碍程度较深，同时合并多脏器功能损害的患者往往易被误诊为脑卒中、代谢性脑病、中暑、脑炎、食物或药物中毒等，对于胆碱能兴奋表现不明显的轻度中毒患者又容易被忽视，因此，及时的实验室检查具有重要的鉴别意义。

需特别指出的是，急性有机磷酸酯类杀虫剂中毒与氨基甲酸酯类农药中毒临床表现尤为相似，血胆碱酯酶活力均可降低，但后者呼出气体及呕吐物中没有有机磷酸酯类杀虫剂特异性蒜臭味，且血胆碱酯酶活力在数小时内可自行恢复。

另外，目前市场上售出的农药品种多样化、成分复杂，当临床上出现一般有机磷酸酯类杀虫剂中毒难以解释的表现时，还需考虑到是否合并其他毒物中毒的可能性，此时对毒物直接进行检测在明确诊断中具有重要的意义。

【危重程度评估与分级】

不同毒物的毒性强弱、接触剂量与时间、原基础脏器功能状态等多种因素都与中毒程度密切相关，恰当、准确的程度评估对于现场抢救程序、后续治疗措施选择，以及预后判断均具有重要的价值。

1. 轻度中毒 以M样症状为主要临床表现，全血胆碱酯酶活力70%～50%。

2. 中度中毒 M样症状加重同时出现N样症状，特征性表现为小肌群出现肌束颤动，胆碱酯酶活力50%～30%。

3. 重度中毒 除M样、N样症状外，特征性表现为出现昏迷、脑水肿、呼吸麻痹、肺水肿等重要脏器功能不全，胆碱酯酶活力小于30%。

【抢救与治疗措施】

（一）迅速消除毒物

①应立即脱去污染的衣物，用清水或肥皂水彻底清洗污染的皮肤、毛发和指甲；②口服中毒者需及时给予洗胃，院前急救或不具备洗胃条件时可先行催吐；③吸入性中毒或发生昏迷者要立即搬离现场。

洗胃应注意问题：①凡口服中毒无论时间长短、病情轻重均应采取尽早彻底洗胃；②洗胃操作应本着“先出后入，快出快入，出入相当”的基本原则；③洗胃液可采用温清水、生理盐水、2%碳酸氢钠溶液（美曲膦酯忌用）或1∶5 000高锰酸钾溶液（对硫磷忌用），合并上消化道出血仍必须洗胃时也可使用去甲肾上腺素生理盐水（8 mg/100 mL）溶液；④每次注入液体量不宜超过300 mL，总量通常在10～20 L之间，或达到排出的清洗液清亮无味为止；⑤配置的洗胃液尽量与人体温度相当，同时洗胃过程注意翻动体位，不遗留“盲区”；

⑥重度中毒伴昏迷者可采用留置插管洗胃法，开始 1～2 h 一次，以后视病情改为 3～4 h 一次，直至 3～5 天后引流液中无农药味时再拔出胃管。

（二）解毒药物的使用

1. 胆碱酯酶复活剂的应用

（1）使用原则 早期、足量、重复、足疗程。胆碱酯酶复活剂应用愈早疗效愈好，抢救成功率也愈高。最好是能在 24 h 内给药，对中毒已超过 72 h 者胆碱酯酶复活剂应用效果差。

（2）常用药物及使用方法 常用的药物包括氯解磷定、双复磷和碘解磷定，因碘解磷定活化胆碱酯酶作用较弱且不良反应较大，目前多推荐使用氯磷定。氯解磷定的半衰期为 1.0～1.5 h，有效血药浓度为 4 mg/L 以上，因此，不宜采用静脉滴注方式给药。为维持有效血药浓度应重复给药，但每日用药总量不宜超过 12 g。当肌纤维颤动等烟碱样症状消失，血胆碱酯酶活性恢复至 50% 以上时可暂停用药并临床密切观察，严重病例可适当延长用药时间。常见副作用有头晕、视物模糊、血压升高，剂量过大也可引起神经肌肉传导阻断及抑制胆碱酯酶活力。常用复活剂使用方法与适应证见表 6-4-1。

表 6-4-1 常用抗胆碱酯酶复活剂适应证与应用剂量

药物名称	适宜的杀虫剂类型	轻度中毒	中度中毒	重度中毒
氯解磷定	对硫磷、内吸磷、甲胺磷、甲拌磷中毒	负荷量 0.5～1.0 g 静脉推注 维持量 0.5 g 每 2 h 一次	负荷量 1.0～2.0 静脉推注 维持量 0.5 g 每 2 h 一次	负荷量 1.5～2.0 g 静脉推注 维持量 0.5 g 每 0.5 h 一次静脉推注 6 h 后调整
碘解磷定	对硫磷、内吸磷、甲胺磷、甲拌磷中毒	负荷量 0.4～0.8 g 静脉推注 维持量 0.4 g 每 2 h 一次	负荷量 0.8～1.2 g 静脉推注 维持量 0.4～0.8 g 静脉推注每 2 h 一次	负荷量 1.0～1.6 g 静脉推注 维持量 0.4 g/h 静脉滴注 6 h 后调整
双复磷	敌敌畏、美曲膦酯中毒	0.25～0.5 g	0.5～0.75 g	0.75～1.0 g

2. 抗胆碱药 是一类能阻滞胆碱能受体与传导递质乙酰胆碱结合，降低胆碱能神经兴奋性冲动释放的药物。由于此类药物对不同神经的胆碱能受体均可产生相关效应，故体现的临床作用也并不相同。通过此类药物对急性有机磷酸酯类杀虫剂中毒者胆碱能受体的争夺，可以阻断过多乙酰胆碱对胆碱能受体作用而引发的一系列中毒症状。目前临床上应用最多的抗胆碱药是阿托品。

（1）阿托品 是 M 胆碱能受体拮抗剂，通过可逆性阻断节后胆碱能神经支配的效应器上的 M 受体，起到阻断过多乙酰胆碱作用于胆碱受体而出现毒蕈碱样症状，并可有效对抗 AOPP 所致的呼吸中枢抑制、肺水肿、循环衰竭等。根据临床病情每 10～30 min 或 1～2 h 给药一次，直至患者 M 样症状消失或出现阿托品化，具体用药方法见表 6-4-2。阿托品化是指阿托品药物使用达到一定剂量后，急性有机磷酸酯类杀虫剂中毒者的毒蕈碱样（M 样）症状有所减轻或逐渐消失，同时出现口干，皮肤干燥，瞳孔扩大，面色潮红，心率加快（90～100 次 /min）等轻度阿托品反应的表现。当救治达到阿托品化后应开始逐渐减少阿托品药物使用剂量。一般情况下阿托品静脉注射 1～4 min 即可发挥作用，8 min 即达高峰，全身性作用维持 2～3 h。抢救时多采用早期重复静脉注射方式给药，达阿托品化之后的维持治疗时可根据需要选择微量泵或直接静脉注射、皮下注射及肌内注射。

在使用阿托品救治过程中应注意药物过量及中毒反跳的判断：①在阿托品持续治疗期间监测显示生命指标基本正常情况下，如患者突然出现瞳孔明显扩大或缩小、面色灰白、肺部出现明显湿啰音或在原有基础上加重、抽搐甚至出现昏迷，并且皮肤干燥、脉搏加快、血压和体温偏高等体征时需高度怀疑阿托品过量。阿托品过量与有机磷酸酯类杀虫剂中毒反跳症状极为相似，常造成鉴别困难。②中重度中毒在患者皮肤清洗或洗胃不彻底，阿托品减量过早、过快，复能剂使用剂量不足情况下，救治过程中再次出现肌纤维颤动，或口腔、皮肤湿润，血压、心率、体温上升等表现时需注意中毒“反跳”的可能。③阿托品使用时应注意的问题详见要点框 6-4-1。

1. 阿托品用量不足或过量均影响预后，特别在胆碱能危象开始阶段不能因怕阿托品药物中毒而用量不足，尽早达阿托品化可明显降低病死率。
2. 阿托品中毒与有机磷中毒难以判断，严重的阿托品中毒可在未出现典型的阿托品中毒表现时即可直接出现中枢性抑制。
3. 应积极纠正明显低氧血症、低钾血症，否则有引起心室颤动的危险。
4. 早期足量的胆碱酯酶复活剂应用可以明显减少阿托品用量。
5. 对心动过速或高热的患者在使用中等以上剂量阿托品时应特别慎重，并注意观察。
6. 不纠正酸中毒很难达到阿托品的目标。
7. 阿托品停用宜逐渐减量或延长给药时间，及改变给药方法，直至全血胆碱酯酶活力达正常 60% 以上，临床症状和体征消失时才可停药。
8. 对乐果、氧乐果中毒者停药后仍需密切观察一定时间。

要点框 6-4-1 阿托品应用需注意的问题

（2）盐酸戊乙奎醚 是一种新型选择性抗胆碱药物，能通过血脑屏障阻断乙酰胆碱对脑内毒蕈碱受体（M 受体）和烟碱受体（N 受体）的激动作用，较好地拮抗有机磷毒物（农药）中毒引起的中枢中毒症状，同时，对外周神经也有较强的阻断乙酰胆碱对 M 受体的激动作用，但对心脏或神经元突触前膜 M_2 受体无明显作用，故对心率无明显影响；对瞳孔无明显作用或作用较弱，对外周 N 受体无明显拮抗作用。与阿托品相比盐酸戊乙奎醚救治有效剂量小，抗胆碱作用强而全面，不良反应小；一般常与氯解磷定合用。具体用药方法详见表 6-4-2。足量标准为：口干，皮肤干燥，分泌物消失，稍有躁动，此时应逐渐减量至停用。

表 6-4-2 常用抗胆碱药用药方法

药物名称	轻度中毒	中度中毒	重度中毒
阿托品	负荷量 2 ~ 4 mg 皮下注射 维持量 1 mg 每 1 ~ 2 h 重复一次 阿托品化后 0.5 mg 皮下注射 每 4 ~ 6 h 重复一次	负荷量 5 ~ 10 mg 静脉注射 维持量 1 ~ 2 mg 每 0.5 h 静脉注射 阿托品化后 0.5 ~ 1 mg 皮下注射 每 4 ~ 6 h 重复一次	负荷量 10 ~ 20 mg 静脉注射 维持量 2 ~ 5 mg 10 ~ 30 min 静脉注射 阿托品化后 0.5 ~ 1 mg 皮下注射 每 2 ~ 6 h 重复一次
盐酸戊乙奎醚	负荷量 1 ~ 2 mg 肌内注射 重复量 1 mg 每次间隔 8 ~ 12 h	负荷量 2 ~ 4 mg 肌内注射 维持量 1 ~ 2 mg 每次间隔 8 ~ 12 h	负荷量 4 ~ 6 mg 肌内注射 维持量 2 ~ 3 mg 每次间隔 8 ~ 12 h

（三）血液灌流

近年采用血液灌流方法取得一定临床疗效，由于有机磷杀虫剂大多为脂溶性，多以药用炭为吸附剂清除率较高。血液灌流术应在中毒 24 h 之内进行，行血液灌流中，应注意解毒剂的用量调整和临床观察。

（四）监测与对症治疗

拓展知识

加强生命指标监测：①保持呼吸道通畅，予以鼻导管吸氧或呼吸机辅助通气。②注意循环功能的监测，对心律失常、心肌缺血或心搏骤停给予合适的处理。③上消化道出血应加用抑酸止血药物。④对于中毒较深且存在误吸时需注意防治肺部感染，常翻身拍背，预防褥疮。⑤如胃肠功能允许应尽早启动肠内营养，如胃肠功能障碍应评估能否联合肠外营养或单独给予肠外营养支持，同时需注意监测并保持血糖水平稳定。

■ 课后练习题

1. 急性有机磷杀虫药中毒的临床表现有哪些？

2. 简述急性有机磷杀虫药中毒的发病机制。
3. 有机磷杀虫药中毒的抢救原则是什么?

（黄　亮）

第二节　急性百草枯中毒

目 的 要 求

掌握:急性百草枯中毒的临床表现及诊断、治疗抢救方法。
熟悉:急性百草枯中毒的诊断分级。
了解:急性百草枯中毒的发病机制及进展。

【概述】

百草枯(paraquat)又名对草快,一扫光,其20%的溶液又称为克芜踪。化学名称为1,1'-二甲基-4,4'-联吡啶阳离子盐,是一种二氯化物。为无色结晶,不易挥发,易溶于水,微溶于低级醇类,不溶于烃类溶剂。遇碱可发生水解而在酸性条件下稳定,进入土壤中很快失活。由于本品在国内农业生产中的广泛使用,近年来急性百草枯中毒(acute paraquat poisoning)发生率较其他农药中毒有明显升高趋势,特别是目前尚无特效治疗手段,总病死率可达50%~75%。快速进展的渐进性呼吸困难为急性百草枯中毒最典型的临床特征,同时常在短时间内出现多脏器功能损伤或衰竭,急性呼吸衰竭与多器官衰竭是最常见的死亡原因。

【病因与发病机制】

拓展知识

【临床表现】

(一) 消化系统

经口中毒者有口腔烧灼感,恶心、呕吐、腹痛、腹泻,甚至呕血、便血等,体检可见口腔、食管黏膜糜烂溃疡;严重者可发生中毒性肝病,表现为肝区疼痛,黄疸、肝大等。

(二) 呼吸系统

急性肺损伤是最具特征性和最严重的表现,早期多有胸痛、发绀、呼吸困难及刺激性咳嗽,查体两肺可闻及呼吸音减低或干湿啰音;大量口服百草枯者24 h内可出现咯血、肺水肿的表现,少数患者可发生气胸、纵隔气肿等并发症,常在1~3天内因ARDS而死亡。中等程度以上中毒者通常于1周左右出现肺损害及顽固性低氧血症的表现,以后进展为肺纤维化,最终死于呼吸衰竭。

(三) 循环系统

重度中毒者可有中毒性心肌损害,心电图ST段和T波改变,或伴有心律失常,数小时内出现以血压下降为主要表现的循环衰竭,甚至心包出血等。

(四) 中枢神经系统

早期大多数患者维持正常的意识水平,可表现为头晕、头痛、肌肉痉挛、抽搐、幻觉、恐惧等;若出现低血压、严重酸中毒和缺氧等严重的毒性反应或同时摄入其他药物中毒可出现意识水平下降或昏迷。

(五) 泌尿系统

可见尿频、尿急、尿痛等膀胱刺激症状,重度中毒者可发生急性肾衰竭,多见于中毒后的2~3日,极重度中毒者甚至在中毒后数小时即可发生。一般表现为少尿或无尿,血肌酐呈逐渐上升趋势,数日达高峰,轻度中毒者血肌酐可正常或稍有升高。

（六）皮肤、黏膜改变

接触高浓度百草枯溶液可以引起皮肤烧灼感，1～3天后逐渐出现红斑、水疱、溃疡等；指甲接触者可见甲床白点，甚至横断、脱落；眼部接触者可引起眼结膜、角膜严重的炎性改变、溃疡，甚至继发虹膜炎等。

【急诊辅助检查】

1. X线胸片或肺CT 早期（3天～1周）主要为肺纹理增多，肺野呈毛玻璃样改变，严重者两肺广泛高密度影，形成“白肺”，同时出现肺实变，部分小囊肿、胸腔积液；中毒中期（1～2周）肺大片实变，肺泡结节，同时出现部分肺纤维化；中毒后期（2周后）呈局限或弥漫性网状纤维化。

2. 心电图 窦性心动过速或过缓、心律失常、QT间期延长，ST下移等改变。

3. 血液生化检查 可见血BUN、Cr升高、胆红素升高和肝功能异常等。

4. 血气分析 多见血氧分压下降。

5. 常规检测 ①血常规：白细胞升高、血红蛋白与红细胞下降、血小板减少。②尿常规：血尿和（或）蛋白尿。

6. 百草枯定性、定量检测 可以通过尿液或血浆进行百草枯定性、定量检测，有助于诊断、鉴别诊断及患者预后评估。

【诊断与分级】

1. 诊断 根据确切的百草枯接触史，渐进性呼吸困难、多脏器功能损伤或衰竭的表现，临床诊断多不困难；尿及血浆定性、定量百草枯检测有助于明确诊断及鉴别诊断。

2. 中毒程度的分级 尚无统一标准，目前根据摄入量及预后情况可将其分为3级。

（1）轻度中毒 百草枯摄入量<20 mg/kg，除胃肠道症状外其他症状不明显，肺功能可有暂时性减退，多数患者能够完全恢复。

（2）中度中毒 百草枯摄入量20～40 mg/kg，除化学性口腔炎和胃肠道症状外，伴有肝、肾等脏器损害的表现，数天至数周后出现肺纤维化，多数于2～3周内死于严重缺氧。

（3）重度中毒 百草枯摄入量>40 mg/kg，有严重的消化道症状，短期内出现肝、肾、呼吸、循环、中枢等脏器功能衰竭，数小时至数日内死亡。

【抢救与治疗措施】

（一）生命指标监测

目前尚无特效的拮抗百草枯的药物，而且大多中重度中毒均预后凶险。监测临床生命指标变化、动脉血气分析、氧合指标、肝肾等脏器功能和胸部CT等影像学变化，对尽早判定中毒的危重度和指导后续治疗都具有重要价值。

（二）阻止毒物继续吸收

①皮肤污染者立即脱去衣服，用肥皂水彻底清洗。②眼睛污染者立即用流动清水冲洗，时间不应少于15 min。③经口中毒者立即催吐，尽早彻底洗胃，可用清水或2%碳酸氢钠溶液；洗胃结束可口服或经洗胃管给予吸附剂，如15%漂白土或70%的膨润土溶液1 L（每100 g漂白土或膨润土水溶液可吸附百草枯6 g）；恶心呕吐明显可给予胃动力药物，亦可用药用炭作吸附剂。④可用硫酸镁、硫酸钠或甘露醇导泻，同时灌服漂白土者以大便排出漂白土为导泻成功。

（三）清除已吸收的毒物

血液净化对清除已经进入体内的百草枯毒物具有一定的作用，由于经口摄入百草枯后约2 h血药浓度即达峰值，毒物也已进入到肺及重要器官的血管组织，因此，在服药后2 h内行血液净化应是救治的最佳时机。一般联合应用血液灌流和血液透析，越早效果越好，每天1次，持续1周左右。也可采用血浆置换，每天或隔天1次，直至病情缓解。对降低百草枯中毒病死率有一定的作用。

（四）促进毒物排出

进入体内的百草枯主要经肾排泄，只要肾功能允许就可通过静脉推注呋塞米（速尿）、大量补液等方式加速毒物排泄。

（五）防治毒物损伤

①及早应用自由基清除剂，如维生素 C、维生素 E、A，还原型谷胱甘肽，N- 乙酰半胱氨酸、SOD 等。②早期应用糖皮质激素和免疫抑制剂，可选用甲泼尼龙、地塞米松（氟美松）、硫唑嘌呤、环磷酰胺等。③一般不主张氧疗，以免加重肺损伤，除非 $PaO_2 < 5.3$ kPa（40 mmHg）或发生 ARDS 时可吸入 > 21% 氧气或机械通气治疗。

（六）其他

保护食管胃黏膜、防治感染、镇痛、抗焦虑等对症支持治疗。

■ 课后练习题

1. 急性百草枯中毒有哪些临床表现？
2. 急性百草枯中毒的抢救治疗方法是什么？
3. 急性百草枯中毒的主要发病机制是什么？

（黄　亮）

第三节　临床常见的非有机磷杀虫剂中毒

目的要求

掌握：氨基甲酸酯类、拟除虫菊酯类、甲脒类、沙蚕毒素类农药及阿维菌素中毒的临床表现、诊断原则及急救措施。

熟悉：氨基甲酸酯类、拟除虫菊酯类、甲脒类、沙蚕毒素类农药中毒的相关鉴别诊断。

了解：氨基甲酸酯类、拟除虫菊酯类、甲脒类、沙蚕毒素类农药中毒的发病机制及其进展。

【概述】

除有机磷农药外，其他类型农业常用杀虫药物过量接触，有毒化学物质进入人体后，达到中毒量可产生全身性损害。较常见种类主要包括：①氨基甲酸酯类农药（carbamate insecticides）：国内常用品种有呋喃丹、西维因、速灭威、涕灭威、叶蝉散、仲丁威、害扑威等，其中除少数品种如呋喃丹、涕灭威等毒性较高外，大多数属中低毒性。②拟除虫菊酯类农药（pyrethroids pesticides）：可分为两类：Ⅰ型（不含 α- 氰基），如苄呋菊酯、氯菊酯、烯丙菊酯等，属低毒；Ⅱ型（含 α- 氰基），如溴氰菊酯（敌杀死）、氰戊菊酯、氯氰菊酯等，毒性中等。③甲脒类（formamidine）农药：包括杀虫脒（因具致癌作用，故已停产）、单甲脒和双甲脒等。④沙蚕毒素类（nereistoxine）农药：常见品种有巴丹、杀虫双、杀虫环和杀虫磺等，大多为中等毒性。⑤阿维菌素（avermectin）：又名齐螨素、爱福丁、害极灭、农家乐等，是一种全新的抗生素类生物杀螨虫剂，由于具有优良的驱虫活性及广谱的抗寄生虫作用而被广泛应用，其化学结构为十六元大环内酯化合物，属高效低毒杀虫剂。

【病因与诱因】

1. 生产性中毒　生产过程中，因劳动保护措施不严密，导致附近人群密切接触有毒原料、中间产物或成品所致中毒。通常为经皮肤或呼吸道进入人体引起中毒。

2. 使用性中毒　喷洒农药时，由于使用方法或防护措施不当，致使药液污染皮肤或通过呼吸道吸入体内，引起全身中毒。

3. 生活性中毒　常为经消化道中毒，主要由于误服或自服杀虫药，饮用被杀虫药污染的水源或食入污染的食品所致。

【发病机制】

拓展知识

【临床表现】

（一）氨基甲酸酯类中毒

急性中毒临床特征与有机磷农药中毒类似，但毒性发作快，潜伏期短，多在 0.5 ~ 6 h 内发病，快者 30 min 内即可出现症状。亦可有 M 样、N 样受体症状和中枢神经系统症状，但均较相同程度有机磷农药中毒轻，开始出现胸闷、乏力、头晕、恶心、呕吐、腹痛、多汗、流涎、瞳孔缩小等，进一步加剧则有胸闷加剧，肌束震颤、呼吸困难、呼吸道分泌物多、意识障碍等，严重者也可见肺水肿、脑水肿、呼吸衰竭、昏迷症状。经治疗后恢复较快，一般 24 h 可基本恢复，预后良好。中毒程度分级可参照有机磷中毒的标准划分。

（二）拟除虫菊酯类中毒

潜伏期长短不一，经皮肤吸收者 1 ~ 24 h，平均 4 ~ 6 h，经口中毒多在 10 min 至 1 h 发病。常见症状有：局部刺激症状，如局部皮肤潮红、麻木、烧灼感，眼结膜充血、畏光、流泪，呼吸道刺激引发喷嚏、流涕、咳嗽、咽部充血等；消化道刺激可出现腹痛、恶心呕吐、胃黏膜糜烂等；全身中毒症状，轻者可有头晕、乏力、恶心呕吐、流涎、心悸、视力模糊、精神萎靡、胸闷、肌束震颤等；重症者常有呼吸困难、心律失常、血压下降、肌痉挛、阵发性强直性抽搐、角弓反张、肺水肿、昏迷等。非含氰类菊酯中毒症状一般较轻，含氰类则症状偏重。

（三）甲脒类中毒

潜伏期短，一般在 0.5 ~ 6 h 内发病，中毒后可出现全身多脏器功能受累表现，其中以嗜睡、发绀、出血性膀胱炎三大综合征为主要特点，心力衰竭、呼吸衰竭、脑水肿是常见致死原因。轻度中毒：表现为嗜睡，高铁血红蛋白浓度 < 30%；中度中毒：表现为嗜睡、发绀，并出现多器官功能受累表现，高铁血红蛋白浓度 30% ~ 60%；重度中毒：昏迷，有呼吸、循环、肾衰竭，高铁血红蛋白浓度 > 60%。

（四）沙蚕毒素类中毒

因毒性低，少见经皮肤中毒者，经口中毒潜伏期短，约 0.5 ~ 1 h。主要表现有头晕、眼花、心悸、乏力、出汗、流涎、恶心呕吐、腹痛、面色苍白、肌束颤动等症状，严重者可有瞳孔缩小、肺水肿、抽搐、昏迷。死亡原因主要为呼吸肌麻痹所致呼吸衰竭或心肌损害所致严重心律失常，但病死率极低，如能安全渡过急性期（24 h），一般多可恢复。

（五）阿维菌素中毒

临床阿维菌素中毒多见于经口中毒。因中毒的严重程度与服毒剂量相关，故临床表现轻重不一，轻者可无明显症状，或短暂出现恶心呕吐、腹部不适、共济失调、肌肉震颤、肌肉疼痛、腱反射减弱及局部刺激症状；重者可出现中枢神经系统抑制症状，如嗜睡、意识障碍、瞳孔散大、昏迷，呼吸中枢抑制致中枢性呼吸衰竭，循环抑制可致低血压、心律失常、心室颤动等，少数可致肝肾功能损害及水电解质失衡。阿维菌素致死病例主要死亡原因系严重的呼吸、循环衰竭。

【急诊辅助检查】

1. 毒物检测　可从中毒患者呕吐物、洗胃液、血、尿、粪便检查毒物及其代谢产物或从可疑进食物质检查毒物。

2. 全血胆碱酯酶活性检测　氨基甲酸酯类农药中毒可致全血胆碱酯酶活性降低，但短时间内可自动恢复活性。沙蚕毒素有轻微抗胆碱酯酶活性，全血胆碱酯酶可有下降，但一般在正常值的 50% 以上。其余三类农药中毒对胆碱酯酶活性无影响。

3. 肝肾功能、心肌酶谱检查　甲脒类农药因能干扰细胞能量代谢，易致肝肾功能及心肌损害，其余类农药对脏器功能影响较小。

另外,甲脒类农药中毒患者一般有高铁血红蛋白阳性、红细胞中可见海因(Heinz)小体、血尿。

【诊断与鉴别诊断】

(一)诊断

可依据以下四方面进行诊断:①病史:患者有农药接触史或口服史,尽量查明农药种类及成分。②临床特征:根据患者症状、体征,结合各类农药中毒特征,判断患者存在农药中毒及中毒类型。③辅助检查:多数辅助检查无特异性。氨基甲酸酯类及沙蚕毒素类可有胆碱酯酶活性降低;甲脒类农药中毒患者一般有血尿、高铁血红蛋白阳性、红细胞中可见海因(Heinz)小体。④毒物检测:接触物、呕吐物、洗胃液、血、尿、粪便等毒物及代谢物检测有助于确诊。

(二)鉴别诊断

氨基甲酸酯类与有机磷中毒症状相似,应注意鉴别,氨基甲酸酯类农药中毒呕吐物及洗胃液无蒜臭味,潜伏期短,症状相对较轻,持续时间短,胆碱酯酶活性恢复快,毒物鉴定可资鉴别。拟除虫菊酯类农药中毒因有消化道及神经系统症状,需注意与中暑、食物中毒、脑血管意外、癫痫等疾病鉴别;因其气味与有机磷相似,须注意与有机磷中毒鉴别,除接触史外,该类农药中毒胆碱酯酶活性正常,不能耐受大剂量阿托品,预后较好,毒物鉴定可资鉴别。甲脒类农药中毒应注意与亚硝酸盐、敌稗、除草醚等中毒所致化学性青紫鉴别。沙蚕毒素类中毒应注意与氨基甲酸酯及有机磷农药中毒鉴别。严重阿维菌素中毒者应与中枢神经系统疾病鉴别;阿维菌素中毒时瞳孔放大,胆碱酯酶活性不受影响,借此可与有机磷中毒鉴别。

【急救措施】

(一)脱离毒物接触,清除毒物

立即脱离中毒现场,脱去污染衣物,用肥皂水或清水清洗皮肤和毛发,局部一般不用化学拮抗剂。早期清除毒物,行催吐、洗胃、导泻、利尿、血液净化等方法。尽早用清水或2%碳酸氢钠彻底洗胃(杀虫双应选用0.02%高锰酸钾溶液洗胃,因高锰酸钾能迅速分解杀虫双),洗胃后注入药用炭悬浮液,然后用50%硫酸钠40～60 mL导泻,忌用油类泻剂。重症中毒可采用血液净化清除毒物。

(二)解毒药物治疗

1. 氨基甲酸酯类农药中毒　特效解毒药物为阿托品,不同程度和不同途径中毒阿托品用法用量可参考表6-4-3。

表6-4-3　氨基甲酸酯类农药中毒阿托品用法和剂量参考表

中毒程度	经皮肤中毒		经口中毒	
	单次用量(mg)	重复用药间隔时间(min)	单次用量(mg)	重复用药间隔时间(min)
轻度中毒	0.5～1.0	60	1～2	30
中度中毒	1～2	30～60	2～3	15～30
重度中毒	2～3	15～30	3～5	10～15

一般轻中度中毒可肌注给药,严重中毒应该静脉给药,轻中度中毒不需阿托品化,经口严重中毒病例,可考虑阿托品化,但病情好转后应减量维持,防止阿托品过量中毒。阿托品维持用药方法:轻中度中毒用阿托品0.5～1.0 mg,每4～6 h一次;严重中毒用阿托品1～2 mg,每2～4 h一次;维持时间;绝大部分为24 h,经口严重中毒也不超过48 h。

本类农药中毒禁用肟类复能剂,如与有机磷农药混合中毒,可先用阿托品,在中毒一段时间后(24 h后)可酌情适量使用复能剂。如有抽搐者应用地西泮治疗,不宜选用巴比妥类药物,因后者会促进毒物氧化。

2. 拟除虫菊酯类农药中毒　无特效解毒药物。小剂量阿托品使用可用于控制流涎、出汗、防治肺水肿,一般用0.5～1 mg肌内注射,切忌阿托品化。中药葛根素和丹参对实验动物有保护和治疗作用,已试用于临床，葛根素静脉滴注 5 mg/kg，2 ~ 4 h 重复一次，24 h 总量不能大于 20 mg/kg，症状改善后每日 1 ~ 2 次，直至症状消失。控制抽搐常用地西泮或巴比妥类药物，抽搐未发生前可预防性试用，抽搐控制后可维持用药，防止再抽搐，剂量根据病情而定，可用地西泮 10 ~ 20 mg 或异戊巴比妥钠（阿米妥）0.1 ~ 0.3 g 静脉注射，也可用苯妥英钠 0.1 ~ 0.2 g 肌内注射或静脉注射。中枢性肌松药唛酚生、美索巴莫、贝克洛芬等在动物实验中有一定抗毒性，但缺乏人体试验依据。

3. 甲脒类农药中毒　合理使用亚甲蓝以解除高铁血红蛋白血症，每次按 1 ~ 2 mg/kg 量给药，如成人首剂可用 50% 葡萄糖溶液 40 mL 溶解 1% 亚甲蓝 5 ~ 10 mL，静脉缓慢推注（10 ~ 15 min），可重复用药，24 h 用量不超过 600 mg；大剂量维生素 C、硫代硫酸钠对高铁血红蛋白亦有还原作用，但作用不如亚甲蓝可靠；维生素 B_{12}、辅酶 A 及高渗葡萄糖溶液，可增强亚甲蓝还原作用。出血性膀胱炎可用酚磺乙胺、安络血等止血药，碱化尿液，输液、利尿治疗，选用对肾无损害的抗生素防止尿路感染。意识障碍可脱水降颅压、改善脑代谢等治疗。

4. 沙蚕毒素类农药中毒　①阿托品可拮抗 M 胆碱能受体兴奋作用，一般小剂量用药，无需阿托品化。轻中度中毒可用 0.5 ~ 1.0 mg 肌内注射或静脉注射，1 ~ 4 h 一次，重度中毒可用 2 ~ 3 mg 每 0.5 ~ 1 h 一次，好转后减量维持，一般不超过 3 天。对烦躁不安者，可改用东莨菪碱。②巯基类络合剂可恢复被阻遏的神经肌肉接头的冲动传递。可选用二巯基丙磺酸钠肌内注射，每次 0.25 g，每 6 h 一次，用 1 天；重症者首剂可静脉注射，后改为肌内注射，第 2 日如病情需要，可继续肌内注射 2 ~ 3 次，间隔时间可延长至 8 ~ 12 h。也可选用 L– 半胱氨酸或二巯丁二酸钠等药物。禁用肟类复能剂，防止加重胆碱酯酶抑制。

5. 阿维菌素中毒　无特效解毒药物。纳洛酮具有解除中枢抑制、保护心肌细胞、稳定溶酶体膜、抑制血小板聚集等作用，针对阿维菌素中毒导致的意识障碍、呼吸抑制及心肌损害有治疗作用；严重意识障碍者可脱水降颅压，改善脑代谢治疗；注意呼吸支持，必要时呼吸机辅助通气，抗生素防治肺部感染。阿维菌素为神经 – 肌肉接头抑制剂，应避免使用氨基糖苷类抗生素、林可霉素、万古霉素、琥珀酰胆碱、硫酸镁等影响神经肌肉接头的药物，以免加重呼吸肌麻痹；避免使用增强 GABA 活性的药物，如巴比妥类、丙戊酸钠、苯二氮䓬类等。

（三）综合治疗

①呼吸抑制或呼吸道分泌物过多者，应注意排痰、保持呼吸道通畅，吸氧，必要时呼吸机辅助通气。②维持循环功能，防止休克，纠正心律失常。③意识障碍者，应注意防止脑水肿，行利尿、脱水或激素治疗。④补液、补充维生素，维持水电解质及酸碱平衡，加强营养支持。⑤保护各脏器功能治疗。⑥重症患者，可考虑行血液净化治疗。⑦防治感染，加强护理。

■ 课后练习题

1. 拟除虫菊酯类中毒的主要表现有哪些？
2. 阿维菌素中毒的主要表现有哪些？
3. 甲脒类农药中毒的急救措施有哪些？

（黄　亮）

习题与答案　　教学 PPT

第五章 急性灭鼠剂中毒

目的要求

掌握:灭鼠剂中毒的临床表现、诊断及鉴别诊断。
熟悉:灭鼠剂中毒的急救措施。
了解:灭鼠剂的分类。

急性灭鼠剂中毒(acute rodenticide intoxication)多是由于自服或误服灭鼠剂引起的一类急性中毒。速效制剂毒性强,起效快,多于食入后短时间出现中毒表现,是引起人畜急性中毒的主要类型。其中,毒鼠强曾经由于滥用而致中毒的事件十分常见,目前仍时有发生,中毒后病死率较高。缓效制剂导致的中毒起效缓慢,症状出现前多有一段潜伏时间,易误诊为内科其他疾病。

【灭鼠剂分类】

(一)按灭鼠剂起效缓急分类

1. 速效灭鼠药　鼠食后 24 h 内死亡,包括磷化锌、毒鼠强(tetramine)、氟乙酰胺(fluoroacetamide)、氟乙酸钠、安妥、普罗米特、氯化苦、灭鼠宁、氰化物和亚砷酸。

2. 缓效灭鼠药　鼠食后数天内死亡,包括凝血类敌鼠钠盐(diphacinone-Na)和灭鼠灵等。

(二)按毒鼠剂的毒理作用分类

1. 抗凝血类灭鼠剂　①第一代抗凝血高毒灭鼠剂:灭鼠灵即华法林(warfarin),也称为克灭鼠、敌鼠钠盐、氯敌鼠。②第二代抗凝血剧毒灭鼠剂:溴鼠隆和溴敌隆。

2. 兴奋中枢神经系统类灭鼠剂　毒鼠强、氟乙酰胺和氟乙酸钠。

3. 其他类灭鼠剂　有增加毛细血管通透性的灭鼠剂安妥;抑制细胞色素氧化酶的灭鼠剂氰化物;OPI,如毒鼠磷;抑制烟酰胺代谢的灭鼠剂杀鼠优;维生素 B_6 的拮抗剂鼠立死。

【中毒机制】

1. 毒鼠强(四亚甲基二枫四胺)　可拮抗 γ- 氨基丁酸(GABA)受体,使 GABA 失去对中枢神经系统的抑制作用,导致中枢神经系统过度兴奋而引起惊厥。

2. 溴鼠隆(大隆)　化学结构与维生素 K 相似,可干扰肝对维生素 K 的利用,抑制凝血因子及凝血酶原合成,同时其代谢产物苄叉丙酮能损伤毛细血管,使毛细血管通透性增加,导致严重出血。

3. 氟乙酰胺(敌牙胺)　进入体内后生成氟柠檬酸。氟柠檬酸能抑制乌头酸酶,使柠檬酸向异柠檬酸转化,导致正常代谢途径中断,三羧酸循环受阻,三磷酸腺苷合成障碍。氟柠檬酸还可直接兴奋中枢神经系统,导致抽搐发作。

4. 磷化锌　口服在胃酸作用下分解产生磷化氢和氯化锌。磷化氢可抑制细胞色素氧化酶,阻断电子传递,抑制氧化磷酸化,造成组织缺氧,导致意识障碍并诱发惊厥。氯化锌对胃黏膜有强烈刺激和腐蚀作用,可引起胃黏膜溃疡、出血。

【临床表现】

(一) 消化系统表现

恶心、呕吐、腹痛、腹泻为灭鼠药中毒常见的早期症状，特别是氟乙酰胺、安妥等灭鼠剂由于对胃肠道具有刺激性作用，口服急性中毒者多伴有上腹部灼痛，临床上易被误诊为急腹症。

(二) 呼吸系统表现

氯化苦急性中毒后可有明显的呼吸道局部刺激症状，表现为明显的咳嗽、胸痛、气短、发绀，以及急性呼吸困难，严重者可发生急性肺水肿、急性呼吸衰竭，甚至窒息死亡。

(三) 心血管系统表现

可发生心动过速、节律不齐、心室颤动等心律失常，也可表现为低血压甚至休克，严重者死于急性心力衰竭。多见于氟乙酰胺、毒鼠强中毒。

(四) 神经系统表现

头痛、烦躁不安、痉挛、抽搐，或表现感觉异常、全身肌肉松弛、瞳孔散大；氟乙酰胺、氟乙酸钠和含有机磷类灭鼠剂中毒时常有瞳孔缩小；严重者出现持续性角弓反张、强直性惊厥、意识完全丧失、昏迷，大小便失禁；特别是毒鼠强（tetramine，又名没鼠命、三步倒、气死猫，属剧毒类杀鼠剂，易造成二次中毒）。一般抽搐症状需3～10日后方能缓解，部分患者间隔一段时间可以再次发作，临床主要死亡原因为剧烈抽搐致呼吸衰竭，也可死于心力衰竭和缺氧致脑水肿。

(五) 血液系统表现

全身皮肤淤血形成紫癜、重要脏器可发生广泛出血，临床表现为大咯血、呕血、血便、血尿，部分伴有发热、关节痛易与血友病混淆。常见于溴鼠隆中毒。

【诊断与鉴别诊断】

(一) 诊断依据

1. 有明确的灭鼠剂接触史。

2. 临床上有突然发生的与急性灭鼠剂相关的各种临床症状和体征。

3. 有条件的单位可对留取的剩余毒物或可能含毒的标本（如呕吐物、胃内容物、尿、便、血标本等）进行毒物分析，以明确灭鼠剂或其代谢产物的存在。

(二) 鉴别诊断

当毒物接触史明确时诊断多不困难，但杀鼠剂种类较多作用机制不同，因此临床救治需要根据不同毒物进行处理，急性中毒患者就诊大多诉及“鼠药中毒”，但具体药物名称时常讲不清。临床仔细问诊，认真查体，结合发病的症状与特点可做大致判断；当毒物接触史不明确时，还需进一步除外癫痫、中暑、脑炎等中枢神经系统病变；如若能查找到药瓶或药袋则会有助于鉴别诊断，若从患者血、尿、呕吐物或胃液检测出被怀疑的具体鼠药则可明确诊断。

在临床上混合杀鼠剂中毒也并不少见，诊断与鉴别诊断过程中应加以注意。

【急救措施】

(一) 清除毒物

1. 口服中毒者常规催吐、洗胃、导泻。

2. 灭鼠剂种类不明时宜用温清水彻底洗胃。

3. 磷化锌、氟乙酰胺、氰类、安妥、普罗米特等可用1∶2 000高锰酸钾溶液洗胃，直至洗出液清澈透明，无特殊毒物味为止。

4. 磷化锌急性中毒者禁止吐石或阿扑吗啡催吐；禁用硫酸镁导泻（与胃内磷化锌反应生成卤盐，加重毒性），禁用油类泻剂，也不宜使用蛋清、牛奶、动植物油导泻，以避免促进磷的吸收。

5. 氟乙酰胺、敌鼠钠急性中毒者忌用碳酸氢钠溶液，前者可应用0.5%～2%氯化钙溶液洗胃，或口服蛋清液、牛奶保护胃肠道黏膜。

(二) 解毒剂的应用

1. 解氟灵(乙酰胺) 具有干扰氟乙酸的作用,故可减轻含氟灭鼠剂的中毒症状。

使用方法:每次 2.5 ~ 5.0 g,肌内注射,每日 2 ~ 4 次,维持 5 ~ 7 天。剂量过大时可出现血尿,易减量并加用肾上腺皮质激素。

2. 乙二醇乙酸酯(甘油乙酸酯、醋精) 进入机体后能分解生成乙酸,具有对抗氟乙酸的作用,故能拮抗含氟灭鼠剂的毒性。

使用方法:成人用量 6 ~ 30 mg/ 次,肌内注射,必要时 1 h 后可重复。

3. 维生素 K 敌鼠钠和杀鼠灵急性中毒者可使用维生素 K_1 拮抗其毒性。

使用方法:维生素 K_1 10 ~ 30 mg 加入 5% ~ 10% 葡萄糖液中静脉滴注,每日 1 ~ 3 次;亦可首先应用维生素 K_1 50 mg 静脉注射,然后改为 10 ~ 20 mg,肌内注射,每日 1 ~ 4 次;严重出血者,每日总量可用至 300 mg。维生素 K_3、K_4 对此类中毒出血无效。大剂量维生素 C 可减少血管的通透性而促进止血。出血严重者可输入新鲜全血。

4. 亚硝酸异戊酯与硫代硫酸钠 氰类灭鼠剂急性中毒时,立即给予亚硝酸异戊酯吸入,每 3 ~ 5 min 一次;同时应用 3% 亚硝酸 10 ~ 15 mL 缓慢静脉注射,然后,随即在同一部位从同一针头注入 25% ~ 50% 硫代硫酸钠 25 ~ 50 mL,必要时 40 ~ 60 min 后再给予半量。恢复期可用大剂量维生素 C 加 10% 葡萄糖注射液静脉滴注,或静脉滴注 1% 亚甲蓝(其中含 1.8% 硫代硫酸钠)50 mL,以促进高铁血红蛋白还原为亚铁血红蛋白。

5. 氯化苦 急性氯化苦中毒时可静脉注射 25% ~ 50% 葡萄糖溶液 20 ~ 40 mL 加入维生素 C 0.5 ~ 1.0 g 或 10% 氯化钙 10 mL,也可两者交替使用。

6. 二巯基丙酮酸钠与维生素 B 对急性毒鼠强中毒无特效解药,二巯基丙酮酸钠和大剂量维生素 B_6 可能有效。

(三) 生命支持和透析治疗

急性灭鼠剂中毒救治原则为尽快清除毒物,迅速控制抽搐;同时对症支持治疗是救治中的一个重要环节见要点框 6-5-1。血液净化清除毒物采用药用炭为吸附材料的血液灌流疗效确切,即使超过 48 h 仍然有效,一般应实施 2 ~ 3 次;血液透析和血浆置换也可应用。

1. 急性呼吸困难、发绀者应保持呼吸道通畅、给予氧疗、应用支气管平滑肌解痉剂,严重者可选用纳洛酮、尼可刹米等呼吸中枢兴奋剂。必要时及时建立人工气道予以机械通气治疗。
2. 有机磷灭鼠药中毒者不宜应用氨茶碱和吗啡等药物。
3. 氯化苦急性中毒救治过程中禁用人工呼吸及吗啡,忌用含酒精饮料。
4. 有急性肺水肿及心脏功能障碍者应及早选用非洋地黄类强心剂。
5. 有频发室性早搏或室颤时可给予利多卡因或普鲁卡因胺,同时给予心肌保护剂;有心肌损害时禁用钙剂。
6. 低血压或休克者应积极输液、应用血管活性药物,以保证全身重要脏器的供血。
7. 纠正水、电解质紊乱及酸碱平衡失调,严格掌握输液量及速度,防止诱发或加重肺水肿。
8. 有抽搐、惊厥、腹痛时酌情对症处置。
9. 预防感染及注意全身营养、热量、微量元素的补充,防治并发症。
10. 若患者中毒药物的剂量较大、症状严重或昏迷,可选用血液透析、腹膜透析等透析治疗。

要点框 6-5-1 急性灭鼠剂中毒支持治疗与注意事项

■ 课后练习题

1. 灭鼠剂中毒的常见临床表现有哪些?
2. 灭鼠剂中毒的诊断标准是什么?

(初贵富)

习题与答案　　教学 PPT

第六章
急性一氧化碳中毒

目的要求

掌握:急性一氧化碳中毒的临床表现及诊断。
熟悉:急性一氧化碳中毒的急救措施。
了解:急性一氧化碳中毒的常见并发症。

急性一氧化碳中毒(acute carbon monoxide poisoning)是机体在短时间内吸入较高浓度的一氧化碳(CO)导致组织缺氧、意识障碍,甚至死亡的一类有害气体中毒。急性CO中毒在南北方均有发病,特别是北方冬季更为常见。

【病因】

CO是最常见的窒息性气体,在生产和生活中,含炭气体燃烧不完全时,都可产生CO,导致CO中毒的原因有以下两大类。

(一)工业生产性中毒

某些职业在生产过程中接触CO,如炼铁、炼焦、煤矿瓦斯爆炸、内燃机排出的废气等均可产生CO;在合成氨、甲醇及丙酮的生产过程中需用CO做原料。如防护不周或通风不良时,可发生CO中毒。

(二)生活性中毒

家庭用煤炉排烟不畅是CO中毒最常见的原因,此外,煤气管道泄漏,在通风不良的浴室内用燃气加热淋浴也可导致CO中毒。

【发病机制】

拓展知识

【临床表现】

(一)急性中毒

急性CO中毒的症状与血液中COHb%有密切的关系,而COHb%又与空气中CO浓度及吸入时间紧密相关,同时也与患者中毒前的健康情况有关。根据中毒程度可分为3级。

1. 轻度中毒　血液中COHb浓度在10%~20%。患者表现为头痛、头晕、恶心、呕吐、心悸、四肢乏力。原有冠心病患者可出现心绞痛。如能及时脱离中毒现场,呼吸新鲜空气症状可迅速消失。

2. 中度中毒　血液中COHb浓度在20%~40%,患者出现胸闷、气短、呼吸困难、视物不清、意识模糊或浅昏迷,面色潮红,口唇呈樱桃红色。若能及时脱离中毒环境,经治疗可恢复正常,一般无并发症发生。

3. 重度中毒　血中COHb浓度在40%~60%。患者呈深昏迷状态,各种反射消失。部分患者表现为去大脑皮质综合征状态。体温升高、呼吸频数,严重时呼吸衰竭,脉搏快而弱,血压下降。如空气中CO浓度很高,患者可在几次深呼吸后突然发生昏迷、惊厥、呼吸困难及呼吸麻痹,称“闪电样中毒”。见要点框6-6-1。

（二）急性 CO 中毒迟发脑病

部分急性 CO 中毒患者抢救苏醒后，经过 2～60 天的假愈期，可出现以下迟发性脑病症状：

1. 精神意识障碍　呈现痴呆状态、谵妄状态或去大脑皮质状态。

2. 锥体外系神经障碍　出现震颤麻痹综合征。

3. 锥体系神经损害　如偏瘫、病理反射阳性或大小便失禁等。

4. 大脑皮质局灶性功能障碍　如失语、失明等，或出现继发性癫痫。

5. 周围性神经炎　表现为皮肤感觉障碍，有时发生球后神经炎或其他脑神经麻痹。

> 1. 吸入性肺炎和肺水肿。
> 2. 心肌损伤，可出现心律失常，偶尔发生心肌梗死。
> 3. 皮肤水疱，多见于昏迷时肢体受压迫部位。
> 4. 急性肾衰竭，坏死肌肉释放的肌球蛋白可引起急性肾小管坏死。
> 5. 脑局灶损害，出现锥体系或锥体外系损害体征。
> 6. 上消化道出血。

要点框 6-6-1　重度中毒常见并发症

【诊断与鉴别诊断】

（一）诊断

1. 根据 CO 接触史　职业性 CO 中毒多为意外事故，接触史比较明确。疑似生活性中毒者，应询问发病时环境情况，如炉火烟窗有无通风不良或外漏现象及同室人有无同样症状等。

2. 急性发生的中枢神经损害的症状与体征，皮肤黏膜呈樱桃红色仅见于 20% 的患者。

3. 血中 COHb 测定有确定诊断价值，停止接触 CO 超过 8 h 以上降至正常。

（二）鉴别诊断

急性一氧化碳中毒引起的昏迷主要应与脑血管意外、脑震荡、脑膜脑炎、糖尿病酮症酸中毒以及其他中毒引起的昏迷相鉴别。既往史、体检、实验室检查有助于鉴别诊断。采血标本要求在脱离中毒现场 8 h 以内尽早抽取静脉血，因为脱离现场数小时后 COHb 即将消失。

【急救措施】

（一）治疗原则

迅速将患者脱离中毒现场，积极纠正缺氧，防治脑水肿，促进脑细胞恢复，对症治疗。

（二）具体措施

1. 终止 CO 吸入　迅速将患者移到空气新鲜处，终止 CO 继续吸入。卧床休息，保持呼吸道通畅。

2. 纠正缺氧　吸入氧气可促使 COHb 解离，纠正机体缺氧。在 3 个大气压下吸入纯氧，血液中物理解离氧从 0.3 mL 提高至 6.6 mL。此时解离氧可满足组织需要，且在高压氧下，肺泡氧分压相应增高，可加速 COHb 解离，促进 CO 清除，其清除率比在常压下吸氧快 2 倍。故在高压氧下既可迅速纠正组织缺氧，又可加速 CO 的清除。高压氧治疗 CO 中毒可缩短病程，降低病死率；且可减少迟发性脑病的发生。因此对中、重度 CO 中毒，如有条件应尽早采取高压氧治疗。对危重患者可考虑换血疗法。

3. 防治脑水肿　严重中毒后 2～4 h 即可发生脑水肿，24～48 h 达高峰。脱水疗法非常重要。目前常采取以下方法：① 1.20% 甘露醇 250 ml 快速静脉滴注，6～8 h 一次。②呋塞米（速尿）20～40 mg，稀释后静脉注射。③地塞米松 10～30 mg 或氢化可的松 200～300 mg，静脉滴注，可与甘露醇合用。④对昏迷时间长，伴有高热的患者给予头部物理降温或冬眠药物。⑤对于频繁抽搐者，可选用地西泮 10～20 mg 静脉注射，也可用水合氯醛灌肠。

4. 促进脑细胞恢复　可选用 ATP、辅酶 A、细胞色素 C、大剂量维生素 C、甲氯芬酯、胞磷胆碱等。

5. 对症治疗　昏迷期间加强护理，保持呼吸道通畅，必要时进行气管切开，防治肺部感染、褥疮等并发症发生。

【预后】

轻度中毒可完全恢复，昏迷时间过长者多提示预后严重，但也有部分患者恢复。出现脑 CT 异常及迟发性脑病者恢复较慢，少数可留有持久性症状。

课后练习题

1. 急性一氧化碳中毒的常见临床表现有哪些？
2. 急性一氧化碳中毒的急救治疗措施有哪些？

（初贵富）

习题与答案　　教学 PPT

第七章
急性强酸强碱中毒

目的要求

掌握：常见强酸、强碱中毒的急救措施。
熟悉：强酸、强碱中毒的机制及临床表现。
了解：强酸、强碱中毒的支持治疗措施。

急性强酸强碱中毒属于化学烧伤范畴，此类化学物质对机体造成的伤害分为两种，一是接触后直接损伤；二是继续损伤，导致局部或全身中毒加重。中毒程度取决于毒物的化学性质、剂量、浓度、接触面积、接触时间及处理是否及时有效等。

第一节　急性强酸中毒

强酸类物质主要有硫酸、硝酸、盐酸、醋酸、草酸等，具有强烈的刺激性及腐蚀性，对皮肤、黏膜等机体组织破坏性极大。中毒途径包括：口服、体表接触及呼吸道吸入。小儿中毒大多由于误服所致，近年来不时报道有用强酸毁容的事件发生。

【病理生理】

绝大部分强酸类物质可以使接触的组织蛋白发生凝固变性，继而坏死，可导致组织脱水，形成皮革样痂皮。形成痂皮后可阻止毒物进一步向深部组织腐蚀。局部组织发生炎细胞浸润，器官充血水肿，组织坏死时可造成严重后果，如空腔脏器穿孔、眼球失明。远期可发生肢体瘢痕挛缩、呼吸道及消化道狭窄等。

强酸进入机体后可分布于全身各个组织，引起多脏器功能损害，甚至发生多器官功能衰竭。可使肝细胞水肿，气球样变性，脂肪变性甚至坏死；肾小球表皮细胞坏死，滤过及重吸收功能受损；肺泡壁通透性增加，表面活性物质破坏减少；心肌细胞肿胀，肌纤维溶解等。

【临床表现】

(一) 皮肤灼伤

皮肤灼伤见于接触性中毒，皮肤接触强酸后即发生灼伤、腐蚀、坏死和溃疡形成，其程度因接触的时间、面积和强酸液的数量而不同。接触部位剧烈疼痛，轻者红肿，部分患者出现水疱。因强酸与皮肤接触后引起细胞脱水，蛋白凝固，故灼伤后局部呈凝固性坏死，与正常皮肤界限清楚，形成溃疡或结痂。不同种类的强酸与皮肤发生反应后形成不同的蛋白复合物，所形成的痂的颜色也各不相同。硫酸形成的结痂为黑色、硝酸为黄色、盐酸为棕色，氢氟酸为灰白色。以后瘢痕形成，甚至导致颜面、躯干或肢体的畸形和功能障碍。大面积接触强酸时可出现全身中毒症状。

(二) 呼吸道灼伤

呼吸道灼伤见于吸入中毒，吸入强酸类烟雾后主要表现为呼吸道刺激症状，剧烈咳嗽、胸痛、流泪、心悸等。由于强酸对肺泡的损伤，其通透性增加，渗出增多加之血液和淋巴回流障碍，极易发生急性肺水肿，表现为呼吸困难、发绀、端坐呼吸、咳粉红色泡沫痰、双肺可闻及湿性啰音。严重时引起急性呼吸窘迫综合征危及生命。发生喉头急性水肿时，患者可因窒息很快死亡。

（三）消化道灼伤

消化道灼伤见于口服中毒，口服强酸后，口腔、咽部、食管等消化道黏膜糜烂、溃疡和水疱，形成痂皮。同时伴有剧烈的烧灼样疼痛。并有恶心、呕吐、腹泻等症状。呕吐物呈咖啡色，有酸味，含有脱落的消化道黏膜碎片。严重时可发生胃穿孔，表现为全腹膜炎体征，腹部有压痛、反跳痛及肌紧张，肠鸣音减弱或消失。经治疗痊愈后的患者，可能因为瘢痕组织挛缩发生食管狭窄，幽门梗阻等远期并发症。草酸口服后引起低血钙，可致手足抽搐。

（四）眼球灼伤

强酸进入眼睛后可引起结膜炎、角膜溃疡，甚至眼球穿孔，严重者完全失明。治愈后患者可有眼睑畸形，视力不同程度下降等。

（五）全身症状

局部疼痛引起反射性神经精神症状或痛性休克。大量强酸引起机体全身症状多由消化道进入，常发生酸中毒及多器官功能损害，以肝肾功能损害为主，甚至发生急性肾衰竭。临床可见全身水肿，多发浆膜腔积液，胆红素、转氨酶升高、肌酐及尿素氮升高，低蛋白血症等，严重时发生多器官功能衰竭死亡。可并发全身感染，发生严重脓毒症时患者多预后不佳。

【急救与治疗】

（一）现场急救

急救人员首先要做好自我保护，如戴口罩及手套等，防止二次损伤。到达现场后立即将患者转移至空气新鲜流通的地方，脱去被污染的衣服。

1. 皮肤灼伤者 用纱布或干净布料蘸去残留强酸后，用大量流动清水反复清洗污染皮肤至少 30 min。注意浓硫酸在稀释时会产生大量热量，应少量逐步清洗，防止热烧伤使病情进一步加重。然后用 4% 碳酸氢钠溶液、10% 氨水或肥皂水冲洗、湿敷或浸泡患处，使酸碱中和。然后再用清水冲洗，冲洗后创面用无菌或干净敷料包扎。

2. 呼吸道灼伤者 用 2%～4% 碳酸氢钠溶液雾化吸入，同时吸入氧气。现场给予大剂量肾上腺皮质激素，预防呼吸道黏膜及肺泡水肿。有窒息征象者及时行气管切开或环甲膜穿刺术，保持呼吸道通畅。呼吸衰竭者行气管插管术后球囊辅助呼吸，心搏骤停者立即给予 CPR 术。可间断经气管导管滴入肾上腺激素、麻黄碱以减轻炎症反应、松弛支气管平滑肌，减少呼吸道分泌物，改善呼吸困难等症状。

3. 消化道灼伤者 一般禁止催吐和胃管洗胃，以免加重食管和胃损伤或导致穿孔，立即口服蛋清、豆浆、牛奶以及植物油等，每次 100～200 mL，以保护食道及胃黏膜。口服弱碱性溶液，如 2.5% 氧化镁溶液或 7.5% 氢氧化镁混悬液 60 mL，也可服 10% 氢氧化铝凝胶 60 mL。严禁口服碳酸氢钠，以免产生大量二氧化碳气体造成急性胃肠道扩张，导致消化道穿孔。可给予止痛等对症治疗。

4. 眼球灼伤者 处理同皮肤灼伤，冲洗时最好使用生理盐水，禁用碱性液体冲洗，冲洗后要用氢化可的松或氯霉素眼药水点眼，并包扎双眼。

（二）院内治疗

1. 严禁催吐、洗胃，以免发生消化道穿孔。
2. 继续预防肺水肿，大剂量激素短期冲击治疗，常用药物为氢化可的松 200～400 mg 或地塞米松 30～40 mg 静脉滴注，最大剂量地塞米松 60～80 mg；3～5 天后可逐渐减量或停药。
3. 发生呼吸窘迫或呼吸衰竭者人工机械通气维持肺功能。
4. 口服氢氧化铝凝胶 80 mL，3 次 /d。还可继续口服蛋清、豆浆、牛奶以及植物油。
5. 预防感染，对症处理，保护各个脏器功能，维持水、电解质及酸碱平衡。
6. 如有消化道穿孔表现者立即手术治疗。

第二节　急性强碱中毒

碱类化学物质用途广泛，常见的强碱性物质有氢氧化钠、氢氧化钾、氧化钠、氧化钾等，弱碱性物质有碳酸钠、碳酸钾、氢氧化钙、氧化钙和氢氧化铵等。与强酸一样，具有强烈的刺激性和腐蚀性，尤其强碱对人体组织破坏作用巨大。发生率较强酸烧伤为高。中毒途径包括：口服、体表接触及呼吸道吸入。大多因误服中毒。

【病理生理】

强碱接触机体后，可使组织细胞脱水坏死，与脂肪接触后发生皂化反应，与蛋白结合后使蛋白变性，生成碱性蛋白化合物，均可导致组织坏死、结构破坏。由于变性后的蛋白易于溶解，导致正常蛋白组织进一步暴露被腐蚀，从而使病变不断向创面深处发展，造成更广泛而严重的损伤。在发生反应同时释放热量，使得损伤组织因热烧伤进一步加重，因此急性强碱中毒比强酸中毒更严重。接触强碱后，皮肤黏膜发生坏死，形成溃疡，严重时可致空腔脏器穿孔、眼球失明。远期并发症有肢体畸形、消化道狭窄等。进入机体后可分布于全身各个组织，主要损害肝、肾，可发生碱中毒。高浓度强碱吸入后可致呼吸道黏膜脱落，严重时引起肺水肿。大面积中毒后组织脱水严重，液体量短期内大量丢失可导致休克。

【临床表现】

（一）皮肤灼伤

接触毒物后局部疼痛剧烈，创面充血水肿、糜烂，有水疱，初为红色，后逐渐变为红色或棕色。痂皮黏滑，创缘发红，坏死组织脱落后创道可向正常组织下潜行，往往经久不愈。但氧化钙烧伤时创面较干燥，呈褐色；氨水烧伤时呈黑色皮革样焦痂。

（二）呼吸道灼伤

吸入强碱蒸汽后主要表现为剧烈咳嗽、呼吸困难。重症有喉头水肿、窒息、肺水肿，甚至喉痉挛、喉头水肿。呼吸道黏膜脱落，可咯出大量泡沫样痰及坏死黏膜脱落组织，可很快窒息。

（三）消化道灼伤

口服强碱后，口腔、咽喉、食管及腹部剧烈绞痛；患者有流涎、恶心、呕吐，呕出物为血性，伴腹泻及黏液血便；口咽黏膜可见糜烂创面，初为白色，后变为红色或棕色；严重时可致食管或胃穿孔。食入固体强碱时，口腔可无明显损伤，而食管与胃腐蚀很重。后期可出现消化道狭窄。

（四）眼球灼伤

强碱进入眼内后可破坏角膜、结膜乃至虹膜，造成充血、水肿、溃疡、穿孔等，严重者可失明。

（五）全身症状

大量强碱类物质进入机体后可发生碱中毒，血 pH 升高，患者出现头痛、头晕；因碱中毒致血钙降低可出现手足搐搦；器官功能受到影响，主要表现为肝肾功能异常，严重时发生多器官功能衰竭死亡。后期可因继发感染、胃肠道出血及急性肾衰竭而危及生命。食管和胃黏膜病变较深，后遗狭窄很常见。

【急救与治疗】

（一）现场急救

急救人员做好防护进入现场，立即将患者转移至未被毒物污染的地方，脱去患者的衣服，防止继续损伤，同时给予止痛等对症处理，对于已有休克症状的患者进行液体复苏。

1. 皮肤灼伤者　去除皮肤外肉眼可见残留强碱，用大量流动清水反复清洗至少 30 min，确保皂样物质消失。然后使用 1% ~ 2% 醋酸或 3% 硼酸溶液冲洗或湿敷，无菌敷料包扎创面。切勿在冲洗前应用弱酸中和剂，否则产生中和热量，加重灼伤。石灰灼伤时，应先将石灰粉擦拭干净，再用大量流水冲洗，以免石灰遇水生热，加重灼伤，禁用生理盐水冲洗，以免生成碱性更强的氢氧化钠。

2. 呼吸道灼伤者　现场静脉注射大剂量激素，吸氧，有呼吸困难者及早气管切开，维持气道通畅，通过气管切口可冲洗气管或吸出坏死组织。呼吸停止时可给予人工辅助呼吸。

3. 消化道灼伤者 立即口服弱酸性溶液以中和碱类物质,如食醋、1%稀盐酸等。如无酸性液可口服 1 000～1 500 mL 清水稀释毒物。亦可口服牛奶、蛋清、植物油等,每次 200 mL,以保护胃黏膜。碳酸盐中毒时只用清水稀释、禁止用酸类中和,以免胃肠内胀气引起穿孔。有抽搐时静脉推注 10%葡萄糖酸钙溶液。禁忌洗胃和导泻。当穿孔危险期过后,应尽早做食管扩张术。如吞咽困难发生较早,可先放置胃管,以阻止食管完全发生狭窄。早期应用 1～2 周皮质激素,可减少食管瘢痕狭窄的发生。

4. 眼球灼伤者 立即用大量清水或生理盐水彻底冲洗,禁用酸性液体进行冲洗。然后滴入 1% 的阿托品包扎。

(二) 院内治疗

参考强酸类中毒的院内治疗。

■ 课后练习题

1. 强酸及强碱中毒的主要发病机制是什么?
2. 简述强碱口服中毒的抢救治疗。
3. 强酸吸入中毒有哪些临床表现?
4. 口服强酸中毒的急救处理有哪些?

(李 昆)

习题与答案　　教学 PPT

第八章 急性常见毒品中毒

目的要求

掌握：急性毒品中毒的临床表现。
熟悉：急性毒品中毒的抢救与治疗措施。
了解：急性毒品中毒的机制。

毒品(narcotics)是指国家规定管制的能使人成瘾的麻醉(镇痛)药(narcotic analgesics)和精神药(psychotropic drugs),该类物质具有成瘾(或依赖)性、危害性和非法性。毒品是一个相对概念,临床上用作治疗目的即为药品,如果非治疗目的的滥用就成为毒品。目前我国的毒品不包括烟草和酒类中的成瘾物质。国际上通称的药物滥用(drug abuse)也即我国俗称的吸毒。短时间内滥用、误用或故意使用大量毒品超过个体耐受量产生相应临床表现时称为急性毒品中毒(acute narcotics intoxication)。急性毒品中毒者常死于呼吸或循环衰竭,有时发生意外死亡。全球有 200 多个国家和地区存在毒品滥用。主要吸食的毒品有大麻、苯丙胺类、海洛因、可卡因和氯胺酮等。我国吸毒者吸食的主要毒品是海洛因和苯丙胺类毒品。

第一节 急性阿片类毒品中毒

急性阿片类毒品中毒(acute opiums poisoning)多由过量食用或注射阿片类毒品引起的以精神欣快及呼吸中枢抑制为特征的临床综合征,是急性毒品中毒最常见的类型之一。阿片类毒品主要包括:鸦片、吗啡、海洛因、可待因及人工合成镇痛药哌替啶(杜冷丁)、美沙酮、阿法罗定、芬太尼、盐酸二氢埃托啡等。此类毒品多为临床使用的强镇痛药物,正常剂量应用并无明显的毒性,但由于具有依赖性和成瘾性故具有一定的危害,急性中毒多由于滥用所致。

阿片是由未成熟的罂粟果浆汁风干获取的干燥物,即为生鸦片;生鸦片经过提炼即为吗啡,吗啡再经过化学药物提炼才能形成海洛因(图 6-8-1)。因此,海洛因为目前社会上最具代表性的阿片类毒品(图 6-8-2)。

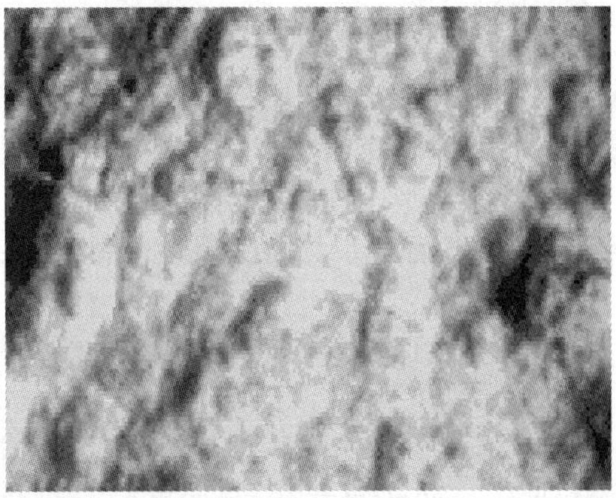

图 6-8-1 高纯度的粉末状海洛因

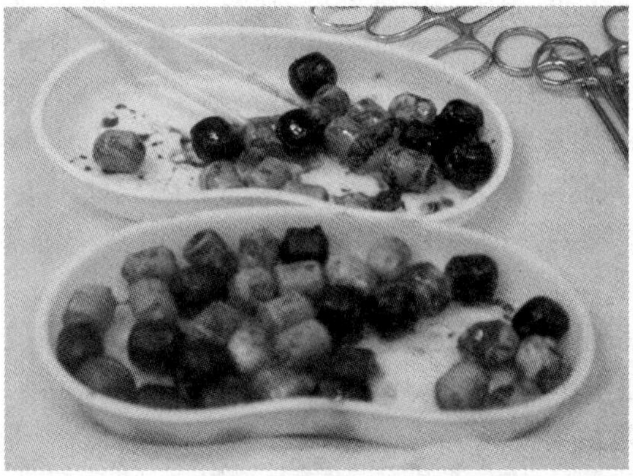

图 6-8-2 手术取出的肠道内走私隐藏的海洛因

【中毒机制】

拓展知识

【临床表现】

昏迷、针尖样瞳孔、高度呼吸抑制是阿片类毒品中毒的三大特征，中毒后临床过程因应用毒品剂量不同可分为四期。

（一）前驱期

头晕、欣快、颜面潮红、脉搏增快。

（二）中毒期

口唇发绀、口腔干燥、面色苍白，恶心、呕吐，四肢乏力、感觉迟钝、嗜睡，呼吸深慢、瞳孔缩小、对光反射存在。

（三）麻痹期

深昏迷状态呈潮式呼吸或出现呼吸衰竭，瞳孔对光反射及腱反射消失，锥体束征阳性；皮肤冰冷、体温降低；血压下降、脉搏细速，偶尔发生非心源性肺水肿。

（四）恢复期

便秘、尿潴留，疲劳、四肢乏力。

【诊断】

（一）阿片类接触史

一般毒品中毒大多有吸毒史或发病前静脉注射、服用阿片类毒品史；尤其应该注意的是有部分贩毒者以体内藏毒方式携带毒品转运，多采用吞服大量以防水膜分装的海洛因，至目的地后以导泻方式排出体外，一次携带量可由数百克至数千克不等；若毒品包装不慎在体内破裂可出现骤发的海洛因中毒症状，而无静脉注射史。腹部立位 X 线检查有助于诊断。

（二）特征性表现

有昏迷、瞳孔缩小、呼吸抑制的特征性表现；沿静脉走行分布的注射瘢痕是吸毒者的特有体征。

（三）血、尿样检测

血、尿中阿片类代谢产物检测呈阳性反应。

【抢救与治疗措施】

（一）复苏支持治疗

1. 呼吸支持　呼吸衰竭者应采取以下措施：①保持呼吸道通畅，必要时行气管内插管或气管造口。②应用阿托品兴奋呼吸中枢，或应用中枢兴奋药安钠咖、尼可刹米。禁用士的宁或印防己毒素。因其能协同吗啡引起或加重惊厥。③呼吸机辅助呼吸，采用呼气末正压（PEEP）可有效纠正海洛因和美沙酮中毒引起的非心源性肺水肿，同时给予高浓度吸氧、血管扩张药和襻利尿药，禁用氨茶碱。

2. 循环支持　血流动力学不稳定者，取头低脚高位，同时静脉输液，必要时应用血管活性药。丙氧芬诱发的心律失常避免用Ⅰa 类抗心律失常药。可卡因中毒引起的室性心律失常应用拉贝洛尔或苯妥英钠治疗。

3. 纠正代谢紊乱　伴有低血糖、酸中毒和电解质紊乱者应给予相应处理。

（二）确定中毒途径，以便尽快排出毒物

经口中毒者立即用 1∶2 000 高锰酸钾溶液洗胃，灌入药用炭，然后给予甘露醇或硫酸钠导泻；因阿片类药物中毒时多有频繁呕吐，一般不必采用催吐的方法。

皮下注射吗啡过量可迅速用止血带结扎注射部位上方，局部冷敷以延缓吸收；结扎带应间歇放松，以防局部组织血供不足引起坏死。

（二）应用解毒剂

1. 纳洛酮　其化学结构与吗啡相似，对阿片受体的亲和性大于吗啡类药物，能阻断吗啡样物质与受体

结合，用药后可迅速逆转阿片类所致的昏迷、呼吸抑制，使血压上升，故为阿片类中毒首选的拮抗剂。用法：纳洛酮 0.4 ~ 0.8 mg/ 次，肌内注射或静脉滴注，必要时 30 min 后可重复给药。

2. 纳美芬（nalmefene）　治疗吗啡中毒优于纳洛酮，给药途径多，作用时间长，不良反应少。尚可用于酒精中毒。用法：0.1 ~ 0.5 mg，静脉滴注，2 ~ 3 min 渐增剂量，最大剂量 1.6 mg/ 次。

3. 纳洛酚（烯丙吗啡）　是一种阿片受体阻断剂，具有拮抗吗啡的作用。用法：5 ~ 10 mg/ 次，静脉注射，必要时间隔 10 ~ 15 min 重复使用，总量不宜超过 40 mg。

4. 左洛啡烷（levallorphan，烯丙左吗南）　为阿片拮抗药，能逆转阿片中毒引起的呼吸抑制。对于非阿片类中枢抑制药（如酒精等）中毒的呼吸抑制非但不能逆转，反而加重病情。用法：首次 1 ~ 2 mg 静脉注射，继而 5 ~ 15 min 注射 0.5 mg，连用 1 ~ 2 次。

5. 纳曲酮（naltrexone）　系羟氢吗啡酮衍生物，与纳洛酮结构相似，与阿片受体亲和力强，能完全阻断外源性阿片物质与阿片受体结合，与 μ 受体亲和力是纳洛酮的 3.6 倍。其作用强度 2 倍于纳洛酮，17 倍于烯丙吗啡。口服吸收迅速，半衰期 4 ~ 10 h，作用持续时间 24 h，主要代谢物和原形由肾排除。适用于阿片类药中毒的解毒和预防复吸。推荐用量 50 mg/d。

（三）对症支持治疗

1. 高热　应用物理降温，如酒精、冰袋或冰帽等。

2. 惊厥　精神类毒品中毒惊厥者可应用硫喷妥钠或地西泮。

3. 胸壁肌肉强直　应用肌肉松弛药。

4. 严重营养不良者　应给予营养支持治疗。

5. 尿潴留　给予导尿。

第二节　急性苯丙胺类毒品中毒

急性苯丙胺类毒品中毒（acute amphetamine poisoning）是指自行过量食用苯丙胺类药物引起的精神神经过度兴奋为主要症状的临床综合征。此类中毒是急性毒品中毒较常见的类型之一，临床表现为过度的精神兴奋与错乱，严重者多由于急性呼吸衰竭引起死亡。

【毒品分类】

以苯丙胺类药物为代表的具有相似化学结构和药理作用的一类化合物，可分为 4 种类型。

（一）兴奋型苯丙胺类

兴奋型苯丙胺类以中枢神经系统兴奋作用为主，代表药有苯丙胺、甲基苯丙胺（又称甲基安非他明、去氧麻黄碱，俗称冰毒，图 6-8-3、图 6-8-4）、卡西酮和哌甲酯等。

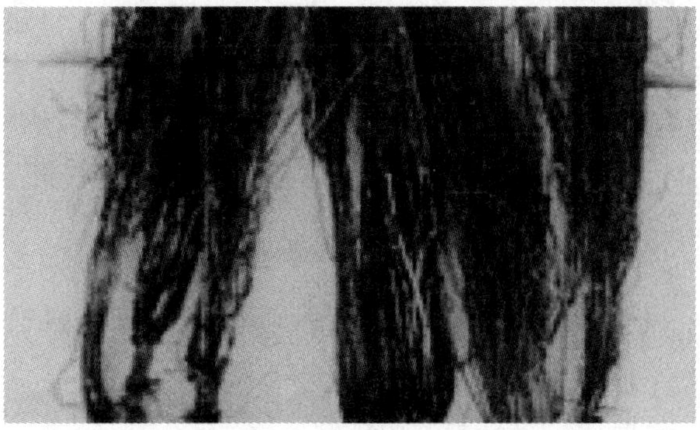

图 6-8-3　麻黄草

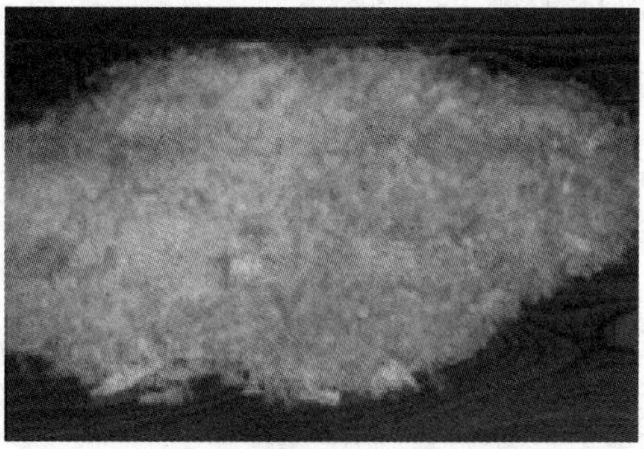

图 6-8-4　冰毒

(二) 致幻型苯丙胺类

致幻型苯丙胺类具有产生幻觉的作用，代表药有二甲氧甲苯丙胺（DOM）、溴基二甲氧苯丙胺（DOB）和麦司卡林。

(三) 抑制食欲型苯丙胺类

抑制食欲型苯丙胺类具有抑制食欲作用，包括苯甲吗啉、苯二甲吗啉、二乙胺苯丙酮、芬氟拉明及右旋芬氟拉明等。

(四) 混合型苯丙胺类

混合型苯丙胺类兼具兴奋和致幻作用，包括亚甲二氧基甲基苯丙胺（MDMA）和亚甲二氧基乙基苯丙胺（MDEA）等。“摇头丸”（图 6-8-5）多指 MDMA，目前国内黑市购买者多为苯丙胺类兴奋剂的混杂剂。

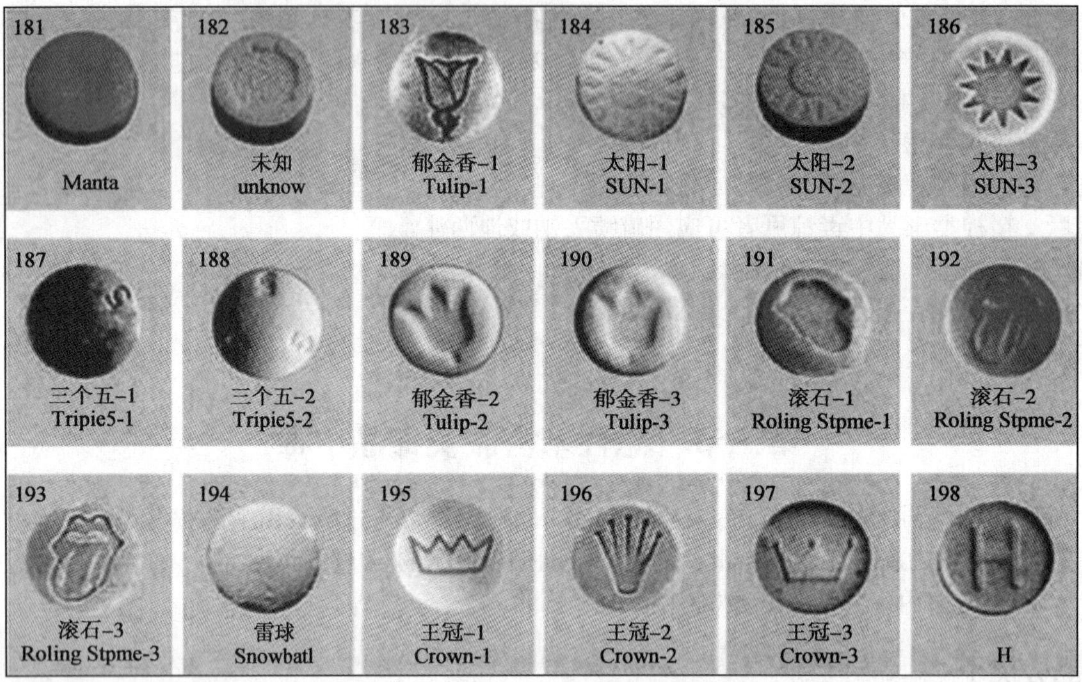

图 6-8-5 常见摇头丸的外观

【中毒机制】

拓展知识

【临床表现】

(一) 中枢神经系统表现

急性中毒时以中枢神经系统表现为主，轻度中毒者有情绪紧张，激动不安、幻想、焦虑和谵妄。严重者可致精神错乱、惊厥、自杀或伤人。中枢兴奋后常继之以疲劳和抑制，患者发生神志模糊和昏迷，呼吸表浅以至衰竭。

(二) 心血管系统表现

表现为显著的高血压或低血压，心动过速、期前收缩或其他心律失常，心绞痛，晕厥或循环衰竭。

(三) 消化系统表现

可出现腹痛、腹胀、腹泻等症状。

(四) 出血的表现

部分患者可发生脑出血及其他部位出血症状、DIC。

【诊断】

1. 有明确的苯丙胺接触、服用史。

2. 有苯丙胺中毒引起的精神神经症状及相关的临床表现。

3. 尿中检出苯丙胺及代谢产物。

【抢救与治疗措施】

1. 将患者置于安静的环境，减少环境刺激。

2. 口服中毒者可给洗胃，灌入药用炭，以及使用甘露醇或硫酸钠导泄。

3. 酸化尿液　以加快苯丙胺的排泄，可口服氯化铵每次 1 ~ 2 g，每日 3 次，维生素 C 每日 8 g 静脉滴注，使尿液 pH 在 6 以下。如果患者有高热、出汗、代谢性酸中毒，则不宜酸化尿液。

4. 病情严重者可行血液净化治疗，如血液透析或腹膜透析。

5. 对症治疗

（1）体温升高者可给予物理降温。

（2）惊厥者给予地西泮 10 ~ 20 mg 缓慢静脉注射。

（3）兴奋、行为紊乱、谵妄者可给予多巴胺受体阻滞剂，如氟哌啶醇 2.5 ~ 10 mg 肌内注射，也可给予地西泮 10 ~ 20 mg 静脉注射。

（4）血压增高者给予降压治疗。

6. 严密监测生命体征，保持呼吸道通畅，维持呼吸、循环稳定，维持水、电解质平衡。

第三节　急性大麻中毒

急性大麻中毒（acute cannabis poisoning）是由于过量吸食大麻类毒品引起的一组临床综合征，中毒后的症状较其他毒品略轻，但由于大麻是当今世界上最廉价、最普及的毒品，因此在部分地区发生率略高。

【毒品分类】

大麻俗称火麻，桑科植物，是一年生雌雄异株草本（图 6-8-6）。大麻毒品活性成分是四氢大麻酚（THC），其含量越高烈性成分越强，毒品的毒性也就越大。

大麻毒品（图 6-8-7）以制成的工艺不同可分三种。

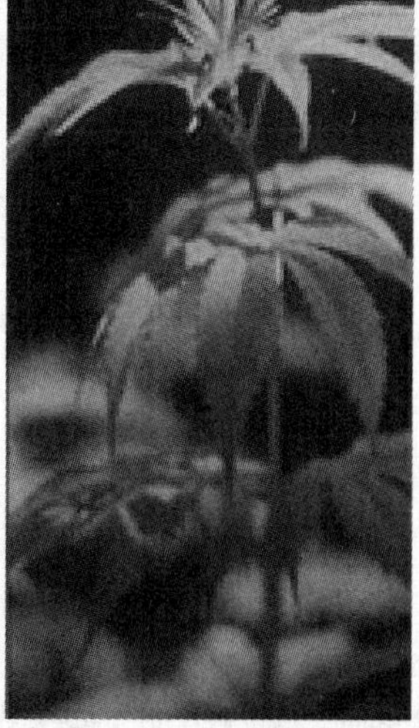

图 6-8-6　大麻植株

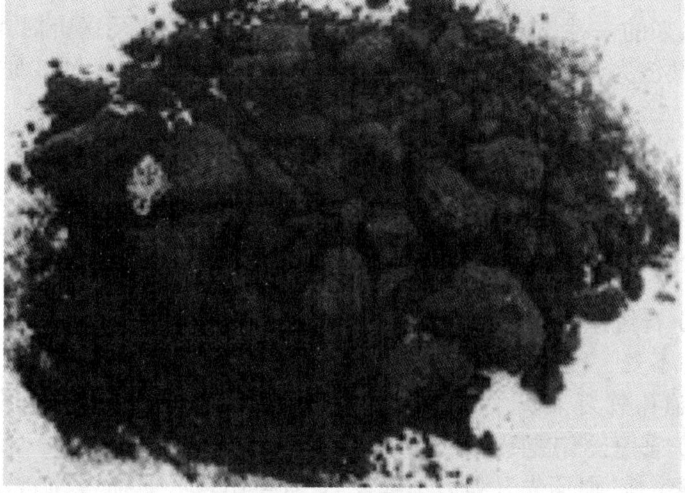

图 6-8-7　大麻成品

1. 大麻植物干品　由大麻植株干后压制而成，俗称大麻烟，其中 THC 含量为 0.5 ~ 5%。

2. 大麻树脂　又称为大麻酯，用大麻的果实和花顶部分经压搓后渗出的树脂制成，THC 的含量为 2% ~ 10%。

3. 大麻油　从大麻植物或大麻籽、大麻树脂中提纯出来的液态大麻物质，THC 含量为 10% ~ 60%。

【中毒机制】

拓展知识

【临床表现】

大多在食后 0.5 ~ 2 h 内发病，食量愈多症状愈重，一般在 48 ~ 72 h 内相关症状先后消失。临床主要可表现为：

1. 消化道症状　如恶心、呕吐、腹泻。

2. 神经、精神症状　如头晕、兴奋、幻觉、谵语、走路不稳、失去定向力等，严重者嗜睡、昏迷、抽搐。行为异常、高热性谵妄、惊恐及躁动不安。

3. 血管系统症状　血压升高、心率加快。

【诊断】

1. 有明确大麻接触史。

2. 有消化道及神经、精神症状的临床表现。

3. 胃液、尿液中检出 THC。

【抢救及治疗措施】

1. 严密监测生命体征，保持呼吸道通畅，维持呼吸、循环稳定，维持水、电解质平衡。

2. 早期催吐、洗胃，药用炭灌入，20%甘露醇导泻。

3. 过度兴奋者，可给予水合氯醛镇静，但剂量不宜过大。

4. 嗜睡、昏迷患者可给适量中枢兴奋剂。

第四节　急性可卡因中毒

急性可卡因中毒(acute cocaine poisoning)多由自行吸食可卡因类毒品过量所致的一种以神经系统过度兴奋为表现的综合征。可卡因俗称“可可精”，学名苯甲酰甲荃芽子碱，是 1860 年德国化学家尼曼从古柯叶中分离出来的一种最主要的生物碱。可卡因属中枢神经兴奋剂，滥用可引起发热、抽搐，持续性或机械性重复动作，共济失调和步态异常等临床改变，中毒严重者可导致多脏器功能障碍甚至死亡。

【中毒机制】

拓展知识

【临床表现】

(一) 神经系统兴奋的表现

焦虑不安、言语增多、面色苍白、反射亢进、头痛、出汗、心悸、胸闷，而后可发生寒战、恶心、呕吐、腹痛、排尿困难、瞳孔散大、眼球突出、震颤甚至肌肉强直性抽搐及癫痫大发作。

(二) 多脏器功能障碍的表现

心率增快、血压先升高后下降；严重者可出现心肌损害、心力衰竭；呼吸抑制、颅内出血、脑栓塞、横纹肌溶解；急性肾衰竭、急性肝功能不全、DIC 等表现；常可因休克、呼吸骤停而死亡。

（三）发热

发热是可卡因中毒的重要指征，过量可卡因可作用于体温调节中枢使体温升高，并使血管收缩散热减少以至出现高热。

【诊断与鉴别诊断】

（一）诊断

1. 有明确可卡因接触史。

2. 有可卡因中毒的临床表现。

3. 尿液中检出可卡因。

（二）鉴别诊断

对服用药物史不详的应注意与其他原因所致的发热、癫痫、多脏器功能障碍、脑血管意外等相鉴别。

【抢救及治疗措施】

1. 防治癫痫、维持呼吸、保护各脏器功能。

2. 对抗中枢神经兴奋作用可静脉注射巴比妥类药物。如阿米妥钠 0.4 ~ 0.8 g 或硫喷妥钠 0.1 ~ 0.2 g，注射时需缓慢，并注意呼吸情况。必要时可重复使用。反复惊厥者可静脉注射地西泮（安定）10 ~ 20 mg。明显烦躁者可加用少量氟哌啶醇。

3. 普萘洛尔（心得安）等 β 受体阻滞剂可作为可卡因的拟交感效应的拮抗剂使用，但本品不能对抗致死量的可卡因中毒，对严重可卡因中毒的症状改善作用也不大。

4. 注意体温，高热时可给予物理降温。

第五节　急性致幻剂中毒

急性致幻剂中毒（acute hallucinogen poisoning）是指服用致幻剂类毒品后影响人体中枢神经系统引起的一组精神神经症状。临床主要症状表现为感觉和情绪变化，对时间和空间产生错觉、幻觉直至导致自我歪曲、妄想和思维分裂。

【毒品分类】

致幻剂类毒品包括天然或人工合成的一类影响神经精神的药品。常见的有：

1. 天然致幻剂　仙人球毒碱（麦司卡林）、致幻蘑菇菌等。

2. 人工合成的致幻剂　二甲基色胺、苯环己哌啶（PCP）、氯氨酮（俗称 K 粉）、麦角酸二乙酰胺（LSD）等。

【中毒机制】

拓展知识

【临床表现】

（一）苯环己哌啶

1. 轻度中毒　垂直眼球震颤、共济失调、情绪不稳、暴力。

2. 中度中毒　肌肉强直、高血压、心动过速。

3. 重度中毒　昏迷、高热。可并发癫痫发作、横纹肌溶解、闪回现象（在撤药后重现幻觉，多为瞬间体验，但也有持续数日以上者，从而引起焦虑、恐惧，甚至自杀）。

（二）氯胺酮

氯胺酮可产生类 PCP 样的效用，但持续时间较 PCP 短。一般滥用至 70 mg 可引起中毒，200 mg 导致幻觉，500 mg 可致濒死状态，过量可导致死亡。

1. 精神、神经系统 表现为梦幻觉、错觉、欣快感、分离状态或分裂症；可增加脑血流和颅内压，导致呕吐、抽搐。

2. 心血管系统 氯胺酮可使血压升高、心率加快。

（三）麦角酸二乙酰胺（LSD）

服用该药 30 ~ 60 min 后出现心搏加速，血压升高，瞳孔散大等反应，2 ~ 3 h 产生幻视、幻听和幻觉，对周围的声音、颜色、气味及其他事物的敏感性增大，对事物的判断力和对自己的控制力下降或消失。产生偏执狂、焦虑、精神病。此时，在生理上常伴有眩晕、头痛及恶心呕吐等症状。可并发闪回现象、创伤性损伤。

【诊断】

1. 有明确致幻剂接触史。
2. 有致幻剂中毒的临床表现。
3. 胃液、尿中检出致幻剂。

【抢救与治疗措施】

1. 严密监测生命体征，保持呼吸道通畅，维持呼吸、循环稳定，维持水、电解质平衡。
2. 洗胃、催吐。
3. 将患者置于安静环境。
4. 对症支持治疗，焦虑者给予苯二氮䓬类药物，严重焦虑者给予氟哌啶醇。

■ 课后练习题

1. 常见急性毒品中毒的临床表现有哪些?
2. 急性毒品中毒的抢救与治疗措施有哪些?

（钱传云）

习题与答案　　教学 PPT

第七篇　急危重症患者感染的抗菌药物选择

第一章 抗菌药物选择的基本原则

目 的 要 求

掌握:病原体的确定。
熟悉:抗菌药物的选择。
了解:局部用药。

感染(infection)是指病原体侵入人体内,在组织、体液或细胞中增殖并产生炎症反应的现象。能感染人类的病原体有 500 种以上,据估计每个人一生中经过 100 ~ 150 次感染,但只有少数感染出现临床症状而表现为感染性疾病。根据患病环境和场所的不同,可将感染分为社区获得性感染(CAI)和医院获得性感染(HAI),两者在临床疾病构成、常见病原体以及抗菌药物的使用上存在较大差异。

尽管抗菌药物对病原体具有一定的杀灭或抑制生长、协助机体抗御感染的作用,但毕竟存在着一定的副作用,即使在合理应用的情况下仍可引发各种不良反应,甚至致残或危及生命。因此,为必须使用抗菌药物者制订一个疗效最大化、不良反应最小化的最佳治疗方案是至关重要的。

一、病原体的确定

抗菌药物选择与病原体关系密切,根据病原体选择敏感抗菌药物不仅可以减少抗菌药物的使用剂量、使用时间,而且还能控制抗菌谱的宽窄,既可减少药物的不良反应,又能提高药物的疗效。为了能最大限度、有效地确定病原体,在实施抗感染治疗前首先应进行及时正确的微生物培养,所采用的标本包括痰液、尿液、血液、骨髓、引流物、脑脊液等;怀疑导管相关性血流感染(CRBSI)时至少应采两次血培养,一次经周围静脉采血,一次经置入的血管内导管(除非该血管内导管最近 48 h 内才置入)采血。血培养的阳性率受多种因素影响(尤其易受采血量的影响),对高度怀疑血流感染者最好每次采血量应达 10 mL 以上。为及时确定感染源和推测病原体,应迅速采用诊断性检查方式(如 X 线、CT、彩超等)寻找可疑性感染灶。对于危重患者尽管进行这些诊断性检查可能会带来一定的风险,但由此也可能会降低盲目应用抗菌药物的风险。

二、抗菌药物的选择

抗菌药物的应用包括预防性和治疗性两种。前者是指患者尚无感染发生,但为防止可能发生的感染而应用抗菌药物,一般多见于外科手术前为防止操作导致的污染,如髋关节置换术、冠状动脉搭桥术、心脏瓣膜置换术及颅脑手术等;预防性应用有严格的时间限制,且不能预防术后肺炎等医院院内感染。后者又分为经验性治疗和目标性治疗。

对于急危重症患者的感染,早期有效的抗感染治疗可明显降低其病死率。一旦诊断为严重脓毒症或感染性休克,应在 1 h 内(已留取标本)静脉应用抗菌药物,由于此时无法得到病原学资料,因此早期抗菌药物选择可采用经验性用药,一般可根据社区或医院病原体流行病学特征,结合患者的病史、基础疾病、临床表现和可能的感染部位,选用覆盖所有可能病原体且能顺利渗透到设想感染灶的广谱、强效抗菌药物,必要时可联合用药。同时应根据抗菌药物的药代学 / 药效学特点选择合适的给药方式和足够的药物剂量。一般在抗菌治疗 48 ~ 72 h 后应根据病原学检查回报结果和临床征象进行再评估，然后尽量选择窄谱抗菌药物实施目标性治疗，即所谓的“重锤猛击”和“降阶梯治疗”策略。疗程一般 7 ~ 10 日，并应根据临床疗效调整治疗方案。如有确凿的证据证明该患者是由非感染性因素所致者，则应立即中止抗菌药物的治疗，以减少耐药菌的产生和二重感染的发生。

三、局部用药

由于皮肤、黏膜局部应用抗菌药物后很少被吸收，或在感染部位不能达到有效浓度，反易引起过敏反应和耐药菌的产生，因此一般不主张抗菌药物局部给药。只有在全身性给药而感染部位难以达到治疗浓度时，方可采用局部给药的方式作为辅助性治疗（如中枢神经系统感染时某些药物可同时鞘内给药、包裹性厚壁脓肿脓腔内注入抗菌药物及眼科感染的局部用药等）。另外，对某些皮肤表层及口腔、阴道黏膜表面的感染可采用局部应用或外用抗菌药物的方式，但应尽量避免将主要供全身应用的品种作为局部用药的选择。

■ 课后练习题

选择抗菌药物时如何确定病原体?

（万献尧）

习题与答案

第二章

社区获得性感染的抗菌药物选择

目的要求

掌握：不同类型社区获得性感染与抗菌药物选择。
熟悉：常见感染类型及其病原体与抗菌药物选择。
了解：组织穿透性与抗菌药物选择。

社区获得性感染（CAI）是指在医院外罹患的感染性疾病，包括具有明确潜伏期而在入院后一定时间内发病的感染性疾病。急危重患者的CAI可以涉及全身各器官系统，包括皮肤软组织、中枢神经系统、心血管系统、呼吸系统、腹腔及其脏器、泌尿系统、骨和关节等，不同部位的感染病原体可能不同，但耐药菌所致感染较少见。

一、常见感染类型及其病原体与抗菌药物选择

1. 化脓性感染　病原体多为链球菌及金黄色葡萄球菌，如肺炎、脑脓肿、感染性心内膜炎、急性化脓性骨髓炎、化脓性关节炎及肝脓肿等，一般抗菌药物可选苯唑西林、氯唑西林及头孢唑啉等；而对耐甲氧西林的金黄色葡萄球菌（MRSA）则应选用万古霉素、去甲万古霉素、替考拉宁、利奈唑胺及达托霉素等。

2. 腹膜炎　原发性腹膜炎多由溶血性链球菌、肺炎链球菌及大肠埃希菌所致，继发性腹膜炎的病原体主要为大肠埃希菌。针对大肠埃希菌感染可选用二、三代头孢菌素；如耐药则可选用β-内酰胺类/β-内酰胺酶抑制剂复合制剂（如哌拉西林/他唑巴坦、头孢哌酮/舒巴坦等），或碳青霉烯类抗菌药物（如亚胺培南/西司他丁、美罗培南等）；对于复杂的腹腔感染及多重耐药菌感染可选用替加环素。

3. 气性坏疽　以产气荚膜梭菌为最常见，首选大剂量青霉素。

4. 阿米巴性肝脓肿　主要应用抗阿米巴药物，首选甲硝唑；甲硝唑疗效不佳者可选用依米丁及氯喹。

5. 病毒性感染　多为自限性，无特效药物。单纯疱疹病毒感染可给予去氧鸟苷类化合物阿昔洛韦；甲型流感可予以奥司他韦；巨细胞病毒给予更昔洛韦，可联合膦甲酸钠；肠道病毒可给予利巴韦林。

二、组织穿透性与抗菌药物选择

不同抗菌药物其组织穿透性各不相同，选择抗菌药物时还应考虑到其在感染部位的药物浓度，否则即使体外药物敏感试验敏感也可能达不到理想的疗效。如急性膀胱炎或急性肾盂肾炎多系革兰阴性杆菌感染（主要为大肠埃希菌），就应选择主要经泌尿系排泄的氟喹诺酮类抗菌药物（如左氧氟沙星及莫西沙星）；而对于胆系感染（如急性梗阻性化脓性胆管炎或急性胆囊炎）则宜选用经胆道排泄的药物，尤其是针对革兰阴性杆菌（如大肠埃希菌和肺炎克雷伯杆菌等）的头孢哌酮/舒巴坦，因其在胆汁中的杀菌指数 $T > MIC_{90}$ 在常用抗菌药物中是最高的，故而可优先考虑。

三、不同类型社区获得性感染与抗菌药物选择

（一）社区获得性肺炎（CAP）

CAP 是指在医院外罹患的感染性肺实质（含肺泡壁，即广义上的肺间质）炎症，并包括入院后在平均潜伏期内发病的具有明确潜伏期病原体感染的肺炎。重症 CAP（SCAP）是指胸片示双侧或多肺叶受累或入院 48 h 内病变扩大≥50% 者，或出现继发性器官功能障碍者。

1. 病原学 CAP 常见病原体为肺炎链球菌、金黄色葡萄球菌、甲型溶血性链球菌、肺炎克雷伯菌、流感嗜血杆菌、铜绿假单胞菌及军团菌、支原体、衣原体、放线菌等细菌，冠状病毒、腺病毒、呼吸道合胞病毒、流感病毒、巨细胞病毒等病毒，念珠菌、曲霉、肺孢子菌等真菌。最常见的病原体为肺炎链球菌，其次是军团菌和革兰阴性肠杆菌。对于存在免疫抑制患者（HIV、器官移植、肿瘤化疗）病毒感染是较常见的病原体，并易继发细菌感染（肺炎链球菌、金黄色葡萄球菌、革兰阴性肠杆菌等）。真菌也是引起 CAP 的病原体之一，近年来发生率逐年升高，尤其是对于免疫抑制患者，最常见的是念珠菌属，以白念珠菌为主，但非白念珠菌（如光滑念珠菌、热带念珠菌、近平滑念珠菌、克柔念珠菌等）所占比例在逐年增高；曲霉感染有升高趋势，其他真菌如新型隐球菌及球孢子菌也有发生。

2. 抗菌药物的选择方案

（1）急诊患者初始抗感染方案

1）单药方案 主要针对既往健康、无耐药肺炎链球菌感染高危因素者，可采用的方案有：①青霉素类抗菌药物（如青霉素、阿莫西林、阿莫西林 / 克拉维酸等）。②大环内酯类抗菌药物（如阿奇霉素、克拉霉素等）。③一代或二代头孢菌素类抗菌药物（口服制剂如头孢拉定、头孢呋辛、头孢克洛、头孢丙烯等）。④用于呼吸道感染的氟喹诺酮类抗菌药物（如左氧氟沙星、莫西沙星等）。

2）联合用药方案 主要针对有基础疾病或近 3 个月曾应用抗菌药物者，可采用的方案有：①青霉素类抗菌药物（如大剂量阿莫西林、大剂量阿莫西林 / 克拉维酸及氨苄西林 / 舒巴坦等）联合大环内酯类抗菌药物（如阿奇霉素、克拉霉素等）。②头孢菌素类抗菌药物（如头孢呋辛、头孢地尼、头孢泊肟、头孢丙烯）联合大环内酯类抗菌药物。

（2）ICU 患者初始抗感染方案

1）无铜绿假单胞菌感染危险因素者 ①青霉素类 /β- 内酰胺酶抑制剂复合制剂（如大剂量阿莫西林 / 克拉维酸、氨苄西林 / 舒巴坦等）联合大环内酯类抗菌药物或用于呼吸道感染的氟喹诺酮类抗菌药物。②头孢菌素类抗菌药物（如头孢噻肟、头孢曲松等）联合大环内酯类抗菌药物或用于呼吸道感染的氟喹诺酮类抗菌药物。③厄他培南联合阿奇霉素适用于疑有多重耐药肠杆菌（产 ESBL 和 AmpC 酶）和（或）厌氧菌感染者。

2）具有铜绿假单胞菌感染危险因素者 ①具有抗假单胞菌活性的 β- 内酰胺类抗菌药物（头孢他啶、头孢哌酮 / 舒巴坦、哌拉西林 / 他唑巴坦、头孢吡肟、亚胺培南 / 西司他丁和美罗培南）联合环丙沙星或左氧氟沙星。②具有抗假单胞菌活性的 β- 内酰胺类抗菌药物联合氨基糖苷类抗菌药物和阿奇霉素。③具有抗假单胞菌活性 β- 内酰胺类抗菌药物联合氨基糖苷类抗菌药物和环丙沙星或左氧氟沙星。

3）兼具铜绿假单胞菌感染高危因素并疑有高度耐药肺炎链球菌感染者 ①推荐使用对两种病原体均有良好抗菌活性的哌拉西林 / 他唑巴坦、头孢吡肟、亚胺培南 / 西司他丁和美罗培南。②高度怀疑 MRSA 感染者则推荐万古霉素、替考拉宁或利奈唑胺等。

4）甲型流感病毒感染者 ①推荐在出现症状后 48 h 内应用奥司他韦或扎那米韦。②发病已达 48 h 以上而无并发症的流感患者不推荐使用此类药物。

（二）慢性阻塞性肺疾病急性加重（AECOPD）

AECOPD 是指患者以呼吸道症状加重为特征的临床事件，其症状变化程度超过日常变异范围并需要改变药物治疗方案。

1. 病原学 上呼吸道病毒感染可诱发 AECOPD，几乎 50% 的 AECOPD 患者合并上呼吸道病毒感染，常见病毒为鼻病毒属、呼吸道合胞病毒和流感病毒。AECOPD 时细菌感染最常见的病原体是流感嗜血杆菌、卡他莫拉菌和肺炎链球菌，其次是铜绿假单胞菌、肠杆菌科细菌、金黄色葡萄球菌和副流感嗜血杆菌等。

2. 抗菌药物的选择

（1）应用指征　导致 AECOPD 的病原体可能是病毒或细菌，但急性加重期是否应用抗菌药物仍存在争议。目前推荐抗菌药物治疗的指征：①呼吸困难加重、痰量增加和脓性痰是 3 个必要症状，或②脓性痰加上上述另外两个必要症状之一者。③需要有创或无创机械通气治疗。临床上应用何种类型的抗菌药物要根据当地细菌耐药情况选择，对于反复发生急性加重、严重气流受限和（或）需要机械通气的患者应进行痰培养，因为此时可能存在耐药菌感染。

（2）初始抗菌治疗的药物选择

1）无铜绿假单胞菌感染危险因素者　主要依据急性加重严重程度、当地耐药状况、医疗费用和潜在的依从性选择药物，病情较轻者应用青霉素、阿莫西林加（或不加）用克拉维酸、大环内酯类、氟喹诺酮类、第一代或第二代头孢菌素类抗菌药物；病情较重者可用β-内酰胺类/β-内酰胺酶抑制剂复合制剂、第二代头孢菌素类、氟喹诺酮类和第三代头孢菌素类抗菌药物。

2）有铜绿假单胞菌感染危险因素者　可选用环丙沙星、抗铜绿假单胞菌的β-内酰胺类抗菌药物，不加（或加）用β-内酰胺酶抑制剂，同时可加用氨基糖苷类抗菌药物。

■ 课后练习题

1. 试述 ICU 患者社区获得性肺炎的初始抗感染方案。
2. 慢性阻塞性肺疾病急性加重的抗菌药物应用指征是什么？

（万献尧）

习题与答案

第三章 医院获得性感染的抗菌药物选择

目的要求

掌握：不同类型医院获得性感染与抗菌药物选择。
熟悉：细菌耐药性分类与常见耐药菌。
了解：病原体种类。

医院获得性感染（HAI）是指住院患者在医院内获得的感染，包括在住院期间发生的感染和在医院内获得、出院后短时间内发生的感染，或患者入院时已发生的直接与前次住院有关的感染（不包括入院前已开始或入院时已存在但与前次住院无关的感染）；医院工作人员在医院内获得的感染也属 HAI。

HAI 的发生率各国报道差异较大，平均为 5%~15%。尽管 ICU 的床位仅占医院总床位数的 5%，但 ICU 的急危重症患者，由于原发病的影响、各种有创性检查治疗措施的广泛采用，HAI 的发生率为 18%~50%，较普通病房患者高 3~18 倍，占 HAI 的 21%~25%。ICU 中较常见的 HAI 为脓毒症、医院获得性肺炎（HAP）、导管相关性血流感染（CRBSI）、尿路感染（UTI）、腹腔感染、手术切口感染等，常由耐药菌所致，甚至由多重耐药（multidrug-resistant，MDR）菌、广泛耐药（extensively drug-resistant，XDR）菌乃至泛耐药（pandrug-resistant，PDR）菌所致。

一、病原体

（一）细菌

铜绿假单胞菌、金黄色葡萄球菌、凝固酶阴性葡萄球菌、大肠杆菌、肠球菌属、克雷伯菌属等是最为常见的病原体。自 20 世纪 90 年代以来，ICU 患者中革兰阳性球菌 HAI 的发生率逐渐上升，占细菌感染的比例甚至高达 50% 以上；在血流感染的病原体中，革兰阳性球菌的比率更是高达 60% 以上。在前 5 位病原体中，革兰阳性球菌（金黄色葡萄球菌、凝固酶阴性葡萄球菌、肠球菌属）占了 3 位。病原体除种类外，另一个重要变化趋势就是耐药菌株尤其是 MDR 菌株的普遍出现，70% 的 HAI 由耐药病原体所致。

类杆菌属是厌氧菌感染中最常见的病原体，可引起胃肠道和妇科手术后的腹腔和盆腔感染。梭杆菌属、消化道球菌和放线菌属等可致口腔和呼吸系统感染。抗生素相关性腹泻系艰难梭菌所致，后者可在医院内传播。近年来耐药厌氧菌也逐渐增多，类杆菌属中至少有一半菌株对青霉素耐药，其中部分同时对克林霉素耐药。

（二）真菌

近年来随着广谱抗菌药物的广泛应用、有创诊疗技术的普及、医学生物材料的不断植入及脏器移植的增多，医院获得性真菌感染的发生率明显增加。在真菌感染的病原体中，白念珠菌最常见，其次为光滑念珠菌和曲霉菌，但近年来热带念珠菌、近平滑念珠菌、克柔念珠菌有增多趋势，且大多对氟康唑耐药。

（三）病毒

病毒亦是 HAI 的重要病原体，常见的有呼吸道合胞病毒、副流感病毒、巨细胞病毒等。

二、细菌耐药性分类与常见耐药菌

细菌耐药性是指细菌对某种抗菌药物的相对抵抗性，可分为固有耐药（天然耐药）和获得性耐药；在与抗菌药物的不断博弈中，细菌进一步完善耐药机制，突变形成高度耐药菌、MDR 菌等，给抗感染治疗带来更大的困难。目前，引起全球广泛关注的细菌耐药性包括：① MDR：是指细菌对常用抗菌药物主要分类中的 3 类或以上耐药者；② XDR：是指细菌对常用抗菌药物几乎全部耐药者，其中革兰阴性菌仅对黏菌素和替加环素敏感，革兰阳性菌仅对糖肽类、利奈唑胺和达托霉素敏感；③ PDR：是指细菌对所有分类的常用抗菌药物全部耐药，其中革兰阴性菌对包括黏菌素和替加环素在内的全部抗菌药物耐药，革兰阳性菌对包括糖肽类和利奈唑胺在内的抗革兰阳性球菌抗菌药物耐药。

目前，急危重患者常见的耐药菌包括：① MRSA 和耐氨基糖苷类的多重耐药葡萄球菌。②耐万古霉素的多重耐药肠球菌。③产超广谱 β- 内酰胺酶（ESBL）、AmpC 酶及碳青霉烯酶的革兰阴性杆菌。④非发酵菌群包括鲍曼不动杆菌、铜绿假单胞菌及嗜麦芽窄食单胞菌。

三、不同类型医院获得性感染与抗菌药物选择

（一）脓毒症

脓毒症是指由感染引起的全身炎症反应综合征，临床上证实有病原体存在或有高度可疑感染灶。

1. 病原学　导致脓毒症的病原体有细菌、真菌、病毒等，其中以细菌为最多见，且有时系耐药菌或复数菌感染。近年来，MRSA、产 ESBL 和产碳青霉烯酶革兰阴性杆菌有增加的趋势。

（1）革兰阳性菌

1）葡萄球菌　导致人类感染的葡萄球菌有 10 余种，其中以金黄色葡萄球菌、表皮葡萄球菌及腐生葡萄球菌为常见。

2）链球菌　按链球菌在血琼脂培养基上溶解红细胞的能力分为甲型（α）、乙型（β）、丙型（γ）链球菌三大类；按 Lancefield 分类根据细胞壁 C 抗原的不同而将其分为 A ~ H、K ~ T 共 20 个群，其中 A ~ D 和 G 群常可致人类感染，尤以 A 群为最常见。

3）肺炎链球菌　肺炎链球菌的致病力主要与荚膜中的多糖类抗原有关，该抗原具有型特异性，是一种能溶于水的物质，可增强肺炎链球菌的抵抗力，使其免受人体 WBC 的吞噬，从而促进细菌在人体内繁殖和致病。肺炎链球菌脓毒症多继发于该菌所致的局部感染，主要为肺炎。

4）其他　炭疽杆菌、单核细胞增多性李斯特菌、红斑丹毒丝菌及梭状产气荚膜杆菌等亦可致脓毒症。

（2）革兰阴性菌

1）大肠埃希菌　大肠埃希菌是人类肠道常驻菌之一，一般不致病，但当人体正常屏障受损、抵抗力下降时，可致脓毒症；系革兰阴性杆菌所致脓毒症中最常见的病原体，且易产 ESBL 致普通抗菌药物无效。

2）铜绿假单胞菌　铜绿假单胞菌是一种产生绿色水溶性色素的细菌，自然界中广泛分布，人体皮肤如腋下、肛周和生殖器周围、粪便、痰液及浅表伤口中均有存在，常系 HAI 的常见病原体，但亦可成为全身抵抗力低下者院外严重感染的重要病原体。

3）变形杆菌属　多为奇异变形杆菌。

4）克雷伯菌属　本属中以肺炎克雷伯菌最为重要，广泛存在于自然界中，也存在于人类和动物的肠道内，常引起呼吸和泌尿系统感染及脓毒症，且易产 ESBL 而致普通抗菌药物无效。

5）肠杆菌属　多为产气杆菌，广泛存在于自然界的水、土及垃圾中，人类和动物的肠道中亦存在。

（3）厌氧菌　包括革兰阴性脆弱类杆菌、革兰阳性消化球菌（*Peptococaceae*）和消化链球菌（*Peptostreptococcus*）。近年来随着厌氧菌培养技术的广泛开展，厌氧菌脓毒症的报告相应增多。

（4）真菌　引起真菌性脓毒症的患者多系有严重基础疾病，或长期大量应用广谱抗菌药物、糖皮质激素或免疫抑制剂等，使正常菌群失调或抵抗力下降而致二重感染。常见的病原体为白念珠菌、曲霉菌及毛霉菌等。

2. 抗菌药物的选择

（1）基本原则　①早期经验性抗菌药物的选择：早期有效的抗感染治疗可明显降低脓毒症的病死率，一

且诊断明确应在 1 h 内（已留取标本）静脉应用抗菌药物。早期经验性抗菌药物的选择应根据病原体流行病学特征，结合患者的病史、基础疾病、临床表现和可能的感染部位，选用覆盖所有可能病原体、且能顺利穿透到设想感染灶的广谱、强效抗菌药物，药物使用应足量。②针对性较强的抗菌药物选择：早期经验性抗菌药物的选择毕竟有一定的盲目性，对于那些经涂片镜检发现可能的病原体而培养结果尚未报告，或病史和临床表现较典型可基本确定为某一病原体者，宜应选择针对性较强的抗菌药物，以提高疗效，改善预后。③目标性治疗：抗菌治疗 48 ~ 72 h 后根据病原学检查结果和临床征象进行再评估，以选择窄谱抗菌药物实施目标性治疗，即所谓的"重锤猛击"和"降阶梯治疗"策略。④疗程：7 ~ 10 日，并根据临床疗效调整治疗方案。

（2）药物的选择

1）葡萄球菌属　由于葡萄球菌耐药的严重性和 MRSA、耐甲氧西林表皮葡萄球菌（MRSE）在不同地区出现的比率不同，因此对葡萄球菌所致的脓毒症应首选苯唑西林或氯唑西林，联合氨基糖苷类，也可选用头孢唑林联合利福平。对 MRSA 或 MRSE 感染者应选用万古霉素、替考拉宁、利奈唑胺或达托霉素等。

2）链球菌属　A 群溶血性链球菌通常对青霉素敏感，B 群链球菌的敏感性略差。因此，A 群溶血性链球菌感染时可单用青霉素或阿莫西林，亦可选用第一代头孢菌素类、红霉素或林可霉素类等；而 B 群链球菌感染时宜加用氨基糖苷类。对青霉素敏感的肺炎链球菌首选青霉素或阿莫西林，不敏感者首选第三代或第四代头孢菌素、氟喹诺酮类抗菌药物或万古霉素、替考拉宁、利奈唑胺或达托霉素等。

3）肠球菌　肠球菌常对多种抗菌药物耐药，可选用万古霉素、替考拉宁、利奈唑胺、达托霉素或链阳菌素类。

4）革兰阴性菌　①应参照细菌培养和药敏试验结果选择合适的抗菌药物。②对产 ESBL 的细菌可选用碳青霉烯类、哌拉西林 / 他唑巴坦和头孢哌酮 / 舒巴坦等 β- 内酰胺类 /β- 内酰胺酶抑制剂复合制剂，部分患者也可选用头孢吡肟或头霉素类。③产 AmpC 酶者对头孢吡肟或碳青霉烯类均敏感，可选用之；也可选用氨基糖苷类、氟喹诺酮类抗菌药物；而 β- 内酰胺类 /β- 内酰胺酶抑制剂复合制剂对其无效。④嗜麦芽窄食单胞菌耐药性高，可根据药敏试验结果选用复方磺胺甲噁唑、头孢哌酮 / 舒巴坦和哌拉西林 / 他唑巴坦等。⑤对 XDR 的鲍曼不动杆菌等可选用替加环素或黏菌素。

5）厌氧菌　首先应清除感染灶以改变厌氧环境。抗菌药物可选用硝基咪唑类、碳青霉烯类、林可霉素类、头霉素类或氯霉素等抗菌药物。由于多为需氧菌和厌氧菌混合感染，因此需对需氧菌同时进行有效的治疗。

6）真菌　可选用两性霉素 B、氟康唑、伊曲康唑、伏立康唑、卡泊芬净等，氟胞嘧啶常作为联合用药中的辅助药物，很少单独应用。两性霉素 B 不良反应多，应严密监测其不良反应，必要时可改用含脂类两性霉素 B（见本篇第四章侵袭性真菌感染的抗菌药物选择）。

7）病毒　对于病毒感染的高危患者应尽早进行抗病毒治疗。甲型流感病毒或流感病毒类型未明确或亚型未明确时，可选用奥司他韦和扎那米韦。

（二）医院获得性肺炎

医院获得性肺炎是指患者入院时不存在，也不处于感染潜伏期，而于入院 48 h 后在医院内发生的，由细菌、真菌、支原体、衣原体、病毒或原虫等病原体所引起的各种类型的肺实质炎症 [包括呼吸机相关性肺炎（VAP）和卫生保健相关性肺炎（HCAP）等特殊类型的 HAP]。

1. 病原学　HAP 多为细菌感染所引起，①早发型（住院时间 < 5 日，且无引起 MDR 菌性肺炎高危因素）常见的病原体包括肺炎链球菌、流感嗜血杆菌、甲氧西林敏感金黄色葡萄球菌（MSSA）、革兰阴性肠杆菌（如大肠埃希菌、克雷伯菌属、变形杆菌属、黏质沙雷菌）。②晚发型（住院时间≥5 日或有引起 MDR 菌性肺炎高危因素）常见病原体包括铜绿假单胞菌、产 ESBL 肺炎克雷伯菌、不动杆菌属（鲍曼不动杆菌、洛菲不动杆菌）、嗜麦芽窄食单胞菌、MRSA 及嗜肺军团菌等（表 7-3-1）。由于这两组患者的病原体不同，因此初始经验性抗感染治疗方案也有明显差异（表 7-3-2至表7-3-4），应按诊断治疗流程图（图 7-3-1）进行。

2. 抗菌药物的选择

1）早发型 HAP　①无引起 MDR 性肺炎高危因素者，针对肺炎链球菌、流感嗜血杆菌、MSSA 和对抗菌药物敏感的肠杆菌科细菌（如大肠埃希菌、肺炎克雷伯杆菌、变形杆菌、黏质沙雷菌等），可选用头孢曲松，或左氧氟沙星、莫西沙星或环丙沙星或氨苄西林 / 舒巴坦、厄他培南（表 7-3-2）。

表 7-3-1　引起 MDR 菌肺炎的危险因素

危险因素	危险因素
先前 90 日内接受过抗感染治疗	家庭静脉治疗(包括抗菌药物)
住院≥5 日	30 日内慢性透析治疗
社区或特殊医院病房中存在高频率耐药菌	家庭伤口护理
HCAP 的危险因素	家庭成员携带 MDR 菌
最近 90 日内住院≥2 次	免疫抑制性疾病和(或)治疗
居住在护理之家或扩大护理机构	

表 7-3-2　早发型 HAP 患者初始经验性抗感染治疗

可能的病原体	推荐抗菌药物
肺炎链球菌	头孢曲松
流感嗜血杆菌	或
MSSA	左氧氟沙星、莫西沙星或环丙沙星
革兰阴性肠杆菌(抗菌药物敏感)	或
肠杆菌属	氨苄西林 / 舒巴坦
大肠杆菌	或
克雷伯菌属	厄他培南
变形杆菌属	
黏质沙雷菌	

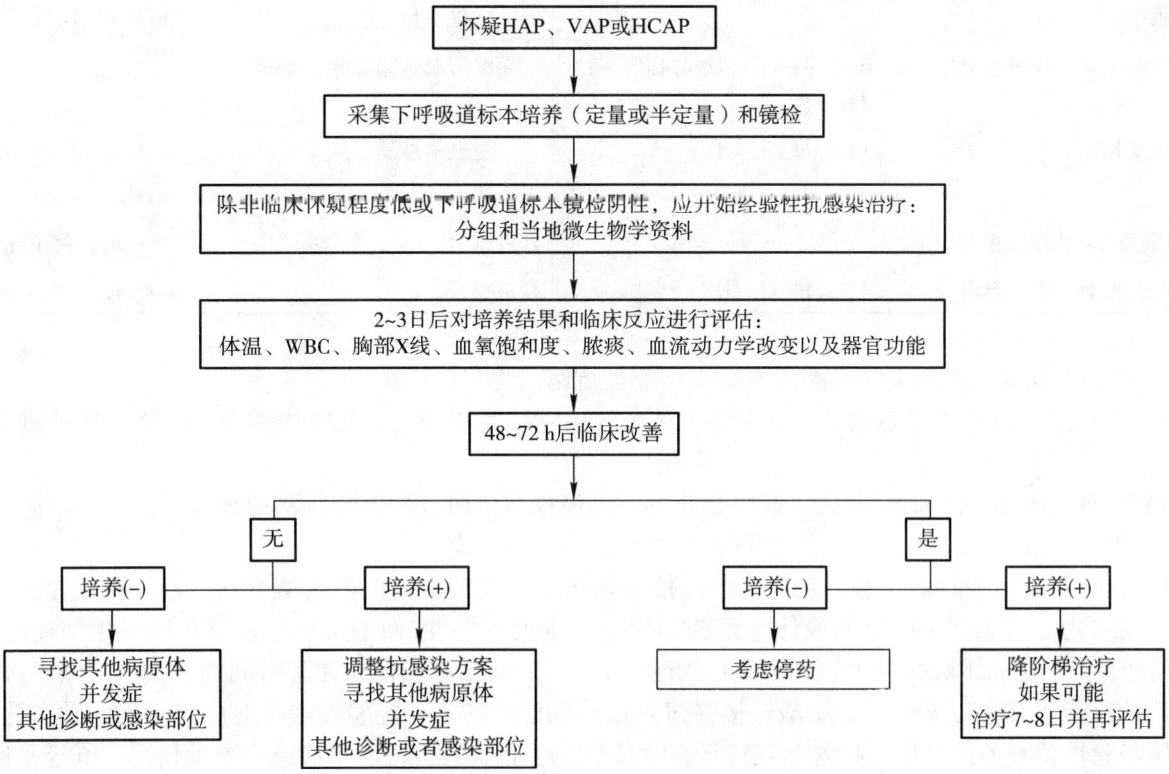

图 7-3-1　HAP 诊断治疗流程图

2）晚发型 HAP 有引起 MDR 菌肺炎高危因素者，针对铜绿假单胞菌、产 ESBL 肺炎克雷伯菌、不动杆菌属等，可选择抗假单胞菌头孢菌素（头孢吡肟或头孢他啶）、碳青霉烯类抗菌药物（亚胺培南 / 西司他丁或美罗培南）或 β- 内酰胺类 /β- 内酰胺酶抑制剂复合制剂（哌拉西林 / 他唑巴坦），加用一种抗假单胞菌氟喹诺酮类抗菌药物（环丙沙星或左氧氟沙星）或氨基糖苷类抗菌药物（阿米卡星、庆大霉素或妥布霉素）。MRSA 感染时选用万古霉素、替考拉宁、利奈唑胺等（表 7-3-3，表 7-3-4）。

表 7-3-3 晚发型 HAP 患者初始经验性抗感染治疗

可能的病原体	联合用药
本表所列或 MDR 菌	
铜绿假单胞菌	抗铜绿假单胞菌头孢菌素类（头孢吡肟、头孢他啶）或
产 ESBL 肺炎克雷伯菌	抗铜绿假单胞菌碳青霉烯类（亚胺培南 / 西司他丁、美罗培南）或
不动杆菌属	β- 内酰胺类 /β- 内酰胺酶抑制剂复合制剂（如哌拉西林 / 他唑巴坦）+
	抗铜绿假单胞菌氟喹诺酮类（环丙沙星或左氧氟沙星）或
	氨基糖苷类（阿米卡星、庆大霉素、妥布霉素）
MRSA	利奈唑胺或万古霉素
嗜肺军团菌	大环内酯类（阿奇霉素）或氟喹诺酮类（环丙沙星或左氧氟沙星）

表 7-3-4 晚发型 HAP 患者初始经验性抗感染治疗静脉给药剂量

抗菌药物	剂 量	抗菌药物	剂 量
抗铜绿假单胞菌头孢菌素类		氨基糖苷类	
头孢吡肟	1.0 ~ 2.0 g，每 8 ~ 12 h 一次	庆大霉素	7 mg/（kg·d）
头孢他啶	2.0 g，每 8 h 一次	妥布霉素	7 mg/（kg·d）
碳青霉烯类		阿米卡星	20 mg/（kg·d）
亚胺培南 / 西司他丁	0.5 g，每 6 h 一次或 1.0 g，每 8 h 一次	抗铜绿假单胞菌氟喹诺酮类	
美罗培南	1.0 g，每 8 h 一次	左氧氟沙星	750 mg，每日一次
		环丙沙星	400 mg，每 8 h 一次
β- 内酰胺 /β- 内酰胺酶抑制剂		万古霉素	15 mg/kg，每 12 h 一次
哌拉西林 / 他唑巴坦	4.5 g，每 6 h 一次	利奈唑胺	600 mg，每 12 h 一次

3）嗜肺军团菌 选用大环内酯类或氟喹诺酮类抗菌药物（表 7-3-3）。

4）厌氧菌 可选用青霉素联合甲硝唑或替硝唑、克拉霉素及 β- 内酰胺类 /β- 内酰胺酶抑制剂复合制剂。

5）巨细胞病毒 首选更昔洛韦，或联合静脉应用免疫球蛋白，也可选用膦甲酸钠。

6）肺孢子菌 首选复方新诺明，严重者可静脉联用卡泊芬净。

3. HAP 抗菌治疗时的注意事项 ①特殊抗菌药物选择应根据当地微生学资料、费用、有效性和处方限制等因素考虑。②治疗 HCAP 时应注意耐药病原体感染的可能性，而不必过于注重住院发生肺炎的时间。③不恰当治疗（病原体对所应用的抗菌药物均耐药）是增加病死率和延长住院时间的主要危险因素，也是造成耐药的最常见相关因素。④对于最近接受过抗菌药物治疗的患者经验性治疗时应选择不同种类的药物。⑤初始经验性治疗不能延误，参考指南选择治疗可以使抗菌药物更恰当，但应结合本地情况。⑥经验性治疗需使用合理剂量以保证最大疗效，并应静脉给药；有良好治疗反应和胃肠功能耐受者可改用转换治疗。⑦没有证据证明雾化吸入抗菌药物在治疗 VAP 中的价值，但在 MDR 革兰阴性杆菌感染全身抗菌药物不起反应者可考虑作为辅助治疗。⑧可能为 MDR 菌感染者应联合用药，但疗效未必优于单药治疗，可能仅增加了初始经验性治疗的合理性；对有耐药危险的患者初始经验性治疗应联合用药，直至下呼吸道病原体培养结果确认可单一用药时。⑨恰当的初始经验性治疗应努力将疗程从传统的 14～21 日缩短至 7 日，只要证明病原体不是铜绿假单胞菌且具有良好的治疗反应。⑩铜绿假单胞菌感染推荐联合用药，因单药治疗易发生耐药；尽管联合用药不一定能防止耐药，但可避免治疗不当或无效。⑪对不动杆菌最具抗菌活性的是碳青霉烯类、舒巴坦、替加环素、多黏菌素和黏菌素。⑫如分离到产 ESBL 肠杆菌科细菌应避免使用第三代头孢菌素，最有效的药物是碳青霉烯类。⑬ MDR 革兰阴性杆菌肺炎，尤其是全身用药无效时应考虑吸入氨基糖苷类或多黏菌素作为辅助治疗。⑭利奈唑胺是除万古霉素外治疗 MRSA 性 VAP 的一种新选择；对于肾功能障碍或正在接受其他肾毒性药物治疗者可以优先选择。⑮抗菌药物限制政策可减少特殊耐药菌的流行；抗菌药物处方的多样化（包括循环用药）可以减少整体耐药率，但远期效果尚不清楚。

（三）导管相关性血流感染

导管相关性血流感染指留置血管内导管后或者拔除血管内导管后 48 h 内的患者出现菌血症，经外周静脉血液培养至少 1 次阳性结果、并与经导管头端培养出相同微生物，且血管导管外没有其他明确的感染灶者。

1. 病原学　凝固酶阴性葡萄球菌是最常见的病原体，其他常见病原体还包括金黄色葡萄球菌、肠球菌、革兰阴性杆菌（大肠埃希菌、肠杆菌、铜绿假单胞菌、肺炎克雷伯菌）及念珠菌。

2. 抗菌药物的选择　MRSA 可选用万古霉素、替考拉宁及达托霉素；革兰阴性杆菌可选用四代头孢菌素、碳青霉烯类抗菌药物、β- 内酰胺类 /β- 内酰胺酶抑制剂复合制剂，加（或不加）氨基糖苷类抗菌药物。中性粒细胞缺乏、严重脓毒症者，应联合应用覆盖 MDR 革兰阴性杆菌如铜绿假单胞菌等的抗菌药物。

（四）导尿管相关性尿路感染

导尿管相关性尿路感染是指患者留置导尿管后或者拔除导尿管后 48 h 内发生的泌尿系统感染。

1. 病原学　常见病原体包括大肠埃希菌、铜绿假单胞菌、鲍曼不动杆菌、肺炎克雷伯菌、洋葱伯克霍尔德菌、MRSA、念珠菌等。

2. 抗菌药物的选择　革兰阴性杆菌感染可选用喹诺酮类、四代头孢菌素、碳青酶烯类、β- 内酰胺 /β- 内酰胺酶抑制剂复合制剂，MDR 革兰阴性杆菌感染可联合用药；革兰阳性菌感染可单用阿莫西林或阿莫西林 / 克拉维酸钾，MRSA 或 MRSE 感染者可选用万古霉素及达托霉素；白念珠菌感染可选用氟康唑。

（五）艰难梭菌性肠炎

艰难梭菌性肠炎系应用抗菌药物导致肠道菌群失调、由艰难梭状芽孢杆菌在肠道内大量繁殖引起的肠炎。

1. 病原学　病原体为艰难梭状芽孢杆菌。

2. 抗菌药物的选择　①轻中度感染者，给予口服甲硝唑 500 mg，每 8 h 一次，疗程 10 天；对甲硝唑不能忍受或过敏以及孕期及哺乳期妇女，给予口服万古霉素（125 mg，每 6 h 一次）；对甲硝唑治疗 5～7 天后无效者，应及时考虑改用万古霉素。②重度感染者，给予口服万古霉素 125 mg，每 6 h 一次，共 10 天。③重度并复杂感染者，给予口服万古霉素（125 mg，每 6 h 一次）联合静脉输注甲硝唑（500 mg，每 8 h 一次）；伴有肠梗阻或中毒性巨结肠和（或）明显腹胀者，可静脉输注甲硝唑（500 mg，每 6 h 一次），加用万古霉素（500 mg，每 6 h 一次，经鼻胃管给药或灌肠）。忌用止泻药。

（六）手术切口感染

外科手术切口感染可分为浅部切口感染（局限于皮肤和皮下组织）和深部切口感染。

1. 病原学　浅部切口感染病原体可能来自皮肤，以革兰阳性球菌多见，金黄色葡萄球菌是主要病原体。深部切口感染病原体可能来自空腔脏器和（或）皮肤。

2. 抗菌药物的选择　可选用青霉素及氨基糖苷类抗菌药物，严重者可给予二、三代头孢菌素；MRSA 感染者可选用万古霉素、替考拉宁、利奈唑胺及达托霉素；厌氧菌加用甲硝唑、奥硝唑等抗厌氧菌药物。

课后练习题

1. 细菌耐药性分类及急危重症患者常见耐药菌有哪些?
2. 医院获得性肺炎的抗菌药物怎样选择?

（万献尧）

习题与答案

第四章 侵袭性真菌感染的抗菌药物选择

目的要求

掌握：经验性治疗和抢先治疗。
熟悉：目标治疗。
了解：预防性治疗。

侵袭性真菌感染（IFI）是指真菌侵入人体组织、血液，并在其中生长繁殖导致组织损害、器官功能障碍、炎症反应的病理改变和病理生理过程；又因其高发生率、高误诊率或漏诊率、高病死率等特点已成为ICU患者死亡的主要病因之一而备受关注。由于重症患者IFI的复杂性，目前多提倡分层治疗，包括预防性治疗、经验性治疗、抢先治疗及目标治疗。

一、预防性治疗

（一）适应证

在ICU，以下具有免疫功能受抑制的患者需要进行预防性抗真菌治疗：①有高危因素的粒细胞缺乏患者。②接受免疫抑制剂治疗的高危肿瘤患者。③具有高危因素的肝移植和胰腺移植患者。④高危的HIV感染患者。

（二）抗真菌药物的选择

1. 氟康唑　对大部分非光滑、非克柔的念珠菌感染能起到有益的预防作用。通常使用口服氟康唑400 mg/d，首剂可加倍（800 mg）；当肌酐清除率低于25 mL/min，剂量应降至200 mg/d。氟康唑静脉应用剂量成人为200～400 mg/d。

2. 伊曲康唑　抗菌谱广，可以覆盖到非白念珠菌和曲霉菌。通常使用伊曲康唑口服液400 mg/d或静脉注射液200 mg/d。为减少口服液的胃肠不良反应，在初始几天可采用联合应用伊曲康唑胶囊和口服液的方法，或短期应用静脉注射液后转换为口服制剂。

3. 伏立康唑　预防应用伏立康唑可减少肺移植和异基因骨髓干细胞移植等患者曲霉菌感染的发生。

4. 棘白菌素类　对IFI的预防是有效而安全的，通常卡泊芬净和米卡芬净的剂量为每日1次静脉滴注50 mg（卡泊芬净首日应加至70 mg）。

5. 两性霉素B脂质体　危重肝移植患者应用两性霉素B脂质体可减少曲霉菌感染的发生率，累积剂量为1～1.5 g；如同时接受肾替代治疗，剂量可用到5 mg/（kg·d）。

二、经验性治疗

对存在IFI高危风险且持续发热而无感染的微生物学证据的重症患者，可考虑进行经验性治疗，针对的是相当于拟诊IFI的患者。

（一）病原体

ICU患者IFI的主要病原体包括念珠菌和曲霉菌，其中白念珠菌最常见，但近年来非白念珠菌有增加的趋势，非白念珠菌血症中光滑念珠菌最常见。

（二）抗真菌药物的选择

抗真菌药物的选择应综合考虑可能的感染部位、病原真菌、患者预防用药的种类及药物的抗菌谱、疗效、安全性和效价比等因素。

1. 念珠菌　白念珠菌和热带念珠菌可选用氟康唑或两性霉素 B 或棘白菌素类；非白念珠菌对氟康唑的耐药率较高，或是白念珠菌对氟康唑耐药率较高的医院，可选用多烯类或棘白菌素类；近平滑念珠菌可选用氟康唑或两性霉素 B；光滑念珠菌可选用棘白菌素类或两性霉素 B。

2. 曲霉菌　曲霉菌感染可选择伏立康唑、棘白菌素类和两性霉素 B 及其脂质体等。

三、抢先治疗

对有 IFI 高危因素的患者进行连续监测，包括每周 2 次胸部 X 线或 CT、真菌培养及真菌抗原检测等，如结果阳性便抗真菌治疗，此为抢先治疗，针对临床诊断 IFI 的患者。其重要意义在于尽可能降低不恰当的经验性治疗所带来的抗真菌药物的过度使用，降低真菌耐药及医疗费用增加的可能性。

抢先治疗有赖于临床医生的警觉性和对临床征象（尤其是结合 CT 表现）的综合观察与分析；同时，实验室检查（如 GM 试验、G 试验和真菌特异 DNA 的 PCR 技术及微生物培养结果）也为及时开始抢先治疗、病程监测和疗效评估提供了更多的参考数据。抢先治疗药物可依据所检测到的真菌种类进行选择，尤其需注意的是治疗应做到足量、足疗程，以避免病情复发。

四、目标治疗

对确诊 IFI 的患者根据真菌种类及药敏结果应采取针对性抗真菌治疗，但也可根据经验性治疗的疗效，结合药敏结果来适当调整治疗方案。药物选择应综合参考抗菌谱、药理学特点、真菌种类及其药敏试验结果、病情和患者耐受性等因素。

1. 念珠菌　白念珠菌、热带念珠菌、近平滑念珠菌对氟康唑敏感，可作为首选抗真菌药物，还可选择其他唑类、棘白菌素类等抗真菌药物；光滑念珠菌和克柔念珠菌对氟康唑有不同程度的耐药，不应作为首选药物，而应选择伊曲康唑、伏立康唑、棘白菌素类和两性霉素 B 及其脂质体等。

2. 隐球菌　肺部新型隐球菌感染，可选用氟康唑 400 mg/d，临床稳定后减量至 200 mg/d，疗程 6 个月；也可选用伊曲康唑 400 mg/d，疗程 6 个月。

3. 曲霉菌　大部分侵袭性曲霉菌感染多为拟诊或临床诊断，少数患者能确诊，宜选用伏立康唑、棘白菌素类和两性霉素 B 及其脂质体等。目前，首选抗真菌药物为伏立康唑 4 mg/kg 静脉滴注（首日 6 mg/kg），每 12 h 一次；临床改善后，序贯口服伏立康唑 200 mg，每 12 h 一次，或口服伊曲康唑 400 ~ 600 mg/d，直至临床症状和影像学表现均消失或稳定。也可静脉应用两性霉素 B 脂质体 3 ~ 5 mg/（kg·d），直至临床改善后，再序贯口服伏立康唑 200 mg，每 12 h 一次，或口服伊曲康唑 400 ~ 600 mg，直至临床症状和影像学表现均消失或稳定。

课后练习题

1. 侵袭性真菌感染预防性治疗的适应证是什么？
2. 侵袭性真菌感染抢先治疗的定义及临床意义是什么？

（万献尧）

习题与答案

第五章
呼吸机相关性肺炎的抗菌药物选择

目的要求

掌握：抗菌药物的选择。
熟悉：病原学种类。

呼吸机相关性肺炎（VAP）指患者接受机械通气治疗 48 h 后至停用机械通气、拔除人工气道后 48 h 内发生的肺实质的感染性炎症，系接受机械通气患者最常见的 HAI。

一、病原学

病原体以细菌最多见，包括革兰阴性杆菌和革兰阳性球菌，前者多为铜绿假单胞菌、肺炎克雷伯杆菌、变形杆菌属及不动杆菌属，后者主要为金黄色葡萄球菌。早发 VAP（ <5 天）主要是非多重耐药菌，如肺炎链球菌、流感嗜血杆菌、MSSA 和敏感的肠杆菌科细菌（如大肠埃希菌、肺炎克雷伯菌、变形杆菌和黏质沙雷杆菌）。迟发 VAP（ ≥5 天）常为 MDR 菌所致，如铜绿假单胞菌、产 ESBL 的肺炎克雷伯杆菌和大肠埃希菌、鲍曼不动杆菌、嗜麦芽窄食单胞菌、MRSA 等。

二、抗菌药物的选择

（一）初始经验性抗感染治疗

1. 早发型 VAP　可选择广谱青霉素 /β- 内酰胺酶抑制剂复合制剂（如阿莫西林 / 克拉维酸、氨苄西林 / 舒巴坦）或二、三代头孢菌素（如头孢呋辛、头孢噻肟）或氟喹诺酮类抗菌药物（如左氧氟沙星、莫西沙星、环丙沙星）或窄谱碳青酶烯类抗菌药物（如厄他培南）。

2. 晚发型 VAP　可选择三代头孢菌素类（如头孢哌酮、头孢他啶、头孢吡肟）或碳青霉烯类抗菌药物（如亚胺培南 / 西司他丁、美罗培南）或 β- 内酰胺类 /β- 内酰胺酶抑制剂复合制剂（如头孢哌酮 / 舒巴坦、哌拉西林 / 他唑巴坦）。如考虑革兰阴性耐药菌感染可联用氟喹诺酮类抗菌药物（如环丙沙星、左氧氟沙星）或氨基糖苷类抗菌药物（如阿米卡星、庆大霉素），如考虑革兰阳性耐药菌感染可联合应用利奈唑胺或糖肽类抗菌药物（万古霉素、替考拉宁）。

（二）目标治疗

1. 铜绿假单胞菌　可选择头孢菌素类（如头孢哌酮、头孢他啶、头孢吡肟）或碳青霉烯类抗菌药物（如亚胺培南 / 西司他丁、美罗培南）或 β- 内酰胺类 /β- 内酰胺酶抑制剂复合制剂（如头孢哌酮 / 舒巴坦、哌拉西林 / 他唑巴坦等），可联合应用抗假单胞菌的氟喹诺酮类（如环丙沙星、左氧氟沙星等）或氨基糖苷类抗菌药物（如阿米卡星、庆大霉素）。

2. 鲍曼不动杆菌　可选择含舒巴坦的 β- 内酰胺类复合制剂（头孢哌酮 / 舒巴坦、氨苄西林 / 舒巴坦）或碳青霉烯类抗菌药物（如亚胺培南 / 西司他丁、美罗培南等），并联合应用氨基糖苷类抗菌药物（如阿米卡星）或四环素类抗菌药物（如米诺环素、多西环素、替加环素）或氟喹诺酮类抗菌药物（如环丙沙星、左氧氟沙星）或多黏菌素 E。

3. 产ESBL肠杆菌　可选择β-内酰胺类/β-内酰胺酶抑制剂复合制剂（如头孢哌酮/舒巴坦、哌拉西林/他唑巴坦）或碳青霉烯类抗菌药物（如亚胺培南/西司他丁、美罗培南等）或四环素类抗菌药物（如替加环素）。

4. MRSA　可选择利奈唑胺或糖肽类抗菌药物（如万古霉素、替考拉宁）或四环素类抗菌药物（如替加环素）。

■ 课后练习题

1. 呼吸机相关性肺炎的常见致病菌有哪些？
2. 呼吸机相关性肺炎如何实施初始经验性抗感染治疗？

（万献尧）

习题与答案　　教学PPT

第八篇　营养支持

第一章

危重症营养支持与代谢调节的基础理论

目 的 要 求

掌握:危重患者营养状态的评价标准。

熟悉:危重患者营养底物的需求与来源。

了解:危重患者营养与代谢特点。

营养是机体生长发育、组织修复、维持正常生理功能的物质基础。肠外营养与肠内营养相继应用40年来,都取得了满意的疗效。而且在营养制剂,输液方法和代谢理论上都有迅速发展,尤其对危重症营养支持的要求不再仅仅停留在维持机体的能量供给和氮平衡,而是要维持细胞的代谢,保持组织器官的结构与功能,进而对免疫、内分泌系统进行调控,促进组织器官修复,加速患者康复。临床营养支持已成为一种主要的治疗手段,特别是治疗危重患者的重要措施之一。

一、危重症患者营养与代谢的特点

危重症患者应激状态下的代谢改变,可以是对外界刺激的生理反应,也可能是机体多个系统参与一系列病理生理改变,具有高分解代谢及利用障碍等特征,由于器官功能障碍,其代谢需求会发生改变,其代谢底物的利用能力也往往与正常情况不匹配,营养治疗需根据其代谢需求在不同阶段设定不同目标。因此,要了解危重症患者的代谢特点与需求,并根据其代谢需求,对营养支持底物和能量的多少进行个体化选择。

(一) 营养不良与应激反应对生理功能的影响

1. 大脑功能　维生素 B_6、维生素 B_{12} 以及钙、磷、镁等特殊营养素缺乏均能够损害大脑功能,因此,营养不良时可能造成焦虑和抑郁评分增高,恢复饮食后则会逐步下降。

2. 心血管功能　维生素 B_6 等一些特殊物质的缺乏可引起心功能下降,微量元素与电解质异常可导致心律不齐;而营养不良还能引起心肌萎缩,进而发生心动过缓、心输出量下降和低血压状态。

3. 肾功能　有效循环血容量不足可导致肾灌注不良,继而引起肾小球滤过率下降;缺血－再灌注损伤、毒素的损害还可造成肾小管功能下降,最终可导致肾功能不全。

4. 呼吸功能　蛋白质消耗超过正常的20%即可影响呼吸肌的结构与功能,引起膈肌萎缩、呼吸肌肌力和最大通气量下降。特别是营养不良患者对低氧和高碳酸血症可出现反应性变化,致使肺组织的形态与功能均发生改变,由此也造成此类患者机械通气时撤机更加困难。

5. 胃肠道功能　完全停止胃肠内营养超过1周时,肠黏膜细胞出现萎缩,绒毛体积、腺体体积与数量均开始下降。此外由于胃泌素、胰腺及胆囊分泌的减少,严重消耗的患者往往出现脂肪、双糖、葡萄糖吸收不良,因此,严重营养不良者常有腹泻发生,从而进一步加重吸收障碍,同时由于肠道菌群变化及明显的肠道感染又可加重吸收不良和腹泻。营养不良引起的胃肠道变化会损伤胃肠道屏障功能,甚至引起包括肠功能衰竭在内的多器官功能衰竭。

6. 体温调节功能　饥饿和严重体重下降使机体在寒冷环境中产热反应受损、血管收缩反应下降,因此饥饿和体重下降者更易发生低体温。

7. 免疫功能　热量—蛋白质营养不良患者机体的特异性和非特异性免疫功能均易受损:①非特异性免疫:上皮细胞的完整性受损(如长期卧床的褥疮)、胃酸、溶菌酶分泌减少,补体系统损伤导致吞噬作用、化学趋化作用、细胞内杀菌作用受损,使机体易受感染。②特异性免疫:营养不良者细胞介导的免疫功能受损对感染抵抗力下降。饥饿状态下 T、B 淋巴细胞的功能均降低、胸腺出现萎缩、淋巴细胞耗竭。低蛋白血症造成白介素 -1 的活性受到抑制,而白介素 -1 活性抑制可能是淋巴细胞低增殖的因素之一。因此,免疫功能受损可加重应激反应使疾病形成恶性循环。

(二) 危重症患者应激状态下的代谢改变

1. 神经内分泌代谢改变　应激后神经内分泌反应及免疫炎性递质的调控是体内发生一系列生理与代谢改变的基础。手术、创伤、严重感染等急性应激反应时,下丘脑室旁核神经元调控促肾上腺皮质激素释放激素(GRH)的分泌与释放,激活下丘脑 - 垂体 - 肾上腺轴(HPR),导致一系列生理变化:①垂体前叶分泌促肾上腺皮质激素(ACTH)、生长激素(GH)和催乳素,在应激状态下,下丘脑或外周来源的生长激素释放因子作用增强和生长抑素的抑制作用减弱,在细胞因子[肿瘤坏死因子(TNF)、白细胞介素(IL–1\IL–6)]的诱导下出现 GH 外周抵抗。②垂体后叶分泌血管升压素、影响皮质醇和醛固酮的分泌。③通过兴奋交感神经系统,刺激肾上腺髓质,使儿茶酚胺(肾上腺素和去甲肾上腺素)的合成与分泌增加。上述改变导致循环中的皮质醇与儿茶酚胺水平持续升高,并且分泌的正常生理节奏丧失。

2. 能量与营养物质的代谢变化　应激后神经内分泌的变化是导致体内能量与营养物质的代谢变化的基础,这一变化是为危重症患者提供合理营养支持的基础。危重疾病状态下的代谢改变是由损伤后的应激代谢与并存的饥饿代谢共同构成的代谢改变。因此,在应激状态下,危重患者体内的分解代谢与合成代谢仍然是共存的,只是打破了既往生理状态下的平衡,分解代谢明显高于合成代谢。

早期胰岛素不足和分解代谢激素(儿茶酚胺、胰高血糖素等)的分泌增加,决定了应激早期以分解代谢为突出的代谢特点。①蛋白质分解增加:较正常者增加 40% ~ 50%,尤其是骨骼肌的分解可增加至 70% ~ 110%,并迅速出现骨骼肌丢失和内脏蛋白的减少,血浆和肌肉谷氨酰胺水平迅速下降。②脂肪分解增强:内源性脂肪是危重症患者体内主要的能源储备,应激后脂肪动员加速,三酰甘油水解产生游离脂肪酸增加,氧化产生能量,是危重疾病时机体主要的供能来源。③糖原分解增加:肌肉、肝糖原异生明显增加,肝葡萄糖生成增加和胰岛素介导的葡萄糖利用减少,导致循环中血糖升高,即应激性高血糖。急性期过后,随着分解激素水平较前下降,其代谢状态与营养需求也随之变化,合成代谢逐渐增加,而呈现合成与分解均亢进的高代谢应激特点。

另外,此时产生大量的以肿瘤坏死因子(TNF)、白细胞介素、凝血因子等参与激素与代谢的改变,正是这种高合成高分解的代谢状态,构成了机体的代谢应激状态。主要表现为:①高分解高合成的代谢状况,分解代谢明显。②利用障碍,肝功能受损或转换合成障碍。③机体对营养物质代谢的调控能力下降。上述代谢变化构成了危重症者患者能量与营养补充的基础。

3. 代谢底物需求的变化　首先是动用自身的组织细胞储备,主要是瘦体重的分解;其次,脂质与蛋白质的构成也发生改变。这些改变表现在部分脂肪酸和(或)氨基酸不能被完全利用而积蓄,另一方面对于代谢底物的需求无论在质或量上都有别于正常生理状态。

(1) 糖代谢的特点　葡萄糖最基本的功能是为机体代谢提供能量,是细胞最常用的供能物质,也是脑和其他神经组织必需的功能物质。同时对于 RNA、DNA、辅酶、糖蛋白、糖脂的合成也至关重要。正常情况下葡萄糖或被组织氧化利用,或以糖原的形式储存在肝和肌肉中,或以甘油三酯的形式储存在脂肪细胞中作为能量储备。机体在应激状态下,将葡萄糖以糖原形式储存的合成代谢状态转变成分解代谢状态,经糖异生和糖原分解,葡萄糖生成增加,糖原合成受抑制,外周葡萄糖的摄取与利用增多,葡萄糖耐受下降,出现胰岛素抵抗,继而引起高血糖症、高乳酸血症。与此同时,胰高血糖素、糖皮质激素、儿茶酚胺类等分解代谢激素显著升高,出现外周葡萄糖的摄取和利用增多。

(2) 脂肪代谢的变化　脂肪是机体重要的营养物质,其主要生理功能是提供能量、构成机体组织、提供必需脂肪酸及携带脂溶性维生素。脂类经消化、吸收、合成,以甘油三酯的形式为机体储备能量。危重症患者应激状态下,起初 24 h 内机体的糖原被迅速耗尽,脂肪动员增加、甘油三酯水解产生游离脂肪酸增多,以保证提供营养底物。其次，应激状态下，分解代谢性激素如糖皮质激素、儿茶酚胺、胰高血糖素、生长激素等释放，胰岛素水平下降及交感神经活性增加导致机体脂肪分解增多。因此，危重症患者脂类代谢的改变是中枢神经系统、激素、自主神经刺激因子、炎性介质和外周激素共同参与的复杂的相互作用的结果。

（3）蛋白质代谢的特点 蛋白质的主要生理功能是参与构成各种组织细胞、维持细胞组织生长、更新和修复，参与多种重要的生理功能及氧化功能。在正常生理情况下，机体蛋白质处于不断降解和再合成过程中，其降解和再合成的相互协调对维持机体各组织细胞功能、调节生长和蛋白质的质量以及控制体内各种生物酶的活性起着十分重要的作用。摄入足量的蛋白质是维持机体氮平衡和生长所必需的。机体在遭受到不同程度打击下，特别是在应激早期，虽然急性期蛋白质合成显著增加，但总体净蛋白质合成能力降低；支链氨基酸与芳香族氨基酸比值明显下降，随后出现明显负氮平衡，机体能量消耗依赖于肌肉蛋白质与细胞结构蛋白质的大量分解，骨骼肌迅速发生萎缩。

4. 对肠道功能的不良影响 胃肠道是人体一个具有重要的免疫、内分泌和屏障功能的脏器。消化、吸收是其最基本的功能。除此之外，肠道还是防止其细菌和内毒素移位的最大屏障，并且具有多种的神经—内分泌—免疫调节机能。机体应激过度或失调致使肠道黏膜屏障的完整性遭到破坏，使原先寄存于肠道内的微生物及其毒素侵入到正常情况下无菌状态的肠道以外的组织，如肠系膜淋巴结、肝门静脉系统以及其他远隔脏器，此种状况被称为细菌移位。此时，由于肠道菌群的营养与生存环境均受到破坏，并且肠道黏膜的屏障功能受到影响，以及随之发生的胃肠动力障碍、消化腺分泌功能抑制和应激性溃疡的发生，就会进一步造成胃肠道对营养物质识别、消化、吸收、代谢功能的障碍。

（三）能量需求与危重病之间的关系

1. 能量代谢状态与危重症的关系 能量消耗与能量需求增加是应激状态时能量代谢的特点之一。无论是在创伤、损伤、感染等应激状态下，机体的代谢改变实际上是全身炎症反应的一部分。危重症患者存在着不同程度的重要生命器官功能障碍，而且相当一部分人同时存在着脓毒症（sepsis）和全身性炎症反应综合征（SIRS），因此，此时由炎症因子、神经介质与内分泌物质（激素）构成的体内复杂网络系统也在不断地调节着生理与病理状态下的能量代谢活动。

不同疾病状态下能量消耗与能量需求是不同的（要点框 8-1-1），特别是：①不同个体、不同年龄、不同病变发展阶段、不同创面以及不同的全身状况，对能量消耗也存在着较大的差异。②即使是同一个体在疾病的不同时期、不同并发症的情况下所需要的能量与消耗也是不同的。③能量消耗与能量需求还会受到治疗和时间等因素影响，如接受肌松药、镇静药治疗的患者其能量消耗就会较非镇静状态降低。④同样的应激状态，年龄愈大能量消耗的需求反而会减少，这主要与多脏器功能的衰退及老年人基础代谢率（BMR）降低密切相关。因此，并非所有危重患者应激期 BMR 与能量消耗都是增加的。特别是当体内的能量与营养物质被严重消耗时，BMR 反而会降低，这也造成了危重症患者的能量消耗与需求随着病情的动态变化而改变，并且能量消耗与代谢紊乱的程度、持续时间与病情危重症程度密切相关。

1. 择期手术的营养不良患者，接受为期 2～3 周的营养支持是有益的，这一措施可促进部分组织生长、矿物质与维生素水平恢复正常。但最主要的益处是减少外科并发症发生。
2. 营养不良患者急诊手术后应立即接受营养支持。
3. 营养不良的急性病患者应同时接受原发病治疗与营养支持。
4. 营养状况正常的患者，在患病或术后超过 7 天仍有持续胃肠道功能不良，可能继发营养不良，应接受预防性营养支持。
5. 必须再次手术的患者（如烧伤患者），应接受全程营养支持。
6. 由于保守治疗无效的腹腔内感染、消化道瘘等，需再次接受手术的营养不良患者，应当在确定手术前，给予一段时间的营养治疗和肌肉恢复锻炼。
7. 如患者必须手术，手术程度应与其创伤所致的机体代谢负荷的耐受程度相适应。

要点框 8-1-1 ESPEN 对营养不良与应激反应的建议

2. 营养不良与应激反应对原发病的影响 人体受到损伤时发生一系列代谢反应，其结果是一方面为机体提供生存必需的物质；另一方面又可能引起组织消耗和功能障碍，进而威胁生命。在疾病急性期，原有营养不良的患者，由于机体缺乏足够的蛋白质和能量储备以应对疾病致使原有病情加重，因此，此类患者的并发症将更多、病死率也更高，康复时间也会更长。由此，ESPEN（欧洲肠内与肠外营养学会）对此类患者治疗原则提出了详尽的建议，见要点框 8-1-2。

3. 危重患者营养状态评估的影响　营养状态评定是临床营养实施的前提，而危重患者常伴有特定的体位及治疗要求、伴有水肿及血浆蛋白的非特异性改变，这些均增加了营养状态评定的难度和影响营养治疗。

> 1. 增加总能量的供给，通常要达到普通患者的1.5倍左右，在评估总能量的需要时既要考虑到代谢的需要，又要考虑到代谢器官，特别是肝的负荷能力。
> 2. 能量中提高氮与非氮能量的摄入比，即由通常的1∶150提高到1∶200，在保证氮源的前提下，尽量增加糖和脂肪的摄入量。为了增加脂肪的利用率、减轻肝负担，建议用中、长链脂肪酸。
> 3. 尽可能地通过胃肠道摄入营养，能经口进食就不要鼻饲，静脉营养可作为胃肠道营养不足的补充，只有胃肠道完全需要禁食时，才可考虑全胃肠外营养，并尽可能缩短这一时间。

要点框 8-1-2　ESPEN 营养支持原则

二、营养底物的需要量与来源

维持机体新陈代谢的营养物质被称为营养底物。临床营养支持所需的营养底物包括糖类、脂肪、蛋白质、水、电解质、微量元素和维生素。这些营养物质进入人体后，通过合成代谢参与体内一系列的代谢过程使人体组织得以生长、发育、繁殖，同时在体内氧化过程中产生能量，成为机体生命活动必不可少的能源。

（一）能量物质的来源

食物中的糖类、脂肪和蛋白质为机体能量的主要来源。

1. 糖类　是能量的主要来源每日糖的摄入量占每日摄入热卡量的50%～70%，其在体内的代谢特点表现为：①在总能量中所占比例最大。②可以减少蛋白质用量。③大脑神经细胞、肾髓质、白细胞、红细胞等必须依赖葡萄糖供能。④供能快而及时。⑤最终产物是水和二氧化碳，对机体无害。⑥可避免体内脂肪被大量氧化而产生过多酮体。因此，临床营养支持时糖类供能比例应该占总非蛋白热卡的50%～75%。

糖类的摄入量与总能量的需求是密切相关的。1 g 糖可产生4 kcal 的热量，糖类的呼吸商为1.0，不同年龄对糖类的需要量不同，正常成人每日葡萄糖的最低需要量为100～150 g。疾病情况下糖类的需要量及所占总非蛋白热卡的比例也因病情不同而异，严重应激、高分解代谢状态下，每日糖类的需要量为3～4 g/kg。所以，静脉输注葡萄糖每日总量原则上不能超过500 g。

正常情况下机体血糖恒定维持在4.5～5.5 mmol/L 水平。由于糖代谢受某些关键酶的调节，从而使葡萄糖的氧化利用受到一定的限制。因此，在严重应激、高分解代谢状态下提供肠外营养时，其输注速率应该控制在2～2.5 mg/（kg·min），以避免因葡萄糖输注过多所致的代谢性副作用。

2. 脂肪　是临床营养的重要物质脂肪是机体重要的能量来源之一，脂肪及类脂消化形成的短链脂肪酸和中链脂肪酸，构成的三酰甘油是机体储存能量的主要形式。肝是脂肪酸代谢的重要部位，血浆游离脂肪酸浓度愈高，肝摄取的脂肪酸就愈多。

脂肪的最低需要量是应能防止必需脂肪酸的缺乏，同时有利于蛋白质利用及防止高脂血症。正常情况下，脂肪供能应占总能量的20%～30%，应激状态下可达50%。脂肪每日的适宜量为1～1.5 g/kg，最大量不应超过2 g/kg。1 g 脂肪可产生9 kcal 的热量，脂肪的呼吸商为0.70～0.71，脂肪乳剂输注量常用的比例是30%～50%。每日最少不能少于总能量的10%，最多不能超过50%。

3. 蛋白质　是构成生物体的重要组成部分氨基酸是蛋白质的基本组成单位，是合成蛋白质的原料，是机体细胞的主要组成成分之一；同时也为机体提供氮源，但一般情况下不作为供能物质使用。然而多余的蛋白质也可通过生糖、生酮途径，转化成糖原和甘油三酯为机体提供能量。1 g 蛋白质可产生4 kcal 的热量，蛋白质的呼吸商为0.80～0.82，蛋白质的供给量应为总能量的10%～15%。蛋白质的需要量取决于蛋白质在体内的代谢、利用过程。正常情况下，肠外营养时，每日蛋白质的需要量0.8～1.0 g/kg，相当于氮量0.15 g/kg，应激状态下，影响机体氮平衡的最主要因素是总能量摄入量、蛋白质供给量及患者的代谢状况。

（二）氮的来源与利用

蛋白质和氨基酸是氮的主要来源，其主要生理功能是维持机体新生、组织修复和生理调节等。若作为供能物质使用可因尿素等含氮化合物生成增多，加重肝肾负担，同时也增加了机体额外的能量消耗。为充分发挥蛋白质和氨基酸的功用并减少作为热量的消耗，就必须保证供给充分、平衡的能量。通常情况下氮与非氮能量的摄入比应为 1 :（100～200）。

各种豆类、鸡蛋、瘦肉、牛奶等食物，含有丰富的蛋白质，动物性蛋白质营养利用价值优于植物性蛋白质，因其中含有大量的必需氨基酸，是经肠营养的重要营养底物，而 L- 氨基酸溶液是肠外营养中氮的最佳来源。

人体蛋白质由 20 种不同的氨基酸组成，12 种为人体非必需氨基酸，8 种为人体必需氨基酸。因此，人工配制氨基酸溶液时除应含有 8 种必需氨基酸外，还应包括非必需氨基酸。并且人工配制的平衡的氨基酸溶液，其必需氨基酸应占到总供氮量的 40%。只有这样才能为机体所利用。反之，当某一氨基酸浓度过高（如甘氨酸）而不能完全被机体所利用，多余部分将从尿中排出。

另外，有些疾病会对某一种非必需氨基酸合成造成影响，如肾衰竭的患者就不能有效地合成组氨酸；肝衰竭患者和新生儿的酪氨酸和半胱氨酸合成常会降低，若这几种氨基酸提供不足，人体蛋白质合成同样会受到影响。因此，这几种氨基酸称为半必需氨基酸或条件必需氨基酸。还有部分因疾病会对某些氨基酸的利用产生障碍，仅有部分氨基酸能被机体利用，否则就可能加重重要器官的功能损伤。譬如，肝功能减退的患者适于采用支链氨基酸（BCAA 是指亮氨酸和异亮氨酸），而肾衰竭的患者只能补充必需和半必需氨基酸。

（三）维生素和微量元素的来源

维生素和微量元素虽然在人体内含量很少，也不构成体内的能量来源，但其对维持机体组织功能、调节物质代谢却有着极其重要的作用。平衡膳食一般不会引起维生素和微量元素缺乏，但在肠外营养支持时则常常被忽视。特别是水溶性维生素在体内无储备，需要每天给予补充；而脂溶性维生素和微量元素只有在长期全肠外营养时（超过 1 个月）才需要进行补充。

三、危重患者营养状态的评价

（一）对危重患者营养状态评价的影响因素

营养评价（nutritional assessment）是整个临床营养治疗的第一步，而与疾病相关的营养不良常会涉及多个系统的综合表现，因此，临床很难用单一标准来评定患者的营养状态，完整的评定方法一般分为主观和客观两方面的指标。

1. 主观指标　主要是指一些与患者或家属面对面接触时获取的主观信息，比如，饮食习惯、食欲及消化能力、体重的变化、药物史、过敏史、家族史等；同时需要询问与记录是否厌食、进食困难、吸收不良、消化障碍或食物禁忌、食物过敏等，以及有无体重下降；另外，还需注意是否酒精成瘾，有否抑郁与认知障碍。药物不良反应可能是体重下降的原因之一，而生活无法自理则是营养不良的危险因素之一。

2. 客观指标　是指有准确信息的内容，但是在应激状态下代谢改变使危重患者营养评估变得复杂。首先，由于应激时水钠潴留造成体重、肱三头肌皮褶厚度及上臂周径增加，进而导致这些一般状态下的营养评测指标不能再反映患者的营养状态，而仅仅只能作为一个液体平衡的指标；其次，病情危重状态下的低白蛋白血症更多与应激程度相关，因而也造成白蛋白水平不能再作为营养评定的准确指标。此外，由于危重状态下机体免疫系统受损，对细胞免疫的监测也再不能反应机体营养状况，也就很难将其继续作为营养估测的指标。

在病情危重或应激状态下准确的营养状态评价往往很困难，现有的各种评价方法均存在一定局限性。

（二）临床上常用的营养状态评价方法

1. 体格检查的评估方法　体格检查包括对体重、身高、皮下脂肪厚度、肌肉萎缩的测量，以及检查是否毛发脱落、皮肤损害、水肿或腹水等。

2. 人体测量　人体测量评估是应用最广泛的方法，通过无创性检查了解机体的脂肪、肌肉储备情况，用于判断营养不良、监测治疗机提示预后。包括以下指标：

（1）体重（body weight，BW）　是机体脂肪组织、瘦组织群、水及矿物质的总和，体重的改变主要是瘦组织群和水分的变化，脂肪组织变化多不明显，因此，其是营养评价中最简单的方法。

体重的测量必须保持时间、衣着、姿势等的一致，对住院患者应选择晨起空腹、排空大小便、着内衣裤测定。营养不良通常采用实际体重占理想体重的百分比的方式进行评估。

男性理想体重(kg)=身高(cm)-105;女性理想体重(kg)=身高(cm)-100。

判定方法:①轻度营养不良:实际体重为理想体重的80%~90%。②中度营养不良:实际体重为理想体重的70%~79%。③重度营养不良:实际体重低于理想体重69%。④超重:实际体重为理想体重的110%~120%。⑤肥胖:实际体重超过理想体重的120%。

实际上,对于重症患者体重并不一定真实反映机体营养状况,如心力衰竭、肿瘤、慢性肝病、肾衰竭等患者往往因为水肿、腹水而导致体重增加,脑水肿等疾病时又可因为脱水治疗使体重减轻,此时临床医生需综合判断。

(2)体重指数(body mass index,BMI) 是反映蛋白质热量、营养不良以及肥胖症的可靠指标。BMI=体重(kg)/身高(m^2),我国推荐18.5~23.9为正常,BMI与个体近期数值进行比较临床意义较大。

(3)身高 测定要求被测者赤脚直立于地面上,头正,眼耳在同一水平面上,膝伸直,双肩自然放松,上肢自然下垂,两脚跟靠紧,脚尖呈40°~60°。患有骨关节疾病或某些神经系统疾病而无法直立的患者可采用身长、坐高等代替。

(4)皮褶厚度与臂围 通过皮褶厚度和臂围的测定可估计机体皮下脂肪及肌肉的存储情况,但在重症患者必须注意水肿和脱水对此两项指标的影响。

1)肱三头肌皮褶厚度(triceps skin fold thickness,TSF) ①采用卡尺测量法一般需要相当的技巧,如果方法不得当会造成一定的误差。②手测量法则是以左手拇指与食指将皮肤连同皮下脂肪捏起成皱褶,捏起处两侧的皮肤应该对称;然后用压力为10 g/mm^2的皮褶厚度计夹住皮褶,并保持2~3 s;连续测定3次后取平均值,并计算实测值占正常值的百分比。

正常参考范围:男性:11.3~13.7 mm;女性:14.9~18.1 mm。

评估方法:①实测值大于正常值90%为正常。②80%~90%为轻度营养不良。③60%~80%为中度营养不良。④低于60%为重度营养不良。

2)上臂中围(midarm circumference MAC) 采用卷尺测量被检者尺骨鹰嘴连线中点手臂的围长,此种方法易测量、误差较小。

MAC正常参考值范围:男性22.8~27.8 cm;女性20.9~25.5 cm。

评估方法:①实测值占正常值90%以上为正常。②80%~90%为轻度营养不良。③60%~80%为中度营养不良。④低于60%为重度营养不良。

3)上臂力量测定 即手的握力,是反映肌肉功能变化的一个非常有效指标,同时也能反映肌肉组织增长和减少的状况。正常男性握力≥35 kg,女性≥23 kg。

4)小腿围 测量小腿围是无法测量体重时的替代指标。

另外,肱三头肌皮褶厚度和上臂中围结合可分析出机体肌肉和脂肪的比例。

(5)呼吸功能测定 如测定肺活量的最大呼气量的峰流速会随着营养状况改变而变化,反映了呼吸肌的力量,与机体蛋白质营养状况密切相关。

3. 实验室检查 实验室检查原则上能够比较准确反映机体器官功能,但其结果判断往往受到疾病状态、液体状态、临床药物治疗影响,而且与检测方法及水平有关,因此,不能单纯靠实验结果进行营养状态评估。

(1)血浆蛋白 血浆蛋白水平是临床最常用的营养评价指标,包括白蛋白、前白蛋白、转铁蛋白、维生素A结合蛋白等。

血浆白蛋白半衰期约为20天,是血浆中含量最多的蛋白质,占血浆总蛋白的40%~60%。由于其对氮物质缺乏、蛋白质合成缓慢等因素比较敏感,故常用来作为营养评价指标。另外,血浆白蛋白可维持血浆胶体渗透压的恒定,同时可反映疾病的严重程度和预测手术的风险程度,因此也是营养状况评估的重要参考指标之一。但由于血浆白蛋白半衰期长,白蛋白代谢及营养支持对其尝试的影响需较长时间方能显现。且应激时血浆白蛋白水平受多种因素影响导致低蛋白血症,由此影响了血浆蛋白水平在营养状况判断中的意义。

前白蛋白、转铁蛋白、维生素A蛋白是半衰期较短的血浆蛋白,与白蛋白相比,它们的血清含量少、全身代谢也小,理论上更能较白蛋白敏感反映营养状况,但其分解与合成代谢同样也受应激因素干扰,所以在重症患者也不能准确反映营养改变。各种血浆蛋白功能及营养状况的关系见表 8-1-1。

表 8-1-1 各种血浆蛋白浓度及半衰期

血浆蛋白	半衰期(d)	正常(g/L)	轻度不足(g/L)	中度不足(g/L)	重度不足(g/L)
白蛋白	14～20	35～50	28～34	21～27	<21
转铁蛋白	8～10	2.0～4.0	1.5～2.0	1.0～1.5	<1.0
前白蛋白	2～3	0.2～0.4	0.16～0.2	0.1～0.15	<0.1
维生素 A 结合蛋白	0.5	0.027～0.076			

(2) 氮平衡

$$氮平衡 = 蛋白质摄入量(g/d)/6.25 - [尿中尿素氮(g/d)+3\ g/d]$$

公式中 3 g/d 表示每天通过汗液、粪便、毛发、呼吸道以及尿液等形式排出的氮。若摄入的氮源为氨基酸,则其含氮量应为氨基酸重量的 1/7.5。

简易估算法:①每日需总氮量(g)=(0.1～0.3)× 体重(kg)。②蛋白质(g)=(1～2)× 体重(kg)。③氨基酸(g)=(0.6～2.0)× 体重(kg)。

正常情况下,每日氮的排出量等于摄入量为正氮平衡,这表时体内蛋白质的合成量大于分解量,如果摄入氮小于排出氮称之为负氮平衡或摄入不足,表示体内蛋白质的合成量小于分解量或提示摄入不足,若长期负氮平衡会导致机体消瘦,对疾病的抵抗力降低,患者的伤难以愈合等,慢性消耗疾病,组织创伤和饥饿等属此情况。

(3) 肌酐身高指数(creatinine height index,CHI)

$$肌酐身高指数(CHI)=24\ h\ 排出肌酐总量 /24\ h\ 相同身高正常成人肌酐值 \times 100\%$$

判定方法:① CHI 大于 90% 为正常。② 80%～90% 为轻度消耗。③ 60%～80% 为中度消耗。④低于 60% 为重度消耗。

CHI 是外周蛋白质水平评价的指标。然而,重症患者骨骼肌处于高分解代谢状态,因此常会影响肌酐身高指数对机体的定量评估。

(4) 3- 甲基组氨酸 3- 甲基组氨酸是骨骼肌分解代谢产物,可作为评价蛋白质分解代谢的指标,亦是肌肉蛋白减少的标志。正常人每日排出 0.1～7.8 μmol,测定前 3 天限制肉食。主要问题是其应用受到饮食、性别、年龄和创伤等因素的影响。

(5) 免疫功能 ①总淋巴细胞计数:是评价细胞免疫功能的简易方法,但感染、应激、肿瘤和免疫抑制剂的使用均会影响淋巴细胞计数。参考值范围:正常为(2.5～3.0)$\times 10^9$/L,轻度营养不良为(1.5～1.8)$\times 10^9$/L,中度营养不良为(0.9～1.5)$\times 10^9$/L,重度营养不良 $<0.9 \times 10^9$/L。②迟发性变态反应试验:是评价细胞免疫功能的指标之一。方法是在前臂表面不同部位皮内注射 0.1 mL 抗原,24～48 h 后测量接种结直径,正常为 >5 mm。DHT 不仅在营养不良时可有反应减弱,某些药物和疾病也可影响其结果。

■ 课后练习题

1. 三大营养物质在代谢过程中的作用是什么?
2. 常用的营养评估方法有哪些?各自的临床意义是什么?
3. 应激状态对人体各器官、系统功能的作用是什么?

(赵淑杰)

习题与答案　　教学 PPT

第二章

危重患者营养支持策略

目的要求

掌握：肠内、肠外营养支持的原则、适应证及并发症的处理。肠内、外营养的配制方法及原则。
熟悉：肠内、肠外营养的输注方法。
了解：微量元素与维生素在营养支持中的作用。

第一节　肠内营养支持与选择

一、胃肠内营养的应用原则

只要胃肠道功能允许，就应首选肠内营养。

二、胃肠内营养支持的优点

胃肠内营养的优点见要点框8-2-1。

1. 食物通过肠道时，有助于改善门静脉系统循环，改进腹腔有关器官特别是肠道的血液灌注与氧的供给。
2. 增进肠蠕动。
3. 促进肠道激素与免疫球蛋白的释放，有利于肠黏膜细胞的生长，改善肠黏膜的渗透性，维护肠黏膜屏障功能，减少肠道细菌及毒素移位。
4. 抑制小肠黏膜细胞和营养酶系的活性退化。
5. 营养物质经门脉系统吸收输送至肝，有利于蛋白质的合成和代谢调节。在相同热量和氮水平的治疗下，应用肠内营养（EN）患者体重的增长和氮潴留均优于全胃肠外营养（TPN）。
6. 肠内营养（EN）的费用较全胃肠外营养（TPN）低。

要点框8-2-1　肠内营养优点

三、胃肠内营养的选择方式

肠道功能障碍者应进行全面、客观的评估后决定是否采用胃肠内营养。

1. 饲管法　对于胃肠道有功能患者，但由于受原发性疾病的影响或因诊断与治疗的需要、或无法及不愿经口摄食、或摄入食物不足为满足生理需要，此时适合通过鼻饲管对患者给予胃肠内营养。

2. 要素饮食　如若患者存在部分胃肠道功能，而且小肠吸收功能尚可并可以耐受肠内营养时，亦可以采用肠内营养，此时主要选择预先消化好的要素饮食。

四、胃肠内营养的禁忌证

主要包括：①严重应激状态。②急性完全性肠梗阻（麻痹性、机械性）。③上消化道出血。④顽固性呕吐、反流误吸等。⑤术后持续肠梗阻。⑥有创性的营养介入不能保证患者安全和预期效果。⑦严重的吸收不良综合征。⑧高位肠瘘。⑨无法置胃肠营养管。

五、胃肠内营养管置入方法

1. 原则　使用肠内营养小于4周，一般放置鼻胃管或鼻肠管；使用肠内营养如果大于4周，一般通过内镜、透视或手术的方法,经皮的途径放置胃造口管或空肠造口管。

2. 方法与途径

(1) 经鼻胃(肠)管置　①鼻胃管(NG)法:经鼻将导管远端放置于胃腔,为临床经典的置管部位与方法。②鼻肠管法:经鼻将导管远端放置于小肠,包括十二指肠(ND)或空肠(NJ)。③口胃管(OG)法:导管经口腔置入胃腔,常用于颅脑外伤和鼻窦炎造成经鼻置管困难时。

(2) 空肠营养管置入　在内镜下经鼻将营养管放置至空肠,营养管尖端应放到空肠屈氏韧带以远端。

(3) 经皮内镜下胃空肠造口术(PEG)　在内镜下使用非手术方法建立经皮进入胃空肠的通路,利用胃空肠造口进行肠内营养的输注,是一种长期使用肠内营养的置管技术。

1) PEG 的优点　费用低,创伤小,并发症少,成功率高,肠内营养使用时间长。

2) PEG 适应证　①中枢神经系统疾病导致吞咽困难,如脑血管意外、脑外伤、运动神经元疾病、多发性硬化、阿尔茨海默病。②口腔及食管癌导致吞咽困难。③有正常吞咽功能,但摄入不足,如烧伤、ARDS、厌食、骨髓移植后患者。④慢性疾病如囊性纤维化、先天性心脏病。⑤胃扭转的治疗。

3) PEG 的禁忌证　①不能通过胃镜。②生存时间不超过数天或数周。③胃前壁与腹壁不能接近。

六、肠内营养输注方法

肠内营养输注方式取决于患者的临床状态、胃肠道功能、对肠内营养的耐受程度以及于营养管尖端所在的部位。通常多将肠内营养液快速输入胃腔里,而不是给予小肠营养。

1. 持续输注方式　采用营养泵 24 h 持续输注,是住院患者开始应用肠内营养首选的方式,多以 10 ~ 20 mL/h 的速度,依肠道消化吸收功能逐渐递增。另外,也可在危重患者小肠直接输注肠内营养时采用。

2. 周期输注方式　每天以超过 8 ~ 20 h 的特定时段内给予的持续喂养。

3. 顿服输注方式　按肠内营养特定时间间隔要求,一般采用每天 4 ~ 6 次输入,每次输入限定一定剂量营养液并在短时间内完成。

4. 间断输注方式　如同顿服输注方式,但输注时间持续更长一些。

七、胃肠内营养的注意事项

1. 确认喂养管是否仍在正确位置　①注入空气法:向喂养管内注入一定量的空气,饲管若在胃内通过听诊则可闻及气过水声。②抽吸饲管法:喂养管若在胃肠内则可吸出胃肠内容物。③ X 线检查法:通过 X 线腹部平片查看喂养管是否在胃肠内。

2. 体位要求　肠内营养输注过程中患者头部及上半身至少抬高至 30°,以防反流或误吸。

3. 胃潴留量检测　喂养前应检查患者胃内是否存在潴留量,处理方法:①潴留量 < 200 mL 时采取等量替换。②潴留量 > 200 mL 时每次替换 200 mL。③如胃潴留量 > 800 mL 时则暂时延缓喂养,待 2 ~ 8 h 后再次检查以决定是否恢复喂养。

八、肠内营养的监测

肠内营养应像静脉营养一样予以监测,包括观察患者对肠内营养的反应、电解质水平、出入量和营养状态。

1. 代谢状况监测　记录患者每日的液体进入量,定时监测血糖,检查尿糖和酮体、尿素氮与肌酐、电解质,定期测定肝功,全血细胞计数及凝血酶原时间测定等。

2. 肠内营养耐受性监测　观察有无不能耐受的表现,如腹胀、恶心、呕吐、腹痛、腹泻、肠鸣音亢进等。定时测定胃残液量,正常状态下应 < 150 mL,若 > 200 mL 则应停止输注数小时,或减低浓度,或减少输注速率。进行空肠喂养时患者如果不能耐受,应查找并针对原因及时进行调整,或应用无乳糖膳食。

3. 营养状况监测　有利于及时调整营养素的补充量。在最初的肠内营养阶段应每日测定氮平衡,定期测量体重、肱三头肌皮褶厚度、上臂中点肌围、淋巴细胞计数等;并应定期测定血清蛋白(如白蛋白、前白蛋白等)定量,以便及时调整营养素的补充量。对需长期给予肠内营养支持者可根据需要测定微量元素和维生素等。

九、肠内营养的并发症及处置

(一) 机械性并发症与处理

1. 喂养管放置不当　主要发生在鼻胃或鼻十二指肠及空肠置管者。若插管时误将喂养管置入气管、支气管内,一旦发现应立即将导管拔出,并注意观察有无气胸、血胸等表现,同时给予及时、相应处理。预防的方法是严格遵守插管操作程序和原则,在鼻饲管(鼻肠或鼻胃管)放置后应当通过抽吸、注气听诊或X线检查等方式证实导管尖端确在消化道内。

2. 鼻、咽及食管损伤　主要是长期放置粗而硬的喂养管致使鼻、咽部或食管壁受压,由此造成黏膜糜烂和坏死。因此,插管时应选用质地软、口径细的聚氨酯和硅胶导管。

3. 喂养管堵塞　喂养管堵塞的常见原因是喂养管内径小、营养液黏稠、膳食残渣和粉碎不全的药物碎片黏附于管腔内,或药物膳食不相溶造成混合液凝固等。预防方法是每次输注或每输注2~8 h时可采用清水20~50 mL进行冲洗。

4. 喂养管移位和脱出　喂养管固定不牢或长期置管、固定导管的缝线松脱及患者神志不清、躁动不安或严重呕吐可导致喂养管脱出。

5. 误吸　常见于虚弱、昏迷的患者,反流所致者易发生在呕吐或咳嗽后。预防措施包括注意喂养管的位置和输注速率,采取头及上半身抬高30°的体位,定时检查胃内充盈程度及残留量,一旦胃内残留量>200 mL,应减慢或停止输入。

6. 造口并发症　胃造口并发症主要是造口局部出血和胃内容物溢出引发腹膜炎。空肠造口并发症主要有造口漏肠液、喂养管脱出、造口出血、造口周围皮肤糜烂、感染等。预防措施主要为平时加强造口周边皮肤消毒、护理,局部皮肤涂以氧化锌软膏保护,及时更换敷料。

(二) 胃肠道并发症与处理

1. 恶心、呕吐　主要由流质食物注入速度过快、过量,或营养液渗透压过高导致不能耐受,其中胃排空障碍是恶心、呕吐最主要的原因。因此,营养液输注时应遵循从低到高、由少到多、先增加容量后提高浓度、速度由慢到快的原则。一般情况下将营养液预热至37℃左右为宜,必要时可给予促胃动力药物。

2. 腹泻　腹泻是肠内营养支持最常见的并发症,引起腹泻的原因主要包括:①肠道吸收和分泌功能的异常。②营养液被污染或由于使用广谱抗生素导致肠道菌群失调。③营养液内含脂肪过多引起脂肪泻。④低白蛋白血症导致的腹泻。防治措施主要包括随时调整胃肠营养液的浓度,改变营养液的渗透压达到肠道适应。可选用无乳糖的营养液,或给予口服胰酶。同时纠正低白蛋白血症增加肠道绒毛的吸收能力。

3. 腹胀与肠痉挛　是肠内营养支持治疗常见的并发症之一。但应与是否存在机械性或麻痹性肠梗阻相鉴别,如果存在肠梗阻则应及时停止肠内营养。如果患者病情许可尽可能使用含有膳食纤维较多的肠内营养,必要时应用胃肠动力药,或给予灌肠进以改善腹胀。

(三) 代谢性并发症与处理

1. 水代谢异常　最常见的是高张性脱水,多易发生在气管切开的患者、昏迷和虚弱的老年患者;另外,应用高张溶液和高蛋白配方的营养液更易引发脱水。因此,一旦发生此类情况,除适当在胃肠营养液中添加水分外,更重要的是应监测电解质并作相应调整。

2. 糖代谢异常　接受高热卡喂养或应激状态下伴糖耐量下降者均可导致高血糖症,应立即停用原营养液和采用外源性胰岛素来控制血糖,待血糖稳定后再重新启用肠内营养支持。低血糖多易发生在长期应用要素膳而突然停用的患者,缓慢逐渐停止肠内营养使用,或停用后以其他形式补充适量的糖可避免低血糖症的发生。

3. 电解质和微量元素异常　最常见的是血钾异常,多见于营养液钾含量过高,或患者肾功能欠佳而引起高血钾。低血钾常见于分解代谢状态、代谢性碱中毒或因需用胰岛素而未能及时补充钾的情况下。另外,在应用大剂量利尿药时应注意预防低血钠的发生。目前肠内营养商品制剂中均含有一定量的微量元素,基本可满足患者日常需要。

4. 酸碱平衡紊乱　酸碱平衡紊乱与单纯肠内营养治疗关系较小,主要是与应用不适当的制剂或与原发疾病相关。

5. 肝功能异常　主要表现为氨基转移酶非特异性升高，一旦停用胃肠内营养支持肝功能即可恢复。这可能与营养液的氨基酸进入肝内分解，对肝细胞产生毒性所致。

6. 再喂养综合征　为一种消耗状态下提供营养支持后出现的代谢、生理改变现象，表现为低磷、低镁、低钾及糖代谢异常和水平衡失调，并进一步可导致机体各脏器和系统功能异常。最好的处理方法是预防其发生，在营养支持前首要先纠正电解质平衡失调。

（四）感染性并发症与处理

1. 吸入性肺炎　常见于幼儿、老年人及意识障碍的患者，主要由于胃内容物潴留及反流所致。处置：①立即停止肠内营养液的输注，并吸尽内容物。②立即行气管内吸引。③如果食物颗粒进入气管应立即行气管镜检查并清除。④改用肠外营养，输入一定量的白蛋白减轻肺水肿。⑤必要时行机械通气支持。⑥鼓励患者咳嗽，咳出误吸的液体。⑦应用抗生素防治肺部感染。

2. 营养液污染　一般来说，营养液在室温下可保持 12 h 不发生细菌生长，如长时间连续给予营养支持时最好采用随使随配的方式。

（五）精神心理方面并发症与处理

肠内营养通常采用置入鼻胃管的方式，部分患者对此不易接受。患者自感口渴、失去对味觉的体会，应鼓励患者用鼻呼吸，改进置管的方式和管的质量，同时应鼓励患者进行咀嚼运动，多活动以满足心理要求。

第二节　肠外营养支持与选择

肠外营养（parenteral nutrition，PN）是经静脉途径供应给患者营养支持的一种方法。肠外营养液多由葡萄糖、脂肪乳、氨基酸、维生素、电解质和微量元素等各种营养要素制剂混合配制而成，是一种全合一的溶液。

一、胃肠外营养适应证

凡是营养不良或具有营养不良可能并且胃肠道无功能的患者都是静脉营养的适应证。临床常见的指征有：①术后至少 4～5 天不能经口服或经鼻胃管进食的患者。②短肠综合征。③消化道瘘，尤其是高位瘘。④肠梗阻。⑤急性坏死性胰腺炎急性期。⑥多发性内脏损伤，特别是胃肠道损伤。⑦脓毒症应激期。⑧大面积烧伤。⑨炎性肠道疾病。

二、肠外营养成分与组成

（一）热量的需求及换算

1. 热量需求的确定有助于保证能量充足供给，防止喂养过度或不足，可以应用公式计算能量供给。如 Harris Benedict（HB）公式，预测基础能量消耗（BEE）。

男性：REE=66.5+（13.8 × 体重）+（5.0 × 身高）-（6.8 × 年龄）

女性：REE=655.1+（9.6 × 体重）+（1.8 × 身高）-（4.7 × 年龄）

2. 测定总的能量消耗可以基础能量消耗（BEE）乘以创伤及活动因素进行校正，最简单的计算能量需求的方法是乘以千克体重。

3. 无应激、休息状态下男性基础能量消耗值（BEE）=1 kcal/（kg·h）[4.18 kJ/（kg·h）]；女性酌减 5%～10%，计算时应按活动水平、应激程度、体重异常情况做适当调整。

4. 危重患者急性应激期营养热量目标 =83.6～104.6 kJ/（kg·d）[20～25 kcal/（kg·d）]，应激且代谢状态稳定者能量应适当增加，可按 104.6～125.52 kJ/（kg·d）[25～30 kcal/（kg·d）] 计算。

5. 应根据体脂异常状况调整能量供应。对肥胖患者应降低千克体重热量供给，而对严重营养不良患者则应增加热量供应。判定标准：① BMI < 18.5 为低体重或存在营养不良风险。② BMI 18.5～23.9 为理想体重。③ BMI 24～27.9 为超重。④ BMI≥28 为肥胖。

(二) 氨基酸

健康成人的基本需要是 0.8 ~ 1.0 g/(kg·d),相当于氮量 0.15 g/(kg·d)。严重分解代谢状况下、大量丢失或严重营养不良时患者需求量会增加。在肝、肾衰竭情况下应调整氨基酸的量和种类,通常氨基酸溶液含量为 3.5% ~ 15%,包括 13 ~ 20 种氨基酸(必需氨基酸和非必需氨基酸)。

(三) 葡萄糖与脂肪乳剂

脂肪能量应占总能量的 25% ~ 40%,一般每日脂肪供能达到总能量的 20% 即可满足机体对必需脂肪酸的日需要量。值得注意的是,长链脂肪乳剂的亚油酸含量过高,在高代谢状态下,脂质过氧化增加,对机体有一定损害,而中长链脂肪乳剂(MCT/LCT)脂肪酸氧化更快,更安全,是目前临床应用最广泛的脂肪乳剂。

糖类供能占总非蛋白热量的 50% ~ 70%。糖类的摄入量与总能量的需求密切相关。可根据液体量和能量的需要选用 5%、10%、25%、50% 等规格注射液。正常成人每日葡萄糖最低需要量为 100 ~ 150 g,目前多主张每日葡萄糖供给量应少于 250 g,最佳的输液速度应小于 3 mg/(kg·min)。

(四) 肠外营养制剂的组成

1. 不同肠外营养制剂的配方　由于对营养需求不同、提供的途径不同,临床营养制剂的组分也不尽相同。肠外营养液及营养制剂的基本配方见表 8-2-1。

表 8-2-1　肠外营养液及营养制剂的基本配方

	外周静脉制剂	中心静脉或标准制剂(中至重度应激)	重度营养不良(无应激)制剂
氮量(g)	6 ~ 8	8 ~ 12	8 ~ 12
葡萄糖(g)	150 ~ 200	200 ~ 250	150 ~ 250
脂肪(g)	50 ~ 70	50 ~ 70	50 ~ 70
能量(kcal)	900 ~ 1 300	1 300 ~ 1 700	1 100 ~ 1 700
Na(mmol/L)	80	100	50 ~ 70
K(mmol/L)	50	60 ~ 80	80 ~ 100
Ca(mol)	5	5	6
Mg(mmol)	8	8	10 ~ 16
P(mmol/L)	10 ~ 12	12 ~ 16	20 ~ 40
微量元素	基础量	基础量	基础量 +Zn,Se,Cu
维生素	基础量 + 维生素 B_1	基础量 + 维生素 B_1	基础量 + 维生素 B_1
容量(mL)	2 500 ~ 3 000	2 250 ~ 3 000	2 000 ~ 2 500

2. "全合一"(all in one,AIO)静脉营养　将葡萄糖、脂肪乳、氨基酸单瓶输注不是静脉营养支持的正确方式,这样不利于营养物质的利用,因此提倡"全合一"静脉营养。所谓"全合一"是指将所有肠外营养素混合在一个容器中,这样可以使全天需要的营养、水、电介质、微量元素及维生素由一个营养袋进行输注。为增加节氮效应该充分提供给葡萄糖和脂肪乳的剂量,以保证采用双重供能的方式保证热量。

3. 不同输注途径制剂的特点

(1) 外周静脉制剂　为适应外周静脉耐受性,此类制剂应是低渗透压(最高渗透压不超过 900 mOsm/L)溶液,为此配置中限制了电解质的加入量,增加了脂肪乳的剂量以保证基本热量需求。

(2) 标准中心静脉制剂(central PN,CPN)　此类制剂需要通过中心静脉置管输注。适用于临床多数患者需要。配置中包括高浓度的葡萄糖和氨基酸、维生素以及微量元素,使其成为高渗透压(1 300 ~ 1 800 mOsm/L)的制剂。渗透压计算见表 8-2-2。

4. 营养制剂的需求调整　应根据具体患者和病情需要适当调整肠外营养配制比例。例如:某男,60 岁,诊断结肠癌术后,体重 65 kg。氨基酸按 1 g/(kg·d)计算、非蛋白热量按 20 ~ 25 kcal/(kg·d)计算,总计热量为 1 200 ~ 1 500 kcal/(kg·d),具体配置见表 8-2-3。

表 8-2-2 每 1 L 肠外营养液的渗透压计算(可估算)

估 算	示 例
氨基酸:浓度 ×100	氨基酸:7% × 100=700 mOsm/L
葡萄糖:浓度 ×50	葡萄糖:7.5% × 50=375 mOsm/L
电解质:(mEq/L)	电解质:
钠 ×2	钠 35 mEq 35 × 2=70 mOsm/L
钾 ×2	钾 20 mEq 20 × 2=40 mOsm/L
镁 ×1	镁 8 mEq 8 × 1=8 mOsm/L
钙 ×1.4	钙 5 mEq 5 × 1.4=7 mOsm/L
	总计 1 200 mOsm/L

表 8-2-3 肠外营养配制示例

药 品	剂 量
10% 葡萄糖液	1 000 ~ 1 500 mL(100 ~ 150 g,400 ~ 600 kcal)
50% 葡萄糖液	100 ~ 250 mL(50 ~ 125 g,200 ~ 500 kcal)
20% 中长链脂肪乳	250 mL(50 g,500 kcal)
8.5% 复方氨基酸	500 ~ 750 mL(42.5 ~ 63.78 g,6.8 ~ 8.5 g 氮)
20% 丙氨酰谷氨酰胺双肽	± 100 mL(20 g,3.2 g 氮)
10% 氯化钾(10 mL)	≤5 支
10% 氯化钠(10 mL)	≤12 支
甘油磷酸钠(格利福斯)、水溶性维生素(水乐维他)、脂溶性维生素(维他利匹特)、微量元素(安达美)	± 各 1 支

三、肠外营养的配制原则

1. 每个处方要求液体总量≥1 500 mL,但≤3 000 mL。
2. 混合液中葡萄糖的最终浓度为 3.3% ~ 23%。
3. 维持 pH 在 5 ~ 6,氨基酸终浓度 > 2.5%。
4. 电解质不能过量(钠离子 < 100 mmol/L,钾离子 < 50 mmol/L,镁离子 < 3.4 mmol/L,钙离子 < 1.7 mmol/L)。
5. 胰岛素、维生素 C 最好单独输注。
6. 混合液中禁止加入其他药物。

四、肠外营养的配制步骤

1. 将电解质、微量元素、胰岛素加入葡萄糖或氨基酸中(胰岛素最好单独用)。
2. 高渗葡萄糖溶液或高渗盐水,分别加入葡萄糖。
3. 将磷酸盐加入另一瓶氨基酸中。
4. 将水溶性维生素和脂溶性维生素混合加入脂肪乳中。
5. 将微量元素加入葡萄糖溶液或氨基酸中。
6. 将加了成分的氨基酸、葡萄糖,分别加入 3 L 营养袋内,在混合过程中轻轻摇动,检查袋中有无沉淀和变色等现象。
7. 确认无沉淀和变色后,再将脂肪乳加入至 3 L 袋内。

8. 应一次完成混合、充袋，并不断轻摇营养袋，使混合均匀，充袋完毕时尽量挤出袋中存留的空气。

五、静脉营养的并发症及处理

（一）导管相关并发症

1. 机械性并发症 ①中心静脉置管过程中穿刺所引发的副损伤，发生率为1%～4%。常见血栓形成、导管栓塞、血栓性静脉炎或静脉血栓、导管反应。②经锁骨下静脉穿刺引发的副损伤，主要包括气胸、血胸、水胸（营养液）；气栓、皮下气肿和血肿；导管误插、动静脉瘘、心脏穿孔或心脏压塞、心律不齐；直接损伤三尖瓣、锁骨下动脉或臂丛神经等。

预防中心静脉置管机械性并发症要严格执行操作规程，选择合适体位和部位，困难穿刺者可以采用超声静脉定位辅助穿刺的方法。中心静脉置管（包括PICC）后应常规进行影像学检查，进以确定导管尖端的位置。

2. 感染并发症 导管相关感染是最常见和最严重的并发症，包括全身导管相关感染和局部感染。临床主要为菌血症的相关表现，无明显感染部位时应高度警惕导管穿刺过程引发的菌血症。

预防导管相关感染最重要的是：①在穿刺置管、药物输注、护理等过程中严格遵守无菌操作。②一旦确定导管相关感染时应立即拔出导管，同时作经导管段抽出的血培养和管尖培养。③若仅怀疑导管相关感染时也可暂不拔管，但要停止采用导管输液，采取导管端血液进行血培养，同时对导管鞘内注入高浓度抗生素后进行封管；依细菌培养结果决定是否继续保留和使用导管。多数情况下拔管后临床症状即得到改善，一般不需使用抗生素。

3. 血栓或栓塞并发症 ①导管相关静脉血栓形成是常见并发症之一，可能与置管时间长短、导管类型、基础疾病相关。锁骨下静脉和上肢静脉为常见发生部位，如若血栓增大脱落可以形成血栓栓塞，严重者可导致猝死。给予抗凝药物可减少导管相关静脉血栓形成，降低血栓栓塞风险。②空气栓塞可发生在置管、输液及拔管过程中，少量空气进入可无症状，大量空气进入后患者出现呼吸困难、发绀、血压下降、心动过速、神志不清，甚至死亡。

（二）代谢并发症

1. 糖代谢紊乱 葡萄糖是肠外营养液中最常用的糖类液体，在应激状态下会产生一定程度的胰岛素抵抗，超过5 mg/(kg·min)的高浓度葡萄糖输注就会使患者产生高血糖。①高血糖会给患者带来原发病加重、感染难以控制、脱水、昏迷、急性肾衰竭等严重的后果，增加了脏器损伤和死亡风险。②低血糖是较少见的并发症，一方面由于糖原异生，同时由于突然停止营养液输入而体内胰岛素仍处于较高水平状态，此时就极易发生低血糖反应。患者可出现心悸、大汗、抽搐，甚至休克。

在进行肠外营养治疗时必须密切监测血糖水平变化：①对于血糖水平稳定的患者，在肠外营养配方中额外添加合理剂量的胰岛素有利于维持稳定的血糖水平。②对于血糖不稳定患者，可采用注射泵单独连续输注胰岛素的方法，同时根据血糖变化水平调整胰岛素输注速度，治疗目标是维持血糖在4.4～8.3 mmol/L范围之内。③PN支持治疗时理论上不会突然停止营养液输注，否则机体可因应激状态下胰岛素过度分泌导致突发性低血糖；确实发生此类操作时可用等渗葡萄糖溶液作为过渡性治疗。

2. 高脂血症 脂肪乳剂是肠外营养中主要能量来源，但是超出机体清除脂质能力时就会引发高脂血症，主要表现为高三酰甘油增高，多见于危重患者、尿毒症、糖尿病、肝肾功能损害和原发高脂血症者。一般多为一过性改变，但严重者有诱发急性胰腺炎的风险。因此，肠外营养期间应注意监测血脂水平。

3. 电解质、维生素及微量元素缺乏症 肠外营养时易发生电解质缺乏，其发生率可达40%～50%；严重者常甚至可以导致营养不良，延长住院时间、增加病死率，因此，PN时应注意及时监测及补充。

（三）脏器功能损害

1. 肝损害 长时间TPN易导致肝脂肪变性，主要是由于过度喂养所致，特别是当葡萄糖过量不能完全被机体利用时，进而可以转化为脂肪沉积于肝组织内并引起脂肪肝。除此之外，PN还能导致肝内毛细胆管胆汁淤积、门静脉炎，进而形成门脉系统纤维化引起肝功能不全。肠外营养期间应监测肝功指标，对于有肝功发生改变的患者可采用周期性输注（每次间隔6～8 h）的方式；同时选择合适的氨基酸与脂肪乳，降低TPN热卡摄入量，有可能者尽量采取胃肠内营养的方法。

2. 胆囊并发症　长时间 TPN 使肠道激素分泌受抑制，胆囊的收缩、分泌功能受到限制，进而导致胆囊淤积和胆囊扩张，甚至发展成胆石症和胆囊炎。所以长期 TPN 时适当补充胆囊收缩素可预防胆汁淤积。

3. 肠屏障功能减退　长期 TPN 使肠道黏膜的正常结构和功能遭到破坏，肠道的屏障结构受到影响导致肠道细菌移位，并引起肠道感染。因此，应尽早使用肠道营养，合理补充谷氨酰胺以保护肠道功能。

4. 代谢性骨病　由于 PN 溶液中所含的钙、磷极少，远不及儿童生长发育所需，故长期应用 PN 的儿童易患佝偻病。成年人由于长期 PN 使活动受限，激素的治疗以及肠道功能衰竭等均可导致钙、磷、镁缺乏，进而影响骨骼代谢。

第三节　微量元素与维生素

微量元素与维生素又被称为微量营养素，虽然在人体内含量低，需求量少，却有着重要的生理功能，是其他营养素不能替代的一类物质，尤其在维持组织功能，调整物质代谢发挥着重要的作用。一般平衡膳食情况下是不会引起微量元素及维生素的缺乏，但对于进食障碍或给予肠外营养支持的危重患者，不注意补充，则可能引起代谢障碍。

一、维生素

维生素是机体代谢反应的必需有机物，一般体内不能合成或合成量不足以满足人体需要，故需由外源性供给。维生素即不参与机体组成也不能提供能量，其主要功能是作为辅酶参与机体能量代谢。维生素可分为脂溶性和水溶性：①脂溶性维生素包括维生素 A、维生素 D、维生素 E、维生素 K，其吸收途径与脂肪相同，需组成脂蛋白储存在机体组织中。②水溶性维生素包括维生素 B_1、维生素 B_2、泛酸、维生素 B_6、叶酸、维生素 B_{12}、维生素 C 及泛酸，人体无法储存水溶性维生素，需要每日从饮食中摄取。

1. 维生素 A　来源于鱼肝油、各种奶制品、胡萝卜、绿叶和黄根蔬菜。主要在视觉方面起作用，此外，还参与精子生成、免疫反应、味觉、听觉、食欲和生长等生理过程。摄入减少、吸收不良、肝疾病等均可导致维生素 A 缺乏，临床上主要表现为夜盲、结膜干燥、皮肤高度角化、易感染。在肝病、短肠、胆盐缺乏、腹泻、吸收不良者需要量常常增加。

2. 维生素 D　系由机体经口摄取或经皮肤转化获得，膳食中的维生素 D 主要存在于动物肝、鱼肝油、禽蛋类、乳制品、肉类、鱼类和部分食物脂类中。维生素 D 调节机体钙和矿物质的平衡，促使骨、软骨的骨化和正常生长，并与甲状旁腺共同作用以维持血钙正常水平。如果维生素 D 缺乏在儿童会导致佝偻病，在成人则导致骨软化和骨形成异常。维生素 D 的需要量不仅与年龄、妊娠、哺乳、日光照射相关，还与钙、磷供应量相关。

在钙、磷供给充分的前提下成人维生素 D 日需要量为 400 IU。

3. 维生素 E　通过对自由基的清除，可以防止自由基或氧化剂对生物膜中多不饱和脂肪酸、膜上蛋白质成分以及细胞骨架和核酸的损伤，还可防治维生素 A 和维生素 C 被氧化，另外，维生素 E 在维持机体免疫功能和防止动脉粥样硬化方面起着重要作用。

维生素 E 缺乏表现为神经系统症状，包括深层腱反射消失、平衡和协调改变、眼移动障碍、肌肉软弱和视野障碍。亚临床缺乏表现为红细胞溶血增加和血小板聚集增加。

维生素 E 的日需要量为 5～10 mg，年长者适当增加。

4. 维生素 K　人体内维生素 K 含量很少，主要来自于食物，尤其绿色蔬菜和水果是其重要来源。如果吸收障碍、应用广谱抗生素导致肠道菌群易位可造成维生素 K 缺乏。临床表现为出血倾向、皮肤瘀点瘀斑，严重时可出现胃肠道出血和尿血；肝疾病时由于维生素 K 合成障碍。

推荐摄入量：成人为维生素 K_3 1 μg/(kg.d)；儿童剂量同成人，婴儿最初六个月为 5 μg/(kg·d)，6～12 个月为 10 μg/(kg·d)。

5. 维生素 B_1　又名硫胺素，许多植物中均含有维生素 B_1，如酵母、谷类、肉类、豆类和麦芽，动物肝和肾内也富含维生素 B_1。维生素 B_1 主要参与碳水化合物、脂肪、蛋白质、核酸代谢。维生素 B_1 的缺乏可影响神经系统、心血管系统，出现精神紊乱、肌肉萎缩、水肿，周围型瘫痪、心律失常、心脏扩大等临床表现。维生素

B_1 缺乏的治疗剂量是 50 ~ 100 mg/d，肌内注射或静脉注射。

6. 维生素 B_2　又名核黄素，主要来源于蛋、瘦肉、乳制品、蔬菜，谷类和面包。维生素 B_2 缺乏常会伴随其他水溶性维生素缺乏，表现为咽喉痛、口角炎、舌炎、脂溢性皮炎，也可引起骨髓发育不全和贫血。

正常成人推荐剂量为 1.2 ~ 1.6 mg/d，完全肠外营养者需要量约为 10 mg/d。

7. 维生素 B_3　又名泛酸、烟酰胺、维生素 PP，在动物性食物中含量最丰富。维生素 B_3 在碳水化合物、蛋白质、脂肪代谢中起重要作用。维生素 B_3 缺乏主要表现为头痛、失眠、疲劳、肌肉痉挛、易激动、共济失调、肢体麻木等。推荐量为 4 ~ 7 mg/d。

8. 维生素 B_6　存在于酵母、小麦、玉米、肝、肉类、鱼、豆类等食品中。在氨基酸代谢、糖异生、脂肪酸代谢和神经递质合成中起重要作用。临床上摄入严重不足或吸收不良、慢性肝病、酒精中毒或尿毒症时常伴有维生素 B_6 轻度缺乏，临床表现为易激动、抑郁、脂溢性皮炎、舌炎、口角炎等。

成人推荐量为 2 mg/d，完全肠外营养者需要量为 3 ~ 4 mg/d。

9. 叶酸　存在于绿叶蔬菜、肝、肾、豆类和酵母中，主要参与嘌呤、嘧啶的代谢。酒精中毒、妊娠、膳食中入量过少或吸收障碍等均可引起其缺乏，严重叶酸缺乏可导致巨红细胞性贫血或巨幼红细胞性贫血。

叶酸需要量一般成人为 100 ~ 300 μg/d，儿童为 50 μg/d。

10. 维生素 B_{12}　多来自肉类和肉制品，小部分来自乳和乳制品。维生素 B_{12} 影响叶酸的代谢，同时参与碳水化合物、蛋白质及脂肪代谢。机体对维生素 B_{12} 的需要量很少，成人推荐量为 2 ~ 3 μg/d。妊娠、哺乳时机体需要量增加。缺乏仅见于素食习惯者、胃切除及远端回肠切除术后患者，临床表现为巨幼红细胞贫血、舌炎、白细胞和血小板减少、感觉异常、肌无力、易激动、抑郁和腱反射消失等神经系统症状。

维生素 B_{12} 的需要量为 50 ~ 100 μg/d，肠外营养者每周一次肌内注射 1 000 μg。

11. 维生素 C　主要来源于新鲜蔬菜和水果。维生素 C 作为还原剂参与各种氧化反应。参与胶原合成。维生素 C 作为体内水溶性的抗氧化剂与脂溶性抗氧化剂协同发挥作用。维生素 C 缺乏可导致坏血病，表现为厌倦乏力、易激动、皮肤出血、牙龈出血、关节痛、创口愈合延迟等。

近年来维生素 C 的成人推荐量由原来的 60 mg/d 增加至 200 mg/d。

（二）微量元素

目前已确认的必需微量元素包括铁、铜、锌、碘、锰、钼、钴、锡、硅、钒、氟、硒等共 14 种。

1. 锌　广泛分布于各组织器官中，以肝、肾、肌肉为高，主要在十二指肠和近端小肠吸收。糖类、脂肪、蛋白质、核酸的合成和降解都需要锌酶的参与，锌还具有稳定蛋白质、核酸结构的作用，参与转运过程、免疫功能，锌与骨质生长、骨酶合成、骨的钙化有关。锌缺乏的症状包括生长迟缓。

TPN 患者是锌缺乏的高危人群，重度锌缺乏可出现免疫功能改变。而过量锌又可抑制铜的吸收，成人锌可耐受最高限量为 40 mg/d。

2. 硒　硒的主要活性形式是含硒的谷胱甘肽过氧化物酶。硒与维生素 E 一起保护细胞膜不受过氧化损伤，促进代谢链终端氢氧结合，协助细胞膜离子转运促进免疫球蛋白合成，硒与维生素 E 的抗氧化作用具有叠加效应。长期 TPN 患者有硒缺乏报告。长期 EN 也可出现血硒降低，因此，需要常规给予监测。另外，低硒、低维生素 E 可致心脏病。

硒的可耐受最高量为 400 μg/d（5.1 mmol/d）。

3. 铬　脂肪、糖类代谢均需要铬的参与，并与胰岛素活性有关，其可以促进胰岛素与细胞受体结合。糖类和脂肪代谢需要该因子的参与，TPN 患者可能会出现铬缺乏。

4. 钼　钼是许多酶系统和黄素蛋白所必需，次黄嘌呤氧化酶和巯基氧化酶均需要钼的参与。人体内钼含量很少，经肠道吸收，尿液中排出。危重患者 PN 支持可出现钼的负平衡。

5. 碘　碘在体内主要参与甲状腺激素的合成，甲状腺激素的作用包括参与能量代谢，促进体格的生长发育，促进神经系统发育，对垂体激素具有反馈作用。

6. 铜　铜在生物组织中多以金属蛋白形式存在，在体内的生化功能主要是催化作用，许多氧化酶为含铜酶。铜的生理功能还有维持正常造血功能，促进结缔组织形成，维护中枢神经系统健康。

7. 氟　机体中 90% 的氟存在于钙化的组织，在骨骼和牙齿的形成过程中具有重要作用。国内每日参考摄入量(DRIs)建议成人适宜的摄入量(AI)为 1.5 mg/d,长期摄入低剂量的氟(1 ~ 2 mg/L 饮水)所引起的不良反应为氟斑牙,长期高剂量则导致氟骨症。

8. 钴 人体内钴主要分布于肌肉、软组织和骨骼。钴是维生素 B_{12} 的组成部分。无机钴通过影响肾释放促红细胞生成素,促进红细胞生成。钴在小肠上部被吸收,部分与铁共用一个运载通道,因此铁缺乏时可促进钴吸收。钴主要经尿液排出。

9. 锰 锰在骨、肝、胰、肾中浓度较高,锰在体内一部分作为金属酶的组成成分,一部分作为酶的激活剂发挥作用,但目前对特定个体尚很难确定能使组织发挥最佳功能的摄入量。

三、维生素与微量元素的供给

足量微量营养素和维生素是肠内和肠外营养支持中不可缺少的一部分,临床上常见的微量营养素缺乏有以下两种情况:①营养素缺乏综合征:长期营养缺乏而补充不足,通常引起具有典型症状的临床营养缺乏综合征,及时地针对性补充可阻止临床缺乏症状的进一步发展。②亚临床缺乏状态:在出现微量营养素严重缺乏的临床表现之前,机体已经历经一系列生化或生理改变,其代谢功能可能受到某种程度损害,或者局部组织、或器官因为该营养素缺乏而出现病理性改变,这就是所谓“亚临床缺乏状态”。

对于住院患者而言,更多见的是亚临床缺乏状态,按发生原因不同可分为两种:其一,摄入量长期低于需要量导致绝对性的亚临床缺乏。其二,由于疾病所致需要量增加,一般正常水平摄入量无法满足机体代谢需要,进而导致相对不足的亚临床缺乏状态。

疾病状态下机体对微量元素摄入量降低、消耗增加,此时即使摄入量达到正常需要量,同样可能引起相对不足。疾病状态下是否需要额外增加微量营养素的供应量,需要依据病情及 TPN 的时间而定。

2003 年美国 FDA 调整了肠外营养中维生素制剂的标准计量,其中维生素 B_1、维生素 B_6、维生素 C、叶酸标准有所提高,相当于膳食推荐量的 2 倍,并要求肠外营养维生素制剂中添加维生素 K 含量,微量元素调整见表 8-2-4。

表 8-2-4 肠外营养微量元素制剂的含量

微量元素	调整前	调整后
锌 [mg(μmol)]	6.5(100)	10.0(153)
铜 [mg(μmol)]	1.9(20)	0.48(7.6)
铁 [mg(μmol)]	1.2(200)	1.0(17.6)
锰 [mg(μmol)]	0.3(5)	0.2(3.6)
硒 [μg(μmol)]	30(0.4)	70(0.89)
铬 [μg(μmol)]	10(0.2)	15(0.29)
钼 [μg(μmol)]	19(0.2)	25(0.26)

■ 课后练习题

1. 肠内营养的适应证及应用原则是什么?
2. 肠内营养的注意事项及监测方法有哪些?
3. 肠外营养配制原则是什么?
4. 肠内、肠外营养并发症的处置有哪些?

(赵淑杰)

习题与答案　　教学 PPT

第三章
危重急症水和电解质平衡失调及处理

目的要求

掌握：失水、水过多和水中毒、低钾血症、高钾血症、低钙血症、高钙血症的概念、临床表现、治疗原则及常规监测指标。

熟悉：水、电解质平衡的调节。

了解：危重症水、电解质平衡失调钠、钾、钙、镁、磷的类型、诊断依据。

水与电解质是细胞正常代谢、维持脏器功能乃至人体生命所必需的条件，并始终保持一定的动态平衡以维持机体的正常功能。当这种平衡因手术、创伤、感染等因素或不正确的治疗措施而遭到破坏，超过了机体调节的限度，便会发生水与电解质平衡失常，严重时其本身即可危及患者生命及转归。危重症患者水与电解质失衡更有急、重、进展快的特点。因此，维持水和电解质平衡是提高危重症患者救治水平的重要内容。

第一节　危重急症水平衡失调与处理

水是人体主要的组成部分，也是维持生命最基本的物质条件，机体的营养运输、代谢产物的排出、电解质的交换、体温调节、血压的维持以及全部生化反应过程等均需要水的参与。

一、人体的正常水平衡状态

人体正常总含水量占体重的44%～85%，儿童期含量高于成人，新生儿期可达75%～80%，成人为55%～60%，男性比女性略高5%。一般将其分为细胞外水（占体重的20%～25%，其中包括血浆占体重的4%～5%，组织间水占体重15%～20%）和细胞内水（占体重的35%～40%）两部分。

正常机体每日水的排出和摄入是相对恒定的(表8-3-1)。成人每日需水量为1 500～3 000 mL(把1 500 mL定为生理需要量)，或每日30～40 mL/kg体重，或按每日摄入热量估算即1 mL/kcal。

表8-3-1　成人每日水分摄入量和排出量（mL）

		摄入量（mL）			排出量（mL）
摄入水	食物含水	700～1 000	不显性失水	肺呼出	300
	饮水	500～1 200		皮肤蒸发	500
内生水*	食物代谢及体内物质代谢	300	尿		650～1 600
			粪便含水		50～100
合计		1 500～2 500	合计		1 500～2 500

*也称氧化水：每克脂肪、糖、蛋白质氧化产生的水分别为1.07 mL、0.56 mL、0.34 mL

二、危重急症患者日需补水量判定原则

(一) 计算方法

一般患者的补水量按体重计算，成人 30～40 mL/(kg·d)；小儿 60～100 mL/(kg·d)。但在急危重患者因有病理性丢水或水潴留，故其补水量需酌情额外补充或严格限制。临床上尤其要重视患者隐性失水，体液隔离于所谓"第三间隙"中（如肠梗阻、急性弥漫性腹膜炎、腹膜后感染等大量体液淤积于肠腔、腹腔或软组织间隙）。

(二) 体液状态的临床评估

1. 病史资料　①年龄、性别、体重。②饮食、摄水量情况，有无口渴、呕吐、腹泻史及其次数、量和持续时间。③出血量，尿量，出汗情况。④疾病的种类和严重程度。

2. 症状和体征　①神志：反映脑血流灌注及脑细胞功能的好坏。严重脱水的患者表现为嗜睡、表情淡漠、意识消失，脑细胞水肿时颅内压升高伴头痛、昏迷、抽搐。②皮肤黏膜：皮肤的色泽、弹性、温度和毛细血管充盈度反映细胞外液容量的状况。脱水时皮肤黏膜干燥，无光泽，弹性差；皮肤厥冷，说明末梢循环较差；皮肤凹陷性水肿，说明有水钠潴留。③颈静脉充盈情况：颈静脉塌陷提示血容量不足。④心率和血压：低血容量或心力衰竭时由于机体容量绝对或相对不足，交感神经系统兴奋，使心率加快来进行代偿。⑤尿量：缺水或容量不足可使肾血流及灌注压降低，肾小球滤过率下降，导致少尿或无尿。

3. 实验室检查　①血清钠：正常血清钠浓度为 136～146 mmol/L，平均为 142 mmol/L，血清钠随缺水的类型和程度而变化。低渗性缺水伴低钠血症时，血清钠 < 135 mmol/L；当体液的失水大于钠丢失时，血液浓缩，血清钠 > 145 mmol/L。②尿液检查：尿比重、尿钠浓度及渗透压的测定是判定水、电解质代谢失衡的类型和循环功能不良的有用指标。③血细胞比容、血红蛋白测定：机体缺水或血容量不足时，血细胞比容、血红蛋白均会发生相应的改变，上述参数升高提示血液浓缩；反之，则反映血液稀释。④血尿素氮：重度失水时血尿素氮升高明显，血尿素氮 / 肌酐 > 20 : 1（正常值 10 : 1），且提示为非肾性变化。

4. 中心静脉压（central venous pressure, CVP）监测　CVP 的正常值为 5～10 cmH_2O。若 CVP < 5 cmH_2O 表示血容量不足；若 CVP > 15 cmH_2O 提示右心功能不全。

总之，各种急危重症水失衡特点不同，其补水量应根据病情适当增加或限制，具体补水量应参考 CVP、临床评估、实验室检查等指标综合评定。

三、水平衡失调及处理

水平衡失调虽然不是一个独立的疾病，但却是各种急危重症患者诊治中几乎都伴有的病理过程。细胞外液中，水和钠的关系非常密切，Na^+ 平衡失调与水相伴变化，故一并阐述。分类时首先根据是否有体液的丢失或增加分为"失水"和"水过多"两类，再根据水和钠丢失的比例和性质划分。

(一) 失水

失水（water loss）是指体液的丢失，造成体液容量不足。

【分类】

根据水和钠丢失的比例和性质，失水分类如下：

1. 高渗性失水　水丢失的比例多于钠离子，血浆渗透压 > 310 mmol/L，血钠升高 > 145 mmol/L。

2. 等渗性失水　水和钠离子以同比例丢失，血浆渗透压在正常范围，血钠正常。

3. 低渗性失水　钠离子丢失多于水丢失，血浆渗透压 < 280 mmol/L，血钠 < 130 mmol/L。又称"缺钠性低钠血症"，易与水过多时的"稀释性低钠血症"混淆，应注意其鉴别。

【病因和机制】

拓展知识

【临床表现】

不同类型失水的临床表现及分度见表 8-3-2。

表 8-3-2 失水的临床表现

	高渗性失水	低渗性失水	等渗性失水
轻度	缺水为体重的 2%～3%,除口渴外,无其他症状	血钠在 130 mmol/L 左右,乏力、头晕、手足麻木、一般均无口渴感	缺水为体重的 2%～3%,乏力、恶心、厌食、少尿、皮肤干燥、松弛、可有口渴
中度	缺水为体重 4%～6%,极度口渴,常烦躁不安。有乏力,唇舌干燥,皮肤失去弹性,眼窝下陷,尿少和尿比重高	血钠在 120 mmol/L 左右,还出现恶心,呕吐,脉搏细速,血压下降,脉压变小,浅静脉萎陷,视力模糊,站立晕厥	短时间内缺水达体重的 5%,会出现脉搏细速,肢端湿冷血压不稳或下降等血容量不足之症状
重度	缺水超过体重的 7%,除中度症状外,可出现躁狂、幻觉、谵妄、甚至昏迷;可出现脱水热	血钠在 110 mmol/L 左右,可出现神志不清,肌痉挛抽搐,腱反射消失或减弱,常出现休克,甚至木僵,昏迷	缺水超过 7% 时出现更严重的休克

【诊断与鉴别诊断】

根据失水的病因、分类、临床表现及实验室结果,诊断不难。但鉴别诊断时应注意以下几个问题:

1. 重视临床表现的线索,如有口渴、尿少、皮肤黏膜干燥、血压下降等可作出失水的诊断。
2. 寻找脱水的诱因和(或)可能的病因、脱水途径。
3. 实验室结果可鉴别失水的种类(表 8-3-3)。
4. 结合临床表现的轻重和实验室结果来鉴别失水程度。

表 8-3-3 低渗性失水、等渗性失水及高渗性失水的鉴别

	低渗性失水	等渗性失水	高渗性失水
血浆渗透压	↓	—	↑
血钠	↓	—	↑
血红蛋白	↑↑↑	↑↑	↑
红细胞	↑↑↑	↑↑	↑
血细胞比容	↑	—	↑
平均红细胞血红蛋白浓度	↓	—	↑

【抢救与治疗措施】

1. 积极治疗原发病,避免医源性失水的发生　如不适当的脱水、利尿、昏迷患者不适当的鼻饲高蛋白饮食等。

2. 补液总量的估计　急危重患者补水量个体差异大,应根据年龄、基础病、治疗情况及心肺肾功能状态综合分析。通常来说,补液总量 = 已丢失水量 + 生理需要水量(1 500 mL) + 继续发生病理丢失水量。已丢失水量可根据失水程度判定。

3. 补液种类

(1) 高渗性失水　以补水为主,补钠为辅,适当补钾、补碱的原则。参考配方:5% 葡萄糖溶液 1000 mL+0.9% 氯化钠液 500 mL+4% 碳酸氢钠液 50 mL 静脉滴注。

（2）等渗性失水 以补等渗液为主，兼补钾和碱的原则。参考配方：0.9%氯化钠液 1 000 mL+5%葡萄糖液 500 mL+5%碳酸氢钠液 100 mL 静脉滴注。

（3）低渗性失水 以补高渗液静脉滴注为主。参考配方：0.9%氯化钠液 1 000 mL+10%葡萄糖液 250 mL+5%碳酸氢钠液 100 mL 静脉滴注，钠量不足部分可用 3%～5%氯化钠液缓慢静脉滴注补充。

4. 补水方法

（1）途径 尽量经口或鼻饲，不足部分或中重度失水需静脉补充。

（2）补液速度 宜先快后慢，危重症开始 4～8 h 内可补入液体总量的 1/3～1/2，余在 24～48 h 补完。具体患者还要考虑年龄、心肺肾功能、尿量、血压及 CVP 等因素综合而定。输注高渗性盐水应严格控制滴速，每小时不应超过 150 mL。纠正急性低渗性失水，血清钠 < 120 mmol/L 者，以使之升至 125 mmol/L，临床症状消失为目标，不必过快使之 > 130 mmol/L，建议血钠每小时升高 0.5 mmol/L 的速度为宜。

（二）水过多和水中毒

水过多（water excess）是指在体内潴留超过正常体液量；若过多的水进入细胞内，导致细胞内水过多称水中毒（water intoxication）。从钠代谢失调的角度，属稀释性低钠血症。

【病因和机制】

拓展知识

【临床表现】

1. 急性水过多和水中毒 发病急骤，急性脑细胞肿胀致颅内压增高。引起一系列神经、精神症状，如头痛、呕吐、血压增高、心率缓慢、嗜睡、躁动、精神紊乱、定向力丧失、谵妄、甚至昏迷。血浆钠在 48 h 迅速降至 108 mmol/L 以下，可致神经系统永久性损伤或死亡。

2. 慢性水过多和水中毒 发病缓慢，往往被原发急危重疾病的症状所掩盖。轻度时仅有体重增加；当血浆渗透压降至 260 mmol/L（血钠 < 125 mmol/L）时，有疲倦、乏力、恶心、表情淡漠、皮下组织肿胀感甚至水肿；渗透压降至 240～250 mmol/L（血钠 115～120 mmol/L）时，出现明显神经、精神症状，如头痛、嗜睡、神志错乱、谵妄等，提示出现水中毒；降至 230 mmol/L（血钠 110 mmol/L）时，可出现抽搐或昏迷。

【诊断和鉴别诊断】

根据有引起水过多和水中毒的病因及诱因，结合临床表现和实验室检查可作出诊断。鉴别诊断主要和缺钠性低钠血症鉴别（表 8-3-4）。

表 8-3-4 缺钠性低钠血症与稀释性低钠血症的鉴别

	缺钠性低钠血症	稀释性低钠血症
症状	无力、恶心、呕吐	神志障碍
体征	脱水征	水肿
循环系统	低血容量	高血容量
尿相对密度	高	低
尿钠	减少	一般 > 20 mmol/L
血钠	降低	明显降低
血尿素氮	高	正常

【抢救与治疗措施】

1. 积极治疗原发病，控制水摄入和不适当的补液量。

2. 轻症患者限制进水量，严格记录 24 h 出入水量，以入量小于尿量为目标。适当加用利尿剂，以依他尼酸和呋塞米等袢利尿剂为好。

3. 急危重水过多和水中毒者，以脱水和（或）纠正低渗，保护心、脑功能为目的。

（1）以高容量综合征为主者脱水为主，首选呋塞米，20 ~ 60 mg 口服，3 ~ 4 次 /d。急重者 20 ~ 80 mg 静脉推注，每 6 h 一次；依他尼酸，25 ~ 50 mg 稀释后缓慢静脉注射，必要时 2 ~ 4 h 重复。也可联合应用噻嗪类或美托拉宗。

（2）危急患者可积极采取血液超滤。

（3）可选用硝普钠、硝酸甘油等血管扩张剂减轻心脏负荷，保护心脏。

（4）密切监护有效血容量是否充足。

4. 低钠血症为主，特别是出现神经精神症状时，应迅速纠正细胞内低渗状态，除限水、利尿外，应使用 3% ~ 5% 氯化钠高渗液，通常剂量 5 ~ 10 mL/kg，同时并用利尿药，减少血容量。补高渗液时要密切观察心肺功能以调整剂量和滴速，常分次给予。

5. 注意纠正钾镁代谢失常及代谢性酸中毒。

第二节 危重急症电解质平衡失调与处理

急危重患者由于发病急剧，病情变化迅速极易发生电解质平衡紊乱，加重原发病情或产生和诱发严重心律失常等并发症。因此，维持机体电解质平衡状态是急危重症患者抢救治疗的重要环节。

一、人体正常电解质平衡状态

正常人体液中主要阳离子为 Na^+、K^+、Ca^{2+}、Mg^{2+}、P^{3+}，主要阴离子为 Cl^-、HCO_3^-。这里只讨论 Na^+、K^+ 和 Ca^{2+}。

1. 电解质在体内的正常分布　Na^+ 是细胞外液中的主要阳离子，只有 10% 存在于细胞内液，它起到调节体液渗透压和容量的作用；K^+ 极大部分（98%）存在于细胞内，为细胞内液的主要阳离子，含量平均 146 mmol/L，大部分可以自由渗透；Ca^{2+} 98% 分布于骨骼，仅少数表面部分（约 0.5% 钙盐）可以和细胞外液交换。

2. 血液电解质的正常范围　Na^+ 为 136 ~ 146 mmol/L；K^+ 为 3.5 ~ 5.5 mmol/L；Ca^{2+} 为 2.25 ~ 2.75 mmol/L，血浆离子钙为 1.05 ~ 1.30 mmol/L，其中游离钙为可以影响细胞功能并可被调节的部分，结合钙指主要与蛋白相结合部分，其量随血液酸碱度和蛋白含量而变化。

3. 每日电解质的正常需要量　Na^+ 为 100 ~ 170 mmol/d（6 ~ 10 g），但随气温、劳动强度等变化；K^+ 为 3 ~ 4 g/d；Ca^{2+} 为 0.8 ~ 1.5 g/d。

4. 电解质的主要吸收部位及排泄途径　Na^+ 主要在空肠吸收，少量在胃吸收，主要从尿、汗和粪中排出；K^+ 主要在胃肠道吸收，从尿和汗液中排出；Ca^{2+} 主要在十二指肠和空肠吸收，从粪、尿和汗中排出。

二、急危重症电解质的日需补充量

患者的日需电解质补充量一般是基于正常人每日摄入电解质的量来估计判断的。但在急危重患者，由于不能进食、严格控制饮食或某些病理因素造成电解质排泄和细胞内外转移，使电解质平衡失调，因此，日需电解质补充量有所不同，有时要增加补充；而有时却要控制摄入，甚至增加其排出抑或介入一些干扰因素以缓解电解质增高或减低的病理作用。

三、电解质平衡失调及处理

急危重症患者电解质平衡失调主要包括 Na^+、K^+、Ca^{2+}、Mg^{2+} 和 P^{3+} 的调节异常，引起相应的离子水平脱离正常范围，出现各种相关的症状和体征。其中，Na^+ 平衡失调与水相伴变化，而且其病因与机制、诊断与治疗均相似，其内容在水平衡一节中已有阐述，在此不再讨论。镁、磷平衡失调及处理由于本教材篇章所限，可在本教材配套网络版查阅。

(一)低钾血症

低钾血症是指血清 $K^+ < 3.5$ mmol/L。

【病因、分类和发病机制】

拓展知识

【临床表现】

1. 神经肌肉症状 表现为骨骼肌无力而致活动困难,腱反射减弱或消失,甚至膈肌麻痹、呼吸肌麻痹,呼吸、吞咽困难。可伴感觉异常、肢体麻木。

2. 心血管症状 心音减弱,心率增快,血压下降,房性或室性期前收缩,重度可发生休克、心力衰竭、心室扑动或心室颤动、心搏骤停。

3. 中枢神经症状 表情淡漠、定向力障碍,重者意识障碍、昏迷。

4. 消化道症状 易发生肠麻痹或麻痹性肠梗阻。

【诊断与鉴别诊断】

主要根据临床表现、血清钾水平及心电图改变作出诊断。鉴别诊断时分别根据三种不同病因鉴别不同类型。要注意有时钾缺乏时,而血清钾降低不明显,或正常,甚至增高。①血清 $K^+ < 3.5$ mmol/L。②血气分析常有 pH > 7.45,BE、HCO_3^- 可升高。③心电图表现为 ST 段下降,T 波与 U 波相连呈驼峰状,QT 间期延长,P 波增高,PR 间期延长。

【抢救与治疗措施】

1. 早期发现,并积极治疗原发病,消除各种诱发因素。

2. 轻度低钾血症者,鼓励进食,亦可口服钾盐,以 10%氯化钾液为首选,每次口服 10 ~ 20 mL,每天 3 ~ 4 次。10%枸橼酸钾液及氯化钾控释片也可选用;必要时鼻饲补充钾。严重病例需静脉补钾。10%氯化钾液 15 ~ 30 mL 加入生理盐水或 5%葡萄糖液 1 000 mL 静脉滴注。静脉补钾有浓度和速度限制,氯化钾浓度不宜超过 0.3%,速度不宜超过 1 g/h。一般每日氯化钾 3 ~ 6 g,第 1 日可用氯化钾 6 ~ 10 g。如因缺钾发生严重心律失常,呼吸肌麻痹危及生命时,补钾量可增大,速度可加快;用生理盐水或 5%葡萄糖液加 10%氯化钾液稀释成 0.5% ~ 1%氯化钾溶液静脉滴注,输入速度为 1 ~ 1.5 g /h,不宜超过 1.5 g/h。

3. 注意事项:①静脉补钾过程中,须密切监测心电图和血清钾。每 2 h 测血清钾浓度一次,以免突然产生高钾血症,绝不能用 10%氯化钾液直接静脉推注。②补钾应慢勿快,避免发生致死性高钾血症而发生心脏骤停。③每日尿量在 700 mL 以上或每小时尿量在 30 ~ 40 mL 以上补钾较为安全,肾功能不全而必须补钾者,应密切监护。④低钾与低钙并存时,低钙症状不明显,补钾时可出现手足搐搦或痉挛,应补充钙剂。⑤难治性低钾血症应注意是否合并碱中毒或低镁血症。

(二)高钾血症

高钾血症是指血清 $K^+ > 5.5$ mmol/L。

【病因、分类和发病机制】

拓展知识

【临床表现】

1. 神经肌肉症状 表现为乏力、肢端感觉异常、肌肉酸痛、腱反射消失,重者可有弛缓性瘫痪、呼吸肌麻痹。

2. 心血管症状 心音低钝、心率减慢,可出现室性期前收缩、房室传导阻滞、室性心动过速或心室颤动等心律失常,高钾可抑制心肌,使心脏停搏于舒张期。

3. 中枢神经症状 可出现神志模糊、嗜睡。

4. 消化道症状 可有恶心、呕吐、腹胀等。

【诊断与鉴别诊断】

主要根据临床表现、血清钾水平及心电图改变作出诊断。鉴别诊断时分别根据三种不同病因鉴别不同类型。①血清 $K^+ > 5.5$ mmol/L。②血气分析常有 pH < 7.35、HCO_3^- 下降。③心电图一般表现为T波高耸而尖，呈帐篷状；当血清 K^+ 在 7 ~ 8 mmol/L 时，QRS 波增宽，R 波降低，S 波加深，ST 段下降、P 波扁平或消失，PR 间期延长；在 9 ~ 10 mmol/L 时，QRS 波增宽与 T 波融合呈正弦波。

【抢救与治疗措施】

轻度高钾血症时应停用含钾药液，限制钾的摄入，避免输库存血，供给足够热量，清除体内积血和坏死组织。重度高钾血症者对机体的主要威胁是心肌抑制，治疗原则是对抗钾对心脏的抑制，保护心脏，降低血钾。

1. 10%葡萄糖酸钙 10 ~ 20 mL 加入等量 50%葡萄糖液，缓慢（5 min）静脉注射。一般数分钟起效，但维持不足 1 h，故可一天数次使用。有心力衰竭者不宜使用洋地黄。

2. 磷酸氢钠 可用 4% ~ 5%碳酸氢钠 100 ~ 200 mL 或 11.2%乳酸钠液 60 ~ 100 mL 或 3% ~ 5%氯化钠液 100 ~ 200 mL 静脉滴注，一般数分钟起效，维持数小时。注射时注意观察，防止诱发肺水肿。

3. 葡萄糖与胰岛素 使用葡萄糖和胰岛素，使血钾转移到细胞内。一般用 10%葡萄糖液，按每 4 g 糖加入 1U 普通胰岛素持续静脉滴注。亦可使用选择性 β 受体激动剂，如沙丁胺醇等促使钾转移入细胞内。

4. 利尿药 使用呋塞米、依他尼酸、氢氯噻嗪类排钾利尿剂经肾排钾。

5. 阳离子交换树脂 用阳离子交换树脂在肠道与钾交换可以清除体内钾。常用聚磺苯乙烯 10 ~ 20 g，一日口服 2 ~ 3 次；或 40 g 加入 25%山梨醇液 100 ~ 200 mL 保留灌肠。

6. 透析治疗 急危重症患者，特别是由肾衰竭引起者，透析是非常理想的方法，以血液透析为佳，也可腹膜透析。

（三）低钙血症

机体内钙 99%以磷酸钙和碳酸钙的形式储存于骨骼中，细胞外液钙仅是总钙量的 0.1%。血钙浓度为 2.25 ~ 2.75 mmol/L，相当恒定，55%为非离子化钙，45%为离子化钙，其比例受 pH 的影响，pH 降低可使离子化钙增加，pH 上升可使离子化钙减少。正常人血浆离子钙 [iCa^{2+}] 为 1.05 ~ 1.30 mmol/L。危重患者因各种因素可使钙离子发生平衡紊乱，而出现相应的临床症状，严重者可使神经、肌肉、乙酰胆碱的合成与释放以及多种酶发生功能障碍。

低钙血症是指血浆离子钙 [iCa^{2+}] < 1.05 mmol/L。

【病因和发病机制】

拓展知识

【临床表现】

1. 神经肌肉系统 以疼痛、僵直性肌收缩为特点。常伴感觉异常。最突出的表现是手足搐搦、骨骼肌及平滑肌均呈痉挛状态。可表现为以下几期：①先兆期（前期）：血钙在 1.75 ~ 2.25 mmol/L，患者仅有感觉异常，如面部、口唇及四肢发麻、刺痛。Trousseau 征可阳性。②早期：血钙 < 1.75 mmol/L，出现手足搐搦，形成典型的鹰爪手（助产士手）。③极期：血钙 < 0.87 mmol/L，全身骨骼肌及平滑肌均呈严重痉挛状态，酷似癫痫大发作，但意识一般清楚。

2. 中枢神经系统 疲倦乏力、神情不安、恐惧、焦虑、抑郁、迟钝、嗜睡、幻觉等，有时有颅高压表现。

【诊断与鉴别诊断】

根据临床表现及辅助检查血浆离子钙浓度检测 [iCa^{2+}] < 1.05 mmol/L 基本可以确立诊断。须注意的是如为甲状旁腺功能减退者，可有血磷升高，尿钙磷排出下降；低钙时心电图 QT 间期延长，甚至高度房室传导阻滞。

【抢救与治疗措施】

1. 积极治疗原发病,消除诱发因素。

2. 轻度钙平衡失调,无临床症状,可动态观察。在原发病控制、酸碱平衡紊乱纠正后钙异常可能恢复。

3. 急性有症状者,应立即治疗。用10%葡萄糖酸钙10~20 mL稀释后静脉推注(5~10 min);也可用10%氯化钙溶液10 mL,用法同上。若抽搐不缓解,加用镇静解痉药物如地西泮、苯巴比妥钠,并测定镁及血磷浓度。对同时伴低镁或者是慢性酒精中毒、急性重症胰腺炎者、肠吸收不良及营养不良者,需适当补充镁。

(四) 高钙血症

高钙血症是指血浆离子钙 [iCa^{2+}] > 1.30 mmol/L。

【病因和发病机制】

拓展知识

【临床表现】

可累及全身多个系统,临床表现与病情进展缓急和高血钙的严重程度而异。

1. 精神神经与肌肉系统 早期可出现神志淡漠、嗜睡、肌肉松弛、肌张力降低;以后渐加重而发生抑郁、精神错乱、幻觉、木僵甚至昏迷。若血钙突然升高,主要表现精神症状、人格障碍,有时发生无名高热,亦可突然死亡。

2. 胃肠道症状 食欲下降、恶心、呕吐、便秘、腹胀、腹痛等。为胃肠道神经肌肉兴奋性降低所致。

3. 心血管系统 心肌兴奋性增高,收缩力增强,可使心排出量增加,血压增高等,易发生心律失常,特别是室性心律失常,如室性心动过速、心室颤动。如同时存在低钾、低氧血症或应用洋地黄类药物的患者更易发生。

4. 泌尿系统 主要导致肾小管损害,浓缩功能障碍,导致体液丢失,烦渴。慢性高钙可引起肾钙化、肾结石或其他软组织转移性钙化。

5. 高血钙危象 如严重脱水、急性腹痛、高热、心律失常、意识障碍、氮质血症、代谢性碱中毒、低钾、低镁血症等。常见诱因有严重脱水、感染、应激状态、手术、创伤等。

【诊断与鉴别诊断】

根据临床表现及辅助检查血浆离子钙浓度检测 [iCa^{2+}] > 1.30 mmol/L 即可确立诊断。需注意的是血钙升高可同时有血氯升高、BUN升高;高钙时心电图QT间期缩短。

【抢救与治疗措施】

1. 急性有症状者,应立即治疗。用生理盐水与利尿药,每小时输入250~500 mL,以扩大血容量,同时用呋塞米,每2~4 h用10~40 mg。维生素D中毒者可用氢化可的松,24 h给予3~4 mg/kg,而后给予泼尼松龙10~40 mg/d。有心脏毒性反应时,可用维拉帕米或硝苯地平等钙离子拮抗剂。

2. 上述方法无效的急危重高钙血症患者,可用腹膜透析或血液透析(用无钙透析液)。特别适用于肾衰竭或严重心力衰竭合并高钙血症者。

3. 注意事项 ①补充生理盐水及应用利尿药治疗高钙血症时,应注意钾、镁和碳酸氢钠的补充。②对高血钙尚未纠正而有心力衰竭者,使用洋地黄类药物应慎重。

(五) 镁平衡失调及处理

拓展知识

(六) 磷平衡失调及处理

拓展知识

■ 课后练习题

1. 低渗性脱水的临床特点是什么?
2. 高渗性脱水的临床特点是什么?
3. 低钾血症有哪些临床表现?
4. 高钾血症的处理原则是什么?
5. 高钾血症的治疗措施有哪些?

（褚　沛）

习题与答案　　教学 PPT

第九篇　急救技术与操作

第一章
危重症常见检测技术

第一节 颅内压监测

目的要求

掌握:有创颅内压检测技术、放置方法及颅内压正常值。
熟悉:颅内压监测的适应证和禁忌证。
了解:颅内压监测的无创监测技术。

颅内压(intracranial pressure, ICP)是指颅腔内容物(脑组织、脑脊液、血液)对颅腔壁产生的压力,临床上又称为脑压。能引起颅内压增高的原因有很多,如颅脑外伤、高血压脑出血、颅内肿瘤、脑积水、脑脓肿、颅内炎症以及颅腔狭小等原因。全身各系统疾病病情加重时也可导致高颅压。颅内压监测不但对神经内外科患者有重要临床意义,而且对临床其他专业进入ICU的危重患者的抢救、监测病情、诊断、治疗及判断预后都有着十分重要的价值。

一、正常颅内压及颅内压增高

正常成人在身体松弛状态下侧俯卧时的腰穿或平卧测脑室内的压力为6.0～13.5 mmHg(81.6～183.6 mmH_2O),儿童为3.0～6.75 mmHg(40.8～91.8 mmH_2O)。平卧时成人颅内压持续超过正常限度15 mmHg(204 mmH_2O),即为颅内压增高。

临床分度:① 15～20 mmHg(204～272 mmH_2O)为轻度颅内压增高。② 21～40 mmHg(273～544 mmH_2O)为中度颅内压增高。③ >40 mmHg(544 mmH_2O)为重度颅内压增高。

二、监测方法

(一)有创监测技术

有创监测颅内压技术主要是采用腰椎穿刺测量脑脊液压力的方法来间接测量颅内压,由于只能测定一次结果,不能持续观察ICP的变化,且对ICP较高的患者有导致或加重脑疝的危险,故其作用非常有限。随着技术水平的发展和置入装置的不断改进,有创ICP监测可分为下列两类;①置入法:经颅骨钻孔或开颅,将压力传感器探头直接置入颅内硬膜下、硬膜外等多个部位。②导管法:将导管置于脑室内、脑池或蛛网膜下腔,另一端与传感器连接。两种方法之传感器将ICP压力动态变化转为电信号显示在示波屏上,连续扫描得出压力曲线,进而准确分析患者ICP变化。目前,临床首选脑室置入探头或导管方法,此法操作简单,优势在于监测精确度高,还可放出脑脊液降低颅压,但在脑室受压消失的患者无法实施。其次为硬脑膜外、硬脑膜下和脑内放置ICP探头的方法。性能均较稳定。有创颅内压仪器放置方法见要点框9-1-1。

(二)无创检测技术

1. 经颅多普勒检测颅内压(transcranial doppler,TCD) TCD搏动指数(pulsatility index,PI)与颅内压水

平密切相关，因此可以利用经颅多普勒连续检测颅内压。有关实验表明头部CT显示一侧脑水肿时，颅内压显著增高，并且与平均搏动指数成正相关。

2. 闪光视觉诱发电位（flash visual evoked potentials，f-VEP）测颅内压　随着颅内压的升高，脑视觉诱发电位 N_2 波的潜伏期持续延长，N_2 潜伏期与颅内压呈正相关，特别是在硬膜下颅内压 > 300 mmHg 尤其明显。当硬膜下颅内压 < 300 mmHg 时，颅内压与闪光视觉诱发电位易受与脑代谢有关因素影响，如二氧化碳分压、氧分压、低血压及 pH 等，亦受视觉障碍、眼底出血等眼部疾病及某些疾病引起的全身代谢紊乱的影响。

3. 耳鼓膜移位检测颅内压（tympanic membrane displacement，TMD）　颅内压与鼓膜位移之间存在着某种函数关系，脑脊液和外淋巴能通过耳窝槽流动，颅内压增加致椭圆窗压力增加，此压力通过受压的中耳小窗传到鼓膜，置入外耳道的次阻抗听力探头发射声波并检测从鼓膜返回的声波，以此来计算鼓膜的位移。

> 1. 脑室内测压　在无菌条件下，于发际内或冠状缝前 2 cm 或眉间向后 13 cm，中线旁开 2.5 cm 处颅骨钻孔，将头端多孔的硅胶管插入侧脑室，经三通开关连接传感器和监护仪即可测得颅内压。
> 2. 硬脑膜下测压　在颅骨钻孔，打开硬膜，拧入特制的中空螺栓，在蛛网膜表面并与之贴紧，螺栓内注入液体，外接监护仪即可测颅内压。
> 3. 硬膜外测压　硬膜外测压法是将传感器直接置于硬膜与颅骨之间，由于此法保持了硬膜的完整性，颅内感染的机会大大减少，可以作为长期监测。

要点框 9-1-1　有创 ICP 头部放置方法

4. 近红外光谱信号分析（NIRS）检测颅内压　近红外光谱技术是近年来用于监测局部氧饱和度的无创性新方法，通过近红外光谱信号分析发现其与颅内压之间有良好的相关性，因此该方法的检测值可计算颅内压，且具有较高的敏感性。

5. 视网膜静脉压　正常情况下，视网膜中心静脉压≥ICP，ICP 增高将导致视盘水肿和视网膜静脉搏动消失。视网膜静脉压测定可方便转换为 ICP，并能重复测定，但不适合长期使用。

6. 前囟测压检测颅内压（anterior fontanel pressure，AFP）　目前临床采用的鹿特丹遥测传感器（rotterdam teletransducer，RTT）与有创性颅内压检测比较具有较好的相关性。

7. 其他检测方法　因为颅内压与脑阻抗之间有相关性，因此，脑阻抗脉冲波幅度的大小可作为判断颅内压是否增高的标准。此外，还有眼内压法、数学或数字模型法等。

总之，无创检测颅内压虽是发展方向，但其机制、干扰因素和准确性方面还有待结合临床进一步验证。目前，针对颅脑创伤暂不推荐临床应用。

三、监测的适应证与禁忌证

1. 适应证　①急性颅脑损伤。②脑血管意外。③颅内肿瘤。④其他疾病导致脑功能受损。

2. 禁忌证　①已有脑疝迹象，需紧急手术者。②头皮外伤并污染严重。③出、凝血功能异常。④已有颅内感染者。⑤其他全身情况严重紊乱未纠正。

四、监测的并发症

1. 颅内感染　轻者为伤口感染，重者可发生脑膜炎、脑室炎和脑脓肿。
2. 颅内出血　发生率低，但有时是致命性的。
3. 脑实质损伤　系穿刺方向或深度不当引起。

五、临床意义

①早期发现颅内病情变化，早期予以处理。②判断脑灌注压与脑血流量。③指导临床药物治疗抑或开颅减压。④缩短病程，提高疗效，降低病死率。⑤及早判断患者预后。

■ **课后练习题**

1. 有创颅内压检测技术的放置方法有哪些?
2. 颅内压监测的适应证和禁忌证是什么?
3. 简述颅内压的正常值及颅内压增高分度。

（杨晓明）

第二节 血流动力学监测

目 的 要 求

掌握:血流动力学监测的几种方法。
熟悉:各种血流动力学监测方法的适应证、优缺点和并发症。
了解:肺动脉压监测、心排血量监测的方法。

血流动力学监测(hemodynamic monitoring)是依据物理学定律、结合生理和病理生理学概念对血液循环运动规律进行的定量、动态、连续地测量和分析,由此得到的相关数据是反映心脏、血管、血液、组织氧供、氧耗及器官功能状态等方面的重要指标,将其反馈性应用于临床有利助于对疾病发生发展过程的了解和指导临床治疗。同时,血流动力学监测也是现代医学和临床对危重患者生命体征指标观察的重要手段和方法,依据是否采用介入性手段辅助可将血流动力学监测分为有创性监测和无创性监测。

一、有创动脉血压监测

早在18世纪Hales用导管插入马的股动脉测定血压,以后又有许多无创血压测定的研究。1890年Roy和Adami描述的振荡监测血压技术也逐渐成熟,为当今自动无创血压监测奠定了理论基础。近20多年,有创血压监测已是急重症患者血流动力学监测的主要手段。

(一) 临床应用

1. 适应证 ①血流动力学不稳定或有潜在危险的患者。②重症患者、复杂大手术的术中和术后监护。③需低温或控制性降压时。④须反复取动脉血样的患者。⑤须用血管活性药进行调控的患者。

2. 禁忌证 相对禁忌证为严重凝血功能障碍和穿刺部位血管病变,但并非绝对禁忌证。

(二) 临床意义

1. 提供准确、可靠和连续的动脉血压数据。

2. 正常动脉压波形及其意义 可分为收缩相和舒张相(图9-1-1)。主动脉瓣开放和快速射血入主动脉时为收缩相,动脉压波迅速上升至顶峰,即为收缩压。血流从主动脉到周围动脉,压力波下降,主动脉瓣关闭,直至下一次收缩开始,波形下降至基线为舒张相,最低点即为舒张压。动脉压波下降支出现的切迹称重搏切迹(dicrotic notch)。

3. 异常动脉压波形及其意义

(1) 圆钝波 波幅中等度降低,上升和下降支缓慢,顶峰圆钝,重搏切迹不明显,见于心肌收缩功能低下或容量不足。

(2) 不规则波 波幅大小不等,早搏波的压力低平,见于心律失常患者。

(3) 高尖波 波幅高耸,上升支陡,重搏切迹不明显,舒张压低,脉压宽,见于高血压及主动脉瓣关闭不全。主动脉瓣狭窄者,下降支缓慢及坡度较大,舒张压偏高。

（4）低平波　波幅低平，上升和下降支缓慢，严重低血压，见于休克和低心排血量综合征。

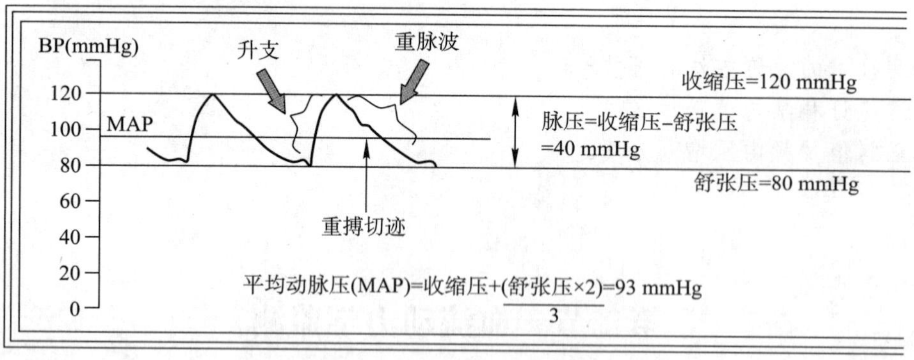

图 9-1-1　有创动脉压波形

二、中心静脉穿刺插管和测压

19 世纪后叶，人们已经通过动物实验认识到右心房测压的重要性，直到 20 世纪五六十年代，中心静脉压监测在临床上广泛应用，以评估血容量、前负荷及右心功能。

（一）临床应用

1. 适应证　①需要血流动力学监测的重症患者。②需要为快速容量复苏提供充分保障的患者。③需要开放静脉通路，但又不能经外周静脉置管者。④需要多腔同时输注几种不相容药物者。⑤需要输注有刺激性、腐蚀性或高渗性药液者。⑥需要血液管路的治疗，如血液净化、ECMO 等。

2. 禁忌证　一般禁忌证包括穿刺静脉局部感染或血栓形成。相对禁忌证为凝血功能障碍，但这并非绝对禁忌证。

（二）中心静脉压监测

1. 临床意义　是反映右心前负荷的指标之一。CVP 的参考范围为 5 ~ 10 mmHg，< 5 mmHg 常提示血容量不足，> 15 mmHg 常提示输液过多或心功能不全。

2. 影响 CVP 的因素

（1）病理因素　CVP 升高见于左心室或右心室心力衰竭、输血补液过量、肺梗死、支气管痉挛、纵隔压迫、张力性气胸及血胸、慢性肺部疾患、心脏压塞、缩窄性心包炎、腹内压增高的各种疾病及先天性和获得性心脏病等。CVP 降低的原因有失血和脱水引起的低血容量，以及周围血管扩张，如分布性休克等；CVP 降低的原因还有心肌收缩力增强。

（2）神经体液因素　交感神经兴奋，儿茶酚胺、抗利尿激素、肾素和醛固酮等分泌增加，血管张力增加，使 CVP 升高。相反，交感神经兴奋降低时，使血管张力减少，血容量相对不足，CVP 降低。③药物因素：快速输液、应用去甲肾上腺素等血管收缩药，CVP 明显升高；应用扩血管药或心功能不全患者应用洋地黄等强心药后，CVP 下降。

三、肺动脉漂浮导管

（一）肺动脉漂浮导管的发展

肺动脉漂浮导管（Swan-Ganz 导管）（图 9-1-2）的出现在血流动力学的发展史上具有里程碑意义，为心血管监测带来了一场革命，使重症患者的床旁监测成为可能。Swan-Ganz 导管不仅使对肺动脉压（PAP）、肺动脉楔压（PAWP）和中心静脉压（CVP）、右心房压（RAP）、右心室压（RVP）的测量成为可能，而且可以应用热稀释方法测量心输出量和抽取混合静脉血标本，从而使得血流动力学指标更加系统化和多样化。

（二）肺动脉漂浮导管的应用指征

1. 适应证　一般来说，对任何原因引起的血流动力学不稳定及氧合功能改变，或存在可能引起这些改变的危险因素的情况，都有指征应用 Swan-Ganz 导管（表 9-1-1）。

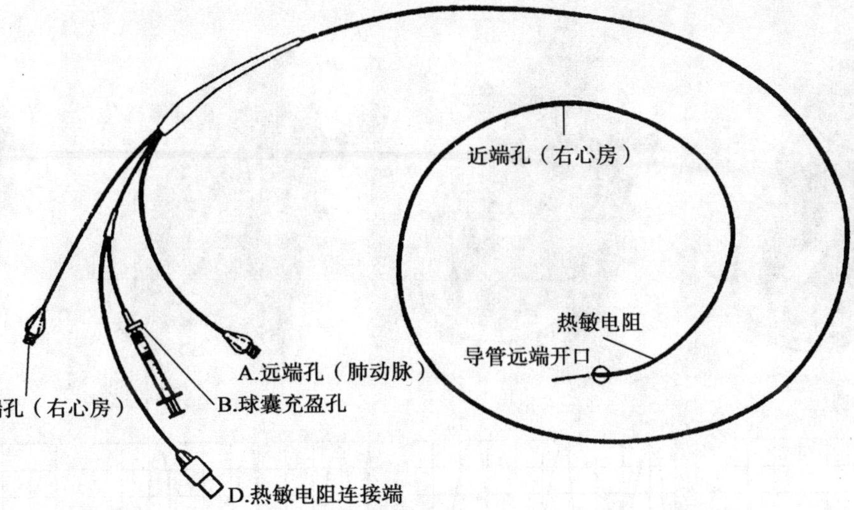

图 9-1-2　肺动脉漂浮导管

表 9-1-l　血流动力学监测的临床应用

诊断应用	指导治疗
肺水肿的鉴别诊断	指导液体量的管理
休克的鉴别诊断	调节肺水肿时的液体平衡
肺动脉高压	降低充血性心力衰竭患者的前负荷
心脏压塞	维持少尿型肾衰竭患者液体平衡
急性二尖瓣关闭不全	指导休克治疗
右心室梗死	指导血容量的调整和液体复苏
	机械通气时调节容量和正性肌力药
	增加组织的氧输送
	调节正性肌力药和血管扩张药的剂量

2. 禁忌证　随着临床对血流动力学监测需求的变化和人们技术水平的提高，应用 Swan-Ganz 导管的禁忌证也在不断改变。Swan-Ganz 导管的绝对禁忌证是在导管经过的通道上有严重的解剖畸形，导管无法通过或导管的本身即可使原发疾病加重。如右心室流出道梗阻、肺动脉瓣或三尖瓣狭窄、肺动脉严重畸形、法洛四联征等。

（三）肺动脉导管波形

1. 正常右心房、右心室、肺动脉和肺小动脉楔压波形（图 9-1-3）。

2. 右心衰竭时，右心室舒张末压增高，在置入肺动脉导管时，右心室波形易于混淆为肺动脉波形，波形上有无切迹有助于鉴别导管是否进入肺动脉（图 9-1-4）。

右心室舒张末压（RVEDP）超过 20 mmHg，在此情况下，右心室压力波可能被误认为肺动脉压力波形、导管的插入深度及波形中切迹的存在与否可鉴别（PAEDP 为肺动脉舒张末压）。

3. 低容量性休克时，右心室舒张末压和肺动脉压明显降低，很难确定导管插入位置，在右心室舒张末压和肺动脉压差非常小的情况下，快速输注液体，补充机体失液量，同时有利于鉴别导管的位置。此外，监测导管中存在气泡也可引起类似情况，因此插管前需仔细检查，避免人为因素引起误差。

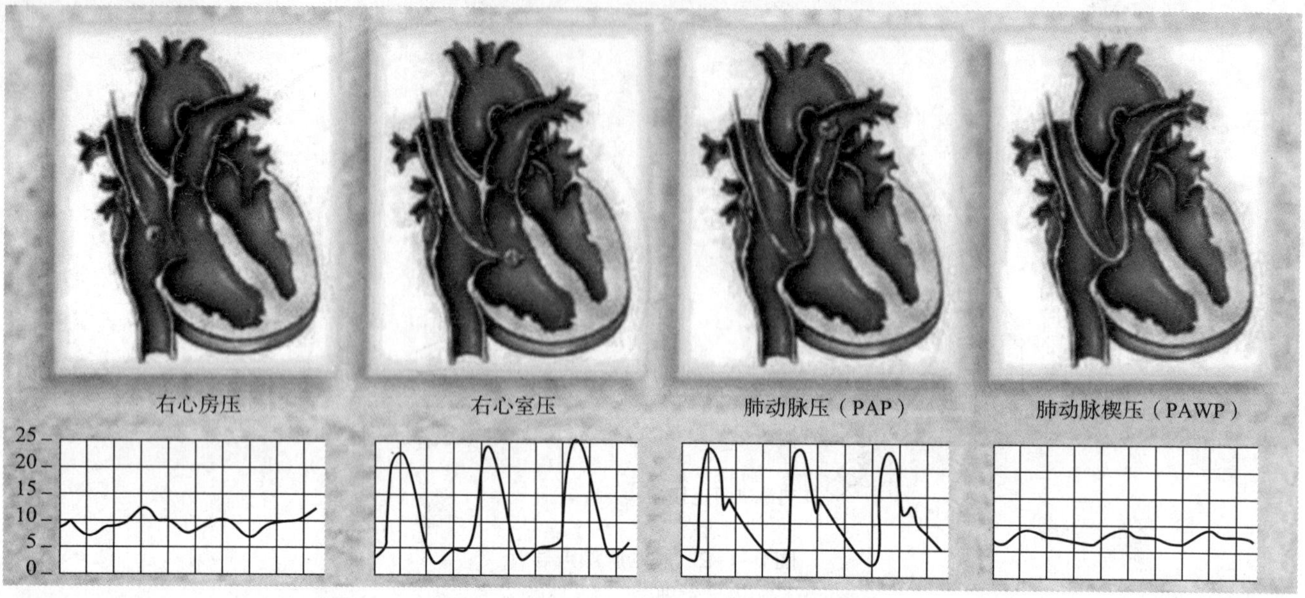

图 9-1-3 正常右心和肺动脉压力波形

4. 在慢性阻塞性肺部疾病如支气管痉挛、哮喘持续状态，呼气相胸膜腔内压明显增加，压力传送到导管，导致肺动脉波形难以解释，仔细观察治疗前后的动脉波形变化，有助于分析肺动脉波形。

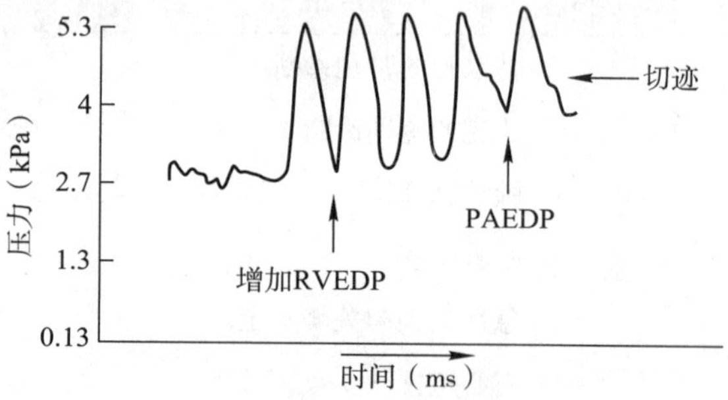

图 9-1-4 右心衰竭患者的压力波形

（四）肺动脉漂浮导管的参数

通过 Swan-Ganz 导管可获得的血流动力学参数主要包括三个方面：压力参数（包括右心房压、肺动脉嵌压、肺动脉压）、流量参数（主要为心输出量）和氧代谢方面的参数（混合静脉血标本）。以这些参数为基础，结合临床常规检查，通过计算可以获得更多的相关参数。常用的血流动力学参数及正常参考范围见表 9-1-2。

表 9-1-2 常用血流动力学参数

参数	略语	单位	计算方法	正常参考范围
平均动脉压	MAP	mmHg	直接测量	82 ~ 102
中心静脉压	CVP	mmHg	直接测量	5 ~ 10
肺动脉楔压	PAWP	mmHg	直接测量	6 ~ 12
平均肺动脉压	MPAP	mmHg	直接测量	11 ~ 16
心率	HR	次 /min	直接测量	60 ~ 100
血红蛋白含量	Hb	g/dL	直接测量	12 ~ 16
心输出量	CO	L/min	直接测量	5 ~ 6
每搏输出量	SV	mL/ 次	CO/HR	60 ~ 90
心脏指数	CI	L/(min·m^2)	CO/BSA	2.8 ~ 3.6
每搏输出量指数	SVI	mL	SV/BSA	30 ~ 50
体循环阻力指数	SVRI	dyn·s/(cm^5·m^2)	79.92（MAP-CVP）/CI	1 760 ~ 2 600

续表

参数	略语	单位	计算方法	正常参考范围
肺循环阻力指数	PVRI	dyn·s/(cm^5·m^2)	79.92(MPAP-PAWP)/CI	45~225
右心室做功指数	PVSWI	g/(m·m^2)	SVI(MPAP-CVP)·0.014 3	4~8
左心室做功指数	LVSWI	g/(m·m^2)	SVI(MAP-PAWP)·0.014 3	44~68
氧输送指数	DO_2I	mL/(min·m^2)	CI·CaO_2·10	520~720
氧耗量指数	VO_2I	mL/(min·m^2)	CI(CaO_2-CvO_2)·10	100~180
氧摄取率	O_2ext	%	(CaO_2-CvO_2)/CaO_2	22~30

(五)肺动脉漂浮导管的临床应用

1. 前负荷的判断

(1)CVP PAC的一个通道位于上腔静脉或RA时,可以直接测定CVP和RA压,正常值6~10 mmHg,<4 mmHg通常表示心腔充盈欠佳或血容量不足,>12 mmHg通常表示右心功能不全或输液超负荷。

(2)PAWP 由于LA和肺静脉之间不存在瓣膜,LA压可逆向经肺静脉传至肺毛细血管,如无肺血管病变,PAWP可反映LA压。如无二尖瓣病变,PAWP可间接反映左心室舒张末压(LVEDP),可判定LV的前负荷。正常范围6~12 mmHg。PAWP可估计肺循环状态和LV功能,鉴别心源性肺水肿或肺源性肺水肿,判定血管活性药物的治疗效果,诊断低血容量以及判断输血、输液效果等。如果SVI降低,PAWP<6 mmHg提示可能存在低血容量;如果SVI降低,PAWP>12 mmHg通常反映左心功能衰竭;PAWP>25 mmHg可能存在急性肺水肿。

PAWP在反映LVEDP时,如存在主动脉反流、肺切除或肺栓塞时血管支流血流明显减少,左心室顺应性降低时,PAWP<LVEDP;如存在气道压增加、肺静脉异常、心动过速、二尖瓣狭窄等时,PAWP>LVEDP。

2. 后负荷的判断

(1)体循环阻力(SVR) 为了维持全身组织器官的血液灌注,必须维持一定的组织灌注压,血管内容量、心肌收缩力和外周血管阻力是决定灌注压的主要因素。SVR正常范围为800~1 200 dyn·s·cm^{-5},<800提示全身血管阻力低,可能使血压降低,如药物影响、败血症等;>1 200提示全身血管阻力高,可能会影响心射血功能和组织器官的血液灌注。

(2)肺循环阻力指数(PVR) PVR正常范围为120~240 dyn·s·cm^{-5},>250 dyn·s·cm^{-5}提示肺血管阻力增高,如原发性或继发性肺动脉高压(慢性肺疾病肺水肿,左心衰竭,ARDS)。

3. 心脏收缩功能的判断

(1)每搏量(SV)和每搏量指数(SVI) 是指心脏每次收缩的射血量;正常范围60~90 mL(SVI:25~45 mL/m^2),主要反映心的射血功能,取决于心室前负荷、心肌收缩力及全身血管阻力,是血流动力学重要参数。在低血容量和心力衰竭时,SV/SVI是首先改变的变量之一,对于临床诊断有重要意义。每搏量的下降可通过心率增加来代偿,维持CO的正常。因此,CO不是心射血功能的可靠反映。SVI<24提示心射血功能减弱,原因包括前负荷降低,心肌收缩力降低,外周阻力增加等。

(2)右心室射血分数(EF%) 容量型PAC具有测定RVEF和RVEDV的功能。RVEF正常范围40%~60%,常受到右心室前负荷、右心室收缩力和后负荷影响,基于RVEF大小,结合CVP/RAP和PVRI可以协助诊断右心室功能衰竭。

(3)CO和CI CO是左心室或右心室每分钟射入主动脉或肺动脉的血量。正常CO 5~6 L/min,CI正常范围2.5~4.9 L/(min·m^2)。CO反映心肌的射血功能,测定心输出量对判断心功能、计算血流动力学其他参数CI,外周血管阻力等,以指导临床治疗有重要意义。

4. 肺水肿的判断 PAWP和肺毛细血管静水压基本一致,在左心衰竭或偶因输液过量所致者,其PAWP均超过18 mmHg。一般情况下,平均PAWP增高的程度与肺水肿的严重程度呈正相关(表9-1-3)。实验证明在血浆蛋白浓度正常时，若左心房压或 PAWP 增高至超过 30 mmHg 时即发生肺水肿。当血浆蛋白浓度稀释至正常 1/2 时，即使 PAWP 为 11 mmHg，亦可发生肺水肿。当心功能减退，左心室舒张末压增高时，PAWP 亦相应增高，一旦超过血浆胶体渗透压，由于血管内渗出的血浆量增多，从而引起肺水肿。后者虽受淋巴流量的增多及间质胶体渗透压的改变所对抗或得到不同程度的抵消，但因伴有血浆胶体渗透压降低，即使左室充盈压仅轻度增高或不增高，亦可发生肺水肿。

表 9-1-3　平均 PAWP 与心源性肺水肿的关系

平均 PAWP（mmHg）	心源性肺水肿程度
<18	无
18～20	轻度
21～26	中度
l8～20	重度
>30	明显肺水肿

四、脉搏指示剂连续心排血量测定

脉搏指示剂连续心排血量（pulse indicator continous cadiac output，PiCCO）是一种新的脉搏轮廓连续心排血量与经肺温度稀释心排血量联合应用技术，PiCCO 技术在热稀释测量的同时，分析动脉脉搏轮廓并计算出主动脉顺应性。根据校正动脉脉搏轮廓公式，计算个体化的每搏量（SV）、连续心输出量（CCO）和每搏量变异（SVV），以达到多数据联合应用监测血流动力学变化的目的。

（一）PiCCO 原理和方法

1. 脉搏轮廓心排血量法（pulse contour method for cardiac output）（图 9-1-5）　以动脉压力波形计算心搏量，认为心搏量同主动脉压力曲线的收缩面积成正比，对压力依赖于顺应性及其系统阻力，经过对压力、心率、年龄等影响因素校正后该法得到认可，并逐步转向临床。

Ps 代表收缩压，Pd 代表舒张压，As 是压力 - 时间曲线的收缩部分下的曲线面积，右上角为 Vs 同 As 和血管阻力（Z）相关的公式。

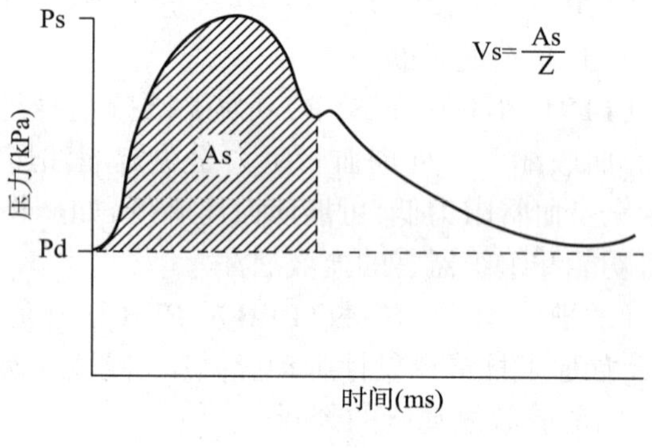

图 9-1-5　动脉压力波形与时间的关系图

2. 单一温度稀释心排血量法　PiCCO 中单一温度稀释心排血量技术（图 9-1-6）由温度 - 染料双指示剂稀释心排血量测定技术发展而来。1966 年，Peaarse M. L. 等在肺实质容量测定中，介绍从中心静脉同时注入温度和染料两种指示剂，在股动脉测定心排血量，还可计算出不透过血管壁的染料（血管内）和透过血管壁的温度容量（血管外腔隙）。

（二）PiCCO 参数及意义（表 9-1-4）

1. 心输出量 / 心脏指数（CO/CI）　注一次冰水就可以显示出两者的精确数值，以后仅需每 6～8 h 校正一次就可以连续显示。

2. 胸腔内总血容量（ITBV）　胸内血容量是指示剂稀释心排血量测定中左右心腔舒张末期容量和肺血容量组成，即注入点到探测点之间胸部心肺血管腔内的血容量。大量研究证明 ITBV 是一项比 PAOP、RVEDP 和 CVP 更好的心脏前负荷指标。

3. 心脏舒张末总容积量（global end diastolic volume，GEDV）　该参数较准确地反映了心脏前负荷的指标，可以不受呼吸和心脏功能的影响，较好地反映心脏的前负荷数值。GEDV 占 ITBV 的 2/3～3/4。

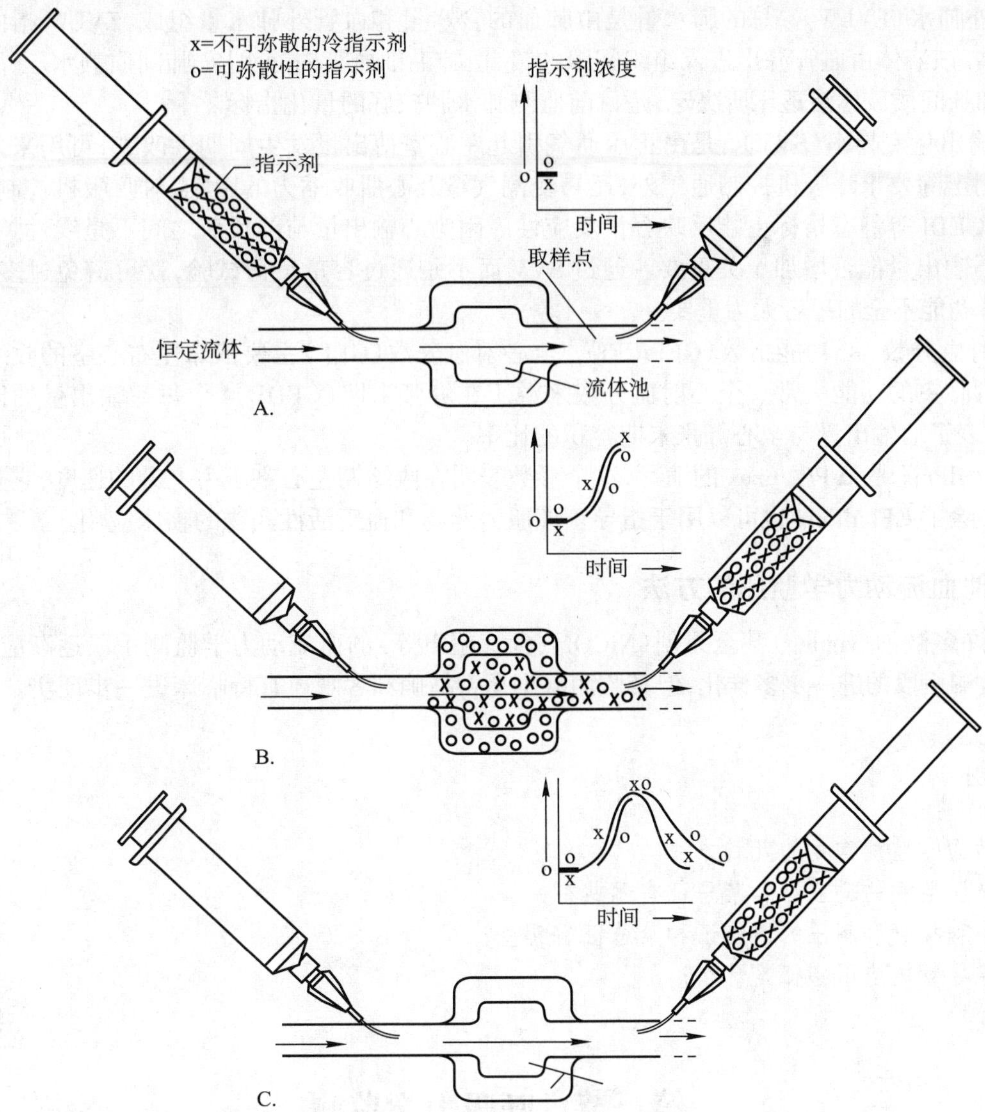

图 9-1-6 单一温度稀释心排血量技术

A. 可弥散的冷指示剂(o)和不可弥散的染料指示剂(x)同时注入中心静脉;B. 随血流经肺到达股动脉感知器时血标本呈现两条时间依赖性稀释曲线;C. 可弥散的冷指示剂(o)容量大于不可弥散的染料指示剂(x),所以平均传输时间也加大

表 9-1-4 PiCCO 血流动力学参数正常参考范围

变量	正常参考范围	单位
CI	3.0 ~ 5.0	L/(min·m^2)
ITBVI	850 ~ 1 000	mL/m^2
EVLWI	3.0 ~ 7.0	mL/kg
CFI	4.5 ~ 6.5	L/min
CVP	2 ~ 10	mmHg
MAP	70 ~ 90	mmHg
SVRI	1 200 ~ 2 000	dyn·s/(cm^5·m^2)
SVI	40 ~ 60	mL/m^2
SVV	≤10	%

4. 血管外肺水(EVLW) 总的肺水量是由肺血的含水量和血管外肺水量组成,EVLW 指的是分布于肺血管外的液体,该液体由血管滤出进入组织间隙的量,由肺毛细血管内静水压,肺间质静水压,肺毛细血管内胶体渗透压和肺间质胶体渗透压所决定,是目前监测肺水肿较好的量化指标。

5. 每搏输出量变异率(SVV) 是由正压通气引起左心室搏出量发生周期性改变,可用来判断容量反应性。SVV 的测定除要求呼吸机控制通气外,还易受潮气量及心肌收缩力的影响,对呼吸机控制通气的患者,SVV 比 CVP、GEDI 等静态指标更能反映容量反应性。因为心输出量与前负荷之间不是线性关系,因此准确判断扩容后心输出量能否增加至关重要。通过 SVV 而不是通过容量负荷试验,就可避免过多的容量负荷,对心功能或肾功能不全的患者尤为重要。

6. 全心射血分数 / 心功能指数(GEF/CFI) 全心射血分数(GEF)主要依靠左右心室的收缩力来决定并用于判断左右心室的功能失常。全心射血分数来源于在舒张末期(GEDV)4 个每搏输出量的比率。心功能指数(CFI)代表了心输出量与全心舒张末期容积的比率。

7. dPmx dPmx 是 $\Delta P/\Delta tmax$ 的缩写,这个参数表明在收缩期左心室压力上升的速度,它是左心室收缩力的近似值。除了 CFI,dPmx 也可以用于指导正性肌力药物和血管活性药物的临床应用。

五、其他血流动力学监测的方法

近年来,许多微创(vigileo)甚至无创(NiCOM、食管超声等)的血流动力学监测手段逐渐应用到临床,让血流动力学监测手段的进一步多样化,但其监测数据是否精确和客观还有待临床进一步证实。

■ 课后练习题

1. 简述血流动力学监测常见的几种方法。
2. 有创动脉血压监测的适应证和禁忌证有哪些?
3. 中心静脉穿刺插管和测压的适应证和禁忌证有哪些?
4. 肺动脉漂浮导管的应用指征是什么?

(钱传云)

第三节 呼吸力学监测

目 的 要 求

掌握:呼吸相关压力指标的概念及临床应用,呼吸相关顺应性指标、容量监测参数和曲线的概念。
熟悉:呼吸阻力指标的相关概念、相关顺应性指标、容量监测参数和曲线的临床应用。
了解:呼吸功相关指标、呼吸功监测及呼吸阻力指标的临床应用。

呼吸力学是以物理力学的观点和方法对呼吸运动进行研究的一门学科。从呼吸力学的角度来说,肺通气过程实际是呼吸动力克服阻力并驱动气体流动的过程。呼吸驱动力源自呼吸肌肉运动或外来力量(如呼吸机等),阻力源于胸廓和肺。通过对呼吸力学参数的监测有利于认识疾病的发病机制、诊断和指导治疗,同时在机械通气期间密切监测这些参数,还有利于发现病情变化和指导呼吸机合理应用。

一、压力

(一) 呼吸相关压力指标

呼吸运动过程中必然产生压力变化。通常将总的呼吸系统压力称为跨呼吸系统压(Prs),包括跨肺压(P_L)和跨胸壁压(P_W)。

1. 跨肺压（P_L） 是指气道开口压（Pao）与胸膜腔压（Ppl）之间的差值（即 P_L=Pao−Ppl），反映的是产生相应肺容量变化时消耗于肺的驱动压力。静态下 PL 反映肺的弹性回缩力，动态时也包括气道阻力（RAW）。

2. 跨胸壁压（PW） 是指引起胸廓扩张或压缩所需的压力，反映的是产生相应胸廓容量变化所消耗于胸廓的驱动压力，实际相当于胸膜腔压（Ppl）与体表压力（Pb）的差值（即 PW=Ppl−Pb）。假设当体表压力为大气压（参照零点）时，那么跨胸壁压也就相当于胸膜腔内压（PW=Ppl），这只有在呼吸肌肉完全放松、气道被阻断的条件下，胸膜腔压才能反映跨胸壁压。大多情况下跨胸壁压取决于胸廓的顺应性。

3. 跨呼吸系统压（Prs） Prs 是指呼吸运动过程中所需要克服整个呼吸系统的总体压力，等于跨肺压（PL）和跨胸壁压（PW）总和。

$$Prs=P_L+P_W \tag{1}$$

在呼吸运动过程中，这些压力是动态变化的，随着肺容量和呼吸流量改变而变化。引起肺膨胀的动力（Pinf）来源于呼吸机的外加压力（Pext）和（或）患者肌肉收缩产生的压力（Pmus）。这些压力间的关系为：

$$Pinf= Prs=Pmus+Pext \tag{2}$$

当患者完全放松时（Pmus=0），Prs=Pext，即呼吸机克服全部跨呼吸系统压力；相反，完全自主呼吸时，Prs=Pmus，即呼吸肌肉克服全部跨呼吸系统压力。由于跨肺压（PL）为气道开口压（Pao）与胸膜腔压（Ppl）的差值，而跨胸壁压（PW）为 Ppl 与体表压（Pb）的差值，公式（1）可以改写为：

$$Prs=P_L+P_W=(Pao-Ppl)+(Ppl-Pb)=Pao-Pb \tag{3}$$

所以，Prs 的测定可以通过分别测定 PL 和 PW，然后计算其总和。在呼吸肌肉完全放松的条件下，Prs=Pao−Pb。在呼吸肌肉完全放松和呼吸流量为零的条件下，测定 Pao 可以简单地检测出 Prs（Pb 为参照零点）。在正常静止状态下（流量为零时），跨呼吸系统压、跨肺压和跨胸壁压与肺容量之间的变化规律如图 9-1-7 所示。

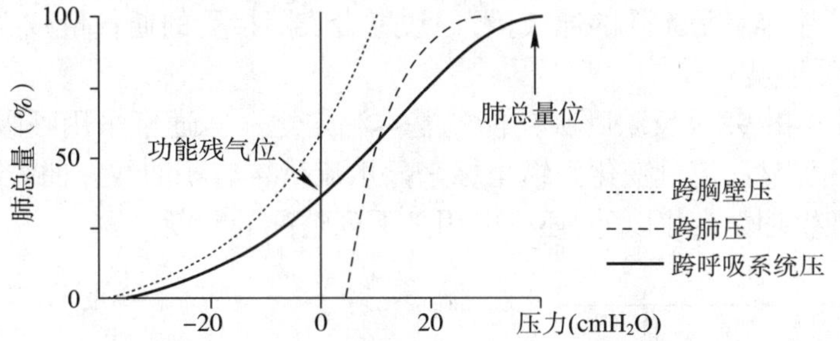

图 9-1-7 呼吸系统压力与肺容量的关系

4. 气道压（Paw） 是指气道开口处的压力，常用于正压通气过程中的监测，通常在呼吸机管道近患者端或近口腔处测定。Paw 在呼吸过程中呈动态变化，通常用气道峰压（Ppeak）、平均气道压（mPaw）、呼气末正压（PEEP）和最大吸气与呼气气道压等指标来描述 Paw 的特征。

（1）Ppeak 是指吸气过程气道压的最高值，为肺扩张与推动气体通过气道所需压力之和，所以气道峰压包含了对抗气道阻力的压力值。

（2）mPaw 是指呼吸周期中气道压的平均值，可以反映出在吸气阶段用来对抗气道阻力和弹性回缩力所需要的压力，以及在呼气阶段作用于气道的压力。

（3）PEEP 是指呼气相气道压，正常情况下呼气末肺泡内压力等于大气压，相对为零。机械通气过程通常加用 PEEP，以防止肺泡过早陷闭，扩张肺泡，增加 FRC，改善通气和氧合等。

（4）最大吸气和呼气压力是通过测压计与患者口部或气管插管直接连接后，在患者开始处于功能残气量时进行监测所得。反映的是呼吸肌肉的张力，多用于评价神经肌肉疾病患者的呼吸衰竭。

5. 内源性呼气末正压（$PEEP_i$） 指呼气末在肺泡腔内与近端气道或呼吸机回路内存在着压力差。在正常情况下，呼气末肺容量处于功能残气位，肺和胸壁的弹性回缩力大小相等、方向相反，呼吸系统的静态弹性回缩压为 0，肺泡压也为 0；在病理情况下，呼气末肺容量位高于功能残气容量位，此时呼吸系统静态弹性回缩压升高，肺泡压也升高，这种升高的肺泡压称为 $PEEP_i$。由于肺内病变的不均一性，不同区域的 $PEEP_i$ 是不一致的。$PEEP_i$ 根据测定的方法分为静态内源性呼气末正压（$PEEP_{istat}$）和动态内源性呼气末正压（$PEEP_{idyn}$）。一般，$PEEP_{idyn}$ 比 $PEEP_{istat}$ 低，$PEEP_{istat}$ 代表 $PEEP_i$ 平均水平；$PEEP_{idyn}$ 代表气体进入肺泡前所要克服的最低值 $PEEP_{istat}$。

二、容量和流量

（一）容量监测

常用的容量参数包括：吸气潮气量、呼气潮气量、呼气末肺容量和深吸气量（图 9-1-8）。

1. 潮气量　指静息呼吸时每次吸入或呼出的气量。因呼吸气体交换率（二氧化碳排出量与氧摄入量之比）小于 1，故吸气潮气量大于呼气潮气量；但实际测定时，由于呼吸道湿化和温化作用，呼气潮气量的体积反而大于吸气潮气量，但差别很小。呼气潮气量的改变提示胸廓、肺顺应性或气道阻力的变化。在安静状态下，潮气量大致是稳定的，但每隔一定时间会有一次不由自主的深吸气，也称为叹气，其通气量约为潮气量的 2 倍。对气管插管或呼吸肌辅助通气的患者需要常规实时监测潮气量。

2. 呼气末肺容量　分为残气量和功能残气量（FRC），残气量指用力呼气末肺内残存的气量，而功能残气量指平静呼气后肺内残留的气量，这部分气量相对稳定，且具有重大的生理学意义，包括：保持动脉血氧分压的稳定；其大小反映呼吸力学的变化；与肺总量、残气量等容量指标一起分析，有助于判断气道阻塞性疾病，反映气流阻塞的程度。

3. 深吸气量（IC）　指平静呼气末用力吸气所能吸入的最大气量，大小等于潮气量加补吸气量。一般深吸气量占肺活量的 2/3。深吸气量是完成最大通气量（MVV）的主体部分，多数限制性疾病的容量下降主要是深吸气量的下降；而在阻塞性肺疾病，深吸气量的变化不明显，除非是严重者。

此外，在正压通气时，还应该注意呼吸机通路的压缩容量。压缩容量的大小与呼吸机管道的顺应性和吸气 - 呼气压力差有关。压缩容量是无效的通气量，导致患者实际接受的通气量减少。

（二）流量 - 容积曲线监测

流量 - 容积曲线（图 9-1-9）是反映呼吸功能的基本测定之一。通常采用呼吸流量测定的方法，计算出容积，然后以容积变化为横坐标、流量变化为纵坐标来显示流量 - 容积曲线。曲线除了能够形象地反映疾病状态下容积和流量的病理生理学变化以外，还可以用于下列情况的判断。

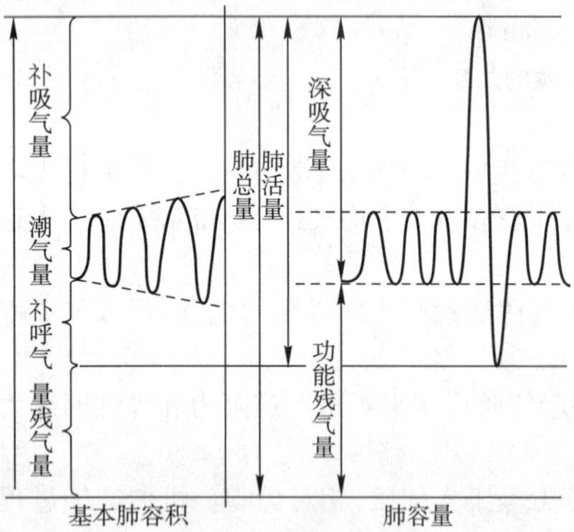

图 9-1-8　肺容积曲线

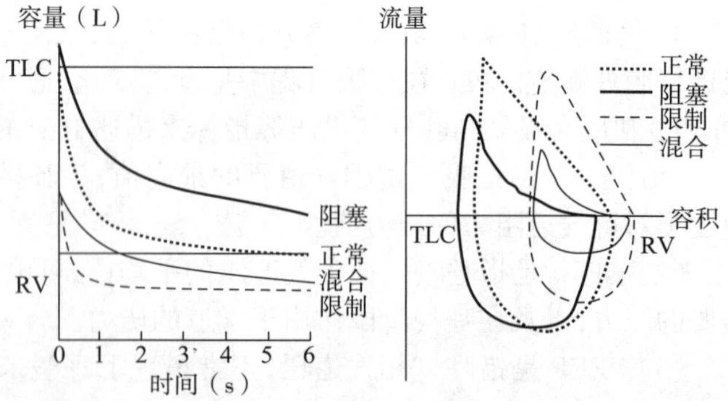

图 9-1-9　容量 - 时间曲线和流量 - 容积曲线

1. $PEEP_i$　呼气末持续存在呼气流量，提示存在 $PEEP_i$。

2. 呼气流量受限　呼气相流量曲线表现为典型的衰减形，提示呼气流量受限的存在（图 9-1-9）。

3. 判断对治疗的反应　经过适当的药物治疗或呼吸参数调节后，观察流量 - 容积曲线的变化，有利于观察对治疗的反应。

4. 特殊曲线形态的意义 例如流量－容积曲线出现锯齿样改变，提示存在气道分泌物；环路不闭合，提示存在漏气等。

三、顺应性

（一）呼吸相关顺应性指标

顺应性（compliance，C）为所有弹性物体的共性，是指单位压力改变（ΔP）产生的容量变化（ΔV），是反映弹性回缩力大小的指标，等于弹性阻力的倒数，即弹性回缩力 =1/C。顺应性监测通常包括肺顺应性、胸廓顺应性和呼吸系统顺应性监测。在机械通气患者中，呼吸机通气管道也因压力而扩张。在平静呼吸的情况下，扩张管道的压力与扩张呼吸系统的压力是一样的，但产生的容积变化不一样。由于扩张的压力一样，管道顺应性（Ccirc）和呼吸系统顺应性相平行，因此总顺应性（Ctot）为 Crs 和 Ccirc 的总和。

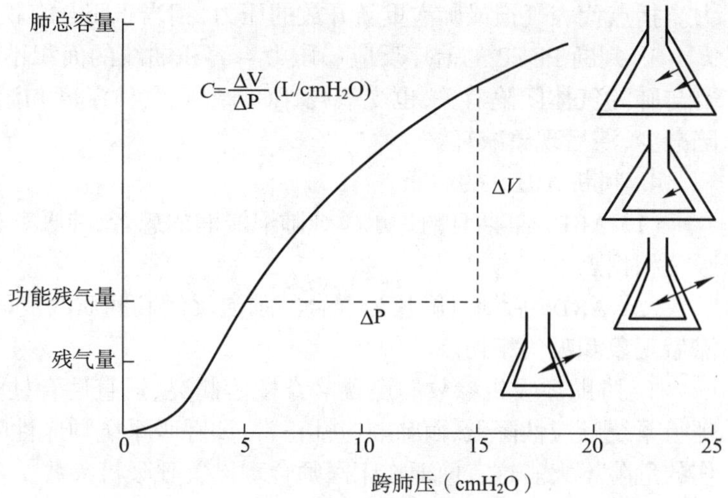

图 9-1-10 肺顺应性

1. 肺顺应性（C_L）（图 9-1-10） 肺是一个黏弹性器官，肺顺应性测定与肺的黏弹性密切相关，影响肺弹性的因素有肺弹性组织、表面张力和肺血容积等，其中主要是表面张力。正常肺顺应性在呼气末是 200 mL/cmH_2O。

$$肺顺应性(C_L) = 肺容积改变(\Delta V) / 跨肺压(\Delta P_L) \quad (4)$$

2. 胸廓顺应性（CW） 影响胸廓顺应性的因素：静态胸壁呼吸肌压（Pmus）和静态胸廓弹性回缩压（P_W stat）。

$$胸廓顺应性(C_W) = 肺容积改变(\Delta V) / 跨胸廓压(\Delta P_W) \quad (5)$$

3. 呼吸系统顺应性（CRS） 呼吸系统顺应性（C_{RS}）包括肺顺应性（C_L）和胸廓顺应性（C_W），由于肺与胸廓属于串联连接，呼吸系统的弹性回缩力（E_{RS}）是肺弹性回缩力（E_L）和胸廓弹性回缩力（E_{CW}）的总和。正常值大约 100 mL/cmH_2O。C_{RS} 与 C_L、C_W 的关系可以通过下式表示：

$$1/C_{RS}=1/C_L+1/C_W \quad (6)$$

如图 9-1-7 所示，呼吸系统的压力－容量曲线是“S”形。对正常人，呼吸肌肉完全松弛的平衡容量位，即 FRC，肺和胸廓的弹性回缩力完全平衡，即肺和胸廓的顺应性相等。在绝大多数情况下，监测的是呼吸系统整体顺应性，而不会分为两部分。

4. 静态顺应性（Cstat） Cstat 是指在呼吸周期中，气道阻断使气流量为零时测得的顺应性，即在闭气、无呼吸运动、无气流的情况下测定所得。

5. 动态顺应性（Cdyn） Cdyn 是指在呼吸周期中，不阻断气流的条件下测得的顺应性。肺动态顺应性（C_L dyn）为：

$$C_L\,dyn = \Delta V / \Delta P_L \quad (7)$$

在测定 Cdyn 时，由于没有足够的时间让呼吸系统内的压力达到平衡，其结果不仅与呼吸系统的弹性有关，而且受气道阻力影响，使 Cdyn < Cstat。当气道阻塞严重或呼吸频率增快时，这种影响尤为明显。Cdyn 还可以用潮气量 /（气道峰压－呼气末正压）计算，该变量反映出肺顺应性与气道阻力，而且在解释呼吸功时有所帮助，但不是严格意义上顺应性的测定方法。

6. 比顺应性 肺顺应性还受肺总量的影响，肺总量大者顺应性大。由于不同个体间肺总量存在差别，在比较顺应性时必须排除影响进行标准化。单位肺容量下的顺应性称为比顺应性（C_s）。

$$C_s = 测得的\ C_L(L/cmH_2O) / TLC(L) \quad (8)$$

（二）顺应性监测的临床应用

1. 协助诊断 静态顺应性测定的主要目的是判断肺组织特性，而动态顺应性测定的主要目的是了解小气道功能。如果有效动态顺应性降低的程度比总有效静态顺应性大，说明气道阻力增加或吸气流速的增加。

2. 合理应用呼气末正压（PEEP） 从静态的压力－容积曲线可以得出拐点（inflection point，Pflex），是开始顺应性（starting compliance，Cstart）和充气顺应性（inflation compliance，Cinfl）两条直线的交叉所代表的压力。拐点代表气道或肺泡重新开放的压力，相当于闭合容积。这是目前选择 PEEP 水平的常用方法。

3. 判断 PEEP 的治疗反应 压力－容积曲线的面积不闭合，吸气相和呼气相间的差距，即滞后现象，主要与肺的气体闭陷有关，也受氧耗、CO_2 产生、气体湿度和温度变化的影响。通过应用 PEEP 后，肺的气体闭陷减少，滞后现象减轻。

4. 判断 ARDS 的病期

（1）ARDS 早期且胸片示单纯肺泡浸润的患者，肺吸气相和呼气相的顺应性正常，滞后现象增加，并出现吸气相拐点。

（2）ARDS 后期且胸片为混合的肺泡浸润和间质改变的患者，吸气相和呼气相的顺应性下降，有明显的滞后现象和吸气相拐点。

5. 协助呼吸机参数的设置 脊柱后侧突、强直性脊柱炎、肥胖和大量腹水的患者，胸壁坚硬度增加，其呼吸系统顺应性降低，而肺顺应性正常，即呼吸系统顺应性降低是由于胸廓原因所致，其跨肺压不增高，气压伤的危险不大。这有助于临床医师合理设置呼吸机参数。

四、呼吸阻力

（一）呼吸阻力指标

呼吸系统的阻力分弹性和非弹性阻力。肺和胸壁的弹性阻力通过顺应性反映，非弹性阻力包括黏性阻力、惯性阻力（Rin）。其中与黏性阻力关系最大的为气道阻力（R_{AW}），在多数情况下，气道阻力也是非弹性阻力的最主要组成部分。

1. 气道阻力 是指气体通过气道时对抗气道壁的摩擦力，其大小为气道口压力（Pao）和肺泡压力的差别与流速的比值。即：

$$R_{AW}=(Pao-Palv)/F \tag{9}$$

Pao 为气道开口压，Palv 为肺泡内压。

阻力以单位时间内推动一定量气体流经呼吸道时所需的压力差 [$cmH_2O/(L\cdot s)$] 来表示。R_{AW} 来源于气流与气道管壁之间相互摩擦，大小受到气流形式的影响。气流形式分为层流和湍流两种。在呼吸道内，两种形式可以单独存在或混合存在。一般湍流常发生在大、中气道内，而层流则存在于中、小气道中。气体在不分支的气道中流动是层流还是湍流取决于流体力学的特性指标——雷诺数（Re）。

$$Re=流量\times管腔半径\times气体密度/气体黏滞性 \tag{10}$$

当 $Re<1\,500$ 时，气流为层流形式，$>4\,000$ 时为湍流形式，在 1 500～4 000 时为混合形式。两种气流方式阻力大小的决定因素不同。总的来说，层流形式的阻力较低。

（1）层流形式 是指气体流动方向与管壁平行，管道中央部分线流速度较近管壁部分为快。层流时驱动压力（P）与流量（F）的关系见下列公式：

$$P=K_1\times F \tag{11}$$

公式可以转换成：

$$P/F=K_1=阻力 \tag{12}$$

K_1 为一常数，代表层流形式时的气道阻力。K_1 与气体黏滞性、管道半径和长度的关系如下公式：$K_1=8\times$ 气体黏滞性 $\times$ 管道长度 /（$\pi\times$ 半径^4）。气道阻力与气道半径的 4 次方成反比。可见，气道管径是决定阻力大小的最重要的因素。

（2）湍流 是指气体流线不成为直线型而呈涡流型。湍流时阻力与气体密度和流量有关，与气体黏度无关。驱动压力（P）与流量（F）的关系见下列公式：

$$P=K_2F^2 \tag{13}$$

公式可以转换成：

$$P/F=K_2 \times F=\text{阻力} \tag{14}$$

K_2 为一常数，而阻力为 K_2 与 F 的乘积。可见，湍流时气道阻力同时受到阻力常数和流量的影响。

（3）混合型　是指同时存在层流和湍流，其总阻力可以表达为：

$$\text{总阻力}=K_1+K_2 \times F \tag{15}$$

因此，RAW 大小受到以下因素影响：气道半径、长度、分叉与不规则，气流形式与速度、气体物理性质等。对于人体来说，主要影响因素为气道半径和流量。

2. 机械通气的总阻力（Rtot）　在机械通气过程中，气管插管阻力（Rtube）通常与呼吸系统阻力（RrS）一样大，甚至比后者大。由于阻力与首先作用于气管插管然后作用于患者的压力成比例，气管插管和呼吸系统阻力呈串联和相加的关系。因此，机械通气时的总阻力（Rtot）为：

$$Rtot=PrS+Rtube \tag{16}$$

（二）呼吸阻力监测的临床应用

1. 诊断气道病变

（1）在 R_{AW} 检测时，如果将流量控制在一定的范围（0.5 ~ 1.0 L/s）内，则 R_{AW} 大小可以反映气道半径变化。所以，R_{AW} 检测可用于发现气道病变。

（2）在机械通气时，及时发现气道阻力增高的常见原因，根据动态观察气道阻力变化，有助于判断气道阻力升高的原因。如气道阻力突然增高，要注意支气管痉挛、分泌物阻塞等。

2. 指导呼吸机的参数调节

（1）I : E　由于呼吸时气道半径的变化，呼气阻力大于吸气，机械通气时应适当减少 I : E 比值，延长呼气时间，保证充分呼气。

（2）PEEP　气道萎陷时，阻力升高，应用 PEEP 后，减轻气道萎陷，阻力降低。呼吸阻力的监测有利于调节合适的 PEEP。

3. 观察治疗效果　比较治疗前后的气道阻力，判断疗效。

五、呼吸功

（一）呼吸功相关指标

1. 呼吸功（WOB）　呼吸功指呼吸运动过程中，用以克服气道阻力、肺和胸壁弹性阻力等所消耗的能量，单位是焦耳。其动力来源有呼吸肌肉（自主呼吸时）和（或）呼吸机（机械通气时）。正常人平静呼吸时，呼吸肌收缩所做的功均用于吸气（主要克服肺的弹性阻力和气道阻力）时；而呼气时，肺的弹性回缩力足以克服通气阻力（主要是气道阻力），无须额外做功。

在物理学上，功 = 力 × 距离；而对于呼吸运动，WOB = 胸腔压力的变化（ΔP）× 肺容量的改变（ΔV）。由于压力和容量的变化呈非线性，所以 WOB 的计算需要用压力和容量变化的积分。即：

$$WOB=\int P \times dV \tag{17}$$

WOB 通常用焦耳 / 每升通气量（J/L）来表示。正常人平静呼吸功为 0.3 ~ 0.5 J/L，在呼吸衰竭的患者中可以成数倍的增加。

2. 吸气功（Wi）和呼气功（Wex）　呼吸功分为吸气功（Wi）和呼气功（Wex）。在平静呼吸时，呼吸功全部由吸气肌肉完成。吸气肌肉所做的功中，大约 50% 用于克服气流阻力转换为热量散发，另 50% 储存于肺组织和胸壁中，备用于呼气做功。但在通气要求增加或呼气阻力增加时，呼气肌肉须参与完成呼气做功。

3. 呼吸机做功　机械通气时，呼吸机参与呼吸功。当控制通气时，呼吸机完成所有呼吸功；当辅助通气时，呼吸肌肉和呼吸机共同完成呼吸功。

（二）呼吸功监测的临床应用

1. 评价呼吸肌功能状态　是反映呼吸肌肉负荷的综合性指标。通过同时对呼吸功和呼吸肌功能储备进行检测，可以判断呼吸肌负荷与储备能力失衡，预测呼吸肌疲劳，指导呼吸衰竭防治。

2. 指导治疗　机械通气时，通过计算患者和呼吸机做功比例，分析增加原因，有利于临床治疗对策的设定。例如，阻力做功增加可以通过改善气道通畅性而得到改善。

3. 指导呼吸机撤机　通过计算患者和呼吸机做功比例，预测撤机的成败。

4. 发现呼吸机故障　呼吸功还用于评价由于呼吸机循环中高阻力、呼气阀和吸气阀功能异常、内源性PEEP的产生和其他呼吸机因素导致的呼吸肌负荷过重。

总之，呼吸力学临床监测受到众多因素影响，每一项目的检查均有其相应的前提条件，结果必须综合考虑临床实际情况、检测条件、方法和动态变化规律来判断，才能提高其在临床工作中的指导意义，有助于阐明发病机制，指导临床治疗。

■ **课后练习题**

1. 呼吸相关压力指标有哪些？
2. 简述顺应性监测的临床应用。
3. 简述呼吸阻力监测的临床应用。
4. 简述呼吸功监测的临床应用。

（钱传云）

第四节　危重急症血气分析和酸碱平衡

目 的 要 求

掌握：常用监测指标及临床意义。
熟悉：血气及酸碱失衡的诊断思维程序。
了解：常见危重急症的血气及酸碱失调特点。

危重急症患者生命体征的稳定主要决定于体液内环境正常，而保持体液内环境正常的一个重要方面就是酸碱平衡和电解质稳定。血气和酸碱平衡分析能客观地反映肺的呼吸功能和体液内环境的变化，能帮助医护人员了解危重急症患者呼吸功能损害的性质和程度，以及酸碱平衡失调的类型，对进行合理氧疗，调节通气的各种参数，以及补充酸碱缓冲药物和电解质等都具有重要的指导作用。因此，在危重急症的救治过程中，血气和酸碱平衡分析是加强监护治疗的基本措施之一。

一、常用指标及临床意义

（一）血氧相关性指标

1. 动脉血氧分压（PaO_2）　指物理溶解于血浆中的氧所产生的分压力。PaO_2 正常参考范围为 10.6～13.3 kPa（80～100 mmHg）。PaO_2 受年龄等生理因素的影响，随着年龄增加 PaO_2 逐渐下降，一般规律为

PaO_2（kPa）=〔102－年龄（岁）/3〕×0.133 或 PaO_2（mmHg）=102－年龄（岁）/3。

影响 PaO_2 的病理因素主要有吸入气的氧分压、肺通气和换气功能以及氧耗量等。

PaO_2 降低提示机体缺氧，见于呼吸功能衰竭、先天性心脏病右向左分流者及充血性心力衰竭等。临床上以 PaO_2 < 8.0 kPa（60 mmHg）为缺氧性呼吸衰竭的指标，当 PaO_2 < 5.3 kPa（40 mmHg）时表示病情极其严重且可能危及生命。PaO_2 增高见于各种进行高浓度吸氧的患者。

2. 动脉血氧饱和度（SaO_2）　指血红蛋白含氧分数，即血液中血红蛋白实际结合氧量与氧容量之比。SaO_2 正常参考范围为 93%～99%。SaO_2 降低见于缺氧患者。若有低氧血症而其 SaO_2 不低，则表示有效血红蛋白不足或异常血红蛋白血症；SaO_2 增高见于真性红细胞增多症和血液浓缩等。即血氧饱和度并不代表氧

含量，因贫血时血氧饱和度正常，血氧含量仍可能降低。

3. 动脉血氧含量（CaO_2） 指每升血液实际所含的氧量。主要是与血红蛋白结合，极少量溶解于血浆（约 3 mL）。CaO_2 一般是通过计算得出的，其公式为：

$$CaO_2=1.34\times Hb(g/L)\times SaO_2+PaO_2\times 0.003(mL/L)$$

式中 PaO_2 的单位为 mmHg。CaO_2 正常参考范围为 150 ~ 220 mL/L。静脉氧含量（CvO_2）约为 140 mL/L。CaO_2 与 CvO_2 之差即为氧耗量。机体的氧供量为动脉血氧含量 × 心排血量。高压氧治疗时可借助提高 O_2 溶解度以缓解组织缺氧；各种降低心排血量的因素，如作持续气道正压通气时，可影响组织的氧供。

4. P_{50} 是指在 pH=7.40，$PaCO_2$=5.33 kPa（40 mmHg），SaO_2=50% 时的血氧分压。正常参考范围为 3.2 ~ 3.7 kPa（24 ~ 28 mmHg），P_{50} 代表血红蛋白与氧的亲和力，与组织氧供直接相关。P_{50} 受血液酸度、温度以及红细胞 2，3- 二磷酸甘油酸等因素的影响。氧离曲线右移时，P_{50} ↑；氧离曲线左移时，P_{50} ↓。所以 P_{50} 也可表明氧离曲线的位置。

5. 肺泡 – 动脉氧分压差 [$P_{(A-a)}O_2$] $P_{(A-a)}O_2$ 是通过计算得出，公式为 $P_{(A-a)}O_2=(PiO_2-PaCO_2/R)-PaO_2$。式中 PiO_2 为吸入气氧分压，$PaCO_2$ 为动脉二氧化碳分压，R 为呼吸商。$P_{(A-a)}O_2$ 是肺换气功能的主要指标，正常参考范围为 0.7 ~ 2.0 kPa（5 ~ 15 mmHg）。$P_{(A-a)}O_2$ 受吸入氧浓度、通气 / 血流比值、肺内分流量、肺弥散功能、氧耗量、心输出量和氧离曲线位置等多种因素的影响。临床应用时应注意分析。

6. 动脉氧分压和吸入氧浓度比值（PaO_2/FiO_2） 即氧合指数，又名呼吸指数、最初通气 / 灌注指数。是较稳定的以吸入氧浓度为尺度来衡量肺换气功能的指标。PaO_2/FiO_2 正常参考范围为 53.3 ~ 66.6 kPa（400 ~ 500 mmHg）。低于 40 kPa（300 mmHg）提示有急性肺损伤（ALI），若低于 26.7 kPa（200 mmHg）可确定为急性呼吸窘迫综合征（ARDS）。

（二）酸碱平衡相关性指标

1. 酸碱度（pH） 是指体液内氢离子浓度的负对数，反映体液总的酸碱度，受呼吸和代谢因素的双重影响。动脉血 pH 正常参考范围为 7.35 ~ 7.45，中心静脉血为 7.35 ± 0.01，混合静脉血 pH 为 7.35 ± 0.02。一般情况下，动脉血 pH < 7.35 时为酸血症，pH > 7.45 时为碱血症。pH 在正常范围内，说明酸碱平衡，或处于酸碱平衡的代偿阶段。

2. 动脉血二氧化碳分压（$PaCO_2$） 指物理溶解于血浆中的 CO_2 所产生的张力。$PaCO_2$ 不受弥散障碍和静动脉分流的影响，是反映酸碱平衡呼吸因素的唯一指标。$PaCO_2$ 正常参考范围为 4.67 ~ 6 kPa（35 ~ 45 mmHg），中心静脉血二氧化碳分压（$PvCO_2$）为 5.7 ± 0.1 kPa（42.7 ± 0.8 mmHg），混合静脉血二氧化碳分压（$PeqVCO_2$）为 5.6 ± 0.2 kPa（42.3 ± 1.7 mmHg）。当 $PaCO_2$ > 6.0 kPa（45 mmHg）时，应考虑为呼吸性酸中毒（简称呼酸，即通气不足）或代谢性碱中毒（简称代碱）的呼吸代偿；当 $PaCO_2$ < 4.67 kPa（35 mmHg）时，则可能为呼吸性碱中毒（简称呼碱，即通气过度）或代谢性酸中毒（简称代酸）的呼吸代偿。

3. 实际碳酸氢盐（AB） 是指隔绝空气的血液在实验条件下所测的血浆 HCO_3^-。一般系通过“H–H 公式”计算得出。正常参考范围为 22 ~ 27 mmol/L，平均值 24 mmol/L。是反映酸碱平衡的代谢因素，但同时受呼吸因素的影响。一般 HCO_3^- < 22 mmol/L，可见于代谢性酸中毒或呼吸性碱中毒代偿；HCO_3^- > 27 mmol/L，见于代谢性碱中毒或呼吸性酸中毒代偿。

4. 标准碳酸氢盐（SB） 是指在 $PaCO_2$=5.33 kPa（40 mmHg），SaO_2=100%，T=37℃的标准条件下测定的 HCO_3^-。也为反映酸碱平衡的代谢因素，但同样也受呼吸因素的影响。正常参考范围为 22 ~ 27 mmol/L，平均 24 mmol/L。正常情况下，AB=SB；AB ↑ > SB ↑，见于代谢性碱中毒或呼吸性酸中毒代偿；AB ↓ < SB ↓，见于代谢性酸中毒或呼吸性碱中毒代偿。

5. 缓冲碱（BB） 是血液中所有缓冲阴离子的总和。

$$血浆缓冲碱(BB_P)=HCO_3^-+P_r^-=24+17=41\ mmol/L$$

$$全血缓冲碱(BB_b)=HCO_3^-+P_r^-+H_b^-=24+17+0.42\times 15=47.3\ mmol/L$$

式中 $P_r^-+H_b^-$ 约为 BB_b 的一半，说明蛋白在酸碱平衡中起重要作用。如果 BB 一项降低时，应考虑为贫血所致。BB 主要受代谢因素的影响，正常参考范围为 40 ~ 45 mmol/L。

BB 是反映代谢性酸碱平衡的可靠指标，代谢性酸中毒时 BB 减少；代谢性碱中毒时 BB 增加。BB 较少受呼吸因素的影响，但可受血液浓缩、贫血或低蛋白的影响。

6. 碱剩余（BE） 指在 $PaCO_2$=5.33 kPa（40 mmHg），SaO_2=100%，T=37℃的标准条件下，用酸或碱将 1L 血液滴定至 pH=7.40 所消耗的酸或碱的毫摩尔数。BE 代表血液碱储量的增减情况（变化）。正常参考范围为 0 ± 3 mmol/L。一般认为 BE 不受呼吸因素的影响，只反映代谢的改变。但近年来的研究表明当 $PaCO_2$ 过高或过低时，BE 受到相应的影响。所以不能单一运用 BE 的变化来肯定判断酸碱失调。BE 正值表示缓冲碱增加，高于正常值提示有代谢性碱中毒；BE 负值表示缓冲碱减少，低于正常值提示有代谢性酸中毒。一般认为，当 BE > +15 mmol/L 时，可肯定为代谢性碱中毒；当 BE < −8 mmol/L 时，可肯定为代谢性酸中毒。

7. 总二氧化碳含量（TCO_2） 指血浆内 CO_2 总含量，包括化学结合和物理溶解的 CO_2。正常参考范围为 24 ~ 32 mmol/L。TCO_2 测定虽然可以提供体液的酸碱平衡状态，但 HCO_3^- 增加（代碱）或 CO_2 潴留（呼酸）均可使 TCO_2 增加；而 HCO_3^- 减少（代酸）或过度通气（呼碱）又均可导致 TCO_2 下降，因此，TCO_2 在实际使用时有一定的局限性。

（三）其他酸碱平衡相关性指标

1. 阴离子隙（AG） 指血清中所测定的阳离子总数与阴离子总数之差。临床上一般采用 Na^+、Cl^- 和 HCO_3^- 三个测定值，按简化公式 $AG=Na^+-(Cl^-+HCO_3^-)$ 来计算 AG。因为实际上 AG 是反映未测定阴、阳离子含量的变化。而未测定阳离子含量相对较少且较稳定，故 AG 高低主要取决于未测定阴离子含量的变化。AG 的正常参考范围为 8 ~ 16 mmol/L，平均为 12 mmol/L。

AG 的临床意义在于判断代酸及其类型，也有助于判断混合型酸碱失衡。一般可根据 AG 变化将代酸分为高 AG 型代酸（或正常血氯性代酸）和正常 AG 型代酸（或高血氯性代酸）。若 AG > 16 mmol/L，提示高 AG 型代酸；若 AG > 30 ml/L，可确诊为高 AG 型代酸。

AG 升高的常见原因是有机酸根如乳酸根、丙酮酸根、磷酸根及硫酸根等在体内潴留。临床常见有以下几种情况，见要点框 9-1-2。

1. 肾功能不全导致氮质血症或尿毒症。
2. 严重低氧血症和各种原因的休克。
3. 糖尿病酮症酸中毒。
4. 饮食过少致酮症酸中毒。
5. 代碱 AG 增高。
6. 各种原因引起的低钾血症、低镁血症和低钙血症。
7. 应用大量含有钠盐和（或）阳离子的药物、青霉素钠、枸橼酸钠（随大量输血时输入）、乳酸钠及含有硫酸与磷酸的药物等。

要点框 9-1-2 AG 升高的常见原因

2. 潜在 HCO_3^-（potential bicarbonate） 是指排除并存的高 AG 代酸对 HCO_3^- 掩盖作用之后 HCO_3^-，即潜在 HCO_3^-= 实测 HCO_3^-+ △ AG。潜在 HCO_3^- 的意义在于揭示代碱 + 高 AG 代酸和三重酸碱失衡中的代碱存在。因为如果不计算 AG 值和潜在 HCO_3^- 易漏诊混合性酸碱失调中的代碱存在。

3. 电解质 由于电解质与体内酸碱平衡状态关系密切，特别是计算 AG 时离不开电解质的测定结果。所以说电解质测定是判断混合性酸碱失调必不可少的指标。一般临床检测血气时，常同步检查电解质，有的血气分析仪可以同时测出血气和电解质的结果。最主要的电解质是 Na^+、Cl^- 及 K^+，血清 Na^+ 正常参考范围为 132 ~ 144 mmol/L，血清 K^+ 为 3.6 ~ 5.4 mmol/L，血清 Cl^- 为 96 ~ 108 mmol/L。

二、单纯型酸碱失衡及其代偿公式

（一）呼吸性酸中毒

原发性的 $PaCO_2$ 升高称为呼吸性酸中毒。

1. 急性呼酸时，机体来不及代偿，主要由缓冲系统（其中血液、Hb 系统占 1/3，组织缓冲系统占 2/3）进行缓冲，即使 $PaCO_2$ 升至 10.66 ~ 12 kPa（80 ~ 90 mmHg）时，此时代偿作用也仅能使 HCO_3^- 增加 3 ~ 4 mmol/L。其代偿公式为：$\Delta HCO_3^-=0.2\times\Delta PaCO_2$。代偿极限为 30 mmol/L。

2. 慢性呼酸时，由于肾参与代偿、血浆 HCO_3^- 进一步增加，其代偿公式为：$\Delta HCO_3^-=0.35\times\Delta PaCO_2$（mmHg）± 5.58。代偿极限为 42 ~ 45 mmol/L。

3. 血气变化的特点 $PaCO_2$ 为原发性升高，HCO_3^- 为代偿升高。$\Delta HCO_3^- < \Delta PaCO_2$。急性者 pH 降低迅速明显，慢性者通过代偿，AB、SB、BE 等相应增高，pH 降低不明显。血清 K^+ 常升高，Na^+ 正常或下降，Cl^- 下降。

(二) 呼吸性碱中毒

原发性 $PaCO_2$ 减少称为呼吸性碱中毒。

1. 急性呼碱代偿公式　$\Delta HCO_3^-=0.2\times\Delta PaCO_2\pm2.5$(mmHg)。代偿极限为 18 mmol/L。

2. 慢性呼碱代偿公式　$\Delta HCO_3^-=0.5\times\Delta PaCO_2\pm2.5$(mmHg)。代偿极限为 12～15 mmol/L。

3. 血气变化特点　$PaCO_2$ 为原发下降,HCO_3^- 代偿下降。$\Delta HCO_3^-<\Delta PaCO_2$。急性者 pH 增高迅速明显,慢性者通过代偿,AB、SB、BE 等相应降低,pH 增高不明显。血清 K^+ 常降低,Ca^+ 正常或下降,Cl^- 增高。

(三) 代谢性酸中毒

原发性血浆 HCO_3^- 减少称为代谢性酸中毒。按 AG 不同可分为高 AG 型(正常血氯性)代酸和正常 AG 型(高血氯性)代酸两种。前者以产生过多酸为特征,常见于乳酸性酸中毒、尿毒症、酮症酸中毒,后者可由于 HCO_3^- 排出增多(如腹泻)、酸排泄障碍(如肾小管性酸中毒)或过多使用含 Cl^- 的酸剂等引起。

1. 代偿公式　$PaCO_2$(mmHg)$=1.5\times HCO_3^-+8\pm2$,代偿极限为 10 mmHg。

2. 血气变化特点　HCO_3^- 原发性下降,$PaCO_2$ 继发性下降。$\Delta PaCO_2<\Delta HCO_3^-$(即测得的 $PaCO_2$ 在 $1.5\times HCO_3^-+8\pm2$ 之间)。pH 下降,AB、BB 减少,BE 负值增加。AG 增高者,K^+ 升高或正常,Na^+ 下降或正常;AG 正常者,K^+ 可降低或正常,Cl^- 可升高,但也可正常或下降。

3. 注意事项　由于 HCO_3^- 通过血脑屏障较慢,在补碱时,HCO_3^- 虽已恢复正常,但脑脊液中 $HCO_3^-/PaCO_2$ 比值升高、pH 增高,出现代酸纠正期间的碱血症,可持续 12～36 h。

(四) 代谢性碱中毒

原发的血浆 HCO_3^- 升高称为代谢性碱中毒。

1. 代偿公式　$\Delta PaCO_2$(mmHg)$=0.9\times\Delta HCO_3^-\pm5$,代偿极限为 55 mmHg。

2. 血气变化特点　HCO_3^- 原发性升高,$PaCO_2$ 代偿性升高。$\Delta PaCO_2<\Delta HCO_3^-$(即测得的 $PaCO_2$ 在 $40+0.9\times HCO_3^-\pm5$ 之间)。pH 升高,AB、BB 增加,BE 正值增加。K^+、Cl^-、Ca^+ 均降低,Na^+ 可正常、升高或下降。

3. 注意事项　碱中毒纠正期间的脑脊液 pH 仍偏高,故碱中毒的精神症状在血气值正常后,可持续存在 1～2 天。

三、血气及酸碱失衡的诊断思维程序

(一) 收集完整的患者资料

1. 明确患者的基础病变,了解生命体征、意识状态、主要脏器的功能情况及其他化验结果。

2. 患者是否吸氧、使用呼吸机,氧浓度多少;是否输液,输液种类及所给药物的酸碱性和药物所含重要的离子量;是否引流,引流量酸碱性等都应作相应记录并作为血气和酸碱失衡判断的佐证。

(二) 了解血液标本的采集情况

1. 取血部位　是动脉、静脉,还是耳血。

2. 取血时间　采血后的保存情况及送检时间。在心肺脑复苏过程中注明采血时间,对血气和酸碱失衡结果分析极其重要,应特别注意。标本放置的时间,室温不超过 15 min,冰水内不宜超过 2 h。

3. 血样采集的同步性　现在临床上有的需要同时采集血样查血气和电解质,然后来分析酸碱失衡,这时要特别注意血样采集的同步性,否则临床意义不大。

(三) 核实血气分析和酸碱平衡的检测结果

1. 血气分析　血气分析结果是否准确大致可从两个方面判断:第一,根据肺外、肺泡、肺动脉、肺毛细血管、肺静脉,以及组织细胞各部分氧分压有逐步下降的"氧降阶梯"的存在。PaO_2 多低于 13.3 kPa(100 mmHg)。若高于 13.3 kPa(100 mmHg),应注意在标本的采集、运送过程中是否密闭不严;或患者处于吸氧状态。第二,$PaCO_2$ 主要由肺泡通气量决定,$PaCO_2$ 升高,必然要有 PaO_2 降低,若未吸氧,$PaCO_2$ 升高,而 PaO_2 不降低,也说明测定结果有误。

2. 酸碱平衡　判断酸碱失衡结果是否准确主要根据的简化"H-H"方程式来计算核实。

$$[H^+]=24\times PaCO_2/HCO_3^- \qquad pH=\lg 1/[H^+]$$

式中 $[H^+]$ 的单位是 mmol/L,$PaCO_2$、HCO_3^- 的单位分别为 mmHg 和 mmol/L。核实结果时,可将 $PaCO_2$ 与

HCO_3^- 的实测值代入上式，计算出 $[H^+]$，然后将此值换算为 pH，而与实测 pH 比较。若计算的 pH 与实测的 pH 相符，说明测定结果可靠；否则表明结果有误差。

（四）血气 PaO_2、$PaCO_2$ 结果分析

PaO_2、$PaCO_2$ 两指标是诊断呼吸衰竭及其类型的主要指标。首先判定呼吸衰竭存在与否，当 $PaO_2 \leqslant 7.98$ kPa（60 mmHg），即可确定呼吸衰竭的诊断。其次是呼吸衰竭的分型，当 $PaO_2 \leqslant 7.98$ kPa（60 mmHg），$PaCO_2 \geqslant 6.65$ kPa（50 mmHg）时为Ⅱ型呼吸衰竭（或称通气型呼吸衰竭）；当 $PaCO_2 \leqslant 7.98$ kPa（60 mmHg），$PaCO_2$ 正常或 $\leqslant 4.65$ kPa（35 mmHg）时为Ⅰ型呼吸衰竭（或称换气型呼吸衰竭）。

对血气结果具体分析时，PaO_2 和 $PaCO_2$ 两者可出现下列几种情况：

1. PaO_2 下降而 $PaCO_2$ 上升，两者成比例变化。各种原因引起的总肺通气量下降，都会使 PaO_2 下降和 $PaCO_2$ 增高，流经肺泡毛细血管的血液不能动脉化，因而必导致 PaO_2 降低和 $PaCO_2$ 增高。$PaCO_2$ 决定于 V_A 与 VCO_2，即 $PaCO_2=0.863 \times VCO_2/V_A$。如 VCO_2 不变，只要通气减少，$PaCO_2$ 必增加，而肺泡毛细血管末端血液的 CO_2 分压几乎和 $PaCO_2$ 相等，故 $PaCO_2$ 增高是全肺通气不足的特征。根据 $PaO_2=PiO_2-PaCO_2/R$，如 PiO_2 为 19.95 kPa（150 mmHg），当通气减少 1/2 时，$PaCO_2$ 就由 13.3 kPa（100 mmHg）降至 6.65 kPa（50 mmHg）。这种变化在血气上即表现为 PaO_2 下降而 $PaCO_2$ 上升，两者呈一定比例的变化。通常见于呼吸中枢抑制与中央气道狭窄、阻塞等所引起的通气不足。

2. PaO_2 下降而 $PaCO_2$ 变化不大。肺泡通气血流比例失调，肺顺应性下降及弥散障碍等均可引起 PaO_2 下降和 $PaCO_2$ 上升，但由于 $PaCO_2$ 升高刺激中枢化学感受器及 PaO_2 下降刺激主动脉体、颈动脉体化学感受器，反射性增加呼吸次数，每分通气量增加而引起 $PaCO_2$ 下降。又由于二氧化碳和氧解离曲线及它们弥散能力的不同特征也决定了 PaO_2 下降而 $PaCO_2$ 可维持大致正常，在血气上即表现为 PaO_2 下降，而 $PaCO_2$ 不变或略有变化。

3. PaO_2 下降，$PaCO_2$ 升高变化不成比例。这种血气变化见于胸廓顺应性降低引起的限制性通气下降和慢性阻塞性肺疾病。胸廓的病变常不均匀对称，故此时不仅有肺泡通气不足，同时还有肺泡通气血流比例失调。病变限制了通气反应，使之不能加强，CO_2 可代偿性排出一部分，但又排出不足，故 PaO_2 降低，$PaCO_2$ 上升，但以 PaO_2 下降程度为严重。慢性阻塞性肺疾病患者外周小气道阻塞等病变也不均匀一致，故肺泡通气 / 血流比例明显失调。血气除可表现 PaO_2 下降而 $PaCO_2$ 不变化外，有些患者可能因中枢神经系统反应性不同而使增强通气的反应有所减弱，不仅有 PaO_2 下降，而常常早期就有 $PaCO_2$ 升高，只是 $PaCO_2$ 变动程度小于 PaO_2 变动程度，二者不成比例关系。这些慢性呼吸衰竭患者因肺泡通气 / 血流比例失调，而且 CO_2 刺激呼吸中枢，增强呼吸的作用又减弱，故 $PaCO_2$ 上升，直到每分钟产生 CO_2 全由通气良好的肺泡排出，则又可使 CO_2 的生成和排出在高 $PaCO_2$ 水平上达成新的平衡。因此 $PaCO_2$ 可较长时间维持于较高水平，患者尚能继续生存。

4. PaO_2 下降，$PaCO_2$ 也明显下降。在肺泡通气 / 血流比例失调引起呼吸衰竭的患者中，有些在 PaO_2 下降的同时，$PaCO_2$ 也明显降低。这种情况可见于急性呼吸窘迫综合征和肺广泛纤维性变等。血气的这种变化，可能是由于此时肺间质中感受器受到强烈刺激而反射性引起通气极度加强所致，故即使纠正缺氧，通气过度仍可持续存在。

5. 呼吸空气时，正常成人 PaO_2 下限为 10.6 kPa（80 mmHg），相当于 SaO_2 95%；氧离曲线开始转折的部位为 PaO_2 8.0 kPa（60 mmHg），相当于 SaO_2 90%。在此以下，随 PaO_2 下降，SaO_2 明显下降。PaO_2 在 5.3 kPa（40 mmHg），相当于 SaO_2 75%，代表循环功能正常时，经过全身组织消耗后的血液内氧的水平，此时组织严重缺氧，患者出现明显发绀。PaO_2 在 2.7 kPa（20 mmHg）时，已接近能够生存的极限，预后极差。

（五）酸碱失衡的判断与多重酸碱失衡特点

1. 原发反应和继发反应的判断　机体内存在一系列酸碱平衡调节机制，当原发性酸碱失衡发生后，随即有继发性代偿反应出现。但是继发反应总是小于原发反应，原发反应决定血液的酸碱度，因此可以通过血液 pH 来推断酸碱失衡的原发反应。

2. 混合性酸碱失衡的判断　体内的代偿反应变化方向与原发反应的变化方向一致。如呼酸使 $PaCO_2$ 上升，代偿反应则通过肾回吸收 HCO_3^- 增加，使血液 HCO_3^- 升高。再如代酸的原发变化是 HCO_3^- 降低，代偿

反应则通过过度通气使 $PaCO_2$ 降低。如果血气结果 $PaCO_2$ 与 HCO_3^- 呈反方向变化，如 HCO_3^- 降低，$PaCO_2$ 反升高；或 HCO_3^- 升高，而 $PaCO_2$ 反降低，即表明体内存在混合性酸碱失衡。前者可能为代酸合并呼酸；后者可能为代碱合并呼碱。另外，$PaCO_2$ 和 HCO_3^- 有明显变化而 pH 却正常，也提示有混合性酸碱失衡的存在，可运用预计代偿公式进一步确诊。

3. 二重酸碱失衡的特点

（1）呼酸并代酸　常见于心肺复苏，肺气肿、COPD 严重缺氧和药物中毒等。血气变化特点：pH ↓，$PaCO_2$ ↑，HCO_3^- ↓，BE ↓。

（2）呼酸并代碱　常见于肺心病呼酸治疗过程中摄入减少、呕吐，糖皮质激素的应用，低盐饮食和利尿药的应用等。血气变化特点：$PaCO_2$ ↑，HCO_3^- ↑，BE ↑。

（3）呼碱并代碱　常见于肝衰竭患者接受襻利尿药治疗或消化液引流，呼吸衰竭患者机械通气过度并加用利尿药。血气变化特点：pH ↑，$PaCO_2$ ↓，HCO_3^- ↑，BE ↑。

（4）呼碱并代酸　常见于脓毒败血症、肺栓塞合并肾衰竭、肺心病时应用呼吸机不当、肝病晚期和水杨酸盐中毒等。血气变化特点：$PaCO_2$ ↓，HCO_3^- ↓，BE ↓。

（5）代酸并代碱　常见于急性胃肠炎患者同时伴有腹泻和呕吐，慢性肾衰竭摄入不足、呕吐，利尿等因素。血气变化特点：AG ↑，HCO_3 可升高，BE 可升高。

4. 三重酸碱失调的特点　三重酸碱失调在危重急症或重大手术患者中并不少见。呼酸或呼碱同时合并有代酸和代碱者称为三重酸碱失调。一般分为呼酸型和呼碱型两类。

（1）呼酸型三重酸碱失调　是指呼酸合并代酸和代碱。其血气特点为 AG ↑，$PaCO_2$ ↑，$\Delta AG \neq \Delta HCO_3^-$，pH 正常、升高或下降，但往往下降。

（2）呼碱型三重酸碱失调　是指呼碱合并代酸和代碱。其血气特点为 AG ↑，$PaCO_2$ ↓，$\Delta AG \neq \Delta HCO_3^-$，pH 正常、升高或下降，但往往升高。

（3）在诊断三重酸碱失调时，第一，必须在测定血气的同时测定电解质；第二，计算 AG；第三，比较 ΔAG 和 ΔHCO_3^-，正常 AG 上升数等于 HCO_3^- 下降数，如果二者不相等，AG 上升数大于 HCO_3^- 下降数则提示高 AG 型代酸合并代碱；第四，比较 ΔCl^- 或 ΔHCO_3^-，正常 Cl^- 升高数等于 HCO_3^- 下降数，如不相等，Cl^- 升高数大于 HCO_3^- 下降数则提示高氯性代酸合并代碱。

（4）三重酸碱失调的治疗原则是严重而主要者先治，急性变化容易纠正者先治，同时注意病因及对症治疗，注意水、电解质的调节。

四、常见危重急症的血气及酸碱失调特点

（一）心搏骤停

研究认为，从心搏骤停到心肺复苏成功全过程之中，pHa（动脉血 pH）和 $PaCO_2$ 的动态演变具有特征性。心搏骤停时，pHa、$PaCO_2$ 大多正常，继之 $PaCO_2$ 升高、pHa 降低。随着有效通气的建立，$PaCO_2$ 迅速减低、pHa 升高。一旦自主循环恢复，$PaCO_2$ 也随即升高，出现所谓"CO_2 超射（overshoot）"，在 30 min 左右恢复到心脏骤停前水平；pHa 则迅速降低，也在 30 min 左右恢复正常。在 pHa 和 $PaCO_2$ 的动态演变过程中，共出现 2 次 $PaCO_2$ 增高：第 1 次是在心肺复苏早期，有效通气尚未建立，故 $PaCO_2$ 升高；第 2 次出现在心肺复苏延长期的自主循环建立后，一般认为是自主循环恢复后，留在组织内 CO_2 迅速移出，而肺一时无法将过多的 CO_2 排出体外，也有人认为是体内 HCO_3^- 缓冲体内过剩的 H^+ 而形成 H_2CO_3，从而释放出过多的 CO_2。

Weil 等的研究发现，心肺复苏早期，有效通气建立后，$PaCO_2$ 降低，pHa 升高；而 P_VCO_2 升高，pH_V 降低。并将这种动脉血呈呼吸性碱中毒，静脉血呈呼吸性酸中毒的现象称为反常性高碳酸性酸中毒（paradoxic hypercarbic acidosis），还认为动脉血不能反映心搏骤停时体内的酸碱状态，建议用混合静脉血或中心静脉血作血气分析，以利判断体内酸碱平衡的真实状态。

因为第 2 次 $PaCO_2$ 升高与自主循环几乎同步出现，表明在心肺复苏过程中，$PaCO_2$ 可作为组织灌注良好的指标。心肺复苏早期，$PaCO_2$ 降低、pHa 升高，常提示自主循环尚未恢复；心肺复苏延长期，$PaCO_2$ 升高、pHa 下降，多表示全身组织的血液灌注明显改善。所以在心肺复苏进行过程中，出现的第 2 次 $PaCO_2$ 升高，应考

虑全身组织的血液灌注有明显改善，不应误认为是出现酸中毒。

（二）呼吸骤停

呼吸骤停是多种原因的呼吸中枢损伤，呼吸道梗阻或心搏骤停所致。呼吸停止如果是呼吸道突然梗阻所致，那么肺泡气与静脉血 PCO_2 迅速平衡，以每分钟 0.4～0.8 kPa（3～6 mmHg）的速度上升，$PaCO_2$ 将从 5.3 kPa（40 mmHg）升至 6.1 kPa（46 mmHg）。PaO_2 则与 PaO_2 一起很快降至接近 $PeqVO_2$（混合静脉血氧分压）水平，即从 20 kPa（150 mmHg）降至 5.3 kPa（40 mmHg）。若呼吸停止前患者只吸入空气，呼吸停止 1.5 min，PaO_2 即可低于 4.8 kPa（36 mmHg），随之意识丧失。呼吸停止时如果呼吸道通畅，在外界为空气时，肺内气量减少后由于“集团运动（mass movement）”使外界空气补充入肺。补入空气中的氧被摄取，结果氧浓度降低而氮浓度升高，严重缺氧 2 min，氮浓度可达 90%。在外界为氧气时，氮浓度不会继续上升，此时肺泡 PO_2 下降的速度只受 PCO_2 上升的影响，两者速度一致，因此在几分钟之内患者不会有严重缺氧威胁。如患者在呼吸停止前充分吸氧，若肺正常，PaO_2 可达 80 kPa（600 mmHg）以上，则耐受呼吸停止的时间至少可有 3 min。

（三）急性呼吸窘迫综合征

PaO_2 下降，小于 8 kPa（60 mmHg）；或吸入氧浓度（FiO_2）> 60%，PaO_2 < 6.6 kPa（50 mmHg）；或吸纯氧 15 min 后，PaO_2 < 46.6 kPa（350 mmHg），并在氧疗过程中继续下降。PaO_2/FiO_2 < 200 mmHg，早期 $PaCO_2$ 正常或偏低，后期出现 $PaCO_2$ 升高。pH 在早期因通气过度呈呼碱，后期则合并代酸和（或）呼酸。肺分流量增加，重者可达 35% 以上。$P_{(A-a)}O_2$ 于吸纯氧 15 min 后仍 > 26.7 kPa（200 mmHg）有诊断意义。

（四）急性呼吸衰竭

1. I 型（换气衰竭） $PaO_2 \leqslant 8.0$ kPa（60 mmHg），$PaCO_2 \leqslant 6.67$ kPa（50 mmHg），早期为低氧血症。但由缺氧可使患者呼吸加快，通气量增加导致呼碱；若处理不当，也可以出现代碱。随着病情进展，缺氧加重，体内酸性代谢产物堆积而合并代酸。晚期因通气功能障碍，肺泡通气量下降，则出现呼酸。代酸合并呼酸提示预后极其不良。

2. II 型（通气衰竭） $PaO_2 \leqslant 8.0$ kPa（60 mmHg），$PaCO_2$ > 6.67 kPa（50 mmHg）。此型最基本的血气异常是高碳酸血症。一般而言，由于通气功能的严重下降，导致 CO_2 在体内逐渐蓄积，肾通过重吸收 HCO_3^- 的代偿不及而出现呼酸。在此基础上，随着病情的演变而发展为不同组合的混合性酸碱失调。其中呼酸合并代碱，呼酸型三重酸碱失调病情最为严重，病死率高，临床上预防重于治疗。

（五）哮喘

普通哮喘发作早期的血气表现为低氧血症、呼碱，PaO_2 ↓、$PaCO_2$ ↓或基本正常，pH ↑，HCO_3^- 尚在正常水平。以后 PaO_2 进一步降低，由于代谢机制对呼碱的代偿，HCO_3^- 低于正常，pH 可在正常范围。

严重哮喘发作早期 PaO_2 可 < 8 kPa（60 mmHg），$PaCO_2$ 先减低后再回升到“正常”范围，而 pH 可 < 7.35。随着病情的发展，呼吸肌疲劳使肺泡通气降低，则 $PaCO_2$ 升高，出现呼酸，而且哮喘发作之初的过度通气，体内 HCO_3^- 不但没有储备，反而降低，一旦出现呼酸，则预示病情严重。

哮喘持续状态者可见严重低氧血症合并呼吸性和代谢性酸中毒，病程长、病情重者可出现电解质紊乱，低钾血症多表示病情危重。危重哮喘发作时血气和酸碱平衡检测结果出现 PaO_2 明显↓、pH 降低和 $PaCO_2$ 升高。

■ 课后练习题

1. 血氧相关性指标有哪些？
2. 酸碱平衡相关性指标有哪些？
3. 酸碱失衡种类有哪些？
4. 多重酸碱失衡的特点是什么？

（钱传云）

第五节　腹腔内压监测

目 的 要 求

掌握:IAP、膀胱压力测量法及注意事项。
熟悉:腹腔压力正常值及腹腔高压分级标准。
了解:其他 IAP 测量法。

腹腔内压力(intraabdominal pressure, IAP)是临床诊断和治疗疾病重要的生理学参数之一。腹内压过度升高会引起静脉回心血流量的减少,最终导致心血管、肺、肾、胃肠及颅脑等多器官功能障碍。1984 年,Kron 等第 1 次提出了腹腔间室综合征(abdominal compartment syndrome, ACS)这一概念,由于其病死率高达 63% ~ 75%,因而对危重患者应进行 IAP 监测,观察患者的病情变化,早发现,早处理,可降低其死亡率。

一、正常值及腹腔高压分级

1. 腹腔压力正常值　正常情况下人体 IAP 与大气压接近,测得值应为 0 mmHg。2006 年,国际腹腔间室综合征协会(WSACS)将正常 IAP 定为 5 ~ 7 mmHg。任何原因引起腹腔内容物体积增加或腹腔容积减少都可以使 IAP 升高。

2. 腹腔高压定义及分级　IAP 持续或反复病理性升高≥12 mmHg 为腹腔高压。WSACS 对其进行了分级:Ⅰ级 12 ~ 15 mmHg,Ⅱ级 16 ~ 20 mmHg,Ⅲ级 21 ~ 25 mmHg,Ⅳ级 > 25 mmHg。

二、病理生理学改变

拓展知识

三、监测方法

目前临床测量腹腔压力的方法主要分为两类:直接测量法和间接测量法,测量结果可以通过人工数据读取和仪器数据读取。

(一) 直接测量法

直接测量法是通过腹腔内置管进行测压,测量值准确,但此方法为有创操作,且大多数患者腹腔情况复杂,故限制了临床应用。若患者因病情需要已经放置引流管,则可采用此方法测量。

方法:患者取平卧位,在无菌操作下进行,腹腔留置引流管,将 25 mL 无菌生理盐水注入腹腔内,以腋中线为调零点,利用水压力计或压力换能器来测量腹腔压。也可以通过腹腔镜气腹机进行直接连续测量。

(二) 间接测量法

间接测量法是通过测量腹腔器官内的压力间接反映腹腔内压力,包括测量膀胱压、胃内压、上腔静脉压或下腔静脉压、直肠或子宫内压。临床多采用膀胱压或胃内压测量。

1. 膀胱压力测量法　膀胱压力测定由于其简单、实用,是目前最常用的测量方法。膀胱是腹腔间位器官,具有较好的顺应性,膀胱压与腹腔压有良好的相关性,很好地反映腹腔压力变化。目前测量膀胱压力已成为间接测量 IAP 的金标准。

方法:患者取平卧位,在无菌操作下经尿道插入 Forley's 导尿管,排空膀胱后,将 25 mL 无菌生理盐水注入膀胱内,夹住尿管,连接尿管与尿袋,在尿管与引流袋之间连接"T"形管或三通接头,接水压力计或压力换能器进行测定,以髂嵴腋中线部位为调零点,测量到的压力即为 IAP。膀胱压力测定注意事项见要点框 9–1–3。

2. 胃内压力测量法　胃内压力测量法是通过胃内放置的胃管或胃造口管注入 50 mL 生理盐水,将胃管与测压器连接。患者取平卧位，胃内压的零点为腋中线。胃内压测量可用于外伤后盆腔血肿或骨折、膀胱外伤、腹膜粘连等不能用膀胱压监测 IAP 的情况。该方法操作简单且方便，但会受鼻饲物质或胃内气体影响。

3. 上下腔静脉压 在不同腹腔内压条件下，上腔静脉压、下腔静脉压与腹腔内压变化明显相关。此方法可以对腹腔内压进行连续性动态监测且不受尿量的影响，但需要进行深静脉置管且为有创性操作，有感染、静脉血栓形成等危险，所以一般只应用于已深静脉置管的危重患者。

1. IAP 大小以 mmHg 表示。
2. 以呼气末的数值为准。
3. 测定时必须为仰卧体位。
4. 以髂嵴腋中线部位为调零点。
5. 注入膀胱无菌盐水量不超过 25 mL。
6. 膀胱注水后 30～60 s 测压，以等逼尿肌松弛。
7. 患者安静平卧，腹肌放松，液面波动平稳后读取数据。

要点框 9-1-3 膀胱压力注意事项

（三）测量腹腔压力的装置

1. 压力换能器 压力换能器可直接与监视器连接。应用换能器测压可连续记录 IAP 和描记 IAP 波形。

2. 水压力计 用一支直径 0.8～1.0 cm 的玻璃管和刻有厘米水柱的标尺固定在一起，接上三通开关，连接管内充满液体，排除空气泡，一端与输液器相连，另一端接导管或留置管，标尺零点对准腋中线的零点位置，阻断输液器一端，即可测得压力值（cmH_2O），这种测压装置可自行制作，操作简易，结果准确可靠。

四、适应证

1. 脓毒症、全身炎症反应综合征、缺血再灌注损伤 ①脓毒症补液超过 6 L 晶（胶）液体 /24 h，或 8 h 输血制品 > 4 U。②急性重症胰腺炎或肠系膜缺血坏死。③肠麻痹，肠梗阻伴腹膜炎。

2. 内脏受压 ①大量腹腔积液或腹膜透析。②腹膜后出血或巨大腹腔肿瘤。③腹部手术减张缝合后。

3. 严重创伤 ①休克液体复苏后（缺血再灌注）。②损伤控制剖腹术后。③大面积烧伤。

五、禁忌证

膀胱损伤、神经性膀胱、膀胱挛缩是经膀胱测压的禁忌证。

六、监测的临床意义

1. 及时了解腹内压，指导各项治疗和是否手术探查。
2. 腹部手术后监护，及时发现异常和意外情况。
3. 判断预后。

■ 课后练习题

1. 腹腔压力正常值及腹腔高压分级标准是什么？
2. 腹腔内压监测的适应证和禁忌证是什么？
3. IAP 膀胱压力测量法及注意事项有哪些？

（杨晓明）

✔ 习题与答案　　教学 PPT

第二章 心脏急症辅助治疗技术

目的要求

掌握：心脏电复律的适应证、禁忌证及操作方法。
熟悉：临时心脏起搏器的分类和工作原理。
了解：主动脉球囊反搏术的操作方法。

第一节　急诊心脏电复律

急诊心脏电复律(cardioversion)是针对房性及室性等快速性心律失常患者，瞬间释放高能脉冲电流通过心脏，消除异位兴奋灶，恢复窦性心律的一种急救技术。一般采用胸外电复律，具有操作简单迅速、安全有效的优点，此项技术目前已日趋完善，是提高心搏骤停患者急救存活率的关键，也是医务工作者必须掌握的急救技术之一。

一、原理及分类

正常人的心脏起搏点位于窦房结，按照正常传导系统依次激动心房及心室。快速心律失常主要是异位起搏点兴奋性增高，或者折返激动引起快速心率，抑制了窦房结的正常起搏。

心脏电复律时，高能量的脉冲电流可以使绝大部分心肌细胞同时除极，使心肌细胞整体处于电休克状态。由于窦房结的自律性最高，可以率先复极，夺回控制，恢复窦性心律。

原则上任何快速性心律失常均可以考虑电复律治疗，根据患者心电图是否有R波分别采用同步电复律和非同步电复律。同步电复律是用R波来启动电流脉冲，使其仅能在心动周期的绝对不应期释放，和QRS波同步，可以避免电流脉冲在相对不应期释放时引起的室颤。如已无R波，整个心肌已无时相上差别，则可以在任何时候放电，称为非同步电复律，即电除颤。

二、适应证

1. 同步电复律

(1) 心房颤动(简称房颤)　急性房颤伴有血流动力学不稳定；合并预激综合征；药物复律失败；经常诱发心绞痛或心力衰竭；去除原发病因后房颤持续存在；1年以内慢性房颤患者，心功能Ⅰ～Ⅱ级，左心房内径<50 mm者。

(2) 室性心动过速　病情危重时首选，抗心律失常药物治疗无效或伴有血流动力学障碍，频发阿－斯综合征。

(3) 心房扑动(简称房扑)　持续性心房扑动而药物治疗效果不满意；快速心室率引发心绞痛或低血压。

(4) 阵发性室上性心动过速　兴奋迷走神经或药物治疗无效，伴有血流动力学紊乱。

2. 非同步电复律　①心室扑动；②心室颤动；③快速室性心动过速时QRS波宽大畸形不能与T波区别。

三、禁忌证

1. 洋地黄中毒引起的心律失常。
2. 室上性心律失常伴有高度或完全性房室传导阻滞。
3. 病态窦房结综合征中的快速性心律失常。
4. 电复律后使用药物无法维持窦性心律、房颤复发或不能耐受药物维持者。
5. 近期内有栓塞史。
6. 持续房颤 > 5 年。
7. 风湿性心脏瓣膜病患者风湿活动期，急性心肌炎或心内膜炎。

四、操作方法

（一）复律前准备

1. 器械准备　熟悉除颤仪的操作流程，选择成人用还是儿童用电极板，检查仪器是否完好，各个操作按钮是否有效，选择同步还是非同步电复律。备好心电图机及抢救车，各类抢救药品是否齐备等，做好气管插管及 CPR 准备。

2. 患者准备　排除急诊电复律的禁忌证，向患者和家属解释复律情况，尽量消除患者紧张情绪。存在病理情况如酸中毒、低钾血症时，尽量术前纠正，抢救患者时复律的同时进行纠正。建立静脉通道，以备抢救用药。吸氧，排空膀胱，卸去义齿等。复律整个过程要监测生命体征的变化。

（二）电复律的实施

1. 电极板位置　电极板的位置正确与否直接影响到电复律的成功与否，必须确保电流能穿过整个心脏。有 4 种电极板位置。

（1）标准位　一个电极板放在胸骨右缘锁骨下方，另一个电极板放在心尖区；注意不要放在胸骨上，2 个电极板的位置要间隔 10 cm 以上。急诊电复律首选此方式。

（2）前 - 左肩胛位　一个电极板放在右前胸壁锁骨下，另一个电极板放在左肩胛下。

（3）前 - 右肩胛位　一个电极板放在右肩胛角，另一个电极板放在心尖区，注意避开脊柱。

（4）前后位　一个电极板放在左肩胛下区，另一个电极板放在胸骨左缘第 4 肋间水平。注意复律时 2 个电极板的位置不要放反。

2. 能量选择　经过心肌的电流能量太低，电击不能终止心律失常；能量电流太高，又可引起心肌损伤和心律失常。理论上用最低能量电能一次复律成功是最完美的。目前低能量双相脉冲除颤技术已广泛用于自动体外除颤及埋藏式自动复律除颤中，体外电复律的最佳能量尚待探索。成人电复律能量根据心律失常的类型选择，同时要根据患者的个体差异，如心脏大小、心功能等。推荐心房颤动为 100～200 J；房扑和阵发性室上性心动过速为 50～100 J；室性心动过室速则要区分单型还是多型，单型室性心动过速采用 100 J，多型室性心动过速类似于心室颤动，采用 200 J 的能量；心室扑动和心室颤动 200 J。首次单相波除颤能量为 200 J，第 2 次和第 3 次除颤能量均为 360 J。婴幼儿除颤的能量要小于成年人。

（三）具体步骤

1. 打开除颤仪，确保机器工作正常。

2. 患者平卧位，确保其身体周围绝缘无导电体，裸露胸部；电极板标准位涂导电糊或放置湿纱布。注意禁止放置酒精纱布，因电击时会燃烧导致皮肤及软组织烧伤。

3. 确立除颤仪各项参数，如同步或非同步，能量选择等，充电到所需能量水平。

4. 清除电极板之间皮肤上的一切导电物质，关闭心电监护仪等一切与患者接触的电子设备，所有人员离开患者及病床，以免伤及无辜。

5. 放置电极板在正确位置，加力以确保电极板与皮肤紧密接触，不留空隙。

6. 患者清醒时需静脉推注地西泮 15～20 mg，大多数急救患者抢救时已昏迷，无需麻醉。

7. 按下放电按钮，放电后患者胸部肌肉及上肢抽搐一次。

8. 立即进行 CPR，5 组 CPR 后进行检查，仍未复律再次进行电击，最多除颤 3 次。如在 CPR 期间患者出现复苏好转的迹象，则停止按压，听诊心脏并记录心电图，如恢复窦性心律则监测血压和心电图，监护患者的生命体征及心律恢复情况，直至病情稳定。

（四）注意事项

临床需紧急抢救的患者发生心室扑动及心室颤动比较多见，所以非同步急诊电复律最为常见。同时，要注意急诊电复律只是危重患者抢救工作中的一环，应和心肺脑复苏同时或交替进行。一旦心搏骤停，尽早心肺复苏，首先进行胸外按压，分清心律失常类型，尽快实施电击除颤。研究表明单次电击除颤可显著提高存活率，所以 1 次电击除颤后不必马上检查心律，而应立即进行心肺复苏。

（五）影响复律成功的因素

1. 患者自身因素　如疾病种类、高龄因素、低血压、不可逆的严重心肌损害、死亡三联征出现等。

2. 电复律时机的选择　针对不同种类心律失常，急诊抢救状态下电复律越早越好。心室颤动开始到除颤的时间持续得越长，复律成功的可能性越小。文献认为每延迟除颤 1 min，复苏成功率下降 7%～10%。4 min 内除颤成功率约为 57%，4 min 后成功率仅约为 4%。

3. 电极板的位置　无论采用哪种位置放置电极板，必须确保电流通过整个心脏，否则只有部分心肌细胞除极，达不到复律的目的。

4. 能量及波形的选择　只有在超过心肌电活动的高能量电流下才能使整个心肌同时复极，而且同等能量下双相波比单相波终止心室颤动的成功率更高。

5. 抗心律失常药物的应用　除颤前静脉注射利多卡因、溴苄铵等抗心律失常药物，复律成功性更高。室颤波若为细颤，可静脉注射肾上腺素 1 mg，使细颤波转为粗颤波，可提高成功率。

6. 胸阻抗的大小　患者的胸阻抗越大，通过心脏的电流就越小，复律的可能性就越小。同时患者的胸阻抗还和下列因素有关：胸部皮肤干燥情况、电极板与皮肤之间的耦合情况，电极板的大小、电击次数等。合适的电极板面积、正确使用皮肤耦合剂、压紧电极板等均可降低胸阻抗，提高复律的成功率。

（六）特殊病例的电复律

1. 安置心脏起搏器的患者，尽量采用低能量电流；电极板距离起搏器的体表位置要 > 10 cm；采用前后肩胛位放置电极板；电击后立即重新程控起搏器。

2. 孕妇电复律，通过胎儿心脏的电流很小，对胎儿心脏的影响微乎其微。故妊娠期间电复律是安全的。但仍应监测胎儿心律，尽量选择低能量电流。

五、并发症的预防与处理

（一）心律失常

1. 期前收缩　发生率最高，约为 14.5%。多为短暂的房性期前收缩、交界性逸搏、偶发室性期前收缩，多数在短时间内自行消失，通常认为与电刺激有关，无需特殊处理。

2. 室性心律失常　如室性心动过速、心室颤动等，应结合病史考虑强心苷过量、低钾、酸中毒等因素引起，可静脉滴注利多卡因，滴速 1～5 mg/min，或给苯妥英钠，并酌情补钾，立即再次电复律。

3. 缓慢型心律失常　如窦性心动过缓、窦性停搏和房室传导阻滞，多与原有窦房结功能低下或房室传导阻滞有关，此外还可能与直流电刺激迷走神经及抗心律失常药物的应用等因素有关。此类缓慢性心律失常多在短时间内消失，如不消失可予阿托品或异丙肾上腺素。

4. 预激综合征引起的房颤　电复律后若出现室性心律失常，可酌情给予胺碘酮 150 mg 缓慢静脉注射，或选用普罗帕酮（心律平）70 mg 缓慢静脉注射，低血压者应酌情给升压药。

5. 心室扑动和心室颤动　一旦出现心室扑动、心室颤动，立即予以非同步电除颤。

（二）心肌损伤

高能量电流反复多次复律后心肌酶及肌钙蛋白可升高，少数患者的心电图有异常，大多数小时至数日恢复正常，无须特殊处理。但如果 ST 段抬高持续时间特别长，心肌酶升高明显，提示心肌损伤较重，此时应吸氧、心电监护并给予营养心肌的药物。

(三) 低血压

3%～4% 的患者电复律后可出现低血压,多数由高能量电击所致,一般持续数小时后可自行恢复,严密观察即可。如血压持续低下,影响重要脏器血流灌注时,可对症给予多巴胺升压处理。

(四) 皮肤灼伤

皮肤灼伤比较少见,多为Ⅰ度至浅Ⅱ度烧伤,表现为红斑或水疱。原因多为电极板与皮肤接触不紧密,忘记放置耦合剂或涂抹不均匀,误用酒精做耦合剂,反复复律等。皮肤红斑不用特殊处理,有水疱时按烧伤常规处理。

(五) 栓塞

复律后栓塞的发生率为 1%～2%,多见于心房内原有栓子,经高能量电流电击后栓子脱落。对于既往有栓塞病史者或易形成血栓者,复律前应进行 2～4 周的抗凝治疗。如华法林 2.5～5 mg,2～3/d,并注意监测凝血功能。栓子脱落后相应处理。

(六) 肺水肿

肺水肿发生率为 1%～2%,在窦性心律恢复后数小时内发生,可能与心肌损害、电复律后左、右心功能不协调,以及左心房、心室长期扩张功能低下有关。一旦发生,按心力衰竭处理,必要时机械通气治疗。

(七) 心力衰竭

恢复窦性心律后,部分患者原来心功能较差或对复律适应性降低,左心房血液更多地进入左心室,而左心室则因长期扩张而无力收缩,因而产生急性左侧心力衰竭。少数患者肺栓塞后发生急性右侧心力衰竭。可给予血管扩张药和利尿药减轻心脏前后负荷,同时酌情对症处理。

(八) 呼吸抑制

呼吸抑制常见于使用硫喷妥钠、丙泊酚麻醉的患者。给予面罩加压吸氧及人工呼吸可迅速恢复呼吸。改用地西泮镇静可减少或避免发生呼吸抑制。

第二节 紧急人工心脏起搏

人工心脏起搏(artificial cardiac pacing)是通过人工心脏起搏器发放一个特定的脉冲电流,经电极传导刺激心肌,使心脏除极,局部心肌被兴奋并向周围传导,最终使整个心脏完成一次有效的搏动,并使心脏按一定的起搏频率搏动,从而可以代替心脏自然起搏点,维持有效心搏及泵血功能。主要用于缓慢性心律失常的治疗,同时也是治疗药物难以控制的顽固性快速心律失常的有效技术之一。

紧急人工心脏起搏(emergency artificial cardiac pacing)是指对于心搏骤停、心室停顿、致命性缓慢性心律失常的危重患者,不允许搬动到特殊设备下进行操作,而又需要立即实施抢救措施,从而选择在病床边安置临时起搏电极的方法。

对于需要紧急抢救的心搏骤停或致命性缓慢性心律失常患者,往往由于病史长、心肌失代偿、长期应用药物治疗等因素,使得心肌与传导系统对药物的敏感性下降,临床抢救的成功率也大大下降。因此尽快恢复心搏或并维持相应的心率,建立有效循环来维持重要脏器的血供成为抢救的关键。紧急人工心脏起搏可以在急诊室床边随时进行操作,对手术条件要求相对不高,同时具有起效快、效果好、创伤小、操作简单、并发症少、容易观察、费用较低等优点。因此,对于一些严重致命性缓慢性心律失常及心搏骤停患者,紧急人工心脏起搏术已经成为一种重要的抢救技术。

一、适应证

适应证包括各种心脏疾病,药物中毒、电解质紊乱等引起的高度房室传导阻滞或心动过缓等。①心搏骤停,反复发作的阿－斯综合征。②急性心肌梗死、急性心肌炎、病态窦房结综合征等心脏器质性病变导致的缓慢性心律失常,如心动过缓、第二度Ⅱ型、高度或完全性房室传导阻滞、束支传导阻滞等。③急性前壁心肌梗死所致的第一度房室传导阻滞合并左束支阻滞。④药物中毒、电解质紊乱所致的缓慢性心律失常、完全性房室传导阻滞、多形室性心动过速/心室颤动(尖端扭转性室性心动过速),伴有晕厥先兆者。⑤药物治疗无效的症状性心动过缓。⑥反复发作的顽固性或室上性心动过速，药物治疗无效者。⑦长 QT 综合征伴发尖端扭转型室性心动过速，通过起搏提高心室率来控制室性心动过速的发作。⑧顽固性快速性心律失常的超速抑制起搏治疗，如心房扑动、阵发性室上性心动过速或单形室性心动过速等。⑨在放置永久性心脏起搏器术前或更换心脏起搏器的紧急情况下做过渡治疗。

二、临时起搏器

临时起搏器（体外脉冲发生器）型号较多，均可调节起搏电压、感知灵敏度、起搏频率等工作参数。分为单腔起搏器及双腔起搏器。按照国际心脏病协会（ ICHD）的编码规则，起搏器第一个字符代表起搏心腔，第二个字符代表感知心腔，第三个字符代表响应方式。其中 A：心房，V：心室，D：心房 + 心室，O：无，I：抑制，T：触发，D：双重。

1. 单腔起搏器　导管电极在心室或心房内，可作按需起搏，也可作固定频率起搏。可调频率为 30 ~ 180 次 /min。用于缓慢性心律失常和超速抑制终止快速性心律失常。又可分为触发型同步起搏器（AAT，VVT）和抑制型同步起搏器（AAI，VVI），后者又称为按需起搏，目前应用最多。

2. 双腔起搏器　心室和心房均放置导管电极，是近年来最新的符合心脏生理的起搏器，可以自动发放脉冲电流。主要应用 DVI 方式，即房室顺序性起搏，但没有心房感知。对急性心肌梗死合并心功能不全患者，可以调整最佳的血流动力学状态。如需治疗心动过速尚可应用程序刺激器，既可做短阵快速起搏，也能发放单个或多个期前刺激。

三、方法

紧急人工心脏起搏的目的是尽快纠正异常心律，恢复重要器官血供并改善其缺氧状态，挽救患者生命。紧急心脏起搏的方法包括经静脉心内膜起搏、体外无创性心脏起搏、经胸腔心外膜或心肌起搏、经食管左心房起搏、经气管起搏、经皮穿刺心内膜或心肌起搏等方法。

（一）经静脉心内膜起搏术

1. 体位　选择颈内静脉及锁骨下静脉时，患者平卧位，头后仰，肩下垫枕，休克者取头低足高位（有心力衰竭、静脉压高者不必采用），可以使静脉充盈，提高穿刺成功率。

2. 静脉选择

（1）股静脉　对于需要紧急人工心脏起搏的患者，到达急诊室时往往需要持续 CPR 术，胸外按压妨碍了锁骨下静脉穿刺，且股静脉位于股动脉内侧，容易定位，所以经股静脉置入电极导管是目前国内应用最广泛的方法。但由于靠近会阴部，易引起感染，且大腿根部活动时容易造成导管固定脱落。

（2）颈内静脉及锁骨下静脉　位置相对较深，操作熟练后较容易将导管电极放入起搏位置，且易于固定，对患者的活动限制小。缺点是深静脉穿刺需要经过专门培训，否则可能误穿颈内动脉或锁骨下动脉，损伤肺尖、迷走神经等。

（3）贵要静脉　位于体表，容易穿刺置入导管，但肘关节活动使得电极不易固定，电极脱出的发生率较高，目前较少应用。

3. 临时起搏电极导管

（1）放射线下的紧急心脏起搏常选用普通双极心内膜电极，其双极均接触心肌内膜，远端作为阴极，近端作为阳极。

（2）床边紧急人工心脏起搏目前一般选择带气囊漂浮起搏电极，其特点是导管柔软，不需要 X 线定位。在体外检查气囊密闭良好后，经鞘管送入电极 15 cm 后，然后向气囊内充气 1 ~ 1.25 mL，充气后气囊导管可以随血流漂入右心室进行起搏。起搏器（VVI）起搏频率设定为高于自身心率 20 次 /min 左右。

4. 置入方法（以右锁骨下静脉穿刺为例）

（1）准备手术器械，除颤仪，临时人工心脏起搏器及心电示波器进行心电监护，确保各项仪器工作良好。患者建立静脉通路，以备抢救时给药。

（2）患者平卧位，肩下可垫一软枕，头偏向左侧。如为休克患者，可采取头低足高位，使静脉充盈，容易穿刺。

(3) 穿刺部位备皮,定位并标记,严格消毒、铺巾,先用1% 利多卡因局部麻醉,边进针边推药,有突破感后回抽,如为暗红色血液则判断进入锁骨下静脉,退针。注意有时候突破感不明显。

(4) 对比原注射器针头确定进针深度,使用特制穿刺针沿原针眼、原方向缓慢而匀速进针,进针时持续负压,有暗红色静脉血后停止。

(5) 左手固定穿刺针,放入J形导丝,退针,切开穿刺皮肤约 3 mm,用止血钳扩张皮下组织,沿导丝插入扩张管和套管,拔出导丝和扩张管内鞘,将外套管留在静脉内。

(6) 穿刺口暴露于大气前,临时起搏电极从外套管内插入静脉,嘱患者呼气末屏气,送入 5F 或 6F 鞘管。

(7) 如有 X 线透视条件,则将电极送至右心室或右心房。如无 X 线透视,经套管插入带有指引钢丝的 6F 电极,插入深度 30 ~ 35 cm,在开启起搏器后,一边观察心电示波,一边缓慢推进或转动电极,使其进入右心室腔,直到出现明显 ST 段升高或宽大的 QRS 波起搏心电图形,提示电极与心内膜接触良好。

(8) 确认起搏良好后,退出指引导丝,将电极导管缝合固定在周围皮肤上,无菌敷料包扎。

(9) 床边紧急人工心脏起搏,一边将充气后的漂浮起搏电极缓慢送入,一边观察心电监测,一旦起搏心室立即停止送入导管并将气囊放气。

(10) 确定电极进入右心室的方法除了根据进入体内的电极长度 40 ~ 50 cm 判断外,在心电监护下输送电极导管具有重要的意义。

(11) 导管电极放置成功后,连接体外起搏装置,然后微调电极位置,确保起搏及感知功能良好,即开始起搏治疗。

(12) 根据经验心脏的起搏阈值一般在 2V 以下,抢救中临时起搏器设置:起搏电压通常为阈值的 2 ~ 3 倍,起搏频率根据临床情况而定,一般缓慢性心律失常为 60 ~ 70 次 /min,固定脉宽为 0.42 ms,这样可以确保起搏器脉冲刺激能起搏心脏。

(二) 经皮穿刺心内膜或心肌起搏

1. 患者平卧位,做好术前准备,连接心电图机或心电监护仪行心电监护。

2. 调节临时起搏器(VVI 型)参数,频率 70 ~ 80 次 /min,输出电压 3 ~ 5 V,脉搏宽 1.5 ms,频率超过自身心率 10 次 /min 左右,启动起搏器。

3. 用普通针头刺入右前胸或腹部皮下,其导联作为起搏电极的阳极。

4. 准备好作心脏穿刺的钢丝电极,将其插入特制穿刺套针,头端约 1 cm 在针口处反折成 30°,严格消毒,其导联作为起搏电极的阴极连接起搏器。

5. 取剑突下偏左约 1 cm 作穿刺点,心脏穿刺针与水平约 30° 进针,进针方向为左锁骨中点,进针深度视患者胖瘦而定,一般 7 ~ 10 cm 即可到达右心室。也可取胸骨左缘第 4 肋间心尖搏动最强处作为穿刺点,垂直刺入进入右心室。

6. 拔出针芯,如有回血,证明是在心室腔内;然后将钢丝送入心室,作心腔内心电图,明确电极与心内膜接触是否良好。缓慢退出穿刺针,回拉电极,其反折头端即可钩住心内膜或心肌。

7. 观察起搏效果,如有宽大畸形 QRS 波群和 T 波,说明起搏成功。

8. 缝合固定电极,无菌敷料包扎。

(三) 体外无创性心脏起搏

体外无创性心脏起搏操作简单,实施迅速,无须消毒,不用在 X 线下操作,是一种比较安全的非介入性起搏方法,目前作为心脏骤停抢救时的首选方法。具体操作参考第一节急诊心脏电复律。缺点是因较强的电刺激患者会感到不适,但急诊抢救时多数已意识不清,基本均可耐受。

(四) 经食管左心房起搏

应用特制的双极电极,经口腔或鼻腔缓慢送入食管,放置在左心房对应的位置,进行起搏治疗。适用于窦房结功能低下及终止快速性心律失常,如术中突发窦性心动过缓。

四、并发症

1. 起搏系统故障　如电极断裂，接触不良，导管脱落，感知功能障碍等，需及时处理，甚至重新起搏。

2. 感染　有创操作时，如无菌观念不强，或导管放置体内时间过长，均可引起脓毒症表现。一旦发生，需尽快拔管。

3. 与手术操作有关的并发症　如气胸、血胸、动脉损伤、神经损伤、心肌穿孔等。经处理后一般无严重不良后果。

4. 与起搏功能有关的并发症　如各种心律失常，起搏器综合征等，需相应处理。

第三节　主动脉内球囊反搏术

主动脉内球囊反搏术（intraaortic balloon pumping，IABP）是目前临床广泛应用的一种心导管治疗技术，主要原理是采取机械辅助循环来改善心脏泵血功能。我国从 20 世纪 80 年代开展此项技术，目前已成为抢救心源性休克及心脏术后低排血量综合征等危重患者的不可缺少的辅助方法之一，在急诊抢救工作中有非常重要的作用。

一、工作装置

主动脉内球囊反搏的主要装置包括：反搏控制泵、气源及球囊导管。反搏控制泵为一站式操作系统，包括电源、压力系统、报警系统等。气源目前多为二氧化碳或氦气。球囊导管由高分子生物材料制成，具有良好的组织相容性。

二、工作原理

反搏控制泵通过压力波形或心电图 R 波与 T 波自动程序控制与心动周期同步地向球囊内间歇放气与充气。在左心室收缩及主动脉瓣开放的瞬间，球囊放气，由充盈迅速凹陷，周围血液迅速回填，主动脉压迅速下降，左心后负荷降低，心输出量增加。在心肌收缩力不变的情况下，心排血量增加约 15%，同时心肌耗氧量减少，左心室射血分数（LVEF）增加，减轻了心脏做功。当左心室舒张及主动脉瓣关闭时，球囊充气，主动脉内压增高，驱使血液顺向流向组织器官，增加体循环灌注；逆向充盈使冠状动脉灌注压增高，从而导致冠状动脉血流量增加，受损心肌细胞得到灌注，从而增加氧供，改善心肌缺血，受损的心脏功能得到一定程度的恢复。同时，随着左心功能的改善，肺动脉血管阻力下降，肺动脉压下降，肺水肿减轻，右心前后负荷也得到了改善。整个心脏功能改善后，可保证全身重要脏器血液灌注，使缺血状态缓解，微循环改善，代谢产物降低，酸中毒减轻等。患者的心率及精神状态亦可改善。

三、适应证

1. 缺血性心脏病，药物治疗难以控制的不稳定型心绞痛，难治性严重心律失常。

2. 急性心肌梗死的并发症　①心源性休克。②机械并发症，如室间隔穿孔，乳头肌及腱索断裂，二尖瓣反流等。③持续室性心动过速引起的血流动力学紊乱。

3. 高危因素心脏病患者手术前后预防性应用　①心脏术前心功能差，血流动力学不稳定，手术风险极大；对心脏移植患者术后支持，使其过渡到心功能恢复。②行 PTCA 或主动脉－冠状动脉旁路移植术（CABG）的高风险患者，溶栓治疗，以及非心脏外科重大手术的辅助治疗。③心脏移植或心室机械辅助装置置入前后的辅助治疗。

4. 心脏手术后不能脱离体外循环或心脏术后药物难以控制的低心排血量综合征。

5. 急性病毒性心肌炎、心脏挫伤等导致心肌功能损伤。

6. 心搏骤停的复苏。

7. 血流动力学指征　①多巴胺用量 $>20\ \mu g/(kg\cdot min)$，或同时应用 2 种升压药仍不能维持血压。②心排

血指数 < 2.0 L/(m^2·min)。③平均动脉压 < 60 mmHg(8.0 kPa)。④左心房压 > 20 mmHg(2.67 kPa)。⑤中心静脉压 > 15 cmH_2O(1.47 kPa)。⑥成人尿量 < 20 mL/h。⑦四肢冰凉,末梢循环差,毛细血管充盈时间明显延长。⑧血气分析提示动脉或静脉血氧饱和度低。

一旦患者出现上述情况,应积极对症处理,维持水、电解质代谢及酸碱平衡,调整心脏前后负荷,改善心脏功能。如血流动力学无改变或继续恶化,尽快进行主动脉内球囊反搏术。临床证明,此类患者越早进行治疗,获得救治的机会越大。

四、禁忌证

1. 绝对禁忌证 ①主动脉瓣严重关闭不全。②主动脉夹层、动脉瘤或主动脉外伤。③严重低血压。④心脏停搏及心室颤动。⑤心指数 < 1.8。⑥主动脉、髂动脉严重梗阻性病变。⑦不可逆的脑损害。

2. 相对禁忌证 ①严重周围动脉硬化。②双侧股动脉旁路移植。③脓毒血症。④严重的出血性疾病,如凝血功能障碍、血小板减少等。⑤已转移的恶性肿瘤。⑥各种疾病的终末期。⑦人工主动脉瓣置换术后。

五、操作方法

(一) 术前准备

1. 物品准备 消毒物品,麻醉药品,无菌操作包,压力传导组,肝素生理盐水,输血加压袋等。IABP 导管包,据患者的具体情况选择合适的气囊导管。原则上宁小勿大,理论上导管气囊充气后容积应大于心脏每搏量的 50%。成人一般选择 8.5 ~ 9.0 F,容积 40 ~ 60 mL 的导管,小儿有专用反搏导管。检测反搏机器装置,确保无故障,能有效安全工作。

2. 患者准备 术前向患者及家属详细解释 IABP,消除患者紧张情绪并签订手术协议书。纠正酸中毒,应用药物改善心脏功能,保证良好睡眠。吸氧,建立静脉通道,备好抢救药品等。整个过程要监测生命体征的变化,一旦出现心搏骤停立即行 CPR。

(二) 操作步骤

1. 经皮穿刺气囊导管插入法 为目前最常用的方法。①检查欲穿刺的股动脉,包括远端是否搏动良好,有无血管杂音等,排除血管病变,保证导管进入血管时通畅并容易通过。然后选择股动脉搏动最明显的部位作为穿刺点并标记。②穿刺部位消毒、铺巾,确保整个穿刺过程无菌操作。③局麻,穿刺成功后在 X 线下置入导丝至降主动脉起始部。④放置扩张器,插入气囊导管至左锁骨动脉下水平。⑤拔出导丝,抽出导管内的气体,与反搏装置相连。⑥开始 IABP。⑦调整导管球囊的充、排气时间,并固定导管。⑧做好各项记录。

2. 股动脉直视插入法 用于成人穿刺法失败或用于儿童,也适用于紧急抢救时,目前已较少应用。操作基本同经皮穿刺气囊导管插入法。需切开皮肤,标准气囊导管须通过一段人工血管(内径 10 mm、长 8 ~ 10 cm),将人工血管剪成斜面缝于股动脉上,先用自身血液预凝。气囊导管前端应位于左锁骨下动脉下方,先在体外定位,即在腹股沟切口中心至胸骨角下一指的距离做好标记。人工血管自切口引出并保留适当长度,将导管与人工血管作双重结扎。结扎线松紧适宜,以免阻塞导管;检查无渗血、冲洗后缝合切口。导管要包在无菌纱布内,调整导管位置时不必松开结扎线,只要握住人工血管推动导管即可。

3. 经升主动脉插入法 紧急状况主要用于已开胸手术情况下,或者外周血管有严重病变,不适合放置主动脉球囊导管。可以在最短时间内将导管球囊放至反搏位置,赢得抢救时间,提高抢救成功率。主要操作步骤为:将人造血管(直径 14 cm)近端与升主动脉作端侧吻合,远端自右侧第 3 肋间拉出体外接反搏装置,气囊导管插入以胸部切口到膈肌主动脉裂孔为预计深度。

(三) 触发方式

触发方式包括心电图触发、压力触发、起搏状态触发及机内触发,其中心电图触发为最常用方式。置管成功,调节反搏装置参数,确保 QRS 波幅 > 0.5 mV,触发气囊充气时间点应在心电图接近 T 波峰值处,此时主动脉瓣正好关闭,气囊放气选在心电图 R 波的起始或波峰上,一般心率控制在 120 次 /min 以下时,均能获得满意的反搏图形。当心率 > 140 次 /min 时,可改用 2 : 1 反搏。

（四）术后处理

1. 观察反搏效果　临床症状是否改善，包括发绀有无减轻，肢端是否变暖，末梢循环是否改善等。血流动力学监测，包括持续心电监护，监测中心静脉压，特别是血压的变化与反搏后的波形关系等。理想的反搏效果应维持反搏压在 110～130 mmHg。

2. 抗凝血　可每 4～6 h 以 100 U/kg 给予肝素，维持凝血时间 2 倍于正常。每 2～4 h 复查凝血功能。密切观察出血情况，结合血小板及凝血功能指标的变化，调整肝素的用量。

3. 其他　向家属及患者交代术后注意事项，保持环境安静，必要时可给予镇静药物治疗。

六、并发症及处理

（一）血管损伤

在置管的过程中，由于血管狭窄等原因，或者操作粗暴，导管损伤动脉内膜，严重者可致髂、股动脉损伤或穿孔、动脉夹层、腹膜后出血。预防方法为操作时要轻柔，遇到阻力时不可用力插入。术前做血管 B 超，选择适当型号的导管。

（二）肢体缺血

最常见原因是安置 IABP 后造成血管内膜损伤，瘢痕收缩后造成动脉狭窄，自经皮导管应用以来已明显减少；另一原因是血栓或粥样斑块栓子脱落阻塞全身各脏器的动脉，出现相应的临床症状。一旦出现严重症状，在积极处理不能缓解的情况下，要立即停用 IABP 并拔除导管、更换导管置入部位后再重新开始辅助。

（三）局部感染和出血

局部感染和出血均已少见，多见于切开置入法，经皮穿刺法很少发生。多因紧急情况下操作消毒不严格或导管放置体内时间过长，机体抵抗力下降所致。预防措施为严格无菌操作、加强插管部位的无菌管理。

（四）气囊穿破

气囊穿破较为少见，如气囊破裂，气体管腔内会出现血液，可见到血液从导管流至安全室内，反搏波明显变小或消失，机器会出现连续的报警。此时应立即停止反搏，更换气囊导管。如不及时拔除，气囊内血液凝固形成血栓，可致导管无法拔出。

（五）气囊嵌夹

气囊导管拔出过程中遇到较大的阻力，不能盲目强拉，应考虑到气囊被嵌夹。应及时请血管外科医师协助处理，必要时行手术将气囊导管取出，但创伤较大。

（六）心律失常

应用 IABP 后难以控制的心律失常是泵衰竭患者致死的重要原因之一。

（七）血小板减少症

血小板减少多出现在 IABP 连续辅助 5～7 天后。预防方法为定时复查血小板，必要时输注血小板。

七、IABP 的撤离

（一）撤离的指征

1. 血流动力学状态稳定，心指数 > 2.5 L/(min·m^2)。
2. 平均动脉压 > 70 mmHg。
3. 没有其他升压药时，多巴胺用量 < 5 μg/(min·kg)，且减量后对血流动力学影响不大。
4. 尿量 > 4 mg/(kg·h)。
5. 神志清楚，四肢温暖，末梢循环良好。
6. 血气分析正常，患者脱离呼吸机。

（二）撤离的方法

血流动力学稳定后先减少正性肌力药物的应用，观察 12～24 h，如循环仍稳定，再逐步有序地减少反搏频率，把反搏比率减至 2∶1 或 3∶1，最终至 4∶1。另一种方法是逐步减少球囊的充气量，每次调整后，血流动力学仍维持稳定，即可停止临床反搏治疗。但不能把球囊的气体全部排空，一般达 20 mL 即可拔除导管。

停止反搏的观察时间应控制在 1 h 以内,以防导管在血管内滞留时间过长形成血栓。拔管前 4 h 停抗凝治疗。拔除气囊导管时,应排出少量血液,时间为 3 ~ 4 个心动周期,可冲出血管内可能存在的气泡和凝血块;然后剪短并缝合人造血管的残端。经皮穿刺 IABP 则先将气囊拔出,然后拔扩张器。因患者常规抗凝治疗,拔除导管后加压包扎股动脉穿刺处 12 h,以免出血引起巨大血肿。

■ 课后练习题

1. 急诊心脏电复律的适应证及主要并发症有哪些?
2. 临时起搏器的分类及工作原理是什么?
3. 主动脉内球囊反搏术的适应证有哪些?

（李 昆）

习题与答案　　教学 PPT

第三章 危重症的紧急气道开放技术

目的要求

掌握：紧急气管插管的适应证和禁忌证，掌握紧急气管插管的操作步骤。
熟悉：气管切开和环甲膜穿刺造口术的操作步骤。
了解：喉罩置放技术及食管气管联合导管置放技术。

紧急气道开放（emergency airway management）技术是指对不能自行保证有效通气患者，采用徒手和（或）气道开放工具以达到气道顺畅的方法。按照气道开放是否确实、有效和维持时间的长短，可将紧急气道开放技术分为确定性和非确定性两大类。

第一节　非确定性的气道开放技术

非确定性气道开放技术是指在紧急情况下通过简单手法或设备即刻建立起的、并不能确切保证气道处于有效开放状态的临时性人工通气措施或方法。由于操作技术简便、易于掌握而被广泛用于院前急救与心肺复苏术中，成为危重症救治基本技术之一。

一、徒手开放气道和口咽通气管

具体手法见第二篇第二章心肺脑复苏术。

二、喉罩置放术

喉罩（laryngeal mask，LMA）头端呈匙勺形，边缘为气囊，类似小面罩，尾端为一硬质通气管，与头端呈30℃相连。喉罩置放后可在患者声门上的咽喉部周围形成一个封闭圈，能有效克服上呼吸道梗阻，由于操作过程中无需使用喉镜及肌松剂，具有技术手法简单、不受体位限制、对心血管系统刺激小等优点。因此，喉罩成为近年来院前急救中常用的气道开放工具之一。

【适应证】

①需要紧急克服上呼吸道梗阻患者。②临时用于困难气道估计难以气管插管者。③颈部外伤禁用喉镜或气管插管者。

【禁忌证】

①饱食后腹内压过高，有高度反流误吸风险者。②咽喉部感染、其他病理改变或呼吸道出血者。③必须保持正压通气者。

【操作步骤】

①排出喉罩里的气体，在喉罩背顶尖部涂些可溶水的润滑剂。②患者置于标准气管插管体位，握笔式夹住喉罩，置喉罩的背尖部于前侧牙齿的后部。③用示指辅助喉罩沿硬、软腭向后顺序进入，把喉罩延伸至下咽腔部位直到感觉稍有阻力为止。④在移开示指前，用另一手轻轻地压住喉管，以防止喉罩移位。⑤用 20 mL 空气充气喉罩，喉罩尾管轴线应在上唇正中，固定位置。操作流程见图 9-3-1。

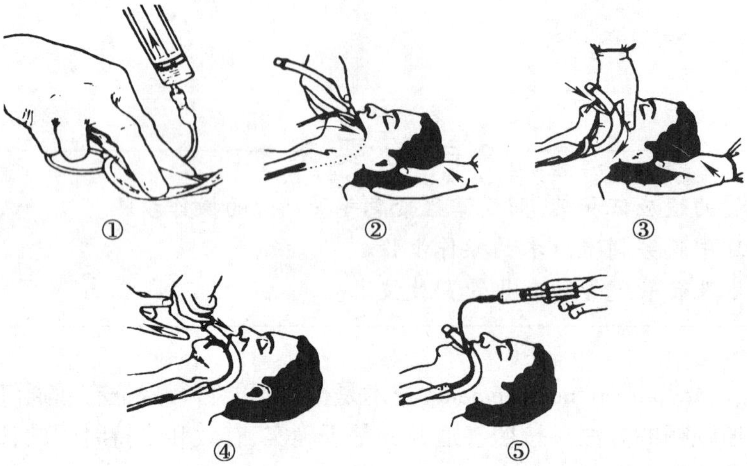

图 9-3-1 喉罩置放术操作流程

【并发症】

① LMA 边缘遮住声门或旋转打折等位置不当造成呼吸道梗阻。②小部分 LMA 置入患者管开口位于通气罩内或 LMA 密闭性不完全造成反流和误吸。③术后咽喉部疼痛或黏膜损伤。

三、食管气管联合导管置放技术

食管气管联合导气管（esophageal-tracheal combitube，ETC）是一种具有食管阻塞和气管内插管联合功能的新型双腔、双囊导管。每个腔通过短管与各自的衔接器相连，气管腔衔接器略短，食管腔衔接器较长。气管腔远端部分开放，外径为 13 mm，带有一个可充气 10～15 mL 的白色套囊，以保持食管或气管与导管壁的密闭性；食管腔远端封闭、在近端于咽喉水平有侧孔，外部套囊为蓝色，可充气 100 mL，充气后可以压迫舌根和软腭，从下咽部封闭口、鼻气道并且有助于固定导管。ETC 比 LMA 能更加迅速、有效地开放气道，并可减少胃内容物误吸等并发症的发生。

【适应证】

①呼吸心搏骤停时的心肺复苏术。②无意识、咽反射消失需紧急插管者。③气管插管失败或出现困难气管插管时。

【禁忌证】

①有意识、咽反射存在的患者。②食管病变、食管静脉曲张或急性腐蚀性食管炎患者。③年龄 < 16 岁，身高不足 150 cm 者。④怀疑颈椎损伤或需要颈椎制动者。

【操作步骤】

①头、颈部置适中平卧位，仰头抬颏法开放气道，右手呈握笔状握住导管，用左手拇指和示指抓住下颌向上提拉。② Combitube 导管弯曲面朝上盲目插入口中，直至标志刻度线（黑圈）到达牙面。③将蓝色囊

充注空气 100 mL，白色远端气囊充入 15 mL，通过较长的蓝色导管给予人工通气，如果闻及呼气音或见胸廓抬起提示有效，则继续使用该管腔通气。④若人工通气无效，则提示该管已插入气管，改用另一短管通气。⑤检查导管位置，导管近端套囊上缘大约 8 cm 处有一标记线，该线正对上、下切牙时表示插管深度合适（图 9-3-2）。

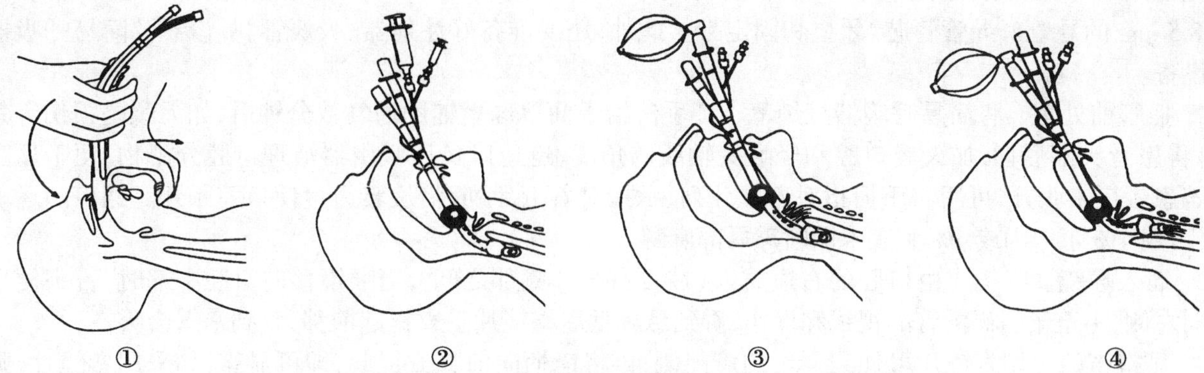

图 9-3-2 ETC 置放术操作流程图

【并发症】

①食管撕裂或破裂。②咽部、声带损伤或出血。③窒息。④颈动脉破裂或气胸。

第二节 确定性气道开放技术

确定性气道开放技术是指通过气管插管、人工气道开放等手段建立起来的确实能保证危重患者救治需要、且可较长时间使用的可靠人工气道，如气管插管术、气管切开术等技术。

一、紧急气管插管术

气管插管术（endotracheal intubation）是将合适的气管导管插入患者气管内的操作技术，能够迅速地建立起可靠的人工气道，以保证患者救治需求。气管插管的目的主要是维持气体交换的气道通畅，提供肺与呼吸机连接的途径，有利于分泌物清除以防止肺内误吸或气道阻塞，也可用于紧急气管内给药。一般临床可分为经口气管插管（orotacheal intubation，OTI）和经鼻气管插管（nasotracheal intubation，NTI）两类。对于意识清醒或存在咽部反射的急危重患者应该通过实施规范的快速程序化气管插管（rapid-sequence intubation，RSI）方式来建立人工气道，也就是在标准化方案指导下，对患者给予合适剂量的肌松药或镇静麻醉药进行有效诱导后再行 OTI。对于气管插管困难者也可使用可视喉镜以提高插管成功率。

【适应证和禁忌证】

见要点框 9-3-1，要点框 9-3-2。

1. 呼吸、心搏骤停。
2. 急性呼吸衰竭。
3. 自主呼吸无力需呼吸机支持。
4. 气道保护性反射迟钝或消失。
5. 气道梗阻。
6. 昏迷或不能自行清除气道分泌物。

要点框 9-3-1 紧急气管插管的适应证

1. 上气道狭窄或畸形，如严重喉头水肿、严重气管畸形或移位、急性咽喉炎，鼻腔不通畅或反复鼻出血者。
2. 有严重出血倾向者。
3. 对 RSI 药物过敏者。

要点框 9-3-2 紧急气管插管的禁忌证

【操作步骤】

(一) 经口气管插管法(OTI)

1. 常规准备备品　喉镜:成人多采用弯镜,5岁以下的儿童选用直镜;弯镜前端成人宜选用3～4号,4～8岁儿童选用2号,婴幼儿选用1号。气管导管:成年女性常用内径7.0～8.0 mm的导管,成年男性常用内径7.5～8.5 mm的导管。导管管芯、牙垫和固定带。此外,还要准备好注射器、吸痰管、听诊器及简易呼吸器等相关设备。

2. 插管前处理　将简易呼吸器接纯氧,EC手法给予面罩球囊辅助通气数分钟后,如无颈髓损伤等禁忌证,可将患者头部后仰,加大经口腔和经喉头轴线的角度,迅速以负压吸引器清理口腔分泌物,便于显露声门。若患者口未张开,可用右手拇指对着下牙列、示指对着上牙列,借旋转力量使口腔张开。遇声门运动活跃者,可用1%丁卡因或4%利多卡因喷雾局部麻醉。

3. 插入喉镜　喉镜应由口腔的右边放入(在舌右缘和颊部之间),当喉镜移向口腔中部时,舌头便自动被推向左侧,不至于阻碍插管的视线和操作,看到悬雍垂后将镜片垂直提起前移,直到暴露会厌。

4. 显露声门　用直镜片可伸到会厌的声门侧,再将镜柄向前上方提起,即可显露;如采用弯镜片,则将镜片置于会厌舌根交界处(会厌谷),用力向前上方提起,使舌骨会厌韧带紧张,会厌翘起紧贴喉镜片,声门就能得以显露。注意上提喉镜时着力点应始终放在喉镜片的顶端,严禁以上切牙作为支点用力上撬而导致切牙断裂或脱落(图9-3-3,图9-3-4)。

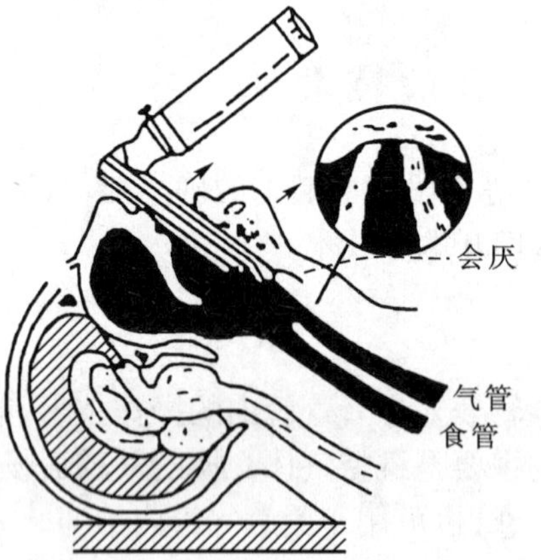

图9-3-3　直型喉镜显露声门

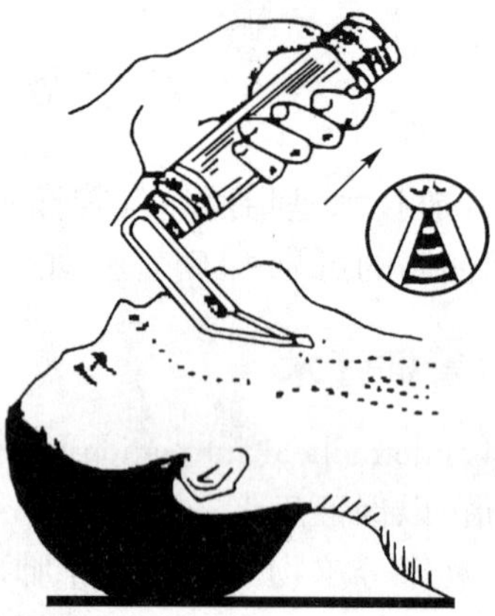
图9-3-4　弯型喉镜显露声门

5. 导管插入　插入气管插管时以右手拇指、示指及中指如执笔式持住导管的中上段,由右侧进入口腔,直到导管已接近喉头才将管端移至喉镜片处,同时双目经过镜片与管壁间的狭窄间隙监视导管前进方向,准确灵巧地将导管尖端插入声门(图9-3-5,图9-3-6)。

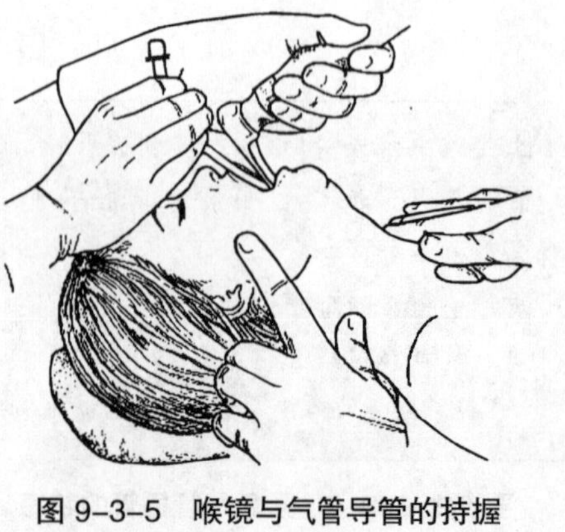
图9-3-5　喉镜与气管导管的持握

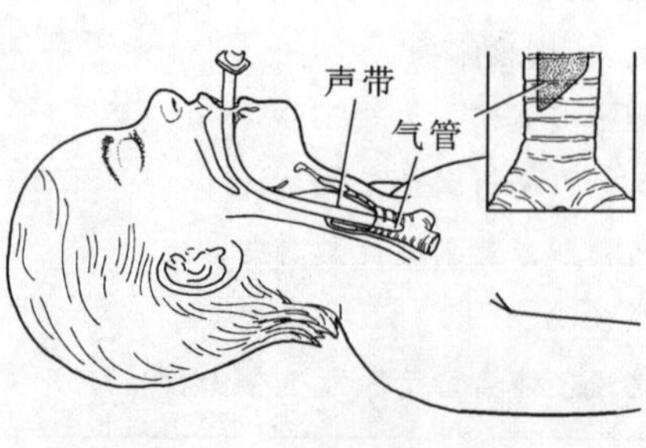

图9-3-6　气管导管的位置

6. 导管管芯处理　当借助管芯插管时在导管尖端入声门后，可令助手小心将其拔出，同时操作者必须向声门方向顶住导管，以防将导管拔出；或者操作者用左手将固定喉镜及导管同时握住，用右手拔出管芯。管芯拔出后，立即顺势将导管插入气管内，插入气管内深度（距切牙距离）成人男性约 23 cm，女性约 21 cm。明视插管时，气管插管的气囊超过声带的 0.5～1 cm 时即可，有些气管插管在气囊的上方有两条黑色标识线，将声带至于此两标识线中间即可。

7. 气囊充气　将气囊充气后导管接简易呼吸器辅助呼吸，同时以听诊器听双侧肺尖呼吸音是否对称，两侧呼吸音相等说明插管成功。然后置牙垫于磨牙间，再退出喉镜，用胶布将气管导管和牙垫一并固定。

8. 确定导管位置　记录气管导管深度，并接简易呼吸器或呼吸机进行通气，再次听诊以确定气管导管位置。目前临床上常用的方法包括：①呼吸音听诊“五点法”：即上、下胸部左右和上腹部剑突下各为一点，若左右呼吸音不对称可能插管过深误入一侧主支气管，若上腹部剑突下可闻及气过水声伴呼吸音消失或上腹部膨隆则可能误入食管。②胸部 X 线定位：可拍摄床旁 X 线胸片，一般导管内都含有钡丝，导管末端在气管隆嵴上 1～2 cm，或第三胸椎为宜。用于判断是否滑入一侧主支气管。③呼气末二氧化碳（end-tidal carbon dioxide，$ETCO_2$）的监测法：对导管误入食管有较高的辅助诊断价值，如果导管插入食管，则不能观察到正常的 $ETCO_2$ 波形。

（二）经鼻气管插管法

拓展知识

（三）快速程序气管插管

拓展知识

【并发症】

①插管操作不规范，可导致口腔、咽喉部或鼻腔黏膜损伤出血，严重者牙齿脱落误入气道导致窒息。②昏迷浅的患者可出现剧烈呛咳、喉头或支气管痉挛、心律失常乃至心搏骤停。③导管过软容易变形、扭折而引起呼吸道梗阻。④导管过深可误入一侧支气管内，引起通气不足或术后肺不张。导管过浅可能意外脱出导致窒息。

二、气管切开术

气管切开术（tracheotomy）是切开颈段气管，放入气管套管，以解除喉源性呼吸困难或下呼吸道分泌物潴留所致呼吸困难的一种常见手术，也是需要机械通气患者建立人工气道技术之一。

【适应证】

①喉阻塞：由喉部炎症、肿瘤、外伤、异物等引起的严重喉阻塞，导致明显呼吸困难而病因又不能很快解除时；喉邻近组织的病变使咽喉腔变窄，在某些诱因下突然发生呼吸困难者。②下呼吸道分泌物潴留：对重度颅脑损伤、呼吸道烧伤、严重胸部外伤、颅脑肿瘤、昏迷、神经系统病变等各种原因引起的下呼吸道分泌物潴留，为了便于吸痰、保持气道通畅可考虑气管切开。③需长期使用机械通气治疗者。④急诊气管异物经内镜下钳取未成功，估计有窒息危险者。⑤颈部外伤伴有咽喉或气管、颈段食管损伤者，在损伤后立即出现呼吸困难时。

【禁忌证】

①气管切开部位以下有占位性病变。②严重出血性疾病。

【操作步骤】

（一）开放式气管切开术（open tracheotomy，OT）

1. 物品准备　气管切开术包一套，皮肤消毒用物，无菌手套，无菌纱布，无菌治疗巾，吸痰装置，一次性吸痰管数根，喉镜一套，手术照明灯，简易呼吸器等。还需包括的药品有：吗啡、咪达唑仑（力月西）用于镇痛镇静，2%利多卡因用于局部麻醉，以及肾上腺素等急救药品。

2. 体位 一般取仰卧位，肩下垫一小枕，头后仰，使气管接近皮肤，暴露明显，以利于手术，助手坐于头侧，以固定头部，保持正中位。常规消毒，铺无菌巾。

3. 麻醉 多采用局麻。沿颈前正中上自甲状软骨下缘下至胸骨上窝，以1%利多卡因浸润麻醉。

4. 选择切口 多采用直切口，自甲状软骨下缘至接近胸骨上窝处，沿颈前正中线切开皮肤和皮下组织。

5. 分离气管前组织 用血管钳沿中线分离胸骨舌骨肌及胸骨甲状肌，暴露甲状腺峡部，若峡部过宽可在其下缘稍加分离，用小钩将峡部向上牵引，必要时也可将峡部夹持切断缝扎以便暴露气管。分离过程中两个拉钩用力应均匀，使手术野始终保持在中线，并经常以手指探查环状软骨及气管是否保持在正中位置。

6. 切开气管 确定气管后，一般于第2～4气管环处，用尖刀片自下向上挑开2个气管环（切开4～5环者为低位气管切开术），刀尖勿插入过深，以免刺伤气管后壁和食管前壁引起气管食管瘘。应在气管前壁上切除部分软骨环，以防切口过小放管时将气管壁压进气管内造成气管狭窄。

7. 插入气管套管 以弯钳或气管切口扩张器撑开气管切口插入大小适合带有管芯的气管套管；然后立即取出管芯放入内管，吸净分泌物并检查有无出血。

8. 创口处理 气管套管上的带子系于颈部，打成死结固定，切口一般不予缝合以免引起皮下气肿；最后用一块开口纱布垫于伤口与套管之间（图9-3-7）。

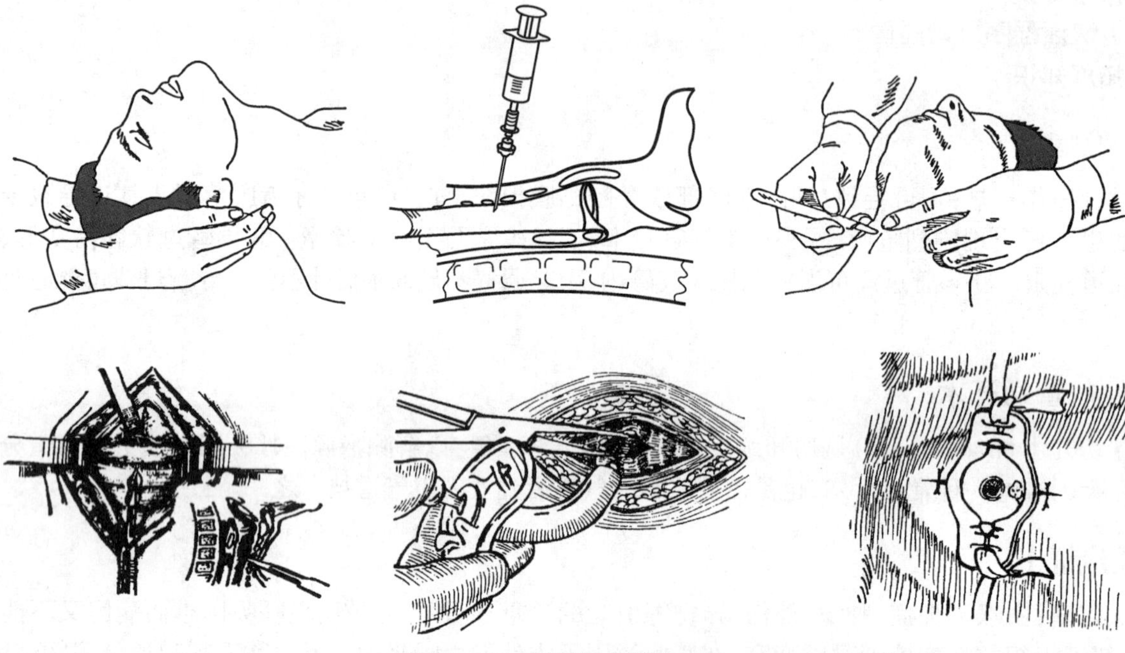

图9-3-7 开放性气管切开术

（二）经皮介入气管置管术

经皮介入气管置管术（percutaneous dilational tracheotomy，PDT）是将导管技术应用于气道开放中，使气管切开术简单化，非常适合急危重症患者的抢救，属于确定性微创气道开放新技术。操作步骤见图9-3-8。

①物品准备：扩张钳、穿刺针、套管、空针、导丝和推送架、带有孔内芯的气管套管、刀片、皮肤扩张器、弹力固定带。②体位和麻醉方法同前，在选择的穿刺点切一个1.5～2.0 cm的横切口。③空针抽半管生理盐水，接穿刺针穿入气道，回抽有气泡。④送入导丝，沿导丝送入扩张器扩开组织和气管壁。⑤放入定位器测量放置导管深度。⑥逐次使用管径不同的扩皮内芯扩开皮肤。⑦把气切套管套在合适的扩皮内芯上，沿导丝放入气管，拔出内芯和导丝，固定气切导管。

【并发症】

①皮下气肿、气胸。②切口感染。③局部出血。④气管食管瘘。

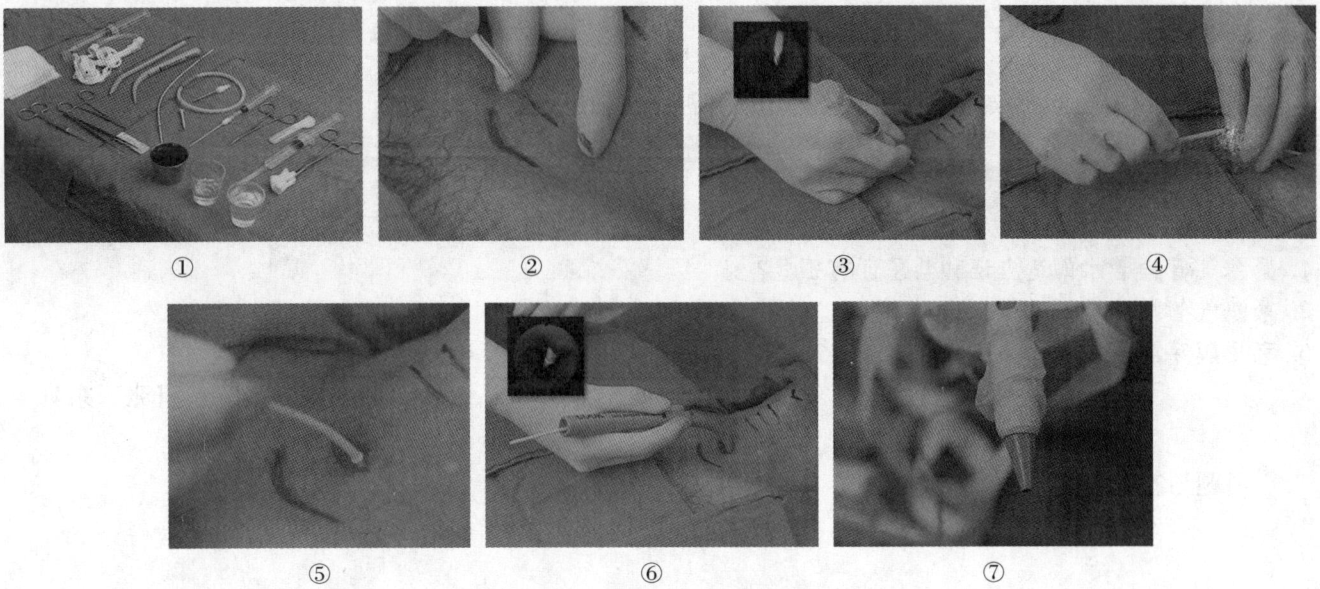

图 9-3-8　经皮介入气管置管术

三、环甲膜穿刺造口术

环甲膜穿刺造口术（cricothyroidotomy）是在各种原因（如过敏、颈部创伤、喉炎、喉肿瘤）出现急性喉梗阻患者发生严重呼吸困难并危及生命而又无法紧急气管切开时，以迅速解除呼吸困难，挽救患者生命而实施的一种紧急气道开放技术。

【适应证】

急性喉梗阻伴严重呼吸困难，而又无法紧急行气管切开术者。

【禁忌证】

局部外伤、感染或有严重出血倾向。

【操作步骤】

①患者取卧位或半卧位。②定位环甲膜，术者站在患者右边，左手掌抵住患者下颏，利用拇指和中指触诊舌骨。用示指触诊环甲膜和喉。将中指和拇指移动到喉的两侧，示指由甲状软骨切迹移向环状软骨，直至感觉到甲状软骨和环状软骨之间的缝隙，即环甲膜的位置。③局部浸润麻醉，可用 1% 利多卡因。④用穿刺针紧贴示指在环甲膜上穿刺，回抽有气泡。⑤放入导丝，扩开皮肤。⑥将带内芯环甲膜造口导管沿导丝放入气管。⑦拔除内芯，固定导管。操作步骤见图 9-3-9。

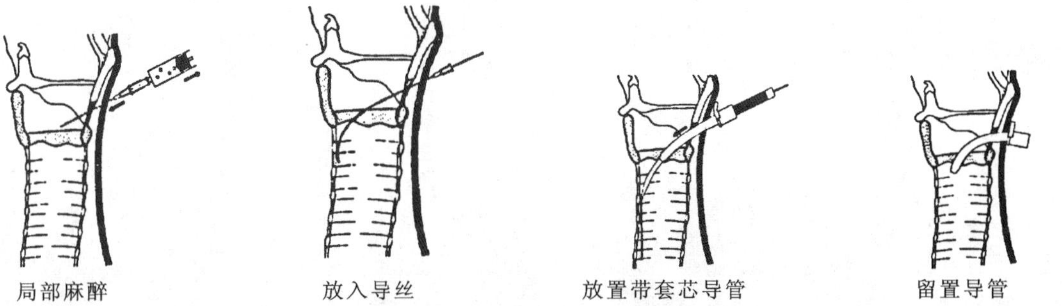

图 9-3-9　环甲膜穿刺造口术

【并发症】

①手术部位出血、感染。②食管穿孔。③局部神经或软组织损伤。

■ 课后练习题

1. 紧急气管插管术的适应证和禁忌证有哪些?
2. 紧急气管插管术的操作步骤有哪些?
3. 环甲膜穿刺造口术的操作步骤有哪些?

（张　东）

习题与答案　　教学 PPT

第四章 机械通气

目的要求

掌握：机械通气的治疗作用、适应证和禁忌证，无创呼吸机的适应证和禁忌证。
熟悉：机械通气参数的意义与设置，机械通气的常用模式。
了解：呼吸机的基本结构，机械通气常见并发症及报警的处理，机械通气的撤离与后续治疗。

第一节 机械通气的基础

机械通气（mechanical ventilation）是指以机械装置代替或辅助呼吸肌工作，达到维持人体正常呼吸功能为目的的治疗方法，是临床急危重症患者救治中不可缺少的一种呼吸支持技术。机械通气采用的装置被称为人工呼吸机，是一种能够产生气流、提供可调节氧浓度、增加机体通气量、改善换气功能和减少呼吸做功的辅助治疗仪器。人工呼吸机从“铁肺”时代发展至今经历了100多年的历史，随着对呼吸生理和病理研究的不断深入，特别是通气理论的不断进步及电子信息技术的发展，目前由微电脑控制的多功能呼吸机性能日趋完善，并不断推出了具有伺服模式及闭环模式、多变量控制和反馈功能的智能化呼吸机，但无论呼吸机产品种类和型号如何更新，其基本结构和工作原理大致相同。在临床实际工作中如何正确地掌握机械通气的适应证，结合临床实际情况合理地给予患者呼吸支持治疗，尽可能地减少并发症的发生，是实施机械通气的关键。

一、机械通气的基本原理

（一）经胸廓加压方式

将患者胸廓或除头部以外的整个躯体置于密闭容器中，呼吸道开口与大气相通，当容器内为负压时，胸廓和肺被动扩张，肺泡内压低于大气压，空气进入肺泡产生吸气；当容器内压力变正，加上胸廓和肺的弹性回缩力产生呼气，这种通过容器内压力的交替变化建立肺泡－大气压力差从而完成呼吸运动的通气方式被称为负压通气，相应的装置称为负压呼吸机，即“铁肺”。负压呼吸机的优点是符合人体呼吸生理，有利于缓解呼吸肌疲劳，并且属于非创伤性机械通气，可以改善一定的通气功能；缺点是通气效果相对较差，且体积大而笨重，已经被临床淘汰。目前经改进的胸甲式和夹克式等体积小而轻便的负压呼吸机，具有一定的应用前景，被推荐用于吉兰－巴雷综合征等限制性通气不足的患者。

（二）经呼吸道直接加压方式

采用模拟正常人生理呼吸方式的特点，在呼吸道开口直接加压使气体压力超过肺泡口的压力，产生肺泡－大气压力差使气体进入肺泡产生吸气；撤除呼吸道开口所加正压，当肺泡压高于大气压时肺泡内气排出体外产生呼气，这种通过呼吸道直接加压方式建立肺泡－大气压力差从而完成呼吸运动的通气方式被称为正压通气。目前临床上所用的正压呼吸机均是采用经呼吸道直接加压通气原理而设计的。

二、机械通气的治疗作用

1. 改善通气功能 应用气管插管或气管切开保持呼吸道通畅，同时以机械的正压通气维持足够的潮气量，即可以保证患者代谢所需要的肺泡通气需求。

2. 改善气体交换功能 合理应用持续气道正压呼吸或呼气末气道正压呼吸、延长吸气时间、反比通气、增加吸气平台压等方法，可使气体在肺内均匀分布，同时纠正通气 / 血流比例失调，减少肺内分流，以提高机体氧分压。

3. 减少呼吸功 机械通气时选择合适的呼吸模式支持可以减少呼吸肌的负担，逆转呼吸肌的疲劳，节约心脏储备能力，降低氧消耗量。减少呼吸功有利于改善缺氧状态，减轻心脏的负荷。

4. 预防性和肺保护性通气 机械通气治疗可以预防、纠正因神经肌肉或疼痛限制呼吸所致的肺不张，也可用于休克、严重创伤、全麻术后等情况下呼吸衰竭预防；并为麻醉中使用镇静药、肌松药提供安全保障。

5. 肺内雾化吸入治疗 通过呼吸机的雾化装置可对机械通气患者进行雾化吸入辅助治疗。

6. 纠正反常呼吸运动 可以纠正因严重创伤造成的多发性肋骨骨折形成“连枷胸”而产生的病理性呼吸动作。

三、机械通气的适应证

各种原因所致的急、慢性呼吸衰竭均是机械通气治疗适应证，但其使用时机的掌握应视具体情况而定。

1. 急性呼吸衰竭 如电击、溺水、脑血管意外、肺炎、肺水肿、肺栓塞、ARDS、毒物或药物中毒、神经肌肉疾患所致呼吸微弱乃至消失，或呼吸心搏骤停的患者。

2. 慢性肺疾病继发的呼吸衰竭 COPD、重症支气管哮喘、弥漫性肺间质纤维化等所致的严重失代偿性呼吸衰竭。

3. 中枢性呼吸衰竭 多由镇静药过量、脑外伤、颅内感染、脑水肿等所致，宜早期开始机械通气。

4. 周围性呼吸衰竭 如呼吸肌无力、脊髓灰质炎、吉兰－巴雷综合征、重症肌无力、破伤风、多发性肌炎、肌肉迟缓症、肌营养不良、皮肌炎、脊柱侧弯后凸、严重营养不良等影响呼吸肌活动的疾患。

5. 围术期的肺保护通气 外科高危手术的常规麻醉和术后管理的需要；心胸腹部外科和神经外科手术；有些需时间延长或需特殊体位的手术；体弱或患有心、肺疾病者需行手术治疗等。

6. 纠正反常呼吸运动 纠正因多发性肋骨骨折形成连枷胸而产生的病理性呼吸动作。

四、机械通气的禁忌证

严格来讲，机械通气的治疗没有绝对禁忌证，而且近年来随着机械通气技术的整体进步，也使机械通气的应用范围不断拓宽。所谓的禁忌证是指对一些特殊的疾患应采取特殊的通气方式，或者经过适当措施处理后再行机械通气，否则由于对气道施加正压可能加重病情。机械通气相对禁忌证见要点框 9-4-1。

1. 巨大肺大疱、未经引流的高压性气胸、血气胸、纵隔气肿。
2. 大咯血不止或严重误吸引起的窒息性呼吸衰竭。
3. 活动性或重症肺结核出现播散时。
4. 严重的支气管胸膜瘘、气管食管瘘。
5. 失血性休克血容量未纠正者。

要点框 9-4-1 机械通气相对禁忌证

五、呼吸机的基本结构

由于呼吸机的主要功能是辅助通气，而对气体交换的影响相对较小，因而被称为通气机（ventilator）更符合实际情况。本文沿用习惯叫法，称 ventilator 为呼吸机。目前临床上使用的呼吸机内部构造非常复杂，但基本结构大体由三部分组成：①驱动源连接部分。②呼吸机主体部分。③与患者相连的呼吸回路。

（一）驱动源连接部分

多数现代呼吸机的驱动和调节方式是属于气动电控型。

1. 电源 通常是使用外接专用电源插头，在停电时通过内部或外带备用电池供电。

2. 医用气体及连接部分　绝大多数呼吸机需要高压氧气和高压空气。氧气源来自中心供氧系统，也可用氧气钢瓶。高压空气可来自中心供气系统，或使用空气压缩机，配备减压或调压装置。主要包括：①螺旋状配管：连接在呼吸机主体和医用气体出口之间的耐压管称为螺旋状配管。通常可依据空气（air）和氧气（O_2）标识连接。②空气过滤器：高压空气来自中心供气系统时，不能通过充分的除湿和除尘而进入呼吸机。因此，在人工呼吸机的气体输入口装备有空气过滤器。③医用空气压缩机：可提供清洁干燥的冷空气，滤过器可消除 90% 以上的污染，使用时注意清洁进出口的海绵及排除贮水器的积水。

（二）主体部分

1. 氧气浓度调节器　进行人工呼吸时严格精确调整患者的吸入氧浓度是必要的。氧气浓度调节部分有设置在呼吸机内部的机型，也有装配在外部的机型。多数呼吸机配备有空氧混合器，在呼吸机主机有气体输入口，通常供给 3～5 kg/cm^2（3～5 个大气压，15 psi=1 kg/cm^2）高压氧和空气，通过减压阀调整氧气和空气供给相同压力后，在空氧混合器混合输出设定的氧气浓度。如果两种气体的压力差较大，就不能得到准确的氧浓度，但是允许空氧混合器的浓度在3% 的误差。近年来许多呼吸机分别采用电磁阀控制氧气和空气流量，直接在吸气侧的气动回路内混合，采用氧传感器监测吸入氧浓度，俗称“氧电池”。

2. 吸气阀　呼吸机的主体侧送气口设置有吸气阀。吸气阀打开，气体进入呼吸回路到达患者的气道，即吸气阀开放就吸气。吸气阀的开放不仅可以间断送气，而且可以在吸气相适时调节吸气阀达到最大面积而控制流量。新型呼吸机在送气口和吸气阀之间设置传感器，在测定流速的同时可以调节吸气阀的开口面积。

自动控制供气流量的目的是由于控制通气和保留自主呼吸的情况不同。即前者将呼吸机作为流式发电机工作，自动控制设定的通气量正确地供气（伺服系统）。例如，在肺顺应性下降时，为防止吸气流速的减少，打开吸气阀工作。另一方面，患者在进行自主呼吸时是作为压力电机自动控制的。由于患者吸气时回路气压下降，为使回路内压恢复自主呼吸开始前数值，吸气阀打开，调节回路内的气体流入量。

3. 呼气阀和传感器　呼气排出口之前有呼气阀和传感器，通过后者测定呼气量和气道内压。呼气阀在呼吸机主体外设置的机型也比较多。吸气时随着吸气阀的开大，呼气阀完全关闭呼气口，而在呼气时呼气阀充分打开，促进肺泡和气道内存在的气体排出，即吸气时通过呼吸机送气，呼气则通过肺和胸廓的弹性回缩力完成。小儿用呼吸机为防止气压伤，会设定回路内的最大吸气压。因此，如果因肺顺应性等原因超过气道内压的上限压，例如，压力控制通气时，即使在吸气过程中呼气阀也打开，可以保持通气维持气道内压，形成平台波形。

4. 监护装置　为使呼吸机安全地工作，装备了各种监护，其中最重要的是通气量和气道内压的监护。正确的测定通气量，需在 Y 形管和气管插管间设置传感器。但是，大多数机器在呼气侧末端设置传感器，测定呼气侧的通气量，包括无效腔通气量（被压缩在回路中储留，没有流入患者气道的气体），比患者的呼气量要大。另外，定常流通气时，虽然测定呼气量和常流，但得到的数值与患者的通气量有很大差异。供气时回路内压上升，最大值称为气道最高压，呼气时回路内压下降，通常呼气末形成水平压力。呼吸机监测这些压力变化，而且可以形成表格样数据监测。

5. 报警系统　回路断开或泄漏时可导致气道内压的下降报警，也有无呼吸、气源异常、电源异常、机器工作不良及温度上升等报警信息。这些报警中最重要的是压力过低报警，有许多呼吸机具备声音和异常闪光信号的报警。此外，在使用呼吸机的过程中也要注意各种参数报警限的设置。

（三）呼吸回路

与患者相连的呼吸回路分为吸气侧回路和呼气侧回路，由蛇形管、Y 形管、加温加湿器或人工鼻、集水瓶、雾化器和细菌过滤器构成。

1. 蛇形管　连接人工呼吸机主体和患者并可将患者呼出的气体排出体外的管路。依据用途不同分为成人用和小儿新生儿专用，有一次性使用的回路。另外，为防止加温加湿的气体和室内温差导致的凝水，为维持加湿效果也有在吸气侧回路内备有蛇形管发热器，而在小儿和新生儿专用回路内为防止呼气侧回路内的水分贮留在呼气侧回路内也有蛇形管发热器。

2. Y 形管　是呼气侧和吸气侧回路的蛇形管连接口，与气管插管的接头相连接的 Y 形部分。气管插管的连接口径是按照国际标准化(ISO)规格设计的,内径 15 mm,外径 22 mm。有些机型附带有测定呼吸回路内压的连接头,为防止水混入人工呼吸机,也有设置来自呼吸机一侧流动的净化气体。

3. 加温加湿器　空气本身有一定的湿度,通过呼吸道进一步被加温加湿,在到达气管分叉部位形成 37℃ 和含有 100% 饱和度水蒸气的气体。供给呼吸机的氧气是低温干燥的,压缩空气因在除湿时被冷却而与氧气处于相同的状态。呼吸机主机提供的气体经过气管插管或气管切开的套管,避开了生理的加温、加湿部位,会对气道产生损伤。因此,必须在呼吸回路的吸气端增加加温加湿器或者在 Y 形管与气管插管的移行部位设置人工鼻(图 9-4-1)。

加温加湿器大体有以下两种:阶式加湿器(cascade humidifier):吸入气体经过加温的水中加湿,但因吸气阻力较大在自主呼吸时会增加呼吸做功。Fisher 加温加湿器:在加温的防水槽类似卷纸样的组件,吸入气体螺旋状通过而得到加湿,优点是吸气阻力小,但是对高流量气体的加湿也有限(图 9-4-2)。每日加湿水分的目标加上管路的损失为 10 ~ 20 mL/kg。

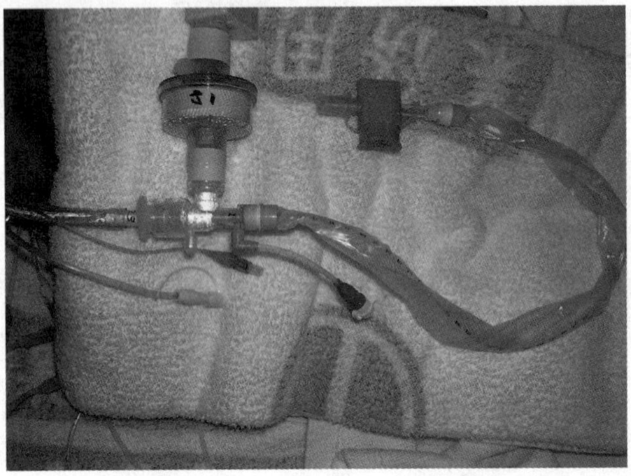

图 9-4-1　人工鼻与闭锁式吸痰管

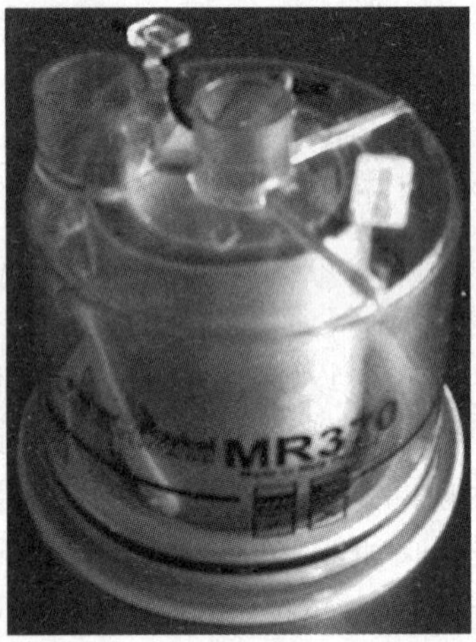

图 9-4-2　Fisher 加温加湿器

4. 集水瓶　是呼吸机管路内收集潴留水的部分,应及时将集水瓶中的水倒掉,安装位置应该是呼吸回路中最低的位置。

5. 雾化器　加温加湿器不能提供水蒸气以上的湿度,但是雾化器将水变成粒子混入气体中,提高了加湿能力。另外,通过本装置可以将气管扩张药、化痰药形成细小的悬浮颗粒(10 μm)直接随吸入气体雾化吸入。但最近由于药物到达部位不明确、使用和未使用的效果没有明显差异及增加下呼吸道感染风险等原因已经逐渐趋向淘汰。

6. 细菌过滤器　在呼吸机主体吸气侧出口部位和呼气侧呼吸回路的连接部装配有细菌过滤器。吸气侧的细菌过滤器目的是除去医用气体管道和呼吸机内部的异物,而呼气侧过滤器目的是除去患者排入室内呼出气中的细菌,防止院内混合感染。

(四) 图形显示系统

许多新款呼吸机装备有图形显示系统,可以通过屏幕触摸方式更改通气条件和警报设置。同时,也能够掌握患者的气道内压、容量及流量相关的参数,通气力学评价(容量 - 压力曲线、流量 - 容量曲线),警报状态等一系列相关情报。

第二节　机械通气的参数设置与模式选择

一、机械通气参数的意义与设置

呼吸机的各项参数具有不同的意义,如何合理地设定与调节,应随疾病及患者个体情况而不同,治疗过程中亦须随病情变化而适时改变各项参数，主要依据是通气疗效，动脉血气指标、心肺功能监测结果及病情的进展等等。

1. 潮气量（V_T） 是指平静呼吸时每次吸入或呼出的气体量。在机械通气时是指患者通过呼吸机每次吸入或呼出的气体量。定容型呼吸机可以直接预设 V_T，定压型呼吸机需通过预设吸气压力水平来调节 V_T。成人选择的 V_T 通常设置为 8 ~ 12 mL/kg，针对 ARDS 的肺保护通气策略提出了小潮气量通气（V_T 为 5 ~ 7 mL/kg）以减少容量性肺损伤。

选择预设 V_T 时应考虑以下因素：患者身材、基础 V_T 水平、胸肺顺应性、气道阻力、呼吸机无效腔和生理无效腔、氧合和通气状况、如何避免气压伤等。实际应用中有效 V_T 比 V_T 更有意义，有效 $V_T=V_T-V_D$，V_D 为无效腔气量，包括患者的生理无效腔和呼吸机的无效腔量，部分呼吸机具有自动管路补偿无效腔气量的功能。

2. 通气频率（f） 是指每分钟机械通气的次数。通气频率反映呼吸周期的长短，与选择的通气模式有关；实际设置时要考虑 V_T、V_D/V_T、机体代谢率、$PaCO_2$ 的目标水平和自主呼吸水平。在控制呼吸时 f 通常按照事先设定的频率或预定的呼吸周期来设置，但辅助呼吸时由于自主呼吸可触发呼吸机而使呼吸频率增快导致呼吸周期发生变化；控制呼吸通常设置 f 为 12 ~ 20 次 /min。

3. 分钟通气量（MV） 也称为每分通气量，每分通气量 = 通气频率 × 潮气量，通常设定为 6 ~ 8 L/min。

4. 吸气时间和吸 / 呼比（I/E） 正常人平静呼吸时吸气时间为 0.8 ~ 1.2 s，吸气时间 / 呼气时间为 1 :（1.5 ~ 2.0）。机械通气时吸气时间和吸气 / 呼气时间比的设置主要决定于疾病的病理生理特点、氧合状态、血流动力学状态对通气的反应，以及自主呼吸的水平。当自主呼吸能力较强时，应尽量采用近似于生理状态的吸气时间和吸气 / 呼气时间比，以维持人机协调；完全控制性通气时，吸气时间的长短和吸 / 呼比的大小可根据病情的需要进行适当的调整。当吸 / 呼比超过 1/1 即为反比通气。

5. 触发灵敏度 是指患者自主吸气的初始动作引起吸气管路中产生负压，并被特定的传感器感知而启动呼吸机进行工作的感知阈值。呼吸机的触发敏感度应设置合理，既要防止触发不灵敏导致的无效触发，同时又不至于引起与患者呼吸用力无关的误触发。

现代呼吸机的触发灵敏度的设置一般包括压力触发和流量触发两种方式。压力触发灵敏度常设置为 –0.049 ~ 0.196 kPa（–0.5 ~ –2.0 cmH_2O），一般呼气末气道压通常为零，故触发值越接近零位，灵敏度越高，反之越低。流量触发方式较压力触发具有更高灵敏度，由于呼吸机反应时间缩短而使患者感觉更为舒适，常设置的触发水平为 1 ~ 3 L/min。此外，需要指出的是在调节触发灵敏度时，要注意观察患者自主呼吸与机械通气的协调情况。

6. 吸入氧浓度（FiO_2） 大多数呼吸机可以在 21% ~ 100% 范围内随意调节吸入氧浓度。机械通气初期为迅速纠正机体的缺氧状态，宜短时间给予高浓度氧吸入，但长时间吸入高浓度氧易发生氧中毒。一般原则上以较低氧浓度维持 PaO_2 在 60 mmHg 以上、$SaO_2 > 90\%$，即可基本满足机体正常氧代谢需求；吸氧浓度超过 60% 不应 > 6 h，通常机械通气选用低于 50% 氧浓度较为安全。

7. 吸气压力 是指机械通气时呼吸机的驱动压力水平。定容通气压力随潮气量、气道阻力、吸气流速、肺顺应性的大小而自动调节，但需设置最高压力报警线，超过这一阈值安全阀开放机械送气停止，最高压力报警线通常设置为高于维持正常潮气量所需压力 10 cmH_2O 左右。定压通气吸气压力调节决定潮气量的大小，但又受到气道阻力、肺容积、肺顺应性等多种因素的影响。因此，压力辅助通气潮气量除受吸气压力水平的影响外，还与患者的自主吸气时间长短和吸气努力程度有关。吸气压力过高，可导致气压伤。吸气压力常在 30 cmH_2O 以下调节，如设置高于此值，则要严密观察。

8. 吸气流速及其波形选择 吸气流速在部分容量预设型呼吸机可直接设置，还有些容量型呼吸机则须通过调节 V_T、RR、I∶E 等参数间接设置。理想的吸气流速应与患者最大吸气需求相匹配，临床应用范围成年人大多在 40 ~ 80 L/min，通常在 60 L/min 上下调节。新生儿一般为 2 ~ 4 L/min，婴儿为 4 ~ 6 L/min。

应用压力预设型呼吸机通气时一般不能直接设置吸气流速，应由预设压力、呼吸阻力和患者用力三者之间的相互关系来决定；定压型通气模式较定容型能更好地满足患者吸气需求，而以多快的速度达到预设压力目标是由呼吸机制造者规定的，现代呼吸机往往可以调节吸气上升时间，通常在 0.15 ~ 0.25 s。

吸气流速波形通常包括方形波、减速波、加速波和正弦波等。流速波形只有在容量预设通气时应用，与其他吸气流速波形相比较减速波具有降低 V_D/V_T 和 $PaCO_2$ 的作用，且可改善肺顺应性及氧和状态，不降低心输出量及发生其他血流动力学改变等特点。

9. 呼气末正压(PEEP) 是指借助于呼吸机管道呼气端的限流活瓣装置，使呼气末期的气道压力高于大气压。应用 PEEP 的优点见要点框 9-4-2。应用 PEEP 的副作用有：增加气道峰压和平均气道压，减少回心血量，减低心输出量和肝肾等重要脏器的血液灌注，增加静脉压和颅内压；而高气道峰压增加了肺气压伤的危险。正因为 PEEP 有两面性，所以临床应用时要充分掌握适应证，并注意选择最佳 PEEP。

所谓最佳 PEEP 是指能达到的治疗作用最好而副作用又最小的 PEEP。选择呼气末正压应由低到高，逐步增加，以使 $FiO_2 < 60\%$ 时，$PaO_2 > 60$ mmHg，一般调节范围为 5~25 cmH_2O，当呼气末正压水平超过 10 cmH_2O 时，应严密监测血流动力学的指标，应用时一定视具体疾病和所预期达到的作用而合理选择。

10. 湿化器的温度 当机械通气时患者失去了鼻咽部和上呼吸道的加温湿化作用，而吸入气体的温度直接影响气道的湿化及阻力。吸入气温度越低，空气越干燥分泌物也就越黏稠，气道阻力相应增加，影响通气功能；但温度过高可使气道黏膜灼伤，湿化过度又可增加感染机会和加重气道阻力；因此，通常湿化器的温度可设定在 32~34℃。

1. 增加肺泡内压和功能残气量，在整个呼吸期维持肺泡的通畅，有利于氧向血液内弥散。
2. 使萎陷的肺泡复张。
3. 对容量和血管外肺水的肺内分布产生有利影响。
4. 改善通气 / 血流比例。
5. 增加肺顺应性，减少呼吸功。

要点框 9-4-2 PEEP 的优点

1. 分钟通气量报警的上、下界限 分别设置为患者预置分钟通气量的上下 20%~30%。
2. 气道压力报警上限 为患者吸气气道峰压以上 10~15 cmH_2O。
3. 气道压力报警下限 常设置于比气道峰压低 5~10 cmH_2O。
4. PEEP/CPAP 报警下限 常设置于比 PEEP/CPAP 水平低 5 cmH_2O。
5. 吸氧浓度上、下报警界限 为预置浓度上、下 10%~20%。

要点框 9-4-3 常见报警界限设置

11. 报警界限 通常应将报警限设定在正常运行条件下呼吸机可以不报警，而在病情变化或呼吸机工作状态异常时由于报警识别系统能敏感地感知而发出报警信号。报警界限有些呼吸机本身已经规定，有些则需要我们根据临床具体情况来设置。常见报警限设置见要点框 9-4-3。

二、常用机械通气模式

机械通气模式是指机械呼吸输送的各种方式选择。正确恰当地选用各种通气模式，可以提高机械通气的效果，降低其并发症。随着一些具有闭环模式、自控方式、压力调节容量控制模式、呼吸机适应患者需求模式的智能呼吸机的不断开发应用，机械通气新模式也在不断增加，在实际工作中，可从不同的角度将机械通气模式进行分类：根据机械通气是由机器控制还是患者触发可分为控制性通气模式和辅助性通气模式；根据所提供的呼吸功大小可分为完全通气支持模式和部分通气支持模式；根据通气目标可分为压力调节模式和容量调节模式等。本节按照各呼吸时相的工作方式不同将目前使用的机械通气模式进行分类，并逐一说明其特点。

(一) 自主呼吸为主的通气模式

在人工呼吸模式的选择上，保留自主呼吸的模式是非常重要的通气模式。自主呼吸患者可以控制吸气开始和呼气终了的时间，患者自主决定吸气流速和潮气量。自主呼吸在吸气时气道内压变为负压呼气时为正压。这些气道内压变化的程度因呼吸机吸气开始触发方式和吸气阀的特性不同、供给吸气流速和人工呼吸回路的阻力不同而有所差异。气道内压变化小而呼吸做功减少，患者感觉舒适。持续气道正压通气(continuous positive airway pressure，CPAP)是患者自主呼吸条件下，呼吸机在整个呼吸周期内施以一定程度的气道正压，气道开口处的压力均维持在高于大气压水平的自主通气方式。由于 CPAP 是 PEEP 在自主呼吸条件下的特殊应用技术，因此 CPAP 的生理学效应与 PEEP 基本相似。自主呼吸和 CPAP 的气道内压曲线对比见图 9-4-3。

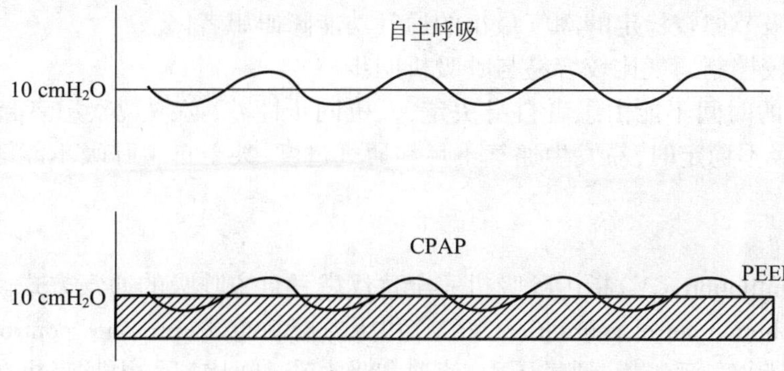

图 9-4-3 自主呼吸和 CPAP 的气道内压曲线

1. 适应证 ①治疗阻塞型呼吸睡眠暂停综合征(OSAS)。②增加慢性呼吸衰竭或急性呼吸衰竭患者的氧合。③呼吸机的撤机阶段。④重症支气管哮喘。⑤急性心源性或非心源性肺水肿患者。⑥上腹部和心胸外科手术术后肺不张。

2. 优点 ①防止气道及肺萎陷。②改善肺顺应性,降低吸气阻力。③减少吸气肌做功。④增加肺泡内压和功能残气量,增加氧合。

3. 缺点 ①增加气道峰压和平均气道压。②减少回心血量。③减少肝肾等重要脏器的血流灌注。

(二) 支持通气模式

1. 压力支持通气(pressure support ventilation,PSV) 是一种支持通气模式,是在患者自主吸气时,通气机提供一恒定的气道压力克服吸气阻力和扩张肺脏以辅助患者的自主吸气量;只需设定吸气时的压力触发水平和压力支持(PS)水平,而呼吸频率、潮气量、吸气和呼气开始时间均由患者自主调节,故不能用于没有自主呼吸的患者。PSV 作为一种支持通气模式,已在临床广泛应用,目前也是临床采用较多的撤机方式之一。常与 SIMV 或 CPAP 模式联合使用以弥补单独使用的不足。

(1) 适应证 ①用于呼吸功能减弱者,可减少患者呼吸做功。②对于有人机对抗者,应用 PSV 易于使呼吸协调。

(2) 优点 ①呼吸机与患者自主呼吸同步,患者感到舒适。②减少呼吸肌做功,增加潮气量。③气道峰压和平均气道压较低。④不易导致呼吸肌失用性萎缩和呼吸机依赖。

(3) 缺点 中枢驱动受抑制或呼吸运动及肺功能不稳定者单独使用 PSV 有较大危险性。

2. 容量支持通气(volume support ventilation,VSV) 是规定吸气上限为通气量的新型通气模式,在平静状态下患者 VSV 气道内压曲线与 PSV 相同。依据气道阻力和肺胸廓顺应性的变化,VSV 为保证设定通气量自动改变辅助支持压力。适合呼吸频率规律正常但潮气量不足的通气功能障碍的患者。因可根据患者自主呼吸强弱调节呼吸机辅助通气量的大小,故也可用于呼吸机的撤离。

3. 成比例辅助通气(proportional assisted ventilation,PAV)

拓展知识

(三) 辅助通气模式

辅助通气(assisted mechanical ventilation,AV)是患者自主呼吸触发吸气开始,呼吸机按预设条件提供通气辅助,吸气终了的转换由呼吸机控制,属于自主触发的强制控制通气。辅助通气模式包括定量式辅助通气(volume assist ventilation,VAV)和定压式辅助通气(pressure assist ventilation,PAV),AV 的气道内压曲线见图 9-4-4。

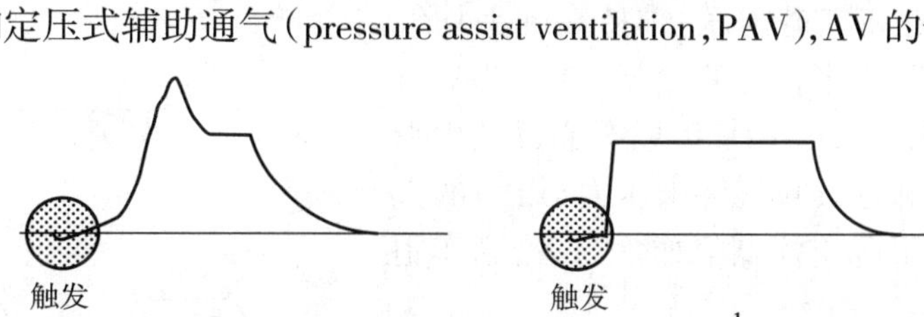

图 9-4-4 辅助通气模式的气道内压曲线

a. 定量式辅助通气;b. 定压式辅助通气

1. 适应证 自主呼吸节律较稳定的潮气量小的通气功能障碍患者。

2. 优点 自主呼吸较控制通气比较容易与呼吸机同步。

3. 缺点 吸气终了的时间不能由患者自身决定,人机同步性差,必须观察患者自主呼吸的吸气时间而设定吸气时间。自主呼吸不稳定时,易发生通气不足和通气过度,甚至自主呼吸不能触发启动呼吸机而发生窒息。

(四) 控制通气模式

控制通气(control ventilation,CV)指由呼吸机完全替代患者自主呼吸的通气方式。可根据产生通气的机制分为容量控制通气(volume control ventilation,VCV)和压力控制通气(pressure control ventilation,PCV)。操作者设定通气参数(呼吸频率、潮气量、通气压力、流速和吸 / 呼时间比)后,由呼吸机在规定时间内按照预先设定值向患者送气。人工呼吸的开始按照设定时间切换(time cycle),吸气终了按照压力(pressure cycle)、容量(volume cycle)或时间切换,属于呼吸机触发的强制控制通气。适应证:①自主呼吸消失或呼吸明显减弱。②应用于镇静或麻醉药引起的呼吸中枢严重抑制。③ ARDS。④实施非生理性特殊通气(如反比通气、分侧肺通气、低频通气、允许性高碳酸血症通气或目标性过度通气治疗颅内高压时)。⑤测定呼吸力学参数。优点是控制通气不需自主呼吸触发,易保证通气量,可使呼吸肌完全休息。缺点:①明显影响血流动力学。②长期应用可产生呼吸肌失用性萎缩和呼吸机依赖。③可发生过度通气或低通气。④易发生人机对抗,有时需用镇静剂或肌肉松弛剂抑制自主呼吸。

1. 容量控制通气(volume control ventilation,VCV) 是预设潮气量和吸气时间,其吸气相向呼气相转换采用的是时间或容量切换。可以达到规定的容量上限,但最高气道内压因患者胸肺顺应性不同而异。用于通气功能障碍为主的患者可以保证达到预设通气量,但是在胸肺顺应性小的患者容易引起气道高压,导致气压伤和影响血流动力学的稳定。

2. 压力控制通气(pressure control ventilation,PCV) 是预设气道压力控制水平和吸气时间,其吸气相向呼气相转换采用的是时间切换。吸气时正压气流进入肺内使气道压力升高,达到预设压力水平后,气流速度减慢并维持预置压力水平至吸气末,随后转为呼气的通气方式。比较适合新生儿、婴幼儿呼吸衰竭,防止气道内压过高的疾病,如气胸合并呼吸衰竭、慢性肺病合并呼吸衰竭和 ARDS。PCV 将气道压力控制在一定水平之内,减少了气压伤的发生机会,而且在人工气道漏气时,呼吸机可以提高送气速度来提供漏气补偿。但是在胸肺顺应性小的患者有时不能得到需要的潮气量。

3. 压力限制容量控制通气(pressure regulated volume control ventilation,PRVC) PRVC 是一种新的控制通气模式,其吸气相向呼气相转换采用的是时间切换,与 PCV 相似,可以控制最高气道内压同时可以保证预设的潮气量。因此,依气道阻力和肺顺应性的改变,自动调节气道最高内压。PRVC 的潮气量、流速和气道内压曲线见图 9-4-5。Evita4 呼吸机搭载的 auto flow 功能和 PRVC 具有同样的作用。PRVC 能够维持设定的潮气量,并可以保持较低的最高气道内压。适合低肺顺应性和高气道阻力的患者,特别是这些指标频繁变换的患者。

4 反比通气(inversed ratio ventilation,IRV) 可以调节吸气和呼气时间,通常吸呼气时间比为 1 : (1.5 ~ 2.0),将其比率逆转的控制通气模式被称为反比通气。在容量控制通气下的 IRV 被称为 VC-IRV;在压力控制通气下的 IRV 被称为 PC-IRV。IRV 抑制最高气道内压,维持高的平均气道内压,与 PEEP 一样具有改善肺氧合的效果。PC-IRV 可以仅通过延长吸气时间达到,而 VC-IRV 可以有通过减少吸气流速延长吸气时间的方法和延长吸气终末压力(EIP)的方法。IRV 适合肺顺应性严重下降重症低氧血症患者,副作用主要是循环抑制和产生 auto-PEEP。

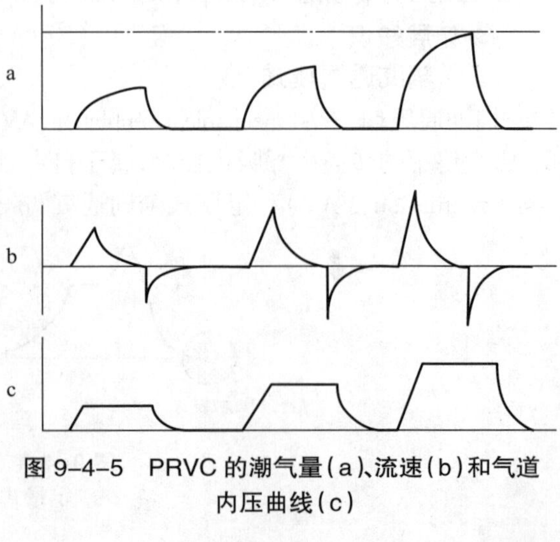

图 9-4-5 PRVC 的潮气量(a)、流速(b)和气道内压曲线(c)

(五) 组合通气模式

如果将自主呼吸、辅助呼吸、控制呼吸和支持呼吸模式作为基本的通气模式，那么下面的就是组合通气模式。

1. 辅助－控制通气（assist-control ventilation，A-CV） 是AV与CV的有机结合的一种通气方式，也称同步间歇正压通气。通气一般靠患者触发，但当患者吸气不能触发或触发的频率低于预定值时，则以控制通气的预设呼吸频率替代。因此，有患者自主呼吸触发时为辅助通气，没有自主呼吸触发时为控制通气。

该模式设定的临床意义：主要基于临床上某些开始自主呼吸尚稳定而使用辅助通气模式的患者，随着病情的加重，患者的自主呼吸越来越微弱乃至停止，单用辅助通气模式患者不能触发呼吸，如果未能及时发现，会造成严重后果，此种模式相对于AV模式较为安全。但如果自主呼吸频率过快，仍可发生呼吸性碱中毒。

（1）适应证 各种类型的呼吸衰竭患者。

（2）优点 ①呼吸机易与患者自主呼吸同步。②预设通气频率可防止通气不足。

（3）缺点 通气量设置不合理，可导致通气过度或通气不足。

2. 同步间歇指令通气（synchronized intermittent mandatory ventilation，SIMV） 是一种控制通气与自主呼吸相结合的特殊通气模式，允许患者在同步间歇强制通气的间歇期内进行自主呼吸。SIMV时的机械通气可与自主呼吸同步协调，而间歇指令通气（IMV）则不能。SIMV与IMV的主要区别在于，间歇强制通气是由患者自主呼吸触发的，若等待触发期（即同步触发窗）内无自主呼吸或自主呼吸不能触发，则在触发期结束时由呼吸机给予强制通气，触发期一般为SIMV呼吸周期的25%。由于减少了人机对抗，SIMV远比IMV应用普遍，SIMV常作为一种撤机技术，完成控制通气到完全自主呼吸之间的过渡，并已成为长期部分通气支持技术而广泛应用于呼吸衰竭患者，临床上通常和PSV联合使用。

（1）适应证 ①具有部分自主呼吸能力的患者。②呼吸机的撤离。

（2）优点 ①自主呼吸易与通气机协调，减少对镇静药的需要。②增加患者的舒适感。③较好地维持酸碱平衡，减少呼吸性碱中毒的发生。④改善通气/血流比例。⑤可根据患者的需要，提供不同的通气辅助功，并具有预设指令通气水平的安全性。

（3）缺点 ①自主呼吸的存在一定程度上增加了呼吸功耗，主要有两个因素存在。其一是自主呼吸需额外克服呼吸机回路上的阻力做功；其二，自主呼吸时，不良的气流提供方式也增加了呼吸功，目前有的呼吸机为克服不良气流的提供，采用"flow-by"或"bias-flow"提供一种恒定气流或偏流，一定程度上克服了按需活瓣法的弊端。② SIMV通气时，当自主呼吸突然停止或明显减弱时可能发生急性通气不足。IMV、SIMV、SIMV+PSV通气模式曲线见图9-4-6。

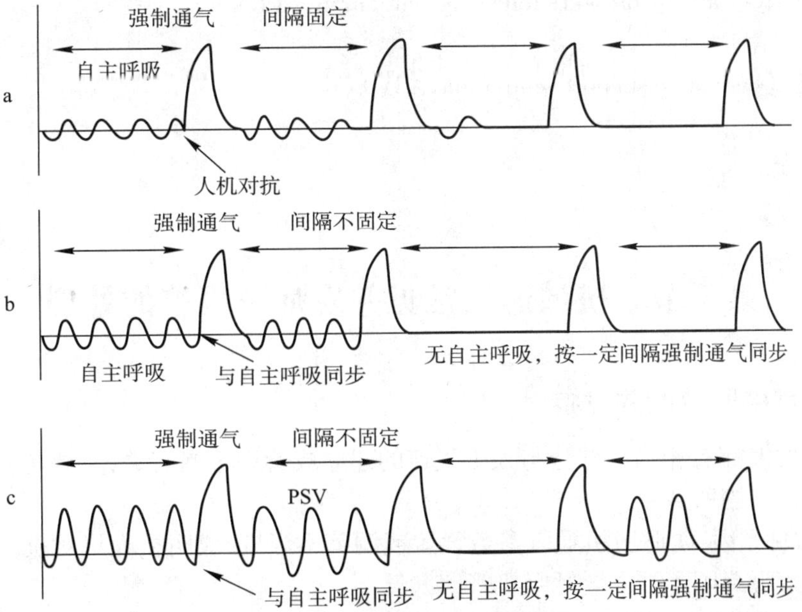

图9-4-6 三种通气模式曲线

a. IMV；b. SIMV；c. SIMV+PSV

3. 指令分钟通气（mandatory minute ventilation，MMV）

拓展知识

4. 双相气道正压通气（biphasic positive airway pressure，BIPAP） BIPAP 为自主呼吸与时间转换、双相气道压力控制的混合通气模式。允许自主呼吸与控制通气并存，能实现从 PCV 到 CPAP 的逐渐过渡。该模式可调节的参数包括：高压力（P_{high}）、低压力（P_{low}）、高压时间（T_{high}）、低压时间（T_{low}），改变相关参数可以调节出不同通气模式。BIPAP 气道内压曲线见图 9-4-7。

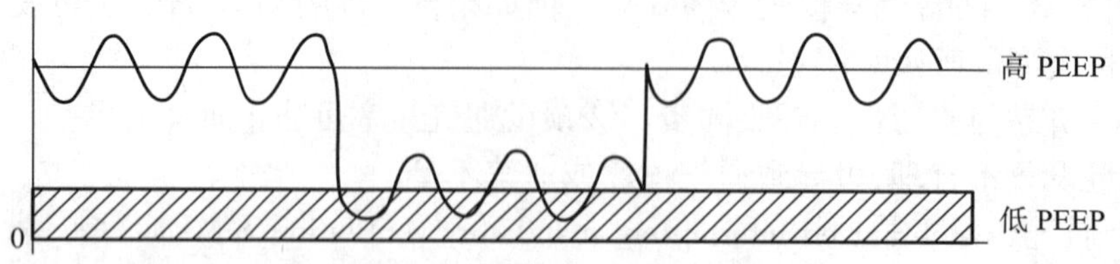

图 9-4-7 BIPAP 气道内压曲线

临床常用的调整方式包括：①在患者无自主呼吸状态下若将相关参数调整为：P_{low}=0、$T_{high} < T_{low}$，此时的通气模式即为压力控制通气（PCV）；若 P_{low}=0、$T_{high} > T_{low}$，即为压力控制反比通气（PC-IRV）；若为 $P_{low} > 0$、$T_{high} < T_{low}$，即为 PCV+PEEP；若为 $P_{low} > 0$、$T_{high} > T_{low}$，即为 PC-IRV+PEEP。②有自主呼吸状态下若将相关参数调整为：P_{high}= P_{low}，则为 CPAP；若 P_{high}= 吸气压力，T_{high}= 吸气时间，P_{low}=0 或 PEEP，T_{low}= 期望的控制呼吸周期 -T_{high}，相当于 IMV 或 SIMV；若 P_{high}= 吸气压力，T_{high}= 吸气时间，T_{low} 较短，自主呼吸在高压力水平出现，则为气道压力释放通气（airway pressure release ventilation，APRV）。通气不是靠间歇性向肺内充气来达到的，而是短的周期性压力释放。呼气是通过短时间压力释放完成的，因为非常短的压力释放时相可防止呼气末小气道陷闭，结果增加 PRC 改善通气/血流比并改善氧合。③自主呼吸不恒定的呼吸状态称为“真正的”BIPAP，是在低、高压水平上，患者均可进行自主呼吸，且自主呼吸不受机械通气的影响，而是叠加在 2 个机械压力水平上。由于克服了传统机械通气时自主呼吸与控制通气不能并存的特点，增加了通气量，避免人机对抗。

（1）适应证 BIPAP 适应轻、中度呼吸衰竭患者。

（2）优点 ①气道压力稳定、人机配合良好。②对循环影响较小。③是“万能”通气模式，在病情变化时，仅需调整 4 个参数即可，临床应用范围较广。

（3）缺点 设置不当容易导致通气不足。

5. 气道压力释放通气（airway pressure releasing ventilation，APRV）

拓展知识

6. 适应性支持通气（adaptive support ventilation，ASV）

拓展知识

7. 特殊的通气模式

拓展知识

第三节 机械通气常见并发症及报警的处理

一、机械通气直接导致的并发症

机械通气的常见并发症有相当一部分与人工气道的建立或管理不当有关，主要是参数的调节不当，或由于发生机械故障及护理不当所致。

1. 通气不足 常见原因：①呼吸机通气参数设置或调节不当，造成明显人机对抗，影响通气效果。②气管插管或气管切开的套囊封闭不严。③呼吸机管路漏气。

2. 通气过度 常见原因是呼吸机参数调节过大，使总的通气量增多，可发生呼吸性碱中毒，处理方法根据血气分析及时调整通气量；对于中枢性通气过度者可给予镇静药，必要时应用阿片类镇痛药，以抑制自主呼吸。

3. 低血压、休克　正压通气本身干扰循环生理，减少静脉回心血量和心输出量，导致低血压休克，常发生于微循环血量不足或通气压力较高，循环代偿能力较差时。

4. 呼吸机相关性肺损伤（ventilator-induced lung injury，VILI）　是正压通气严重的并发症，常危及生命，是机械通气应首要考虑避免的并发症。VILI 包括 4 种类型：①肺泡外气体。②系统性气栓塞。③弥漫性肺损伤。④氧中毒。

其中肺泡外气体的病因包括：气胸、气腹、皮下气肿、纵隔气肿、肺间质气肿、心包积气、腹膜后积气、空气栓塞等。主要原因为：①高气道压，使气体分布不均，导致部分肺泡过度膨胀，甚至破裂。②通气量过大导致容量伤。③未发现的肺大疱。④气管黏膜溃疡、气管破裂等。防治方法：合理选用通气模式及适当的通气参数，具体怎样防止气道压力过高和过大潮气量通气，应根据胸肺顺应性及时调整吸气压力、PEEP、有肺大疱者应低压通气，张力性气胸发生者应立即行胸腔闭式引流。

近年来，在 ARDS 和重症支气管哮喘患者机械通气中广为推荐应用的“肺保护策略”，其目的是为了避免呼吸机所致的肺损伤。在 ARDS 患者具体实施“肺保护策略”方法有两点，一是选用“最佳 PEEP”和实施肺复张疗法，保持大部分肺泡开放和一定的功能残气量，避免肺泡呼吸时反复关闭和开放引起的牵拉损伤；二是弃用传统的超生理大潮气量，而改用小潮气量（常为 5 ~ 7 mL/kg）的通气方法，从而被动地允许 $PaCO_2$ 逐渐的在一定范围内升高，即所谓“允许高碳酸血症”通气。

5. 肺不张　常发生于长期低通气患者及气管插管插入过深、痰液阻塞、肺部感染、吸入纯氧导致吸收性肺不张者。具体措施：可以采用叹息（sigh）通气或加用合适的 PEEP，并限制 FiO_2 在 50% 以下；纠正过深导管，湿化，吸痰等；必要时采用气管镜吸痰。

6. 呼吸机相关性肺炎（ventilator-associated pneumonia，VAP）　是急性呼吸衰竭患者在接受机械通气至少 48 h 以后发生的肺炎，应将气管插管和机械通气前已存在或处于潜伏期的肺炎除外。VAP 是机械通气的主要并发症之一，也是导致机械通气时间延长甚或撤机失败的原因之一；VAP 是医院感染的特殊类型，其发生率和病死率很高。VAP 是由于人工气道及机械通气本身破坏了正常的呼吸道生理屏障，镇静药或肌松药的使用抑制了纤毛运动及咳嗽反射，加之吸痰管、呼吸机管路、湿化器等消毒不严，长期通气治疗营养供给偏差等因素，极易发生肺部感染，且发生率随机械通气时间的延长而增加。常见细菌为铜绿假单胞菌、嗜麦芽假单胞菌、变形杆菌、克雷伯杆菌、鲍曼不动杆菌等，有时也有真菌存在。

防治具体措施包括：严格消毒呼吸治疗器具，严格执行无菌操作技术，吸痰管每人每次更换或使用封闭式吸痰管，全面控制感染，减少口咽部、气管和肠道的细菌定植和吸入，有条件者可采用特殊的声门下吸引导管（图 9-4-8）加强声门下分泌物的引流，隔离已感染或带有高度感染性病菌的患者，加强营养，增强上机患者的免疫能力，进行痰培养监测等，其中控制 VAP 最好的措施之一是把握时机、尽早撤机。

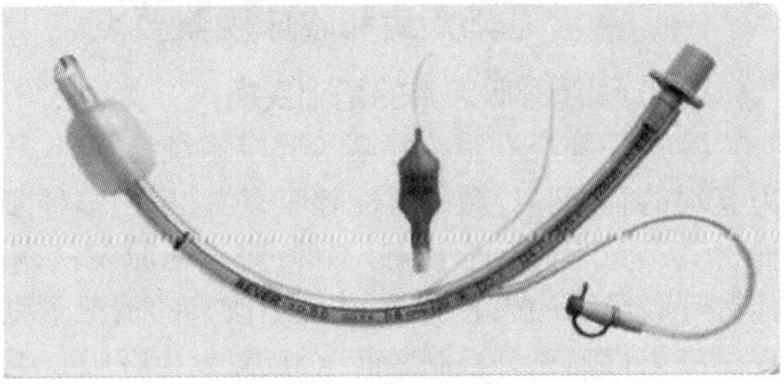

图 9-4-8　声门下吸引导管

7. 胃肠胀气、上消化道出血　胃肠胀气较常见，尤其是用面罩加压呼吸或气管套囊密闭不严，加压气体逸出被患者咽下，导致加压气体进入胃肠，应对因处理及放置胃管。此外，机械通气时，还可发生上消化道出血，在呼吸衰竭应激反应基础上，因加压通气，使胸膜腔内压升高，导致静脉回流受阻，胃肠黏膜淤血等。应加用 H_2 受体阻滞剂及保护胃黏膜药物，一旦出血，应积极治疗。

8. 钠、水潴留　机械通气时，因静脉回心血量减少，可反馈引起抗利尿激素分泌增加，肾功能减退，引起钠、水潴留。机械通气期间应监测尿量、尿比重和肾功能，在保证血容量同时，适当使用利尿药。

9. 深部静脉血栓形成　原因是长期卧床，体位固定，血容量不足，脱水，静脉回流缓慢。防治办法：有血栓倾向者给予少量肝素或皮下给予低分子肝素注射，常采用 5 000 U、每 12 h 一次，是一种有效安全的预防深部静脉血栓形成的方法，也从而减少了肺栓塞的发生率。此外，还应注重补足有效循环血量，减少镇静药和肌松药的用量，加强翻身和肢体活动等。

二、常见报警原因及处理

多功能呼吸机常设有报警项目,可使呼吸机在感知工作不正常状态下,呼唤相关人员能及时处理,但由于呼吸机品牌、型号等不同,其报警设置亦不相同。

1. 气道压力过高报警 ①气道阻塞、窒息:其原因为呼吸道分泌物黏稠,痰痂阻塞;通气回路扭曲、气管套管脱落及阻塞、广泛支气管炎症及痉挛。处理办法应及时气道湿化,吸痰,必要时更换气管套管等,应用解痉平喘药等。②人机对抗:寻找原因,对因处理等。③吸气压设置过高:应调整吸气压力水平。

2. 气道压过低报警 ①管路脱开:接好脱接管道。②气管导管套囊破裂或充气不足:套囊适量充气或更换导管。③气源不足:检查空气 – 氧混合器和气源。

3. 低分钟通气量报警 ①每分钟呼出量低限设置过高:降低低限设定值。②管路漏气:接好或更换管路。③患者呼吸功能不全:调整机械通气方式。④通气受阻或不畅:解除受阻或不畅原因。

4. 高分钟通气量报警 ①每分钟呼出量高限设置过低:调整报警值。②呼吸频率过快:视具体情况调整,如降低灵敏度,镇痛,增加氧浓度等。③潮气量设定过高:降低潮气量或吸气压力。

5. 吸 / 呼比报警 主要是吸 / 呼比调节不当,通常反比通气情况下报警,根据病情合理调节吸 / 呼比。

6. 呼吸机不工作 ①呼吸机出现故障:请专业维修人员,并立即实施人工通气。②停电、电源插头脱落、保险丝熔断:重新连接电源、更换保险丝,必要时改为人工通气。

第四节 人工呼吸中患者的观察与监护

机械通气是在呼吸衰竭重症患者常规的氧气疗法无效时,使用呼吸机改善肺的氧合保证通气的治疗方法。人工呼吸中患者的管理上,有必要针对患者的生命体征和血气改变,及时处理呼吸机各种监护装置的报警,即从以下三个方面作为患者管理和观察的重点:①引起呼吸衰竭的基础疾病。②正压通气对患者的影响。③人工呼吸机本身的问题。其中前两项属于患者方面的问题,通过灵活分析使用这些监护信息,对患者更好地观察。

一、患者基础疾病和临床观察要点

(一) 引起呼吸衰竭的基础疾病

除重症肺炎和重症哮喘等呼吸系统疾病外,多发外伤、休克及重症感染可引起急性呼吸衰竭,还有伴心力衰竭的肺水肿导致的急性呼吸衰竭,病因多种多样。因此,对引发急性呼吸衰竭的基础疾病有必要明确并评价其严重程度。应该意识到呼吸衰竭原发疾病的好转对患者撤机具有重要的意义。例如,心源性肺水肿伴有呼吸衰竭的患者,在心功能不改善的情况下患者的呼吸状态将无法改善,伴有呼吸衰竭的重症感染患者在感染未得到充分控制之前,会反复发生呼吸衰竭的加重。

(二) 人工呼吸管理中的患者观察

1. 一般监护 首先最重要的是生命体征,仔细确认患者呼吸、血压、脉搏和意识状态;患者的胸廓运动情况和左右呼吸音听诊情况也是非常重要的。在重症哮喘或 COPD 的患者出现急剧的血压下降时应注意左右呼吸音是否相同,必要时行 X 线胸片检查除外张力性气胸。在患者护理方面应注意气管插管和呼吸管路的位置,意识清楚的患者能够通过非言语性交流来表达人工呼吸是否适宜,通过与之交流为其创造更好的上机环境。

2. 机械通气同时进行相关处置时的监护 吸痰是从气管插管排痰的最重要处置,咳痰量和颜色性状是判断肺部病变的最重要材料,从吸痰时吸痰管插入的难易可判断气管插管的堵塞情况;体位改变:人工呼吸患者不能进行自主变换体位,定时进行体位变换的辅助是必要的,应注意变换体位时所带来的血气分析指标、潮气量、呼吸频率等改变;人机对抗:是患者和呼吸机不协调引起的,在人工呼吸管理中是特有的现象。有必要寻找是否由于气管导管内痰液潴留和气管壁损伤造成的。小儿头部相对大而使气管弯曲,气管切开的导管常常刺激气道引起人机对抗,可使用可塑性更佳的气管导管。另外,有意识患者因焦虑不安引起的人机对抗需要给予适度镇静抗焦虑治疗。通气模式更改时：进行人工呼吸的患者，更改通气模式时在更改后一段时间内要进行血气分析，以确认变换通气模式是否可行。此时患者的意识状态和经皮血氧饱和度的监测也是必要的，可使用连续容易监测的经皮血氧和呼气末二氧化碳装置观察患者的病情变化。

三、人工呼吸管理中患者的监护措施

1. 动脉血气分析　可以通过 PaO_2 评价肺氧合功能，$PaCO_2$ 评价肺通气功能，是人工呼吸过程中不可缺少的监护手段。在患者呼吸状态改变和呼吸机辅助条件变更时应该及时检测血气分析。目前，动脉血气连续监测在临床应用已成为可能。由于人工呼吸过程中需要调整适宜的通气量、吸入氧浓度和 PEEP，需要频繁抽取动脉血液，PaO_2 和 $PaCO_2$ 的连续监测已成为临床人工呼吸中有力的监测武器。

2. 经皮血氧饱和度和呼气分析　经皮血氧饱和度的监测对于肺氧合功能极度下降的患者是安全有效的，尤其是在吸痰过程中。人工呼吸管理患者血氧饱和度连续测定成为可能，与 PaO_2 有很好的相关性。呼气末二氧化碳的分析是可以连续监测人工呼吸管理的患者通气量是否适宜的装置。这些监测装置具有非侵袭性，不存在信息收集的问题。主要应该注意其与动脉血气分析指标的相关性。

3. 呼吸功能的监护　作为肺膨胀的指标，肺顺应性和气道内压的变化等参数也是重要的信息。气道内压曲线使患者的肺部状态和 PEEP 等呼吸管理的状况一目了然，在人工呼吸管理时与心电图一样具有重要作用，应该灵活掌握。另外，记录压力－容积曲线也可以评价肺功能。

4. 循环状态的评价　人工呼吸中应该持续监测心电图和血压的变化。另外，在急性期患者病情不断变化时，有时插入 Swan-Ganz 漂浮导管监测血流动力学指标也是必要的。心力衰竭时存在肺淤血，肺功能的改善是以心功能的改善为前提的，应该努力改善患者的心功能状态。目前混合静脉血氧饱和度（SvO_2）连续监测已成为可能，可以更早觉察到患者的病情异常变化，但是其数值受到心功能、呼吸功能、代谢等诸多因素的影响，不宜单纯作为某种功能的评价指标。测定肺水含量对诊断也是有意义的。

5. 其他　胸部 X 线检查在人工呼吸管理中每日 1 次观察肺疾病的变化。其他如尿量、体温等也是重要的监测措施，对于提示呼吸衰竭加重因素的凝血－纤溶系统的检查也可以把握呼吸衰竭的严重程度。

三、人工呼吸机的检查和监护

在人工呼吸管理时，有必要把握呼吸机是否按照设定的参数工作。需经常确认吸入氧浓度、潮气量、呼吸次数、设定的 PEEP 和气道内压。此外，需确认吸气和呼气量是否一致，熟知各种报警系统功能。使用前后也要注意人工呼吸机自检，以防止在呼吸机工作过程中出现异常情况。

第五节　机械通气的撤离与后续治疗

一、机械通气的撤离

（一）撤机的基本原则

1. 无论什么情况的患者，盲目持续给予人工呼吸是不必要的。若条件允许应该考虑尽早撤机，在判断能够取得患者配合时，充分说明撤机过程中出现不适感能够立即解决以消除患者的顾虑，同时也要考虑到昼夜情绪变化的规律，尽可能保证夜间充分休息。

2. 呼吸衰竭患者的撤机和手术后患者的撤机原则完全不同。即呼吸功能本身无障碍的患者撤机同麻醉觉醒的患者一样，在患者意识清楚全身状态稳定时，确认自主呼吸功能恢复，可以将控制通气模式转为 PSV 5 cmH_2O 或 CPAP 模式撤机。

3. 没有贫血的患者 PaO_2 维持目标在 80 mmHg。若为维持 PaO_2 100 mmHg 采用高 PEEP 和高浓度吸氧，则将导致撤机延迟。

4. 患者不能耐受撤机后的负荷主要判断不仅仅依靠呼吸功能状态，包括患者的主诉、临床症状（呼吸节律的异常、呼吸次数增加）、循环状态（脉率 120 次 /min 以上、高血压、低血压及中枢－末梢温差增大）等变化综合考虑。最重要的是临床症状改变往往是领先于血气分析异常。

（二）撤机的时机

撤机时机的判断非常重要，也是经常困惑临床医生的问题。因为呼吸衰竭上机的原因很多，患者的病情存在很大差异，因此也不可能单靠某一指标就能可靠地预计撤机时机，撤机决定的依据要靠临床医生的综合判断和呼吸支持的合理应用。机械通气的实施到撤离是一个系统工程，临床实施机械通气开始就应考虑到撤机的可能性，并为撤机创造有利条件，及时抓住撤机的有利时机，合理应用撤机技术，并适当参考撤机的呼吸生理指标才能提高撤机的成功率。

1. 呼吸功能以外的临床撤机标准　①上机的原因及诱因已基本去除，原发病好转。②已停用镇静药和神经肌肉阻滞剂。③中枢神经功能正常、神志清醒、定向力良好。④感染控制，循环平稳，营养状态和肌力良好。⑤自主呼吸明显增强，咳嗽有力，能自主排痰，无缺氧及二氧化碳潴留表现，无酸碱失衡及电解质紊乱。⑥肾功能基本正常。

2. 与呼吸功能相关的撤机标准　①氧合功能指标：$PaO_2 \geq 60$ mmHg（$FiO_2 \leq 0.4$）；肺泡－动脉血氧分压差 $A\text{-}aDO_2 \leq 350$ mmHg（$FiO_2=1.0$）；氧合指数（PaO_2/FiO_2）> 200 mmHg；肺血分流率（Q_S/Q_T）≤20%。②二氧化碳排泄功能指标：$PaCO_2 \leq 50$ mmHg；无效腔通气气量与潮气量之比（V_D/V_T）≤0.6。③通气力学指标：呼吸频率（RR）< 30 次 /min；潮气量（V_T）≥5 mL/kg；分钟通气量（MV）< 10 L/min；最大吸气负压（MIP）≤-20 cmH_2O；气道抵抗 < 15 cmH_2O/LPS；肺顺应性 > 25 mL/cmH_2O。

以上是一般的撤机标准，但是对于慢性呼吸衰竭急性加重期、先天性心脏疾病右向左分流的患者，这些标准不适合，必须参考上机前的指标作为撤机标准。

（三）撤机的程序

1. 经典的撤机方法

（1）无论患者使用何种机械通气模式，只要满足前述的撤机标准立即开始进入撤机期。

（2）可通过逐渐减少指令通气频率每次减少 2 ~ 3 次，减少呼吸机做功的同时促使患者自主呼吸做功逐步增加，直到患者能完全撤机并拔除气管插管。此方式常与 PSV 方式联合应用，将 PSV 每次调低 2 ~ 5 cmH_2O，逐渐减少压力支持辅助。条件下调后 15 ~ 20 min 进行血气检查，确认无明显恶化。通常无极端高 PEEP 时的撤机与下调 PEEP 相比，优先下调辅助通气量。

（3）在 PSV 达到 5 cmH_2O 和 CPAP 达到 2 ~ 3 cmH_2O 时满足拔管的条件时可以撤机拔管。CPAP 通过增加功能残气量改善氧合，同时吸气相正压可减少患者呼吸功，但呼气相正压一定程度增加患者呼气阻力。此方式撤机主要适用于功能残气量降低导致的低氧血症，而呼吸肌功能基本正常的患者及用于肺泡有萎陷倾向的患者（如 ARDS）。撤机前 CPAP 的水平应在 5 ~ 9 cmH_2O 间调整，并逐渐降低压力。

2. 采用浅快呼吸指标的撤机方法　浅快呼吸指数（RVR）等于呼吸频率（bpm）除以潮气量（L），目前是比较客观简便的可靠性强的撤机指标。按照图 9-4-9 的程序进行撤机，即使是医生以外的护士、呼吸治疗师也能够实现，可缩短气管插管时间和住院时间。不适合该程序的患者包括：呼吸次数过快或过慢、慢性呼吸衰竭、肥胖和腹壁挛缩、觉醒后气道容易过敏的哮喘。

3. 采用自动撤机模式的撤机方法

拓展知识

二、机械通气撤离后的治疗

撤机后是否需要给予辅助治疗要根据患者的呼吸状况及血气分析结果而决定，若仍存在部分呼吸功能不全，呼吸功耗增加，可以考虑使用无创性机械通气进行辅助性呼吸支持，从而减少有创通气的并发症。有些患者病情不改善，仍需再次行有创通气。此外，一部分患者撤机后，经过面罩或鼻导管给氧等氧疗支持，呼吸状况可能恢复正常。还有一部分脱离呼吸机，但不能拔管的患者需要给予人工鼻，以保持气道湿化，防止痰液结痂，堵塞气管造成窒息。

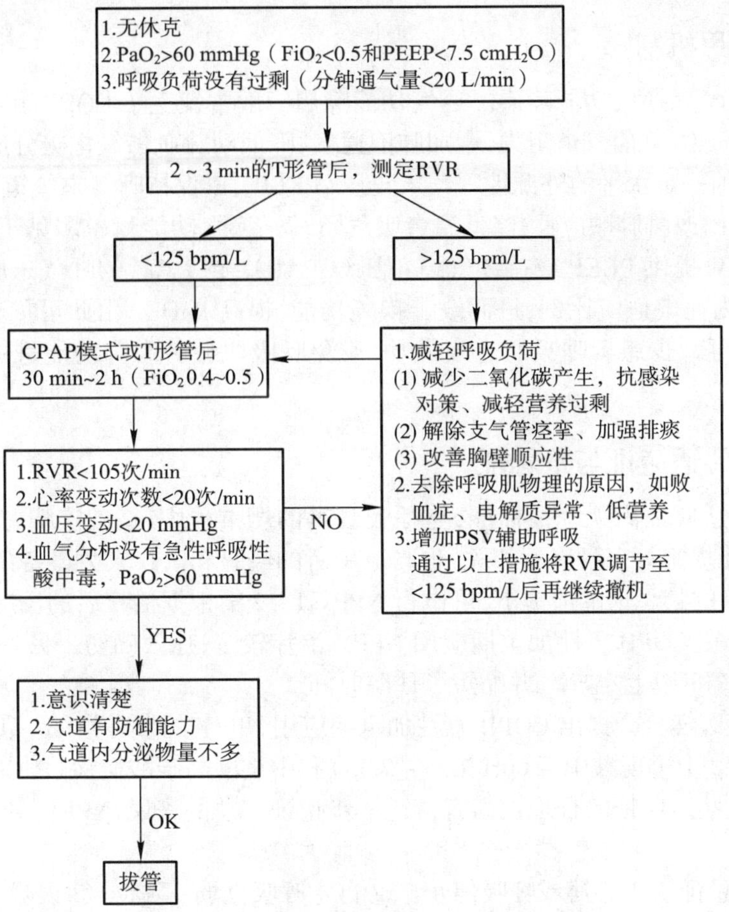

图 9-4-9　采用浅快呼吸指数撤机的程序

RVR= 每分呼吸次数（bpm）/ 潮气量（L）

1. 拔除气管插管的条件　当 CPAP 2～3 cmH_2O 或者 PSV 3～5 cmH_2O，$FiO_2 \leqslant 0.4$ 时满足以下条件可以拔管。①血气分析：$PaO_2 \geqslant 80$ mmHg，$PaCO_2 \leqslant 45$ mmHg。②通气力学指标：$V_T \geqslant 5$ mL/kg，RR≤20 次 /min（成人）、≤30次/min（儿童）。③神志清醒、吸气中枢驱动正常、有排出分泌物的能力、咽喉反射良好及血流动力学相对稳定。在上述条件中为防止误吸，具备咽喉部反射强和有自主排痰能力是非常重要的。

2. 拔管后的管理　①在拔管后上调吸入氧浓度 5%～10%，并给予充分加湿的氧气。②在小儿易发生声门水肿，拔管前常给予激素。在拔管前静脉推注甲泼尼龙 10 mg/kg，或地塞米松 0.1～0.2 mg/kg。此外，也可以局部吸入肾上腺素和激素。③拔管后必须进行胸部 X 线检查，确认有无肺不张。④拔管后对于自主排痰弱的患者可给予环甲膜穿刺排痰。⑤拔管后体外振动排痰仪可以促进痰液的排出。⑥对仍需要辅助性呼吸支持的患者可在拔管后考虑应用无创正压通气。

第六节　无创正压机械通气

机械通气是抢救呼吸衰竭、心力衰竭等危重病患者重要手段之一。传统意义上的机械通气是指有创通气，是通过气管插管连接患者与呼吸机，这种连接方式能确保机械通气的效果，但同时也造成了气道损伤、撤机困难，患者耐受性差等缺点。近年来，通过鼻罩或面罩连接呼吸机和患者的无创正压通气（non-invasive positive pressure ventilation，NPPV）技术得到广泛使用，并成为慢性阻塞性肺疾病（COPD）急性加重期、急性肺损伤（ALI）、急性呼吸窘迫综合征（ARDS）、急性心源性肺水肿、重症哮喘等所致急性呼吸衰竭的重要呼吸支持手段。本节着重介绍 NPPV 的作用原理与适应证，阐述实施 NPPV 必要的技术要求及常见并发症的处理。

一、NPPV 的作用机制

呼吸衰竭可分为通气和换气功能障碍。通气功能障碍一般常发生于 COPD 和哮喘等阻塞性气道疾病。NPPV 可提供患者吸气压力，克服气道阻力，增加肺泡通气，降低动脉血二氧化碳分压（$PaCO_2$）和提高氧分压（PaO_2）。在此基础上增加一定水平的外源性呼气末正压（PEEP），以保持呼气末气道开放，消除因肺内气体陷闭而产生的内源性 PEEP，改善肺顺应性，降低患者吸气负荷。换气功能障碍多见于 ALI、ARDS 和急性心源性肺水肿等疾病。NPPV 提供 PEEP 或持续气道正压（CPAP），维持患者的呼气末肺容积，预防和消除肺泡萎陷和肺水肿，改善肺内通气血流比例，进而改善换气功能，提高 PaO_2。由此可见，无论是通气还是换气功能障碍，使用 NPPV 均可减少患者呼吸肌过度做功，避免呼吸肌疲劳和肺功能进一步恶化，改善患者的呼吸功能。

二、NPPV 应用的适应证与禁忌证

目前有关 NPPV 的适应证尚无统一标准，与呼吸衰竭的严重程度、基础疾病、意识状态、感染的严重程度、是否存在多器官功能损害等多种因素相关，也与应用者的经验和治疗人力设备条件有关。在没有紧急插管、危及生命情况或明确的禁忌证的前提下，可试行 NPPV 1 ~ 2 h，根据治疗后的反应来决定是气管插管还是继续 NPPV。目前，临床在 COPD 急性加重期应用 NPPV 治疗较多，疗效确切。另外，NPPV 用于术后呼吸衰竭患者，可降低再插管率和院内感染率，并缩短了住院时间。

1. 中华医学会重症医学分会提出 COPD 急性加重期应用 NPPV 的参考指征　①中重度气促伴有辅助呼吸肌动用或反常呼吸。②中重度酸中毒（pH 7.25 ~ 7.35）和中重度高碳酸血症（$PaCO_2$ 45 ~ 60 mmHg）。③呼吸频率≥25 次 /min。这些适应证的合理性尚有待进一步论证。总的来说，NPPV 主要适合于轻、中度呼吸衰竭的患者。

2. NPPV 的绝对禁忌证　①心搏或呼吸停止。②自主呼吸微弱、昏迷。③误吸危险性高，不能清除口咽及上呼吸道分泌物，呼吸道保护能力差。④鼻咽腔永久性的解剖学异常。⑤合并其他器官功能衰竭（血流动力学不稳定、不稳定的心律失常，消化道大出血或穿孔，严重脑部疾病等）。⑥颈面部创伤、烧伤及畸形。⑦近期面部、颈部、口腔、咽腔、食管及胃部手术后。⑧患者不合作。

3. NPPV 的相对禁忌证　①气道分泌物多和（或）排痰障碍。②严重感染。③极度紧张。④严重低氧血症（$PaO_2 < 45$ mm Hg）、严重酸中毒（pH≤7.20）。⑤近期上腹部手术后（尤其是需要严格胃肠减压者）。⑥上呼吸道机械性阻塞。

虽然有较轻意识障碍的患者仍可尝试使用 NPPV，但对于昏迷的呼吸衰竭患者原则上应首选气管插管有创通气，避免 NPPV 用于有绝对禁忌证的患者。而对于相对禁忌证者，应该权衡利弊，综合考虑。临床上把握 NPPV 的应用指征有一定困难，因此，有学者提出可以试验性应用 NPPV，观察治疗后的反应，以判断是否应该继续应用。具体来说，在没有绝对禁忌证的呼吸衰竭患者中，应用 NPPV 治疗 1 ~ 4 h，如果临床状况和血气好转，则继续应用 NPPV，如血气分析无好转，则预示 NPPV 失败，应立即改为有创通气。

三、无创呼吸机的连接方式

无创正压机械通气的实施需要与患者相连接，连接方式包括两种：面罩和鼻罩（图 9–4–10），各自的优缺点如下：

1. 鼻罩

（1）优点　无效腔小（105 mL）；发音、进食、咳嗽不受影响，呕吐时不易误吸，患者可随意控制是否触发呼吸机。

（2）缺点　张口呼吸时易漏气，降低疗效。

2. 面罩

（1）优点　容易密闭，漏气相对较少；血气指标改善较快。

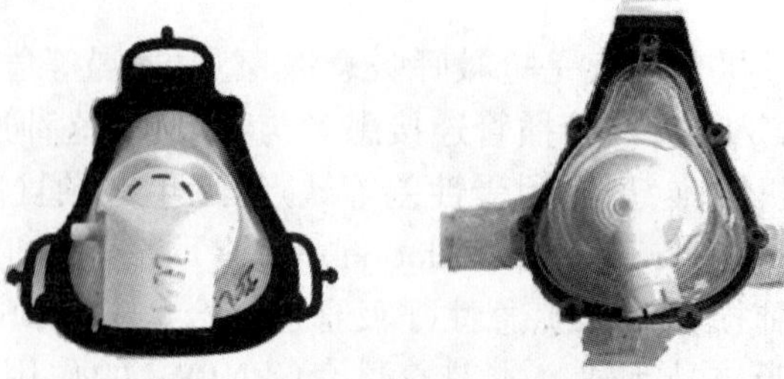

鼻罩　　面罩

图 9–4–10　鼻罩和面罩

（2）缺点　无效腔大（约 250 mL）；发音、进食、咳痰需脱开呼吸机；呕吐时易误吸；若面罩内压力 > 25 cmH_2O，易发生胃肠胀气。

四、NPPV 的应用程序

不合理的工作程序是造成患者不耐受和影响疗效的重要原因之一，NPPV 的参考操作程序如下：①评估患者及选择合适的监护条件。②对患者说明 NPPV 的必要性，鼓励患者积极配合。③患者取坐位或头高 30℃ 以上卧位，注意保持上呼吸道通畅。④选择合适的连接器：面罩或鼻罩及接口器等。⑤佩戴头带，注意避免固定带的张力过高。⑥选择呼吸机和通气模式。⑦开启和连接呼吸机。⑧开始应用时用较低压力，用自主触发的模式，吸气压（IPAP）8 ~ 12 cmH_2O，呼气压（EPAP）3 ~ 5 cmH_2O；逐渐增加吸气压至 10 ~ 20 cmH_2O，直到患者能够耐受的最高压力或潮气量达到 10 mL/kg，最终以达到缓解呼吸困难，减慢呼吸频率，增加潮气量和理想的人机同步性为目标。⑨监测患者的血氧饱和度，需要时逐渐加大吸入氧流量，保持 SaO_2 > 90% 以上。⑩经常检查连接罩和呼吸管路是否漏气。⑪注意观察是否有不良反应的出现并及时处理。⑫对躁动的患者应谨慎使用镇静药，必要时可选择对呼吸循环影响较小的镇静药。⑬定时监测血气分析，开始每次间隔 1 ~ 2 h，而后可按需而定。

五、应用 NPPV 常见的不良反应与对策

1. 漏气　几乎是临床应用 NPPV 治疗过程中都会出现的最常见问题，漏气与面罩位置不当、固定带过松和面罩与患者脸型不适合等因素有关。调整面罩的位置，在兼顾舒适度的基础上适当增加固定带的拉力，可减少或消除漏气。如所用面罩与患者脸型不适合，应及时更换其他类型的面罩。

2. 与气体压力和流量相关的不良反应

（1）胃胀气　因气道压力过高，超过患者食管下段括约肌张力或反复吞气引起，多见于面罩正压通气，患者神志不清或对呼吸机依从性差时，可发生不自主吞咽引起胃胀气。患者需较高压力支持或神志不清时应常规留置胃管引流胃内气体，如自动引流效果不佳，应及时进行胃肠减压。

（2）口或鼻咽部干燥　比较常见，多数患者可以耐受，可通过间歇饮水或气道加温加湿而减轻。

3. 与面罩相关的不良反应

（1）面部压迫性损伤　压迫性损伤与面罩对面部的压力和面罩材料有关。气垫压力超过毛细血管压可导致局部皮肤发红、淤血，甚至破溃、坏死。因此，选用适合患者脸型的硅胶或气垫面罩，及时调整固定带的压力以减轻压迫症状。此外，交替使用不同类型面罩和鼻罩也是防治面部压迫损伤的有效方法。

（2）面罩带来的不适感　调节面罩固定带的松紧、更换合适大小的面罩。

4. 其他并发症

（1）排痰障碍或发生误吸性肺炎　无创通气时要选择有一定咳嗽反射和排痰能力的患者。定时鼓励患者主动咳痰，及时吸除口、鼻腔分泌物，防止肺炎的发生。

（2）低血压　需要下调吸气压力。

（3）气胸　对可能发生气胸如肺大疱患者，需要考虑停止机械通气或降低气道内压，酌情行胸腔闭式引流。

■ 课后练习题

1. 机械通气的治疗作用有哪些？
2. 机械通气的适应证和禁忌证有哪些？
3. 常用机械通气参数的合理设置是什么？
4. 机械通气的常用模式有哪些？各自的适应证有哪些？
5. 无创呼吸机的适应证和禁忌证有哪些？

（张　东）

✔ 习题与答案　　教学 PPT

第五章

危重症患者的镇静与镇痛

目 的 要 求

掌握:危重症患者镇静镇痛的适应证。
熟悉:危重症患者镇静镇痛的监测和评估。
了解:危重症患者镇静镇痛治疗方法。

镇静(sedation)与镇痛(analgesia)是ICU救治过程中为减少患者不适、疼痛及配合相关治疗,常规使用的一项基础治疗措施。其主要目的是:①消除或减轻患者的疼痛及躯体不适感,减少不良刺激及交感神经系统的过度兴奋。②帮助和改善患者睡眠,诱导遗忘,减少或消除患者对其在ICU治疗期间病痛的记忆。③减轻或消除患者焦虑、躁动甚至谵妄,防止患者的无意识行为(如挣扎等)干扰治疗,保护患者的生命安全。④降低患者的代谢速率,减少其氧耗氧需,使得机体组织氧耗的需求变化尽可能适应受到损害的氧输送状态,并减轻各器官的代谢负担。

第一节 危重症患者的镇静

危重症患者的异常应激反应是急诊急救极为常见的临床现象,给予足够的镇静药物控制、治疗焦虑、谵妄和躁动,甚至使患者产生短暂的遗忘,不仅对患者来说是人道的,而且可以减少危重患者不必要的应激,减少相关并发症,促进病情稳定与恢复,同时可以降低死亡率。

一、定义

镇静是通过某种治疗手段产生一种不再有焦虑的放松、平静的状态。镇静是一个模糊的术语,涵盖各种意识和反应状态,镇静治疗可能有一定的催眠作用,但镇静并非催眠疗法。

二、适应证

1. 焦虑(anxietas) 由于生理应激(陌生环境、有创操作、机械通气、疲劳、对疾病的迷惑等刺激引起)和心理压力(恐惧、压抑、不适、异常睡眠等引起)综合因素所致。

2. 谵妄(acute confusional state,delire) 与焦虑一样,谵妄也具有不愉快的情绪改变,不同之处是谵妄伴有精神错乱状态及认知功能障碍。

3. 躁动(restlessness) 躁动可由于极度焦虑、精神过度兴奋与谵妄、药物的副作用和疼痛以及意识模糊状态下的机体不适等多种原因引起。

4. 疼痛(pain) 创伤及各种医疗操作引起的疼痛。

5. 睡眠障碍 失眠是一种睡眠质量或数量达不到正常需要的主观感觉体验,失眠或睡眠被打扰在ICU极为常见。尽管采用各种非药物措施(减少环境刺激、给予音乐和按摩治疗等),在ICU内许多患者仍然有睡眠困难,多数患者需要结合镇痛、镇静药以改善睡眠。

躁动的危重症患者采用镇静治疗，必须在充分镇痛和处理可逆的生理病因的前提下进行。当患者表现出焦虑和躁动时，首要的任务是确认并处理引起生理紊乱的原因，例如低氧血症、低血糖、低血压、疼痛、意识模糊患者的膀胱高度膨胀等。但镇静药不能作为一种限制手段来使用，更不能被医务人员作为强制、约束、便利和报复的手段来使用。

三、镇静深度的监测与评估

1. 镇静和躁动的主观评估　经常性评估镇静深度和躁动程度有利于调整镇静药物及剂量以达到预期镇静目标。临床上有较多镇静评分标准。Ramsay 和 SAS（sedation-agitation scale）镇静评分标准是最为常用的（表 9-5-1，表 9-5-2）。Richmond 躁动 – 镇静评分（RASS）优点在于将镇静程度视为从无法唤醒到出现反抗的一个连续过程，且对各级的描述更加准确（表 9-5-3）。

表 9-5-1　Ramsay 评分

深度	反　应	判断
0	清醒，定向力正常	清醒
1	焦虑、躁动或烦躁	过浅
2	安静、配合、有定向力	充分
3	仅对命令有反应	充分
4	处睡眠状态，对眉间拍击和大声听觉刺激反应灵敏	充分
5	处睡眠状态，对眉间拍击和大声听觉刺激反应迟钝	深
6	对眉间拍击和大声听觉刺激无反应	过深

表 9-5-2　Riker 镇静和躁动评分：SAS 评分

分数	描述	定　义
7	危险躁动	试图拔除气管插管或其他导管，爬床栏，敲打医务人员，翻来覆去
6	十分躁动	不顾经常语言提醒，不能平静，肢体频繁伸出床外，需肢体约束
5	躁动	焦虑或轻微躁动，试图坐起，语言指导后可镇静
4	安静和能合作性镇静	镇定，容易唤醒，听从命令
3	镇静	不易唤醒，语言刺激或轻轻摇动可醒；但重又入睡，听从简单命令
2	十分镇静	物理刺激苏醒，不能交流及听从命令，可自主移动
1	不能唤醒	对恶性刺激反应轻微或无反应，不能交流及听从命令

恶性刺激 = 吸痰或 5 s 的用力按压眼眶、胸骨或甲床

表 9-5-3　Richmond 躁动 – 镇静评分（RASS）

分数	描　述	定　义
+4	攻击行为	明显的攻击或暴力行为，对医务人员构成直接威胁
+3	非常躁动不安	扯动或拔除各种引流管道，或表现出对医务人员攻击的行为
+2	躁动不安	频繁出现无目的的动作，或人机不同步
+1	烦躁不安	焦虑或担忧，但动作不强烈或无攻击性
0	清醒且平静	
–1	嗜睡	不完全清醒，但对声音刺激能够维持 > 10 s 的清醒，并有视觉接触
–2	轻度镇静	对声音刺激能够有短时间的清醒（ < 10 s）
–3	中度镇静	对声音刺激有运动反应（非视觉接触）
–4	深度镇静	对声音刺激无反应，但对身体刺激有运动反应
–5	不能唤醒	对语言或身体刺激无任何反应

2. 镇静的客观评估

（1）血药浓度监测 临床上使用此技术监测镇静深度比较困难。实际上由于血药浓度的个体差异、镇静药物间的药效差异、联合用药等因素，静脉血药浓度与临床监测间存有较大差异。另外，在临床工作中不能够迅速获得这些药物的血药浓度结果，也不宜频繁采血化验。

（2）神经生理学检查 通过脑电图或者脑诱发电位检查可以提供镇静深度的一些信息。由于此监测缺乏稳定的标准和可重复性差，在临床实际工作中，对于镇静深度的监测，更常用的方法仍然是临床判断法。

（3）脑电双频指数（BIS） 是一种无创脑功能监测方法，使用专利方法评价镇静程度。将 BIS 探头粘贴与患者前额，其结果为 0～100 的连续读数，100 代表正常觉醒状态，<60 表示深度镇静，<40 提示深度催眠。

3. 谵妄的评估 谵妄的诊断主要依据临床检查及病史。目前推荐使用“ICU 谵妄诊断的意识状态评估法（the confusion assessment method for the diagnosis of delirium in the ICU，CAM–ICU）”。CAM—ICU 主要包含以下几个方面：患者出现突然的意识状态改变或波动，注意力不集中，思维紊乱和意识清晰度下降（表 9–5–4）。

表 9–5–4 ICU 谵妄诊断的意识状态评估法（CAM–ICU）

临床特征	评价指标
1. 精神状态突然改变或起伏不定	患者是否出现精神状态的突然改变 过去 24 h 是否有反常行为。如：时有时无或者加重时而减轻 过去 24 h 镇静评分 [SAS 或 MAS（表 9–5–5）] 或昏迷评分是否有波动？患者是否有注意力集中困难 患者是否有保持或转移注意力的能力下降 患者注意力筛查（ASE）得分（如 ASE 的视觉测试是对 10 个画面的回忆准确度；ASE 的听觉测试患者对一连串随即字幕中读音中出现“A”时点头或捏手示意） 患者若脱机拔管，需要判断其是否存在思维无序或不连贯。常表现为对话散漫离题、思维逻辑不清或主题变化无常
2. 注意力散漫	若患者在带机状态下，检查是否能正确回答以下问题： 1. 石头会浮在水面上吗 2. 海里有鱼吗 3. 一磅比两磅重吗 4. 你能用锤子砸烂一颗钉子吗
3. 思维无序	在整个评估过程中，患者能否跟得上回答问题和执行指令 1. 你是否有一些不太清楚地想法 2. 举这几个手指头（检查者在患者面前举 2 个手指） 3. 现在换只手做同样的动作（检查者不用再重复动作）
4. 意识程度变化（指清醒以外的任何意识状态）	清醒：正常、自主的感知周围环境，反应适度 警醒：过于兴奋 嗜睡：瞌睡但易于唤醒，对某些食物没有意识，不能自主、适当的应答。当给予强烈刺激就能完全觉醒并应答适当 昏睡：难以唤醒，对外界部分或完全无感知，不能自主、适当的应答。当给予轻微刺激时，有不完全清醒和不适当的应答，强刺激一旦停止，又重新进入无反应状态 昏迷：不可唤醒，对外界完全无意识，给予强烈刺激也无法进行交流

* 若患者有特征 1 和 2，或者特征 3，或者特征 4 就可以诊断谵妄。MAAS= 肌肉运动评分；GCS=Glasgow 昏迷评分

表 9-5-5 肌肉运动评分法(MAAS)

分值	定义	描述
7	危险躁动	无外界刺激就有活动,不配合,拉扯气管插管及各种导管,在床上翻来覆去,攻击医务人员,试图翻越床栏,不能按要求安静下来
6	躁动	无外界刺激就有活动,试图坐起或将肢体伸出床沿。不能始终服从指令(如能按要求躺下,但很快又坐起来或将肢体伸出床沿)
5	烦躁但能配合	无外界刺激就有活动,摆弄床单或插管,不能盖好被子,能服从指令
4	安静、配合	无外界刺激就有活动,有目的地整理床单或衣服,能服从指令
3	触摸、叫姓名有反应	可睁眼,抬眉,向刺激方向转头,触摸或大声叫名字时有肢体运动
2	仅对恶性刺激有反应	可睁眼,抬眉,向刺激方向转头,恶性刺激时有肢体运动
1	无反应	恶性刺激时无运动

4. 睡眠评估 患者自己的主诉是睡眠是否充分的最重要指标,如果患者没有自诉能力,由护士系统观察患者睡眠时间,也可用图片示意等方式来评估睡眠质量。

四、镇静药的选择

镇静药应该给患者带来生理和心理上的舒适;还应在大多数情况下使患者能与呼吸机良好配合,患者能良好配合一定的治疗操作。理想的镇静药特点见要点框 9-5-1。

1. 用药方便。
2. 除镇痛、镇静和遗忘作用外,不对其他正常生理产生任何影响。
3. 作用迅速而短暂。
4. 不产生快速耐药。
5. 良好的静脉耐受性。
6. 尽可能不影响自主呼吸。

要点框 9-5-1 理想镇静药的特点

(一) 苯二䓬类药物

苯二氮䓬类药是理想的镇静药和催眠药。本身无镇痛作用,与阿片类镇痛药具有协同作用,联合使用可大大降低阿片类药物的用量(表 9-5-6)。

1. 地西泮(diazepam) 地西泮(安定)有起效快,单剂后苏醒快的特点,但因其产生长效的代谢产物,重复用药后会引起蓄积,延长镇静作用的时间。

2. 劳拉西泮(lorazepam) ICU 最常用的镇静药物。起效缓慢,不产生活性代谢产物。除镇静外,劳拉西泮还用于防止酒精戒断症状和癫痫大发作的紧急治疗。长期大剂量输注后,可加重阴离子间隙升高的代谢性酸中毒,并可引起可逆性的急性肾小管坏死,乳酸酸中毒和高渗透压状态等。劳拉西泮有胃肠外和口服两种剂型。

3. 咪达唑仑(midazolam) 起效快,但也能很快产生耐受。由于其良好的静脉耐受性和非常短的半衰期,是目前苯二氮䓬类中首选用于 ICU 镇静的药物。

表 9-5-6 几种镇静药物的药理学

药物	静脉注射起效时间	半衰期	活性代谢产物镇静延长	间断用药剂量	持续注射用药剂量
地西泮	2 ~ 5 min	20 ~ 120 h	有	0.02 ~ 0.1 mg/kg 间隔 0.5 ~ 6 h	—
劳拉西泮	5 ~ 20 min	8 ~ 15 h	无	0.02 ~ 0.06 mg/kg 间隔 2 ~ 6 h	0.01 ~ 0.1 mg/(kg·h)
咪达唑仑	2 ~ 5 min	3 ~ 11 h	有	0.02 ~ 0.08 mg/kg 间隔 0.5 ~ 2 h	0.03 ~ 0.3 mg/(kg·h)

续表

药物	静脉注射起效时间	半衰期	活性代谢产物镇静延长	间断用药剂量	持续注射用药剂量
硫喷妥钠	1 min 内	(11.4 ± 6.0)h	—	0.2%~0.4% 溶液 0.5~1.0 mg/kg 起始 3~8 mg/kg,最多 10 mg/(kg·h)	—
丙泊酚	1~2 min	26~62 h	无	2.0 mg/kg 起始 0.5 mg/kg 追加	5 μg/(kg·h)起始量 0.3~4 mg/(kg·h)维持
氟哌啶醇	3~20 min	18~54 h	有	0.03~0.15 mg/kg 间隔 0.5~6 h	0.04~0.15 mg/(kg·h)

(二) 丙泊酚

丙泊酚(propofol)是一静脉全身麻醉药物,小剂量有良好的镇静和催眠特性。无镇痛作用,起效快、极少蓄积、停药后苏醒迅速。其优点是:用于颅脑创伤患者镇静可以降低颅内压(ICP)和脑代谢氧需;具有支气管扩张作用并抑制癫痫和止吐。常见副作用有呼吸抑制和因全身血管扩张导致的低血压、心动过缓。因此,未纠正的低血容量状态及心血管系统疾病要慎用。丙泊酚是 ICU 目前最常用的镇静药物之一。常与咪达唑仑和(或)吗啡类和(或)箭毒联合用药。

(三) 硫喷妥钠

硫喷妥钠(thiopental)脂溶性强、分布到组织内起效迅速,由于半衰期长而呈明显的体内蓄积作用。对交感神经的抑制较副交感神经强,易诱发喉头和支气管痉挛。大剂量时,对血流动力学影响较大,故在低血容量及休克状态、支气管哮喘患者、新生儿为使用禁忌证。目前仅用于有严重颅高压或常规治疗下仍伴有颅内压升高的患者。必须单独经中心静脉通路给药,否则极易引起静脉栓塞。如误注入动脉,则将导致远端肢体坏死。

(四) 氟哌啶醇

氟哌啶醇(vesalium)具有强效抗精神病作用,仅用于谵妄状态的治疗。

(五) 肌松剂的使用

肌松剂的使用目的是为了获得良好的肌松效果,以便使严重呼吸衰竭(如 ARDS、持续哮喘状态等)和痉挛抽搐患者较好地与呼吸机配合,消除人机对抗。只有非去极化肌松药适用于 ICU 患者的镇静。代表药物有:泮库溴铵(pancuronium)、维库溴铵(vecuronium)、阿曲库铵(atracurium)。

(六) 其他药物

依托咪酯(etomidate)、氧化亚氮(nitrous oxide);γ-羟基丁酸钠(γ-OH);卤族类吸入麻醉药,如氨氟烷(enflurane)、异氟烷(isoflurane)等药物。

第二节 危重症患者的镇痛

一、定义

危重症患者的镇痛是指为减轻或消除患者对疼痛或恶性刺激的感觉而采取的医疗措施。

二、疼痛评估

疼痛评估应包括疼痛的部位、特点、影响因素和强度。任何时候,患者的主诉都是评价疼痛程度和镇痛效果的最可靠标准。疼痛强度可用一维法来进行评估,如语言评分法、视觉模拟法、数字评分法和面部表情评分法。

1. 语言评分法(verbal rating scale,VRS) 按从疼痛最轻到最重顺序以 0 分(不痛)至 10 分(疼痛难忍)

的分值来代表不同的疼痛程度，由患者自己选择不同分值来量化疼痛程度。

2. 视觉模拟法（visual analogue scale，VAS） 用一条 100 mm 的水平直线，两端分别定为不痛到最痛。由被测试者在最接近自己疼痛程度的地方画垂线标记，以此量化其疼痛强度。VAS 已被证实是一种评价老年患者急、慢性疼痛的有效和可靠方法。

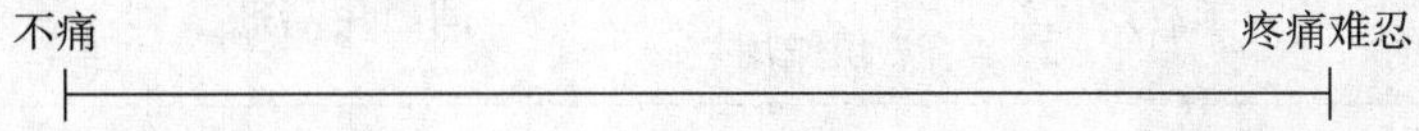

3. 数字评分法（verbal descriptors scale，VDS） 是一个从 0～10 的点状标尺，患者选一个数字描述疼痛，10 代表最痛。患者用写或说来完成，并且可应用于不同年龄段的患者。在 ICU，VDS 可用于所有能进行交流的危重症患者，是最常用的评估方法。

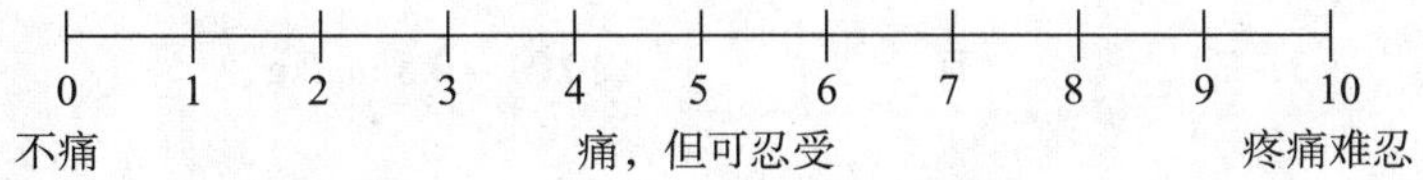

4. 面部表情评分法（faces pain scale，FPS） 由六种面部表情及 0～10 分（或 0～5 分）构成，程度从不痛到疼痛难忍。由患者选择图像或数字来反映最接近其疼痛的程度。FPS 与 VAS、NRS 有很好的相关性，可重复性也较好。

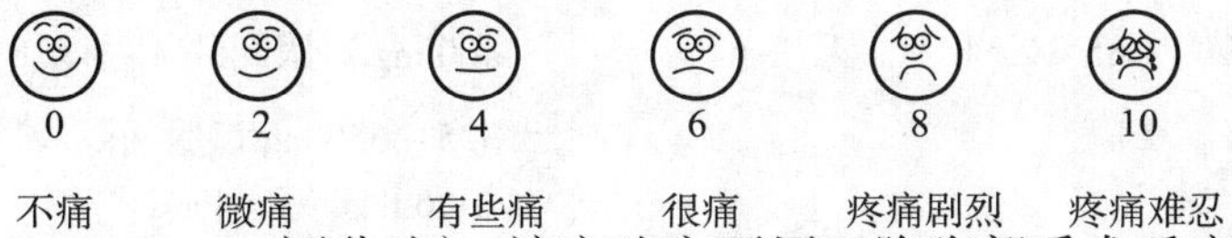

5. 术后疼痛评分法（Prince-Henry 评分法） 该方法主要用于胸腹部手术后疼痛的测量。从 0 分到 4 分共分为 5 级。对于术后因气管切开或保留气管导管不能说话的患者，可在术前训练患者用 5 个手指来表达自己从 0～4 的选择（表 9-5-7）。

表 9-5-7 疼痛评分表

分 值	描 述
0	咳嗽时无疼痛
1	咳嗽时有疼痛
2	安静时无疼痛，深呼吸时有疼痛
3	安静状态下有较轻疼痛，可以忍受
4	安静状态下有剧烈疼痛，难以忍受

最适当的疼痛评估方法是要靠患者的交流能力和医生对疼痛行为或生理指标的理解能力。

三、镇痛治疗

（一）疼痛的药物性梯级治疗

依据疼痛的强度依次选择非阿片类（非甾体消炎药、对乙酰氨基酚）、弱阿片类（曲马朵）、强阿片类药物（芬太尼、氢吗啡酮、吗啡）。

（二）药物选择

1. 非甾体消炎药（NSAIDs） 通过非选择性、竞争性抑制在炎症反应中的关键性酶——环氧化酶（COX）达到镇痛效果。NSAIDs 可能造成明显的不良反应，包括胃肠道出血、血小板抑制后继发性出血和出现肾功能不全。NSAIDs 不能用于哮喘和阿司匹林过敏的患者。

常用药物：对乙酰氨基酚（acetaminophen）在危重患者中的作用，局限于缓解诸如长期卧床有关的轻度疼痛和不适，或作为解热剂使用。

2. 阿片类药物 理想的阿片类药物应具有以下的优点：起效快、易调控、较少的药物及其代谢产物的蓄积和费用低廉。新一代吗啡类药物，如舒芬太尼、雷米芬太尼由于其较少的积蓄和延时效应成为ICU镇痛的代表药物（表9-5-8）。

表9-5-8 几种镇痛药物的药理学

药物	等效剂量静脉注射	半衰期	活性代谢产物蓄积作用	间断用药剂量	持续用药量剂量
芬太尼	200 μg	1.5 ~ 6 h	无	0.35 ~ 1.5 μg/kg 静脉注射间隔 0.5 ~ 1 h	0.7 ~ 10 μg/（kg·h）
氢吗啡酮	1.5 mg	2 ~ 3 h	无	10 ~ 30 μg/kg 静脉注射间隔 1 ~ 2 h	7 ~ 15 μg/（kg·h）
吗啡	10 mg	3 ~ 7 h	有	0.01 ~ 0.5 mg/kg	0.07 ~ 0.5 μg/（kg·h） 静脉注射间隔 1 ~ 2 h
哌替啶	75 ~ 100 mg	3 ~ 4 h	有	不推荐	不推荐
可待因	120 mg	3 h	有	不推荐	不推荐
雷米芬太尼		3 ~ 10 min	无	……	0.6 ~ 15 μg/（kg·h）
异布洛芬		1.85 ~ 2.5 h	无	400 mg 口服间隔 4 ~ 6 h	
对乙酰氨基酚		2 h		325 ~ 650 mg 口服间隔 4 ~ 6 h 避免 > 4 g/d	

（1）吗啡（morphine） 镇痛效果好，但应用中存在的问题：①存在作用的个体差异。②主要由肝代谢。③代谢活性产物（6-糖苷酸吗啡）有蓄积作用。哮喘患者禁用。

（2）芬太尼（fentanyl） 较吗啡作用强、理论半衰期短，对血流动力学影响较小。但静脉持续用药时仍有积蓄的危险，苏醒延迟也较常见。常用剂量为吗啡的1/20。

（3）阿芬太尼（alfentanil） 有与吗啡类似的镇静作用，半衰期短而少有继发作用为其优点，但也存在较强的个体差异和积蓄作用。因此，不宜长时间使用。每50 kg体重常用剂量1 ~ 6 mg/h。

（4）舒芬太尼（sufentanil） 作用较芬太尼强5 ~ 10倍，是吗啡类药物中最被推荐用于ICU镇痛的药物之一。优点为：①起效快。②排泄迅速。③个体差异小。④镇静作用非常强。

（5）雷米芬太尼（remifentanil） 最新的μ阿片受体激动剂。药效强、起效迅速、积蓄少、个体差异小。是目前ICU镇痛的理想药物。

（6）哌替啶（pethidine） 由于其组胺释放作用、心血管不良反应（心率加快，血压下降），肾功能不全时易发生惊厥抽搐（去甲哌替啶积蓄）等不良反应，目前已较少使用。

3. 阿片类药物的使用技术 预防疼痛比治疗已存在的疼痛更有效。尽量采用静脉用药。持续静脉注射时，每日定时唤醒计划可达到更有效的镇痛控制。每日唤醒还和缩短机械通气时间和ICU停留期相关。

附：相关应用指南

拓展知识

■ 课后练习题

1. 危重症患者镇静镇痛的适应证有哪些？
2. 危重症患者镇静镇痛的评估方法有哪些？
3. 疼痛的评估方法有哪些？

（钱传云）

习题与答案　　教学PPT

第六章 血液净化疗法在急危重症中的应用

目的要求

掌握：血液净化及血液灌流的定义，血液灌流的临床应用，连续性血液净化（CBP）的定义及临床应用。
熟悉：血液灌流的原理及CBP的特点。
了解：血液灌流装置和CBP的抗凝策略。

血液净化（blood purification）是将血液引出体外，通过血液净化装置达到维护机体内环境稳定的一种技术，常用于清除体内代谢产物、蓄积的药物或毒物、异常血浆成分，纠正水、电解质代谢和酸碱紊乱。临床上常用的方法有血液透析、血液滤过、血液灌流、血浆置换、免疫吸附、人工肝支持系统等。腹膜透析广义上属于血液净化，但本章不作阐述。

近年来，由于血液净化技术的不断发展，尤其是连续性肾替代疗法（continuous renal replacement therapy, CRRT）的成熟和经验积累，血液净化技术的应用已远远超过了肾疾病领域，在急救危重症中发挥着重要作用，连续性血液净化（continuous blood purification, CBP）的概念更为贴切。由于CBP相比传统血液透析、血液滤过安全可靠，已经成为危重症救治的重要支持手段，本章重点阐述血液灌流和连续性血液净化技术。

第一节 急诊血液灌流技术

血液灌流（hemoperfusion, HP）技术是指将患者血液引出体外借助血液灌流机辅助循环，并通过灌流器协助清除血液内外源性和（或）内源性毒物、药物及代谢产物等的一种治疗方法。常被应用于急性药物和某些毒物中毒的抢救，临床效果明显，目前已经成为急性中毒救治的有效手段。

一、血液灌流的原理

血液灌流主要利用灌流器内吸附剂的吸附作用清除有害物质。吸附剂活性部分与吸附对象（即致病因子）之间具有特异的亲和力。这种亲和力可以是生物性的，如抗原抗体结合，也可以是物理化学性的，如静电结合。常用的吸附剂是药用炭和树脂。按照吸附材料的吸附方式，可分为广谱吸附、特异性吸附及免疫吸附。

药用炭属于广谱吸附剂，是一种疏松多孔的物质，孔径分布宽，孔隙率高。药用炭具有表面能，构成表面壁的碳原子受力不平衡，引起表面吸附作用。微孔结构的物理吸附作用，即范德华力，包括分子和（或）原子之间的偶极、偶极相互作用力、偶极极化力和其他物理引力，这些引力仅使相邻的分子和原子间互相吸引，而不产生化学反应。影响药用炭的吸附作用的因素包括：①比表面积。比表面积越大，吸附能力越强。②溶质相对分子质量。相对分子质量越小，吸附率越高，越大则吸附率越小。③分子结构。直链分子比支链分子更易被吸附。④温度。温度越高，吸附率越高。⑤pH。pH越低，越有利于带负电荷的溶质吸附；pH越高，越有利于带正电荷的溶质吸附。

树脂的吸附性能和吸附谱因其化学结构而异。阳离子或阴离子交换树脂分别与带有正、负电荷的分子具有亲和力，被吸附的分子在吸附剂固相表面不能自由移动，吸附速度随温度升高而增大。中性树脂结构中无离子基团，其吸附过程主要为物理吸附及疏水基团的相互作用。极性较小而带有芳香环、烷烃链或其他亲脂性疏水性基团的分子，容易被树脂和药用炭吸附，血液灌流的清除率高；反之，带有较多较强的极性和亲水性基团的分子，如电解质、尿素、葡萄糖等，与树脂、药用炭的亲和力低，血液灌流的清除率也较低。对巴比妥类、格鲁米特、甲丙氨酯、氨茶碱、地高辛、阿米替林、去甲替林、对硫磷和对氧磷等药物的清除效果优于活性炭。

免疫吸附是将特定的高度专一的抗原或抗体物质与吸附材料制成吸附剂，利用抗原抗体反应或物理化学反应作用，特异性地从血液中吸附并清除与免疫有关的致病因子。

目前大部分吸附剂属于广谱吸附剂，在未知具体中毒药物和毒物情况下，能够发挥相应作用，但同时可导致体内营养物质等有益成分丢失。使用血液净化技术时，要考虑药物、毒物的体内分布及代谢特点。

二、血液灌流的装置

血液灌流的装置主要包括灌流器、吸附剂及血液灌流机。

（一）灌流器

血液灌流器由柱体和吸附剂两部分组成，柱体由端盖、盖帽、锥塞、密封圈和圆台形柱筒组成，吸附剂分开介绍。灌流器是血液灌流的核心装置，要求血液相容性好，预充血液容量小，两端密闭性好。

（二）吸附剂

1. 药用炭　传统药用炭是一种多孔性、高比表面积、无选择性的广谱吸附剂，对小分子的外源药物、毒物，如巴比妥、地西泮等镇静安定类药清除率很高，但对尿素、钠、钾、磷、氢离子和水等无清除作用。碳化树脂是近年研究的新型吸附剂，对水溶性的极性物质与脂溶性物质均有良好的吸附能力。药用炭的吸附谱广，但特异性相对较差，在多种药物中毒或中毒性质不明时，应选择药用炭。

2. 合成树脂　树脂同样具有多孔性、高比表面积的特点，但在制备过程中可控制其化学反应，进而改变物理性状，调节吸附特性，达到特异性吸附的目的。其吸附能力和吸附谱因树脂化学结构而异，对亲脂性及带有疏水基团的物质，如胆红素、芳香族氨基酸、有机磷农药等有较高的吸附率。

3. 免疫吸附　免疫吸附剂利用高度特异性的抗原 – 抗体或有特定物理化学亲合力的物质（配基）结合在吸附材料上。常用的免疫吸附剂有金黄色葡萄球菌蛋白 A、抗人免疫球蛋白抗体、补体 Clq、疏水性氨基酸、硫酸葡聚糖、已二异氰酸酯、合成多肽（如乙酰胆碱受体多肽），载体材料多为琼脂糖、聚乙烯醇、纤维素，聚丙烯酰胺等。免疫吸附广泛应用于自身免疫病、器官移植、内分泌代谢性疾病、血液系统疾病、神经系统疾病和肾病等领域。

（三）血液灌流机

进行血液灌流的机器，由血泵、血液导管、滴管、定时器、监测报警器、吊瓶支架、加温装置和夹具装置组成，特点为体积小，可靠性高，功能齐全，操作方便。

三、血液灌流的临床应用

（一）急性药物和毒物中毒

对于中毒患者，在洗胃、导泻、利尿、碱化尿液和对症支持基础上，血液灌流往往是一种直接有效的手段。血液灌流对相对分子质量大、脂溶性、易与蛋白结合的药物或毒物清除率高，常是该类药物和毒物中毒时的首选方法。当血液透析和血液灌流对药物清除率相似时，因血液透析技术简单，并发症少，可以改善微环境，首选血液透析。对合并肾损伤的患者，可以将血液灌流和血液透析联合使用。可被血液灌流清除的药物或毒物见表 9–6–1。应用指征见要点框 9–6–1。血液灌流对巴比妥类或地西泮类急性中毒抢救效果最好，但对脂溶性高的药物或毒物血液灌流后有反跳现象。血液灌流能清除血液中药物或毒物，停用后脂肪组织中的药物或毒物不断释放入血，导致血中药物或毒物浓度重新升高导致病情再次加重，需要密切观察病情变化，必要时可连续灌流。

表 9-6-1　可被血液灌流清除的药物或毒物

种类	药物或毒物
巴比妥类	巴比妥、苯巴比妥、戊巴比妥、异戊巴比妥、庚巴比妥、司可巴比妥
非巴比妥类镇静催眠、精神药物	格鲁米特(导眠能)、甲丙氨酯、甲喹酮、水合氯醛、阿片类、苯海拉明、海洛因、甲乙哌酮、苯妥英钠、奋乃静、苯海索、地西泮、氯氮䓬、氯丙嗪、氯普噻吨、异丙嗪、丙咪嗪、氯丙咪嗪等
抗菌、抗肿瘤药	青霉素、链霉素、四环素、卡那霉素、庆大霉素、新霉素、氨苄西林、万古霉素、磺胺类药物、氯霉素、多黏菌素、异烟肼、呋喃妥因、奎宁、多柔比星、异环磷酰胺、甲氨蝶呤、5- 氟尿嘧啶等
心血管药物	洋地黄毒苷、地高辛、奎尼丁、氟卡尼、地尔硫䓬、美托洛尔等
醇类	甲醇、乙醇、异丙醇、乙二醇
止痛、抗风湿药	阿司匹林、水杨酸类、甲基水杨酸、非那西丁、对乙酰氨基酚、丙氧酚、苯环利定等
农药	乐果、对硫磷、含氯杀虫剂、毒素强、敌敌畏、百草枯、甲拌磷、氟乙酰胺等
其他药物	阿托品、酚类、氯喹、甲状腺素、类吗啡肽、硫氢酸盐枸橼酸钾、四氯化碳、麦角胺、环磷酰胺、5- 氟尿嘧啶、甲氨蝶呤、樟脑、三氯乙烯
卤化物	溴化物、氯化物、碘化物、氟化物
内源性毒素	氨、尿酸、胆红素、乳酸、胱氨酸、内毒素
金属	砷、铜、钙、铁、铅、汞等
植物毒素	白瓢蕈素、瓢蕈素、木通、蘑菇中毒
生物毒素	蛇毒

(二) 尿毒症

尿毒症晚期患者,可以出现末端神经病变、顽固性瘙痒、顽固性心包炎和透析相关性淀粉样病变。目前认为,这些病变和尿毒症毒素有关,尤其是中、大分子尿毒症毒素,常规透析难以充分清除,而血液灌流较好。药用炭可以吸附肌酐、尿酸、胍、酚、吲哚和中分子物质等,但不能清除尿素氮、水和电解质,临床上不能单独用于治疗尿毒症,多辅助血液透析或血液滤过使用。

透析相关淀粉样变是长期透析患者的严重并发症之一,多表现为腕管综合征,严重者关节、骨骼及内脏器官中都可发生。其主要致病因子是 β_2- 微球蛋白,血液透析难以有效清除。血液灌流在预防疾病进展,改善症状方面更为有效。

1. 强化治疗后病情仍进行性加重,出现多器官功能障碍者。
2. 血药浓度已达或超过致死剂量,或预计药物继续吸收者。
3. 血液灌流清除率远远超出中毒药物或毒物的内源性清除。
4. 伴有严重肝、肾功能不全导致药物排泄功能降低者。
5. 能够产生代谢障碍和(或)延迟效应的毒物中毒(如甲醇、百草枯)。
6. 中毒物质的成分和数量不明、无特效解毒药,已出现深昏迷者。

要点框 9-6-1　急性中毒血液灌流应用指征

(三) 肾移植

移植肾存活极大程度上依赖于免疫抑制剂的应用,尽管免疫抑制剂有了长足的发展,急、慢性排斥反应的发生仍十分常见。随着免疫吸附技术的日益成熟,临床已能有效清除人体中天然抗 A 抗体和抗 B 抗体,减少免疫排斥的发生,甚至使血型不相容性肾移植成为可能,减少了患者等待肾源的时间。

(四) 系统性红斑狼疮

系统性红斑狼疮(SLE)是一种多系统损害的慢性免疫性疾病,抗核抗体、抗双链 DNA 抗体等自身抗体在疾病的进展中起了关键作用。自 1979 年首次采用 DNA 免疫吸附治疗 1 例重症 SLE 获得成功后,利用免疫吸附技术治疗自身免疫病日益受到重视。

(五) 其他方面的应用

可用于肝性脑病、感染性疾病、高脂血症、银屑病、甲状腺危象、精神分裂症等疾病的治疗。这些疾病的血液中存在较高水平的致病因子，通过血液灌流，降低致病因子水平，达到减缓疾病进展，改善临床预后的目的。

四、血液灌流的不良反应

1. 体外循环相关不良反应，如发热、出血、凝血、空气栓塞、失血等均可发生。

2. 长期灌流能够导致体内血钙、血糖、氨基酸（对色氨酸、甲硫氨酸等芳香族氨基酸吸附量最大）、激素（甲状腺激素、胰岛素及生长激素等）等营养物质的丢失，应及时补充或纠正。

第二节 连续性血液净化技术

连续性血液净化（CBP）技术是指所有连续、缓慢清除水分和溶质的治疗方式的总称，属于血液净化治疗的方法之一。包括连续性动（静）静脉血液滤过、连续性动（静）静脉血液透析、连续性动（静）静脉血液透析滤过、动（静）静脉缓慢连续性超滤、连续性高通量透析、高容量血液滤过、连续性血浆滤过吸附、日间连续性肾替代治疗等多项技术。近年来 CBP 技术日趋成熟，临床应用范围远远超出了肾病治疗领域，扩展到各种临床常见危重症患者的治疗及抢救。

一、连续性血液净化技术的发展

传统的血液净化主要指间歇性血液透析（IHD），仍是维持终末期肾衰竭患者存活的主要手段。由于 IHD“非生理性”缺陷，抢救危重症患者的同时存在明显副作用，疗效不理想，限制了其推广应用。1977 年 Kramer 等首次将连续性动 – 静脉血液滤过（CAVH）应用于临床，标志着一种新的连续性血液净化技术诞生，在临床上迅速推广应用。1982 年 4 月，美国 FDA 批准 CAVH 可在重症监护病房（ICU）应用，从而相继衍生出连续性动 – 静脉血液透析（CAVHD）、动 – 静脉缓慢连续超滤（CAVSCUF）、连续性动 – 静脉血液透析滤过（CAVHDF）等技术。随着中心静脉双腔导管在临床中的普及，又衍生出了静脉 – 静脉血液滤过（CVVH）。CVVH 的问世，标志 CAVH 系统更加复杂化了，需要血泵驱动血液循环和容量平衡控制系统。随后又衍生出静脉 – 静脉缓慢连续性超滤（VVSCUF）、连续性静脉 – 静脉血液透析（CVVHD）、连续性静脉 – 静脉血液透析滤过（CVVHDF）。其中，以 CVVH 在临床中应用最为广泛。

近年来，无论 CBP 的模式、装置，还是应用范围，都有了明显进步。在连续性肾替代治疗（ CRRT）的基础上发展而来的高容量血液滤过（HVHF），通过增加置换液输入量进一步提高对大中分子溶质的对流清除。在感染性休克及多器官功能障碍综合征（MODS）治疗中，HVHF 较之传统 CVVH，能够更加明显地改善血流动力学状态、减少血管活性药物的用量，并能够清除部分可溶性炎症介质，下调炎症反应。高截留量滤器允许相对分子质量更大的物质通过，对细胞因子的清除远远高于传统滤器，有利于恢复免疫内稳平衡。新的治疗模式逐渐出现，CBP 在快速发展和推广。

目前，CBP 有向体外循环生命支持系统发展的趋势。血液净化技术的发展对提高我国危重症患者救治水平具有重要意义。

二、CBP 的特点

（一）血流动力学稳定

在危重症患者中，普遍存在血流动力学不稳定。与 IHD 相比，CBP 具有缓慢、连续的特点，可以渐进地清除水分，大量清除炎症介质和毒素，有效纠正体内电解质和酸碱失衡，更有利于心血管的稳定。当超滤率 >0.35 mL/（min·kg）体重时，低血压发生率明显增加，急重症患者难以耐受，达不到预期的治疗效果。CBP 在连续、缓慢、等渗地清除水分和溶质的同时，能不断地调节液体平衡，清除更多的液体量。等渗的超滤有利于血浆再充盈，肾素 – 血管紧张素系统稳定，细胞外液渗透压稳定。

（二）纠正酸碱紊乱

危重症患者的酸碱紊乱决定于患者的肾、肺、肝功能和分解状态。应用 CBP 治疗时，治疗方式、置换液及透析液成分也是重要因素。无论采取什么方式，避免严重酸碱度大幅度波动至关重要。CBP 通过补充碱基，以及对未测量的阴离子、磷及氯离子的清除来纠正酸中毒。

(三)溶质清除率高

人们通常认为IHD具有高效的溶质清除率特性,实际上这种观点不完全正确。CBP缓慢、连续性清除溶质,在整个治疗过程中,CBP的清除效果明显优于间断使用IHD所达到的效果。对于急性肾损伤患者,CBP治疗能使氮质血症控制在稳定的较低水平,避免氮质血症水平出现明显波动。CVVH清除小分子溶质能力低于CVVHD,但对相对分子质量大于25 000的溶质清除率高。使用高容量血液滤过可以明显增加中、大分子溶质的清除。

(四)改善营养支持

危重症患者存在营养不良、负氮平衡、胰岛素抵抗、糖代谢异常、氨基酸比例失调等异常情况。血液净化治疗在清除毒素、代谢产物的同时,也导致营养物质的丢失。IHD对氮质血症和容量平衡控制不理想,导致重症患者在IHD治疗时,蛋白质摄入量常限制在0.5 g/(kg·d)左右,使患者存在明显的负氮平衡(达到10 g/d以上)。CBP在相同条件下丢失的氨基酸明显减少。如果患者摄入足量的氨基酸,则CBP治疗中氨基酸的丢失对预后不会造成不良影响,在常规营养情况下就能达到正氮平衡。需要注意的是,由于CBP能清除磷酸盐,因此治疗几天后必须加以补充。

(五)清除炎性介质

CBP主要利用对流与吸附清除炎症介质(IL-1,IL-6,IL-8,TNF-α,PAF等),已经广泛用于脓毒血症和多器官功能障碍综合征的治疗。对炎症介质的有效清除必须具备3个条件:①体外清除量与总体含量相比有意义。②体外清除与体内清除相比有意义。③体外清除对控制疾病有意义。高容量血液滤过增加治疗剂量,大大提高炎症介质的清除率。

三、CBP的血管通路和血滤器的选择

CBP的血管通路可选择动静脉直接穿刺及中心静脉经皮穿刺置管。CAVH选择动脉进路,穿刺部位容易出现感染、出血及血栓等并发症。随着血泵和单针双腔导管应用,近年多采用中心静脉留置单针双腔导管行CVVH。血流量可达到250~350 mL/min,再循环率为20%左右;既保证了稳定的血流量,又避免了动静脉穿刺的危险。临床工作中,需要根据患者病情、医院的条件、操作者的熟练程度等因素,选择理想的血管通路,以达到血流量充足、操作方便、并发症少的要求。

血滤器是血液净化最重要的部件。在超滤时,血液通过血滤器如同通过毛细血管,血浆中水分不断被滤出,血浆蛋白、血细胞比容和全血黏滞度升高,血液易在此处凝固。故在超滤面积相同的滤器中应选择短的滤器,其为高分子聚合物制成,膜通透性高,生物相容性好,不激活补体系统,对凝血系统的影响甚小,血流阻力小,以使在低压力的情况下仍有超滤产生。

四、CBP中的抗凝

(一)CBP的抗凝目标

CBP的抗凝,一是尽量减轻血滤器的膜和血路对凝血系统的激活作用,长时间维持血滤器和血液通路的有效性;二是尽量减少全身出血的发生率。因此,理想的抗凝剂应不影响或能改善血滤器膜的生物相容性;用量小,维持体外循环有效时间长;抗血栓作用强而抗凝作用弱;药物作用时间短,且抗凝作用主要局限在滤器内;监测方法简单易行;具有相应的拮抗剂;长期使用无不良反应。

(二)抗凝技术

1. 全身肝素抗凝法　肝素抗凝是CBP中常用的抗凝方法,推广和使用方便,过量时可用鱼精蛋白迅速中和;但出血发生率高、药代动力学多变、血小板减少等。对于无出血风险患者,首次剂量可予20 U/kg,维持量为5~15 U/(kg·h)或500 U/h,大部分患者获得满意的抗凝效果。

2. 局部肝素化法　滤器动脉端输入肝素,速度为1 000 U/h,静脉端输入鱼精蛋白,速度为10 mg/h左右,定期监测凝血酶原时间(PT)及活化部分凝血活酶时间APTT,保持滤器中活化部分凝血活酶时间(APTT)在130 s左右。治疗中需分别从肝素后动脉端,鱼精蛋白后静脉端及肝素前动脉端抽血检验。鱼精蛋白需要量

随个体和治疗时间的变化调整，每中和 100 U 肝素需要鱼精蛋白 0.6～2 mg，以减少肝素对全身凝血系统的影响。

3. 低分子肝素法 低分子肝素主要通过抗Ⅹa 因子发挥作用，抗Ⅱa 作用较弱，故具有较强的抗血栓能力，而抗凝血作用较弱。较普通肝素，低分子肝素出血危险性小、生物利用度高。因为活化部分凝血活酶时间（APTT）对调整低分子肝素剂量无帮助，需要依据抗Ⅹa 因子水平调整剂量，目前广大医院开展和推广仍有困难。低分子肝素的缺点是用鱼精蛋白不能充分中和，监测手段较复杂。常用剂量为低分子肝素首剂静脉注射（抗Ⅹa 活性）15～20 U/kg，追加量 7.5～10 U/（kg·h）。

4. 无肝素抗凝法 在高危患者及合并有凝血机制障碍的患者可采用无肝素抗凝法行 CBP。但无肝素 CBP 滤器和管道容易凝血，最好采用生物相容性好的滤器。在 CBP 前用含肝素 5 000 U/L 的等渗盐水预充滤器和体外循环通路，浸泡 10～15 min，再用等渗盐水冲洗滤器及血路。血流量保持在 200～300 mL/min，每 15～30 min 用 100～200 mL 等渗盐水冲洗滤器，适当增加超滤去除额外冲洗液。使用前稀释补充置换液的方法可以减少凝血的发生。CBP 中应避免在血液管路中输血，以免增加凝血的危险。高危出血及出凝血机制障碍的患者使用无肝素抗凝技术不失为一种安全的选择。

5. 前列腺素抗凝法 前列腺素通过阻止血小板黏附功能和聚集功能，从而发挥强大的抗凝作用，已在常规透析中成功地应用。前列腺素半衰期短（2 min），停用 2 h 后仍有抗血小板活性且无中和制剂。另外剂量调整需依靠血小板聚集试验，特别是有比较高的剂量依赖性低血压发生率限制了在 CBP 中的应用。

6. 局部枸橼酸盐抗凝法 本方法在常规透析中已显示出很多优越性，如具有较高的尿素清除率和滤器有效时间长等。该抗凝方式是以强大的弥散作用清除枸橼酸钙作为应用基础；代谢性碱中毒发生率高，需监测游离钙、血气等。将枸橼酸配方从滤器前输入，使滤器后的游离钙离子浓度为 0.25～0.35 mmol/L；在静脉端输入钙剂补充滤过导致的丢失，保证体内离子钙浓度为 1.0～1.35 mmol/L。临床常用 4% 枸橼酸钠 180 mL/h 滤器前持续注入，静脉端给予 0.056 mmol/L 氯化钙生理盐水 40 mL/h。使用枸橼酸置换液，枸橼酸钙进入体内代谢，钙再次游离，枸橼酸代谢为碳酸氢根。该法出血风险低，但对严重肝病或微循环障碍患者，需谨慎使用。推荐从动脉端输入枸橼酸钠（速度为血流量的 3%～7%），从静脉端用氯化钙中和，为了避免代谢性碱中毒和高钠血症，须同时使用低钠（117 mmol/L）、无碱基及无钙透析液。

五、置换液

对于血液滤过而言，置换液直接关系到治疗效果。置换液电解质原则上应接近人体细胞外液成分，根据需要调节钠和碱基成分。碱基常用乳酸盐和醋酸盐，但 MODS 及脓毒症伴乳酸酸中毒或合并肝功能障碍者不宜用乳酸盐，而大量输入醋酸盐会引起血流动力学不稳定。因此，目前推荐用碳酸氢盐作缓冲剂。由于置换液成分需因人而异，故商品性的固定置换液应用受限，绝大多数需要根据实际情况调配。

（一）置换液配方

1. 林格乳酸盐溶液 该溶液含钠 135 mmol/L，乳酸盐 25 mmol/L，钙 1.5～3 mmol/L，并可根据需要另外补充钙、镁和钾离子。

2. Kaplan 配方 第一组为等渗氯化钠溶液 1 000 mL+10% 氯化钙注射液 20 mL，第二组为 0.45% 氯化钠溶液 1 000 mL+$NaHCO_3$ 50 mL，交替输入。

3. Port 配方 第一组为等渗氯化钠溶液 1 000 mL+10% 氯化钙注射液 10 mL；第二组为等渗氯化钠溶液 1 000 mL+50% 硫酸镁注射液 1.6 mL；第三组为等渗氯化钠溶液 1 000 mL；第四组为 5% 葡萄糖注射液 1 000 mL+$NaHCO_3$ 150 mL，此配方含钠量较高，是考虑到全静脉营养液中钠离子含量偏低的缘故。必要时可将 1 000 mL 等渗氯化钠溶液换成 0.45% 氯化钠溶液，钠可降低 19 mmol/L。

4. 改良 Port 配方 将等渗氯化钠溶液 3 000 mL+5% 葡萄糖注射液 1 000 mL+10% 氯化钙注射液 10 mL+50% 硫酸镁注射液 1.6 mL 装入输液袋中（A 液部分）与 5% 碳酸氢钠注射液 250 mL（B 液部分）用同一通道同步输入，但 B 液不能直接加入 A 液，以免离子沉淀。最终的离子浓度分别为：Na^+ 143 mmol/L，Cl^- 112 mmol/L，HCO_3^- 34.8 mmol/L，Ca^{2+} 2.11 mmol/L，Mg^{2+} 1.56 mmol/L，葡萄糖 65.0 mmol/L，根据需要加入

10%KCl。碳酸氢钠在整个治疗过程中均衡补充使酸中毒逐渐纠正。

(二)置换液输入方法

置换液输入途径有前、后稀释法两种,目前多采用前稀释法。后稀释法虽有节省置换液用量、血液与滤过液溶质的浓度基本相同等优点,但当血细胞比容大于45%时不能采用,易发生凝血。使用前稀释法可使滤过液中溶质浓度低于血浆,减少抗凝剂要求,出血发生率低,滤器使用时间显著延长,在危重患者救治中相对合理。

六、CBP的临床应用

随着血液净化技术的进步,CBP在急救危重领域的应用越来越广。除了传统的肾支持治疗,CBP在脓毒症、重症急性胰腺炎、中毒和其他脏器损伤支持等领域也发挥着重要作用。

(一)肾疾病

AKI患者病因复杂,常合并多种并发症。在使用血液净化技术时,不单单需要考虑肾替代作用。目前CBP治疗复杂性AKI患者的适应证及最佳时机尚无统一标准。由于CBP能更好地控制水、电解质代谢及酸碱平衡,促进肾功能恢复,改善复杂性AKI的预后,对于重症患者,多建议早期或预防性使用CBP,减少尿毒症并发症的发生,不应等到病情发展至危及生命时(高钾血症、重症酸中毒、水负荷、尿毒症并发症)才开始治疗。

1. AKI伴有心血管功能衰竭　重症AKI患者最常见的器官功能障碍是对心血管系统的影响。CBP缓慢和等渗性清除液体,纠正容量负荷,使左心室充盈压逐渐降低,保持血流动力学的稳定;CBP时能清除具有血管活性的中、大分子炎性介质,改善心功能,维护内稳态;CBP可以在任何时间改变水和溶质的清除参数进一步促进血流动力学稳定。维护稳定的血流动力学有助于保护和恢复肾功能。

2. AKI伴脑水肿　血液透析中发生失衡综合征时可以引起脑组织渗透压升高,使水进入脑组织,表现为少动,头痛,恶心,呕吐,抽搐,昏迷,甚至死亡。对于原有脑水肿患者,CBP时血浆渗透压缓慢下降,脑组织水分保持稳定,而IHD可以导致致命性颅内压增高。而且,CBP时血流动力学稳定可进一步维持脑灌注压不会引起颅压升高。因此,重症AKI伴脑水肿的患者首选CBP,避免使用IHD。

3. AKI伴高分解代谢　AKI患者常处于高分解代谢状态,需要补充足够热量和蛋白质,为防止机体进一步消瘦需输入大量液体。面对氮质代谢产物增多和容量负荷增加,肾却处于"失功能"状态,IHD可以使溶质浓度迅速下降,停用后溶质从周围间隙进入中心间隙分布,出现透析后溶质浓度反跳。重症AKI患者,由于局部循环分布异常,也加重治疗后的溶质浓度反跳。此时应用CBP可以安全地充分调控液体平衡,保持血流动力学稳定。

(二)非肾疾病

CBP不是IHD的一种单纯简单的改良,对于危重患者的治疗不仅需要平衡渐进性,还需要实现内环境平衡;不仅需要行血液净化,还要彻底纠正代谢紊乱及清除炎症介质。从而使CBP的临床应用范围走出肾替代治疗的局限性,扩展到各种临床常见危重症患者的治疗及抢救。

1. 全身炎症反应综合征(SIRS)　正常机体的炎症反应是一个自限性的过程,在SIRS时机体可产生大量的炎症介质,如细胞因子、心肌抑制因子、花生四烯酸代谢产物、血小板活化因子、氧化亚氮、蛋白酶及活化的氧自由基等。机体以正、负反馈方式进行相互调控,呈瀑布式激活,由于促炎症和抗炎症介质不平衡,在经历相持和交替制衡以后,抗炎机制往往获得优势或者两者处于亢进,前者称为代偿性抗炎反应综合征(compensatory antiinflammatory response syndrome,CARS),后者称为混合性抗炎反应综合征(mixed antiinflammatory response syndrome,MARS)。患者可出现微循环障碍,全身内皮细胞和实质细胞损伤,严重者可出现MODS,感染性休克等致命并发症。CBP通过对流及吸附作用清除炎症介质,调节免疫反应;利用血膜反应激活白细胞和前炎症介质;调节体温,减轻液体负荷,改善氧供,纠正代谢性酸中毒等手段改善SIRS的反应过程及预后。

近年来,大多数学者认为,早期发现和干预SIRS,可能是防治SIRS的关键。因为SIRS到MODS是动态变化的过程,需要早期治疗,通过调控炎症反应阻断其发展,争取有效干预SIRS。在脓毒症阶段。Ronco等提出了峰值浓度假说(peak concentration hypothesis),认为血液循环中促炎介质和抗炎介质的峰值浓度交替,CBP 非选择性地清除两种炎症介质。降低炎症介质的峰值浓度,可以减少对内皮细胞和血流动力学的影响;降低抗炎性介质浓度,可以保持细胞对内毒素血症和菌血症的反应性,调节机体免疫能力。但大量临床和动物实验观察到,随着病情发展,尤其是脓毒症休克期,CBP 并不能很好地降低血液中炎症介质水平。有学者提出阈值免疫调节学说和介质传递学说,组织和第三间隙中含有大量炎症介质,利用浓度差和淋巴液回流大量转移到血液中,CBP 清除效果降低,但对液体管理,纠正电解质和酸碱紊乱仍有一定效果。从免疫内稳态重建角度来所,CBP 能明显改善 SIRS/sepsis 患者单核细胞功能,但 CBP 疗效与患者治疗开始时机体免疫系统所处的状态有关,对免疫过度激化伴血浆细胞因子明显升高者,CBP 显示了良好的清除效果。CRRT 剂量可分为"替代肾脏治疗的剂量"和"治疗脓毒症的剂量"。替代肾脏治疗时无明显特殊,主要用于单纯 AKI 中纠正氮质血症。而在治疗脓毒症时,CRRT 还能通过对流及吸附清除炎症介质。2001 年,Ronco 等提出超滤率为 20~35 mL/(kg·h),相当于传统剂量,定义 HVHF 为置换剂量超过 35 mL/(kg·h)。传统血液滤过对炎症介质及细胞因子的对流清除效果不理想,采用高通量血液滤过(即 HVHF)成为必然选择。但超滤率并不是越高越好,目前研究表明,超滤率过高,营养物质等丢失增加,可能得不偿失。

2. 急性呼吸窘迫综合征(ARDS) 是临床较常见和病死率较高的疾病,CBP 通过清除炎症介质和血管外肺水可以改善机体氧合状态,提高 ARDS 的抢救成功率。此外,CBP 时的低温可以降低代谢,减少 CO_2 产生,避免由换气装置导致的肺损伤。置换液中补充碳酸氢盐的碱化作用也有助于减轻高碳酸血症。广义的 CBP 包括体外膜肺,可以利用体外氧合技术抢救严重 ARDS 患者,为救治赢得时机。

3. 多器官功能障碍综合征(MODS) 是严重创伤感染后,同时或序贯出现的两个或两个以上系统器官的功能不全或衰竭的临床综合征。近年来,人们认识到 SIRS 是导致 MODS 的本质原因,阻断 SIRS 有可能为 MODS 的治疗带来突破性进展。在 MODS 的发病机制中,并没有一种炎症介质起唯一决定性作用,而 CBP 可以相对全面的清除炎症介质及细胞因子,为重症患者的救治提供了重要的内稳态平衡,即使在低血压的条件下也能应用。CBP 具有强大的对流作用,可有效清除循环中的炎症介质(LPS、TNF-α、IL-6、IL-8、C3a、C5a)和内毒素,干预 SIRS 病程的发展。CBP 防止 MODS 主要机制是:①有效清除炎性介质和内毒素。②改善各脏器功能。③维持内环境稳定。④为营养及代谢支持创造条件。

传统的 CBP 技术(CRRT)清除细胞因子能力有限,考虑与滤器的筛选系数及滤过率降低有关,膜的吸附作用也很快饱和,溶质的对流转运也较为有限。将吸附与其他血液净化方式联合应用,可以提高细胞因子的清除效果。目前,常用的吸附剂包括:疏水性吸附剂,包括活性炭和非离子树脂;化学亲和性吸附剂,包括离子交换树脂和化学吸附剂等。血液灌流 + 血液透析(HPHD),通过血液灌流吸附各种特异和非特异性毒素,调节水、电解质代谢和酸碱平衡,但在饱和后清除能力下降;配对滤过透析加吸附是将滤出的超滤液经吸附再生后回输体内。连续性血浆吸附(continuous plasma filtration absorption,CPFA)是指血浆被滤出经吸附再生后回输体内,减少了输入外源性血浆的不良反应。CPFA 与 CVVH 相比,可以改善高危患者的血流动力学,将两种方式联合起来,使得既能保持水、电解质和酸碱平衡,又能有效清除各种炎症介质。由于不同血液净化方式均有其独特的清除特点,联合应用将发挥越来越重要的作用。将体外循环支持治疗一体化可能是 SIRS 和 MODS 治疗的发展趋势。

4. 挤压综合征 持续挤压造成肌肉组织缺血、缺氧,肌肉损伤,毛细血管通透性增加,当压力解除后,局部血液循环重建,组织间隙出血、渗出,整个肌肉群肿胀,升高的压力进一步加重肌肉组织坏死,大量肌红蛋白、磷、镁、酸性代谢产物释放入血,加重创伤后机体的全身反应,促进急性肾衰竭的发生。由于患者常常合并循环容量减少,在尿液酸度增加的情况下,肌红蛋白以酸性正铁血红蛋白的形式更易在肾小管沉积,加速急性肾损伤的发生。当发生以肌红蛋白尿和高钾血症为特征的急性肾衰竭时,挤压伤也就演变为挤压综合征,属高分解代谢性疾病,应早期、充分进行血液净化,以纠正电解质和酸碱失衡,碱化尿液,可以使肌红蛋白水平迅速下降。另外,积极处理原发病,清除创伤挤压的坏死组织,纠正高钾血症也非常重要。

5. 急性坏死性胰腺炎 急性坏死性胰腺炎时胰蛋白酶大量活化并进入血液循环,作用于不同的细胞,释放出大量血管活性物质,早期即可出现明显的炎症反应,血管弥漫性损伤,血管张力改变,引起心血管、肝和肾功能不全。CBP 除能维持水、电解质代谢和酸碱平衡,清除各种小分子毒素,还能清除各种水溶性炎性介质，下调炎症反应。在发病早期使用 CBP，患者发热、心动过速、呼吸急促和神志异常等症状的改善最为明显，且血流动力学稳定，有效缓解急性坏死性胰腺炎的临床症状，改善预后。在急性坏死性胰腺炎后期，患者常合并 MODS，行 HVHF 时，可使血流动力学稳定，并发症少，有逐渐成为常规治疗的趋势。

6. 肝性脑病　肝性脑病的发病机制与血中氨、假性神经介质、芳香族氨基酸等增高或支链氨基酸与芳香族氨基酸比例失调有关。早年人们应用血液灌流，能改善患者症状，但不能降低病死率。近年来采用 CBP 加血浆置换作为肝衰竭的支持疗法，通过清除氨、假性神经介质、游离脂肪酸、芳香族氨基酸等改善支链氨基酸与芳香族氨基酸的比例，改善脑内能量代谢。近年来，分子吸附再循环系统（MARS）、部分血浆分离吸附系统的应用受到重视。人工肝支持系统涉面较广，能控制容量、电解质和酸碱平衡，同时清除大量炎症介质，并可能有助于改善 SIRS，改善症状，但对提高存活率尚无明确结论。对危重患者，不能逆转肝病理变化，仅提高肝病患者清醒率，但可以为肝组织再生提供时间，或为肝移植创造条件。

7. 药物或毒物中毒　药物或毒物中毒后当常规内科治疗不能缓解毒性或伴有严重肝、肾功能损害威胁生命时，应不失时机地选择 CBP。CBP 效果比常规血液透析或腹膜透析更明显，对药物和毒物的清除率与超滤率呈正相关，与药物蛋白结合率呈负相关；此外，高通量滤器对药物还有不同程度的吸附能力，可以大大提高药物清除率。

8. 慢性心力衰竭　慢性心力衰竭时有效循环血容量下降，引起交感神经兴奋和肾素 – 血管紧张素 – 醛固酮及血管加压素的释放，使小动脉进一步收缩，肾对钠的重吸收增加，引起肺灌注压升高。治疗包括病因及诱因治疗，减轻心脏负荷，增强心肌收缩力。当对利尿药和血管扩张药无反应时可进行 CBP 治疗。CBP 可缓慢清除体内潴留的液体，以组织间液为主，可避免有效循环血量的下降，从而降低心脏前负荷，降低心室和肺循环的灌注压，增加心脏射血分数和心排血量。

9. 心肺旁路　心肺旁路患者行 CBP 的主要目的是清除过多的容量负荷，减少肺内分流。

七、CBP 的并发症及处理

（一）技术性并发症

1. 血管通路不畅　血管通路不畅是一严重并发症，可导致体外循环中血流量下降，导致血管通路凝血。常见原因包括血管通路扭曲，导管打折等，可导致血流量急剧下降。CVVH 中双腔导管可致再循环，增加体外循环中血流的黏滞度，使滤器凝血，超滤停止。精确地监测循环压力，采取措施恢复正常的血管通路功能可以克服这一缺陷。

2. 血流量下降和体外循环凝血　当出现血管通路不畅、抗凝不足、低血压和心排血量降低时，可出现血流量下降和体外循环凝血。表现为超滤率降低，滤器出现条纹状凝血或滤器颜色变黑。及时解除管路梗阻，调整抗凝剂量及方法，改善患者循环状态，必要时更换滤器。

3. 管道连接不良　体外循环中血流量范围应为 50 ~ 350 mL/min。血路中任何部位突发连接不良，在无报警和监测情况下，可因大量失血而危及生命，必须严密监护。在整个治疗过程中，确保整个管道在可视范围，确保管道密闭完好。

4. 气栓　现代使用泵辅助的 CBP 由于具有监测和报警系统，除非发生机器故障，否则一旦有气栓即停止工作，但在操作过程中仍需预防。当静脉通道连接不良时，吸气相负压还是可以将气体吸入静脉系统形成气栓。

5. 水、电解质平衡障碍　现在机器一般有液体平衡系统能够精确调控容量负荷，此并发症的发生率已经很少。目前对于危重患者，需要准确评估其临床情况和危重程度，在使用 CBP 行液体管理和配制置换液时，要避免人为错误，否则极易导致容量和电解质失衡。

（二）临床并发症

1. 出血　主要原因包括抗凝过度，危重患者有出血倾向，穿刺技术不熟练。表现为皮肤、黏膜出血、消化道出血、血尿、穿刺部位渗血、动脉导管拔除后出血不止。需要及时调整抗凝剂量及方法，处理原发病出血，局部压迫止血、输血，必要时手术治疗。

2. 血栓　目前多使用 CVVH 模式，由于双腔导管置于静脉内，静脉局部可发生血栓，并有可能扩展至腔静脉。因此，应监测血管灌注情况（多普勒超声），持续监测体外循环中静脉压力，有助于早期发现，早期干预。

3. 感染 ICU中患者由于免疫抑制，易于感染。体外循环的管道连接、取样处和管道外露部分可成为细菌侵入的部位。细菌侵入可发生败血症，导致体内内毒素水平升高。内毒素也可由污染的透析液通过透析膜上的小孔进入体内。随着CBP技术进步，上述危险因素逐渐减少。但危重患者需要行连续治疗，导管留置时间长，导管相关性血流感染发生率高，尤其是有附壁菌栓的情况下，单纯使用抗生素效果不佳。因此，行体外循环时需高度谨慎严格无菌操作，避免打开管道留取血标本，必要时更换导管。

4. 低体温 超滤时大量液体交换可致体温下降，计算热量摄入及评估营养和能量平衡时，需考虑体温的影响。目前CBP机器多包括加温装置，根据实际情况调节体温。

5. 营养物质丢失 CBP在清除有害物质同时，也会造成营养物质的丢失，在肝合成蛋白质障碍或长期治疗时，营养物质丢失就会显得比较突出，必须及时在置换液中加以补充。

6. 血液净化不充分 随着CVVH、CVVHD、高容量血液滤过等的广泛应用，血液净化不充分不再成为制约CBP应用的理由。

CBP对危重症患者来说是一个基本的治疗工具，与机械通气和营养支持同样重要，临床医师应关注危重症患者疾病整个过程的动态变化，不应局限于某个阶段，力求早期诊断。因此，从临床治疗学的观点来看，应打破以往传统的专科界限，提倡多学科的互相渗透和协作，危重症患者理想的治疗措施仍是预防、早期干预疾病的发展。

■ 课后练习题

1. 急性中毒血液灌流应用指征是什么？
2. CBP的临床应用指征是什么？
3. CBP的常见并发症有哪些？

（李维勤）

习题与答案 教学PPT

第七章 急诊洗胃术

目的要求

掌握:洗胃术的适应证及禁忌证,各种食物中毒的临床表现与急救措施。
熟悉:洗胃术的常用方法,操作流程及注意事项。
了解:几种特殊毒物的禁用洗胃溶液。

急诊洗胃术(emergency gastric lavage)是一种紧急清除经口服进入胃腔内尚未被吸收的或经胃黏膜重新吸入胃腔的毒物,以阻止毒物进一步吸收的首选方法。

洗胃术包括口服催吐洗胃、插胃管洗胃和剖腹胃造口洗胃 3 种方法。临床常用的方法是插管洗胃术,其方法主要是通过胃管向胃腔内反复注入液体,与胃内容物混合后再吸出,对胃腔进行冲洗。急诊洗胃术应在服毒或食物中毒发生后的 6 h 内进行,但对超过胃排空时间的患者应根据毒物性质、临床症状严重程度、有无毒物滞留胃腔及是否可从胃黏膜重新析出引起反复中毒来决定洗胃的必要性。因此,急诊洗胃术是急救中经常实施的一项重要抢救措施。

【适应证】

1. 口服致命量毒物 1 h 内。
2. 吸收缓慢、胃肠蠕动功能减弱者,服毒 4 ~ 6 h 后仍可洗胃。
3. 无解毒药的毒物。
4. 幽门梗阻或急性胃扩张。
5. 某些检查或手术前准备。

【禁忌证】

1. 口服强酸、强碱等腐蚀性毒物中毒者。
2. 有食管、胃底静脉曲张大出血病史者。
3. 食管或贲门狭窄或梗阻者不宜插管洗胃。
4. 休克状态。
5. 昏迷及伴有高血压、冠心病,妊娠等情况的急性中毒者慎行洗胃术。

【常用方法】

1. 自动洗胃机洗胃法　这是目前临床最常见的洗胃方法,由于其操作简便、效果确实、器械价格低廉,因此得到迅速普及,并已基本淘汰了过去的人工洗胃术。

2. 漏斗灌注式洗胃法　漏斗灌注式洗胃法是 20 世纪最普遍使用的洗胃法,目前基本已被淘汰,故本章不再介绍。

3. 自饮催吐法　自饮催吐法是最原始的洗胃方法,可通过自饮清水或拟配制的洗胃液,然后以刺激咽后壁引起恶心、呕吐的方式，将胃内容物吐出，达到暂时阻止过量毒物吸收的目的。由于无需任何设备与器械，具有一定的实用性，特别是在到达医院前的自救过程中仍不失可行性。

【洗胃术前准备】

（一）了解、熟悉病情

充分与清醒患者及昏迷患者家属沟通，签知情同意书。

（二）洗胃用品

洗胃包：内装有洗胃管（现基本已被一次性洗胃管替代）、压舌板、舌钳、牙垫、开口器、治疗碗、纱布、体温计。洗胃机：目前临床洗胃机类型较多，可分为全自动、半自动或手工控制操作洗胃机。其他备品如水桶、液状石蜡。

（三）洗胃溶液的选择

1. 洗胃溶液种类

（1）胃黏膜保护剂　如牛奶、蛋清或米汤等用于吞服腐蚀性毒物者。

（2）溶剂　脂溶性毒物（如汽油或煤油等），向胃内注入液状石蜡 150～200 mL，然后洗胃。

（3）解毒药　解毒药与胃内毒物起中和、氧化或沉淀发挥解毒作用。1∶5 000 高锰酸钾液能使生物碱、毒蕈类毒物氧化解毒。

（4）中和剂　吞服强酸时用弱碱（如镁乳、氢氧化铝凝胶）中和，勿用碳酸氢钠，因遇酸易生成过多二氧化碳；吞服强碱时用弱酸（如稀醋、果汁等）。

（5）沉淀剂　如乳酸钙与氟化物作用生成氟化钙沉淀，2%～5% 硫酸钠与钡盐生成硫酸钡；生理盐水与硝酸银生成氯化银。1%～3% 鞣酸能沉淀阿扑吗啡、辛可芬、铅和银盐等。

（6）吸附剂　如 0.5% 药用炭悬液，可吸附河豚、茶碱类、苯巴比妥等特殊毒物。

（7）其他　如普通温水，适应于无特异拮抗药的非腐蚀性毒物的紧急洗胃；危急时甚至可选用自来水洗胃。

2. 急诊洗胃常用的几种溶液

（1）普通温水　适宜所有毒物不明时的紧急洗胃或对毒物清楚，但暂无拮抗剂时的洗胃。

（2）高锰酸钾　一般可配制为 1∶（2 000～5 000）的浓度，由于其有较强的氧化作用，可促进生物碱及蕈类氧化分解，因此可用于多种急性药物中毒的洗胃，特别是急性巴比妥类、苯二氮䓬类、阿片类、氰化物或砷化物及毒蕈类中毒等。

（3）碳酸氢钠　一般配制成 2%～4% 的浓度，主要用于急性有机磷农药、拟菊虫酯类农药、氨基甲酸酯类农药中毒，以及香蕉水和某些重金属（如汞、苯、硫、铊、磷、铬）中毒。但不宜用于口服美曲膦酯中毒洗胃。

（4）过氧化氢溶液（双氧水）　将过氧化氢溶液（H_2O_2）配制成 0.3% 的溶液，主要用于阿片类、氰化物及高锰酸钾中毒。

（5）鞣酸　可配制成 1%～3% 的溶剂，用于吗啡类、洋地黄、莨菪类、颠茄或阿托品类急性药物中毒，亦可用于毒蕈、发芽马铃薯、乌头、藜芦等植物性食物或药物引起的急性中毒。

【操作方法】

1. 患者取左侧头低位，解开上衣领口，将治疗巾或用塑料布围于胸前。

2. 将胃管前段涂以液状石蜡，连接好洗胃机管路并在贮水瓶内加温水 10 000 mL 待用。

3. 对神志清醒的患者嘱其张口，对于昏迷或不配合者可使用开口器，将胃管缓慢插入，至咽部后请患者配合吞咽动作，当胃管插入 45～50 cm 即可确认到达胃腔。

4. 用注射器向胃管内注入少量气体，若在上腹部用听诊器闻及气过水声或吸出胃内容物，则可以确定胃管已在胃中。

5. 将胃管外侧口与洗胃机连接，按洗胃机操作常规操作。

【注意事项】

1. 洗胃前须与患者或家属解释洗胃的必要性，以取得操作过程中的配合。

2. 对昏迷、妊娠、高血压及冠心病等特殊患者应讲明洗胃操作过程中有可能发生的意外情况，必要时请家属签字。

3. 操作前应注意患者有否牙齿松动、取下活动性义齿，使用开口器应注意不要用力过大，避免造成牙齿脱落。

4. 插管过程中如患者出现恶心或刺激性咳嗽应暂停进管，待症状缓解后再继续操作。

5. 洗胃液可依病情需要进行配制，水温宜控制在35℃左右。

6. 观察每次洗胃液进入量与引出量是否相等，每次灌入量一般不宜超过300 mL，若液体量过多，常常会引起胃腔内压力过高，促使毒物进入肠腔而加快毒物吸收。

7. 洗胃所需总液体量依毒物性质及毒物量而定，一般为2～5 L，必要时可适当增量，经反复灌洗，确认吸出的液体澄清无味时，方可结束洗胃。

8. 拔管前可依需要向胃腔中注入导泻剂、解毒剂或药用炭等。拔管时应注意将胃管近口端反折或使用止血钳夹住，然后迅速拔出。

■ 课后练习题

1. 洗胃术的适应证有哪些？
2. 洗胃术的禁忌证有哪些？
3. 洗胃术的注意事项有哪些？

（金武丕）

习题与答案　　教学PPT

第八章
初级创伤救治技术

目的要求

掌握:创伤的基本急救技术。
熟悉:创伤的病情评估(初级评估与次级评估)
了解:创伤的现场救护原则。

现代创伤急救技术包括心肺复苏、电除颤、气管插管、止血、包扎、固定、搬运及创伤救治、评估。正确、有效的现场急救可有效地挽救患者生命,减少创伤导致的并发症。因此,现场急救技术为临床医师需掌握的基本急救技能之一。

一、现场救护原则

1. 保持沉着镇定,细心负责,理智科学判断。
2. 评估现场,确保自身与伤员的安全。
3. 树立整体意识,先救命,后治伤,果断实施救护措施。
4. 充分利用可以支配的人力、物力协助救护。
5. 密切观察周围环境,防止其他危险再度发生,有条件者做好警示标志,同时注意自身安全,做好个人防护。

二、初级创伤救治

现场救治时应有轻重缓急的意识,应首先明确哪些情况可能危及生命,哪些情况应优先处理。初级创伤救治的初级评估基本步骤包括:A 气道;B 呼吸;C 循环;D 神经损伤程度评估;E 全身检查。初步检查时间不应超过 5 min,当存在多个危及生命安全的情况时,应同时处理。初级评估结束后根据全身检查结果进行适当急救后转运至有条件的医院进一步救治。

1. 初级评估

(1) 气道(airway) 气道评估,包括清理口腔、提下颏/托下颌打开气道、放置口咽或鼻咽通气道、气管插管,同时注意颈椎的保护。

(2) 呼吸(breathing) 观察患者气流运动及呼吸频率,有条件时给氧,存在呼吸功能障碍者予以人工通气。若怀疑有张力性气胸,立即用粗针头胸腔穿刺减压。

(3) 循环(circulation) 在止血同时,有条件者尽快开放 2 条粗的静脉通道,补液纠正休克。

(4) 神经功能障碍(disability) 检查患者瞳孔,如果来不及进行 Glasgow 昏迷评分,可初步评估患者意识状态(A 清醒、V 对语言指令有反应、P 对疼痛刺激有反应、U 无反应)。

(5) 显露(exposure) 去掉全身衣服,全面检查。需要注意的是,只有当病情基本稳定时,才考虑做进一步检查。检查顺序可按照 CRASHPLAN 进行。

2. 次级评估 应先处理危及生命的情况,在生命体征平稳或在有效的高级生命支持下进行全身的体格检查，目的是发现一切可能的创伤，避免误诊、漏诊。若病情出现恶化，应重新进行初级评估。有条件的情况下，根据评估结果进行相应的辅助检查。

（1）头部检查　有无头皮挫伤、撕裂伤、血肿；有无颅骨压痛、凹陷；眼部检查：包括瞳孔、眼底、晶体、结膜；有无出血或脑脊液漏：包括耳、鼻、口。

（2）颈部　有无颈部压痛、颈椎骨折、穿透性伤口、皮下气肿、气管移位等。

（3）神经系统功能　进行 Glasgow 昏迷评分，对运动功能、感觉、生理及病理反射的检查。

（4）胸部　包括必要的体格检查：视、听、叩、触。注意胸廓有无畸形、是否存在反常呼吸、呼吸动度是否减弱；呼吸音是否对称，有无干湿性啰音；有无胸部压痛及皮下捻发感。

（5）腹部　注意有无腹部伤口，皮肤有无擦伤、挫伤；注意腹部外形，有无腹部膨隆；肠鸣音是否活跃或消失；有无浊音或移动性浊音；腹部有无压痛及反跳痛，有无腹肌紧张。

（6）四肢　有无四肢畸形、肿胀、挫伤、撕裂伤，注意远端动脉搏动情况、肢体颜色、皮肤温度及感觉功能，注意有无骨筋膜室综合征。

（7）后背部及腰部　有无皮肤裂伤、挫伤，脊柱是否正中，是否有畸形和“台阶样”体征。注意进行四肢运动、感觉功能检查及自主神经功能检查（排便反射、排尿反射）。

三、基本急救技术

（一）止血

1. 直接压迫止血法　适用于表浅伤口出血，用无菌纱布直接压迫伤口止血（图 9-8-1）。

2. 加压包扎止血法　为常用的止血方法，方法是先用无菌纱布覆盖伤口，再以绷带或三角巾等加压包扎。包扎后将伤肢抬高，以增加静脉回流和减少出血（图 9-8-2）。

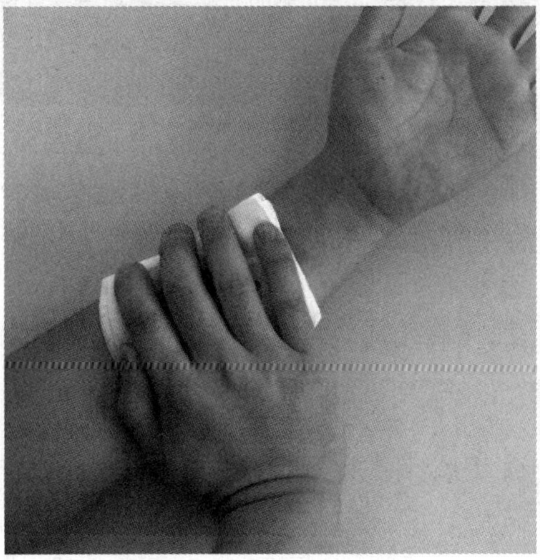

图 9-8-1　压迫止血法

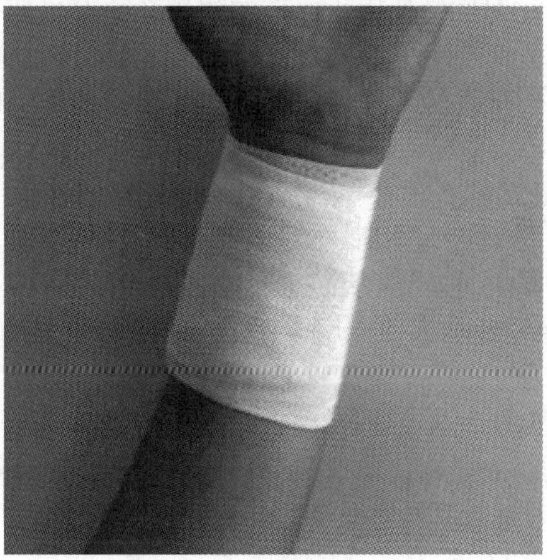

图 9-8-2　加压包扎止血法

3. 填塞止血法　适用于较深的伤口，先用纱布填塞伤口，最后再以绷带或三角巾等加压包扎。

4. 指压止血法　适用于头部和四肢动脉出血的临时止血。根据人体动脉在体表分布情况，压迫伤口近心端动脉，阻断血流而达到止血效果（图 9-8-3，图 9-8-4）。

5. 止血带止血法　一般用于四肢大出血，并且经过直接压迫、加压包扎等止血方法无效时使用（图 9-8-5）。

（1）止血带种类　止血带有橡皮止血带、气压止血带（如血压计袖带）、布条止血带、纽扣式止血带等，禁止使用细绳、电线等充当止血带。

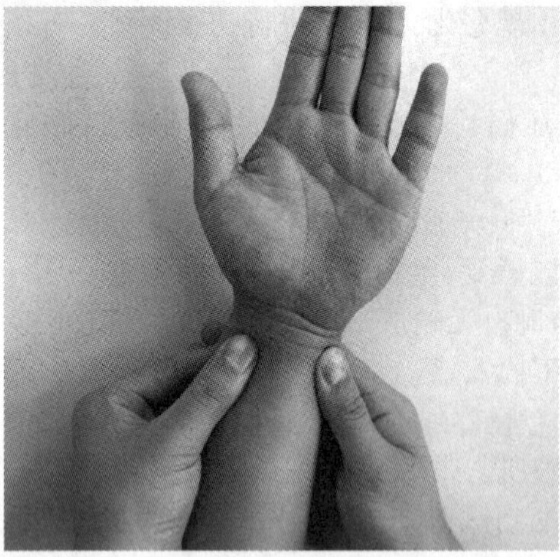

图 9-8-3 指压止血法(尺动脉和桡动脉指压方法)

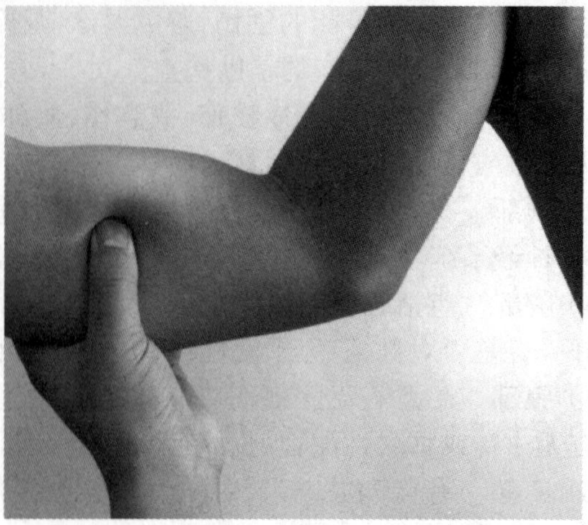

图 9-8-4 指压止血法(肱动脉指压方法)

(2) 部位 上臂的中上 1/3(中 1/3 处易损伤神经)或大腿的中上 1/3 处,皮肤与止血带之间应加一层布垫或衣物,以防皮肤损伤。

(3) 松紧程度 一般以伤口出血停止为度,过紧容易损伤皮肤神经,过松不能起到止血效果。

(4) 使用时间 每隔 1 h 应放松一次,每次 2 ~ 3 min,连续使用时间原则上不应超过 4 h。

(5) 标注时间 使用止血带的伤员必须有显著标志,并注明止血带使用与放松时间。用止血带止血的伤员应尽快送医院处置,防止出血处远端的肢体因缺血而坏死。

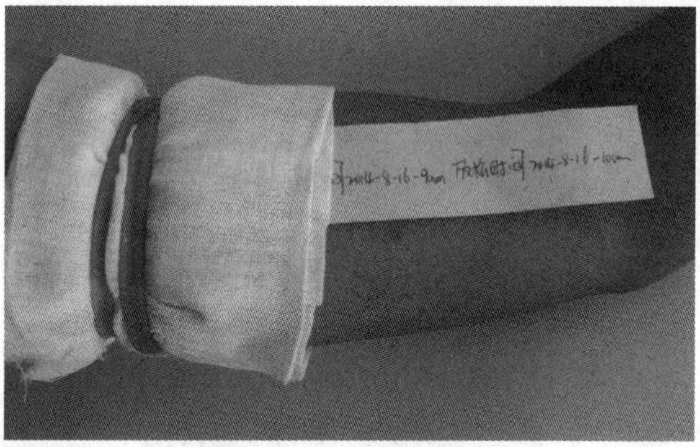

图 9-8-5 止血带止血法

6. 加垫屈肢止血法 四肢膝、肘以下部位,关节的屈侧存在活动性出血时,如没有骨折或关节损伤,可屈曲关节将厚棉垫、绷带夹紧,再用三角巾、绷带或宽布条等将肢体屈曲固定,从而达到止血目的。

7. 止血钳止血法 使用止血钳直接钳夹出血的血管,注意避免损伤正常的血管,尽量保留血管长度,以利于后期修复。

(二) 包扎

包扎的目的是保护伤口、减少污染、减轻疼痛、压迫止血、固定骨折。最常用的材料是绷带、三角巾,无上述物品时,可就地取材用干净毛巾、布条、手绢、衣服等替代。

1. 绷带包扎方法

(1) 环形包扎 适用于包扎开始及肢体粗细相等的地方,方法是将绷带环形缠绕肢体,下一周绷带将上一周绷带完全遮盖。

(2) 螺旋形包扎法 适用于肢体粗细基本相同的部位,如上肢、大腿等。方法是先环形包扎,然后斜形向上缠绕,每周压住上周的 1/3 ~ 1/2。

(3) 螺旋反折包扎法 适用于肢体粗细不等的部位,先环形包扎,然后斜行向上缠绕,每周均将绷带向下反折,遮住上周的 1/3 ~ 2/3,反折部位应呈一条直线。

(4) 蛇形包扎 一般用于固定夹板、石膏等。方法是先环形包扎,然后以绷带宽度为间隔,斜行向上缠绕,每周之间不相重叠。

(5) “8”字包扎法 多用肩、肘、膝、髁等关节处。包扎时绷带由下而上,再由上而下交替,重复作“8”字形旋转缠绕。

2. 三角巾包扎 三角巾包扎方法较多,包括帽式包扎法、面部的三角巾包扎、单眼及双眼三角巾包扎、胸部三角巾包扎、肩部三角巾包扎等,多用于战地救护。

(三) 固定

固定是针对骨折的急救措施,目的是防止骨折的移位、减轻伤员痛苦、减少并发症、便于转运。固定的目的并不是要求骨折复位,对于开放性骨折,骨折断端外露者,不应将外露的断端送回。骨折的固定要牢靠,松紧适度。用于固定的材料种类较多,常用的有夹板、石膏、颈托、高分子绷带等,以下为常见骨折的固定方法:

1. 锁骨骨折 患者两腋下垫棉垫,用三角巾呈"8"字形分别缠绕两肩,拉紧两头,在后背部打结,尽量使两肩稍后张。

2. 指骨骨折 利用短的棍棒、筷子做小夹板,用绷带或胶带固定。

3. 肱骨骨折 用长短 2 块夹板,长夹板置于上臂后外侧,短夹板置于前内侧,用绷带固定,然后肘关节屈曲 90°,用三角巾进行悬吊。

4. 尺骨、桡骨骨折 用 2 块超过肘关节和腕关节长度的夹板,分别置于前臂内、外侧,用绷带固定,再用三角巾将前臂悬吊于胸前。

5. 股骨骨折 用一块长夹板(长度为从足跟部至腋下)放至患肢外侧,再用一块短的夹板(长度为足跟部至会阴)放至患肢内侧,然后用绷带或三角巾分别在腋下、腰部、大腿根部及膝部至少四个部位固定。

6. 胫、腓骨骨折 分别用 2 块长度为足跟至膝关节的夹板放至患肢内外侧,然后用绷带或三角巾固定。

7. 颈椎骨折 一般用颈托固定,若无颈托,保持患者呈仰卧位,头部垫一薄枕,使头呈正中位,头部不要前屈或后仰,在头的两侧分别置枕头或衣物,最后用带子或纱布通过额部固定头部,限制头部活动。

8. 胸椎、腰椎骨折 使患者仰卧在硬质的木板或担架上,在伤处垫一薄枕,使脊柱稍向上突,然后用几条带子将患者固定,使患者不能左右活动。

(四) 搬运

正确的搬运方法可以减少伤员的痛苦,防止损伤加重,对伤员的抢救、治疗和预后至关重要。对于普通伤员的搬运可分为徒手搬运和器械搬运,对于危重症伤员搬运要求较高,不同伤员搬运要求也不同。

1. 普通伤员搬运

(1) 徒手搬运 适用于伤员病情较轻,现场无担架等器械,而转运路程较近的伤员转运。

1) 搀扶法 对病情较轻,能够站立行走的伤员可采取此法,救护人员站在患者一侧,伤员的一手搭在救护人员肩上,救护人员用手拉住伤员的手,另一手扶住伤员的腰部,使伤员与救护人员同步缓慢行走。也可由两位救护人员按此法同时搀扶行走。

2) 背驮法 救护人员站在患者的前面蹲下,将病员背起,上身略倾斜行走。胸部创伤,存在 ARDS、呼吸困难的伤员不宜采用本法。

3) 双人搭椅法 由 2 位救护人员分别站在伤员两侧,救护人员右手握住左手手腕,再与另一救护人员互握手腕,形成"口"字形,将伤员抬起。或者由 2 位救护人员各用一手,相互十字交叉紧握,另一手彼此交替支持伤员背部,将伤员抬起。

4) 拉车式 由 1 位救护人员站在伤员头部,两手自腋下将伤员抬起,将头背抱在自己怀内,另一救护人员蹲在伤员双腿中间,同时夹住伤员的双腿面向前,2 人步调一致将伤员慢慢抬起。

5) 单人腋下平躺拖行 救援者弯腰下蹲,双手从伤者腋后插入腋下,抓紧伤者双肩,水平拖行。

6) 单人抱持 位于伤者一侧,救援者一手托住伤者双大腿,另一只手紧抱伤者腰部

7) 多人平抬法 一人抱伤者双肩和头部,一人托住伤者腰臀部,第三人扶住双下肢,使伤者能水平搬运,疑有颈椎损伤宜一人牵引头颈或颈托保护。

(2) 器械搬运

1) 担架搬运 常用担架有普通担架、铲式担架、轮式担架等。

2) 椅子搬运 伤员取坐位,用宽带将伤员固定在座椅上,救护人员一前一后,将座椅以 45° 倾斜,缓慢搬运。昏迷患者不适宜使用此法。

3) 床单、被褥搬运 遇有特殊情况,如无其他搬运器械、其他搬运方法难以搬运时,可使用床单、被褥搬

运，缺点是容易造成伤员肢体弯曲，胸部创伤、四肢骨折、脊柱损伤及呼吸困难等伤员不宜使用此法。

2. 危重伤员的搬运

（1）脊柱损伤 最好使用铲式担架，切勿使用背驮法、双人搭椅法等方式搬运，避免造成二次损伤。一般需 3～4 人同时搬运，存在颈椎损伤的伤员需 1 人专管头部的牵引固定，其他人蹲在伤员同侧，双手平放于伤员身下，2 人托躯干，1 人托下肢，均匀用力，同时起立，将伤员放在硬质担架上。

（2）颅脑损伤 伤员取半卧位或侧卧位，保持呼吸道通畅。脑组织外露者，应保护好脑组织，并用衣物等将头部固定。

（3）胸部损伤 伤员常伴有血气胸、呼吸困难，搬运时伤员取坐位或半卧位，有条件最好使用坐式担架、折叠椅或担架调整至靠背状。

（4）腹部损伤 普通担架即可搬运，搬运时伤员取仰卧位，屈曲下肢，膨出的肠段要包扎，切勿回纳。

（5）昏迷患者 宜采用平卧位，头偏向一侧或采用侧卧位。

■ 课后练习题

1. 外伤的患者如何进行现场救治？
2. 脊柱损伤的患者如何进行搬运？
3. 止血、包扎、固定及搬运的方法及注意事项有哪些？

（杨立山）

习题与答案 教学 PPT

第九章
紧急输血及并发症处理

目的要求

掌握：输血适应证。
熟悉：输血并发症及处理流程。
了解：血液制品种类。

输血（blood transfusion）可以补充血容量、改善循环、增强携氧能力，提高血浆蛋白，增进凝血功能，是一种临床支持治疗方法。正确掌握输血适应证，合理选用各种血制品，有效防止输血可能出现的并发症，对保证各种危重患者的救治成功有着重要意义。

一、输血种类

（一）按血源分类

1. 自体输血　输入自己预先贮存或失血回收的血液，称为自体输血。紧急输血主要采用自体血回收装置，回收自己在外伤、手术中或手术后的失血，并将其安全回输。

2. 异体输血　输入与患者血型相同的他人提供的血液或血液成分，称为异体输血。通常所谓"输血"即指异体输血，用于治疗临床各科疾病。

（二）按血液成分分类

1. 输全血　即输入采自异体或自体的血液。因库存全血几乎不含或微含血小板、粒细胞，某些凝血因子也会因库存而降解，所以输全血仅能补充红细胞和血浆。为提高输血效果和节约血源，现不提倡输全血。

2. 成分输血　分离或单采合适供体的某种（或某些）血液成分并将其输给患者，称为成分输血。可分为：

（1）血细胞制品

1）红细胞制品　①浓缩红细胞：可用于各类急性失血、慢性贫血及心功能不全者。②洗涤红细胞：对白细胞凝集素有发热反应者及肾功能不全者。③冷冻红细胞：同洗涤红细胞，自身红细胞的储存。④去白细胞的红细胞：多次输血产生白细胞抗体者；预期需要长期或反复输血者。

2）白细胞制品　浓缩白细胞。

3）血小板制品　浓缩血小板可用于再生障碍性贫血和各种血小板低下的患者及大量输库存血或体外循环手术后血小板锐减的患者。

（2）血浆制品　①新鲜冷冻血浆（FFP）：含较多凝血因子和血浆蛋白及部分的纤维蛋白原。②普通冷冻血浆（FP）：含较多的凝血因子和血浆蛋白。③冷沉淀（croy）：含较多的纤维蛋白原、Ⅷ因子及血管性血友病因子。

（3）血浆蛋白成分　①白蛋白制剂：有5%、20%和25%三种浓度。②免疫球蛋白：包括正常人免疫球蛋白和针对各种疾病的免疫球蛋白。③浓缩凝血因子：包括血友病因子（AHF）、凝血酶原复合物（Ⅸ因子复合物）、浓缩Ⅷ、Ⅺ因子、抗凝血酶Ⅲ（AT-Ⅲ）和纤维蛋白原制剂等。

（三）按输血方式分类

1. 加压输血　当患者发生急性大出血时，为尽快补足血容量、恢复血压、保证重要脏器供血，同时提供血液止血成分，在心功能允许的前提下可通过物理方法加压、加速输血，如适度挤压输血袋、抬高输血袋距患者的垂直距离、注射器加压等。

2. 加氧输血　贫血患者合并急性呼吸窘迫综合征时，为改善缺氧状态，在无菌操作、不损伤红细胞的前提下，可体外加氧，形成氧合红细胞，然后通过静脉输氧合红细胞给患者。

3. 置换输血　当患者血浆内出现某些异常物质，如抗凝物、溶血素、胆红素、M 蛋白、外源性有害物质等，且其数量超过自体净化能力时，应予血浆置换。即用血浆单采设备单采出患者一定量的血浆（成人每次 2 000 ~ 3 000 mL），并同时补充相应量的正常人血浆（可予 1/4 晶体液）；血浆置换往往需要每 1 ~ 2 日一次，连续数次。该方法将血栓性血小板减少性紫癜（TTP）、溶血尿毒症综合征（HLJS）列为首选。某些新生儿溶血也需换血治疗。

4. 常规输血　非加压、加氧、置换式的输血，即常规输血。

二、输血适应证

1. 大量失血　主要是补充血容量，治疗因手术、创伤或其他各种原因所致的低血容量休克。补充的血量、血制品的种类应根据失血的量、速度和患者的临床表现确定。一次性失血量低于总血容量的 10%（500 mL）时，不需要输血。当失血量达到总血容量的 20%（1 000 mL）时，除有较明显血容量不足、血压不稳定外，还可出现 HCT 下降等变化，此时除输入晶体液或胶体液补充血容量外，还应输入浓缩红细胞以提高携氧能力。原则上，失血量在 30% 以下时不输全血；失血量超过 30% 时，可输全血与浓缩红细胞各半，再配合晶体和胶体液及血浆以补充血容量。在失血量超过 50% 且大量输入库存血时，还应及时补充某些特殊成分如白蛋白、血小板及凝血因子等。

2. 贫血或低蛋白血症　多因慢性失血、红细胞破坏增多或白蛋白合成不足导致。根据患者临床表现和检验结果输注浓缩红细胞以纠正贫血；补充血浆或白蛋白，治疗低蛋白血症。

3. 重症感染　全身性严重感染或脓毒症、恶性肿瘤化疗后致严重骨髓抑制继发难治性感染时，当中性粒细胞低下和抗生素治疗效果不佳时，可考虑输入浓缩粒细胞以助控制感染。

4. 凝血异常　输入新鲜冰冻血浆以预防和治疗因凝血异常所致的出血。临床上可根据凝血异常的原因补充相关的血液成分，如血小板减少症或血小板功能障碍者输血小板；血友病者输Ⅷ因子或抗血友病因子（AHF）；纤维蛋白原缺乏者补充纤维蛋白原或冷沉淀制剂等。

三、输血的并发症及处置

输血可发生各种不良反应和并发症，但只要严格掌握输血指征，遵守输血操作规程，大多数输血并发症是可以预防的。

（一）溶血性不良反应

输血中或输血后，输入的红细胞或受血者本身的红细胞被过量破坏，即发生输血相关性溶血。输血相关性溶血分急、慢性两类。

1. 急性输血相关性溶血　指在输血中或输血后数分钟至数小时内发生的溶血。常出现高热、寒战、心悸、气短、腰背痛、血红蛋白尿甚至尿闭、急性肾衰竭和 DIC 表现等。实验室检查提示血管内溶血。原因：①供、受血者血型不合（ABO 血型或其亚型不合、Rh 血型不合）。②血液保存、运输或处理不当。③受血者患溶血性疾病等。处置：应立即终止输血，应用大剂量糖皮质激素，碱化尿液、利尿，保证血容量和水、电解质平衡，纠正低血压，防治肾衰竭和 DIC，必要时行透析、血浆置换或换血疗法等。预防：加强输血、配血过程中的核查工作，严格按照输血规程操作。

2. 慢性输血相关性溶血　又称迟发性输血相关性溶血，常表现为输血数日后出现黄疸、网织红细胞升高等。原因：多见于稀有血型不合、首次输血后致敏产生同种抗体、再次输该供者红细胞后发生同种免疫性溶血。处理：基本同急性输血相关性溶血。

（二）非溶血性不良反应

1. 发热反应　发热是最常见的输血反应，发生率可达40%以上。其主要表现是输血过程中寒战、高热。原因：①血液或血制品中有致热原。②受血者多次受血后产生同种白细胞或血小板抗体。处置：暂时终止输血，用解热镇痛药或糖皮质激素处理有效。预防：输血前滤去血液中所含致热原、白细胞及其碎片是常用的预防方法。

2. 过敏反应　输血过程中或之后，受血者出现荨麻疹、血管神经性水肿，重者为全身皮疹、喉头水肿、支气管痉挛、血压下降等。原因：①所输血液或血制品含致敏原。②受血者本身为高过敏体质或多次受血而致敏。处置：应减慢甚至停止输血，其次抗过敏治疗，有时尚需解痉（支气管痉挛时）、抗休克处理等。预防：对有过敏史患者，在输血前30 min服用抗过敏药和静脉输注糖皮质激素。

3. 细菌污染反应　一般在输注开始后迅速出现症状，也可延迟至数小时后发生。表现为突起高热、寒战和低血压。原因：如果献血者献血时处于菌血症状态就可能会发生污染；而在采血、血液加工过程中操作不当，塑料采血袋制造缺陷或损害，在污染的水浴中解冻血浆或冷沉淀等，都有可能出现血液污染。处置：发现症状立刻停止输注，将输血器械及剩余血液做细菌培养及药敏试验，所输血液行涂片染色检查，同时应用广谱抗生素，如有休克发生，积极抗休克治疗。预防：严格无菌制度，按无菌要求采血、贮存和输血，血液在保存期内和输血前定期按常规检查，发现有污染的可能时不得使用。

4. 传播疾病　经输血传播的感染性疾病主要有各型病毒性肝炎、获得性免疫缺陷综合征（AIDS）、巨细胞病毒感染、梅毒感染、疟原虫感染及污染血导致的各种可能的病原微生物感染。预防措施：排除带菌或带病毒的献血员，保证血液采集、贮存、运送、质检、输注等环节的无菌化。

5. 其他　①一次过量输血可引起急性心功能不全、左心衰竭、肺淤血等。②多次输血或红细胞，可致受血者铁负荷过量。③反复异体输血可使受血者产生同种血细胞（如血小板、白细胞等）抗体，继之发生无效输注、发热、过敏甚至溶血反应。异体输新鲜全血（富含白细胞），可发生输血相关性移植物抗宿主病。④大量输入枸橼酸钠（ACD）抗凝血或血浆，会螯合受血者的血浆游离钙，若不及时补钙，则可加重出血。

四、输血规范

应严格执行《中华人民共和国献血法》和卫生部颁布的《医疗机构临床用血管理办法》《临床输血技术规范》。

■ 课后练习题

1. 输血适应证有哪些？
2. 输血常见的不良反应有哪些？

（初贵富）

习题与答案　　教学 PPT

第十章 深静脉和动脉穿刺置管技术

目的要求

掌握：深静脉和动脉穿刺置管技术的适应证与禁忌证。
熟悉：深静脉和动脉穿刺置管技术具体操作方法。
了解：深静脉和动脉穿刺置管技术操作过程中的注意事项。

第一节　中心静脉穿刺置管术

中心静脉穿刺置管术是指应用“导管经套管法”或“导丝法(seldinger 方法)”经皮穿刺将中心静脉导管(central venous catheters,CVC)置入上腔静脉或下腔静脉的穿刺技术方法,是危重患者或心脏病患者救治中临床常用的一项技术操作,一般较为安全,若操作者技术不熟练可引发气胸或出血等并发症。近年来随着床旁血管超声技术的推广应用,中心静脉穿刺置管术的成功率和安全性明显提高。目前临床中常用的穿刺部位为颈内静脉、锁骨下静脉和股静脉。

一、颈内静脉穿刺置管术

【适应证】

1. 急救时需大量、快速静脉输血、输液者。
2. 外周静脉穿刺困难需及时建立静脉通路者。
3. 需连续或多次采集静脉血标本化验检测且周围静脉穿刺困难者。
4. 全静脉营养输注和高渗、有刺激性或不相容药物同时输注者。
5. 需要血流动力学监测的危重患者。
6. 需行右心导管检查术或安置心脏起搏器者。

【禁忌证】

禁忌证主要包括穿刺静脉局部感染或血栓形成,相对禁忌证为凝血功能障碍。

【器械及用品】

1. 备皮用品 1 套、无菌手套若干副。
2. 清洁盘内有消毒用碘伏、乙醇、1% 甲紫等。
3. 股静脉穿刺包,内有镊子 2 把、换药碗 2 个、治疗巾 4 块、纱布若干块、剪刀 1 把、持针器 1 把、缝合针、缝合线等。
4. 一次性中心静脉穿刺装置 1 套,内有穿刺针头 1 个、导丝推进器 1 套(内含导丝)、中心静脉导管 1 根、静脉扩张鞘1个、肝素帽、无菌透明敷贴等。

5. 1%～2%普鲁卡因4 mL或2%利多卡因5 mL、肝素生理盐水1瓶（5 U/mL）、5 mL注射器、20 mL注射器等其他用物。

【操作步骤】

1. 穿刺点选择

（1）中间径路　由于颈内静脉下段位于胸锁乳突肌两个头之间的三角间隙内，解剖标志明显，相对安全，且在颈总动脉的前外侧下行，穿刺时不易损伤动脉，故此处是穿刺置管的最佳部位。找出胸锁乳突肌的锁骨头、胸骨头和锁骨三者形成的三角区，该区的顶端为穿刺点，针尖指向同侧乳头，与皮肤呈25°～30°，紧靠胸锁乳突肌锁骨头内侧缘进针。

（2）前侧径路　在甲状软骨水平，胸锁乳突肌内侧缘，颈动脉搏动的外侧缘平行进针，用示指和中指扪及颈动脉搏动并将其向内推开，在示指与中指间进针，与皮肤呈30°左右，针尖指向同侧乳头或锁骨中内1/3交界处。

（3）后侧径路　在胸锁乳突肌后缘中点进针，针尖指向骶尾部，针尾与颈纵轴呈30°～45°，与皮肤呈25°～30°。

2. 操作方法

（1）患者取仰卧、头低肩高位（头后仰，肩下垫一小枕头），头转向对侧（一般多取右侧穿刺）。

（2）找出胸锁乳突肌的锁骨头、胸骨头和锁骨上缘所形成的三角区，该区顶点即为穿刺点；或者取锁骨上3 cm与正中线旁开3 cm的交叉点为穿刺点，并以甲紫标记（图9-10-1）。

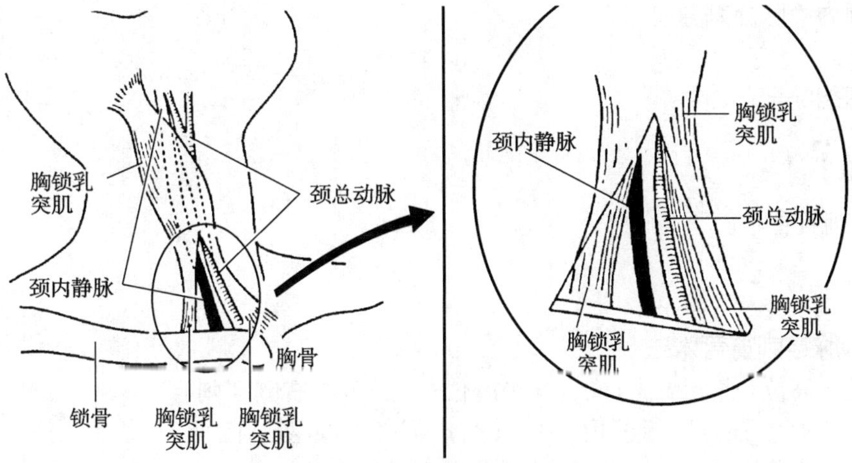

图9-10-1　颈内静脉穿刺点

（3）以穿刺点为中心常规消毒颈部皮肤，铺无菌洞巾，并经此点用1%普鲁卡因或2%利多卡因局部麻醉。

（4）用事先装入肝素生理盐水的注射器连接穿刺针，左手示指定点，右手持针在选定的穿刺点进针；进针深度因患者颈部长短及体型而异，一般当进针1.5～4 cm能穿到静脉，最深以针尖不超过锁骨上缘为度。

（5）边进针边抽回血，当血液回抽通畅确认穿刺针已经进入静脉时，经注射器针尾插入导引钢丝，并退出穿刺针；沿导丝插入静脉扩张鞘，接触皮肤后按同一方向捻转前进，刺入血管后拔出，同时左手用无菌纱布压迫穿刺点防止出血。

（6）沿导引钢丝插入静脉导管，一般深度以15 cm为宜，并根据导管标识的刻度调整导管位置；确认导管回血通畅，拧上肝素帽或连接输液管路。

（7）用缝合针将导管固定片缝合固定，局部采用透明贴膜覆盖并标记穿刺时间。

【注意事项】

1. 穿刺置管过程中须严格遵守无菌操作规程，不能平卧患者不适宜采用此种穿刺术。

2. 颈内静脉穿刺不同于普通静脉穿刺，操作务必谨慎，避免误穿引起血肿、气胸、血胸、感染及气栓等并发症。

3. 由于左肺尖与胸膜顶较右侧高，并且胸导管多位于左颈根部平第 7 颈椎高度，胸导管颈部会经过颈内静脉的前方，因此颈内静脉穿刺术一般不宜选择左侧，避免造成胸导管损伤。

4. 一般成年人进针 1.5 ~ 3 cm，胖者 3 ~ 4 cm 多能穿入静脉，若进针大于 4 cm 仍未抽到回血，可能是进针方向或角度不合适，此时不宜再进针，应退至皮下调整方向或角度后再试穿。

5. 穿刺点到右心房距离成人一般为 15 ~ 20 cm，身材矮小或颈短者可能距离更短。因此，导管插入不宜过深。插管深度以导管尖位于上腔静脉入口处为宜，女性 12 ~ 14 cm，男性 13 ~ 15 cm，小儿 5 ~ 8 cm。

6. 颈总动脉位于颈内静脉的内侧，进针过深会误入颈总动脉，由于动脉内压力较高，故操作过程中无需用力回抽即可有鲜红色血液涌入穿刺针管中（静脉血多呈暗红色），应注意根据回抽血液色泽和穿刺针管内回血压力来判别是否误穿入动脉。

二、锁骨下静脉穿刺置管术

【适应证】

适应证同颈内静脉穿刺置管术。

【禁忌证】

1. 禁忌证同颈内静脉穿刺置管术。
2. 锁骨骨折。
3. 烦躁不安不能配合。

【器械与用品】

同颈内静脉穿刺置管术。

【操作步骤】

（一）锁骨下静脉穿刺置管术法

1. 患者取头低肩高位（肩下垫枕）或去枕平卧位（一般多取右侧穿刺）。

2. 穿刺点一般选择为锁骨下缘的内、中 1/3 交点下方 1 cm 处，用 1% 甲紫标记进针点及胸锁关节，皮肤消毒，铺无菌洞巾，局部麻醉。

3. 以穿刺点与同侧胸锁关节上缘所形成的连线作为进针方向的标志（相当于与胸骨纵轴呈 45°），并使穿刺针与胸壁平面呈水平位或不超过 15°（图 9–10–2）。

4. 穿刺针抵达锁骨处时应保持针尖紧贴锁骨后面进入，进针过程中要一边进针一边回抽，始终使穿刺针筒内保持一定负压，当进针达 3 ~ 5 cm，阻力突然下降，并见有暗红色回血后，提示穿刺成功。此时应旋转针头，使斜面朝向骶尾，以保证导丝能顺利进入上腔静脉。

5. 其余操作步骤同颈内静脉穿刺置管术，导管插入深度为 15 cm 左右。

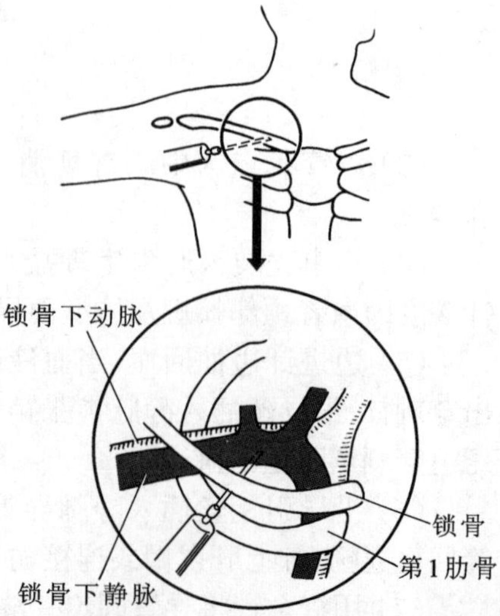

图 9–10–2 锁骨下静脉穿刺

（二）锁骨上静脉穿刺置管术法

穿刺点选择为锁骨上缘与胸锁乳突肌锁骨头外缘形成的夹角，该角平分线上距顶点 0.5 ~ 1.0 cm 处为穿刺点，穿刺方向为同侧胸锁关节或对侧乳头。针尾与矢状面夹角为45°,与冠状面夹角为10°～15°,边进针边轻轻回抽,进针深度为1～3 cm,可进入锁骨下静脉,导管插入深度为12～15 cm。其余操作步骤同颈内静脉穿刺置管术。

【注意事项】

1. 由于锁骨下静脉在颈根部所处位置比较复杂,因此要详细掌握毗邻关系。正常情况下其位于锁骨内侧端的后方,胸膜顶的前下方与颈内静脉汇合,锁骨下动脉、臂丛位于其后上方,动静脉间有膈神经,左侧尚有胸导管颈部通过,但在锁骨下静脉的前面,除锁骨和锁骨下肌外并无重要结构,如穿刺把握准确,不会发生相关损伤。

2. 穿刺前对神志清醒患者须做好心理护理,使其尽量放松,避免穿刺过程中发生躁动、剧烈咳嗽或过度换气。

3. 严格遵守无菌操作技术规范。

4. 操作中注意副损伤及并发症的发生,如误穿入锁骨下动脉应迅速拔出针头,术者可将拇指和其余四指分开分别在锁骨的上,下缘加垫压迫,至少5 min后再另行穿刺。

5. 由于受锁骨的限制,压迫止血的方法常不易奏效,往往在颈根部形成血肿,轻者可不影响呼吸;但有凝血机制障碍者的血肿可能较大,以至压迫推移气管,或向纵隔及胸腔蔓延,对这类患者应尽量避免行锁骨下静脉穿刺,以股静脉穿刺较为安全。

三、股静脉置管术

【适应证和禁忌证】

适应证和禁忌证同颈内静脉穿刺置管术。

【器械及用品】

器械及用品同颈内静脉穿刺置管术。

【操作步骤】

1. 患者取平卧仰位,穿刺侧下肢伸直外旋并外展与身体长轴呈30°～45°。

2. 局部备皮(清洁局部,剃去阴毛)后,常规消毒皮肤,戴无菌手套,铺无菌洞巾。

3. 冲洗及检查中心静脉导管是否完好。

4. 术者立于穿刺侧,在腹股沟韧带中点下2～3 cm,股动脉搏动最明显处的内侧0.5～1.0 cm处,分开左手示指、中指,固定其上下部皮肤,以1%普鲁卡因或2%利多卡因2～5 mL进行局部麻醉。

5. 用左手示、中指和环指触及股动脉搏动,并指明股动脉的行走方向,右手持针在股动脉搏动的内侧进针穿刺股静脉,针轴方向与下肢纵轴一致,与皮肤夹角为30°～45°,针尖指向剑突,进针深度为2～4 cm(图9-10-3)。

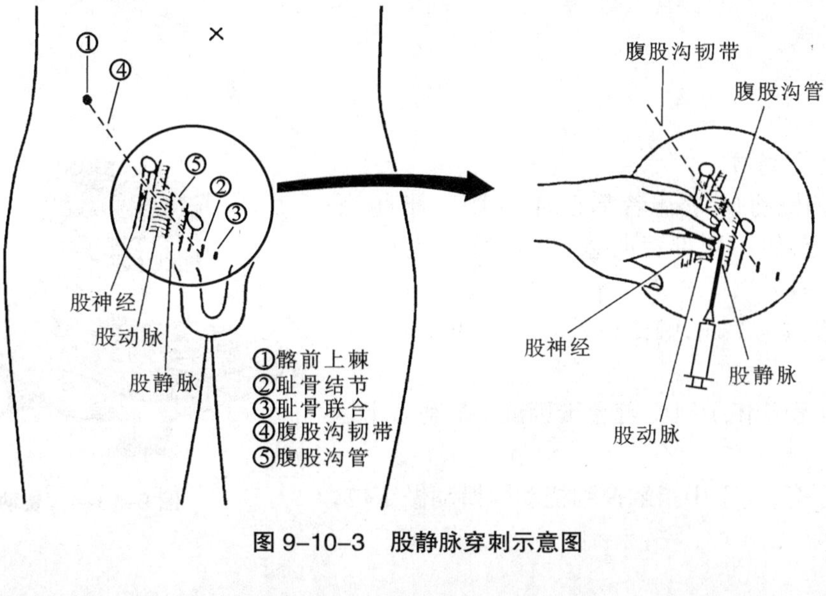

图9-10-3 股静脉穿刺示意图

6. 股动脉搏动触摸不清者可用采用确立股静脉的位置方法，将髂前上棘与耻骨结节之间的连线分为三等份，股动脉位于中内 1/3 段交界处，股静脉位于股动脉内侧 0.5～1.0 cm 处，可先用细针试穿。

7. 其余操作步骤同颈内静脉穿刺置管术。

【注意事项】

操作过程及注意事项：①在穿刺点处将穿刺针与皮肤呈 30°～40° 边进针边回抽，使注射器内保持一定负压，抽到静脉回血后说明穿刺成功。②随后用左手固定穿刺针，右手将导丝自穿刺针后插入，体外保留导引钢丝约 40 cm 时拔出穿刺针。③沿导引钢丝尾端插入静脉扩张鞘，接触皮肤后按同一方向旋转，随导引钢丝刺入血管后撤出扩张鞘，并以左手用无菌纱布压迫穿刺点防止出血。④右手将中心静脉导管沿导丝插入静脉，一边推进一边撤离导引钢丝，尽量保持动作协调，当导管插入 15 cm 左右时，即可完全抽出导丝。⑤然后用装有肝素生理盐水的注射器与导管尾端相接，反复抽吸 2～3 次均见有顺利回血时，可向导管内注入肝素生理盐水 2～3 mL。⑥同时用卡板锁定导管，撤下注射器，拧上肝素帽或无针正压输液接头，待用（如为多腔导管均需以此过程为例）。⑦用缝合针将导管固定片在近穿刺点处缝合固定，用酒精棉球擦除局部血迹，待干后再以无菌敷贴固定，撤除洞巾后即可与输液管路连接。⑧若抽出鲜红色血液或针头、注射器有搏动感，则提示穿入股动脉，股静脉穿刺失败，应快速拔出针头，局部按压 5 min 以上，并另行选择穿刺部位。⑨避免在同一部位反复多次试穿，以免造成局部组织的严重创伤和血肿。

第二节 动脉穿刺置管术

【适应证】

1. 严重低血压、休克等需反复测量血压的患者。
2. 不能行无创测压者。
3. 需低温或控制性降压的患者。
4. 需用血管活性药物调整血压的患者。
5. 需反复采取动脉血样进行检测的患者。
6. 危重患者及大手术患者术中、术后需要对其血流动力学进行严密监测。

【禁忌证】

一般无绝对禁忌证，相对禁忌证为严重凝血功能障碍和穿刺部位血管病变者。

【器械与用品】

同静脉穿刺置管术。

【操作方法】

（一）桡动脉穿刺置管术

1. 通常选择左侧桡动脉，将患者掌心向上，腕部伸直，然后手和前臂适当固定，使手腕部背曲呈 60° 用纱布垫好（图 9-10-4）。

2. 在手掌横纹上 1～2 cm，触到桡动脉搏动明显部位作为穿刺点。

3. 常规消毒，铺无菌巾，用 1% 普鲁卡因或 2% 利多卡因局部麻醉。

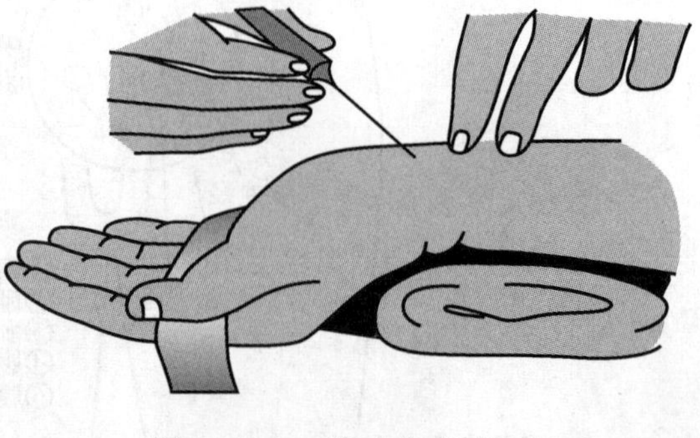
图 9-10-4 桡动脉穿刺置管

4. 术者戴无菌手套，左手中指触摸到桡动脉搏动做定位，示指在其远端轻拉皮肤，右手持动脉留置穿刺针与患者腕部皮肤呈 15°，对准左手中指触及桡动脉的部位穿刺进针；进入皮下组织待接触到桡动脉后即行穿入，如见有鲜红动脉血迅速喷出时，用左手固定穿刺针头；用右手从穿刺针尾端撤出金属针芯，将针头套管留置桡动脉（图 9-10-5）；局部用酒精棉球清洁，待干后，以无菌透明敷贴固定，必要时做局部包扎。

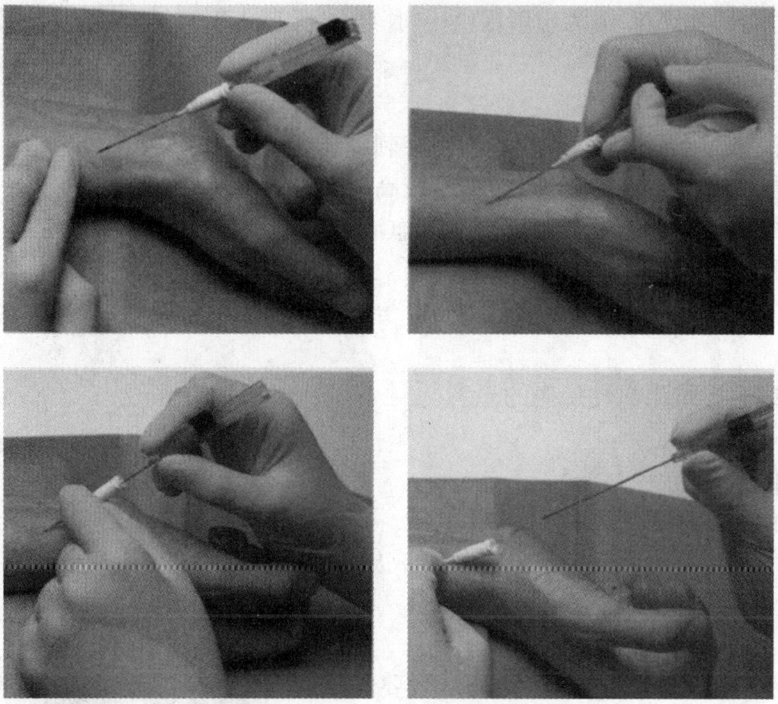

图 9-10-5　桡动脉穿刺进针过程

（二）股动脉穿刺置管术

1. 穿刺点选择同股静脉穿刺置管术。

2. 操作方法同股静脉穿刺置管术。

【注意事项】

1. 穿刺点宜选择在动脉搏动最明显处，操作中严格遵守无菌操作技术规范，预防继发感染。

2. 桡动脉穿刺置管前应进行穿刺手掌的 Allen 试验评估，试验阳性者应避免桡动脉穿刺。

3. 穿刺时如无血液流出应缓慢向外撤针后再试穿，当有鲜红色血液流出提示穿刺成功；穿刺失败则避免在同一部位反复多次试穿，以免造成局部组织严重创伤或血肿。

4. 股动脉插管送入导引钢丝时若进入动脉应无阻力，如感觉有阻力时不可盲目插入，可适当调节引导钢丝的进入角度以免穿透动脉。

5. 穿刺未成功拔出穿刺针后应局部压迫 5 min 以上，必要时给予加压包扎，以免形成局部血肿。

6. 为保证管道通畅，可持续用肝素液冲洗（滴速 3 mL/h，肝素浓度 5 U/mL）。

7. 禁忌特殊检查操作过程中或治疗用药时使用强烈血管收缩药，如去甲肾上腺素等。

附：Allen 试验：①术者用双手同时按压被检查者桡动脉和尺动脉。②嘱咐被检查者用力做握拳和张开手指的动作，反复 5 ~ 7 次，直至手掌色泽变白。③术者松开对尺动脉的压迫并继续保持对桡动脉压迫，观察被检查者手掌颜色变化。若手掌颜色 10 s 之内迅速变红或恢复正常，表明尺动脉和桡动脉间存在良好的侧支循环，即 Allen 试验阴性，可以经桡动脉进行穿刺或行介入治疗。若 10 s 手掌颜色仍苍白，提示 Allen 试验阳性，表明手掌侧支循环不良。

第三节 经外周静脉穿刺中心静脉置管术

经外周静脉穿刺中心静脉置管术（peripherally inserted central catheter，PICC）是将专用的中心静脉导管从外周静脉进行穿刺，使其导管尖端直达靠近心脏的大静脉（上腔静脉或锁骨下静脉）的置管技术。具有创伤小、安全性高、保留时间长等优点，可为患者提供中、长期（7 天至 1 年）的输液治疗，目前已广泛应用于临床。

【适应证】

1. 需长期静脉输液，但外周浅静脉条件差不易穿刺成功者。
2. 输入具有刺激性的药物或高渗透性、黏稠度较高的药物及静脉营养支持治疗。
3. 需使用压力或加压泵快速输液者及反复输入血液制品。
4. 监测中心静脉压者。

【禁忌证】

1. 凝血机制障碍或有严重出血性疾病的患者。
2. 上腔静脉综合征患者。
3. 乳腺癌术后患侧手臂。
4. 患者预插管部位不能完成穿刺和固定。
5. 既往在预定插管部位有静脉炎和静脉血栓形成史，放射治疗史，外伤史，血管外科手术史。

【操作步骤】

1. 静脉选择　PICC 置管通常在患者肘窝部的贵要静脉、肘正中静脉、头静脉中任选一条，一般首选贵要静脉，因其走行较直且静脉瓣较少。

2. 测量体表置管长度　穿刺侧手臂外展呈 90°，用软尺从穿刺点起沿静脉走行量至穿刺侧胸锁关节，然后向下反折继续测量至第 3 肋间隙即为导管置入长度（9–10–6）。

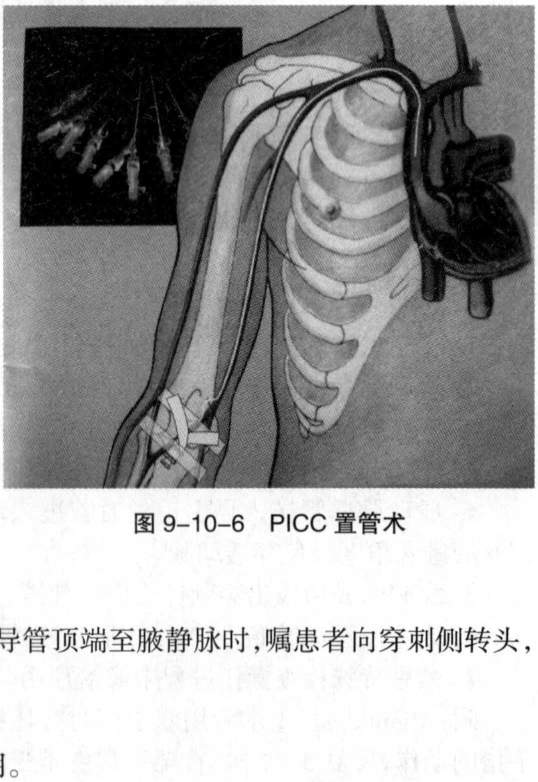

图 9–10–6　PICC 置管术

3. 操作方法

（1）患者取仰卧位，选择好穿刺部位。

（2）穿无菌手术衣，戴无菌手套。常规消毒，铺巾。打开 PICC 导管包装，抽好稀释肝素液和生理盐水。

（3）让助手在穿刺点上方扎止血带，穿刺者一手固定皮肤，一手与皮肤呈 15°～30° 进行穿刺，见回血后减少穿刺角度，再向前推进 1～2 mm。

（4）松开止血带，拇指固定插管鞘，示指或中指压迫插管鞘末端处静脉以防止出血，另一手拔出针芯。

（5）一手固定插管鞘，另一手缓慢匀速推进 PICC 导管。当导管顶端至腋静脉时，嘱患者向穿刺侧转头，下颌向下并靠近肩膀，以防止导管误入颈静脉。

（6）根据预先测定的体表置管长度调整置入导管长度。

（7）穿刺完毕后进行 X 线摄片，确定在上腔静脉后即可使用。

【注意事项】

1. 第一个 24 h 必须换药。以后伤口愈合良好，无感染、渗血者可每 7 日更换一次敷料；如穿刺部位出现红肿、皮疹、渗出、过敏等异常情况，则可缩短更换敷料的时间，并应注意观察局部变化。每次更换后均应记录日期。

2. 在输血制品、营养液等高渗透压或浓度的液体之后，要用至少 20 mL 生理盐水进行脉冲式冲管，以防堵管。

3. PICC 管道不慎发生阻塞可采用负压技术，将稀释后尿激酶（5 000 U/mL）0.5 mL 注入 PICC 管腔内，停留 15 ~ 20 min 后再使用注射器回抽，若有血液被抽出即表明溶栓成功。如一次未能成功，则可反复重复上述操作，或将尿激酶在导管内停留一定时间后再抽吸，直至有血液能被抽出。导管通畅后回抽 5 mL 血液以确保抽回所有药物和凝块。此类操作的尿激酶总量不宜超过 15 000 U。

■ 课后练习题

1. 颈内静脉穿刺术的适应证有哪些？
2. 动脉穿刺置管术的适应证有哪些？
3. PICC 置管术的禁忌证有哪些？

（王奭骥　王育珊）

习题与答案　　教学 PPT

第十篇　危重患者的特殊护理

第一章 人工气道的护理管理

目的要求

掌握：如何观察与确定气管导管位置，封闭式吸痰管的优点与正确的吸痰方法。

熟悉：气管切开术后人机接口的护理管理、气道湿化和温化的主要方式。

了解：经鼻气管插管的护理难点及强化管理。

危重患者的护理操作与护理管理在临床医疗中占有着重要位置，操作是否规范、护理管理是否到位不仅涉及护理质量与安全，同时也与临床治疗效果与患者预后密切相关。近年来用于临床救治的医疗仪器不断更新换代，救治手段和方法在不断提高，危重患者的护理面临着新的挑战，如何科学化、人性化地加强危重患者护理管理日益成为临床关注的焦点。

人工气道是人为将气管导管经上呼吸道或直接置入气管所建立的临时气体交换通道。是为保证危重患者有效通气或气道通畅而在机体生理的气道与空气、以及其他气源之间建立的一种有效的管路连接，同时也为被动性有效气道引流、辅助机械通气等救治措施提供必要的条件。

目前临床常见的人工气道涵盖了两种类型：①气管内置管人工气道：包括经口腔置管和经鼻腔置管建立的人工气道，以及经气管切开和经皮刺置气管穿管建立的人工气道；②非气管内置管人工气道：包括经口咽通气管置管、经鼻咽通气管置管、植入喉罩等非气管内置管方法建立的人工气道。前者是经典的临床常用方法，适用于临时或长时间辅助通气的患者；后者是近些年来随科技进步而出现的一些更简洁、操作更方便的辅助通气方法，适用于原无气道内病变并需要在短时间内快速建立起临时性有效通气，为后续救治创造条件的紧急抢救患者。

一般来说，临床提及的人工气道护理或管理多是指前者。加强人工气道建立后的护理管理不仅直接关系到抢救效果与预后，同时也与患者置管后相关并发症密切相关。因此，应将加强人工气道护理管理严格定义为危重患者整体救治过程的一个重要环节。

第一节　经口气管插管的护理与管理

经口气管插管是将气管导管经口腔插入气道，借以保证通气的需要一种急救方法。由于其操作简捷、效果确实，能快速建立起有效的人工气道，保证及时通气、供氧和经气道给予抢救药物，同时也方便清除呼吸道内分泌物，因此，经口气管插管是临床急诊急救最常采用的一种人工气道建立的方法和形式。

此种方法主要适用于各种原因所致心搏骤停、昏迷伴急性呼吸衰竭等来不及采用其他方法建立人工气道的急需给予通气支持患者及 ARDS、慢性呼吸衰竭、COPD 伴肺性脑病等需要机械通气的患者。由于经口气管插管耐受性差、不易固定，处理不当极易发生脱管或管腔堵塞；同时，插管后口腔护理又难以处理，特别容易发生口腔内感染等并发症。因此，加强经口气管插管后的护理和人工气道维护成为临床管理的重要问题。

一、操作中的护理配合与注意事项

1. 牙垫（导管护垫）准备、固定与检查　在医生进行气管插管前或操作中，护士应迅速准备好牙垫（口导管护垫），牙垫一般要比导管略粗、硬度与长度适中。当插管完成撤出喉镜后，应立即将牙垫插入患者的上下切牙之间并与气管插管共同固定。由此可以避免患者在烦躁或插管不耐受情况下咬扁导管或将牙垫向外吐出，或因身体扭动引起气管插管移位进而影响有效通气。气管插管后、通气过程中、交接班时，护士均应注意检查气管插管和牙垫的稳固性。

2. 导管固定、调整与局部皮肤护理　良好的导管固定可以避免通气导管随呼吸运动上下滑动而脱出、移位或损伤气道黏膜。导管固定带应该系牢、松紧适宜；伴有颜面及颈部软组织肿胀者更应注意观察，且随局部肿胀消退不断调整固定带松紧度，同时，应注意系带部位皮肤护理。

二、治疗中的护理配合与注意事项

1. 导管位置确定与观察　为保障两肺的有效通气和避免主气道组织损伤，插管的尖端位置应控制在气管隆嵴之上 2 ~ 3 cm 处为宜，X 线胸片定位方法是检验的金标准则。

导管位置观察与确定是护理管理的重要内容，临床治疗过程中多采用肺部听诊、观察患者反应与状态、监测床旁监护仪血氧饱和度与心率变化、观察患者吸入氧浓度需要量等指标进行确认。①听诊：通过胸部和上腹部听诊，可以确认导管是位于气道内还是食管或胃腔内，是位于主气管内还是某侧支气管内。因此，护理人员切不可以认为听诊只是医生的事。通过听诊可以确定插管位置是否准确，是否造成单侧肺通气，或判定气管导管是否误插入食管等问题。②观察：患者通气时胸壁两侧膨胀是否一致，或气管插管内壁是否有湿化冷凝气，进以确认插管是否在正确位置或气管内；并应注意观察患者的口唇、颜面、甲床色泽是否符合有效供氧状态等。③监测：脉搏、心率、血氧饱和度、吸入氧浓度等指标是否在允许界限范围内，气道内压或呼气末正压（PEEP）是否需要过高。

当班护士除应密切观察相关监测指标变化和患者对治疗的反应外，交接班时还应检查导管外露刻度并做好相关记录。

2. 充气套囊的护理管理　充气套囊是气管导管密闭气道的一种辅助装置，有效充气可以保证导管与气道的密闭性，避免机械通气时气道漏气；或由于误吸、自然流入等原因引起坠积性肺炎；同时还能有效稳定导管的固定，避免对气道黏膜的直接擦伤等。①充气套囊的充气方法：充气时可采用最小漏气技术、最小闭合容量技术或直接使用气囊测压表进行充气。见要点框 10-1-1。②定时检测气囊压力：为最大限度减少气囊对气道黏膜的压力损伤，护士必须常规定时检测气囊压力，使充气量保持在适宜范围。气囊充盈不足则不能发挥密闭气道的作用，充盈过度又会增加气囊耗损和对气道管壁的压迫，影响局部血运导致气管黏膜水肿、溃烂甚至坏死。

1. 最小漏气技术：即将听诊器置于气管处，向气囊内注气直到听不到漏气声为止，然后抽出气体，从 0.1 mL 开始，直至吸气时听到少量漏气声为止。
2. 最小闭合容量技术：即将听诊器置于气管处，向气囊内注气直到听不到漏气声为止，然后抽出 0.5 mL 气体，此时可闻及少量漏气声，再注气，直至吸气时听不到漏气声为止。
3. 气囊测压表充气：气囊的压力一般保持在 18.5 mmHg 左右，最大不宜超过 25 mmHg。

要点框 10-1-1　充气套囊的充气方法

三、置管术后的口腔护理

经口气管插管严重影响了患者口腔正常的生理功能，保证口腔的清洁、湿润和对口腔分泌物及时给予清除成为置管术后日常护理工作的重要内容之一，并对患者并发症预防和预后具有重要影响。

由于气管插管及牙垫的置入给口腔护理带来一定的困难，因此，护理操作时最好由 2 人配合进行。首先应将牙垫取出同时置入开口器；由 1 人固定气管导管，另 1 人用氯已定棉球或根据口腔病变情况选择适宜药物棉球清洁擦拭口腔黏膜、牙齿及舌面。注意行口腔护理之前必须保证气囊充满气体，以防口咽部分泌物或擦拭液顺气管插管间隙流入下呼吸道诱发肺部感染。口腔护理完毕后应该重新固定牙垫与气管导管，并确认气管导管仍处于正确位置。

四、置管术后患者的心理护理

患者对经口气管插管的耐受性很差，尤其是神志清醒者很难配合治疗，全麻术后及昏迷即将清醒的患者常会有意无意地自行拔拽气管导管或强行摆动身体。做好患者的心理指导、讲解插管的必要性以取得有效合作，是对此类患者进行护理管理的重要环节。

由于经口气管插管的患者无法进行语言表述和交谈，面对陌生环境与各种抢救设备常常心理压力较大。因此，护士应通过密切观察其神情、手势或通过笔板交流等方式了解其心理需求，并尽量给予满足或宽慰。对于烦躁不安不予配合者应及时通知医生，或在不影响治疗前提下应用约束带适当地限制其肢体活动，或根据医嘱适当调节及应用镇静药。

五、吸痰及相关操作的护理管理

经口气管插管人工气道建立后，患者基本丧失了咳嗽和自身清除呼吸道内分泌物的能力。为保持呼吸道通畅，减少气道内分泌物或痰液滞留进而减少痰痂或痰栓形成，对患者给予及时、正确方法的吸痰是非常必要的。

1. 吸痰管的选择　最好选择一次性无菌吸痰管，根据患者年龄、身高选择适应的型号吸痰管，一般管腔外径不宜超过气管导管内径的1/2。对于接受呼吸机通气治疗的患者也可选用封闭式吸痰管（图10-1-1），在不影响机械通气同时，可将完全与外界隔离的吸痰管从侧孔送入气道进行吸痰操作。

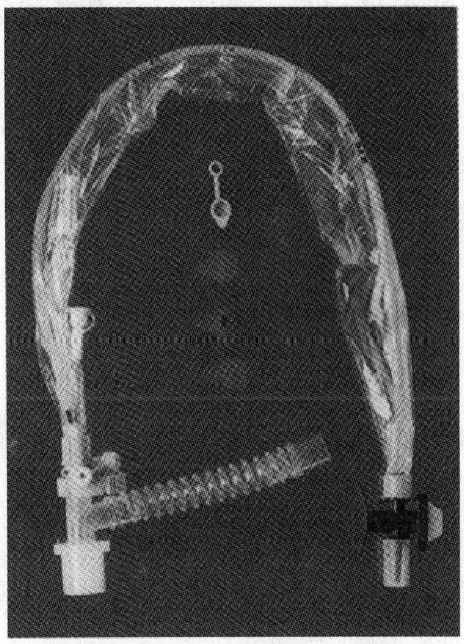

图10-1-1　密闭式吸痰管

封闭式吸痰管的优点是：①避免了传统吸痰操作时的人机脱离，保证了机械通气的连续性；②通气压力可不受影响，保证了患者的安全性；③最大限度地减少了交叉感染的概率。

2. 吸痰次数与时间的掌握　吸痰次数和每次吸痰的持续时间应该按需要而定（依患者的痰液黏稠度和痰量实际多少），也就是要采用个体化原则。①一般每次吸痰操作时间不宜超过15 s，若一次未能吸净痰液，可暂停3～5 min再次吸引。②吸痰前后宜供给纯氧1～2 min以增加血氧含量，避免患者在吸痰过程中发生低氧血症或吸痰后的缺氧。③对于低氧血症或无自主呼吸采用人工机械通气支持者最好使用封闭式吸痰管，并应适当缩短每次吸痰持续时间。④吸痰过程中应注意观察患者口唇、颜面是否发绀，监测心率、血压、呼吸、血氧饱和度变化，若有异常应立刻停止吸痰操作并给予高浓度氧气吸入。

3. 正确的吸痰方法　①吸痰是一项侵入性操作，必须严格执行技术操作规程以减少交叉感染的机会；②操作动作应轻柔尽量减少气道黏膜损伤和患者剧咳；③向气道内送入吸痰管时应关闭负压吸引按钮或完全压闭吸痰管，或封堵吸引控制侧孔，以保证吸痰管进入气道时不带有负压；④待将吸痰管进入预计深度时再打开负压按钮或封堵吸引控制侧孔，在通过负压吸引过程中操作者应将吸痰管边旋转、边吸引、边撤管，以防吸痰管的吸引孔在负压作用下吸附在气道黏膜上造成损伤；⑤采用的吸引负压不宜过大，成人控制在40.0～53.3 kPa，儿童<40.0 kPa，婴幼儿13.3～26.6 kPa；⑥痰液黏稠不易吸引时可用生理盐水或蒸馏水5～10 mL，在患者呈吸气相时快速注入气道内，然后将稀释后痰液快速吸出。

4. 体位引流　每1～2 h协助患者翻身一次，同时自下而上、自边缘向中央进行背部叩击（叩背），通过体位引流和辅助震动（除人工叩击外也可采用器械进行震动）以促进痰液进入大气道而易于排出体外。

六、拔管前准备与操作过程的护理配合

长时间气管插管可由于咽喉局部受导管压迫产生喉头水肿或局部组织副损伤，虽然由于目前导管材料改进，置管时间已经可以明显延长。但是，原则上放置时间仍以不超过72 h为好。对于病情不允许拔管或

需要长时间气道置管者，可以考虑采用气管切开置管或经鼻气管插管等其他方式另行建立人工气道。

病情允许拔管时护士应做好：①好拔管前解释工作，争取取得患者有效配合；②准备好吸氧面罩及抢救物品；③应将呼吸道、口鼻腔及导管气囊上方分泌物吸引干净；④在医生进行拔管操作时应协助其将吸痰管插入气管导管中，插入深度应略超出气管插管的长度，边拔管边吸痰以防造成误吸；⑤协助监测患者脉搏、血氧饱和度、心率、血压等生命指标及一般状态变化。

第二节 经鼻气管插管的护理与管理

经鼻气管插管的护理与管理与经口气管插管基本相似，优点是不存在导管固定与口腔护理上的困难，不足主要为导管过细过长所致呼吸道分泌物吸引困难，其次为导管对鼻腔黏膜压迫所致的局部水肿或引起的局部继发性感染。

经鼻气管插管的适应证基本同口气管插管适应证，不同之处在于适用于颜面创伤开口度过小者、传染性呼吸道疾病所致呼吸衰竭者或需要较长时间机械通气而不需首选气管切开者。

一、操作的护理配合

1. 器械准备 包括插管钳、气管导管、喉镜、1% 麻黄碱或丁卡因滴鼻溶液、固定胶布等。

2. 鼻腔给药 插管操作前先行鼻孔通畅度检查，然后滴入 1% 麻黄碱或丁卡因滴鼻溶液以收缩鼻腔黏膜血管。

3. 插管操作配合 当无医生助手时护理人员应适时协助操作者以操作需要移动、调整患者头部姿势，以利气管导管能顺利进入气道。

4. 导管固定 经鼻气管插管深度（即导管尖端至鼻孔的距离）一般为 28 ~ 30 cm，当确认导管到位后应协助操作者对导管气囊进行充气及外固定。

5. 操作中的监测 在操作过程中应协助操作者做好生命指标监测。

二、针对护理难点的强化管理

1. 对患者宣教 插管前后据应对神志清醒者做好宣教，以防操作的不配合或意外拔管。

2. 导管选择 根据患者基本状况选择粗细、长短适宜的导管，进以减轻对鼻腔黏膜压迫，同时又易于分泌物的吸引。

3. 气道湿化 合理的充分气道湿化既有易于分泌物吸引又不易形成痰痂，同时也是决定导管留置时间长短的前提与关键措施。因此，要给予合理的有效湿化。

4. 导管支撑点调整 为改善气管导管对鼻腔黏膜的压迫，应该在一定间隔时间内对导管支撑点进行调整；也可通过调整呼吸机管道支架位置来改变气管导管支撑点，既可减少局部压迫又可改善患者的不耐受现象。

5. 预防脱管 为防止对患者进行翻身护理或患者头部转动时的气管导管不慎脱出，应对气管导管与呼吸机连接间留有一定可移动空间。

6. 吸痰操作 由于鼻导管内径偏细，且在鼻腔中的弯曲度较大，插入吸痰管吸痰会有一定难度。因此，要熟练吸痰操作。

7. 气囊测压 同经口气管插管。

8. 局部护理 由于鼻导管会压迫鼻旁窦的开口导致鼻窦炎，因此，要做好患者鼻腔、口腔的护理。

第三节 气管切开术后的护理管理

气管切开常常是危重症患者抢救和治疗过程中的一种具有创伤性的人工气道建立的方法，与气管插管相比，气管切开置管的患者虽然可以进食、说话（不发声）、易于耐受、通气解剖无效腔相对较小，但气管切开置管却存在着损伤大、感染机会多，吸入气体未经口、鼻腔湿化及过滤而直接被吸入肺内等缺点。因此，护理管理上应注意以下要点：

一、气管导管的护理管理

1. 气管导管的固定　气管切开后护士须随时观察气管导管（图 10-1-2）位置是否居中，导管偏斜则易于脱出或内口被气管侧壁堵塞易引起呼吸不畅；导管固定带松紧度要适宜，以能伸入一平指为好，过紧颈部血液循环受阻，过松则气管导管容易脱出。

2. 气管导管的消毒与更换　目前临床普遍采用一次性无内套管导管，无需对内腔管进行常规消毒处理。但对于不同原因采用的金属性气管导管，则应每日取出内套管进行煮沸消毒 2 次，在套管消毒期间应注意保证患者氧供。

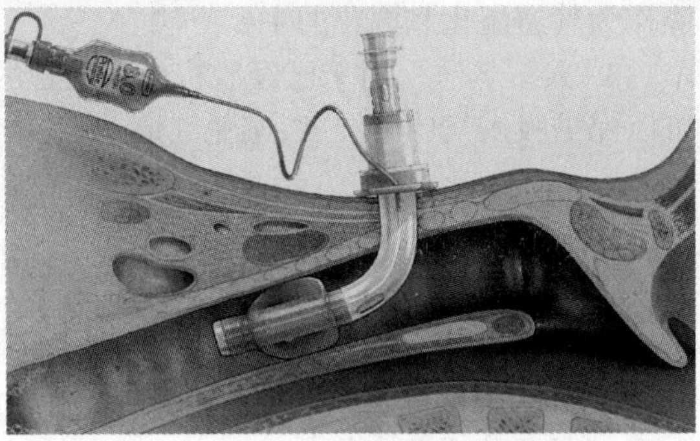

图 10-1-2　带气囊的气管套管

二、气管切口的局部护理

1. 切口局部观察　气管切开术后 12 h 内应注意观察切口局部有否出血或渗血，必要时应及时通知医生进行相应处理。

2. 敷料更换　局部渗血无需特殊处理者或切口周围分泌物多时应及时更换敷料，尽量保持气管切口周围清洁、干燥。

3. 预防局部感染　为预防气管切口处及呼吸道感染，每日应使用 1% 碘伏对气管切口周围进行常规皮肤消毒。

三、人机接口的护理管理

1. 管路连接　实施人工机械通气时插入机体的气管导管与呼吸机管路必须连接牢固，以防不慎脱离导致患者严重缺氧或窒息。

2. 管路固定支架调整　在实施吸痰操作或者给患者变换体位时要适当调整呼吸机管路固定支架位置，确认人机接口处的密闭性。

3. 减少操作污染　对于气道分泌物多又需要反复断开连接口进行吸痰者，应注意操作不慎对呼吸道造成的直接污染。

四、充气套囊的管理

同经口气管插管的充气套囊管理。

五、吸痰及相关操作的护理管理

同经口气管插管吸痰及相关操作的护理管理。

六、气道湿化和温化

气管切开后上呼吸道完全丧失了生理屏障的保护，口腔及鼻黏膜的湿化和温化作用丧失；吸入干燥的气体不但可以损伤支气管黏膜，而且容易形成痰痂或痰栓影响有效通气，甚至引起窒息。因此，对机械通气患者应给予吸入有效的温化与湿化（湿化温度控制在 37℃）气体。充分湿化和温化的气体不仅可以让患者感到舒适，而且也降低了气道内分泌物的黏稠度，即有利于痰液排出或吸出，也能达到预防继发感染和保证机械通气顺利进行的目的。临床采用的主要方式：

1. 主动加温气体湿化法　主要是利用呼吸机配备的湿化和温化装置，在其中加入适量蒸馏水，采用蒸气加温、加湿的方式。当患者进行机械通气治疗过程中突然发现患者“痰少”或“无痰”时，应高度警惕气道湿化不足所致痰液过于黏稠或已经形成痰痂，此时可以通过加强人工气道的湿化，或快速向气道内注入液体稀释的方法进行鉴别。

2. 雾化吸入法 主要通过呼吸机的专用雾化吸入器或连接超声雾化器，采用小雾量、短时间、间断方式（每间隔 4 h 给予 10 min）雾化吸入；如配合药液雾化吸入的，则常依临床需要进行配制。但是，此种方法不能作为气道湿化和温化的主要方法。

3. 人工鼻法 对于已经脱机尚未拔管的患者应采用气管导管口与人工鼻相连方式进行通气，这种方式可以保护吸入气体的湿度，避免气道干燥、分泌物或痰液结痂，并可起到空气过滤作用而有利于气道保护。

课后练习题

1. 临床如何观察与确定导管位置是否正确？
2. 封闭式吸痰管的优点有哪些？
3. 简述正确的吸痰方法。

（朱 媛 王育珊）

习题与答案

第二章
有创置管与监测导管的护理管理

目的要求

掌握:有创动脉置管测压操作步骤、中心静脉导管穿刺导管后的护理管理、外周静脉穿刺中心静脉置管术操作方法。

熟悉:有创动脉置管测压操作、中心静脉导管测压监测操作及需注意的问题。

了解:经外周静脉穿刺中心静脉置管术操作时的并发症。

有创血流动力学监测是指经体表插入各种导管或置入监测探头到心脏和或大血管内,利用监测仪或监测装置直接测定各项生理参数的技术方法。目前血流动力学监测临床上可分为有创、微创和无创监测 3 大类,有创血流动力学监测提供的危重患者实时变化指标,截至目前仍被临床认为是血流动力学监测的金标准。微创和无创监测血流动力学监测技术是在有创血流动力学监测技术基础上发展起来的新技术,近些年来发展较快。由于此类监测对患者的创伤性小,或无创伤性而受到临床的喜爱,并得到了较快普及,甚至有取代有创血流动力学监测的倾向。但是,有创血流动力学监测在临床目前仍然较为常用,做好相关护理也仍是临床基础常规项目。

第一节　有创动脉置管和监测导管的护理管理

有创动脉血压监测是将动脉测压管经皮穿刺插送入动脉(常用桡动脉、足背动脉或锁骨下动脉、股动脉),通过压力换能器与监测仪测压装置连接,动态监测患者动脉血压变化的一种方法,也是 ICU 危重患者的一项重要监测项目。有创动脉置管与有创动脉血压监测在危重患者的抢救和大型术后的加强治疗过程中起着至关重要的作用,不仅为临床医生治疗提供科学依据,同时也为检测血气分析及其他化验指标采集血标本提供了方便。

一、有创动脉置管的护理管理

穿刺置管技术与护理见第九篇第十章深静脉和动脉置管技术。

二、有创动脉血压监测的护理管理

1. 测压导管与转换器的连接与固定　妥善固定动脉置管穿刺部位和测压导管与换能器连接处,并沿肢体固定好导管与延长管,以防由于各种原因造成扭曲、打折或脱开。

2. 测压操作步骤　见要点框 10-2-1。

1. 将换能器固定在与患者心脏同一水平的界面,然后调节三通开关。
2. 首先关闭三通开关的患者端并使换能器与大气相通,按监测仪上“校零”键,当压力数值显示为“0”,此时可听到监测仪“嘟”声提示,监测屏幕上显示“校零完成”。
3. 再次调节三通开关,使换能器与大气隔绝,而与患者动脉连接导管相通,此时监测仪屏幕上可显示出实时动脉压力数值与波型。
4. 测压前校零操作的准确性直接关系到实际测得动脉压力的可靠性,在旋转三通开关过程中动作须轻柔,否则会使“校零”失效,影响有创动脉血压的真实性。

要点框 10-2-1　测压操作步骤

3. 测压导管的维护　①采用自动冲洗装置以 3 mL/h 的

速度向动脉管路内持续滴入肝素生理盐水（肝素浓度 5 U/mL），加压袋的压力保持在 300 mmHg，以防止导管内凝血或管道阻塞；②保证测压系统各衔接处无漏液、管路内无回血、无气泡，若发现动脉管路内存在气泡须及时排出；③若发现管路流通不畅或堵塞，不可向血管内用力推注液体冲洗，应使用 20 mL 注射器适当用力抽吸，如果仍无血液回流即应尽快与医生取得联系，采取相应处理。

4. 血压监测标准值的校正　①当两次测压之间患者体位发生改变应重新调整零点，以保证传感器的放置高度处于心脏同一水平。②监测中如发现有创动脉压监测数值与无创袖带血压显示值相差过大，应及时查找原因或重新校正零并再次测试。③在调整零点操作过程中应注意防止气体进入动脉内。④监护仪波形显示异常要及时查找原因，并通知医生。

5. 定时更换测压装置　为保持测得压力的准确性，应按规定定时更换测压装置。

三、护理管理的注意事项

1. 注意观察有无出血表现　导管留置期间应注意观察穿刺点周围有无渗血、渗液，有无局部肿胀、出血等表现。

2. 注意观察有无缺血表现　注意观察远端肢体有无缺血表现、末梢循环状况、皮肤颜色与温度及有无血栓形成。

3. 注意预防感染　要定时更换敷料贴膜，并注意观察有无导管相关性感染的发生。

4. 预防意外　注意观察和预防非计划性拔管、气栓等意外的发生。

四、通过动脉导管采血的操作

1. 需通过动脉导管采集血标本时应使用两个注射器配合完成，首先将末端管路内含肝素液体全部抽出（约 2 mL），再使用另一注射器根据检验项目采集所需血量。

2. 前一管所抽的 2 mL 血液在无污染情况下，在采血结束后可再注回动脉导管，以减少反复采血标本造成的血液丢失。

3. 采血操作完成后用含肝素冲洗液冲洗管路。

五、导管拔出与预防血肿

当动脉穿刺失败或病情允许拔除动脉导管时，应在拔管后持续压迫穿刺部位 5 ~ 15 min，随后给予加压包扎，并注意处理后的局部观察。

第二节　中心静脉导管置管后的护理管理

中心静脉导管（图 10-2-1）在 ICU 病房应用较为广泛，由于在床边经皮深静脉穿刺即可置入，极大地方便了危重患者抢救时输血、输液、血流动力学监测及营养支持的需要，为临床提供了可靠的治疗手段和方法。

一、置入导管的部位与导管固定

中心静脉导管置入常见部位主要有锁骨下静脉、颈内静脉、股静脉，由于采用的穿刺部位不同，护理管理特点也略有差异。穿刺方法详见第九篇第十章深静脉和动脉穿刺置管技术。

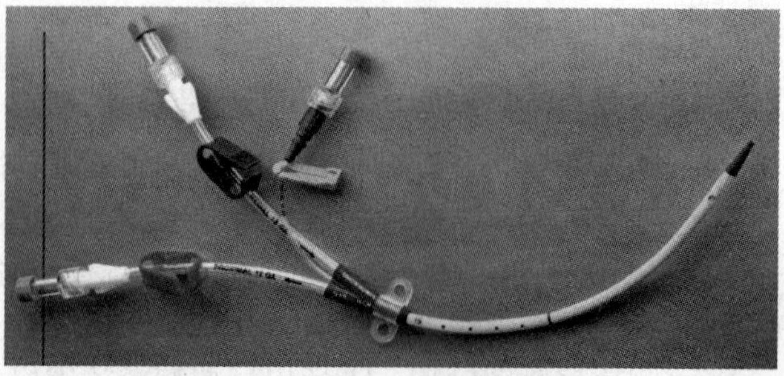

图 10-2-1　中心静脉导管示意图

二、穿刺局部常规处理与观察

1. 保持穿刺部位清洁干燥，常规每 3 天更换透明敷贴 1 次；穿刺部位如有渗血、渗液则应及时更换敷料，每次局部处理均应严格执行无菌操作。

2. 密切注意观察穿刺部位皮肤有无红、肿、热及脓性分泌物，有无感染以及血栓性静脉炎等并发症。

三、穿刺导管后的护理管理

1. 导管冲洗　注意保持导管通畅，每 2～4 h 冲洗导管一次（肝素浓度 5 U/mL），以防血液在导管内凝固。

2. 输液看护　由于静脉压与大气压之间存在一定压力差，吸气状态时胸腔呈现为负压，因此，在输液过程中应预防输液瓶中液体被输空，更换导管接头时应先用夹子夹紧静脉导管，以防空气进入中心静脉形成空气栓塞。如若不慎发生此种情况应立即嘱患者左侧卧位，叩击背部并给予氧疗。

3. 药物输注通路　血管活性药物等特殊抢救药物常需严格控制给药浓度或输入速度，因此，尽量不在中心静脉压（CVP）测量通路上输注抢救药物。如果不可避免在同一通路操作时，则应尽量缩短 CVP 测量时间，以减少对药物输入的影响。

4. 感染预防　随着中心静脉置管时间的延长，导管引发的感染将会逐渐增加。因此，在病情稳定后必须适时拔管。当疑为导管相关性感染需拔出导管时，一定要严格无菌操作并将导管头段做细菌培养。

1. 测压前应按常规校零，测压管零点必须与右心房在同一水平面上测得，变换成不同体位时需重新调整校零，以保证测压的准确性。
2. 患者抽搐、躁动、咳嗽、吸痰等动作均影响测量结果，应待安静 10 min 后再重新测量。
3. 实施机械通气患者的测压结果可能比实际数值稍高，应提醒医生分析病情时给予注意。
4. 如果测压时无压力显示或压力波型变为平坦、数值较前有明显差异，均应注意导管是否有血凝块堵塞或者导管位置发生改变，同时应检查换能器有否故障、连接处有无脱节等。
5. 漂浮导管监测操作应注意观察有无心律失常、出血、血肿、气胸、血管损伤等并发症。
6. 股静脉插管时应注意观察置管侧的下肢有无肿胀、静脉回流受阻等下肢静脉血栓形成表现。

要点框 10-2-2　有创测压监测操作需注意的问题

四、有创压力监测操作的护理管理要点

经中心静脉进行的有创压力监测主要为中心静脉压，根据需要有时也通过漂浮导管监测血流动力学的其他多项指标。有关压力监测操作要点与护理管理需注意的问题见要点框 10-2-2。

第三节　经外周穿刺中心静脉导管的护理管理

经外周静脉穿刺中心静脉置管术又称为 PICC（peripherally inserted central catheter），是近年来发展起来的一种可以长期置管的静脉穿刺留置技术，为危重患者救治和难以临时静脉穿刺患者创造了方便，由于此种方法操作简便、保留时间长、可保证短时间内大剂量输液需要，因此，在临床得到较快普及。

一、穿刺血管的选择

经外周穿刺中心静脉导管（PICC）置入一般多选择贵要静脉或肘正中静脉，穿刺后经腋静脉到达上腔静脉或锁骨下静脉。置管的血管选择见表 10-2-1。

表 10-2-1　不同静脉血管的特点

血　管	特　点
贵要静脉	血管直径粗，解剖结构直，静脉瓣较少，穿刺时常作为首选
肘正中静脉	血管直径粗，静脉瓣较多，个体之间存在较大差异。
头静脉	血管表浅，易暴露、弹性好、管径前粗后细，进入腋静脉处有较大的角度且有分支，静脉瓣相对较多。

二、PICC 导管种类和特点

1. 三向瓣膜式 PICC 导管　其特点是可减少血液反流和防止空气进入，多在穿刺成功后根据需要进行

导管修剪。

2. 末端开放式 PICC 导管　可用于测量中心静脉压，一般多在穿刺前根据患者需要进行导管修剪。

三、操作用物准备

1. 物品准备　基础治疗盘、无菌穿刺包、PICC 导管、微血管鞘、无菌手套与手术衣、无菌透明贴膜、导管固定装置、弹力绷带、20 mL 注射器、卷尺等。

2. 药品准备　生理盐水、肝素。

四、操作方法

1. 患者核对　将治疗用车推至患者床旁，查对床号、姓名，解释操作目的，以取得患者合作。

2. 血管选择与测量　常规比较贵要静脉、肘正中静脉、头静脉进以选择拟穿刺血管（图 10–2–2），然后将同侧手臂与身体呈 90° 摆放，测量拟穿刺点至右胸锁关节再向下至第 2、3 肋间的距离作为预计置管长度（图 10–2–3）。

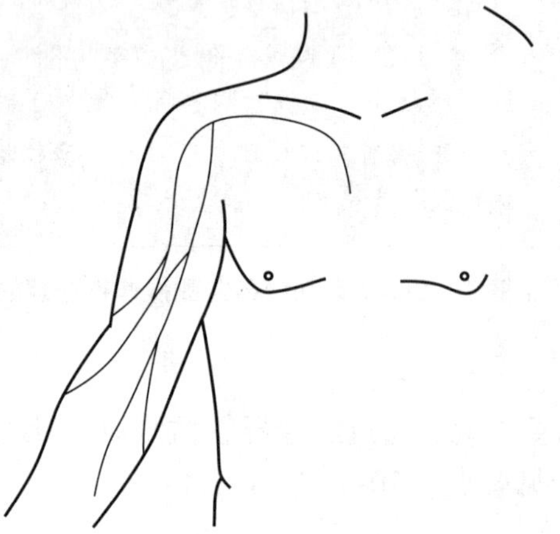

图 10–2–2　血管选择

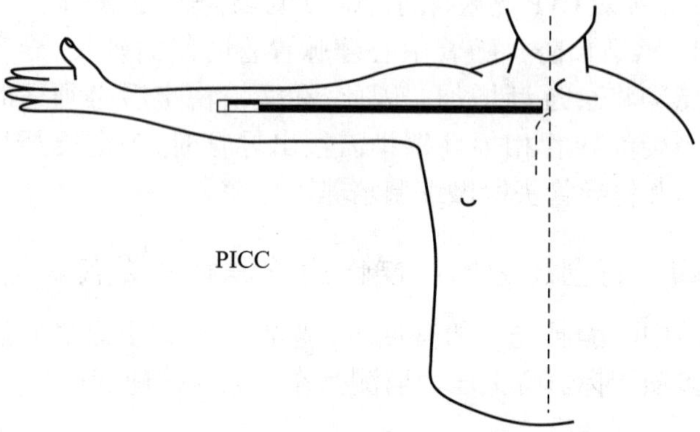

图 10–2–3　手臂摆放与测量

3. 操作前常规准备　①操作者常规洗手，戴口罩、戴无菌帽、穿无菌衣、戴无菌手套；②在患者消毒侧手臂铺无菌巾、全身覆盖无菌大单；③打开 PICC 套件包装，注射器抽取生理盐水预冲洗导管及微血管鞘（图 10–2–4），并将导管浸泡于肝素稀释溶液中。

4. 局部消毒　以拟穿刺点为中心的上下各 15 cm、左右至两侧手臂缘的范围，以 2% 氯己定（洗必泰）溶液反复摩擦消毒。

5. 静脉穿刺　①扎止血带（由助手协助从无菌单下操作）；②去除微血管鞘穿刺针外保护套，适当旋转活动针芯；③选择肘下 2 横指处，以 15° ~ 30°　穿刺血管（图 10–2–5），见到顺畅回血后再将穿刺针与血管平

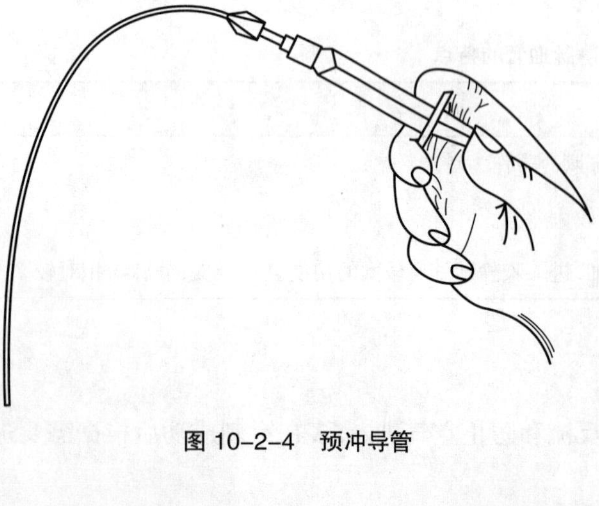

图 10–2–4　预冲导管

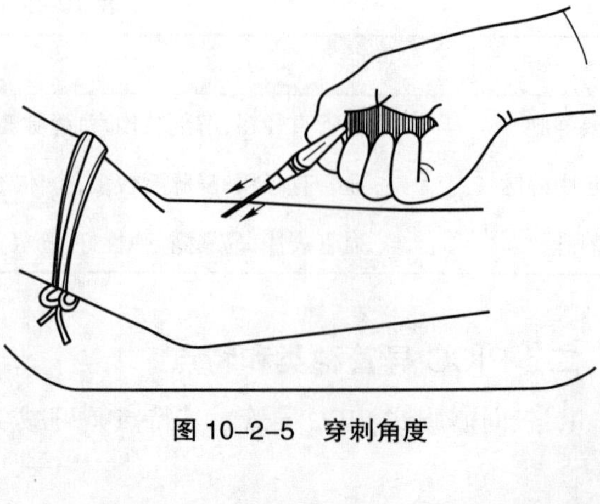

图 10–2–5　穿刺角度

行推送 1 ~ 2 cm，松开止血带；④以左手轻压穿刺点上方血管，固定、保持插管鞘位置，右手从插管鞘末端撤出穿刺针；⑤迅速将导丝插入导管鞘内，缓慢、匀速地向静脉内送入（图 10-2-6）。⑥ 0.1% 利多卡因注射液 0.2 ~ 0.4 mL，在导丝周围作皮内注射，然后以手术刀在导丝两侧切 1 ~ 3 cm 小口；⑦将扩皮器套于导丝末端，缓慢、旋转式推插入血管内。

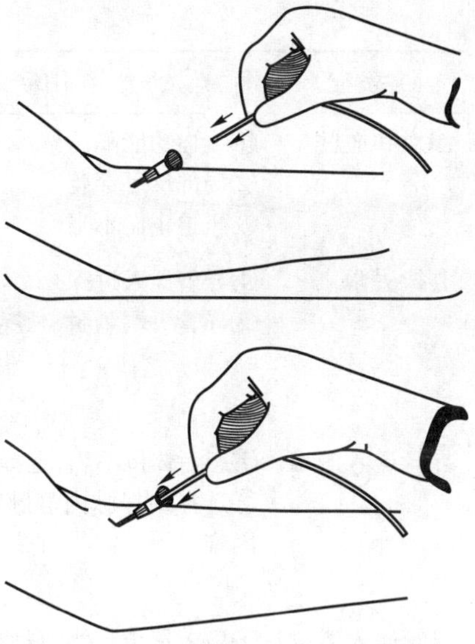

图 10-2-6 置入 PICC 导管

6. PICC 导管放置 ①移出导丝及扩皮器，通过撕裂壳将 PICC 导管送入静脉内，进入 10 ~ 15 cm 时嘱患者将头向穿刺侧旋转 90°，并将下颌贴近同侧肩部（以防止导管误插入颈静脉内，也可采用床头超声确定导管位置）；②确认导管达到预测长度后，在穿刺点的远端轻轻压住静脉（以保持导管的位置），将撕裂壳向后撕裂并缓慢移除；③平直地撤出 PICC 导管内的支撑导丝。

7. 外导管连接 ①在体外 PICC 导管 4 ~ 6 cm 处，使用无菌剪刀以 90° 平整剪断导管（图 10-2-7）；②将减压套筒安放在导管末端（图 10-2-8a）；③将翼状延长管的金属柄插入到导管内（必须将其全部推进，图 10-2-8b）；④翼状延长管连接器的倒钩与减压套筒上的沟槽对齐、锁定（图 10-2-8c）；⑤用带有生理盐水的注射器抽吸至有回血、再以脉冲方式冲管；⑥连接预先冲好的输液接头，并以生理盐水或肝素盐水正压封管。

8. 导管固定装置的安装与固定 ①在摆放导管固定装置部位的皮肤涂以少许皮肤保护剂；②将翼状延长管上的扣孔与固定装置两翼的游离柱（按照印刷的箭头的指示方向）对齐后插入；③按下固定装置边翼上的保护按扣；④将延长管剩余的部分摆放成 L 形，并以胶布或粘贴固定；⑤穿刺点上方覆盖无菌纱布，并以透明无张力粘贴做整体固定，局部盐袋压迫止血 1 h。

9. 导管尖端位置确定 采用床旁血管超声或 X 线胸片确定导管尖端位置。

10. 操作记录 穿刺时间、置管长度、操作者。

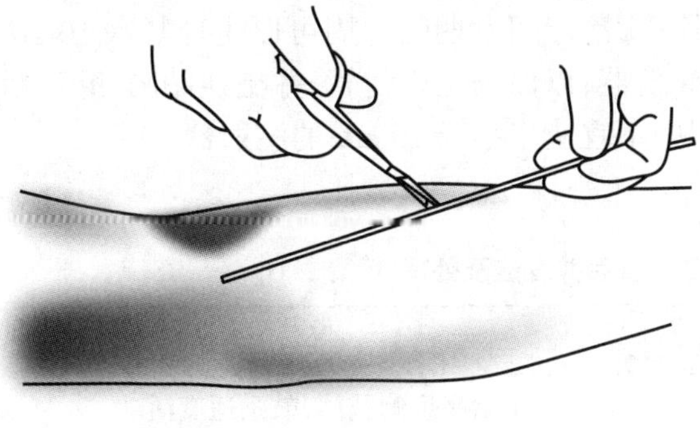

图 10-2-7 剪断体外导管

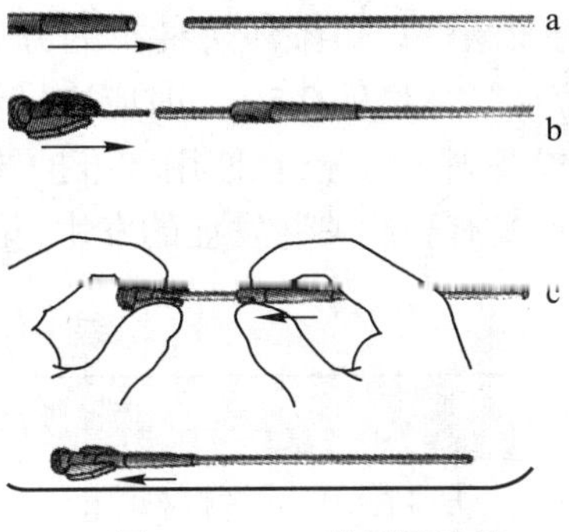

图 10-2-8 外导管连接

五、操作注意事项

1. 严格无菌操作意识及操作管理，防止穿刺部位感染。

2. 操作过程中尽量保持患者穿刺侧手臂与身体呈 90°。

3. 在推进过程中当导管遇有阻力时禁止暴力推送；可给予生理盐水推注，以利导管末端漂浮，然后再轻轻推送。

六、PICC 导管的护理管理

1. PICC 置管过程中并发症的处理 在置管过程中可能会导致与插管相关的不良反应或并发症，相关处理见表 10-2-2。

表 10-2-2 PICC 置管时并发症及处理

并发症	原因	处理
渗血和血肿	①凝血功能障碍 ②局部反复穿刺 ③压迫止血不当	①查看出凝血检验单,给予适当处理 ②局部加压止血 ③避免反复穿刺及穿刺后肢体过度活动
心律失常	①导管插入过深 ②导管尖端刺激上腔静脉神经丛	①操作前床边监测有否心律失常,新发是否与原有心律失常一致 ②观察是否与导管插入长度相关 ③退出少许导管观察心律失常能否恢复
导管送入困难	①患者体位不当,选择血管偏细 ②选择的静脉内静脉瓣偏多,导致操作送管困难	①重新选择插管静脉 ②调整体位,当导管尖端到达肩部时,嘱患者头转向穿刺侧,下颌靠近肩部配合 ③向后撤除导管少许,阻力消失后再重新送管
导管送入错位	①患者体位不当,导管进入颈内静脉或无名静脉 ②选择了头静脉穿刺	调整患者体位,并将导管略退出少许,调整角度后重新置入
导丝撤除困难	①穿刺前肝素盐水冲洗导管不充分 ②送管不顺畅仍强行送管,造成导管扭曲 ③操作中患者体位改变	①调整至穿刺时体位 ②后退导管 1 ~ 2 cm,然后再轻轻试探性撤除导丝
空气栓塞	撤除导丝后未能及时安装肝素帽	①撤除导丝后应及时抽回血并正压封管 ②及时发现并抽出含气体的血液

2. PICC 置管后并发症的护理管理 PICC 置管是一种微创性操作,而且置管后大多留置时间偏长,因此,应加强以下方面的护理管理:①术后应随时注意观察局部有无出血;② 24 h 后应更换贴膜并标注换帖时间,以后每周酌情更换敷贴 1 ~ 2 次;③随时注意液体流动状况,当发现血凝块阻塞导管时严禁将血块推注血管内,可试用尿激酶以边推注边抽拉的方式进行溶栓;④治疗间歇期间每周可以生理盐水 10 mL,脉冲式冲管;在注射盐水剩余最后 0.5 mL 时应边推活塞边撤注射器,以保证正压封管,并更换贴膜、肝素帽等;⑤定期检查导管位置及固定情况,在使用和维护导管的过程中不宜使用小于 10 mL 的注射器。

应注意观察有否相关并发症的发生,见表 10-2-3。

表 10-2-3 PICC 置管后并发症及处理

并发症	原因	处理
机械性静脉炎	①血管细而导管相对较粗 ②穿刺肢体过度活动 ③导管过硬,表面不光滑	①抬高患侧肢体,鼓励适度活动 ②局部热敷,3 天内未见好转或加重考虑拔管
血栓性静脉炎	①穿刺时损伤血管内膜 ②选择导管偏粗,插入导管尖端仅位于上臂远端实际未到达上腔静脉 ③封管不规范导致血栓形成	①暂停输液,局部热敷 ②拔管 ③拔管
穿刺部位感染	①无菌操作不严格 ②护理维护不当	①严格按照规范化流程局部换药,必要时给予抗生素治疗 ②感染严重者应拔除导管
导管堵塞	冲管或封管方法不正确	实验性尿激酶溶栓,不能恢复者应拔管处理

第四节 外周静脉留置套管针的护理管理

随着 PICC 置管的普遍开展，外周静脉留置针相对减少，但是由于外周静脉留置针创伤及并发症较 PICC 置管少。特别是危重患者由于病情稳定性差、变化急速，可能随时会有临时性治疗给药，反复穿刺不但增加患者痛苦，一旦发生病情紧急变化或意外，紧急建立静脉输液通路极为困难而且常常影响抢救效果。因此，外周静脉留置针在危重患者救治中仍还有较广泛的应用。

一、穿刺置管操作方法

1. 用品准备　适当型号静脉留置针、6 cm × 7 cm 贴膜与其他静脉穿刺常规用品。结构示意图见图 10-2-9。

2. 操作要领　静脉留置针穿刺要点与头皮针静脉穿刺法基本相同，见要点框 10-2-3。

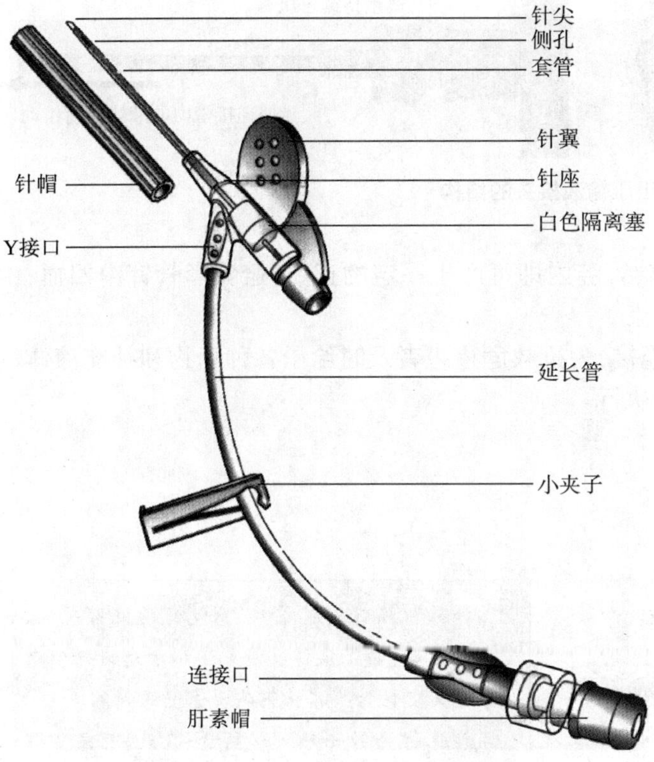

图 10-2-9　留置套管针结构示意图

1. 血管选择　宜选择四肢部位的较粗、直、弹性好且无静脉瓣的血管。
2. 皮肤常规消毒　碘酒消毒直径范围一般不应小于 8 cm × 8 cm，待干后再行穿刺。
3. 留置针型号　根据病情对输液的要求选择适当型号留置针。
4. 穿刺　首先转动静脉留置针针芯，松动外套管；以 15° ~ 30° 缓慢进针穿刺皮肤，见到回血后将进针角度降低为 5° ~ 10° 再进针 0.2 cm，然后后撤针芯 0.5 ~ 1 cm；右手固定针翼，左手将软管全部送入静脉血管。
5. 固定　松止血带后，拔出针芯，以无菌透明敷贴固定，标明穿刺日期。

要点框 10-2-3　留置套管针操作要领

二、封管

1. 封管液配制　封管多采用稀释肝素液，将肝素 1 支（12.5 万 U）加入 125 ~ 250 mL 等渗盐水中，稀释配置浓度为每毫升等渗盐水含肝素 10 ~ 100 U，待用。每次封管液用量为 2 cm。

2. 封管方法　采用正压封管法，即将头皮针针头斜面少许保留在肝素帽内，一边推注封管液，一边拔出针头；封管液推注速度必须大于拔针速度，使留置针管内保持正压，防止血液回流。

三、无针正压输液接头的应用

无针正压输液接头又称可来福接头（图 10-2-10），是目前临床正在普及应用的输液相关装置的连接产品，多与静脉留置针配套使用。无针正压输液接头主要优点：

1. 由于采用无针正压输液接头，无需用针头连接，可避免相关人员意外扎伤，减少血源性感染与传染性疾病传播。

2. 使用可来福接头无需抗凝剂封管或使用肝素帽封管，既对凝血机制不良的患者起到了一定的保护作用，又减轻了护理人员的工作量。

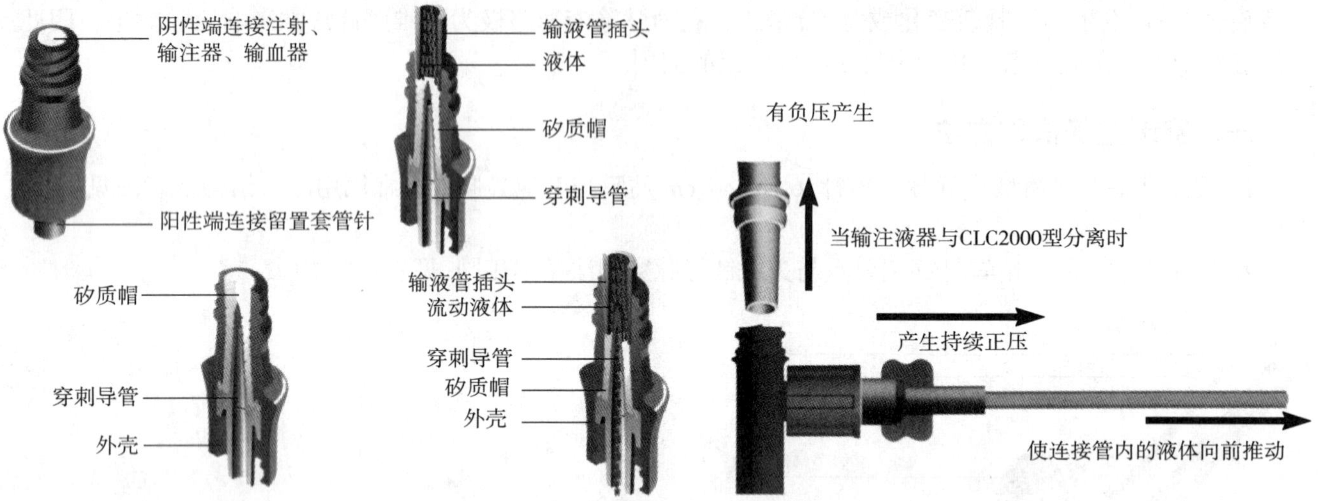

图 10-2-10 无针正压输液接头的结构

3. 输液结束后，将输液器与可来福接头迅速分离，管腔内即可产生一定的正压，避免套管针内回血；由于技术操作简单，减少了污染机会，可有效防止交叉感染。

4. 多通道可来福接头能同时与多个输液瓶形成连接，为抢救危重患者及时给予各种药物和补充液体创造了方便条件；另外，也方便了检验抽血等临时医嘱的执行。

四、应用静脉留置针的优点

见要点框 10-2-4。

五、护理管理

1. 穿刺时严格执行无菌操作。

2. 穿刺后须固定稳妥，防止患者活动后脱落造成不良后果。

3. 注意观察穿刺部位皮肤有无红、肿、热、痛等反应，如有异常及时拔管。

4. 若输液不畅确认管路内形成血栓堵塞时，禁忌用力挤压或冲管，以免血栓被冲出引发其他血管发生栓塞；必要时应拔管重新穿刺置管。

5. 静脉滴注止血药可使静脉留置针接头腔内的血液处于高凝状态，在输液结束后须用肝素盐水（5 U/mL）3～5 mL冲洗接头，降低管路堵塞概率。

6. 普通药物输液结束后，可直接将输液器与无针正压输液接头迅速分离。如果输入高渗液体或高浓度液体，输液结束时可用 0.9% 生理盐水 5～10 mL 冲洗接头，降低堵塞发生率。

> 1. 静脉留置针管芯柔软，感觉舒适无痛苦；便于留置、易于操作。避免了由于患者活动普通头皮针针头容易刺破血管壁的弊端。
> 2. 静脉留置针一般可保留 3～5 天，既减少了血管穿刺次数有效保护了静脉，又可减轻反复穿刺为患者造成的痛苦，同时也减少了护理工作量、提高了工作效率。
> 3. 应用静脉留置针可维持有效静脉通路，为危重患者的紧急抢救及临时用药提供了方便；而且患者无需以 24 h 持续维持输液的方式来维持静脉通路，还有利于夜间休息，促进康复。
> 4. 由于外周静脉留置针制作材质优良，明显降低了静脉炎的发生率，提高了患者满意度。

要点框 10-2-4 静脉留置针的优点

课后练习题

1. 简述有创动脉置管测压操作步骤。
2. 如何对有创动脉血压测压导管进行维护？
3. 如何对有创动脉血压监测标准值进行校正？
4. 简述中心静脉导管有创测压监测操作须注意的问题。
5. 简述中心静脉导管穿刺导管后的护理管理。
6. 简述经外周静脉穿刺中心静脉置管术常用血管与特点。
7. 简述经外周静脉穿刺中心静脉置管术操作方法。
8. 简述经外周静脉穿刺中心静脉置管术操作时的并发症。

（朱　媛　李虹彦）

习题与答案

第三章

常见外科术后引流管的护理管理

目的要求

掌握：腹部手术引流管、胸腔闭式引流管及脑室引流管护理管理与程序。

熟悉：腹部手术引流管、胸腔闭式引流管及脑室引流管护理管理的注意事项。

了解：脑室引流物的护理观察要点。

外科手术后常常会在手术相关部位放置引流管，进以保证手术后局部引流与后续治疗的需要。引流的目的就是将非正常积聚在体腔、浆膜腔以及组织间的液体、气体、血液、脓汁等物质引至体外，解除局部压迫、促进伤口愈合、防止术后感染。但由于术后换药、创口检查、护理操作、某些患者治疗的不配合，或危重状态的抢救等多种原因均有可能导致引流管扭曲、打折或脱出。因此，术后引流通路的维持与引流管的护理管理在危重症救治中占有重要的地位。

第一节　腹部手术引流管及胃肠减压管的护理管理

腹部术后引流管和胃肠减压管是临床最常使用的引流形式，通过引流不仅有利于局部病情恢复与改善，同时还可以通过观察引流物的总量、颜色、性质等协助医护人员进一步判定病情、分析预后。

一、腹腔引流或胃肠减压的常见形式

主要包括：经鼻胃管置入减压或营养、经鼻空肠管置入减压或营养、经皮胆囊穿刺引流、腹部手术或创伤部位引流、腹腔穿刺引流等。

二、常规护理管理与程序

1. 接诊后引流管（装置）的处理　①将患者移至病床后，接诊护士首先应将各种腹部引流管、引流袋或胃肠减压装置稳妥地固定于腹部切口引流平面以下的床旁位置；②打开由于患者搬动而封闭的引流袋（瓶）活塞或扣结，保证引流的顺畅；③外接引流管不宜过长，以防扭曲、打折导致引流不畅；但也不宜过短，防止变换体位时由于牵拉致使引流管脱出；④对于带有多个部位留置引流管的患者应逐一进行检查，并重新标明放置引流的部位、深度、时间，以利于交接班或日常护理管理。

2. 引流体位要求　一般多宜采取床头抬高 30° 或半卧体位（麻醉清醒后）的角度，或根据具体手术部位需求调整适宜的体位，但无论采用何种体位引流均应保证引流通畅。

3. 观察与记录　①注意观察引流物的量、颜色及性质的变化，并做好当班记录，引流量较多者应按小时进行记录。②术后引流物呈血色，且引流量 > 200 mL/h 时即应高度警惕活动性出血的可能；如若持续 2 h 血性引流物仍无减少，基本可以确定为活动性出血；③对于引流量不多原无休克的患者，或虽有休克但经大量补液或补血后，床旁监测显示 CVP 及血压仍不回升或呈下降趋势者，要特别注意发生内出血的可

能性，须及时通知医生进行相应处理；④对于实施经鼻胃管置入营养支持者，应注意定时检查胃内容残留量。

4. 引流袋（瓶）的更换　①腹部引流袋（瓶）每日常规至少更换一次，并严格按照无菌操作程序进行。②必须保持胃肠减压装置连接的密闭性和有效负压。③对引流物排出速度过快者应及时排放引流袋（瓶）中气体或进行更换，操作前首先应将引流管的前端夹闭，防止引流袋内气体或液体反流。

5. 引流管堵塞的处理　当胃肠减压管或腹腔引流管应定时抽吸或挤压，以确保其通畅性。一旦发生引流管堵塞时，可采用的措施包括：①可用大号注射器或负压装置将堵塞物抽出或吸出；②必要时可使用生理盐水冲洗（胃肠引流管或营养管）；③对于肝、脾、胰、肾等实质性脏器及其周围放置的引流管发生堵塞时不可轻易采用冲洗方式，如果通过抽吸或挤压不能疏通时，应该及时与医生取得联系。

6. 引流管的重置　胃管脱出须重新置入或需要更换胃管时，应取得患者的合作，操作时应注意：①插管前应在胃管外层涂抹适量液状石蜡，以减少对鼻黏膜和食管黏膜的损伤；②插管时动作应轻柔，当送至咽部后嘱患者做吞咽动作，若患者发生刺激性咳嗽或恶心时应暂停插管，或嘱患者张口深吸气；③预计胃管到达胃腔后可通过注射器抽取胃液，或注入气体同时腹部听诊的方法确认插管是否成功；④腹腔内的引流管不慎脱出时不可盲目送回，应及时通知医生进行处理。

7. 引流管的拔除　①胃肠减压管拔除前应先行夹管试验，如患者无明显腹胀或恶心、呕吐等不适表现时可通知医生拔管。②腹腔引流管是否拔出应由医生根据病情决定，拔管前护士应准备好换药包，拔管后要做好局部创口的护理。

三、护理管理中的注意事项

1. 胃肠减压或营养管　①每日常规温开水冲洗，保持管路通畅；②胃肠喂养时应首先确认管路位置正常，回吸无胃液或营养液潴留；③每次注入营养液或流质食物温度要适宜，一般在37°～40°为好，注入速度不宜过快、总量＜200 mL/次；④给予流质饮食时应尽量抬高头部体位或采取半卧位；⑤通过胃肠减压或营养管给予口服药物时，必须将药片溶解后注入；⑥要加强口鼻腔护理；⑦采用双腔管时应注意检查充气囊的完整性，以确保插管的深度。

2. 腹腔引流管　引流量减少或引出不畅时，应适当变动患者体位再行观察。

四、经鼻胃管置入术的基本操作

1. 物品准备　①鼻胃管或鼻空肠管；②注射器（20～50 mL）、听诊器、换药包、液状石蜡、表面麻醉剂或滴鼻（局部血管收缩）剂；③手套、水杯、吸管、呕吐盆；④低负压吸引装置。

2. 确定体位　根据患者病情或实际需要采用坐位、半卧位、仰卧位、侧位。

3. 术前准备　术者戴手套，检查并打开鼻胃管或鼻空肠管外包装，拟插入管前端以液状石蜡润滑，以手术钳钳闭插入管尾端。

4. 清洁与表面麻醉　清洁患者鼻孔，必要时采用表面麻醉剂或滴鼻（局部血管收缩）剂。

5. 插管操作　将鼻胃管或鼻空肠管从一侧鼻道缓缓插入，抵达咽部时嘱患者（清醒者）做吞咽动作配合（神志不清者采取头前倾位），继续推送插管，一般成人鼻孔至贲门距离为50～55 cm。

6. 确认位置　①抽取胃液以pH确定；②以注射器抽取空气20～30 mL从插管尾端注入，用听诊器在患者剑突下听诊是否可闻及气过水声；③将插管尾端插入水中如有多量气泡溢出，提示误入气道。④螺旋形鼻空肠管插入食管后8 h，胃肠蠕动正常者可自行通过幽门抵达空肠；如为单腔带金属头鼻空肠管抵达胃腔后，嘱患者取头高足低左侧卧位，同时吞咽插管刻度至60 cm，改换前倾位或坐位，做深呼吸动作6～7次，然后改换头低足高右侧卧位，患者吞咽插管直至75 cm，然后采取肠液检测pH或床旁X线摄片确认插管头端的位置。

7. 固定插管　将鼻胃管或鼻空肠管以胶布粘贴固定在患者鼻尖部或鼻孔侧面，如为双腔管则向充气囊注入气体。

第二节 胸腔闭式引流管的护理管理

胸腔闭式引流是心、胸外科和创伤科常采用的辅助治疗技术，多用于自发性或创伤性气胸、血胸、血气胸，以及脓胸、心胸外科术后等情况下。其目的就是引流胸膜腔内的气体、液体、血液，重建胸腔负压状态、促进受压肺组织膨胀并维持纵隔的正常位置。因此，胸腔闭式引流护理管理的质量直接关系到患者生命安危。

一、引流管的常规护理管理

1. 常规处理 接诊后对已经置入引流管（装置）的处理基本与腹部术后引流管管理的护理常规相同。

2. 体位要求 床头抬高至少 30° 或采取半卧位，以利胸腔引流。

3. 保持引流装置密闭性 ①随时注意检查引流管近端有无侧孔漏在体外或引流管脱出，发现异常时立即通知医生；②引流瓶应放置在患者胸部引流切口下 60 ~ 100 cm 为妥，搬动患者时其平面不可高于患者胸部；③引流瓶中的引流长管应放置在液面以下 3 ~ 4 cm，并在引流瓶外标记液面水平线位置，以便准确记录术后引流量；④注意观察引流瓶中液柱（长玻璃管的水柱）波动情况，引流正常时液柱应该随患者呼吸运动而呈上下波动；观察中发现液柱波动不良应及时通知医生进行处理。

4. 保持引流管通畅 ①对术后返回病房患者 24 h 内应 30 ~ 60 min 挤压引流管一次，如果引流顺畅可逐渐延长挤压时间；②挤压操作时首先将引流管下端折叠后用一手捏紧，另一手由上向下依次挤压引流管上端，以保证引流管的通畅。

二、护理管理中的注意事项

1. 对胸部术后患者做好心理护理，讲解术后辅助性咳嗽的重要性，辅导咳嗽应如何用力及减少疼痛的方法，鼓励患者进行有效咳嗽。

2. 加强术后使用止血药患者引流管的管理，防止血块堵塞引流管。

3. 预防感染，注意：①由于引流管直接插入胸腔，因此，相关操作必须依操作规程要求进行；②引流瓶应置放于患者胸部水平以下 60 ~ 100 cm 位置，搬运患者时需用两把止血钳夹闭胸腔引流管，防止引流液倒流引发逆行感染；③置换负压吸引瓶或装置、倾倒引流液、排出引流瓶内气体等时，首先应钳闭引流管下端。

4. 每次护理操作后应注意观察患者临床变化。

三、拔管及其管理

1. 患者 X 线胸片显示，肺已完全复张、胸腔内无积气、积液即可拔出引流管，拔管应由医生完成，护士协助完成操作。

2. 拔管后护理管理上应注意观察患者引流口局部有无渗液。

3. 注意观察患者床旁监测指标变化，以及有无呼吸困难，突发性发绀等变化，发现异常及时通知医生处理。

第三节 脑室引流的护理管理

脑室引流是神经外科手术后的重要辅助治疗手段，通过引流可有效地调节颅内压力，并可将颅内积血、积液排除颅外，同时亦可经此引流管向脑室内注射药物，达到治疗目的。因此，脑室引流管对神外科术后患者预后有着重要影响，加强脑室引流管的护理管理是保证患者预后的重要措施之一。

一、脑室引流管及相关装置的护理管理

1. 引流管的常规管理 ①引流管是脑室与外界水封瓶的重要连接媒介，做好引流管的固定，防止其意外脱落是护理管理的重要环节之一。因此，护理人员应特别注意检查引流管颅外部分固定的稳妥性。②脑

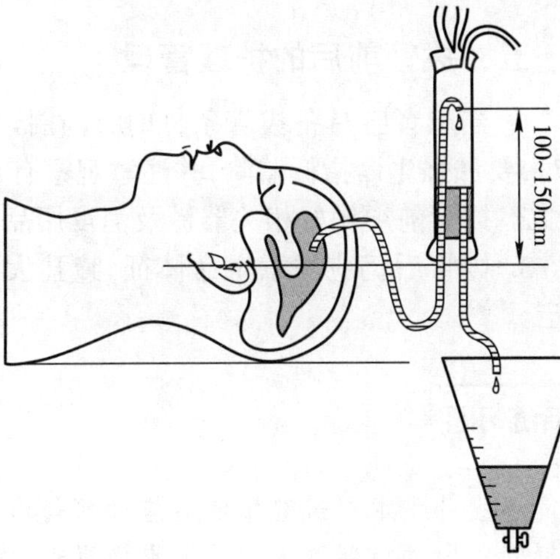

图 10-3-1　脑室引流外管的放置位置

室引流管固定要较其他部位的引流管困难，特别是可因毛发影响和局部渗出致敷贴不牢，体位变动、搬动或患者躁动等多种原因引起引流管脱出。一旦发生脱出则不可贸然将引流管送回，而是应及时通知医生处理。

2. 流水封瓶的基本管理　①脑室引流水封瓶（或引流袋）应稳妥地悬挂在患者床头位置，并应随患者体位变换而及时调到合适的位置；②水封瓶与引流管间要保持高度的密闭性，良好的连接是预防继发性感染和保持颅内压稳定的关键措施之一，日常护理巡视或交接班均应高度重视；③脑室引流水封瓶或引流袋更换时必须执行严格无菌操作。

3. 护理管理的注意事项　①脑室引流管外管最高点应放置或固定在高出侧脑室平面的 10 ~ 15 cm 高度（图 10-3-1），目的是维持颅内压力平衡。当颅内压力过高并且超出此水平时，脑脊液或引流物则可能会自动流出。②变动患者体位或头部位置时一定要及时调整引流瓶及脑室引流管外管的高度，特别是要注意引流管在床边固定部位的松解，避免由于不慎造成引流管脱出或破损。③移动患者时应首先使用止血钳夹闭引流管，以预防由于引流瓶高度发生变化造成短时间内引流过量或发生逆流。④正常情况下引流管中的液面会随患者心脏搏动节律产生一致性波动，如果波动显示减弱或消失多提示否引流不畅或堵管。⑤发现引流管的管腔堵塞时可使用注射器适当负压抽吸，切忌采用向脑室内推注液体冲洗的方法。

二、脑室引流物的护理观察

脑室引流物的量、颜色及性状是判定病情转归的重要依据，因此，护理人员要定时观察和准确记录。

1. 颜色与性状　①正常人的脑脊液为无色、透明、无沉渣的液体，颅脑手术后引流物多呈淡红色（血性），随时间推移逐渐转变为橙黄色。②短时间内引流物颜色逐渐加深或明显呈现为血性则应注意脑室内发生再出血的可能，要及时与医生联系以便进一步处理。③引流物浑浊、絮状或毛玻璃状时提示发生颅内感染；经治疗引流物色泽也随之逐渐转为清淡、透明时提示病情好转。

2. 定时记录引流量　①一般情况下 24 h 脑室引流总量 < 400 ~ 500 mL；②当班护士应该定时做好引流量的观察记录；③交接时应对当班引流总量进行总结，同时重新标记水封瓶液面或更换引流袋。

三、与患者的护理沟通与交流

1. 对神志清醒患者应耐心讲解引流管的重要性，针对引流管给患者带来的不便、疼痛、或病情引起的焦虑等问题，应努力做好心理疏导，争取患者给予积极配合。

2. 对浅昏迷或麻醉清醒前烦躁不安者应加强看护，防止引流管脱出或被患者自行拔出；必要时可采取适当的制动措施。

3. 对已经采用制动措施的患者，一定要注意观察被束缚带约束局部皮肤的血液循环状态。

4. 对明显烦躁患者要及时与医生取得联系，以决定是否采用镇静或镇痛治疗。

四、感染预防的护理措施

1. 保持室内空气清洁，定时进行空气消毒及空气培养。

2. 最大限度地减少不必要探视与人员流动，避免发生交叉感染。

3. 脑室留置导管是引起颅内术后继发感染的主要途径，在更换贮液瓶、敷料以及实施脑室内注射等各种处置时，必须严格执行无菌操作规程。

4. 被手术切口部位渗出物或血液污染的敷料、床单、枕套等应该及时更换。

5. 引流管保留时间一般不宜超过 3 ~ 5 天，否则感染机会可能会增加。

五、拔管前后的护理管理

1. 当患者已具备拔管条件时，应在拔管前 1～2 天进行引流管夹闭试验，以观察患者对试堵管的反应，同时，要加强生命指标监测，并注意观察有否颅内压增高征象。

2. 拔管前须做好相关器械及消毒用品的准备。

3. 拔管后仍应注意生命体征、瞳孔大小、意识状态等指标的监测，直至患者转出 ICU 病房或病情完全稳定。

课后练习题

1. 简述腹部手术引流管接诊后应如何处理。
2. 胃管脱出须重新置入或需要更换胃管时操作应注意什么？
3. 胸腔闭式引流管应如何保持引流装置的密闭性？
4. 简述胸腔闭式引流管护理管理中的注意事项。
5. 简述脑室引流管护理管理的注意事项。
6. 简述脑室引流物的护理观察要点。

（朱　媛　王育珊）

习题与答案

第四章
血液净化技术的护理管理

目的要求

掌握：血液灌流与连续性血液净化操作流程。
熟悉：血液灌流与连续性血液净化护理管理的重点。
了解：血液灌流装置报警原因及处理、连续性血液净化仪器保养。

血液净化（Blood Purification）是指将血液引出体外，通过血液净化装置滤过后再将血液返回机体，同时达到维护机体内环境稳定的一种脏器支持技术。临床上主要用于清除体内代谢产物、蓄积的药物或毒物、异常血浆成分，纠正水、电解质和酸碱紊乱等；常用的方法主要包括血液透析、血液滤过、血液灌流、血浆置换、免疫吸附、人工肝支持系统等，腹膜透析广义上也属于血液净化的范畴。本节主要介绍与血液净化技术实施相关的护理管理与配合，其他内容详见第九篇第六章血液净化疗法在急危重症中的应用。

第一节　血液灌流的护理配合与管理

由于血液灌流（hemoperfusion，HP）对于清除血液中过量药物、毒物的临床效果明显，目前已经成为急性中毒救治的有效手段，特别是在ICU或急诊病房常被用于抢救急性药物、农药和某些毒物中毒。近年来随着血液灌流应用技术的成熟与发展，应用范围也有不断扩展的趋势。护理人员在血液灌流实施过程中承担着重要角色，护理配合与管理是否规范常常关系到操作的成败、灌流滤器使用的时间。

一、血液灌流器装置的组成

血液灌流装置主要由灌流驱动装置（血泵）、体外循环管路、灌流器、血管通路等组合而成，临床上一般血液灌流的适应范围常与灌流器所含吸附剂的类型密切相关。目前临床使用的灌流器大多为圆柱形罐状装置，分为可弃式和复用式两大类。

1. 药用炭　是一种多孔性、高表面积的光谱吸附剂。由椰子壳等坚果壳类材料在有控制的氧化条件下高温炭化而成，孔径分布宽，孔隙率高。药用炭对中小分子的外源性药物和毒物清除率高，但对尿素氮、离子和水无清除作用。

2. 合成树脂　是一类具有网状立体结构的高分子聚合物，可分为吸附树脂和离子交换树脂，属特异性吸附剂，临床上以吸附树脂常用，吸附性能与药用炭相似，化学稳定性好，机械强度高，微粒不易脱落，血液相容性好。对亲脂性及带有疏水基团的物质，如胆红素、芳香族氨基酸、有机磷农药等有较高的吸附率。

3. 免疫吸附剂　将高度特异性的抗原或抗体或有特定物理化学亲和力的物质与吸附材料制成吸附剂，称为免疫吸附剂。通过免疫吸附剂从血液中有选择性地吸附并去除与免疫有关的致病因子。

4. 含有药用炭的透析膜　在常规的透析膜中加入药用炭，制成含药用炭的透析膜，在透析的同时行吸附作用，目前临床应用较少。

二、血液灌流器的型号

1. HA230　属于光谱吸附剂，主要用于各种药物、毒物中毒。

2. HA330　属于相对光谱吸附剂，主要用于各种危重症、高脂血症 。

3. HA330-Ⅱ　主要对内毒素、胆红素等中大分子毒素有更好的吸附效果。主要用于治疗急、慢性肝衰竭、肝性脑病、高胆红素血症。

三、血液灌流操作流程

1. 检查一次性用物是否包装完好，在有效期内。

2. 灌流器预冲，取出灌流器，将盖拧开，用注射器抽取2支肝素钠注入灌流器中，将盖拧紧，将灌流器摇晃4～5 min至摇匀，将灌流器静止平放40 min。

3. 灌流器以动脉端向上、静脉端向下的方向固定在支架上。

4. 将动脉端管路与生理盐水连接排净管路空气，顺时针安装在血泵上。

5. 取出灌流器，将箭头方向向下，将动脉端管路正确连接在灌流器上端接口上，同时将灌流器翻转向上，将静脉端管路连接于灌流器另一端接口上。

6. 开机，等待机器自检，再次检查管路连接是否正确，夹子是否打开。

7. 将血流速度调至100 mL/min，按下开始键，开始预冲。预冲结束后将管路肝素化30 min。

8. 给予采集血浆，采用活化凝血时间（ACT）法给予抗凝方案。

9. 将管路动脉端与患者的动脉端相连，启动血泵以100 mL/min速度开始，当血液经过灌流器即将到达静脉端管路的出口时，暂停血泵，将管路静脉端与患者的静脉端相连。

10. 观察患者生命体征，逐渐增加血泵速度，15 min后血泵调至200 mL/min。

11. 观察并记录。

四、血液灌流报警原因及处理

1. 动脉端压力过高　常见于灌流器内血液阻力增加，多因高凝引起，应追加肝素剂量。

2. 动脉端压力过低　导管贴壁或出现血栓。

3. 静脉端压力过高　多见于静脉壶内凝血、滤网堵塞。

4. 静脉端压力过低　多见于灌流器内凝血。

五、血液灌流操作的护理管理要点

1. 管路连接　正确安装管路，务必保持管路与各接头连接紧密。

2. 无菌操作　严格执行无菌操作，预防导管相关性感染。

3. 生命体征观察　密切观察患者心率、血压、呼吸及意识状态，如果发现血压明显下降，应立即减慢血流速度并通知医生，同时积极补充血容量。

4. 不良反应观察　吸附剂生物不相容主要表现为寒战、发热、胸闷、呼吸困难等症状，一般不需要终止灌流，在血液灌流前可以给予地塞米松预防。

5. 出、凝血监测　灌流过程中注意监测ACT、凝血时间及观察患者有无出血倾向。

6. 体温监测　灌流过程中体外循环会降低患者体温，此时应注意保暖或使用加温设备。

7. 预防空气栓塞　灌流治疗前要将管路内气体完全排空，治疗过程中要保证各个管路接头连接紧密。

六、血液灌流的不良反应

见第九篇第六章血液净化疗法在急危重症中的应用。

第二节 连续性血液净化治疗的护理管理

连续性血液净化(continuous blood purification,CBP)是一组将血液引至体外并通过血液净化装置进行净化的治疗技术,包含了目前临床所有连续性、缓慢清除水分和溶质的治疗方式。该种技术的大部分操作与临床管理过程,在没有专职医生或技术员的医院是由护士完成,特别是连续性血液净化技术实施大多会超过24 h,因此,护理管理的核心和难点在于操作过程的连续性与安全性。

一、技术方式

连续性血液净化技术主要包括:连续性动(静)静脉血液滤过、连续性动(静)静脉血液透析、连续性动(静)静脉血液透析滤过、动(静)静脉缓慢连续性超滤、连续性高通量透析、高容量血液滤过、连续性血浆滤过吸附、日间连续性肾替代治疗等多项技术。

二、操作流程

目前供连续性血液净化临床治疗使用的仪器,虽然在品牌、型号、功能设计上具有一定的差异,而且由于治疗目的不同还需要选择不同功能的滤器。但是,无论采用何种连续性血液净化技术,其操作流程基本是相似的。

(一)上机的基本操作

1. 物品准备 血液净化机、治疗用车、无菌盘、滤器及管路、肝素盐水(0.9% 生理盐水 2 000 mL+ 肝素 2 支)、0.9% 生理盐水、5% 碳酸氢钠、置换液(0.9% 生理盐水 2 000 mL+ 灭菌注射用水 625 mL);50 mL 注射器 1 个、10 mL 注射器 1 个、针头 3 个、止血钳 2 把、输液三通开关 2 个、输液泵 1 台。

2. 开机 ①连接电源,开机;②机器通过自检后输入患者住院号及体重。

3. 安装与连接 ①检查一次性耗材有无破损,打开滤器包装,将滤器固定在血液净化机指定的托架上;②按使用不同品牌仪器操作提示依次安装压力传感器、漏血探测器、放电圈,静脉壶及回输夹等相关管路;③将废液袋、预冲袋、透析液袋,置换液袋按相关要求悬挂于称重称上。

4. “预冲” 管路与滤器安装结束后,按不同品牌仪器操作规定进行预冲,并可通过轻拍震动方式排净滤器中空气;若经处理管路及滤器中仍有残余气体,则可通过手动预冲键处理,直至气体完全排出。

5. 管路肝素化 已预先配置好的肝素生理盐水进行管路冲洗 30 min,以保证管路、滤器等血流经过处完全肝素化,待用。

6. 开始治疗 ①首先夹闭仪器上所有动静脉管路。②将管路与患者血管留置导管连接。③再次确认所有设置的治疗参数。④打开夹闭的所有仪器管路,开始治疗。

(二)下机的基本操作

1. 用物准备 0.9% 生理盐水 500 ml、输液器、肝素盐水、肝素帽。

2. 预冲连接与封管 首先将 0.9% 生理盐水悬挂在仪器吊钩上,然后夹闭仪器动脉端管路和患者端引血导管,拔除仪器动脉端管路并与吊钩上 0.9% 生理盐水端相连;肝素盐水 10 ml 注入患者端引血导管内并用肝素帽封管。

3. 血液回输 打开仪器上动脉管路夹,按仪器操作要求启动回血程序,并以 100 ml/min 流速回输血液。

4. 卸除管路与滤器 血液回输结束后,将所有管路夹关闭,拔除仪器静脉端管路,患者端回血导管用肝素盐水封管,最后卸除仪器上使用过的管路与滤器。

5. 治疗结束 关闭仪器与电源。

三、护理管理重点

1. 严格无菌操作,加强治疗过程中的感染控制。

2. 严格按照医嘱设定治疗参数,密切观察仪器运转工作状态。

3. 整个操作过程中要加强护理巡视,充分保证管路紧密性。
4. 密切观察床旁监测及血流动力学变化,定时采血监测血气分析、电解质、血糖。
5. 密切观察患者有无出血倾向,同时注意观察管路内有否凝血现象。
6. 加强液体管理,2 ~ 4 h 做一次出入量总结。
7. 预防体温过低,根据病情调节加温器,注意保暖。
8. 及时处理报警,对报警无法解除且血泵停止运转则应立即停止治疗,手动回血。

四、仪器保养

每次治疗结束后,用 500 mg/L 的含氯消毒液擦拭机器表面,由于机器控制单元系统中的每个部件都不直接接触血液,所以不需要对机器内部件进行消毒。

五、并发症及处理

见第九篇第六章血液净化疗法在急危重症中的应用。

课后练习题

1. 简述血液灌流操作流程。
2. 简述血液灌流护理管理的要点。
3. 简述连续性血液净化上机基本操作。
4. 简述连续性血液净化护理管理重点。

(朱　媛)

习题与答案

第五章

常用液体泵的操作与保养

目的要求

掌握:常用液体泵的操作步骤或流程。血液净化的常规护理流程。

熟悉:常用液体泵的常见报警原因及处理。

了解:常用液体泵的维护与保养。

静脉注射或滴注的给药时间、给药剂量的掌控与给药浓度的精确性密切相关,并直接影响到危重患者的救治效果,同时也一直是困扰护理人员工作效率的难题。但是近些来随着医学科学技术的发展与进步,临床注射药物的方式和方法也日趋向机械化、自动化、精确化发展,微电脑 - 注射泵和输液泵的临床应用,不仅减轻了护士日常的、繁琐的无效劳动,同时也增加了治疗的可靠性和患者的安全性。而且由于其操作简单、使用方便,目前在临床上已经得到广泛的普及,特别是在急危重症患者的救治中发挥了人工不可替代的重要作用。

近年来采用计算机管理系统实施管控的、由多台注射泵或输液泵组合形成的静脉输液监控管理系统在临床得到一定推广,这是护理技术操作和护理管理的又一次飞跃。静脉输液监控管理系统是一套集信息化、智能化、数字化为一体的输液管理平台。通过这个管理平台不仅可以录入、储存患者的基本信息,还可以在护理中心站实时掌控输液进行状态,极大地提高了护理管理的质量和水平。

第一节　注射泵的临床应用与维护

注射泵又称微量泵或丝杆泵(图 10-5-1),是一台由微计算机控制、注射速度在一定范围内可调并配有报警系统的注射装置。不仅精确度高、流速均匀、用液量少,而且推注速度能在较大范围内调正(0.1~99.9 mL/h),以满足不同治疗的需求。

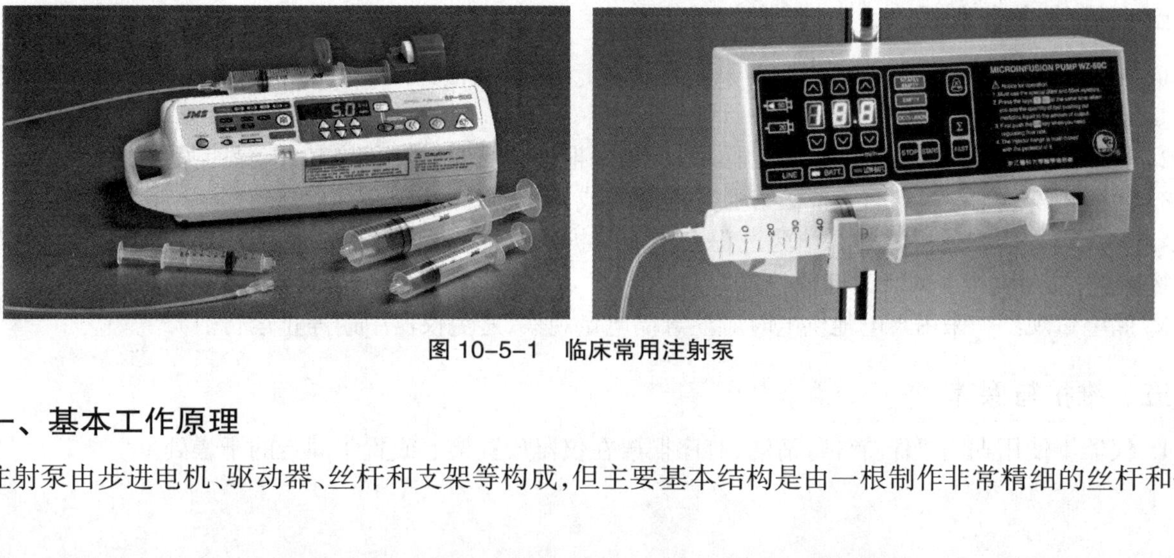

图 10-5-1　临床常用注射泵

一、基本工作原理

注射泵由步进电机、驱动器、丝杆和支架等构成,但主要基本结构是由一根制作非常精细的丝杆和一个随着丝杆旋转向前移动的推动装置。使用时通过微计算机来设定丝杆的旋转频率，由此可以调整对注射器活塞的推进速度，进而达到调整、控制单位时间内所给予的药物剂量。

二、适用范围

1. 所有需静脉推注的药物。
2. 需限定时间内给予的抢救药物。
3. 需限定给药浓度的特殊药物。
4. 需限制液体入量时的静脉给药。

三、操作程序

1. 剂量换算　目前临床上使用的注射泵所设置的推进速度单位均为 mL/h，但由于现代治疗上趋向定量给药的方式，严格控制或调整单位时间内给药速度，这就需要医护人员进行换算。常用公式为：

$$M=\frac{V\times BW\times 60}{A\times K}$$

公式中 M 代表注射泵所应设定的 mL/h 数值，BW 代表体重(kg)，V 代表临床所需要的药物剂量[μg/kg·min]，A 代表计量单位换算常数，K 代表单位容积内药物浓度(mg/mL)，60 为时间常数(指 60 min)。

以多巴胺为例，根据病情决定所需药物浓度为 5 μg/(kg·min)，患者体重为 60 kg，则注射泵的设置应为 $\frac{5\times 60\times 60}{1\,000\times 20/2}$ =1.8 mL/h。

2. 操作步骤

(1) 选择与注射泵配套注射器，抽取药液后固定在注射泵的注射器固定槽中。

(2) 接通电源，打开机器开关，通过自检。

(3) 按临床救治需要设定推进速度，键入换算好的 mL/h 数。

(4) 按下启动键启动机器，机器运转时可见相应标志提示。

(5) 排除连接管中的气泡，与静脉通路连接。

3. 功能键的设定

(1) 更改推注速度　推注速度更改时首先按下“停止”(STOP)键，仪器暂停工作后根据救治需要调整“快进(∧)”或“减速(∨)”键，达到仪器显示阈值后重新按下“启动(Start)”键。

(2) 临时性快速给药　某些药物常需在救治中临时性增加药物剂量，此时应在输注过程中同时按住“快速(FAST)”键与“Σ”键，仪器推注速度可以自动调整为 200 mL/h；达到目标量后同时松开按压即可恢复到原有设定的推注速度。

四、操作注意事项

1. 注射器选择　目前临床可用注射泵型号较多，为保证救治药剂剂量的准确宜选择与注射泵配套的注射器。

2. 仪器自检　注射泵开启后通过自检时，要确保报警装置处于打开状态(能被听见或看见)。

3. 注射泵安放　尽量放置在靠近静脉穿刺部位或易于稳妥固定的床边。

4. 注药巡护　在使用注射泵给药过程中要加强护理巡视，注意输液通路有无气泡、是否符合设定速度或药物浓度；要加强报警的及时处理。

5. 储电量观察　采用蓄电池供电时应注意储电量观察，避免仪器中途停止运行。

五、维护与保养

1. 仪器不使用期间要保持外部清洁，有序摆放在仪器放置架上或置于固定的干燥处。

2. 为保证转运或无电源情况下紧急使用，非工作状态下应及时充电。
3. 蓄电池均有一定的使用期限，为延长使用寿命应在每次完全放电后再进行充电。
4. 定期检查机器运转是否正常，设置速度与实际推注容量是否一致。

第二节　输液泵的临床应用与维护保养

输液泵是一种在微计算机系统控制下，通过不同类型动力泵（品牌不同而异），按设定流速进行液体输注的装置，又称为容量泵（图10-5-2）。输液泵主要由主控制系统、泵控制系统、电源系统、报警系统和数据显示系统5部分组成，具有体积小，重量轻，定量准确、输液管安装便捷、操作容易控制等特点。输液速度根据救治需要在1～999 mL/h可调。

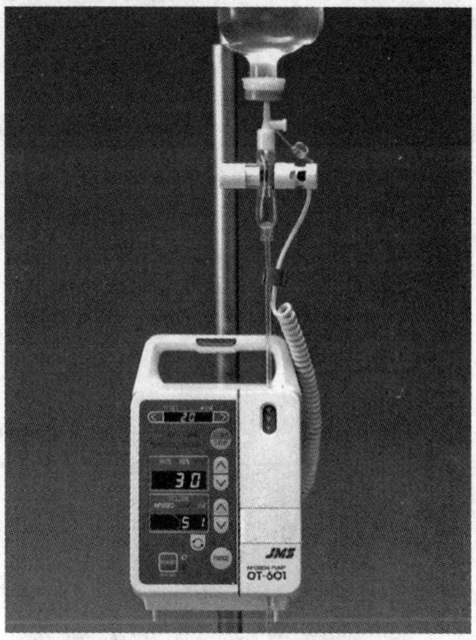

图 10-5-2　临床常用输液泵

一、基本原理

输液泵是采用机电一体化传感器，按浮动阈值控制器原理设计。微计算机系统对整个系统进行智能控制和管理，并对检测信号进行处理。泵装置是输送液体的动力源根据驱动原理不同，可以分为蠕动、旋转挤压、双活塞挤压等多种工作方式，无论何种方式均能有效控制输液滴数或输液流速，进以保证药物速度均匀进入体内。但为保证流量的精确和均匀，不同品牌的输液泵大多需要选择与其相匹配的专用输液管道。

二、适用范围

适用于临床需要快速补液或缓慢控制性连续给药的任何患者。

三、操作步骤

1. 接通电源，将输液泵妥善固定在支架上。
2. 将输液器排气后，关闭“流量夹”。
3. 打开输液器泵门，自上而下安装输液器。
4. 关闭泵门，打开“流量夹”。
5. 打开电源开关，仪器通过自检。
6. 按临床需要设定输液或给药速度（mL/h），部分仪器可以设置输入重量。
7. 按启动（Start）键进入工作状态。
8. 若需改变当前输液速度，先按暂停（Stop）键，仪器停止工作后再按清除（Clear）键，窗口显示0.00 mL/h后，重新键入所要求的输液或给药速度，最后按启动（Start）键。

四、报警系统与故障排除

报警系统是输液泵设置的一套安全保障系统，通过指示灯闪烁和报警鸣音提示可能存在气泡混入、堵塞、流动不畅、泵门开启、电压不足、液体走空等危险因素，需要给予及时处理。部分输液泵报警时可能同时有文字或数字提示，常见报警及处理方法见表10-5-1。

五、操作注意事项

1. 为保证液体入量和药物剂量的准确性，应选择与输液泵相配套的输液器 。
2. 仪器自检时务必要确保报警准确性。

表 10-5-1　输液泵使用常见报警原因及处理方法

报警显示	常见报警原因	处理方法
气泡报警	管路中有气泡 输液瓶中液体滴空	打开泵门取出泵管,将气泡排除 更换新的输液器
压力报警	输液器流量夹处于关闭状态开 输液管打折或受压	松开输液器流量夹 解除输液管打折或受压
滴数报警	输液瓶内液体已空,水止夹未打开 传感器放置错误 滴壶有水雾、液面过高	更换新输液瓶,打开水止夹 正确放置夹紧传感器 摇动滴壶去除水雾,滴壶内液面不能超过滴壶高度的 1/2
阻塞报警	血块堵塞静脉通道 近心端血管压力过大	清除血块,松解止血带 避免在输液肢体测量血压
泵门报警	泵门未关好	关好输液泵门
输液完成报警	预设输液量已经输注完成	停止输液 根据医嘱更换液体再设预置值
设备功能异常	设备不能正常运转	更换输液泵或联系专业技术人员

3. 要保证输液泵放置稳妥、牢固、安全。
4. 严格无菌操作规程,输液管路应保持每 24 h 更换一次。
5. 危重患者需根据血流动力学和生命体征监测指示或病情变化调整输液速度。
6. 大量、快速、多泵补液时应加强护理巡视。

六、维护与保养

1. 保持输液泵外部清洁,内部可采用 75% 酒精擦拭消毒,但要避免其他液体误入输液泵内。
2. 重启开关至少要等待 30 s 后方可操作。
3. 定期检测及校对输注速度准确性。
4. 其他同注射泵的临床应用与保养。

第三节　胃肠营养泵的临床应用与维护保养

胃肠营养泵(图 10-5-3)也称为营养型输液泵,由营养泵主机、电源适配器、杆钳等组成。与普通输液泵不同之处主要是通过鼻饲管向胃腔或小肠内输入水、营养液和可供输注浓度的自制饭乳。运作模式主要包括 3 种形式:①持续供给模式:输注速率可调范围为 1 ~ 400 mL/h,调节增量为 1 mL/h,误差 ±10%;②体积时间模式:可调体积范围为 1 ~ 5 000 mL,调节增量为 1 mL(范围在 1 ~ 49 mL)或 50 ml(范围在 50 ~ 5 000 mL);时间控制为 15 min ~ 24 h,调节增量为 15 min;③间隙供给模式:间隙供给速率 1 ~ 400 mL/h,误差 ±10%,间隙供给体积 1 ~ 1 000 mL,周期 0.5 ~ 24 h,增量为 15 min。

一、基本工作原理

营养泵滚轮以环形旋转方式机械挤压喂养管,驱使营养液按滚轮旋转方向将胃肠营养液以一定的速度输注胃肠内。

二、操作流程

1. 准备好与胃肠营养泵相配套的泵管,并将营养泵妥善固定在支架上。
2. 连接电源线。

3. 将泵管与营养袋连接并充分排气，可观察的营养液输注液面应位于滴壶1/4处。

4. 以逆时针方向将滴壶及泵管的软管套入轮转凹槽内。

5. 开启电源开关，机器通过自检。

6. 按压“增”（INC）或“减”（DEC）键设定所需流速，按“运行”（Run）键开始输注。

7. 如需显示总剂量时先设定“剂量”（DOSE）键，再行流速操作。

8. 关闭时需持续按住“关闭”键3 s以上。

三、操作注意事项

1. 营养液输注液面设置不可过高。

2. 连续使用时泵管应该24 h更换一次。

3. 为保证输入速度与剂量的准确性必须选择与胃肠泵配套的泵管。

四、维护与保养

1. 营养泵表面可用软布蘸清水擦拭，流速探测器可用棉棒蘸清水擦拭。

2. 定期检测、校正输注速度。

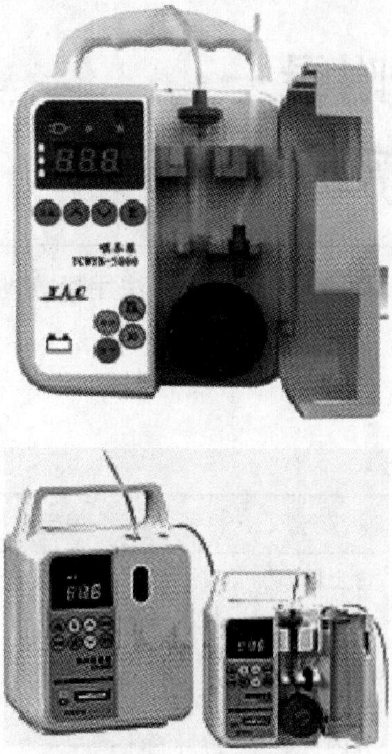

图10-5-3　营养泵

五、常见报警及处理

见表10-5-2。

表10-5-2　胃肠营养泵使用常见报警原因及处理方法

报警显示	常见报警原因	处理方法
堵塞/无流量（occlusion/no flow）	输液袋滴空 管路打折 滴壶液面过高	更换输液袋 检查管路是否打折 检查滴壶液面使其回复1/4高度
剂量（bose complete)	当预设的输注量已经完成滴完	清除原先设定的输液记录，重新设定总量，按“RUN”键开始
电池不足（low battery）	表示电池只剩30 min的电量	插上电源充电
待机超时（hOLD）	当泵处于待机状态超过3.5 min时报警	通过按“HOLD”键重新设置或按“RUN”键开始运转
设定报警（sET）	表明滴数和所设定的流速不相等，在泵放置不当时发生	按“HOLD”键或将泵放置妥当，再按“RUN”键开始运转
其他（E1–E11）	功能失常	联系专业人员维修

■ 课后练习题

1. 简述输液泵操作注意事项。
2. 简述输液泵使用常见报警原因及处理
3. 简述胃肠营养泵操作流程。
4. 简述胃肠营养泵使用常见报警原因及处理。

（朱　媛）

习题与答案

附录一：常用急救药物

常用急救药用法用量、适应证及注意事项见附表 1–1。

附表 1–1 常用急救药物用法用量、适应证及注意事项

药名	用量及用法	适应证	注意事项
肾上腺素	皮下或肌内注射： 每次 0.5 ~ 1 mg， 静脉推注或气管内滴入：每次 1 ~ 5 mg，3 ~ 5 min 后可重复给药	过敏性休克 心搏骤停 严重支气管哮喘	目前为心肺复苏抢救时最重要的药物，但外伤性及出血性休克忌用；使用洋地黄类药物者可诱发或加重室性心律失常；不宜同碱性药物合用
异丙肾上腺素	静脉滴注： 0.5 ~ 1 mg 加入液体中，速度为 2 ~ 10 μg/min	用于阿托品治疗无效的严重心动过缓、房室传导阻滞	药物浓度过高可诱发严重心律失常，甚至引起心室颤动。可加重心肌缺血，在心肺复苏中一般不推荐使用
去甲肾上腺素	静脉滴注： 2 ~ 4 mg 加入液体中，速度为 4 ~ 8 μg/min	创伤、感染或过敏所致的休克	仅用于其他拟肾上腺素药无效时使用，滴注速度过快可引起心律失常，冠心病者可增加氧耗，药物外渗可引起局部组织坏死
间羟胺（阿拉明）	静脉滴注： 10 ~ 100 mg 加入液体中，根据血压变化调整滴速	用于各种原因所致的休克	间羟胺 10 mg 相当于重酒石酸间羟胺 18.9 mg
多巴胺	静脉滴注： 20 ~ 100 mg 加入液体中，速度为 5 ~ 10 μg/（kg·min）	为各种原因所致低血压或休克的首选药物 用于心搏呼吸骤停复苏后血压的维持	大剂量可诱发或加重心律失常 不要与碱性溶液混合使用 使用适应从小剂量开始，渐增剂量，根据血压调整静滴速度
多巴酚丁胺	静脉滴注： 20 ~ 200 mg 加入液体中，速度为 2 ~ 20 μg/（kg·min）	低血压伴左心功能不全 肺淤血及低心输出量	大剂量可致心动过速、心律失常，诱发心肌缺血，以及引起头痛、恶心、低血钾
利多卡因（赛罗卡因）	静脉注射：每次 50 ~ 100 mg 静脉滴注：500 mg 加入液体中，速度 1 ~ 4 mg/min	多发室性期前收缩、室性心动过速、心室颤动	青光眼及重症肌无力者禁用 药物浓度过高可引起嗜睡、定向力障碍、感觉异常
普罗帕酮（心律平）	静脉注射：每次 70 mg 每次注射时间应在 3 ~ 5 min，无效时可 10 ~ 20 min 后重复使用，总剂量 < 350 mg	室性期前收缩、室性心动过速、房性及室性心动过速、心房扑动、心房颤动	可影响心脏传导功能及加重心力衰竭 有时可致心律失常
维拉帕米（异搏定）	静脉注射：每次 5 ~ 10 mg 缓慢注射，不应短于 3 min；无效可于 15 ~ 30 min 后重复使用	阵发性室上性心动过速、突然发生的心房扑动或心房颤动	室性心动过速无效 不明原因的宽 QRS 波室上性心动过速忌用：预激综合征伴房颤者忌用，不宜与 β 受体阻滞剂合用；伴有心力衰竭慎用或忌用

续表

药名	用量及用法	适应证	注意事项
溴苄胺	静脉注射:每次 5 ~ 10 mg/kg,静脉维持速度:1 ~ 2 mg/min 最大剂量 2000 mg/d	其他治疗无效或顽固性室性心动过速和心室颤动	可发生体位性低血压或排尿困难 洋地黄中毒所致心律失常慎用 注射过快可有恶心、呕吐
胺碘酮(乙胺碘呋酮)	静脉注射:首剂 5 mg/kg,5 ~ 10 min 内注完 必要时 20 min 后重复使用 静脉滴注: 600 ~ 1 200 mg 加入液体中	心室颤动及室性心动过速、阵发性室上性心动过速、阵发性房颤	可用于对利多卡因治疗无效的致命性快速室性心律失常,可引起低血压、心动过缓、房室传导阻滞
美托洛尔	静脉注射: 每次 5 mg,2 ~ 5 min 注完, 5 min 后可重复使用	反复发作的室性心动过速、心室颤动 其他方法治疗无效的快速性室上性心律失常	主要不良反应为低血压,加重心力衰竭;哮喘及支气管炎患者忌用
阿替洛尔	静脉注射:每次 2.5 mg; 总量不超过 10 mg	高血压与心绞痛 室上性心动过速	心动过缓、传导阻滞、心功能不全; 与其他 β 受体阻滞相似,支气管痉挛较非选择性 β 受体阻滞作用少而轻
艾司洛尔	静脉注射: 0.25 ~ 0.5 mg/kg	急需处理的窦性心动过速及异位性室上性心动过速 围术期的心动过速或高血压; 心房扑动、心房颤动	偶见一过性低血压或心动过缓、房室传导阻滞、休克、心力衰竭者忌用
阿托品	皮下或肌内注射: 0.5 ~ 1 mg/ 次 静脉注射或静脉滴注:1 ~ 5 mg 加入液体稀释后使用 气管内给药:每次 1 mg	急性有机磷农药中毒 第二度、三度房室传导阻滞 窦性心动过缓、心搏骤停 感染性休克	青光眼、前列腺肥大患者忌用,用药过量可引起谵妄、视物模糊、躁动不安 心绞痛者忌用
毛花苷丙(西地兰)	静脉注射: 每次 0.2 ~ 0.4 mg 每隔 6 ~ 8 h 可重复使用	急性或慢性充血性心力衰竭 室上性心动过速 心房颤动伴心室率过快者	发病前已口服洋地黄类药物者,应减量使用或慎用 低血钾时应慎用或忌用 伴多发室性期前收缩者慎用,室性心动过速者忌用
毒毛花苷 K(毒毛 K)	静脉注射: 每次 0.125 ~ 0.25 mg 每隔 6 ~ 8 h 可重复使用	急性心力衰竭 急性肺水肿	肾功能不良及少尿 休克时减量或慎用
多培沙明	静脉注射:首剂 0.5 μg/(kg·min),然后加至 1 μg/(kg·min);每隔 10 ~ 15 min 重复给药一次;总剂量:6 μg/(kg·min)	急性心力衰竭 低心排血量	
氨比酮(氨力农)	首剂以 0.75 ~ 1 mg/kg 于 10 ~ 15 min 内静脉注射;然后给予维持量 2 ~ 10 μg/(kg·min) 静脉滴注	对使用利尿药及扩血管药无效及(或)不宜使用洋地黄类强心药的急性心功能不全及顽固性心力衰竭	可诱发或加重心肌缺血,宜使用最小有效剂量
米力酮(米力农)	首剂量为 25 μg/kg,静脉注射;维持量为 0.2 ~ 0.7 μg/(kg·min),静脉滴注	同上	强心作用为氨力农的 10 ~ 30 倍,大剂量可诱发心律失常
冻干重组人脑利钠肽	负荷剂量:1.5 ~ 2 μg/kg,维持剂量速率:0.007 5 ~ 0.01 μg/(kg·min)	患有休息或轻微活动时呼吸困难的急性失代偿心力衰竭患者的静脉治疗	对该成分过敏的患者和有心源性休克或收缩压 < 90 mmHg 的患者

续表

药名	用量及用法	适应证	注意事项
生脉注射液	静脉滴注：30～50 mL 加入 5% 葡萄糖溶液 250 mL 中	同上 亦可用于心源性休克	应稀释后缓慢静脉滴注 不宜与其他药物混合使用
硝普钠	静脉滴注：50 mg 加入 5% 葡萄糖溶液 500 mL 中，速度为 0.5～0.8 mg/(kg·min)	高血压急症	药物使用过程中注意避光 一般用药不宜超过 72 h
苄胺唑啉 （酚妥拉明）	静脉注射：每次 5～10 mg 静脉滴注： 10～20 mg 加入液体中， 速度 0.1～0.5 mg/min	高血压急症 急性心功能不全 急性肾衰竭少尿期	可反射性引起心率加快，故心率过快者不宜选用 可有直立性低血压、恶心、呕吐 不能与铁剂合用 治疗肾衰竭少尿期，应与多巴胺合用
利血平	肌内注射：每次 1 mg 静脉注射：每次 1 mg	高血压急症	心率减慢，嗜睡；溃疡病忌用 肌内注射对血压控制不好掌握，现已较少应用此药
倍他司汀 （抗眩啶）	肌内注射：2～4 mg	内耳眩晕症以及各种原因引起的眩晕、呕吐	不可与抗组胺类药物同时应用；消化性溃疡、支气管哮喘慎用
乌拉地尔	静脉滴注： 25～50 mg 加入液体中， 速度 100～300 μg/min	高血压急症	静脉点滴速度不宜过快 与西咪替丁合用会提高血药峰值
硫酸镁	静脉注射： 1 g/ 次稀释后缓慢注射 静脉滴注：1～2.5 g 加入 250 mL 液体中	最宜用于子痫所致的高血压急症	
硝酸甘油	静脉滴注：10～20 mg， 加入 5% 葡萄糖溶液 250 mL 中 舌下含服：每次 0.3～0.6 mg	心绞痛、心肌梗死 心功能不全 高血压急症	滴速过快可引起头痛、头胀 青光眼患者禁用 右心室心肌梗死者不宜使用 部分患者可出现心动过速或过缓
硝酸异山梨醇酯（消心痛）	静脉滴注：每次 10 mg 舌下含服：每次 5～10 mg	同上	同上
硝苯地平 （心痛定）	舌下含服：每次 5～10 mg	心绞痛 高血压	常有面部潮红 偶有心悸、心动过速
罂粟碱	肌内注射：每次 30～60 mg	心绞痛 心肌梗死	大剂量可致心律失常
链激酶	静脉滴注： 每次 100 万～150 万 U	急性心肌梗死 急性脑血栓形成 急性深静脉血栓	伴有近期出血性疾病者禁用 注意观察出血倾向及监测出凝血时间
尿激酶	静脉滴注： 每次 50 万～150 万 U	急性心肌梗死，急性脑血栓形成 急性深静脉血栓	伴有近期出血性疾病者禁用 注意观察出血倾向及监测出凝血时间
重组链激酶	静脉注射：每次 150 万 U	同上	同上
抑肽酶	静脉注射：每次 8 万～12 万 U	创伤、手术后、心外科术后渗血 重症胰腺炎	对药物过敏、DIC（继发性纤溶亢进除外）禁忌
小分子肝素	皮下注射：每次 5 000 U 每 12 h 一次，连续使用 5～7 天	不稳定型心绞痛 急性心肌梗死	近期有出血性疾病或出血倾向者不宜
1,6- 二磷酸果糖	静脉注射：5～10 mg/d 静脉滴注：5～10 mg/d	急性心肌梗死、休克、心功能不全、缺血性脑血管病、颅脑损伤	

续表

药名	用量及用法	适应证	注意事项
甘露醇	静脉滴注: 每次 125 ~ 250 mL 15 ~ 30 min 快速滴入 必要时 4 ~ 6 h 重复 1 次	各种原因所致的急性脑水肿、脑疝 颅内高压症、高血压脑病	伴有急性心功能不全者忌用
复方甘油	静脉滴注: 每次 250 ~ 500 mL 静滴时间不应 < 4 ~ 6 h	同上	滴速过快可致血红蛋白尿
甘油果糖	静脉滴注:250 ~ 500 mL,每日 1 ~ 2 次	同上	同上
呋塞米(速尿)	静脉注射:每次 20 ~ 100 mg	急性肺水肿、急性左心功能不全 急性脑水肿、急性肾功能不全	尿量过多可致电解质紊乱,以低钾、低钠、低氯为多见,不宜与氨基糖苷类抗生素合用 糖尿病不宜使用
托拉塞米注射液	静脉注射:每次 5 ~ 20 mg	充血性心力衰竭、肝硬化腹水、肾疾病所致的水肿患者	肾衰竭无尿患者,肝性脑病,对本品或磺脲类过敏患者,低血压、低血容量、低钾或低钠血症患者,严重排尿困难患者禁用本品
利尿酸(依他尼酸)	静脉注射:每次 25 ~ 50 mg	同上	同上
尼可刹米(可拉明)	静脉注射: 每次 0.375 ~ 0.75 肌内注射或皮下注射 0.375 ~ 0.75	各种原因所致中枢性呼吸衰竭 心脏呼吸衰竭	一次静脉注射作用维持 5 ~ 10 min 大剂量可引起血压升高、心悸、出汗、呕吐、震颤等
山梗茶碱(洛贝林)	静脉注射:每次 3 ~ 9 mg	同上	静脉注射需缓慢,大剂量可引起心动过速或惊厥
二甲弗林(回苏灵)	静脉注射:每次 8 mg 肌内注射:每次 8 mg 静脉滴注:每次 8 ~ 32 mg	同上	静脉注射需稀释后缓慢注射 过量可引起肌肉震颤或惊厥
哌甲酯(利他林)	静脉注射:每次 20 mg 必要时每次 50 mg 每隔 30 min 可重复使用	同上	静脉注射需稀释后缓慢注射 过量可引起肌肉震颤或惊厥
甲氯氛酯	肌内注射:每次 250 mg 静脉注射:每次 100 ~ 250 mg 静脉滴注:每次 100 ~ 250 mg	颅脑外伤性昏迷 急性酒精中毒	
氟马西尼(安易醒)	静脉注射:首次剂量 0.1 ~ 0.3 mg,如 60 s 内未达清醒程度的要求,可重复给药直至清醒或总量达 2 mg。也可以 0.1 ~ 0.4 mg/h 静脉滴注	急性苯二氮䓬类药物中毒	具有良好的耐受性,少数患者可有恶心、呕吐,快速注射后偶有焦虑、心悸、恐惧等症状
贝美格(美解眠)	静脉注射:每次 50 mg 静脉滴注:每次 50 ~ 200 mg	中枢性呼吸衰竭 巴比妥类及其他安眠药物中毒	注射过快、过量可引起惊厥 部分患者恶心、呕吐、情绪不安
纳洛酮	静脉注射:首剂 10 μg/kg,然后以 4 mg 加入 5% 葡萄糖溶液 100 ~ 500 mL 中持续静脉滴注;或每次 0.4 ~ 0.8 mg 肌内注射、皮下注射或静脉注射	休克、急性呼吸衰竭、心肺复苏术 急性阿片、酒精所致昏迷	毒性低、不良反应小、安全性高 少数患者可发生高血压 心功能不全或高血压者慎用
氨茶碱	静脉注射:每次 0.25 ~ 0.5 g	支气管哮喘 心源性哮喘 喘息型支气管炎	注射不得过快,大于 10 ~ 15 min 急性心肌梗死、休克、低血压者慎用或禁用

续表

药名	用量及用法	适应证	注意事项
二羟丙茶碱(喘定)	静脉注射:每次 0.25~0.5 g	支气管哮喘 喘息型支气管炎	同上
多索茶碱	静脉注射:每次 0.2 g,每日 2 次	同上	多索茶碱或黄嘌呤衍生物类药物过敏者,急性心肌梗死患者禁用
蛇毒凝血酶(立止血)	肌内注射:每次 1 kU 静脉注射:每次 1 kU	各种原因所致出血	除非急性大出血,否则孕妇不宜使用
磺乙胺酚(止血敏)	静脉注射:0.25~0.5,每 4~6 h 一次 肌内注射:0.25~0.5,每 4~6 h 一次	同上	偶有恶心、皮疹、头痛
肾上腺色腙(安络血)	静脉注射:每次 5~10 mg 肌内注射:每次 10~20 mg,每日 2~3 次,重症 2~4 h 重复使用	同上	对凝血障碍性出血无效 有癫痫或精神病史者慎用
氨甲苯酸(止血芳酸)	静脉注射:每次 0.1~0.3 g 静脉滴注:每次 0.4~0.6 g,加入液体稀释后使用	同上	有血栓形成倾向或血栓栓塞史者禁用或慎用 每日用量不超过 2 g
氨基己酸	静脉滴注:负荷量 4~6 g 加入 100 mL 液体中稀释后 30 min 滴完,维持量 1.0 g/h	同上	泌尿外科术后伴血尿者慎用 既往有栓塞性血管病变者慎用 每日用量不宜超过 20 g
地西泮(安定)	肌内注射:每次 10~20 mg 静脉注射:每次 10~20 mg	癫痫持续状态 焦虑、烦躁不安	青光眼及重症肌无力禁用
咪达唑仑(咪唑安定)	静脉注射:0.02~0.08 mg/kg 静脉滴注:0.04~0.2 mg/(kg·h)	焦虑、烦躁不安 ICU 镇静	无明显不良反应,对循环系统抑制轻,具有顺行性遗忘作用
右美托咪定	静脉注射:0.2~1.0 μg/(kg·h) 静脉滴注:0.2~0.8 μg/(kg·h)	同上	低血压、心动过缓和窦性停搏慎用
苯巴比妥钠	肌内注射:每次 0.1~0.2 g 静脉注射:每次 0.1~0.2 g	各种原因所致惊厥或癫痫状态	中等剂量即可产生轻度呼吸中枢抑制;严重肺功能不全、支气管哮喘及颅脑损伤所致呼吸中枢抑制者禁用;肝肾功能减退者慎用
奈福泮(平痛新)	肌内注射:20~40 mg 静脉注射:20~40 mg 静脉滴注:20~40 mg	各种原因所致的急、慢性疼痛	严重肝肾功能障碍者慎用 惊厥者禁用
痛力克	肌内注射:30~60 mg	各种原因所致的中、重度疼痛	孕妇禁用 肝肾功能不良者慎用
吗啡	皮下或肌内注射:5~10 mg	严重创伤或手术后镇痛 急性心肌梗死镇痛 急性肺水肿	休克、呼吸衰竭、慢性阻塞性肺疾病禁用 原因不明急腹症禁用
哌替啶(杜冷丁)	肌内注射:每次 50~100 mg 皮下注射:每次 50~100 mg 静脉滴注:每次 50~100 mg	同上 人工冬眠	同上
曲马朵	每次 50~100 mg,可采用肌内注射、皮下注射及静脉注射	各种原因所致的中、重度疼痛	妊娠期及哺乳期妇女慎用 酒精、镇痛、镇静药及其他作用于中枢神经系统的药物急性中毒者慎用 极个别患者用后可有心悸或直立性低血压

续表

药名	用量及用法	适应证	注意事项
芬太尼	静脉注射:0.7～1.5 μg/kg	术后镇痛;辅助麻醉	严重不良反应为抑制呼吸 有成瘾性 中毒者可用纳洛酮拮抗
丙泊酚(静安、得普利麻)	静脉滴注: 0.5～2.0 mg/(kg·h) 根据患者镇静情况调整。 或按 5 μg/(kg·min)静脉滴注 5 min,每 5～10 min 增加 5～10 μg/(kg·min),达预定目标后,维持剂量:5～50 μg/(kg·min)	ICU 患者的镇静	孕妇、颅内压升高、休克禁忌 脂肪代谢紊乱、呼吸系统疾病、癫痫慎用
低分子右旋糖酐	静脉滴注:每次 20 mg,必要时 50 mg 每隔 30 min 重复使用	补充血容量、改善微循环,可用于各种休克、血容量不足	心功能不全慎用 严重肾衰竭及对明胶过敏者禁忌
羟乙基淀粉(万汶)	静脉滴注:每次 500 mL	同上	过敏性体质慎用
血定安	静脉滴注:每次 500 mL	同上	心力衰竭、肾衰竭、肺水肿应慎用
氢化可的松	静脉滴注:100～200 mg 加入 5% 葡萄糖溶液中	严重感染性休克 重症哮喘或过敏性疾病	消化性溃疡、血栓性静脉炎 活动性肺结核忌用
氟美松(地塞米松)	静脉滴注:每次 5～30 mg 静脉注射:每次 5～30 mg	同上 各种原因所致急性脑水肿、肺水肿、ARDS	同上
甲泼尼龙	静脉注射:(冲击量)30 mg/kg 静脉滴注:(冲击量)30 mg/kg 4～8 h 重复给药,(维持量) 2～3 mg/kg	同上 急性脊髓损伤、脑外伤	同上 一次用量在 250 mg 以下时,静脉给药时间至少 5 min;在 250 mg 以上时,至少 30 min
碳酸酰胺过氧化氢	静脉滴注: 1.0 g 加入 100 mL 溶液中	用于无氧疗设备的基层医院紧急治疗各种低氧血症或急需补氧者	避免与其他药物合用 输液器不能被血液污染,否则可降低疗效 严重肾功能不全者慎用 用药前应做过敏试验
法莫替丁	静脉注射:20 mg 加入 20 mL 溶液中稀释后注射,2/d。 静脉滴注:20～40 mg 加入液体中	急性上消化道出血 各种原因所致的应激性溃疡预防或治疗	对肾功能障碍者应减少剂量 少数患者有口干、头晕、失眠、皮疹、白细胞减少,偶有轻度转氨酶升高
西咪替丁	静脉注射:0.4 g 稀释后给药 静脉滴注:每次 0.4～0.8 g, 1.2～1.6 g/d	同上	老年人用量过大可产生精神错乱、谵妄、幻觉 大量长期应用有抗雄激素作用
埃索美拉唑	静脉注射:每次 20～40 mg 静脉滴注:每次 20～40 mg,10～30 min 的时间内滴完	同上	肾功能损害的患者无须调整剂量 轻到中度肝功能损害的患者无须调整剂量
奥美拉唑(洛赛克)	静脉注射: 40 mg 加入 20 mL 溶液中,1～2 次 /d; 静脉滴注: 首剂 80 mg,然后以 8 mg/h 维持静脉滴注,至出血停止	消化性溃疡、糜烂性胃炎所致大出血;应激性溃疡及大出血	严重肝功能不全慎用,必要时剂量减半

续表

药名	用量及用法	适应证	注意事项
奥曲肽(人工合成生长抑素八肽)	首量:0.1 mg 静脉注射; 维持量:25～50 μg/h 持续静脉滴注	上消化道大出血 急性胰腺炎	妊娠及哺乳期妇女慎用 胃肠道不良反应;食欲减退、恶心、呕吐、腹胀、腹泻 个别有高胆红素血症及转氨酶升高 可延迟西咪替丁吸收
生长抑素十四肽(思他宁)	慢速冲击注射 250 μg;每小时 250 μg 的速度持续静脉滴注给药	上消化道大出血、急性胰腺炎、胰、胆和肠瘘的辅助治疗	抑制胰岛素及胰高血糖素的分泌,在治疗初期会导致血糖水平短暂的下降
碳酸氢钠	静脉注射: 每次 500～100 mL 静脉滴注: 每次 100～250 mL	各种原因所致酸中毒	
氯化钾	静脉滴注:1.0～1.5 g 加入 500 mL 液体稀释后 根据病情决定每日总量	各种原因所致的低钾血症、术后禁食、昏迷等预防低钾、洋地黄类药物中毒所致的室性期前收缩、阵发性心动过速	无尿、血钾过高忌用,肾功能不全、休克慎用,短时间浓度过高可致心搏骤停
氯化钙	静脉注射:每次 1.0 g 静脉滴注:每次 1.0～2.0 g	高钾血症所致心搏骤停 低钙性抽搐 某些过敏性疾病	不宜与洋地黄类药物同用 不作为心肺复苏的常规药物
门冬氨酸镁钾盐	20～40 mL 稀释于 5% 葡萄糖溶液 500 mL 中静脉滴注	低钾血症、低镁血症 各种原因所致快速心律失常的辅助用药 洋地黄中毒、心肌病、心绞痛、心肌梗死的辅助治疗	滴注过快可引起恶心、呕吐、血压下降及注射血管疼痛 高钾血症、高镁血症及严重肾功能障碍者禁用 房室传导阻滞者慎用或禁用
碘解磷定	静脉注射: 轻度中毒:首次 0.4 g,2～4 h 一次 中度中毒:首次 0.8～1.2 g,每 2 h 一次,0.4～0.8 g;给 2～3 次 重度中毒:首次 1.2～1.6 g,以后每小时每次 0.4 g	用于解救多种有机磷类杀虫剂中毒 美曲膦酯(敌百虫)、敌敌畏、乐果甲氟磷治疗效果差 对氨基甲酸酯类杀虫剂无效	碘过敏患者禁用,可改用氯解磷定 注射速度过快可引起眩晕、视物模糊;严重者可引起呼吸衰竭
氯解磷定	肌内注射:视病情重复用药。 轻度中毒:0.25～0.5 g 中度中毒:0.5～0.75 g 静脉注射: 重度中毒:0.75～1.0 g	同上	注射过快、剂量过大可出现头晕、恶心、呕吐、血压升高,呼吸抑制
乙酰胺(解氟灵)	肌内注射:每次 2.5～5.0 g 2～4/d;或 0.1～0.3 g/kg 首次为全剂量的 1/2	有机氟类药物(氟乙酰胺)中毒	局部注射可引起疼痛,大剂量应用可引起血尿 对疑有中毒者可早期足量给药
亚甲蓝(美蓝)	静脉注射:1～2 mg/kg,注射时间不得少于 10～15 min,可酌情重复使用。 最大剂量:20 mg/kg	硝酸盐、亚硝酸盐中毒, 氰化物中毒	肺水肿者禁用;肾功不全慎用 注射过快全身肤色发蓝、头晕、恶心、呕吐、胸闷;剂量过大者血压下降,大汗淋漓、意识障碍
硫代硫酸钠	静脉注射:12.5～25 g,1 h 后可重复半量或全量给药	用于氰化物中毒	注射过快易引起血压下降

(王　广　王育珊)

附录二：
常用急救检验项目参考范围

随着临床检验方法的不断进步和检验设备的不断更新，有效地提高了疾病诊断的客观性和科学性，检验已日益成为临床诊断必不可缺的手段。临床检验项目不断增加，涉及范围广，本附录仅对急诊急救中常用的项目列表供临床实际工作参考（附表 2-1 至附表 2-7）。

附表 2-1　血液检查参考范围

检查项目	参考范围
（一）血液一般检查	
血红蛋白（Hb）	
成年男性	120 ~ 160 g/L
成年女性	110 ~ 150 g/L
新生儿	180 ~ 190 g/L
红细胞计数（RBC）	
成年男性	$(4.0 \sim 5.5) \times 10^{12}/L$
成年女性	$(3.5 \sim 5.0) \times 10^{12}/L$
新生儿	$(6.0 \sim 7.0) \times 10^{12}/L$
白细胞计数（WBC）	
成年人	$(4.0 \sim 10) \times 10^{9}/L$
新生儿	$(10.0 \sim 20.0) \times 10^{9}/L$
儿童	$(5.0 \sim 11.0) \times 10^{9}/L$
白细胞分类	
中性杆状核粒细胞	1% ~ 5%
中性分叶核粒细胞	50% ~ 70%
嗜酸性粒细胞	0.5% ~ 5%
嗜碱性粒细胞	0% ~ 1%
淋巴细胞	20% ~ 40%
单核细胞	3% ~ 8%
（二）红细胞沉降率（ESR）	
Westergren 法	
成年男性	0 ~ 15 mm/ 第 1 h
成年女性	0 ~ 20 mm/ 第 1 h

续表

检查项目	参考范围
（三）贫血的其他检查	
网织红细胞计数（RCT）	
成年人	0.005 ~ 0.015
血细胞比容（HCT）（温氏法）	
成年男性	40% ~ 50%
成年女性	37% ~ 48%
平均红细胞体积（MCV）	82 ~ 92 L
平均红细胞血红蛋白含量（MCH）（手工法）	27 ~ 31 pg
平均红细胞血红蛋白浓度（MCHC）	320 ~ 360 g/L
（四）止血与凝血障碍检查	
血小板计数（PLT）	（100 ~ 300）× 10^9/L
平均血小板体积	6.8 ~ 13.5 L
凝血时间（CT）	4 ~ 12 min（试管法）
活化凝血时间（ACT）	80 ~ 120 s
血浆凝血酶原时间测定（PT）	11 ~ 13 s
活化部分凝血活酶时间（APTT）	20 ~ 40 s
凝血酶原消耗时间（PCT）	＞20 s
血小板凝集功能试验	10 ~ 15 s 内出现
纤维蛋白原定量（FIB）	2 ~ 4 g/L
血浆鱼精蛋白副凝试验	阴性
纤溶酶原活性测定（PLG）	0.8 ~ 1.2
抗凝血酶Ⅲ活性测定（AT Ⅲ）	0.8 ~ 1.2
D- 二聚体定性（D-dimer ）	阴性

附表 2-2　血液生化检查

检查项目	参考范围
血糖（glu）	3.9 ~ 6.1 mmol/L
餐后 2 h 血糖	＜11.1 mmol/L
血清钠（Na）	136 ~ 145 mmol/L
血清钾（K）	3.5 ~ 5.0 mmol/L
血清氯（Cl）	96 ~ 106 mmol/L
血清钙（Ca）	2.25 ~ 2.75 mmol/L
血清镁（Mg）	0.8 ~ 1.2 mmol/L
血清磷（PI）	1.0 ~ 1.6 mmol/L
尿素氮（BUN）	2.9 ~ 7.1 mmol/L
血清肌酐（CRE）	
成年男性	53 ~ 106 μmol/L
成年女性	44 ~ 97 μmol/L

续表

检查项目	参考范围
内生肌酐清除率测定(CCR)	1.3 ~ 1.7 mL/s(按体表面积 1.73m^2 计算)
总蛋白(TP)	60 ~ 80 g/L
白蛋白(ALB)	35 ~ 55 g/L
球蛋白(GLB)	20 ~ 30 g/L
血清总胆红素(TBIL)	1.7 ~ 17.1 μmol/L
血清直接胆红素(DBIL)	0 ~ 6 μmol/L
血氨(NH_3)	< 74 μmol/L
血清胆汁酸(TBA)	< 10 mmol/L
血清谷丙转氨酶(ALT)	5 ~ 40 U/L
血清谷草转氨酶(AST)	8 ~ 40 U/L
血清肌酸激酶(CK)	25 ~ 200 U/L
血清肌酸激酶同工酶	
CK-BB	无或微量
CK-MB	0 ~ 0.05 U/L
CK-MM	0.95 ~ 1.0 U/L
肌红蛋白(Myo)	0 ~ 121 ng/mL
肌钙蛋白 I(cTnI)	0 ~ 0.034 ng/mL
B 型钠尿肽前体(PRO-LPBN)	0 ~ 125 pg/mL
降钙素原(PCT)	0 ~ 0.5 ng/mL
血清乳酸脱氢酶(LDH)	280 ~ 460 U/L
α- 羟丁酸脱氢酶(HBDH)	80 ~ 220 U/L
血清碱性磷酸酶(ALP)	20 ~ 110 U/L
血清 γ- 谷氨酸转肽酶(GGT)	8 ~ 50 U/L
血清淀粉酶(AMS)	≤100 U/L
血清脂肪酶(LPS)	< 40 U/L
血清胆碱酯酶(CHE)	4 300 ~ 10 500 U/L
血清天冬氨酸氨基酶同工酶(ASTm)	< 7 U/L
血清碱性磷酸酶(ALP)	0 ~ 6 U/L

附表 2-3 血气分析参考值

检查项目	标本	参考范围
氧饱和度(SaO_2)	动脉血	0.90 ~ 1.00
		< 0.9 严重缺氧
		< 0.8 呼吸衰竭
	静脉血	0.64 ~ 0.88
动脉血氧分压(PaO_2)	动脉血	9.3 ~ 13.3 kPa
		< 7.98 kPa(60 mmHg)缺氧
		< 6.65 kPa(50 mmHg)呼吸衰竭

续表

检查项目	标本	参考范围
		< 3.9 kPa（30 mmHg）危及生命
血液酸碱度（pH）	动脉血	7.35 ~ 7.45
二氧化碳总量（TCO_2）	血浆	22 ~ 32 mmol/L
二氧化碳结合力（CO_2CP）	血浆	22 ~ 32 mmol/L
二氧化碳分压（PCO_2）	动脉血	
成年男性		4.5 ~ 6.0 kPa
成年女性		4.1 ~ 5.5 kPa
实际碳酸氢盐（AB）	动脉血浆	22 ~ 28 mmol/L
标准碳酸氢盐（SB）	动脉血浆	22 ~ 28 mmol/L
缓冲碱（BB）	血浆	45 ~ 55 mmol/L
碱剩余（BE）	动脉血	± 3 mmol/L
碳酸	动脉血	1.05 ~ 1.35 mmol/L
阴离子间隙（AG）	血清	7 ~ 16 mmol/L
乳酸（LAC）		0.33 ~ 0.78 mmol/L

附表 2-4　尿液检查

检查项目	参考范围
尿相对密度（SG）	1.003 ~ 1.030
尿蛋白定性（U-Pro）	阴性
尿糖定性（U-Glu）	阴性
尿沉渣检查（US）	
红细胞	0 ~ 偶见 /HP
白细胞	0 ~ 5/HP
上皮细胞	0 ~ 少量 /HP
尿胆原定性（URO）	阴性或弱阳性
尿淀粉酶	100 ~ 1 200 U/dL
尿液溶菌酶	0 μg/mL
尿胆素定性（U-Bil）	阴性
尿酮体定性（U-Ket）	阴性
尿潜血	阴性
尿亚硝酸盐定性（NIT）	阴性

附表 2-5　其他体液检查

检查项目	参考范围
脑脊液检查(CSF)	
颜色	无色、水样液体
透明度	清晰、透明
压力(侧卧位)	0.69 ~ 1.76 kPa
蛋白定性(Pandy)试验	阴性
蛋白定量	0.2 ~ 0.4 g/L
葡萄糖	2.5 ~ 4.5 mmol/L
氯化物	120 ~ 130 mmol/L
免疫球蛋白	IgG 10 ~ 40 mg/L, IgM 0 ~ 13 mg/L, IgA 0 ~ 6 mg/L
成人	(0 ~ 8) × 10^6/L
细胞分类	淋巴细胞占 0.70,单核细胞占 0.30
胃液分析	
胃液相对密度	1.003 ~ 1.006
pH	0.8 ~ 1.8
空腹胃液量	0.01 ~ 0.102 L(平均 0.05 L)
胃液性状	无色或乳白,轻度酸味,含少量黏液
总酸度	空腹 10 ~ 40 mmol/L
	试餐后 25 ~ 50 U
游离酸	空腹 0 ~ 30 U
	试餐后 25 ~ 50 U
潜血试验	阴性
细菌	阴性

附表 2-6　粪便检查

检查项目	参考范围
颜色	黄褐色
潜血试验(OB)	阴性
量	100 ~ 300 g/24 h
胆红素试验	阴性
粪胆原定量	68 ~ 473 μmol/24 h
粪胆原试验	阳性
细胞	上皮细胞或白细胞,无或偶见 /HP
食物残渣	少量植物细胞、淀粉颗粒、肌纤维等

附表 2–7　血清学与免疫学检查

检查项目	参考范围
肥达反应（WR）	“O”抗体滴度：0 ~ 1 : 80，“H”抗体滴度：0 ~ 1 : 160
	“A”抗体滴度：0 ~ 1 : 80，“B”抗体滴度：0 ~ 1 : 80
	“C”0 ~ 1 : 80
外斐反应（WFR）	阴性或 O_{x19}≤1 : 80
钩端螺旋体试验	乳胶凝集抑制试验 0 ~ 1 : 40
	乳胶凝集试验　阴性
抗链球菌素“O”（ASO）	<400 U
抗链球菌酶（ASTZ）	<400 U
类风湿因子（RF）	阴性
流行性出血热免疫荧光抗体测定	阴性
狼疮细胞检查（LE）	阴性
C 反应蛋白定量（CRP）	68 ~ 8 200 μg/L

（王　广　王育珊）

参考文献

[1] 王育珊 . 急救医学 . 北京：高等教育出版社，2006.
[2] 陈灏珠，林果为 . 实用内科学 .13 版 . 北京：人民卫生出版社，2012.
[3] 吴阶平，裘法祖，黄家驷 . 外科学 .7 版 . 北京：人民卫生出版社，2008.
[4] 俞森洋 . 机械通气临床实践 . 北京：人民军医出版社，2008.
[5] 陈孝平，汪建平 . 外科学 .8 版 . 北京：人民卫生出版社，2013.
[6] 邱海波，黄英姿 .ICU 监测与治疗技术 . 上海：上海科学技术出版社，2011.
[7] 蔡柏蔷，李龙芸 . 协和呼吸病学 . 北京：中国协和医科大学出版社，2005.
[8] 万献尧 . 实用危重病医学 . 北京：人民军医出版社，2008.
[9] 黎磊石，季大玺 . 连续性血液净化 . 南京：东南大学出版社，2004 .
[10] 高润霖 . 急性冠脉综合征 . 北京：人民卫生出版社，2009.
[11] 王质刚 . 血液净化学 .3 版 . 北京：北京科学技术出版社，2010 .
[12] 崔书章，寿松涛，柴艳芬 . 实用危重病医学 . 天津：天津科技出版社，2001.
[13] 于学忠，周荣斌，王仲 . 急诊疾病临床诊疗规范教程 . 北京：北京大学医学出版社，2011.
[14] Marx. 罗森急诊医学 .7 版 . 李春盛，主译 . 北京：北京大学医学出版社，2013.
[15] 于学忠 . 协和急诊医学 . 北京：科学出版社，2011.
[16] 樊寻梅，何庆忠 . 实用急救与危重症抢救技术图解 . 北京：人民卫生出版社，2000.
[17] 刘江 . 输血管理 .3 版 . 北京：人民卫生出版社，2013.
[18] Judith E Tintinali's. Emergency Medicine. 5 版 . 天津：天津科学出版社，2001.
[19] 蒋朱明，于康，蔡威 . 临床肠外与肠内营养 .2 版 . 北京：科学技术文献出版社，2010.
[20] Satoru Kuki，Kazuhiro Taniguchi，Shigeru Miyagawa.Dissecting thoracoabdominal ACEP. EMS as an Essential Public Safety Service. Ann Emerg Med, 2004, 43：152.
[21] 中华医学会神经病学分会脑血管病学组急性缺血性卒中诊治指南撰写组 . 中国急性缺血性卒中诊治指南 2010. 中华神经科杂志，2010，43（2）：146–153.
[22] 倪伟，宋剑平，顾宇翔 .2012 版美国动脉瘤性蛛网膜下腔出血治疗指南解读 . 中华神经外科杂志，2012，28（9）：865–869.
[23] 中华医学会重症医学分会 . 急性肺损伤 / 急性呼吸窘迫综合征诊断和治疗指南（2006）. 中国危重病急救医学杂志，2006，18（12）：706–710.
[24] 中华医学会重症医学分会 . 慢性阻塞性肺疾病急性加重患者的机械通气指南（2007）. 中国危重病急救医学，2007，19（9）：513–518.
[25] 中华医学会妇产科分会妊娠期高血压疾病学组 . 妊娠期高血压疾病诊治指南（2012 版）. 中华妇产科杂志，2012.47（6）：476–480.
[26] 中华医学会心血管病学分会肺血管病学组，中国医师协会心血管内科医师分会 . 急性肺血栓栓塞症诊断治疗中国专家共识 . 中华内科杂志，2010，49（1）：74–81.
[27] 江利冰，张茂，马岳峰 . 严重创伤出血和凝血病处理欧洲指南（2013 版）. 中华急诊医学杂志，2013，22（8）：836–837.

[28] 中华医学会创伤学分会创伤急救与多发伤学组 . 多发伤病例与诊断专家共识意见 . 创伤外科杂志,2010,12(1):
[29] 中国医师协会神经外科医师分会,中国神经创伤专家委员会 . 中国颅脑创伤颅内压监测专家共识 . 中华神经外科杂志,2011,27(10):1073–1074.
[30]《中国真菌学杂志》编辑委员会 . 隐球菌感染诊治专家共识 . 中国真菌学杂志,2010,5:65–68.
[31] 中国医师协会急诊医师分会 . 急诊成人社区获得性肺炎诊治专家共识(一). 中国急救医学,2011,31:865–871.
[32] 中华医学会呼吸病学分会慢性阻塞性肺疾病学组 . 慢性阻塞性肺疾病诊治指南(2013 年修订版). 中华结核和呼吸杂志,2013,36:255–264.
[33] 中华医学会重症医学分会 . 重症患者侵袭性真菌感染指南 . 中华内科杂志,2007,46:960–966.
[34] 中华医学会重症医学分会 . 呼吸机相关性肺炎诊断、预防和治疗指南(2013). 中华内科杂志,2013,52:524–541.
[35] 黎介寿 . 营养支持治疗指南的"读"与"用". 肠外与肠内营养,2011,18:65–67.
[36] 中国急性胰腺炎诊治指南 . 中华消化杂志,2013,33(4):217–222.
[37] 肝性脑病诊断治疗专家委员会 . 肝性脑病诊断治疗专家共识 . 中华实验和临床感染病杂志(电子版),2009,3(4):449–473.
[38] 中国医师协会急诊医师分会 . 急性上消化道出血急诊诊治专家共识 . 中国急救医学 .2010,30(4):289–293.
[39] 中华医学会消化病学分会,中华医学会肝病学分会,中华医学会内镜学分会 . 肝硬化门静脉高压食管胃静脉曲张出血的防止共识(2008). 中华消化病杂志,2008,28(8):551–558.
[40] Banks P A, Bollen T L, Dervenis C, et al. Classification of acute pancreatitis—2012: revision of the Atlanta classification and definitions by international consensus. Gut, 2013, 62: 102–111.
[41] Sung J J, Chan F K, Chen M, et al. Asia-Pacific working group consensus on non-variceal upper gastrointestinal bleeding. Gut, 2011, 60(9): 1170–1177.
[42] Neumar R W, Nolan J P, Adrie C, et al. Post-cardiac arrest syndrome: epidemiology, pathophysiology, treatment, and prognostication. Circulation, 2008, 118(23): 2452–2483.
[43] Field J M, Hazinski M F, Sayre M R, et al. Part 1: Executive Summary: 2010 American Heart Association Guidelines for Cardiopulmonary Resuscitation and Emergency Cardiovascular Care. Circulation, 2010, 122: S640–S656.
[44] Berg R A, Hemphill R, Abella B S, et al. Part 5: Adult basic life support: 2010 American Heart Association Guidelines for Cardiopulmonary Resuscitation and Emergency Cardiovascular Care. Circulation, 2010, 122: S685–705.
[45] Link M S, Atkins D L, Passman R S, et al. Part 6: Electrical therapies: automated external defibrillators, defibrillation, cardioversion, and pacing: 2010 American Heart Association Guidelines for Cardiopulmonary Resuscitation and Emergency Cardiovascular Care. Circulation, 2010, 122: S706–719.
[46] Cave D M, Gazmuri R J, Otto C W, et al. Part 7: CPR techniques and devices: 2010 American Heart Association Guidelines for Cardiopulmonary Resuscitation and Emergency Cardiovascular Care. Circulation, 2010, 122: S720–728.
[47] Neumar R W, Otto C W, Link M S, et al. Part 8: Adult advanced cardiovascular life support: 2010 American Heart Association Guidelines for Cardiopulmonary Resuscitation and Emergency Cardiovascular Care. Circulation, 2010, 122: S729–767.
[48] Papachristou G I, Muddana V, Yadav D, et al. Comparison of BISAP, Ranson's, APACHE–II, and CTSI scores in predicting organ failure, complications, and mortality in acute pancreatitis. Am J Gastroenterol, 2010, 105(2): 435–441.
[49] Shan J, Chen H L, Zhu J H. Diagnostic accuracy of clinical pulmonary infection score for ventilator-associated pneumonia: a meta-analysis. Respir Care, 2011, 56(8): 1087–1094.
[50] Lavoie A, Emond M, Moore L, et al. Evaluation of the Prehospital Index, presence of high-velocity impact and judgment of emergency medical technicians as criteria for trauma triage. CJEM, 2010, 12(2): 111–118.
[51] Bhende M S, LaCovey D C. End–tidal carbon dioxide monitoring in the prehospital setting. Can J Anaesth, 2012, 59(1): 41–52.
[52] Nemeth J, Maghraby N, Kazim S. Emergency airway management: the difficult airway. Emerg Med Clin North Am, 2012, 30(2): 401–420.
[53] Nemer S N, Barbas C S. Predictive parameters for weaning from mechanical ventilation. J Bras Pneumol, 2011, 37(5):

669–679.

[54] Tomicic F V, Andresen H M. Mechanical ventilation in patients with acute brain injury. Rev Med Chil, 2011, 139(3): 382–390.

[55] Wolfrum M, Froehlich G M, Knapp G, et al. Stroke prevention by percutaneous closure of patent foramen ovale: a systematic review and meta-analysis. Heart, 2013, 10: 1–7

[56] Gu Y, Hua Y, Keep R F, et al. Deferoxamine reduces intracerebral hematoma–induced iron accumulation and neuronal death in piglets. Stroke, 2009, 40(6): 2241–2243.

[57] Claude G, Jean R, Jean-Christophe R, et al. Prone positioning in severe acute respiratory distress syndrome. N Engl J Med, 2013, 368(23): 2159–2168.

[58] American Medical Association. Acute Respiratory Distress Syndrome The Berline Definition. JAMA, 2012, 307(23): 2526–2533.

[59] Global strategy for asthma management and prevention (update 2010): Global Initiative for Asthma (GINA). Available from http://www. ginasthma. org.

[60] Cox Z L, Lenihan D J. Loop diuretic resistance in heart failure: resistance etiology-based strategies to restoring diuretic efficacy. J Card Fail, 2014, 20(8): 611–622.

[61] JCS Joint Working Group. Guidelines for treatment of acute heart failure (JCS 2011). Circ J, 2013, 77(8): 2157–2201.

[62] Von Haehling S. Recent developments in the treatment of heart failure: highlights from the American Heart Association's Scientific Sessions. Expert Opin Investig Drugs, 2013, 22(7): 933–937.

[63] Saunderson C E, Brogan R A, Simms A D, et al. Acute coronary syndrome management in older adults: guidelines, temporal changes and challenges. Age Ageing, 2014, 43(4): 450–455.

[64] Jneid H. The 2012 ACCF/AHA Focused Update of the Unstable Angina /Non–ST–Elevation Myocardial Infarction (UA/NSTEMI) Guideline: a critical appraisal. Methodist Debakey Cardiovasc J, 2012, 8(3): 26–30.

[65] John R M, Tedrow U B, Koplan B A, et al. Ventricular arrhythmias and sudden cardiac death. Lancet, 2012, 380: 1520–1529.

[66] Camm A J, Lip G Y, De Caterina R, et al. 2012 focused update of the ESC Guidelines for the management of atrial fibrillation: An update of the 2010 ESC Guidelines for the management of atrial fibrillation*developed with the special contribution of the European Heart Rhythm Association. Eur Heart J. 2012, 14: 1385–1413.

[67] Laish-Farkash A, Katz A, Khalameizer V. From treating to curing—new era in the approach to patients with atrial fibrillation. Harefuah, 2014, 153(7): 401–406, 433.

[68] Iannone P, Haupt E, Flego G, et al. Dronedarone for atrial fibrillation: the limited reliability of clinical practice guidelines. JAMA Intern Med, 2013, 174(4): 625–629.

[69] Lameire N H, Bagga A, Cruz D, et al. Acute kidney injury: an increasing global concern. Lancet, 2013, 382(9887): 170–179.

[70] Bellomo R, Kellum J A, Ronco C. Acute kidney injury. Lancet, 2012, 380(9843): 756–766.

[71] Chan C T, Covic A, Craig J C, et al. Novel techniques and innovation in blood purification: a clinical update from kidney Disease: Improving Global Outcomes. Kidney Int, 2013, 83(3): 359–371.

[72] Saito A. Current progress in blood purification methods used in critical care medicine. Contrib Nephrol, 2010, 166: 100–111.

[73] Di Nisio M, Baudo F, Cosmi B, et al. Diagnosis and treatment of disseminated intravascular coagulation: Guidelines of the Italian Society for Haemostasis and Thrombosis (SISET). Thromb Res, 2012, 129: e177–184.

[74] Dellinger M D, Levy M D, Shodes MB BS, et al. Surviving Sepsis Campaign: Internaitional Guidelines for Management of Severe Sepsis and Septic Shock: 2012. Crit Care Med, 2013, 41: 580– 637.

[75] Ferguson N D, Fan E, Camporota L, et al. The Berlin definition of ARDS: an expanded rationale, justification, and supplementary material. Intensive Care Med, 2012, 38(10): 1731–1732.

[76] Jacobi J, Bircher N, Krinsley J, et al. Guidelines for the use of an insulin infusion for the management of hyperglycemia in critically ill Patients. Crit Care Med, 2012, 40(12): 3251-3276.

[77] Reinhart K, Perner A, Sprung C L, et al. Consensus statement of the ESICM task force on colloid volume therapy in critically ill patients. Intensive Care Med, 2012, 38: 368-383.

[78] Khwaia A. KDIGO clinical practice guidelines for acute kidney injury. Nephron Clin Pract, 2012, 120(4): 179-184.

[79] Giancarlo A, Cecilia B. Acute pulmonary embolism. N Engl J Med, 2010, 363: 266-274.

[80] Chun J Y, Morgan R. Radiological Management of Hemoptysis: A Comprehensive Review of Diagnostic Imaging and Bronchial Arterial Embolization Cardiovasc Intervent Radiol, 2010, 33: 240-250.

[81] Ashani Y, Goldsmith M, Leader H. In vitro detoxification of cyclosarin in human blood pre-incubated ex vivo with recombinant serum paraoxonases. Toxicol Lett, 2011, 206(1): 24-28

[82] Irwin R S, Rippe J M. Intensive Care Medicine, 7th ed. philadlphia: Lippincott Williams &Wilkins. 2012.

[83] Bope E T, Kellerman R D. Conn's Current therapy 2013. philadlphia: Elsevier Saunders. 2013.

[84] Suk K T, Kim D J. Drug-induced liver injury: present and future. Clin Mol Hepatol, 2012, 18(3): 249-257

[85] Chen Y Y, Wu K C, Yousuf S, et al. Suicide in Asia: opportunities and challenges. Epidemiol Rev, 2012, 34(1): 129-144.

[86] Lee K S, Oh S J, Kim H M, et al. Assessment of reactive metabolites in drug-induced liver injury. Arch Pharm Res, 2011, 34(11): 1879-1886

[87] Cangemi J R. Food poisoning and diarrhea: small intestine effects. Curr Gastroenterol Rep, 2011, 13(5): 442-448.

[88] Welch KA. Neurological complications of alcohol and misuse of drugs. Pract Neurol, 2011, 11(4): 206-219.

[89] Masson P. Evolution of and perspectives on therapeutic approaches to nerve agent poisoning. Toxicol Lett, 2011, 206(1): 5-13.

[90] Stickel F, Kessebohm K, Weimann R, et al. Review of liver injury associated with dietary supplements. Liver Int, 2011, 31(5): 595-605.

[91] Chapman K, Creton S, Kupferschmidt H, et al. The value of acute toxicity studies to support the clinical management of overdose and poisoning: a cross-discipline consensus. Regul Toxicol Pharmacol, 2010, 58(3): 354-359.

[92] Liss G, Rattan S, Lewis J H. Predicting and preventing acute drug-induced liver injury: what's new in 2010? Expert Opin Drug Metab Toxicol, 2010, 6(9): 1047-1061.

[93] Jankelowitz S. Commentary: an electrophysiological study of the intermediate syndrome of organophosphate poisoning. J Clin Neurosci, 2010, 17(9): 1219.

[94] Marraffa J M, Cohen V, Howland M A. Antidotes for toxicological emergencies: a practical review. Am J Health Syst Pharm, 2012, 69(3): 199-212.

[95] Daly A K. Drug-induced liver injury: past, present and future. Pharmacogenomics, 2010, 11(5): 607-611.

[96] Marzilawati A R, Ngau Y Y, Mahadeva S. Low rates of hepatotoxicity among Asian patients with paracetamol overdose: a review of 1024 cases. BMC Pharmacol Toxicol, 2012, 13(1): 8.

[97] Jaeschke H, McGill M R, Ramachandran A. Oxidant stress, mitochondria, and cell death mechanisms in drug-induced liver injury: lessons learned from acetaminophen hepatotoxicity. Drug Metab Rev, 2012, 44(1): 88-106.

[98] Hedge M W. Miscellaneous central nervous system intoxicants. Crit Care Clin, 2012, 28(4): 587-600.

[99] Bienvenu O J, Neufeld K J, Needham D M. Treatment of four psychiatric emergencies in the intensive care unit. Crit Care Med, 2012, 40(9): 2662-2670.

[100] Kunst H, Khan K S. Age-related risk of hepatotoxicity in the treatment of latent tuberculosis infection: a systematic review. Int J Tuberc Lung Dis, 2010, 14(11): 1374-1381.

[101] Vestbo J, Hurd S S, Agustí A G, et al. Global strategy for the diagnosis, management, and prevention of chronic obstructive pulmonary disease: GOLD executive summary. Am J Respir Crit Care Med, 2013, 187: 347-365.

[102] Surawicz C M, Brandt L J, Binion D G, et al. Guidelines for diagnosis, treatment, and prevention of clostridium difficile

infections. Am J Gastroenterol, 2013, 108: 478–498.

[103] Dellinger R P, Levy M M, Rhodes A, et al. Surviving sepsis campaign: international guidelines for management of severe sepsis and septic Shock: 2012. Crit Care Med, 2013, 41: 580–637.

[104] Limper A H, Knox K S, Sarosi G A, et al. An official American Thoracic Society statement: treatment of fungal infections in adult pulmonary and ciritical care patients. Am J Respir Cirt Care Med, 2011, 183: 96–128.

[105] Khalid I, Doshi P, DiGiovine B. Early enteral nutrition and outcomes of critically ill patients treated with vasopressors and mechanical ventilation. Am J Crit Care, 2010, 19(5): 261–268.

[106] Gerlach A T, Murphy C. An update on nutrition support in the critically ill. J Pharm Pract, 2011, 24: 70–77.

[107] Miller K R, Kiraly L N, Lowen C C, et al. CAN WE FEED? A mnemonic to merge nutrition and intensive care assessment of the critically ill patient. JPEN J Parenter Enteral Nutr, 2011, 35: 643–659.